ATLAS DE

Dermatología Pediátrica

3ª EDICIÓN

Diagnóstico visual y clínico

Yon Albisu

Ex-Jefe del Servicio de Pediatría. Hospital Universitario Donostia.
Ex-Profesor Titular de Pediatría de la Universidad del País Vasco.
Unidad Docente de San Sebastián.

C/ Arboleda, 1. 28221 Majadahonda (Madrid)

ISBN: 978-84-15950-85-1
Depósito Legal: M-22408-2014

A mi familia, a la que debo todo.
A los niños enfermos que confiaron en mí.

Prólogo

Los profetas agoreros, tal vez algo interesados, dicen que el libro convencional sobre papel tiene sus horas contadas, pero la realidad presente es que se sigue publicando y leyendo, tanto o más que nunca. Por eso hay que empezar por saludar con júbilo esta nueva obra del profesor Yon Albisu, que alcanzando la tercera edición aporta al mismo tiempo el anuncio de su madurez y confirma el éxito merecido de las dos versiones previas. El lector, sobre todo el pediatra de atención primaria, recibe con ella el beneficio de esa docencia que aporta el libro amigo y acepta la repetición que es uno de los fundamentos de la eficacia docente, en este caso sobre un problema clínico muy frecuente en la asistencia pediátrica: la patología dermatológica. Sin embargo, en esta época de especialización creciente, no parece que alcance la consideración de una especialidad más o un área de acreditación específica. El que tiene la satisfacción de redactar esta líneas ha conocido, eso sí, a dermatólogos ilustres con especial interés por la patología cutánea del niño y del mismo modo a destacados pediatras con esta misma dedicación y además con el beneficio importante de un conocimiento global de la salud infantil, que es propio de la pediatría. Entre ellos destaca el profesor Yon Albisu, cuyo *Atlas de Dermatología pediátrica* vemos actualizado y enriquecido, manteniendo la abundancia iconográfica propia de un Atlas y la orientación advertida en el subtítulo de "Diagnóstico visual y clínico".

A nuestros afanes comunes y a la amable relación renacida con motivo de la segunda edición de su libro debo añadir algo más, al hilo de lo que me recuerda el mismo autor. Yon Albisu formaba parte de un grupo numeroso de jóvenes pediatras, de muy diversa procedencia, que acudían al Hospital clínico de la Facultad de Medicina de Barcelona para participar activamente en el Curso de Progresos de Pediatría, que yo dirigía desde mi incorporación a la cátedra de pediatría hace ya medio siglo. Eran tiempos de menos posibilidades de formación y muchas cosas han cambiado, en general para mejorar. Por ejemplo, el autor de este excelente libro ha cumplido su eficiente dedicación a la clínica como pediatra de Atención Primaria y jefe de servicio del Hospital Donostia y su labor docente como profesor titular de la Universidad del País Vasco. Algunas otras facetas pediátricas persisten: además del reto de la patología rebelde a nuestras posibilidades terapéuticas actuales, el valor perdurable de la clínica en el diagnóstico de la patología del niño, como comprobará el lector de este libro.

¿Qué destacar todavía de este *Atlas de Dermatología pediátrica* de Yon Albisu? Yo diría que el hecho de ser una obra basada en la experiencia clínica y además de un solo Autor, lo que le confiere una sistemática común y uniforme, que facilita la consulta, al mismo tiempo que trasciende de él un cierto halo de proximidad o autenticidad, posiblemente por su gestación durante una larga actividad asistencial pediátrica, por lo que destacan las afecciones que el médico de niños verá casi a diario como las alteraciones dermatológicas del recién nacido, las erupciones eczematosas, los trastornos del desarrollo como capítulo totalmente nuevo, las enfermedades exantemáticas, las infecciones bacterianas, víricas, por hongos y parasitarias o los frecuentes síndromes de hipersensibilidad. Por supuesto, son de gran interés igualmente las aportaciones iniciales donde se desarrollan de manera amplia los fundamentos del diagnóstico clínico o visual, la epidemiologia y el obligado enfoque etiológico y patogénico. Se completa el libro, para ofrecer un panorama completo de la dermatología pediátrica, con los apartados sobre las enfermedades papuloescamosas, las dermatosis ampollosas, las afecciones de las glándulas sebáceas, las genodermatosis, los tumores cutáneos, las enfermedades vasculares, las vasculitis y enfermedades del colágeno vascular, los trastornos de la pigmentación, los inevitables síndromes neurocutáneos, que tienden a englobarse ahora como raspatías, la repercusión de la patología del sistema reticuloendotelial y las perturbaciones que afectan al cabello y las uñas, terminando con un capítulo final de miscelánea donde se pueden consultar, entre otras, las lesiones relacionadas con las leucemias, las mastocitosis o el neuroblastoma. Cuando es preciso incluye notas bibliográficas tan útiles como actuales. A este propósito, aprovecho estas líneas para rendir un recuerdo emocionado al recientemente fallecido, en el pasado año 2014, el profesor Manuel Casanova Bellido, que deja entre su legado docente una monografía sobre "Tratamiento de las enfermedades dermatológicas en niños y adolescentes", colaborando en Cádiz con el dermatólogo J.M. Fernández Vozmediano.

Para terminar, debo unirme a los muchos que utilizarán con provecho cierto la obra de Yon Albisu, expresando mis sentimientos de admiración y felicitación, extensivos a la editorial Ergon y a Mayte Revuelta.

Prof. Dr. D. Manuel Cruz Hernández
Catedrático de Pediatría
Presidente de Honor de la Asociación Española de Pediatría
Barcelona

Introducción

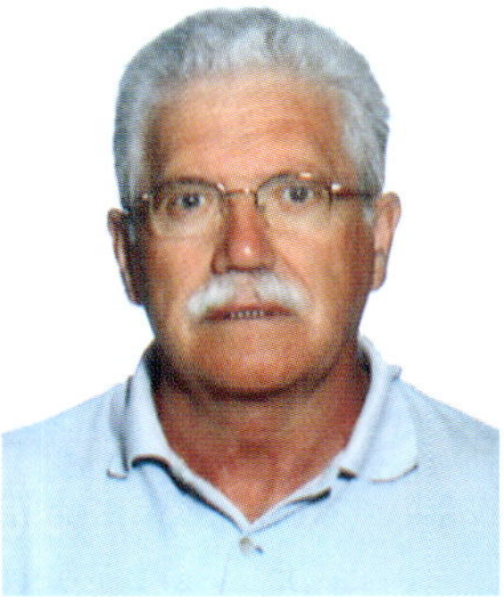

La 3ª edición del *Atlas de Dermatología Pediátrica* ofrece sustanciales cambios, cuantitativos y cualitativos en su contenido, respecto a la 2ª edición, con una revisión completa y actualizada de su contenido y la incorporación de un nuevo capítulo "Anomalías del desarrollo". La forma de presentación de cada enfermedad se ha uniformizado y sistematizado. Se inicia con una introducción-resumen que abarca su definición, herencia, frecuencia, etiología y patogenia. A continuación, se describe su cuadro clínico clásico, como sus posibles variantes clínicas y curso evolutivo, resaltando aquellos síntomas y/o signos clínicos de especial relevancia para el reconocimiento y diagnóstico de la enfermedad. Continúa con el diagnóstico diferencial sustentado, fundamentalmente, en las características diferenciales de la "erupción" cutánea (morfología, distribución, forma, color) y en la clínica, objeto y finalidad de la obra, acorde con su subtítulo: *diagnóstico visual y clínico*. Al final se acompaña de la bibliografía seleccionada consultada. Como consecuencia de lo precitado, el texto ha duplicado su volumen y la iconografía alcanza las 1.055 imágenes, que nos permiten mostrar los aspectos más interesantes de la riqueza clínica con que se manifiestan y evolucionan las dermopatías infantiles.

Como en anteriores ediciones, hemos seguido prestando atención especial: a los procesos más frecuentes; a los que precisan un diagnóstico lo más precoz posible para poder ofrecer a los padres, a tiempo, adecuado consejo genético; y revisado los algoritmos diferenciales de las enfermedades exantemáticas como ayuda a la toma de decisiones correctas, dada la muy variable gravedad de estos cuadros, y para contribuir a paliar la alarma que siempre despierta en los padres la brusca aparición de "manchas" en la piel de su hijo.

Asimismo, nos limitamos a señalar cuándo es imprescindible la biopsia cutánea para el diagnóstico, confirmación diagnóstica de la enfermedad o diagnóstico diferencial con otros procesos de similares características clínicas. El médico interesado hallará las descripciones histológicas correspondientes, fuera de la esfera de nuestros conocimientos, en los libros dedicados a esta especialidad. Como pediatra clínico, permanezco en mi terreno, el de la valoración clínica, con la esperanza de que mis conocimientos y experiencia puedan revelarse útiles.

La finalidad de la obra es facilitar al médico que presta Atención Primaria a los niños una herramienta útil para el diagnóstico dermatológico. Mi deseo y esperanza es que este libro ocupe un espacio en la mesa del despacho médico, para su rápida consulta y contraste de las lesiones del niño atendido con las imágenes del libro, aplicando el plan diagnóstico descrito en el mismo. A nuestro juicio, esta tercera edición del *Atlas de Dermatología Pediátrica* cubre, salvo raras excepciones, prácticamente toda la patología dermatológica con que va a enfrentarse el médico de Atención Primaria infantil a lo largo de su ejercicio profesional.

Estoy en deuda con muchos compañeros. Quiero expresar mi especial agradecimiento a la Profª. Anna Tuneu, con la que he tenido la fortuna de compartir muchos enfermos, por sus comentarios, ánimo y generosidad en la utilización de material iconográfico de su Servicio de Dermatología. A mi buen amigo el Prof. Juan Tovar, ejemplo de compañero, con el que tuve el placer de trabajar durante muchos años en la asistencia integral a los enfermos del Hospital Materno Infantil Donostia; algunos vienen reflejados en las imágenes del libro. Al Dr. Gustavo Cilla, por su consejo y ayuda en la selección de las pruebas diagnósticas de laboratorio. Deseo reflejar mi reconocimiento a mis compañeros Dres. José Ignacio Aristondo, Iñaki Eizaguirre y Hernán Borja (Chile), por el tiempo que me han dedicado a resolver problemas puntuales. A la bibliotecaria Koro Aguirre, por su impagable ayuda en la búsqueda y obtención de material bibliográfico. Mi agradecimiento a mis hijas, Cris, Amaia y María, por su eficaz labor de secretariado.

He de reconocer que estoy en deuda con la editorial Ergon, en especial con Jaime Masip, por su empeño y tesón en sacar adelante este proyecto y verdaderamente agradecido a Mayte Revuelta por su magnífico trabajo en la composición del libro.

Y, sobre todo, mi especial gratitud a mi mujer, Lola. Su comprensión por las horas robadas y su paciencia han hecho más tolerables los inevitables conflictos que surgen a lo largo de la gestación de todo libro.

Yon Albisu
Ex-Jefe del Servicio de Pediatría. Hospital Universitario Donostia.
Ex-Prof. Titular de Pediatría de la Universidad del País Vasco.
Unidad Docente de San Sebastián.

Indice

1 Diagnóstico visual

La piel es el órgano más extenso, de mayor expresividad clínica y el más accesible del organismo y en la práctica clínica, el pediatra es consultado con frecuencia por problemas dermatológicos. Diversas encuestas norteamericanas señalan que en una consulta de pediatría los procesos dermatológicos como motivo principal de consulta fluctúan entre un 3,8-6%. Si a ello se añaden las consultas que "aprovechando" la visita realizada por otro motivo, hace la madre sobre algo relacionado con la piel de su hijo, este porcentaje se eleva al 9%. En nuestro país, según la sección de Pediatría Extrahospitalaria de la A.E.P., el 6% de los niños que acuden al médico de Atención Primaria lo hacen por presentar algún problema dermatológico y la patología más frecuente son las infecciones (36%) y dermatitis/eczema (33%). Según Tunnessen, en una consulta de pediatría general, si sumamos los casos de consulta dermatológica como motivo principal y secundario, la frecuencia de consulta por problemas de la piel alcanza el 24% y los seis grupos de procesos más frecuentes, expuestos por orden decreciente de frecuencia: infecciones (bacterianas, víricas, fúngicas); dermatitis atópica; dermatitis del pañal; dermatitis de contacto; parásitos/insectos y dermatitis seborroide, constituyen el 81,5% de los diagnósticos. En la consulta de dermatología pediátrica de Schachner, las seis entidades vistas con más frecuencia, en orden decreciente: dermatitis atópica; impétigo; tiña capitis; acné vulgar; verruga vulgar y dermatitis seborroide, abarcaron el 52,9% de los diagnósticos. En consecuencia, dada la elevada frecuencia con que el médico de Atención Primaria (médico de familia y/o pediatra) atiende casos dermatológicos infantiles, el facultativo debe estar preparado para resolver los problemas en este campo.

La inspección ocular es la primera exploración que va a utilizar el pediatra ante un proceso dermatológico, pero, para que esta sencilla exploración resulte rica en hallazgos, no debe consistir en el mero hecho de "mirar o ver", sino que necesita de algo más, bellamente expresado en la máxima de Claude Bernard: "Quien no sabe lo que busca, no ve lo que encuentra". Y el pediatra sufre las consecuencias del disbalance de su preparación para recoger y valorar adecuadamente la rica sintomatología cutánea que tiene delante de sus ojos. Ante una lesión cutánea, el mejor método para llegar al diagnóstico correcto es seguir siempre, de una forma sistemática, determinados pasos, en un mismo y predeterminado orden jerárquico. El médico mejorará su habilidad diagnóstica si se cultiva disciplinadamente en este sentido y no se deja llevar por la primera impresión.

En estos tiempos en que tanto se habla de formación continuada, recordemos a E.J. Thomas, quien ya en el siglo XVIII aconsejaba a sus colegas con estas palabras: "los médicos están obligados a saber para no ser culpables".

Los pasos a seguir para el diagnóstico visual de una erupción cutánea son los siguientes:

1. Morfología de la erupción.
2. Distribución.
3. Forma.
4. Características físicas.
5. Color.

1. MORFOLOGÍA DE LA ERUPCIÓN

La dermatología clínica es una especialidad descriptiva y morfológica. Más que ninguna especialidad médica, la dermatología exige observar los más altos estándares de claridad y precisión en su terminología. "Quién piensa con lucidez se expresa con precisión" (Sir Francis Bacon). El pediatra debe conocer correctamente el significado de los términos dermatológicos y aplicarlos. Las lesiones se diferencian en primarias y secundarias. Se denominan lesiones primarias a los primeros cambios cutáneos reconocibles característicos de una enfermedad. Lesiones secundarias son las que se producen por evolución de las primarias o por otras influencias (ej., un traumatismo).

En primer lugar hay que etiquetar las lesiones que presenta el niño como una de las lesiones primarias o secundarias.

Lesiones primarias

Mácula
Cambio circunscrito, plano, sin elevación o depresión, del color de la piel, de tamaño variable, habitualmente redondeadas, pero pueden ser ovales o irregulares. Las máculas se presentan como áreas de hipo o hiperpigmentación o eritema (dilatación vascular, manchas de café con leche, pecas). (Fig. 1)

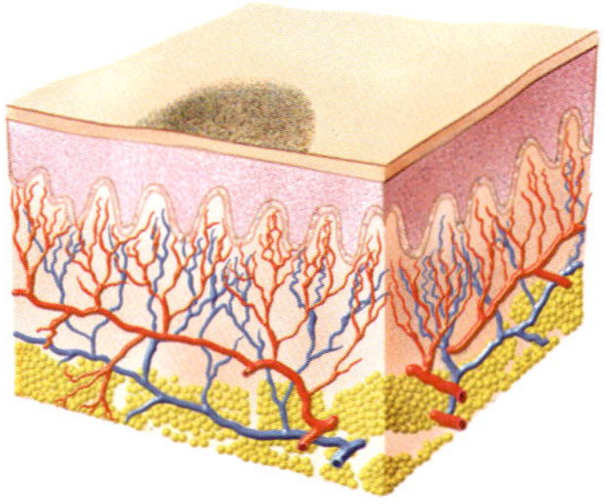

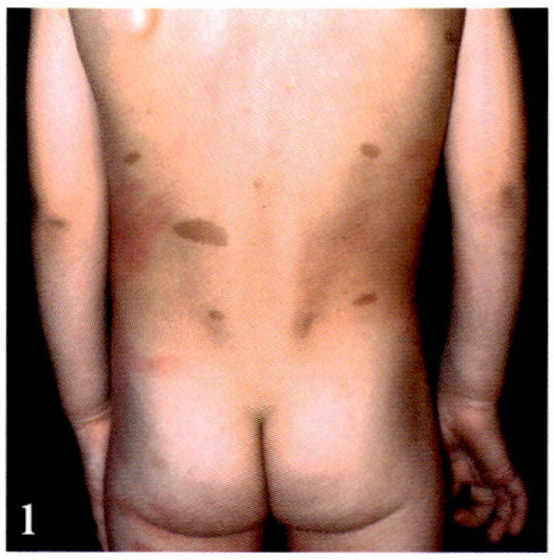

1

Manchas de café con leche

Pápula
Elevación sólida por encima de la superficie de la piel vecina, circunscrita, no mayor de 1 cm de diámetro. Vista de perfil, su parte superior puede ser aplanada, cupuliforme, acuminada, digitiforme, lisa, erosionada, ulcerada o cubierta de escamas o costras o cualquier combinación de lesiones secundarias. (verruga vulgar, molusco contagioso). (Fig. 2)

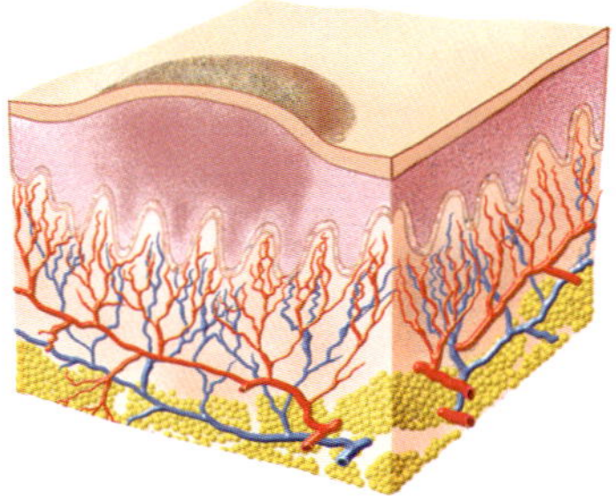

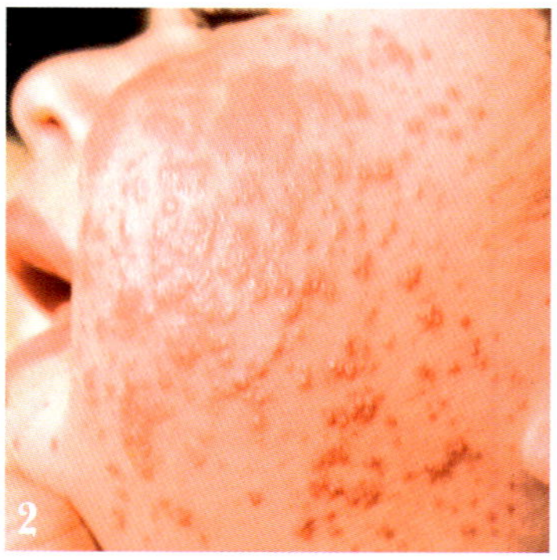

2

Acrodermatitis papulosa o síndrome de Gianotti-Crosti

Placa
Lesión elevada, sólida, en forma de meseta, de bordes delimitados y diámetro superior a 1 cm (psoriasis, mastocitoma, nevus sebáceo). (Fig. 3)

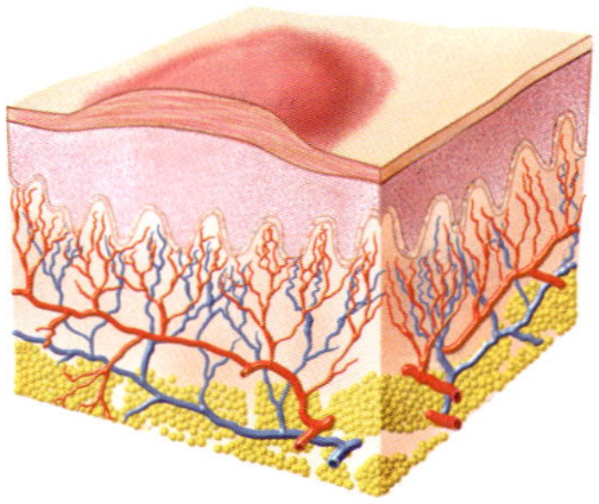

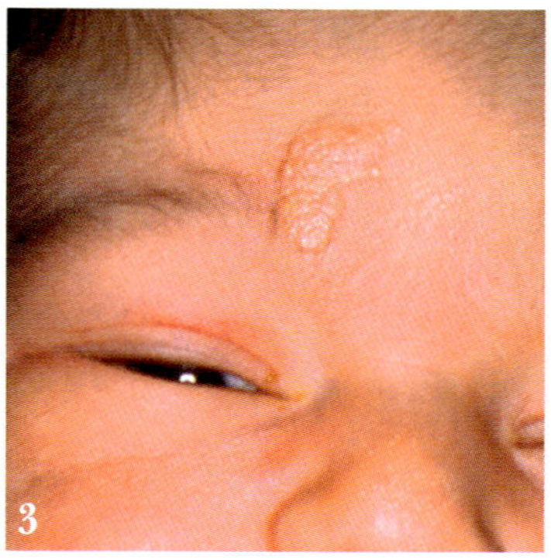

3

Nevus sebáceo

Nódulo

Lesión sólida, similar a la pápula pero de mayor tamaño, habitualmente de 0,5 a 2 cm. Puede localizarse exclusivamente en la epidermis, o extenderse más profundamente a la dermis o tejido celular subcutáneo (fibromas, neurofibromas, xantomas, hemangiomas, dermatofibromas). (Fig. 4)

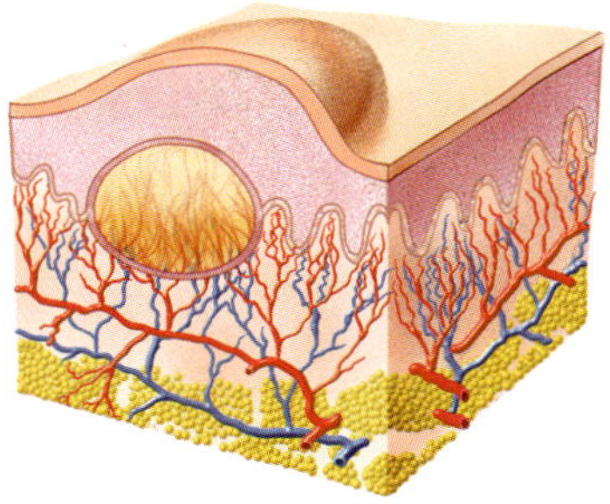

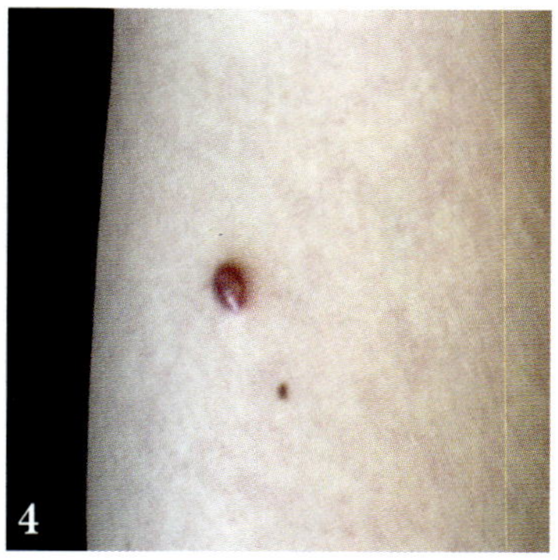

Dermatofibroma

Tumor

Masa cutánea elevada de mayor tamaño que un nódulo. Con profundidad y elevación definidas, debido al crecimiento de algún elemento de la piel o tejido subcutáneo. Pueden ser benignos o malignos (lipoma, hemangioma cavernoso, rabdomiosarcoma). (Fig. 5)

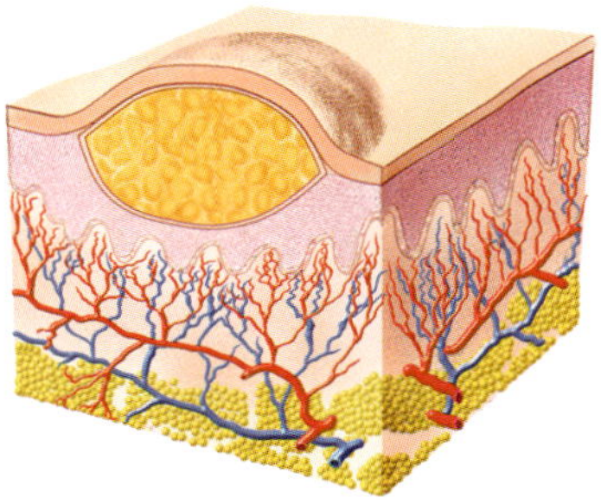

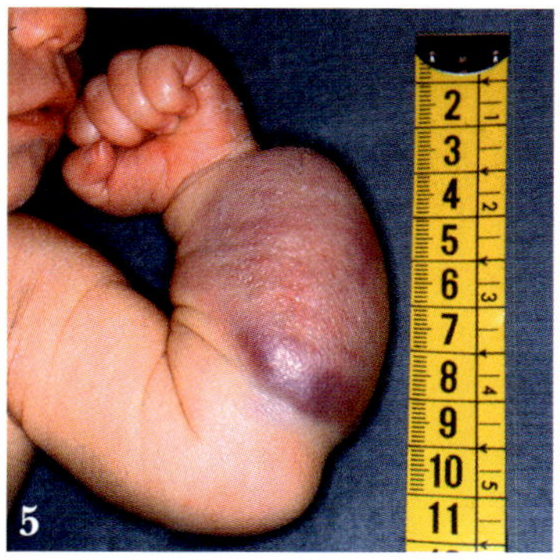

Angioma congénito

Roncha/Habón

Elevación sólida, superficial y transitoria, debida a edema de la dermis superficial. Variable de forma y tamaño, de color blanco a rosa o rojo pálido, compresible y evanescente, desaparece en horas (urticaria, reacción a la penicilina). Se debe diferenciar del angioedema: edema masivo afectando a la dermis en su totalidad y tejidos subcutáneos. (Fig. 6)

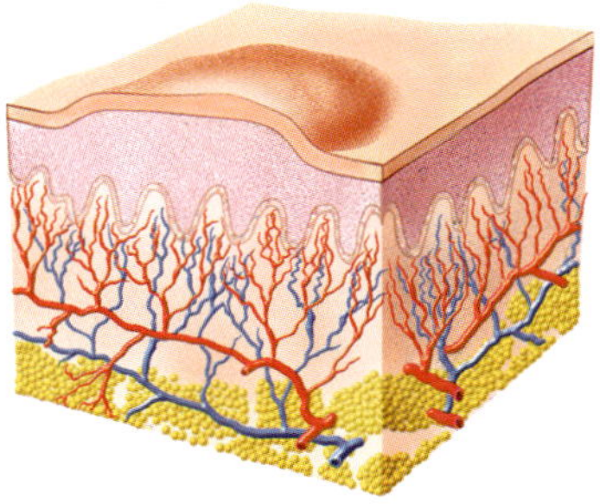

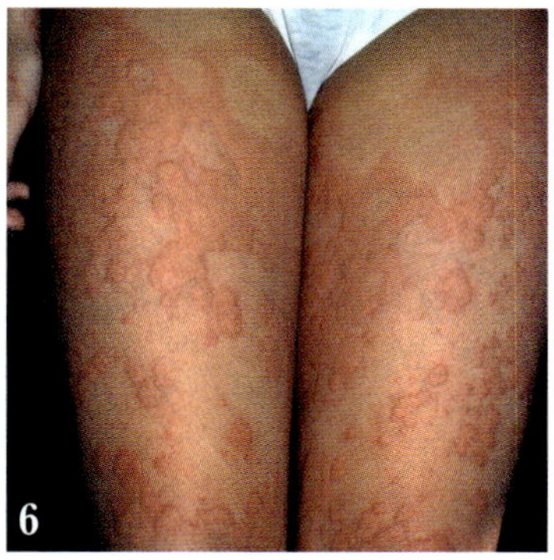

Urticaria

Vesícula

Lesión circunscrita, elevada, de contenido líquido libre dentro de la lesión y diámetro inferior a 1 cm (herpes simple, varicela, miliaria cristalina). (Fig. 7)

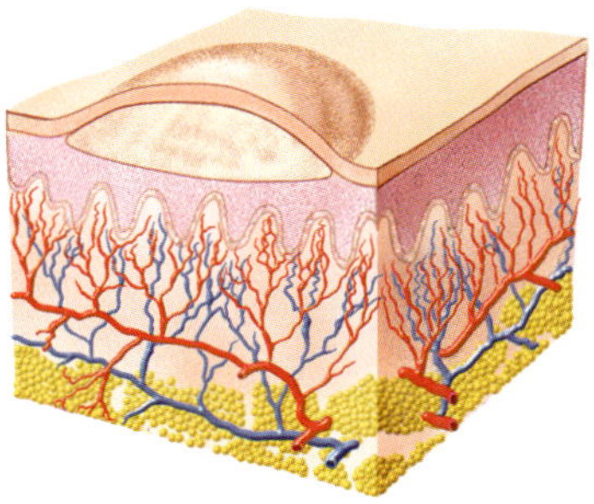

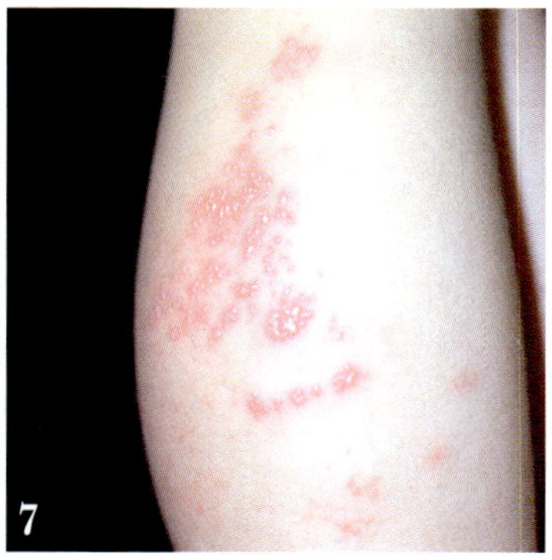

Herpes zóster

Ampolla/Bulla

Lesión similar a la vesícula pero de mayor tamaño. Se las describe como tensas o flácidas (impétigo ampolloso, pénfigo, prurigo).(Fig. 8)

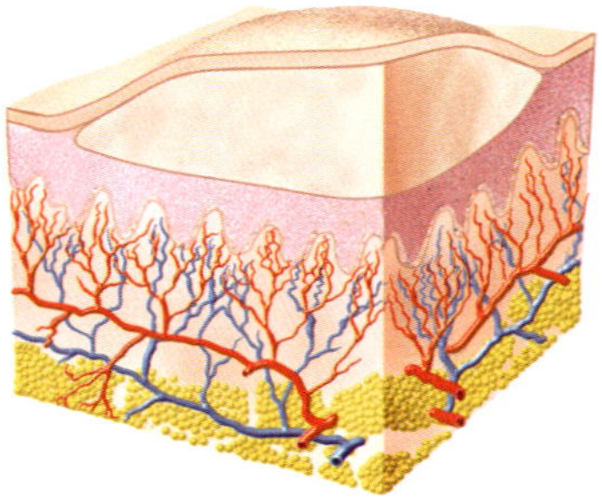

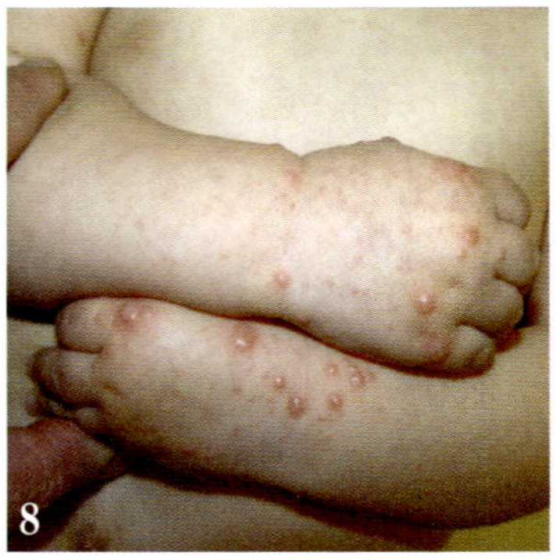

Prurigo ampolloso

Pústula

Lesión circunscrita, elevada, similar a la vesícula pero de contenido purulento, bacteriano o estéril, menor de 1 cm de diámetro (miliaria rubra, candidiasis congénita, eritema tóxico del recién nacido). (Fig. 9)

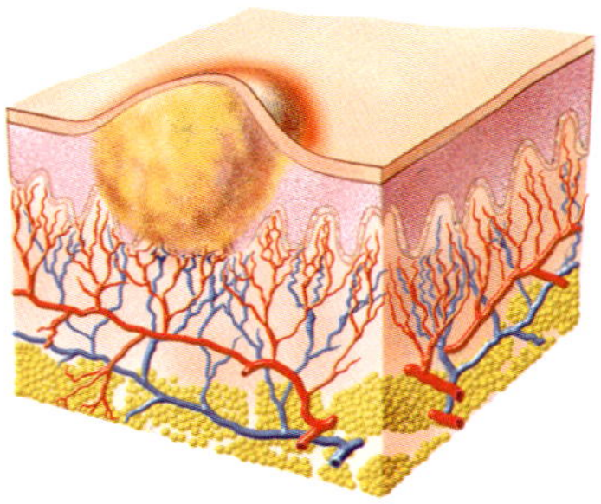

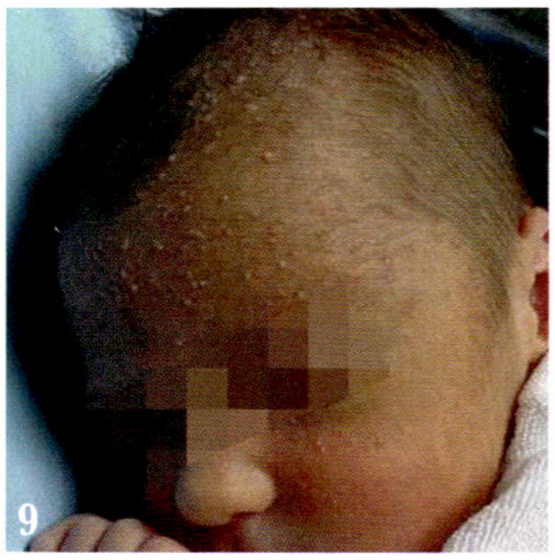

Candidiasis cutánea congénita

Absceso

Lesión circunscrita, elevada, con contenido líquido purulento, bacteriano o estéril, mayor de 1 cm de diámetro (piodermia, enfermedad por arañazo de gato). (Fig. 10)

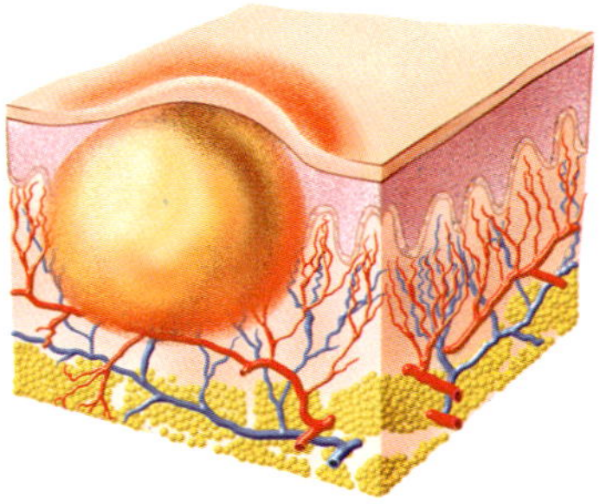

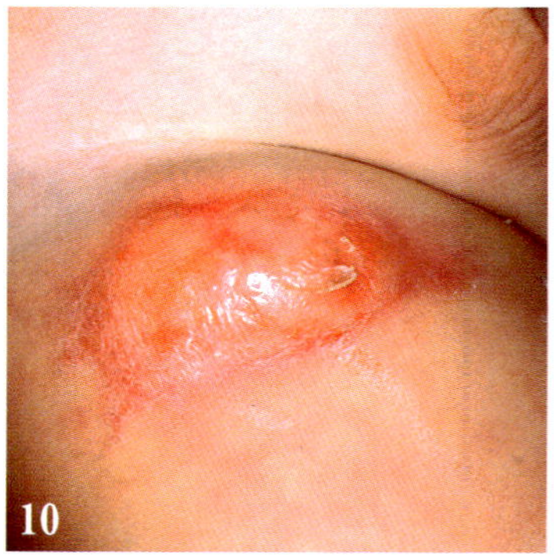

Absceso estafilocócico

Lesiones secundarias

Las lesiones secundarias representan cambios evolutivos que se producen más tarde en el curso del proceso cutáneo, no tienen la importancia diagnóstica de las lesiones primarias.

Costra

Es el resultado de la desecación de un exudado, sangre, pus o suero que cubre áreas de epidermis dañada o perdida. De color amarillo por desecación de suero, verdosa o amarilloverdosa por desecación de exudado purulento, o rojo oscuro o rojo-marrón por desecación de exudado serosanguinolento. (Fig. 11)

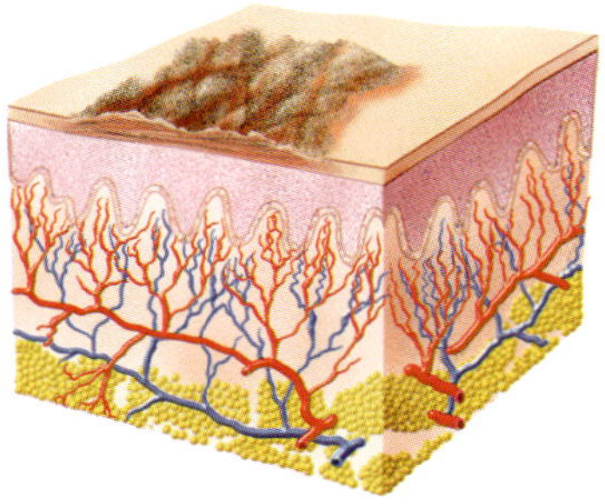

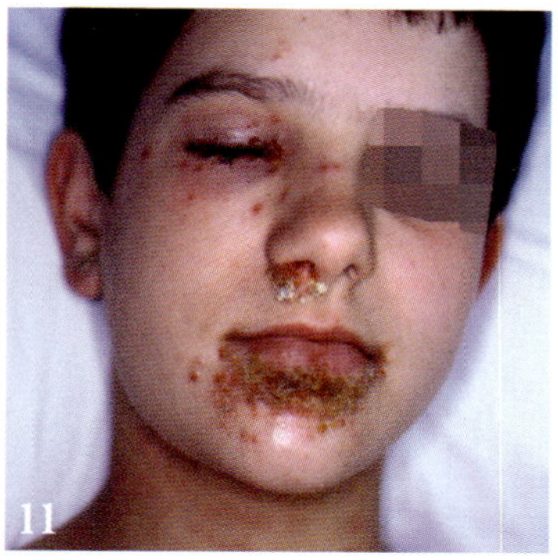

Impétigo

Escamas

Se trata de la exfoliación visible o desprendimiento de las capas externas de la piel (estrato córneo). Es el resultado de una anormal queratinización y exfoliación de queratinocitos cornificados. Pueden ser grasosas y amarillentas (dermatitis seborroide), plateadas y similares a la mica (psoriasis), fina y apenas visible (*pitiriasis alba*) o grandes y adherentes en láminas (ictiosis). (Fig. 12)

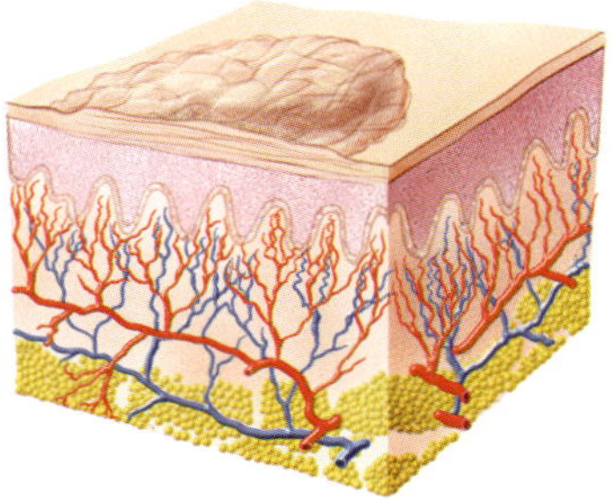

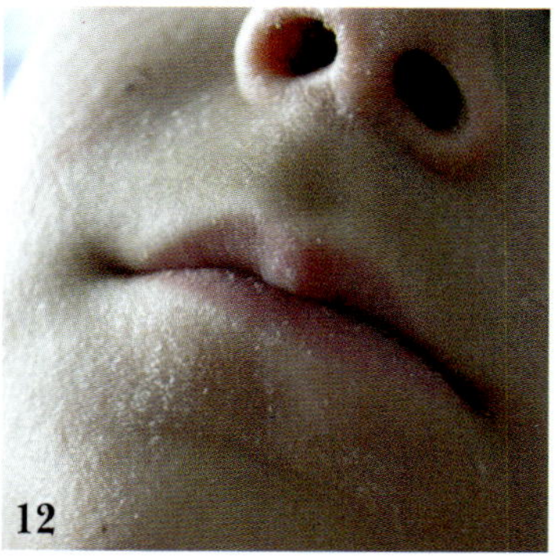

Descamación tras escarlatina

Fisura/Erosión/Úlcera

Son rupturas de la piel de diversa profundidad y causa.

Fisura: rotura lineal de la superficie cutánea, a menudo indolora, que solo interesa a la epidermis y se estrecha en su base. Suele ser secundaria a humedecimiento excesivo o sequedad o infección. (Fig. 13)

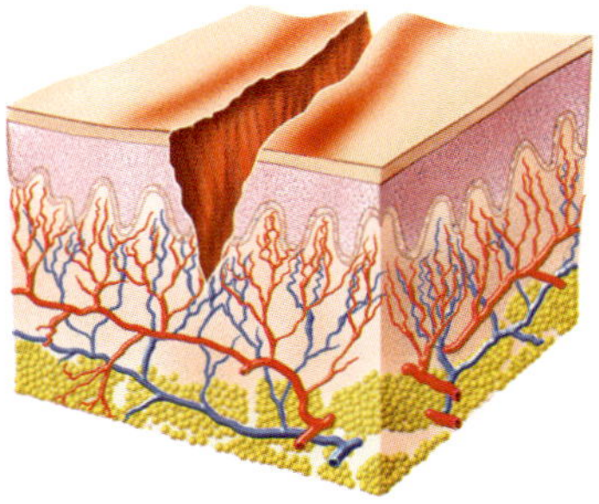

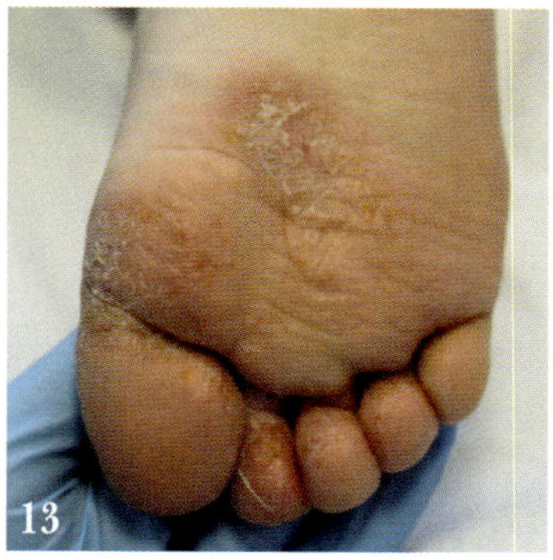

Dermatosis plantar juvenil

Erosión: denudación superficial de la piel limitada a la epidermis, por lo que no deja cicatriz al curarse. Se trata de un defecto ancho y poco profundo. (Fig. 14)

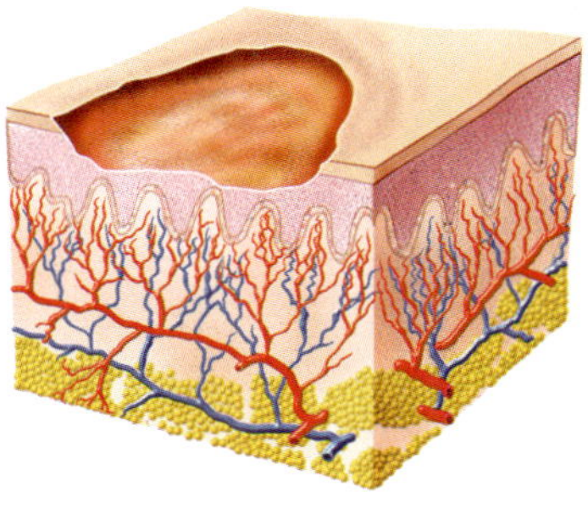

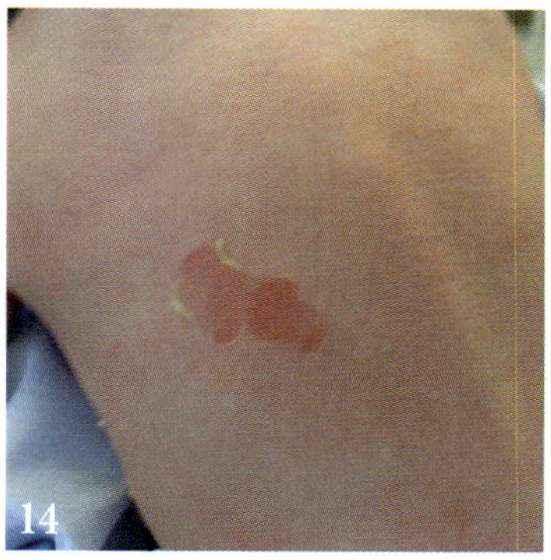

Síndrome de escaldadura por estafilococo

Úlcera: pérdida de tejido que afecta a toda la epidermis y parte de la dermis y tejido subyacente. Tras la curación se producirá algún tipo de cicatriz. (Fig. 15)

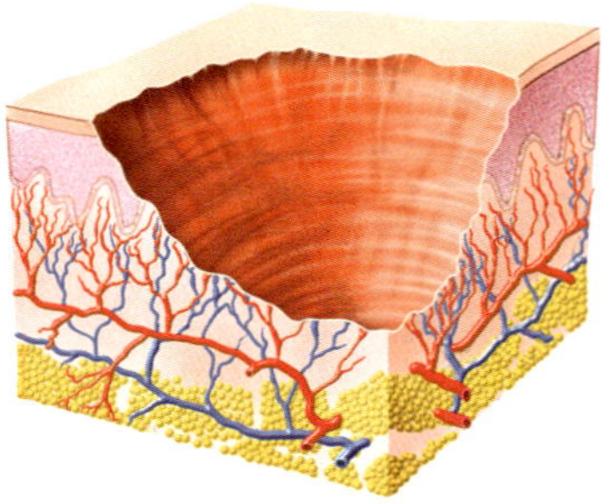

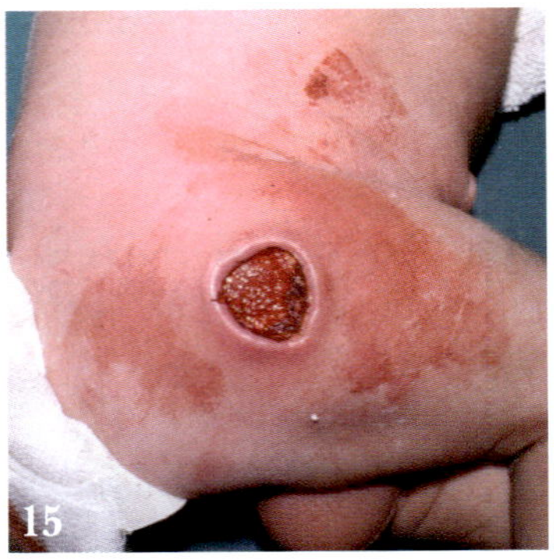

15

Quemadura por bolsa de agua

Cicatriz

Cambio fibrótico permanente de la piel que se desarrolla tras una lesión que ha afectado hasta la dermis. Inicialmente de color rosa o violáceo, tiende con el tiempo a perder color y ser menos aparente. (Fig. 16)

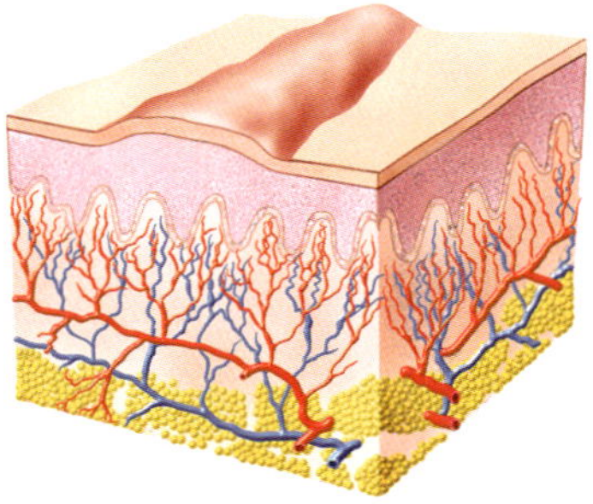

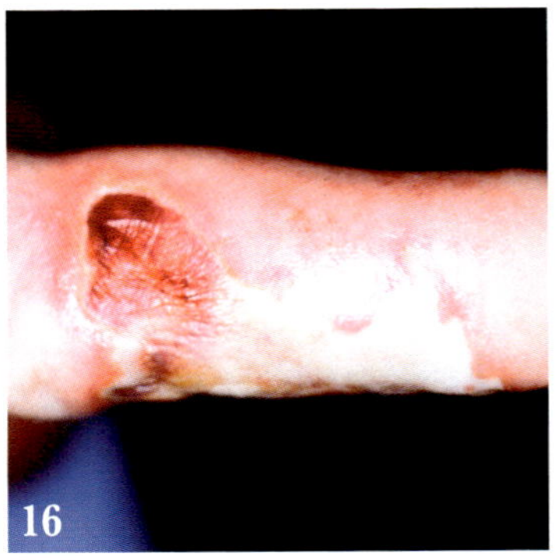

16

Aplasia cutis congénita

Atrofia

Es el adelgazamiento de la epidermis, dermis o ambas, apreciándose una depresión en la superficie cutánea. (Fig. 17)

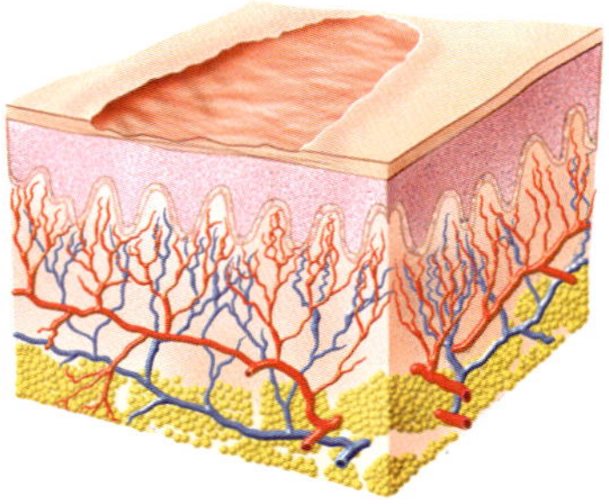

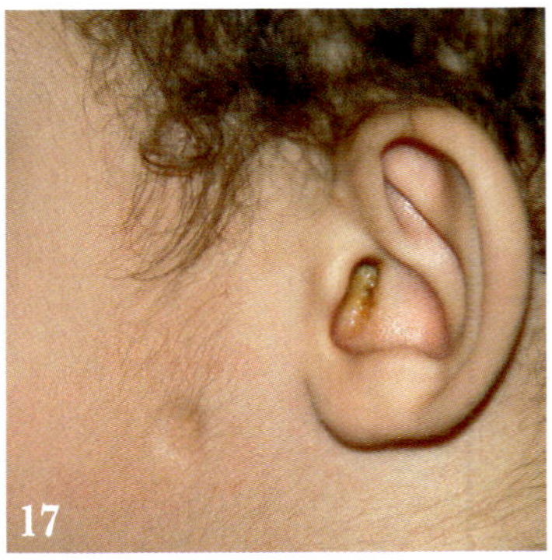

17

Atrofia tras histiocitosis congénita autoinvolutiva

Lesiones especiales

Hay algunas lesiones cutáneas, conocidas como *lesiones especiales*, debido a que representan un proceso muy individualizado o distinto.

Comedones: son tapones en la parte externa del folículo pilosebáceo, dilatado y obstruido, constituido por material córneo exfoliativo queratinizado, lípidos y bacterias. Dos tipos de comedón, abierto y cerrado.

Comedón abierto (espinilla) conocido como *cabeza negra*, con la boca del folículo ampliamente dilatada, ocupada por un tapón de células del estrato córneo; el color negro es debido a la oxidación de la melanina atrapada en el tapón. (Fig. 18)

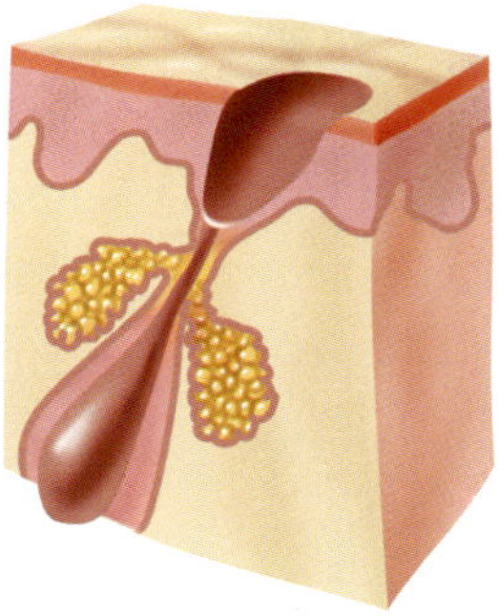

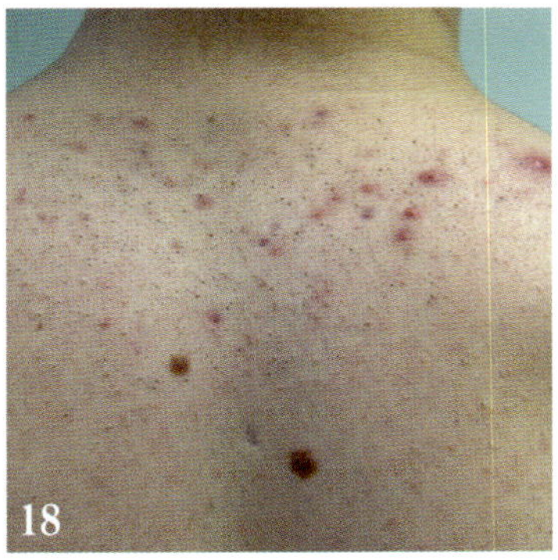

Acné. Cabeza negra

Comedón cerrado, conocido como *punto blanco*, la obstrucción tiene lugar justo debajo de la entrada, en el cuello del folículo sebáceo. (Fig. 19)

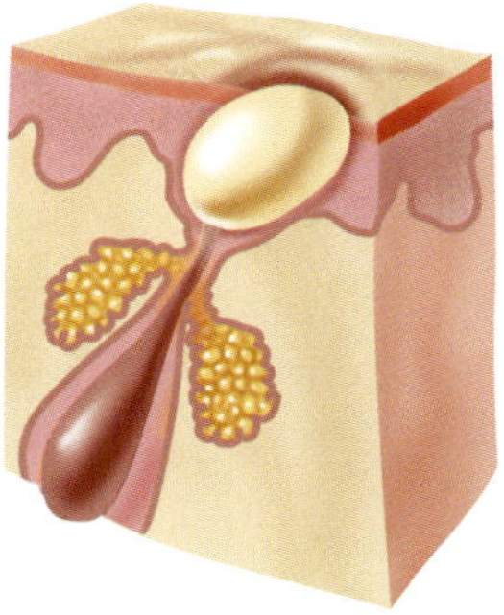

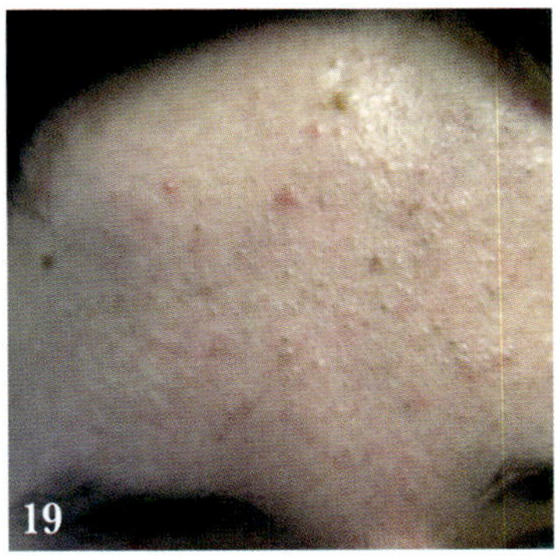

Acné. Cabeza blanca

Telangiectasia: se trata de una vasodilatación visible y persistente de los vasos sanguíneos más superficiales. La lesión puede desaparecer ejerciendo la suficiente presión, pero reaparece tan pronto esta se libera. (Fig. 20)

Túnel: trayecto labrado a través de las capas externas de la epidermis, apenas elevado, lineal e irregular, producido por ciertos parásitos. (Fig. 21)

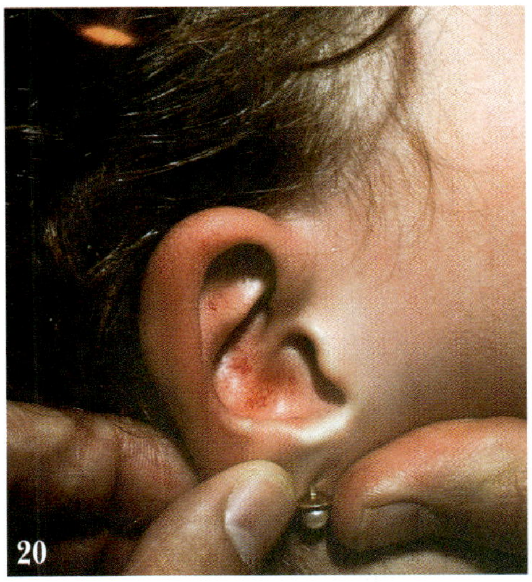

Ataxia- telangiectasia

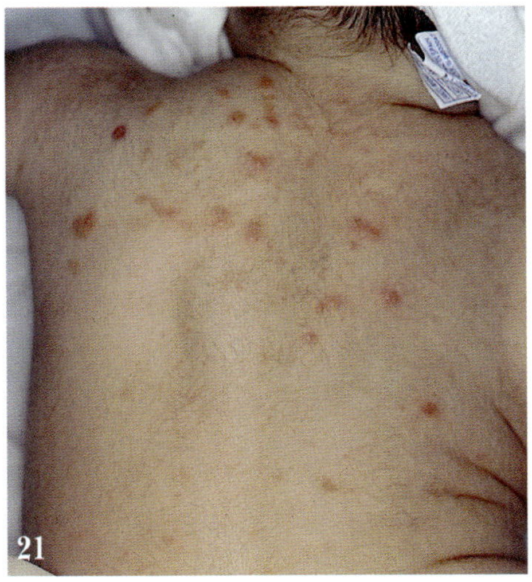

Sarna

2. DISTRIBUCIÓN

Observar la distribución, localización, simetría o asimetría de la erupción. Observar al paciente ya descubierto a una cierta distancia, alejarse un poco de él. La distribución puede ser: universal, generalizada, localizada, unilateral, bilateral, bilateral y simétrica (Fig. 22), siguiendo las líneas de Blaschko (Fig. 23).

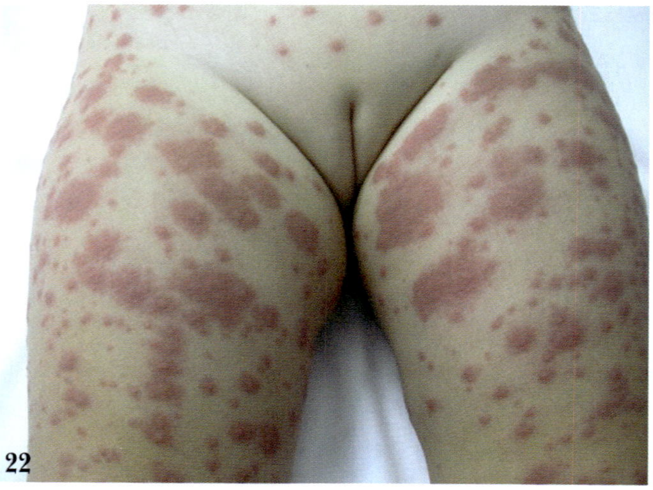

22

Eritema multiforme

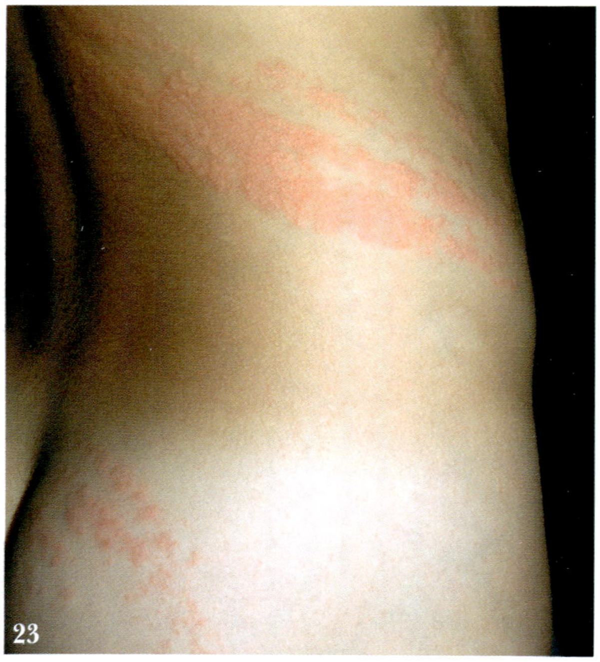

23

Liquen estriado

3. FORMA

El determinar la forma de la lesión puede resultar un dato fundamental para el diagnóstico. Si hay más de una lesión conviene observar la relación que guardan entre sí.

Distinguimos:

- Anular: lesión en forma de anillo cuya periferia difiere de su espacio central. (Fig. 24)
- Lineal. (Fig. 25)

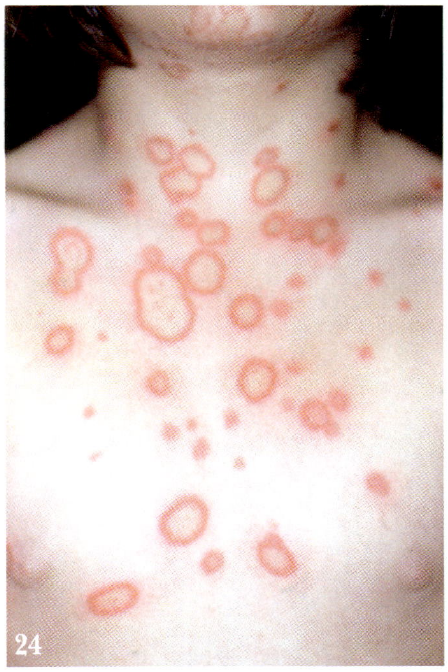

Tiña del cuerpo

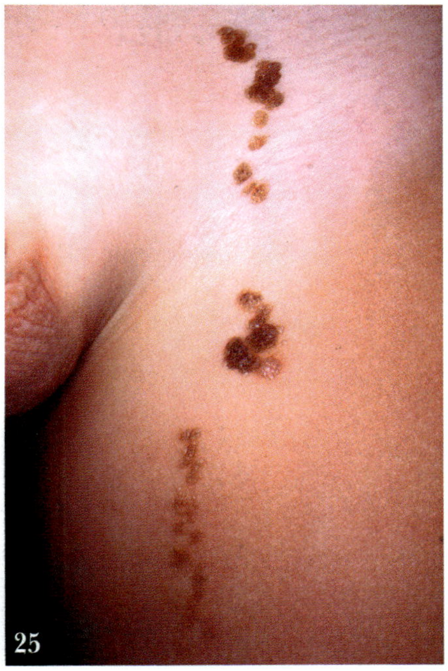

Nevus epidérmico

- Diana, Iris: lesiones anulares concéntricas a menudo con un punto central más oscuro o ampolloso. (Fig. 26)
- Arqueado, girado, policíclico y serpiginoso: términos que se emplean para describir configuraciones que adoptan varios contornos redondos, en muchos casos estos términos son intercambiables. (Fig. 27)

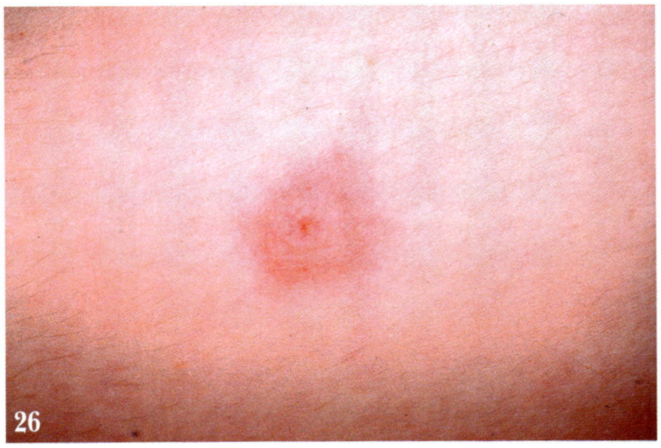

Eritema multiforme

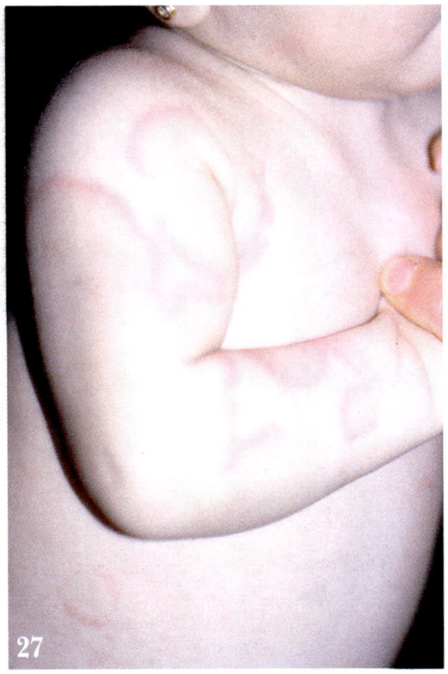

Exantema

- Umbilicada: con depresión central, como el ombligo. (Fig. 28)
- Numular o discoide: lesiones o placas un poco elevadas, redondas o en forma de moneda. (Fig. 29)
- Reticulada: en forma de red o malla. (Fig. 30)
- Zosteriforme: lineal y unilateral siguiendo el trayecto de un nervio cutáneo. (Fig. 31)

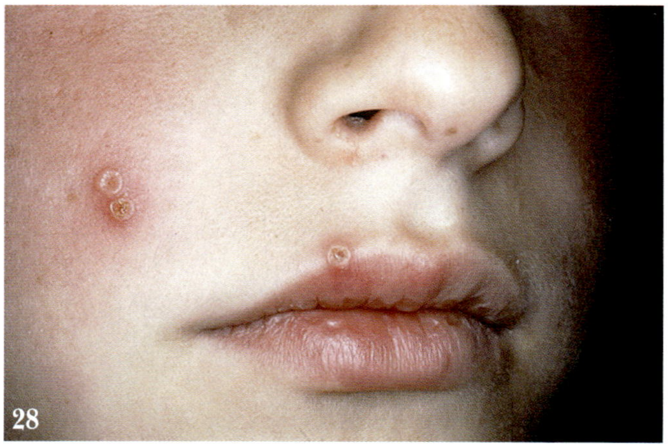
28

Herpes simple

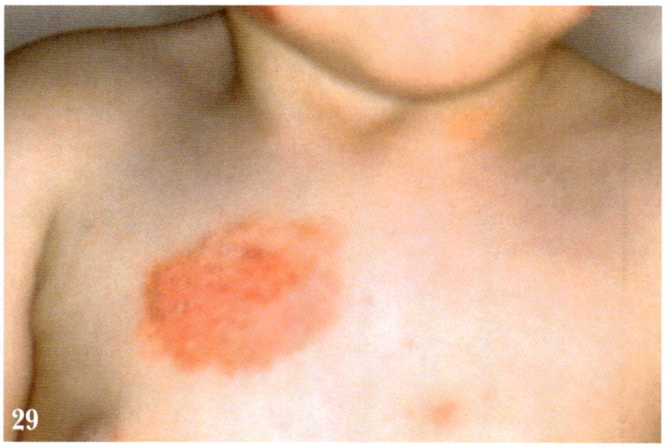
29

Eczema numular

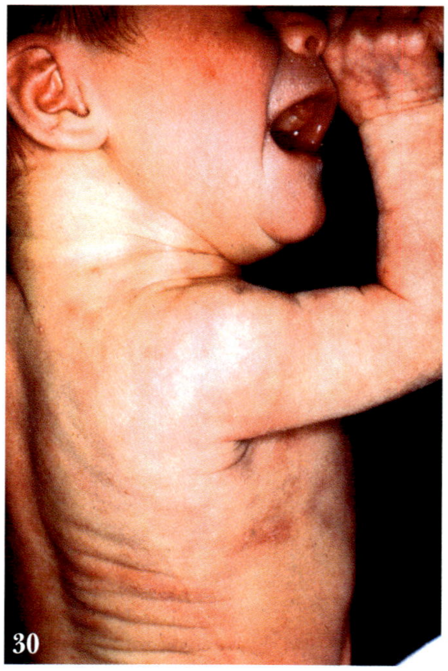
30

Cutis marmorata telangiectásica congénita

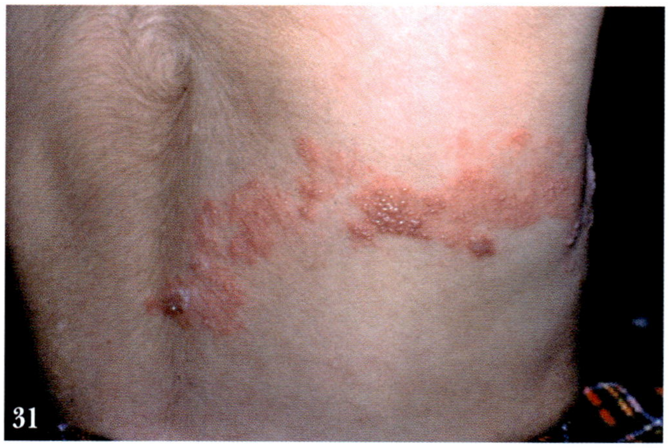
31

Herpes zóster

4. CARACTERÍSTICAS FÍSICAS

Grado de humedad, textura y consistencia. Palpar la lesión, con especial atención el borde donde se une con la piel sana. La gama es amplísima, desde las formas extremadamente secas, liquenificadas, hasta las lesiones muy húmedas o exudativas, pasando por las aceitosas o sebáceas. Generalmente la humedad refleja un estadio agudo del proceso y la sequedad un estadio crónico, aunque como en todo hay excepciones.

Distinguimos:

- Por grado de humedad: seca, muy seca, húmeda, muy húmeda (maceración).
- Por grado de consistencia: suave, indurada.

5. COLOR

La mayor parte de los padecimientos cutáneos presentan una distribución característica del color y tonos dominantes. Estos colores tienden a cambiar a medida que las lesiones progresan en su ciclo natural. Buscar colores típicos que permiten identificar lesiones primarias.

Como colores básicos tenemos:

- Café: proveniente de los melanocitos.
- Rojo: derivado de la sangre arterial.
- Azul: derivado de la sangre venosa.
- Amarillo: del caroteno que se encuentra en la epidermis y blanco amarillento, de la epidermis y capa córnea.

Rojo: el color rojo puede ser resultado de la vasodilatación o hiperemia producida por la inflamación. Un color más oscuro o de tono púrpura sugiere extravasación de los hematíes. Si al presionar la lesión, ésta se blanquea, sugiere que el rubor es debido a vasodilatación o infección. Por el contrario, si la lesión no modifica su coloración, indica daño vascular, con la consiguiente extravasación de los hematíes en la dermis.

Amarillo: la coloración amarillenta se aprecia en las lesiones que contienen lípidos, como los xantomas, o por efecto de la bilirrubina, como en la ictericia.

Marrón, azul, gris, negro: son variaciones de color en relación con el incremento de la melanina o de la hemosiderina en la piel. Cuanto más superficial sea la localización de la pigmentación cutánea, más oscuro será el color. La melanina localizada en la dermis profunda se percibe como un tono gris-azulado debido al efecto Tyndall.

Hasta cierto punto los colores que pueden observarse indican la profundidad de la lesión, lo mismo que el estadio de un ciclo evolutivo. Al describir la lesión, utilizamos los siguientes términos: blanca, pigmentada, plateada, amarillenta, eritematosa, azul.

OTROS TÉRMINOS DERMATOLÓGICOS

- **Despigmentación**: cualquier alteración del color normal de la piel.
- **Hipopigmentación**: disminución de la pigmentación normal de la zona particular descrita.
- **Acromia**: falta total de pigmentación, la zona es blanca.
- **Hiperpigmentación o hipercromía**: se refiere a un mayor grado de melanización que puede incluir otros tipos de coloración oscura de la piel.
- **Liquenificación**: engrosamiento de la piel semejante al cuero que se produce por irritación crónica o inflamación. La piel es más gruesa de lo normal con acentuación de sus líneas normales.

DERMATOLOGÍA EN ATENCIÓN PRIMARIA

Conocida la frecuencia y el diagnóstico de los procesos dermatológicos más comunes atendidos en Atención Primaria, nos interesa conocer la *habilidad* y *precisión* diagnóstica de los médicos de Atención Primaria (médicos de familia, pediatras, internistas) que atienden a estos niños por si pueden asumir mayor responsabilidad en el manejo de las enfermedades dermatológicas. Con esta meta se testó la precisión diagnóstica mediante la presentación exclusiva de imágenes en color de los 20 procesos más comunes en dermatología, ante cuyas imágenes solo podían emitir un diagnóstico, entre los asistentes a dos tipos de reuniones (Educación continuada en dermatología, Reunión de rutina del *staff* del hospital). Sus respuestas se contrastaron con las dictadas por los médicos del Departamento de dermatología. El porcentaje de precisión diagnóstica fue el siguiente. Médicos asistentes a la Reunión de educación continuada en dermatología: dermatólogos (95%), internistas (54%). Médicos asistentes a la Reunión rutinaria del *staff* del hospitalf: dermatólogos (91%), médicos de familia, internistas, pediatras (34%). La conclusión es que los médicos de Atención Primaria deben mejorar sus conocimientos, antes de tomar más responsabilidad en el cuidado de los procesos cutáneos.

En otro trabajo más específico realizado en un Hospital Pediátrico Terciario, se compararon los diagnósticos emitidos, sobre pacientes pediátricos hospitalizados con exantemas, por los médicos del Servicio de Pediatría con los realizados por los médicos del Departamento de Dermatología Pediátrica consultados; aceptando que estos son los correctos. El margen de discordancia alcanzó el 80,1%. Una concordancia de solo el 19,9% es demasiado baja para ser aceptada; es necesario aumentar el entrenamiento de los pediatras. Comentan los autores que los pediatras solo diagnostican bien los clásicos exantemas con su presentación típica.

Para mejorar la habilidad diagnóstica del médico de Atención Primaria, se propone un "plan diagnóstico ante una lesión cutánea" y su aplicación práctica, apoyándonos en el algoritmo de Lynch para no dermatólogos.

PLAN DIAGNÓSTICO ANTE UNA LESIÓN CUTÁNEA

1. Realizar una inspección completa de la piel, describir y elegir el tipo de lesión primaria.
2. Buscar un signo o más de lesiones secundarias.
3. Basándonos en estas observaciones y en la historia clínica del paciente, situar la lesión en una de las pistas diagnósticas para los procesos cutáneos usuales.
4. Observar de nuevo toda la piel, fijándonos en la distribución, localización específica y simetría de las lesiones.
5. Observar la forma de una lesión aislada, en particular, de la lesión primaria. Cuando hay varias lesiones juntas, fijarse en su disposición.
6. Mirar y tocar para determinar el grado de humedad, la textura y consistencia.
7. Describir las características del color.
8. Hacer una síntesis final combinando las observaciones, la historia clínica y las pruebas para llegar a un diagnóstico específico.

ALGORITMO DE DIAGNÓSTICO DIFERENCIAL

Lynch, en 1982, desarrolló, para no dermatólogos, un algoritmo diagnóstico que ha ido siendo modificado gradualmente por otros autores. Su meta inicial fue incluir en el algoritmo solo la información necesaria para una precisión diagnóstica del 95%. En consecuencia con este objetivo, las posibilidades diagnósticas que incluyó fueron las 50 entidades más comunes, más 15 procesos adicionales que, aunque menos frecuentes, son lo suficientemente severos o contagiosos o tratables, de forma que su reconocimiento precoz y correcto es esencial. Estas 65 enfermedades las diferenció en 10 categorías basadas en similitudes de su aspecto. Este algoritmo, orientado para resolver los problemas diagnósticos de las afecciones cutáneas, puede aplicarse a las enfermedades dermatológicas infantiles, donde ha demostrado ser muy útil. El algoritmo, recogido en el Apéndice A del capítulo, define 10 grupos morfológicos de enfermedades dermatológicas, con un listado de las enfermedades más frecuentes para cada grupo, grupo a su vez subdividido en función de ciertas características clínicas y del tramo de edad del enfermo (recién nacido, lactante y niño). La correcta recogida de los datos clínicos (plan diagnóstico ante una lesión cutánea) nos facilitará su correcta ubicación en el grupo morfológico, mejorando nuestra habilidad y posibilidad de efectuar el diagnóstico preciso.

Este algoritmo orientado por problemas requiere resolver previamente tres cuestiones: la presencia o no de ampollas, si las lesiones son rojas y si las lesiones presentan o no descamación. Se tendrá también en cuenta la presencia o ausencia de alteraciones en el pelo y uñas; asimismo, se debe investigar si hay cambios en la movilidad de la piel.

Si se detecta, aunque sea una sola ampolla, sin importar el tipo de las lesiones acompañantes, el pediatra considerará como primera posibilidad una enfermedad ampollosa y comprobará si su contenido es claro o turbio.

Si no hay ampollas, verificar si las lesiones son de color rojo o del color de la piel u otro color. Si las lesiones son rojas, comprobar si presentan o no descamación. Si son rojas y no presentan descamación, valorar si la superficie de las lesiones individuales es plana o cupuliforme. Si son rojas y con descamación, valorar si presentan líneas de rotura en su superficie.

- Hoekelman RA, Starfield B, McCormick M, et al. A profile of pediatric practice in the United States. AJDC. 1983; 137: 1057-60.
- McInerny TK, Roghmann KT, Sutherland SA. Primary pediatric care in one community. Pediatrics. 1978; 61: 389-97.
- Sección de Pediatría Extrahospitalaria de la A.E.P. Estudio del contenido de las consultas en pediatría extrahospitalaria. An Esp Pediatr. 1990; 32: 241-5.
- Menéndez S, Sariego A, Fernández E, et al. Consultas dermatológicas en Pediatría de Atención Primaria. Rev Pediatr Aten Primaria. 2010; 12: 41-52.
- Hayden GF. Skin diseases encountered in a pediatric clinic: a one year prospective study. Am J Dis Child. 1985; 139: 36-8.
- Schahner L, Simons N, Oress S. A statistical analysis of a pediatric dermatology clinic. Pediatr Dermatol. 1983; 1: 157-64.
- Ramsay DL, Fox AB. The ability of primary care physicians to recognize the commom dermatoses. Arch Dermatol. 1981; 117: 620-2.
- Soriano-Hernandez YL, Orozco-Covarrubias L, Tamayo-Sanchez L, Duran-McKinster C, Sosa de Martinez C, Ruiz-Maldonado R. Exanthems in hospitalizad pediatric patients:concordance between pediatric and dermatological diagnosis. Dermatology. 2002; 204: 273-6.
- Glickman FS. Dermatologic education for primary care in the United States. Int J Dermatol. 1989; 28: 327-31.
- McInerny TK, Roghmann KJ, Sutherland SA. Primary pediatric care in one community. Pediatrics. 1978; 61: 389-97.
- Lynch PJ, Edminster SC. Dermatology for the nondermatologist: A problem-oriented system. Ann Emerg Med. 1984; 13: 603-6.
- Lynch PJ. Dermatology for the house officer, 3rd ed. Baltimore: Williams & Wilkins; 1994.
- Cruz M. Diagnóstico en Pediatría. En: Cruz M, ed. Tratado de Pediatría, 10ª ed. Madrid: Ergon; 2011. p. 20-27.

APÉNDICE A. Índice de diagnóstico diferencial orientado por problemas. Grupos morfológicos de enfermedades dermatológicas.

LESIONES VÉSICO-AMPOLLOSAS

Recién nacidos

- Impétigo
- Miliaria
- Herpes simple
- Epidermólisis ampollosa
- Linfangioma
- *Incontinentia pigmenti*
- Aplasia cutis congénita
- Varicela
- Síndrome de la piel escaldada
- Eritrodermia ictiosiforme ampollosa

Lactantes y niños

- Impétigo
- Infección viral
  - Herpes simple
  - Varicela-zóster
  - Enfermedad mano-pie-boca
- Miliaria
- Síndrome de Stevens-Johnson
- Epidermólisis ampollosa
- Dermatosis lineal IgA
- Linfangioma
- Síndrome de escaldadura por estafilococo
- Necroepidermólisis tóxica
- Parapsoriasis aguda
- Pénfigo vulgar
- Dermatitis herpetiforme
- *Incontinentia pigmenti*
- Liquen plano
- *Querion*

EROSIONES O AMPOLLAS EN MUCOSAS

Recién nacidos

- Herpes simple
- Estomatitis aftosa
- Epidermólisis ampollosa
- Candidiasis
- Sífilis congénita
- Varicela

Lactantes y niños

- Herpes simple
- Varicela
- Enfermedad mano-pie-boca
- Eritema multiforme
- Epidermólisis ampollosa
- Candidiasis
- Pénfigo ampolloso

LESIONES PUSTULOSAS

Recién nacidos

- Eritema tóxico
- Herpes simple
- Miliaria
- Acné
- Candidiasis
- Acropustulosis infantil
- Foliculitis
- Periporitis
- Nevus comedoniano

Lactantes y niños

- Acné
- Foliculitis
- Bacteriemia
- Candidiasis
- Sarna
- Psoriasis pustulosa
- Acropustulosis infantil
- Nevus comedoniano

NÓDULOS Y PÁPULAS DEL COLOR DE LA PIEL

Recién nacidos

a) De superficie rugosa
- Nevus epidérmico
- Verrugas

b) De superficie lisa
- Milia
- Molusco contagioso
- Quiste dermoide

Lactantes y niños

a) De superficie rugosa
- Verrugas
- Queratosis pilar
- Nevus epidérmico

b) De superficie lisa
- Granuloma anular
- Quiste epidérmico
- Molusco contagioso
- Lipoma
- Pilomatricoma
- Siringoma
- Tricoepitelioma
- Neurofibroma
- Angiolipoma
- Acrodermatitis papulosa (síndrome de Gianotti-Crosti)
- Nevus del tejido conectivo

LESIONES BLANCAS

Recién nacidos

a) Planas
- Hipomelanosis de Ito
- Hipopigmentación postinflamatoria
- Piebaldismo

b) Elevadas
- Milia
- Microcomedones de acné
- Molusco contagioso

Lactantes y niños

a) Planas
- Pitiriasis alba
- Tiña versicolor
- Vitíligo
- Hipopigmentación postinflamatoria
- Halo nevus
- Hipomelanosis de Ito
- Esclerosis tuberosa
- Piebaldismo
- Síndrome de Waardenburg

b) Elevadas
- Microcomedones de acné
- Milia
- Queratosis pilar
- Molusco contagioso

LESIONES DE COLOR MARRÓN

Recién nacidos

a) Planas
- Mancha mongólica
- Mancha de café con leche
- Nevus de unión
- Nevus de Ota
- Pecas
- Lentigo
- Hiperpigmentación postinflamatoria
- Melanosis transitoria pustular neonatal

b) Elevadas
- Nevus congénito pigmentado

Lactantes y niños

a) Planas
- Pecas
- Mancha de café con leche
- Nevus de unión
- Mancha mongólica
- Hiperpigmentación postinflamatoria
- Tiña versicolor
- *Incontinentia pigmenti*
- Nevus de Becker
- Nevus de Ota
- Lentigo

b) Elevadas
- Nevus intradérmico
- Dermatofibroma
- Urticaria pigmentosa
- Xantogranuloma juvenil
- Nevus azul
- Melanoma
- Lentigo
- Verrugas planas
- Granuloma piógeno
- Hemangioma

LESIONES AMARILLAS

Recién nacidos

- Hiperplasia de las glándulas sebáceas
- Nevus sebáceo
- Xantogranuloma juvenil
- Mastocitoma

Lactantes y niños

- Xantogranuloma juvenil
- Urticaria pigmentosa
- Nevus sebáceo
- Mastocitoma
- Xantomas
- Síndrome de Goltz

PÁPULAS Y NÓDULOS DE COLOR ROJO

Recién nacidos

- Eritema tóxico
- Forúnculo
- Erisipela
- Granuloma piógeno
- Acné neonatal
- Nevus epidérmico
- Candidiasis
- Sífilis congénita

Lactantes y niños

- Acné
- Exantemas virales
- Urticaria
- Escarlatina
- Eritema multiforme
- Eritema anular
- Forúnculo
- Queratosis pilar
- Pitiriasis rosada
- Psoriasis *guttata*
- Parapsoriasis aguda
- Neurofibroma
- Angiofibroma
- Granuloma piógeno

- Granuloma anular
- Tiña del cuerpo
- Celulitis
- Enfermedad de Kawasaki
- Enfermedad de Lyme

LESIONES VASCULARES

Recién nacidos

a) Que desaparecen a la vitropresión
- Hemangioma plano
- Urticaria
- Eritema tóxico
- Signo de Arlequín
- Mancha en vino de Oporto
- Lupus neonatal

b) Que no desaparecen a la vitropresión (purpúricas)
- Infecciones congénitas
  - Toxoplasma
  - Enterovirus
  - Rubéola
  - Citomegalovirus
  - Herpes simple
  - Sífilis
- Trastornos de la coagulación
- Enfermedades autoinmunes
  - Púrpura trombocitopénica idiopática
  - Lupus eritematoso sistémico
  - Eritroblastosis fetal
- Hemangioma con secuestro plaquetario
- Epidermólisis ampollosa

Lactantes y niños

a) Que desaparecen a la vitropresión
- Hemangioma
- Urticaria
- *Livedo reticularis*
- Angiofibroma
- Granuloma piógeno
- Angioma en araña
- Eritema multiforme
- Eritema infeccioso
- Enfermedad de Kawasaki
- Exantemas vírales morbiliformes
- Escarlatina
- Síndrome del *shock* tóxico
- Erupciones por drogas
- Enfermedad de Lyme
- Sífilis

b) Que no desaparecen a la vitropresión (purpúricas)
- Trastornos de la coagulación
- Púrpura progresiva pigmentaria
- Eritema nodoso
- Meningococemia
- Mononucleosis infecciosa
- Echo virus
- Sepsis estafilocócica

ENFERMEDADES PAPULOESCAMOSAS

Recién nacidos

- Candidiasis
- Nevus epidérmico
- Tiña del cuerpo
- Ictiosis
- Psoriasis
- Sífilis congénita
- Lupus eritematoso neonatal
- Rubéola congénita
- Pitiriasis *rubra pilaris*

Lactantes y niños

- Pitiriasis rosada
- Psoriasis
- Tiña del cuerpo
- Lupus eritematoso
- Parapsoriasis
- Queratosis pilar
- Enfermedad de Darier
- Sarna
- Liquen plano
- Ictiosis
- Dermatomiositis
- Poroqueratosis de Mibelli

ENFERMEDADES ECZEMATOSAS

Recién nacidos

- Dermatitis del pañal
- Dermatitis atópica
- Dermatitis seborroide
- Dermatitis de contacto
- Acrodermatitis enteropática
- Histiocitosis de células de Langerhans
- Sarna
- Candidiasis
- Inmunodeficiencia combinada severa
- Sida

Lactantes y niños

- Dermatitis atópica
- Dermatitis de contacto
- Lucitis
- Erupciones por drogas
- Tiña del cuerpo
- Sarna
- Quemadura solar
- Dermatosis plantar juvenil
- Candidiasis
- Dermatitis seborreica
- Sida
- Histiocitosis de células de Langerhans
- Liquen plano
- Dermatitis herpetiforme

2 Trastornos cutáneos del recién nacido

HIPERPLASIA DE LAS GLÁNDULAS SEBÁCEAS

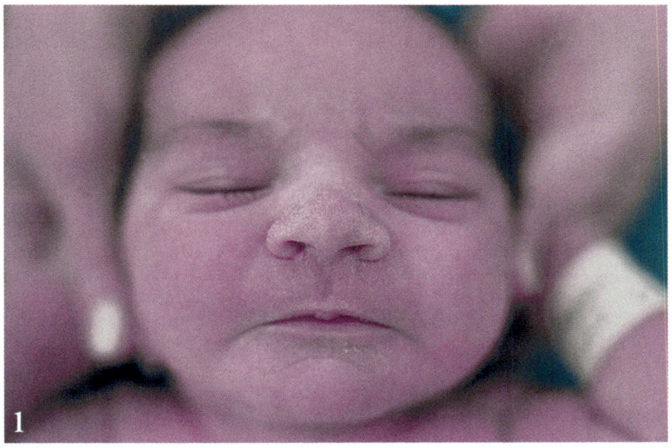
1

La hiperplasia de las glándulas sebáceas es secundaria a la estimulación androgénica intrauterina, procedente de la madre o del niño, de las glándulas sebáceas. Se manifiesta por la presencia de pápulas diminutas, lisas, blanco amarillentas, regularmente espaciadas, de aspecto folicular, sin reacción eritematosa, localizadas sobre todo en nariz y labio superior, donde la densidad de las glándulas sebáceas es más elevada, en los recién nacidos a término (Fig. 1). Los niños prematuros están menos afectados, pero se presenta casi en el 50% de los recién nacidos a término. Es un trastorno temporal que se resuelve espontáneamente dentro de las primeras semanas de la vida.

– Solomon L, Esterly N. Transient cutaneous lesions. En: Solomon L, Esterly N, eds. Neonatal dermatology. Philadelphia: WB Saunders; 1973. p. 43-8.

MILIA

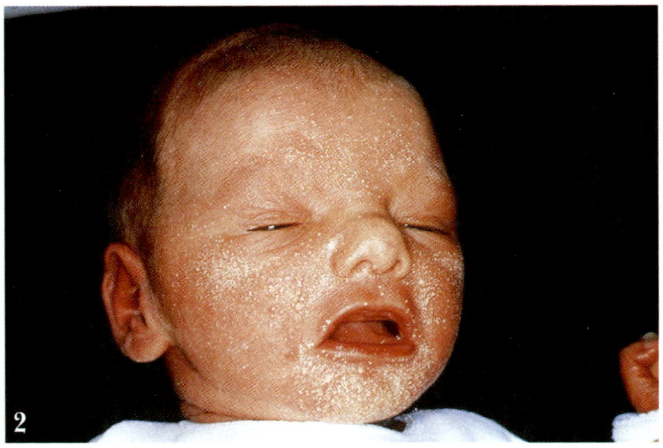
2

Son quistes de inclusión intraepidérmicos derivados del folículo pilosebáceo que contienen material queratinizado. Se localizan a nivel del orificio pilosebáceo o más profundamente en el folículo. Se presenta como pápulas blancas de superficie lisa, diminutas, firmes, en número variable, desde escasas hasta varias docenas. La milia congénita se aprecia en el 40-50% de los recién nacidos a término, siendo menos frecuente en el prematuro. Tiene predilección por la cara (Fig. 2), (especialmente en la nariz), cuero cabelludo y extremidades superiores. Puede estar presente también en la cavidad oral, en las encías y línea media del paladar, donde se las conoce como perlas de Epstein. Normalmente se extruyen espontáneamente en unas semanas. Difieren de las pápulas de la hiperplasia de las glándulas sebáceas en que habitualmente son más discretas, solitarias y de color blanco.

– Berk DR, Bayliss SJ. Milia: a review and classification. J Am Acad Dermatol. 2008; 59: 1050-63.

MILIARIA CRISTALINA

Miliaria es un término general para describir la obstrucción transitoria del conducto de las glándulas sudoríparas ecrinas con retención de su secreción. Según el nivel de la obstrucción, distinguimos las formas: cristalina, rubra, pustulosa y profunda. La miliaria cristalina (sudamina) es la más superficial y más común en el período neonatal. La obstrucción del conducto tiene lugar a nivel intracorneal con formación de vesícula subcorneal. Afecta al 4,5% de los niños, habitualmente aparece en los primeros días de vida, con un pico de incidencia a la semana de vida. Su desarrollo es favorecido por un exceso de calor (ropa, fototerapia).

Cuadro clínico

Se presenta clínicamente como numerosas vesículas pequeñas de 1-2 mm de diámetro, sobre base no inflamatoria, de contenido líquido, transparente, que simulan gotas de agua en la piel. Son muy frágiles, se rompen con la simple limpieza de la piel. Las vesículas contienen sudor atrapado bajo la capa córnea. Estas vesículas habitualmente son asintomáticas y se resuelven rápidamente con una descamación superficial, tipo salvado. Las áreas más afectadas son el tronco (Figs. 3, 4) y las zonas intertriginosas, aunque en el recién nacido también puede manifestarse en cara y cuello.

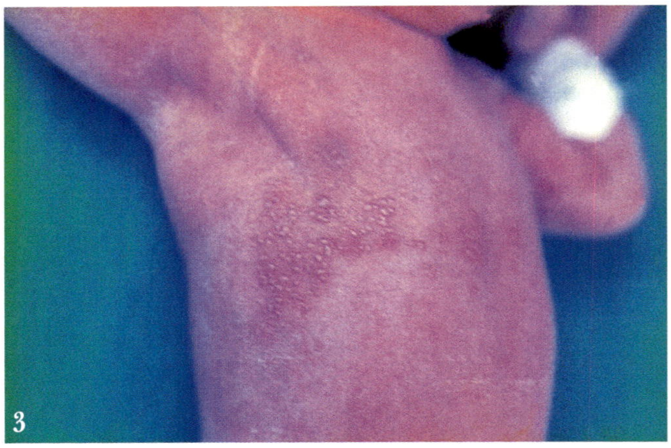
3

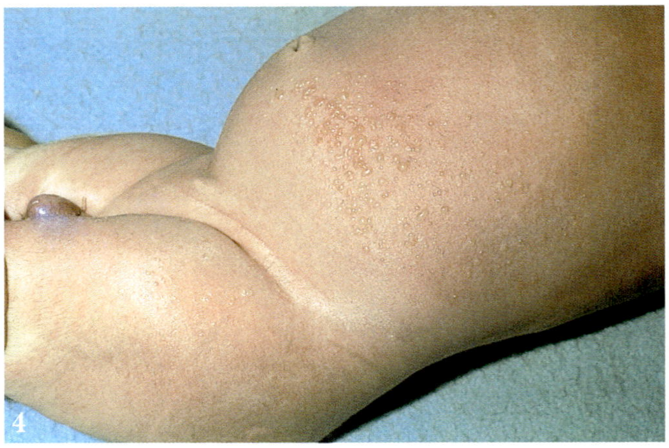
4

– Arpey CJ, Nagashima-Whalen LS, Chren MM. Congenital miliaria crystallina: case report and literature review. Pediatr Dermatol. 1992; 9: 283-7.
– Hidano A, Purkowo R, Jitsukawa K. Statistical survey of skin changes in japanese neonates. Pediatr Dermatol. 1986; 3: 140-4.

ERITEMA TÓXICO DEL RECIÉN NACIDO

El eritema tóxico del recién nacido (ETRN) es una erupción del período neonatal, asintomática, benigna, autolimitada y de etiología desconocida. Su prevalencia (3,7% - 72%) varía con las series. La frecuencia del ETRN se correlaciona con la edad de gestación y el peso al nacimiento, siendo rara en los prematuros y menores de 2.500 g. Posiblemente se trate de una reacción de la piel neonatal a estímulos mecánicos o térmicos. Recientemente se ha propuesto la hipótesis de que es debida a una respuesta inmunológica a la colonización de la piel por los microbios comensales, a través de los folículos pilosos, con reacción cutánea inflamatoria generalizada, como el ETRN.

Cuadro clínco

El *rash* se inicia habitualmente entre el 2º-4º día de vida y regresa espontáneamente en una semana sin lesiones residuales. La erupción se compone de pápulas, máculas eritematosas, pústulas o combinación de estas lesiones cuyo número varía entre escasas a varios centenares, localizadas en cualquier lugar del cuerpo, excepto en palmas y plantas. La localización característica, de las pústulas es intrafolicular, lo que explica su ausencia en palmas y plantas. Nos podemos encontrar con dos tipos de erupciones. La más frecuente (70%) es la forma eritematosa y papular (Figs. 5, 6), en forma de manchas eritematosas de 1-3 cm de diámetro, de bordes irregulares con una pápula diminuta blanquecina en su interior. En el 30% restante de los casos, la erupción es predominantemente pustulosa. Figs. 7-9: pústulas blanquecinas de 1-2 mm de diámetro, ocasionalmente rodeadas de un pequeño anillo de eritema. Una eosinofilia en sangre periférica puede estar presente en el 7%-15% de los casos.

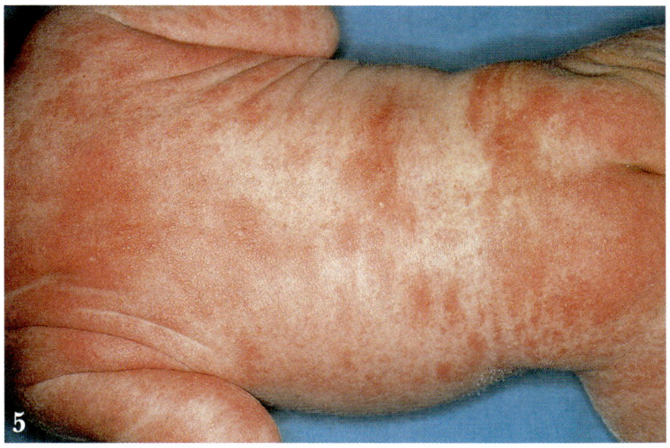

5

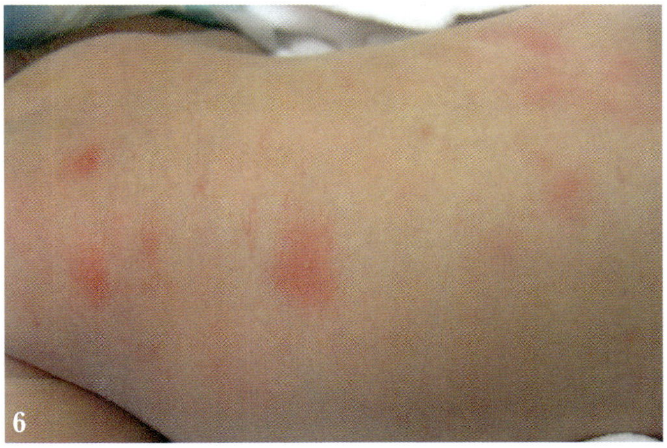

6

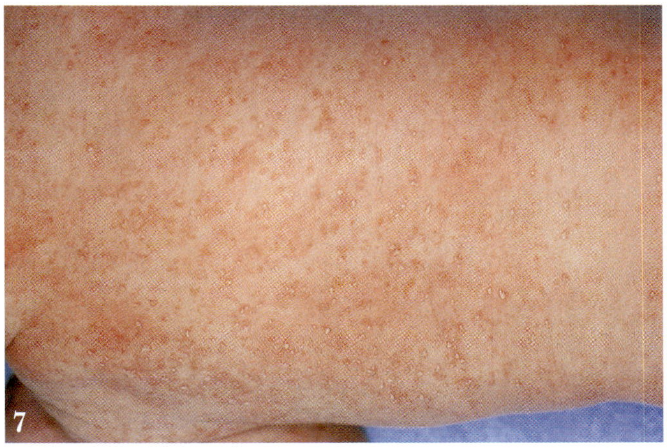

7

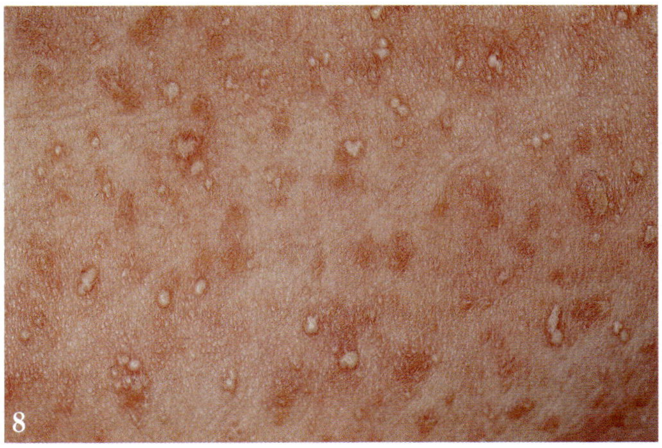

8

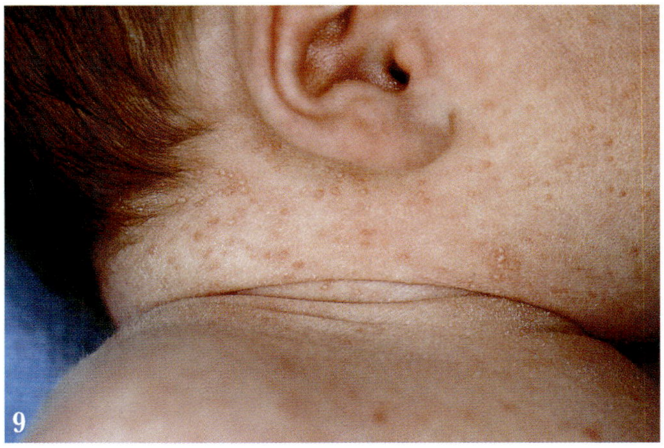

9

Diagnóstico

El diagnóstico es clínico. En algún caso, la tinción de Wright de la extensión del contenido de una pústula muestra numerosos eosinófilos con pocos neutrófilos entremezclados.

Diagnóstico diferencial

El diagnóstico diferencial del eritema tóxico incluye otros procesos pustulosos del recién nacido.

Acropustulosis infantil: de distribución mayor en las zonas acras de las extremidades que en tronco. Consiste en brotes recurrentes de vesículas y pústulas, muy pruriginosas, distribuidas en las manos y los pies. Puede prolongarse durante meses.

Piodermitis: pústulas más completamente desarrolladas, frotis y cultivo de las mismas.

Candidiasis congénita: es más escamosa, identificación de la candida (esporas, pseudohifas) en frotis del raspado de las pústulas en KOH y cultivo.

- Monteagudo B, Labandeira J, Cabanillas M, Acevedo A, Toribio J. Prospective study of erythema toxicum neonatorum: epidemiology and predisposing factors. Pediatr Dermatol. 2012; 29: 166-8.
- Marchini G, Hultenby K, Nelson A, Yektaei-Karin E, Stabi B, Lonne-Rahm S, et al. Increased expression of HMGB-1 in the skin lesions of erythema toxicum. Pediatr Dermatol. 2007; 24: 474-82.

MANCHA EN SALMÓN

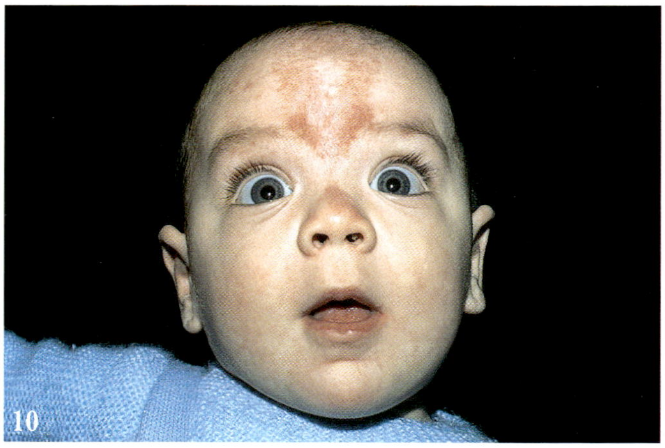
10

Es una lesión maculosa, plana, de color rosa o rojo pálido, localizada fundamentalmente en la glabela, párpado superior (beso del ángel), nuca (picotazo de cigüeña) y frente (Fig. 10). El lugar de predilección es en la nuca. Es la lesión vascular más frecuente en la infancia, presente en el 30-40% de los recién nacidos de raza blanca. Es una malformación vascular menor, consistente en capilares ectásicos localizados en la porción superior de la dermis cubiertos por piel normal. Se resuelve espontáneamente en meses o años; la localizada en la glabela desaparece prácticamente para el primer año, sin embargo la localizada en la nuca puede persistir, en un 25-50% de los casos, hasta la edad adulta. La mancha en salmón o es única y se localiza en línea media (nuca), o es simétrica con localización a ambos lados de la línea media (párpados, frente). Por el contrario, la mancha en vino de Oporto a menudo es más grande, unilateral y habitualmente finaliza a lo largo de la línea media.

- Alper JC, Holmes LB. The incidence and significance of birthmarks in a cohort of 4641 newborns. Pediatr Dermatol. 1983; 1: 58-68.
- Jacobs AH, Walton RG. The incidence of birthmarks in the neonate. Pediatrics. 1976; 58: 218-22.

MANCHA MONGÓLICA

La mancha mongólica es debida a la detención, en la dermis profunda, de melanocitos en su emigración de la cresta neural a la unión dermo-epidérmica. El color azul es debido al efecto de Tyndall, en el que las ondas de mayor longitud del espectro visible, las rojas, son absorbidas y las ondas azules son reflejadas por la melanina dérmica. Se halla en el 10% de los recién nacidos de raza blanca. Más frecuente en negros y asiáticos. A mayor grado de pigmentación natural, mayor frecuencia de mancha mongólica.

Cuadro clínico

Es una mácula, presente al nacimiento, simple o múltiple, plana, de color uniforme, marrón oscuro a gris o negro azulada, de tamaño entre unos pocos mm a 10 cm o más de diámetro. La mancha a menudo está pobremente delimitada, localizada, generalmente sobre el área lumbosacra, nalgas (Figs. 11, 12) y, ocasionalmente, en miembros inferiores, espalda y hombros. Habitualmente va desapareciendo de forma gradual a lo largo de los primeros años, pero puede, en algún caso, persistir hasta la edad adulta. Una mancha mongólica extensa ha sido descrita en pacientes con gangliosidosis GM1 y síndrome de Hurler.

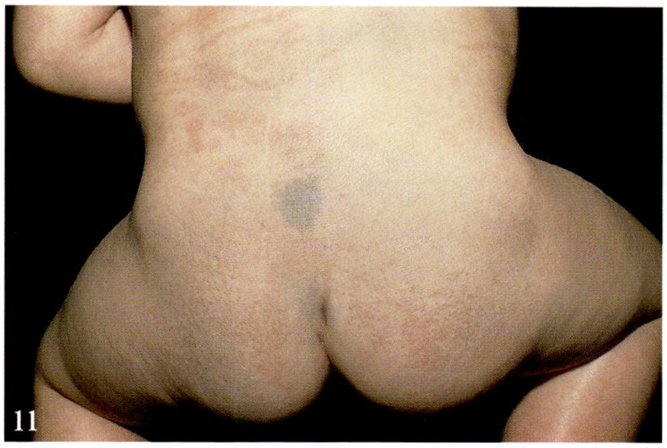

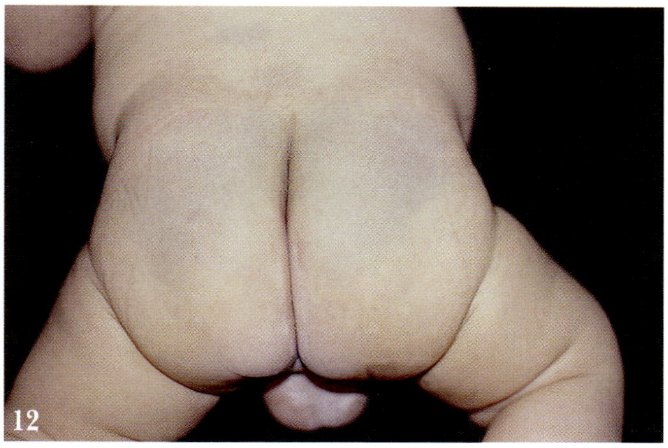

- Jacobs AH, Walton RG. The incidence of birthmarks in the neonate. Pediatrics. 1976; 58: 218-22.
- Alper JC, and Holmes LB. The incidence and significance of birthmarks in a cohort of 4641 newborns. Pediatr Dermatol. 1983; 1: 58-68.
- Ashrafi MR, Shabanian R, Mohammadi M, et al. Extensive mongolian spots: a clinical sign merits special attention. Pediatr Neurol. 2006; 34: 143-5.

SIGNO DE ARLEQUÍN

Es un trastorno cutáneo, transitorio, benigno, autolimitado que, aunque puede apreciarse en el recién nacido a término, habitualmente se presenta en el prematuro. Se caracteriza por presentar de forma súbita, por un breve período de tiempo, un cambio cutáneo de color que consiste en el hecho, llamativo, de presentar medio cuerpo enrojecido, pletórico, en contraste con el color pálido del otro medio, con una clara línea media de demarcación. El cambio de color, habitualmente dura entre 30 segundos y 20 minutos. El número de episodios puede variar de 1-12 en 24 h. Clásicamente aparece entre el 3º-5º día de vida y no más tarde de las 3 semanas. En general, el recién nacido no manifiesta ningún otro signo o síntoma. No tiene significado patológico. Probablemente indique un desequilibrio en los mecanismos de regulación del sistema autónomo vascular. En la mayor parte de los casos, la gravedad parece jugar algún papel. Se aprecia con mayor frecuencia, con el niño en decúbito lateral, presentando vasodilatación en la mitad corporal en declive en llamativo contraste con la palidez del hemicuerpo superior, como puede apreciarse en el prematuro de 700 g de la Fig. 13. Con el llanto, este fenómeno puede desaparecer. Su precoz reconocimiento evita la práctica de exploraciones diagnósticas innecesarias.

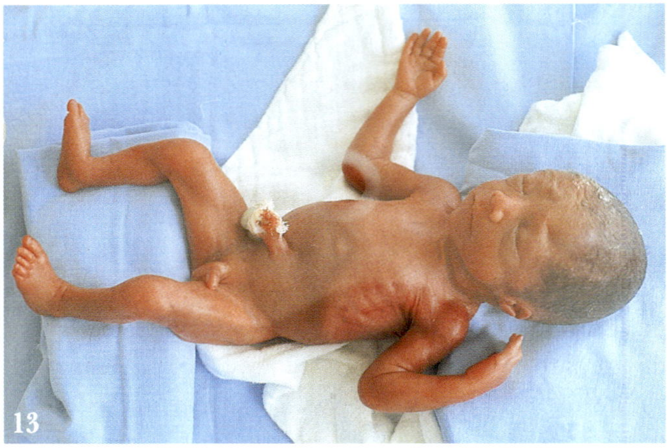
13

Diagnóstico

El diagnóstico es clínico, basado en el patrón de cambio de color y en su naturaleza transitoria.

Diagnóstico diferencial

La *cutis marmorata*, la *mancha en vino de Oporto* y el *hemangioma infantil* "naciente" pueden ser confundidos con el signo de Arlequín.

Cutis marmorata: aspecto moteado, reticulado, veteado de la piel, en tronco y extremidades; desaparece al recalentar al niño.

- Velayuthan S, Sankararaman S. Newborn who has unilateral color change. Pediatr Rev. 2013; 34: e25-6.
- Januário G, Salgado M. The harlequin phenomenon. J Eur Acad Dermatol Venereol. 2011; 25: 1381-4.

CUTIS *MARMORATA*

La piel presenta un aspecto moteado, reticulado, veteado o de red que recuerda al mármol, de color azulado que se aprecia sobre todo en el tronco y extremidades (Fig. 14). Se trata de una respuesta fisiológica al llanto o al frío y es debido a una vasoconstricción de los capilares y pequeñas vénulas; normalmente desaparece al recalentar al niño.

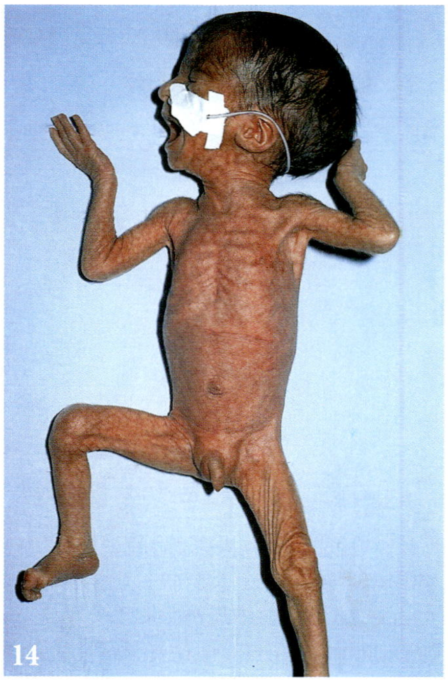
14

CUTIS *MARMORATA* TELENGIECTÁSICA CONGÉNITA

Es una malformación vascular cutánea, benigna, esporádica, de flujo lento, poco frecuente, de etiología desconocida, aparente al nacimiento que consiste en capilares y venas superficiales dilatados. La distribución segmentaria, a menudo, con límite abrupto en línea media, sugiere que el trastorno es debido a un mosaicismo genético.

Cuadro clínico

La cutis marmorata telangiectásica congénita (CMTC) se caracteriza por la presencia en las zonas de piel afectadas de un patrón vascular reticulado, de aspecto similar al de la cutis *marmorata* fisiológica, pero más pronunciado y relativamente fijo. El patrón reticulado puede ser fino o grosero con anchas vetas de piel de color eritematoso o violáceo-azulado, distribuidas en patrón de "mármol veteado". Aunque las lesiones siempre son visibles, se aclaran a la vitropresión y se vuelven más manifiestas con el frío; típicamente no desaparecen con el calor. Por la distribución de las lesiones puede ser localizada o, con menor frecuencia, generalizada. En la forma localizada, a menudo, presenta un patrón segmentario, con una línea de demarcación acentuada en la línea media, como ocurre si está afectado el tronco. La mayor parte de las lesiones localizadas (68%) se distribuyen en las extremidades, principalmente en miembros inferiores (54%) y son unilaterales (65%). Puede presentarse como anomalía aislada, pero puede ir acompañada de otras anomalías, siendo por orden de frecuencia las más citadas, la asimetría corporal (habitualmente hipo o hiperplasia de un miembro), las anomalías vasculares y los trastornos neurológicos. Cuando afecta a un solo miembro puede haber diferencia en su perímetro respecto al miembro contralateral, no obstante, el crecimiento posterior es similar, manteniéndose la pequeña asimetría. El pronóstico, en general, es bueno, la evolución, prácticamente suele ser hacia una mejoría gradual, sobre todo los 2-3 primeros años, con desaparición total (10%) y marcada mejoría (36%). En algunos casos, el tejido subcutáneo subyacente está menos desarrollado, pudiendo producirse ulceraciones en las bandas reticuladas. Fig. 15: recién nacido con dibujo serpiginoso formado por manchas de coloración rojo oscuro en el muslo derecho.

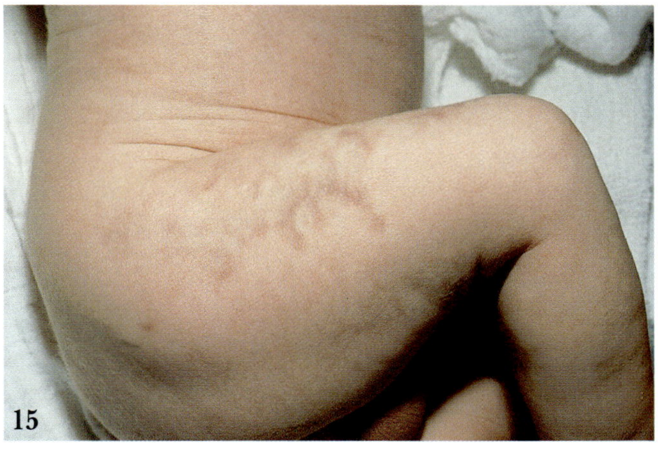

Fig. 16: recién nacido con piel de aspecto veteado, reticulado, que recuerda al mármol, más manifiesto en brazo izquierdo. Fig. 17: niña de 1 año con manchas eritematosas serpiginosas, menos prominentes que al nacimiento, en parte posterior de su brazo izquierdo. Para evaluar a estos pacientes, por posibles anomalías asociadas, se aconseja seguimiento anual al menos hasta los 3 años.

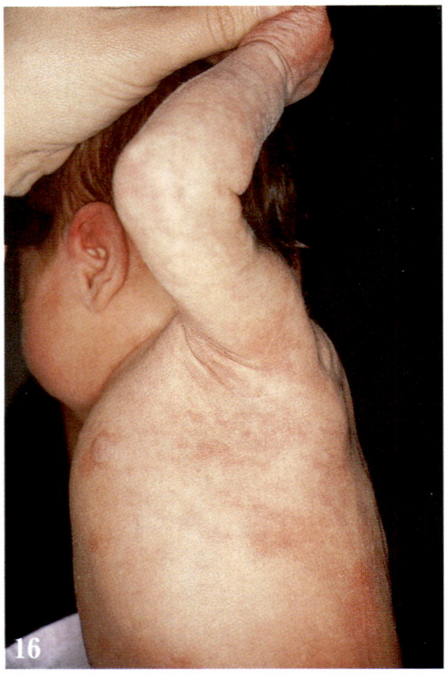
16

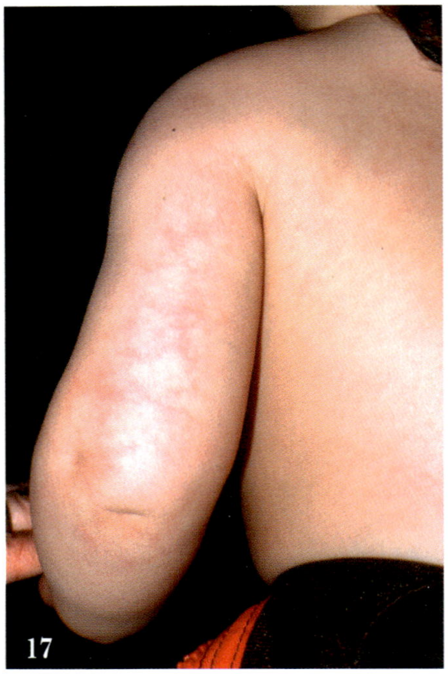
17

Diagnóstico

El diagnóstico se basa en sus características clínicas. Áreas de piel con un eritema reticulado relativamente fijo, de color variable entre rojo pálido a violeta intenso que recuerda al "mármol veteado".

Recientemente se han definido criterios clínicos para su diagnóstico (Tabla I), cuya validación dependerá de futuros estudios prospectivos.

TABLA I. Criterios diagnósticos de cutis *marmorata* telangiectásica congénita.

Criterios mayores	Criterios menores
1. Presencia de eritema reticulado congénito 2. Ausencia de respuesta al calor local 3. Ausencia de lesiones venosas en el área afectada evaluada al año de edad.	1. Progresiva desaparición del eritema en los dos primeros años (alrededor del 50%) 2. Presencia de telangiectasias en el área afectada 3. Mancha en vino de Oporto fuera de la zona afectada 4. Ulceración de la piel 5. Atrofia de la piel

Diagnóstico: se exige la presencia de 3 criterios mayores y 2 criterios menores para el diagnóstico.

Diagnóstico diferencial

El diagnóstico diferencial incluye: *cutis marmorata, mancha en vino de Oporto, Klippel-Trenaunay* y *livedo reticularis secundaria a colagenosis.*

Cutis marmorata: la CMTC se diferencia de la cutis *marmorata* fisiológica por su persistencia tras haber recuperado el niño su temperatura normal y por la presencia de rayas deprimidas lineales, habitualmente más manifiestas sobre las articulaciones de los miembros.

Mancha en vino de Oporto: en las primeras semanas de la vida, la CMTC puede parecer menos reticulada, mientras la mancha en vino de Oporto (MVO) puede presentar patrón reticulado y coloración más clara de lo habitual. El seguimiento nos ayudará a diferenciarlos. Al contrario que la CMTC, la MVO no evoluciona hacia la autorresolución, sino que típicamente se oscurece y se hace más violáceo con el tiempo.

Klippel-Trenaunay: los pacientes con Klippel-Trenaunay presentan lesiones vasculares, lo más frecuente una mancha en vino de Oporto, asociado a ectasia venosa e hipertrofia de tejidos blandos. Aunque el nevus vascular siempre está presente al nacimiento, la ectasia venosa puede no ser visible durante el primer año, por eso el Klippel-Trenaunay, fácilmente puede confundirse con la CMTC en los primeros años.

Livedo reticularis secundaria a colagenosis: puede presentarse en el período neonatal, clínicamente su patrón reticular es más burdo, más grosero. Los test serológicos apropiados y la biopsia cutánea confirmaran el diagnóstico.

- Kienast AK, Hoeger PH. Cutis marmorata telangiectatica congenita: a prospective study of 27 cases and review of the literature with proposal of diagnostic criteria. Clin Exp Dermatol. 2009; 34: 319-23.
- Amitai DB, Fichman S, Merlob P, et al. Cutis marmorata telangiectatica congenita: clinical findings in 85 patients. Pediatr Dermatol. 2000; 17: 100-4.
- Boz J, Serrano MM. Cutis marmorata telangiectásica congénita. Piel. 2008; 23: 495-502.

ACNÉ NEONATAL

Se presenta al nacimiento o dentro de las 2-3 primeras semanas de vida. Las lesiones individuales observadas son las mismas que las descritas para el acné vulgar (cap. 7). La mayoría de los casos se resuelve para los 6 meses. El acné neonatal puede formar parte de la minipubertad del recién nacido y tradicionalmente se ha achacado al paso de hormonas androgénicas maternas, pero recientemente se ha barajado como factor patogénico el que se trate de una reacción inflamatoria debida a especies de *Malassezia*, sin que esté clara la linde clínica y patogénica entre la pustulosis cefálica neonatal y el acné neonatal.

Cuadro clínico

Clásicamente se describe como una erupción polimorfa compuesta principalmente por pápulas y pústulas inflamatorias, eritematosas, con menor frecuencia de comedones. Las lesiones asientan principalmente en la cara, con predilección por las mejillas (Figs. 18, 19) y, ocasionalmente, además en mentón y frente (Fig. 20).

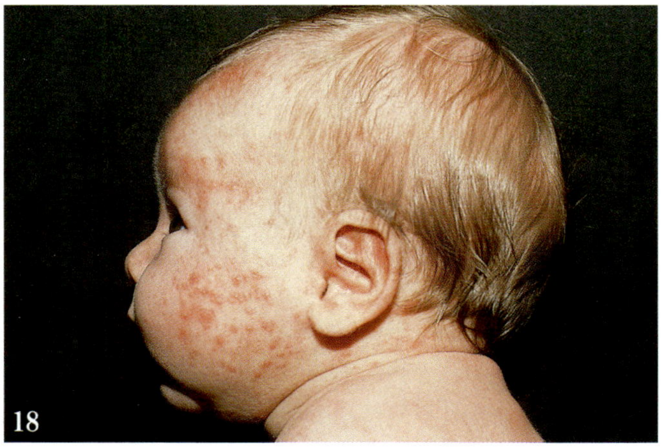

18

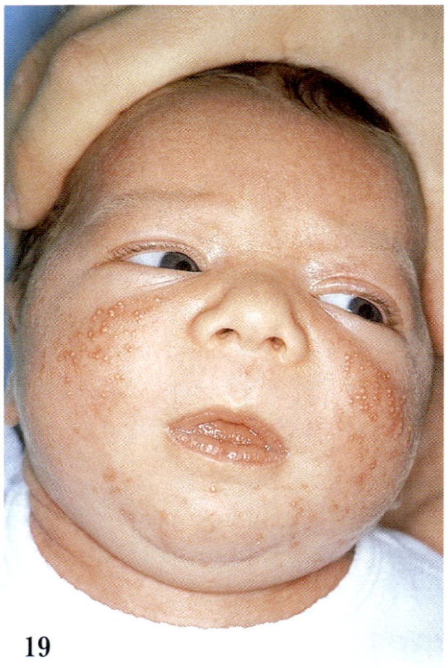

19

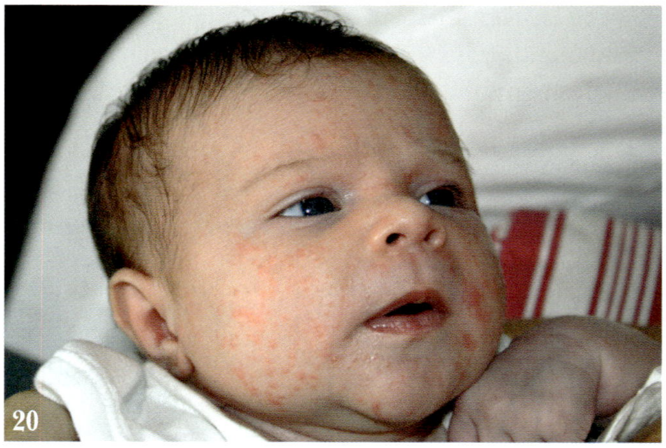

20

Diagnóstico diferencial

Nevus comedoniano: marca de nacimiento consistente en una disposición lineal de comedones manifiestos. La lesión suele ser unilateral.

Miliaria: puede simular el cuadro, pero las lesiones son transitorias y desaparecen en un par de días, en contraste con las lesiones de acné neonatal, que persisten durante semanas.

Pustulosis cefálica neonatal: aparece en las primeras semanas de la vida. Las lesiones son sobre todo pustulosas, con algunas pápulas, pero sin comedones.

- Bernier V, Weil FX, Hirigoyen V, et al. Skin colonization by Malassezia species in neonates a prospective study and relationship with neonatal cephalic pustulosis. Arch Dermatol. 2002; 138: 215-8.
- Bergman JN, Einchenfield IF. Neonatal acne and cephalic pustulosis: is Malassezia the hole story?. Arch Dermatol. 2002; 138: 255-7.
- Katsambas AD, Katoulis AC, Stavropoulos P. Acne neonatorum a study of 22 cases. Int J Dermatol. 1999: 38: 128-30.

ADIPONECROSIS SUBCUTÁNEA DEL RECIÉN NACIDO

Es una inflamación, poco frecuente, autolimitada del tejido adiposo subcutáneo que típicamente se desarrolla en la primera semana de vida del recién nacido a término. Su etiología es desconocida, se supone que intervienen en su producción, el trauma del nacimiento, la asfixia, la exposición prolongada al frío y la hipotermia. Se ha sugerido que si la temperatura de la piel desciende por debajo del punto de fusión de la grasa, se cristaliza la grasa de las células grasas subcutáneas, desencadenando una reacción granulomatosa, responsable del cuadro clínico.

Cuadro clínico

Se caracteriza por la aparición, durante los primeros días o semanas de vida, de nódulos o placas induradas, elevadas, de consistencia pétrea, abruptamente delimitadas y localizadas preferentemente en mejillas, brazos y espalda. Suele respetar la cara anterior del tronco. Las lesiones pueden ser únicas o múltiples, de tamaño variable desde pequeños nódulos a placas, induradas, de varios cm de diámetro y tono rojo-violáceo, como se observa en la espalda de los recién nacidos de las Figs. 21-23. Con frecuencia, al inicio del cuadro, estas áreas afectadas son dolorosas y el niño se encuentra incómodo y llora vigorosamente al ser manejado. La lesión puede hacerse fluctuante, abscesificarse y drenar espontáneamente grasa necrótica. Las lesiones curan en semanas o meses, dejando escasas marcas. Se detecta hipercalcemia en un 28% de los casos; si es moderada es asintomática, por lo que se aconseja la cuantificación semanal de la calcemia durante los 3-4 primeros meses del recién nacido con adiponecrois. Existe una cierta correlación entre la hipercalcemia y la extensión del proceso.

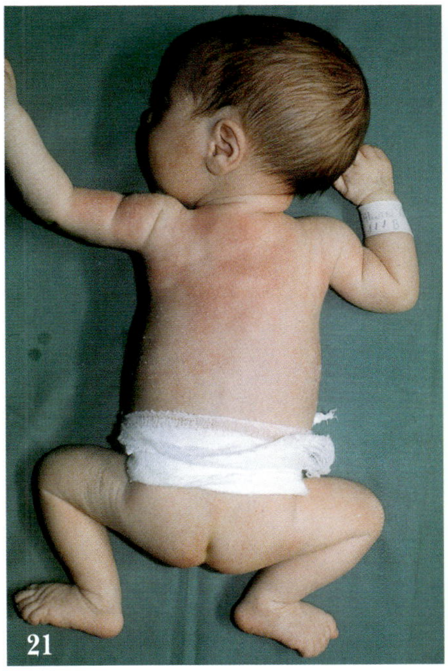
21

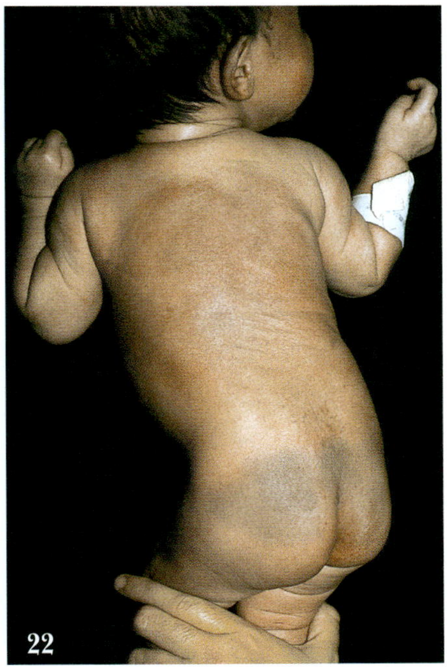
22

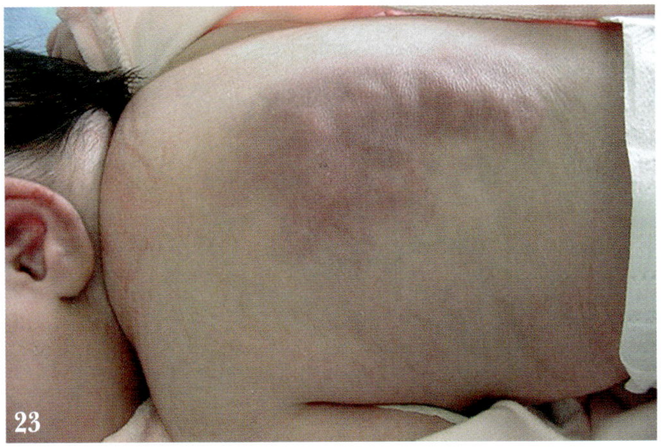
23

Diagnóstico

El diagnóstico se basa en sus características clínicas y confirmado, en caso de duda, mediante estudio histológico.

Diagnóstico diferencial

Celulitis/Erisipela/Absceso: en su inicio con su presentación de eritema, induración y fluctuación, puede confundirse con una celulitis bacteriana, erisipela o formación de un absceso o con lesiones septicémicas. En la adiponecrosis con frecuencia se aprecian lesiones en varios sitios diferentes, hecho extremadamente inusual en la celulitis. El lactante con adiponecrosis subcutánea a menudo tiene un aspecto sano, sin fiebre, se alimenta con energía, típicamente sus lesiones no se propagan y los cultivos son negativos.

Esclerema neonatorum: el esclerema *neonatorum* se presenta sobre todo en prematuros, malnutridos o niños debilitados, cianóticos y letárgicos; este trastorno representa un signo no específico de enfermedad severa. El cuadro clínico se inicia en la primera semana de vida (pero puede hacerlo en las primeras semanas); se presenta como una induración generalizada (salvo palmas, plantas, escroto), amarillenta debida a la rápida solidificación de la grasa subcutánea. Es un signo de muy mal pronóstico.

- Burden AD, Krafchik BR. Subcutaneous fat necrosis of the newborn: A review of 11 cases. Pediatr Dermatol. 1999; 16: 384-7.
- Oza V, Treat J, Cook N, et al. Subcutaneous fat necrosis as a complication of whole-body cooling for birth asphyxia. Arch Dermatol. 2010; 146: 882-5.
- Fretzin DF, Arias AM. Sclerema neonatorum and subcutaneous fat necrosis of the newborn. Pediatr Dermatol. 1987; 4: 112-22.

APLASIA CUTIS CONGÉNITA

Es un grupo heterogéneo de procesos congénitos, presentes al nacimiento, caracterizados por la ausencia localizada de la epidermis y dermis y, en ocasiones, del tejido celular subcutáneo. Su incidencia se estima, aproximadamente en 3/10.000 nacimientos. Se acepta que la aplasia cutis congénita (ACC) no es debida a una única causa, sino que es un hallazgo clínico secundario a diversos procesos ocurridos intraútero, entre los que se incluyen factores genéticos, teratógenos, compromiso vascular de la piel y traumas. Frieden diferencia 9 subtipos clínicos, en función de la localización y patrón de la ausencia de la piel, presencia de malformaciones asociadas y modo de herencia.

Cuadro clínico

Se presenta como un defecto solitario (70%) o múltiple, de tamaño variable y forma diversa (circular, oval, romboidal, estrellada). Se localiza preferentemente en el cuero cabelludo en su línea media (50%) o zona próxima a la misma (30%), pero puede asentar en la cara, tronco y extremidades, algunas veces simétricamente. Son lesiones bien delimitadas, no inflamatorias, de tamaño variable de 0,5-10 cm de diámetro. El aspecto de la lesión al nacimiento varía en función del momento del desarrollo intrauterino en que se produce. Si es en etapa precoz de la gestación, puede cicatrizar antes del parto y aparecer como cicatriz atrófica, fibrótica, que si asienta en el cuero cabelludo cursa con alopecia asociada (Fig. 24). Fig. 25: lesión circular cubierta por una membrana delgada, brillante, de aspecto apergaminado; es la forma más común de aplasia cutis congénita, denominada aplasia cutis membranosa. Si el defecto es más reciente, se manifiesta como una úlcera de profundidad variable, oval o circular, de bordes muy precisos, con una base de color rojo exudativo o granulomatoso (Figs. 26, 27).

Diagnóstico

El diagnóstico se basa en sus características clínicas indicativas de una disrupción del desarrollo de la piel *in utero*. Se obtendrá una completa historia obstétrica y familiar, examinando si es posible a sus miembros. Si se identifica la ACC al nacimiento, la placenta debe ser examinada. El examen del individuo afectado prestará especial atención a otras estructuras ectodérmicas: pelo, dientes, uñas y SNC. Se ha publicado la presencia de niveles elevados de acetilcolinesterasa y alfa-fetoproteína en el líquido amniótico de madres con hijos con ACC.

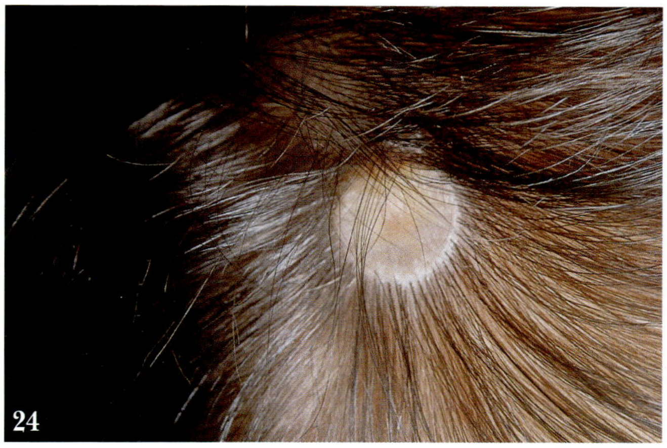

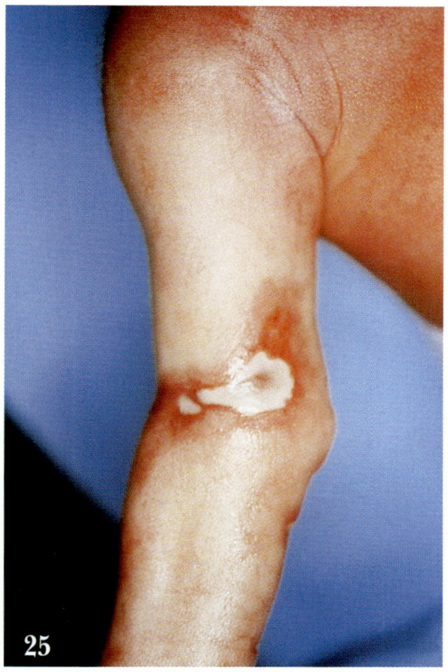

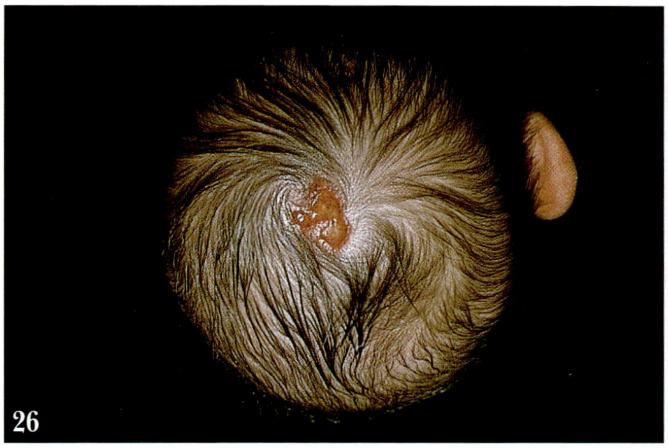

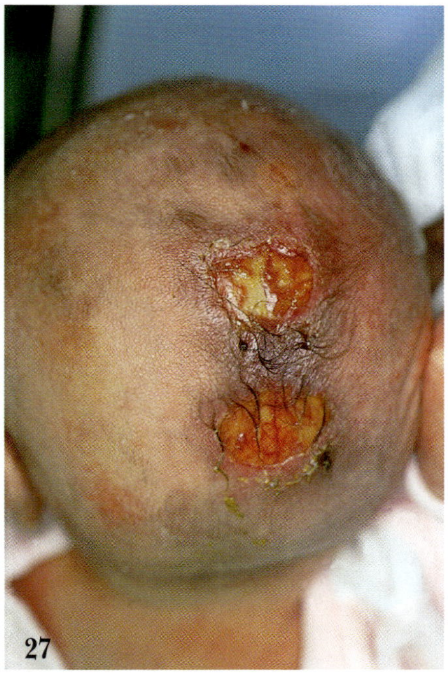

Diagnóstico diferencial

Epidermólisis ampollosa: la presencia de ampollas o fragilidad cutánea y/o ausencia o deformidad de las uñas asociada con aplasia cutis congénita es una forma de presentación de la epidermólisis ampollosa.

Monitorización del recién nacido: la aplasia cutis puede confundirse con lesiones cutáneas derivadas del uso de aparatos de monitorización.

- Frieden IJ. Aplasia cutis congenita: a clinical review and proposal for classification. J Am Acad Dermatol. 1986; 14: 646-60.
- Drolet BA. Developmental abnormalities. En: Eichenfield LF, Frieden IJ, Esterly NB, eds. Textbook of Neonatal Dermatology. Philadelphia: W.B. Saunders; 2001. p. 117-36.

BEBÉ COLODIÓN

Bebé colodión (BC) es un término descriptivo que se utiliza para designar a un grupo heterogéneo de pacientes que al nacer presentan, como característica común, tener su cuerpo recubierto por una membrana transparente similar al colodión. Su frecuencia se estima en 1/50.000-1/100.000 nacimientos. La mayor parte son nacidos a término y de peso adecuado a su edad de gestación. A pesar del grosor de su estrato córneo, la membrana tipo colodión es una pobre barrera que permite una pérdida excesiva transcutánea de agua y electrolitos con riesgo de deshidratación hipernatrémica

Cuadro clínico

Al nacimiento presenta una piel eritematosa recubierta de una membrana gruesa, tensa y brillante, como envuelto en celofán que borra las líneas cutáneas de la piel normal; tiene aspecto de "niño barnizado". Los neonatos presentan ectropión, pabellones auriculares y nariz aplanados y de aspecto rudimentario, con labios fijos en forma anular (boca de pez) y con frecuencia los dedos presentan un aspecto de "dedos en salchicha". En algunos casos el engrosamiento de la piel puede restringir sus movimientos o dificultar la succión o el cierre de los ojos. La membrana colodión respeta el cabello, las uñas, las mucosas y el cordón umbilical. La membrana se resquebraja con los primeros movimientos y poco después del nacimiento se empieza a desprender en grandes láminas. Es importante recordar que el BC es un fenotipo común a diversos genotipos que en el momento del nacimiento no es posible predecir. No hay ningún signo clínico en el BC que nos pueda servir de pista diagnóstica para su diagnóstico final, aunque la inicial severidad del fenotipo y el tiempo de muda de la membrana pueden ser indicadores de la futura severidad de la ictiosis subyacente. El seguimiento de la evolución de estos recién nacidos arroja los posibles siguientes diagnósticos finales cuyas frecuencias aproximadas son: ictiosis laminar autosómica recesiva eritrodérmica (48%), ictiosis laminar autosómica recesiva no eritrodérmica (18%), Sjögren-Larsson (6%), hiperkeratosis epidermolítica (6%), variante aguda neonatal de la enfermedad de Gaucher (6%) y piel normal (24%). Figs. 28, 29: recién nacido de 4 días con descamación en grandes láminas y dedos en salchicha. Fig. 30: recién nacido cubierto de una membrana, con labios fijos en forma de boca de pez. El mismo niño al mes de edad con piel de aspecto normal (Fig. 31).

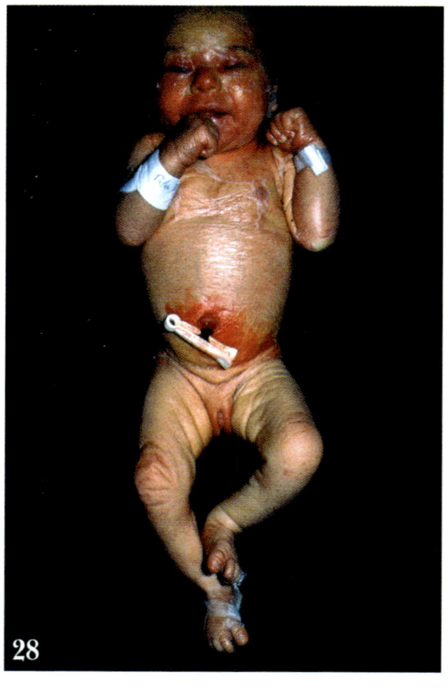

28

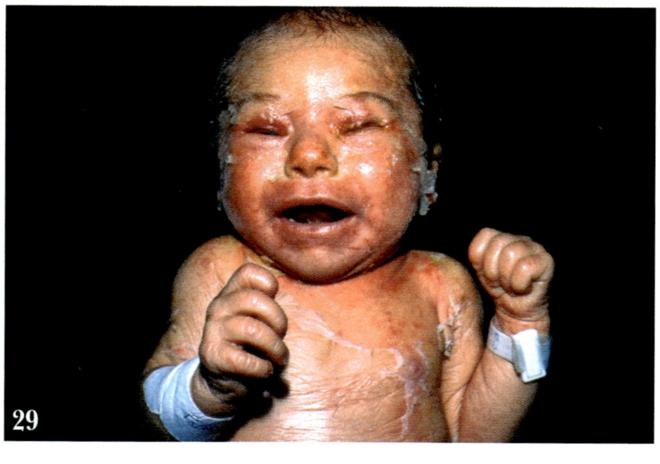

29

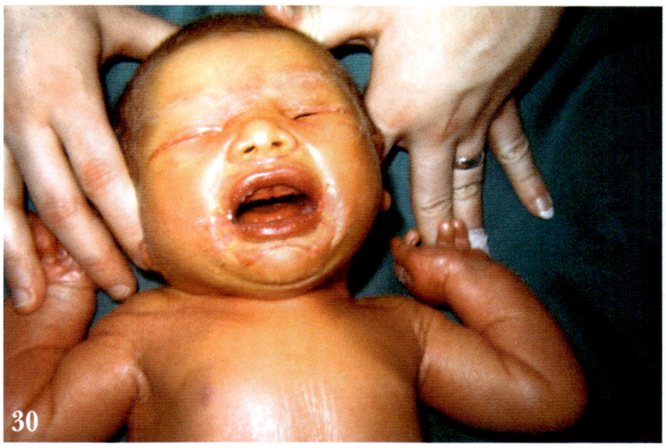

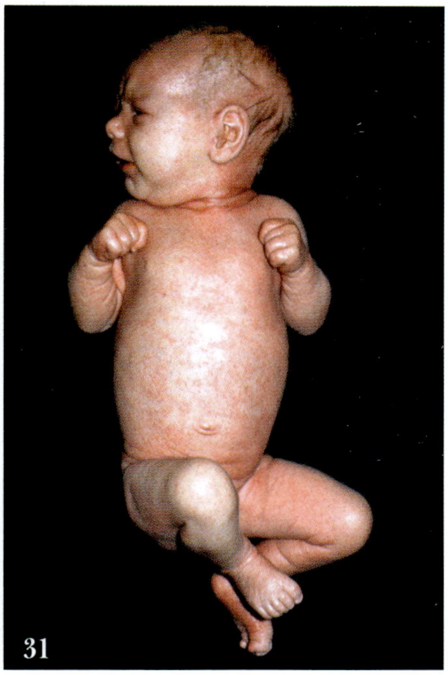

Figs. 32-34: recién nacido revestido por una membrana brillante, tensa, no elástica, formada por estrato córneo engrosado que, al desecarse en la vida extrauterina, se agrieta, apareciendo grandes fisuras con exfoliación de la membrana, dejando al descubierto la piel enrojecida.

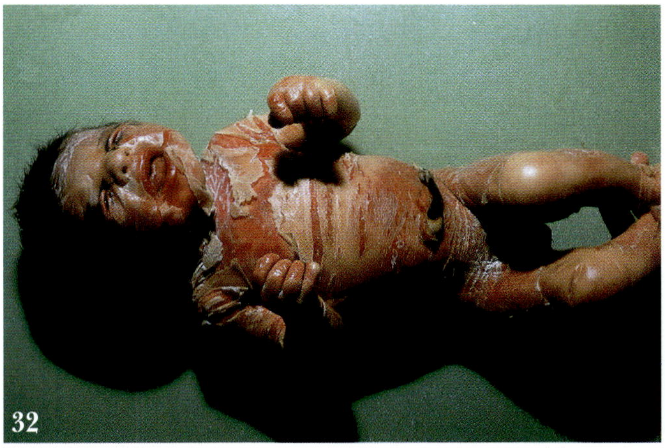

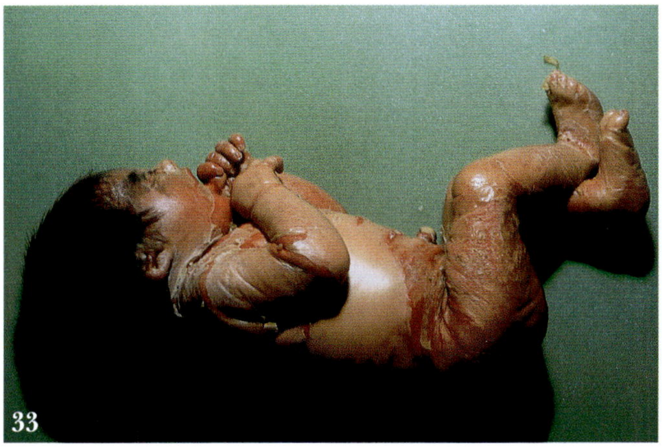

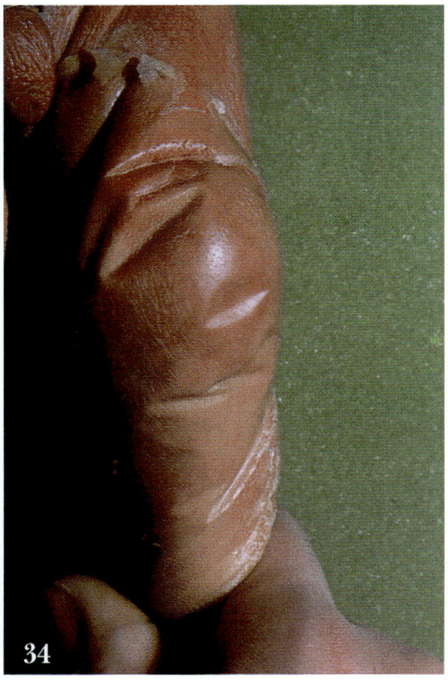

Diagnóstico

El diagnóstico es clínico, el aspecto del recién nacido es muy característico, pero sin poder predecir su diagnóstico final verdadero. Como se han identificado mutaciones en el gen de la transglutaminas 1 cromosoma 14 en muchos casos de ictiosis laminar autosómica recesiva, se ha aconsejado como primera etapa del protocolo de evaluación del BC, screening de la mutación mediante PCR en una muestra de sangre. Otros exámenes durante el período neonatal no ofrecen información adicional.

Diagnóstico diferencial

Se debe distinguir de otras ictiosis congénitas con trastornos de la piel al nacimiento: *síndrome de ictiosis de la prematuridad, síndrome de Netherton* e *ictiosis de Arlequín.*

Síndrome de ictiosis de la prematuridad: mutación del gen SLC27A4, caracterizado por piel hinchada, eritematosa, cubierta por una "escama" gruesa, grasosa tipo vernix caseosa en un niño prematuro a menudo con un cuadro de asfixia neonatal. La piel rápidamente mejora a una forma de ictiosis crónica, moderada con severo prurito, eosinofilia y atopia.

Síndrome de Netherton: clásicamente se presenta al nacimiento o poco después con un cuadro de eritrodermia generalizada, descamación y exfoliación de la piel. La atopia y la característica anomalía del tallo del pelo, tricorrexis invaginada (pelo en caña de bambú), puede presentarse en la infancia o niñez temprana.

Ictiosis de Arlequín: mutación del ABCA12, el recién nacido se presenta con una hiperqueratosis masiva y profundas fisuras de la piel con ectropión, eversión de los labios, nariz y orejas aplanadas y dedos de manos y pies acortados y/o ahusados

- Larrègue M, Ottavy N, Bressieux JM, et al. Bébé collodion. Trente deux nouvelles observations. Ann Dermatol Venereol. 1986; 113: 773-85.
- Prado R, Ellis LZ, Gamble R, et al. Collodion baby: An update with a focus on practical management. J Am Acad Dermatol. 2012; 67: 1362-74.
- Serra M, García-Patos V. Bebe colodión. Piel. 2009; 24: 440-5.
- Van Gysel D, Lijnen FLP, Moekti SS, et al. Collodion baby: a follow-up study of 17 cases. J Eur Acad Dermatol Venereol. 2002; 16: 472-5.
- Taïeb A, Labréze C. Collodion baby: what's new. J Eur Acad Dermatol Venereol. 2002; 16: 436-7.

ICTIOSIS DE ARLEQUÍN

La ictiosis de Arlequín (IA) es la forma más severa y frecuentemente letal de la ictiosis congénita recesiva. Se presenta en los dos sexos. Mutaciones en el gen ABCA12 (región cromosómica 2q35) que conducen a la producción de una proteína transportadora transmembrana muy truncada, funcionalmente inactiva, son la causa de la IA.

Cuadro clínico

El recién nacido aparece revestido de una "armadura" de gruesas placas, separadas por fisuras profundas, con ectropión y eversión de los labios, orificios nasales antevertidos y pabellones auriculares aplanados de aspecto rudimentario con falta de pliegues auriculares. Bandas de constricción alrededor de las extremidades pueden restringir los movimientos y producir necrosis digitales. Debido al severo compromiso de la barrera cutánea, el recién nacido es propenso a la sepsis, deshidratación y trastornos de la termorregulación. Los supervivientes más tarde desarrollan cambios en la piel, semejantes a la eritrodermia ictiosiforme congénita no ampollosa. Figs. 35-37: recién nacido con aspecto de enorme y severa hiperqueratosis con fisuras profundas, de color marrón rojizo, que cuartean la piel de coloración amarillenta, en placas poligonales o de diamante tallado que simulan el disfraz de Arlequín. El marcado ectropión y los labios evertidos en O, dando la fisonomía de boca de pez, es debido a la rigidez de la piel. A los 3 meses de edad (Fig. 38), tras terapia exclusiva dirigida a mantener hidratada la piel.

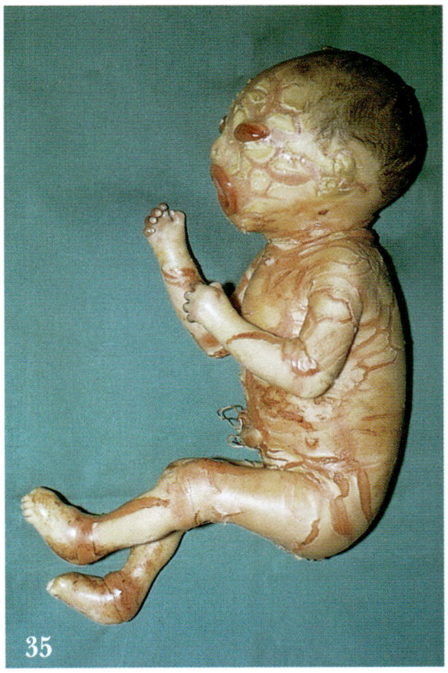
35

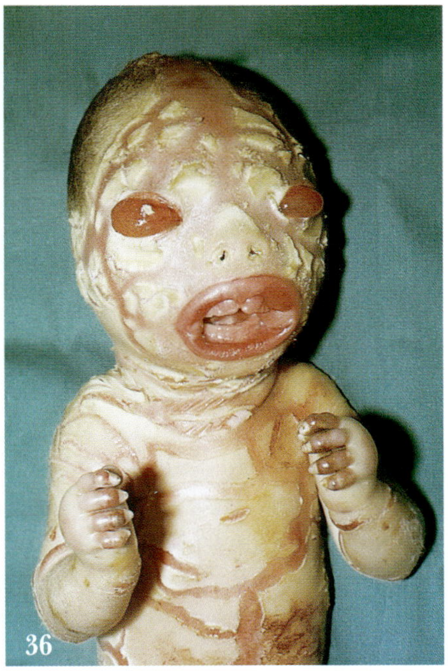
36

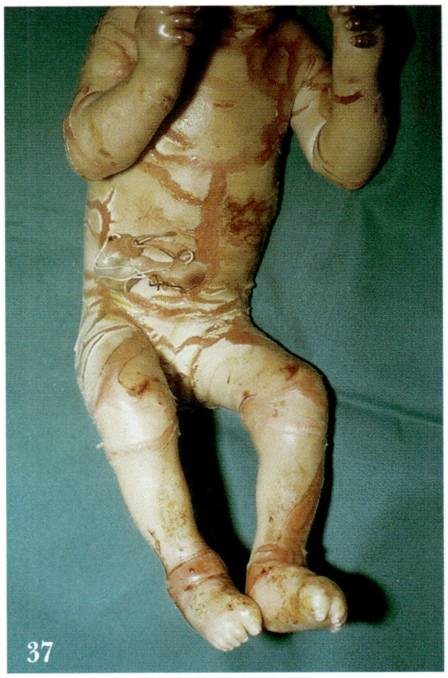
37

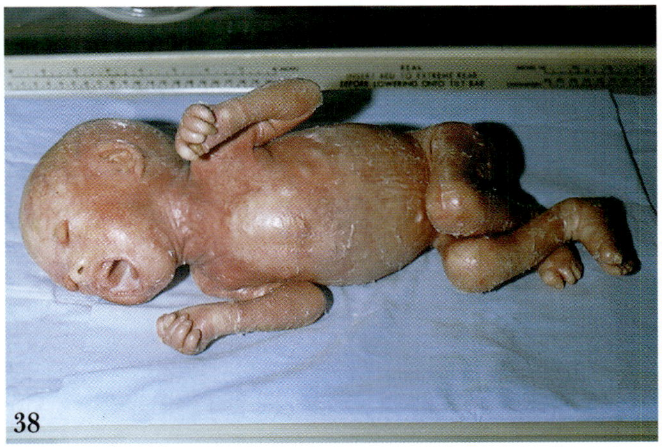
38

Diagnóstico

El diagnóstico es clínico, dado lo característico de su aspecto.

– Rajpopat S, Moss C, Mellerio J, et al. Harlequin icthyosis. A review of clinical and molecular findings in 45 cases. Arch Dermatol. 2011; 147: 681-6.
– Kelsell DP, Norgett EE, Unsworth H, et al. Mutations in ABCA12 underlie the severe congenital skin disease harlequin ichthyosis. Am J Hum Genet. 2005; 76: 794-803.

INFECCIONES DEL RECIÉN NACIDO

CANDIDIASIS ORAL

La candidiasis oral o muguet es una infección superficial de la mucosa oral por *Candida albicans*, afecta aproximadamente al 2-5% de los recién nacidos sanos, hijos de madres portadoras que se contagian al pasar por el canal del parto.

Cuadro clínico

Cuando es adquirido al nacimiento, la lesión se hace aparente clínicamente hacia el 8º-9º día de vida. Se caracteriza por la presencia en labios, encías, paladar e interior de las mejillas, de unas granulaciones blanquecinas dispersas en su inicio que, por coalescencia, forman pseudomembranas o placas blanco-grisáceas, confluentes, friables, con aspecto de requesón (Figs. 39, 40). Estas pseudomembranas, al contrario de lo que ocurre con los restos de leche, al ser removidas dejan al descubierto una mucosa enrojecida con erosiones puntiformes, hecho que apoya el diagnóstico. El muguet puede ser asintomático u ocasionar molestias, irritabilidad y disminución de la ingesta.

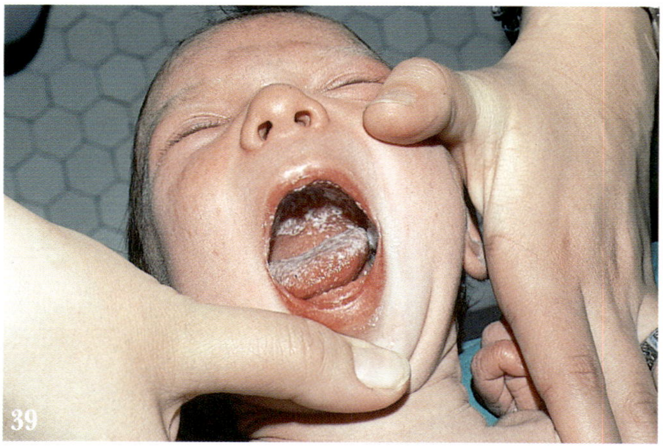

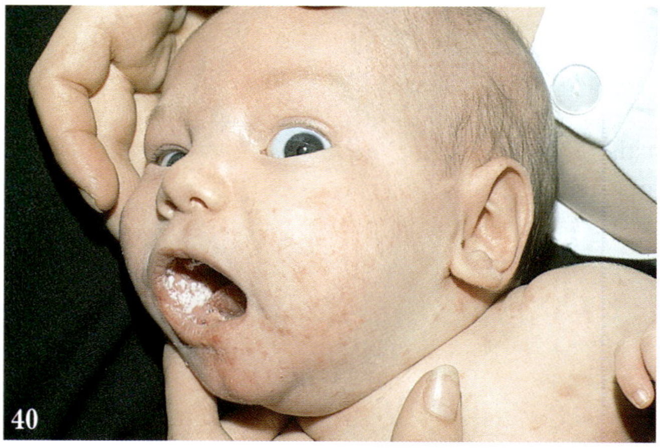

CANDIDIASIS CUTÁNEA NEONATAL

En el recién nacido se pueden reconocer dos patrones clínicos de infección por *Candida albicans*: la forma congénita y la forma neonatal. En la forma neonatal, la infección es adquirida al nacimiento o postnatalmente. Las lesiones se aprecian a partir de la primera semana de vida y con frecuencia se extienden a partir del área perianal, pudiendo incluso limitarse el proceso al área del pañal. La erupción presenta un aspecto muy eritematoso, de un color rojo vivo, con mayor afectación de los pliegues, de bordes muy nítidos y en su periferia las características lesiones vesículo-pustulosas, llamadas *lesiones satélites*. Este cuadro sugiere que son las *C. albicans* eliminadas por las heces el foco primario de infección. Ocasionalmente se puede apreciar una dermatitis cutánea más extensa con vesículo-pústulas dispersas que asientan sobre una base eritematosa (Fig. 41), con descamación posterior (Fig. 42), siendo en estos casos la vagina materna infectada el foco de infección. Esta forma clínica, recuerda, en forma más atenuada, al cuadro clínico de la forma congénita.

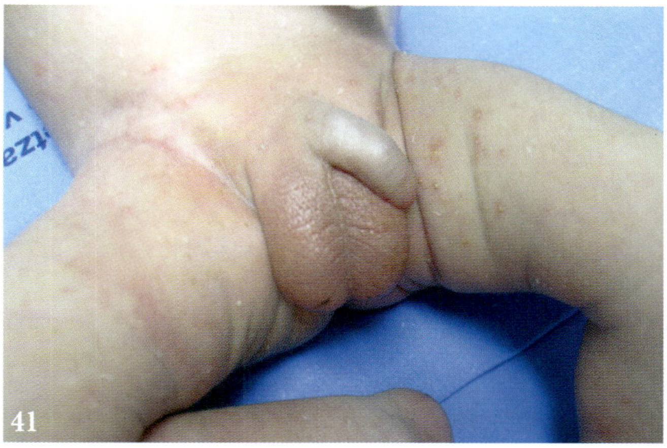
41

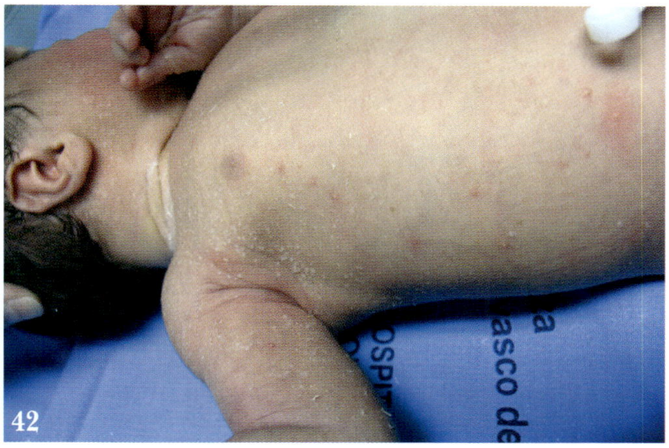
42

– Baley JE. Neonatal candidiasis. The current challenge. Clin Perinatol. 1991; 18: 263-80.

IMPÉTIGO *NEONATORUM*

Infección cutánea superficial limitada a la epidermis causada por el *Staphylococcus aureus.*

Cuadro clínico

Las lesiones pueden aparecer tan precozmente como el 2º o 3º día de vida. Normalmente se presentan como vesículas o ampollas superficiales, flácidas, rellenas de líquido amarillento o pústulas, asentadas sobre una base eritematosa. Las vesículas y ampollas se rompen fácilmente, dejando al descubierto una superficie redondeada, erosiva, enrojecida, húmeda, habitualmente sin formación de costra. Las lesiones tienden a localizarse en las zonas húmedas o de oposición de dos superficies cutáneas, ingle, axila, pliegues del cuello. Fig. 43: numerosas pústulas de contenido blanco amarillento con pequeño halo eritematoso. Fig. 44: incontables pústulas diseminadas por tronco y abdomen.

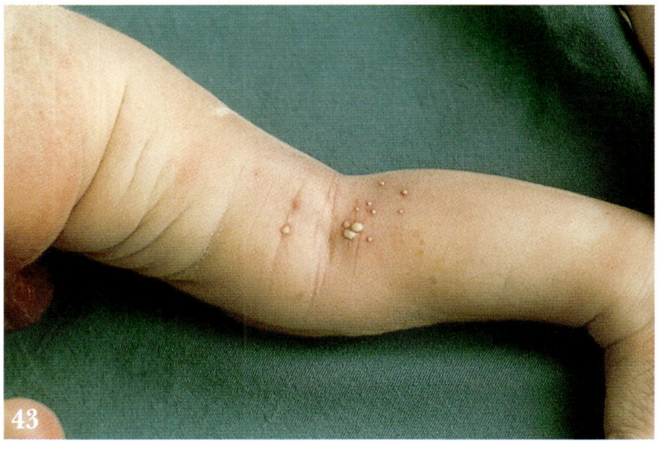
43

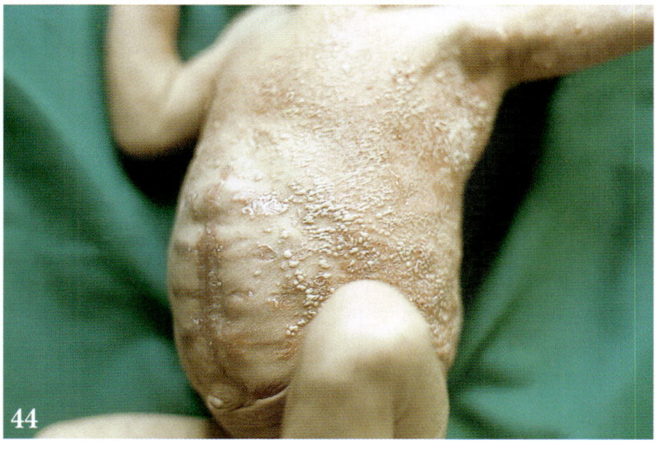
44

Diagnóstico

El cultivo del contenido bacteriano de las lesiones cutáneas identificará rápidamente el germen causal.

- Frieden I. Blisters and papules in the newborn. Curr Prob Pediatr. 1989; 19: 555-614.

SÍNDROME DE PIEL ESCALDADA POR ESTAFILOCOCO

Cuadro conocido antiguamente en el recién nacido como enfermedad de Ritter, descrito por Von Rittershain en 1878. El proceso es debido a la acción de la toxina estafilocócica, *exfoliatina*, elaborada por ciertas cepas de *Staphylococcus aureus*, en su mayoría pertenecientes a los fagos grupo II, la *exfoliatina* produce una rotura intraepidérmica, que explica el desprendimiento de grande láminas de epidermis y su rápida curación sin secuelas cutáneas (cap.11). Fig. 45: recién nacido de 16 días de vida, con conjuntivitis purulenta por estafilococo, a los dos días, exfoliación en grandes láminas (Figs. 46-48) con recuperación completa al séptimo día (Fig. 49). Fig. 50: recién nacido con la piel de la cara tensa, enrojecida, con fisuras peribucales, aspecto característico que evoca el diagnóstico.

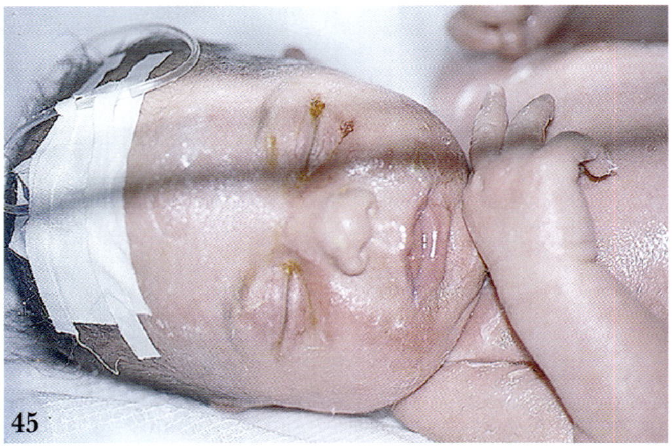

45

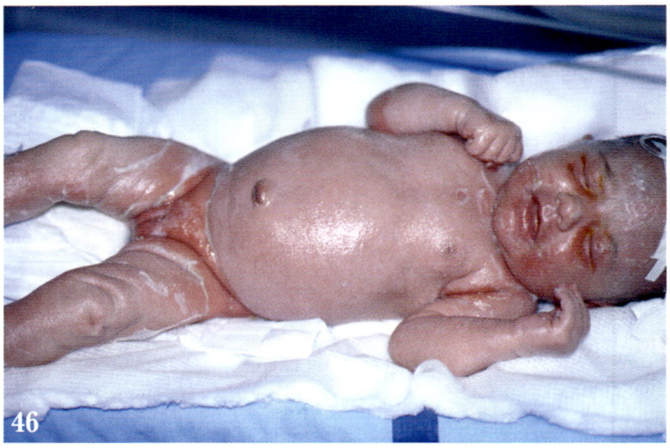

46

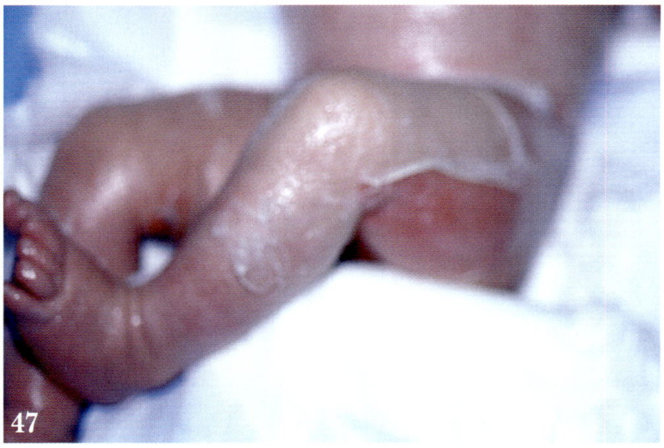

47

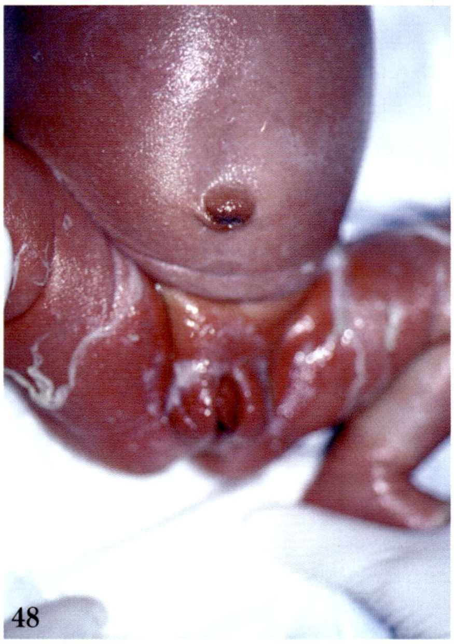

48

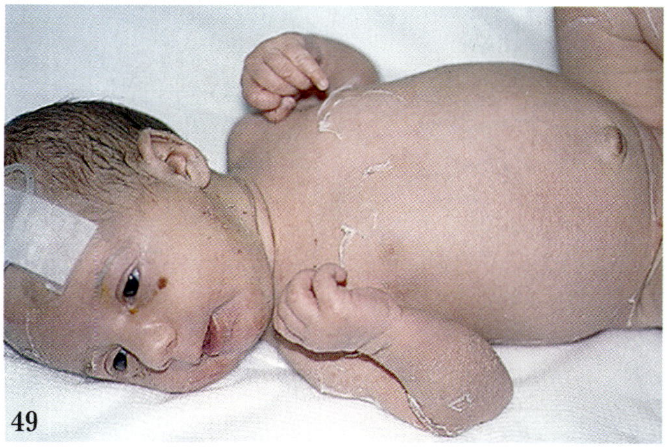
49

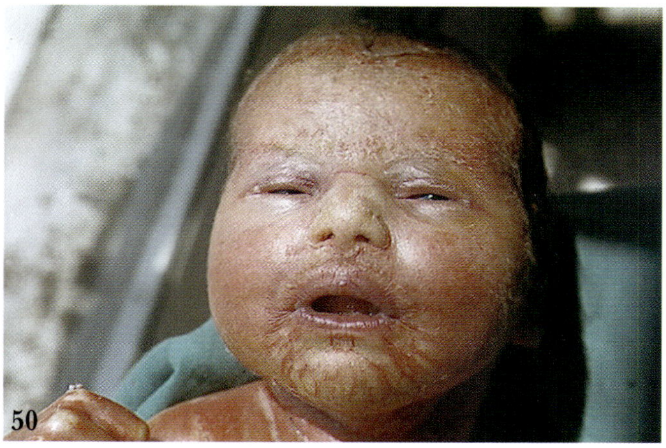
50

- Frieden I. Blisters and papules in the newborn. Curr Prob Pediatr. 1989; 19: 555-614.
- Antaya RJ, Robinson DM. Blisters and pustules in the newborn. Pediatric Annals. 2010; 39: 635-45.

VARICELA NEONATAL

La varicela en un recién nacido contagiado por su madre no inmune puede ser un proceso severo si la madre enferma en un período de tiempo próximo al parto. Se conoce como varicela neonatal el cuadro del recién nacido cuya madre la padece entre las 2-3 semanas finales de la gestación y primeros días postparto o, lo que es menos frecuente, si la madre sufre un brote de herpes zóster durante el mismo período de tiempo. Se considera período de riesgo, durante el cual la varicela neonatal puede ser incluso mortal, si la madre sufre la enfermedad entre 5 días antes y dos días después del parto. El niño recibe una gran dosis de virus, debido a la viremia materna que tiene lugar hasta 48 h antes del debut del *rash* materno, sin recibir, a cambio, la debida protección de los anticuerpos maternos, al no haberlos producida todavía la madre.

Si la madre padece varicela > 5 días antes del parto, todavía puede pasar la varicela al hijo, pendiente de nacer, pero la infección será atenuada por los anticuerpos maternos que cruzan la placenta. Algunos de estos niños sufrirán una varicela asintomática y pueden desarrollar en la infancia un cuadro de herpes-zóster sin haber padecido, previamente, varicela postnatal.

Cuadro clínico

El curso clínico de la varicela neonatal puede ser muy variable, aunque por lo general es leve. Algunos niños desarrollan pocas lesiones cutáneas y por lo demás se encuentran bien. Las lesiones se inician como pequeñas máculas rosas o rojas, que rápidamente se transforman en pápulas y vesículas con posterior formación de costras. Habitualmente las lesiones son más numerosas en el tronco y no respetan el cuero cabelludo. Fig. 51: recién nacido de un día de vida con mácula, pápula y vesícula en la cara. Figs. 52, 53: recién nacido con varicela leve y aspecto del mismo tras 10 días de evolución (Fig. 54). Los recién nacidos con mayor riesgo de padecer un cuadro severo generalmente desarrollan sus lesiones cutáneas dentro de los 5-10 días de vida.

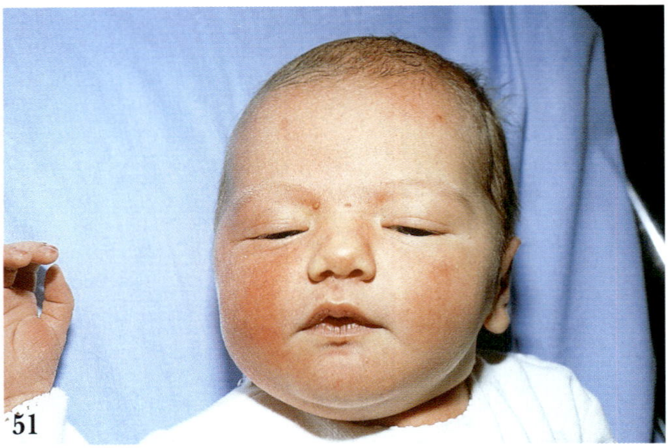
51

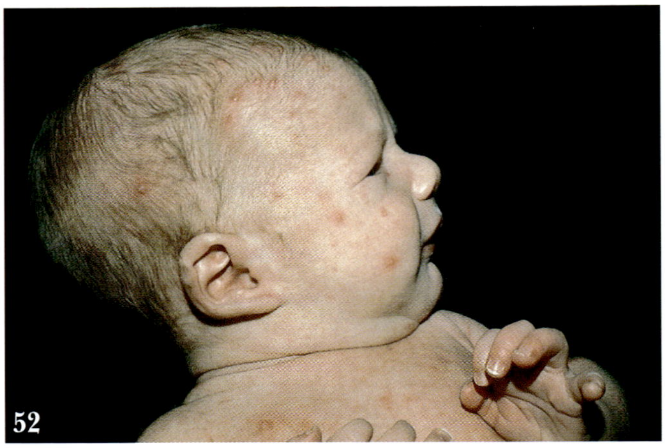
52

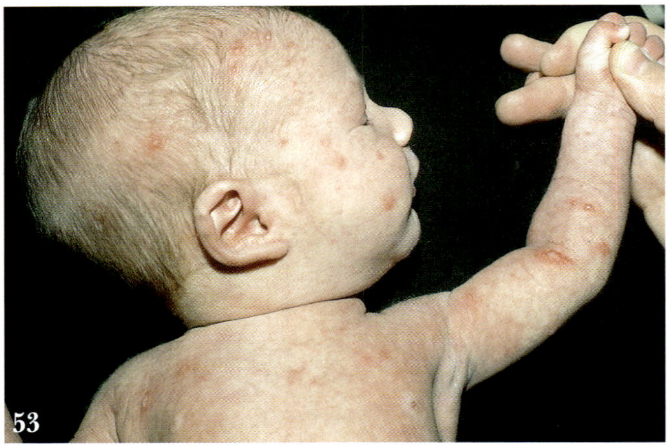
53

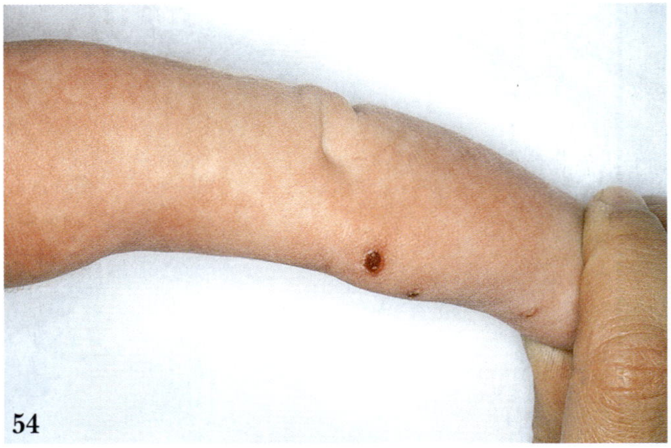
54

Figs. 55-57: recién nacido de 13 días de vida, inició su proceso a los 9 días, la madre enfermó de varicela 2 días antes del parto, presenta innumerables vesículas y pústulas, con algunas máculas y pápulas que cubren gran parte de su superficie cutánea. En las Figs. 58, 59: aspecto a los 21 días de vida con numerosas costras en el cuero cabelludo.

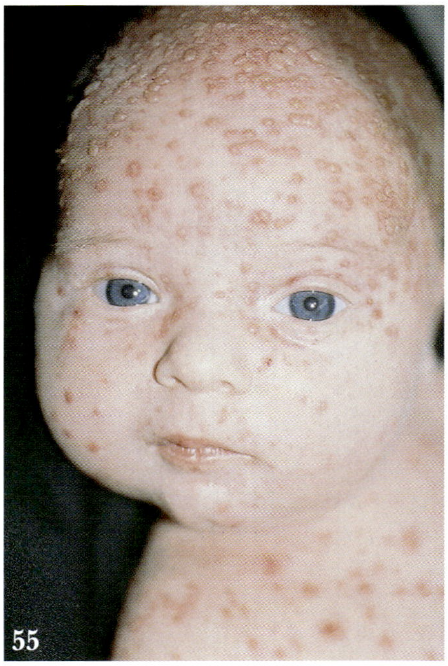
55

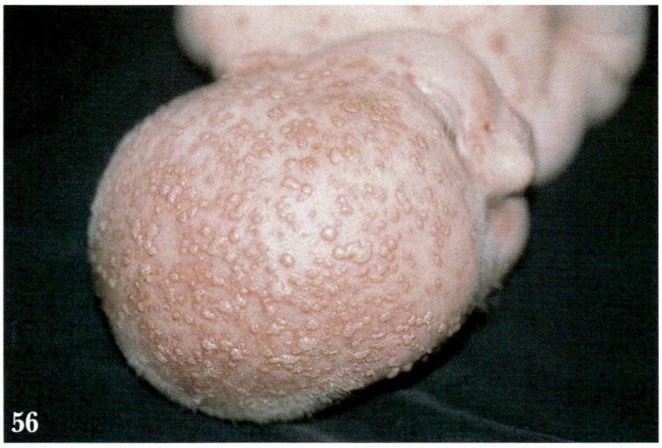
56

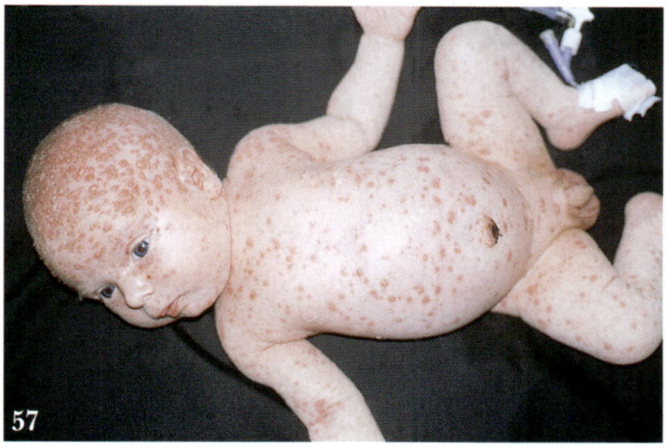
57

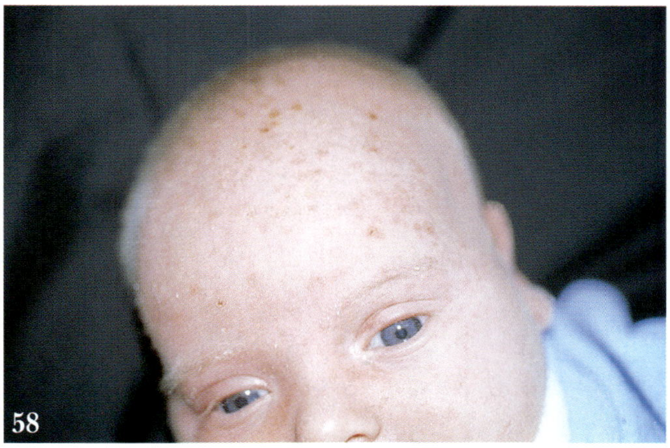
58

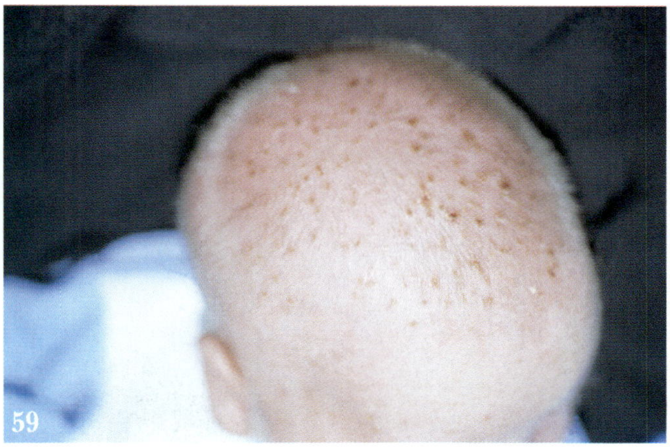
59

En las Figs. 60, 61: se aprecian las típicas vesículas de varicela en un recién nacido de 16 días cuya madre presentó un brote de herpes zóster el día del parto.

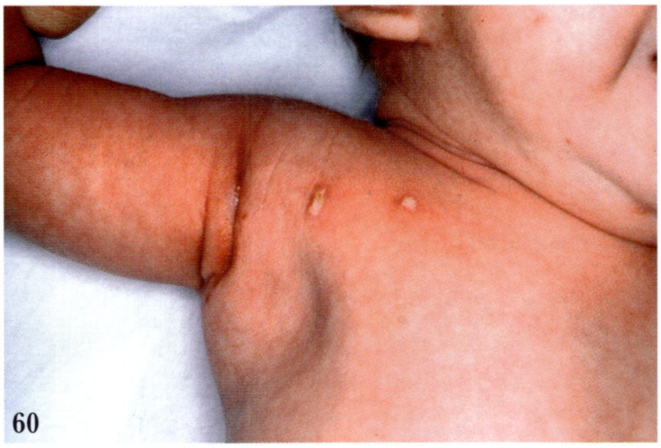
60

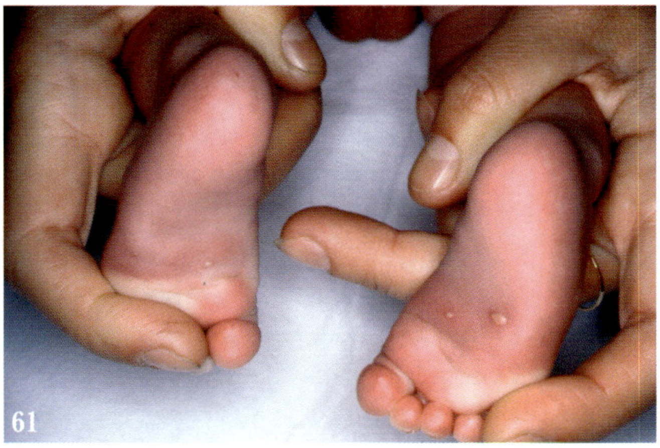
61

Aspecto de las lesiones por herpes zóster en el muslo materno al día siguiente del parto (Fig. 62).

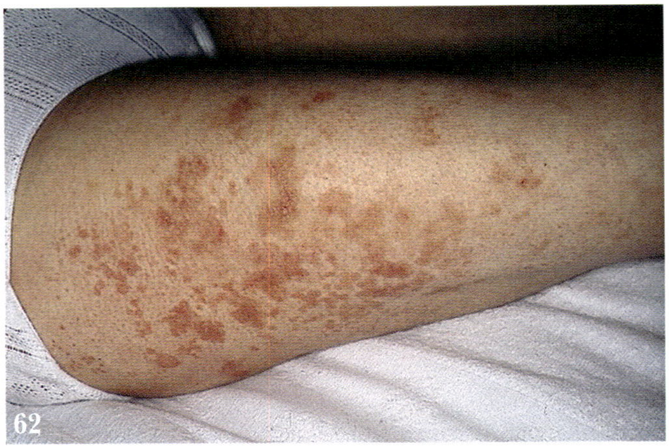

62

Diagnóstico

Habitualmente es obvio, por el antecedente materno de varicela, aunque no es obligatorio –el niño puede haber sido contagiado por otros contactos próximos (hermanos, cuidadores)–, y por el aspecto clínico de las lesiones cutáneas. En casos dudosos, para un diagnóstico rápido, examen del contenido de las vesículas con anticuerpo específico del virus varicela-zóster teñido con fluoresceína o PCR.

Diagnóstico diferencial

Incluye los cuadros que cursan con vesículo-pústulas en el período perinatal: *impétigo ampolloso, herpes simple neonatal, candidiasis cutánea congénita* e *incontinentia pigmenti*.

Impétigo ampolloso: puede aparecer tan temprano como el segundo o tercer día de vida, ampollas y pústulas, ocasionalmente vesículas, con preferencia en área del pañal y zona periumbilical. Las típicas ampollas son flácidas, llenas de un líquido claro amarillento o turbio, se rompen con facilidad, dejando al descubierto una superficie erosionada, superficial, húmeda, rodeada de un anillo de descamación. Tinción al Gram y cultivo.

Herpes simple 2 neonatal: vesículas, pústulas, costras y erosiones, habitualmente entre los 5-14 días de vida, en cualquier lugar, especialmente en cuero cabelludo y torso, puede afectar a las mucosas. Signos de sepsis, irritabilidad, letargia. Detección del ADN viral mediante PCR.

Candidiasis cutánea congénita: las lesiones están presentes al nacimiento o el primer día de vida (81%), el *rash* habitualmente es difuminado y disperso por todo el cuerpo, incluyendo cara, tórax, espalda y extremidades. Las áreas oral y del pañal generalmente están respetadas. En su inicio debuta como máculas eritematosas y pápulo-vesículas, que tras 4-7 días se transforman en pústulas. No signos de afectación sistémica. Visualización directa de las esporas y pseudohifas en frotis obtenido del raspado de las pústulas en solución KOH.

Incontinentia pigmenti: los pacientes son niñas (enfermedad letal para la mayoría de los varones). Clásicamente las lesiones vesiculosas se manifiestan en una característica distribución lineal evolucionando a lesiones verrugosas en semanas. En sangre, frecuente eosinofilia hasta un 65% de los casos, historia familiar de *incontinentia pigmenti* en el 28% y posibilidad de sufrir convulsiones en estas primeras semanas de vida

- Kett JC. Perinatal varicella. Pediatr Rev. 2013; 34: 49-51.
- Varicella-Zoster Infections. American Academy of Pediatrics. En: Pickering LK, Baker CJ, Kimberlin DW, Long SS, eds. Red Book: 2012 Report of the Committee on Infectious Diseases. 29th ed. Elk Grove Village, IL: American Academy of Pediatrics; 2012. p. 774-89.

- Van Praag MC, Van Rooij RW, Folkers E, et al. Diagnosis and treatment of pustular disorders in the neonate. Pediatr Dermatol. 1997; 14: 131-43.
- LaRussa PS, Marin M. Varicella-zoster virus infections. En: Behrman RE, Kliegman RM, Jenson HB, eds. Nelson Textbook of Pediatrics. 19th ed. Philadelphia, PA: Saunders; 2011. p. 1104-11.

INFECCIONES CONGÉNITAS DEL RECIÉN NACIDO

RUBÉOLA CONGÉNITA

Aunque la infección fetal puede tener lugar en cualquier momento de la gestación, en la práctica, solo las infecciones intrauterinas que tienen lugar durante el primer trimestre del embarazo y especialmente durante las primeras 8 semanas de gestación dan lugar, en más del 80% de los casos, a defectos congénitos graves, lo que conocemos como síndrome de rubéola congénita con su tríada clásica de catarata congénita, sordera y malformación cardiaca. En las primeras 8 semanas hay riesgo del 20% de aborto espontáneo. Habitualmente el niño nace a término pero con bajo peso. Al nacer puede presentar escasas manifestaciones o estar asintomático y manifestar sus consecuencias a los meses o mostrar una afección sistémica que, además de la triada clásica, cursa con retraso del crecimiento, púrpura trombocitopénica, hepatoesplenomegalia, microcefalia, coriorretinitis, alteraciones óseas y *rash* cutáneo papular, en cara, tronco y extremidades.

Cuadro clínico

El cuadro cutáneo más llamativo en la rubéola congénita es la púrpura trombocitopénica y la presencia de máculas, pápulas infiltrativas de color rojo azulado de un diámetro de 2-8 mm conocidas como lesiones en *pastel de arándanos* (Figs. 63, 64). Estas lesiones, habitualmente están presentes al nacimiento o dentro de las primeras 24 horas. Nuevas lesiones raramente aparecen después de los dos días de vida y desaparecen en 3-6 semanas. Las lesiones pueden ser escasas o numerosas y asientan en cabeza, cuello, tronco y extremidades. Estas lesiones son debidas a eritropoyesis dérmica y no son exclusivas de la rubéola, se pueden ver en otros cuadros infecciosos congénitos (toxoplasmosis, citomegalovirus) o en la eritroblatosis fetal, neuroblastoma y leucemia congénita.

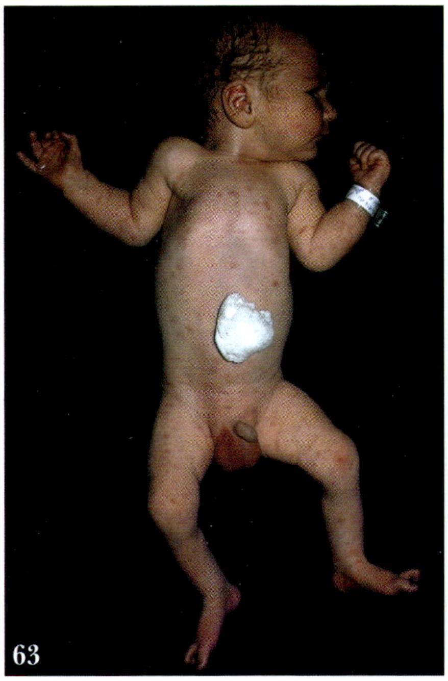

63

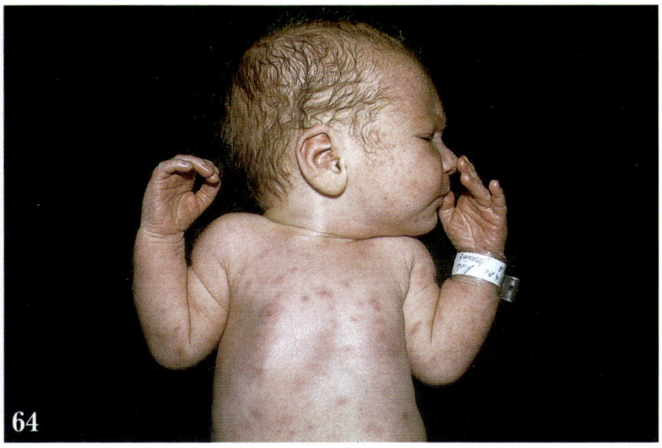

64

Diagnóstico

La historia clínica materna y la presencia de otros hallazgos del síndrome de rubéola congénita (retraso del crecimiento intrauterino, microcefalia, catarata, sordera, cardiopatía congénita) inclinarán el diagnóstico hacia este síndrome. La confirmación diagnóstica por pruebas de laboratorio. La mayoría de los casos son IgM específicos contra rubéola positivos al nacimiento o para el mes de vida. También se puede confirmar la infección congénita por concentraciones séricas estables o creciente de IgG en el curso de varios meses.

Diagnóstico diferencial

Lo principal, descartar otros cuadros que cursan en el período neonatal con lesiones dérmicas en "pastel de arándanos": *toxoplamosis, listeriosis, metástasis de neuroblastoma, histiocitosis congénita autoinvolutiva (Hashimoto-Pritzker)* y *leucemia congénita.*

Toxoplasmosis congénita: detección de IgM específica.

Listeriosis congénita: aislamiento de bacilo mediante hemocultivo.

Metástasis de neuroblastoma: examen histológico del nódulo cutáneo, dosificación catecolaminas, ecografía abdominal.

Histiocitosis congénita autoinvolutiva (Hashimoto-Pritzker): nódulos más firmes que siguen apareciendo después del nacimiento para, a continuación, erosionarse y desaparecer en 2-3 meses.

Leucemia congénita: los nódulos no regresan; el diagnóstico se confirma por el hemograma, mielograma y examen histológico.

- Friedlander SF, Bradley JS. En: Eichenfield LF, Frieden IJ, Esterly NB, eds. Textbook of Neonatal Dermatology. Philadelphia: W.B. Saunders; 2001. p. 201-20.
- Penouil MH, Bressieux JM, Mehaut S, et al. Hématopoïèse cutanée néonatale révélant une rubéole congénitale. Ann Dermatol Vénéréol. 1996,123: 34-6.
- Banatvala JE, Brown DWG. Rubella. Lancet. 2004; 363: 1127-37.
- Drutz JE. Rubella. Pediatr Rev. 2010; 31: 129-30.

LISTERIOSIS CONGÉNITA

La *Listeria monocytogenes* (LM) es un bacilo anaerobio facultativo, gram positivo; cuatro de sus siete especies son patógenas para los humanos. La mayor parte de los cuadros de listeria neonatal son causados por los serotipos 1, 2 y 4, siendo este último responsable de casi todos los cuadros de meningitis. La mayor parte de las infecciones se producen por la ingesta de alimentos contaminados por la LM. La infección materno-fetal por LM es una rara pero severa infección en el embarazo. Las infecciones maternas, en su mayor parte, tienen lugar en el tercer trimestre del embarazo, cuando más deprimida está la inmunidad celular y se manifiestan con un cuadro clínico que recuerda a la "gripe" (fiebre elevada, mialgias y cefalea), la inespecificidad de los síntomas, dificulta el diagnóstico materno, lo que lleva aparejado el retraso en la identificación de la infección en el recién nacido. Aproximadamente 2/3 de los nacidos vivos de madre con listeriosis desarrollarán un cuadro clínico de listeriosis neonatal y el 1/3 restante terminará en aborto o muerte prenatal. La enfermedad neonatal puede manifestarse de dos formas: de comienzo temprano o listeriosis congénita (LC) y tardío. La LC es secundaria a infección intrauterina con riesgo elevado de aborto o muerte prenatal y los nacidos vivos prácticamente todos son prematuros y de bajo peso. En la listeriosis neonatal de comienzo tardío el niño se contagia al pasar por el canal del parto.

Cuadro clínico

Forma de inicio temprano

A menudo, la madre ha sufrido un cuadro "gripal", pocos días antes del parto. Las manifestaciones clínicas de la LC pueden variar, pero en general los niños afectados presentan en el momento del nacimiento o dentro de los 2 primeros días de vida, un cuadro clínico grave con distrés respiratorio, meningitis (10-20%) y otros signos de sepsis. Se trata de un cuadro septicémico con granulomatosis miliar diseminada (hígado, piel, cerebro, bazo, riñón, pulmón, tracto gastrointestinal) que da nombre a la enfermedad, conocida como *granulomatosis infanto-séptica.* En algunos casos, se puede apreciar un *rash* casi siempre presente al nacimiento, consistente en discretas pero ampliamente diseminadas petequias, pápulas infiltrativas y pústulas, localizadas fundamentalmente en tronco y extremidades.

Los hallazgos cutáneos se aprecian en las (Figs. 65, 66). Se trata de un recién nacido, ictérico, con hemocultivo positivo a listerias, que presenta al nacimiento una erupción diseminada por todo el organismo de incontables pápulas infiltrativas de color rojo vinoso. Fig. 67: recién nacido, hemocultivo positivo a listerias, fallecido a las pocas horas de nacer, con múltiples máculo-pápulas purpúricas diseminadas por todo el cuerpo.

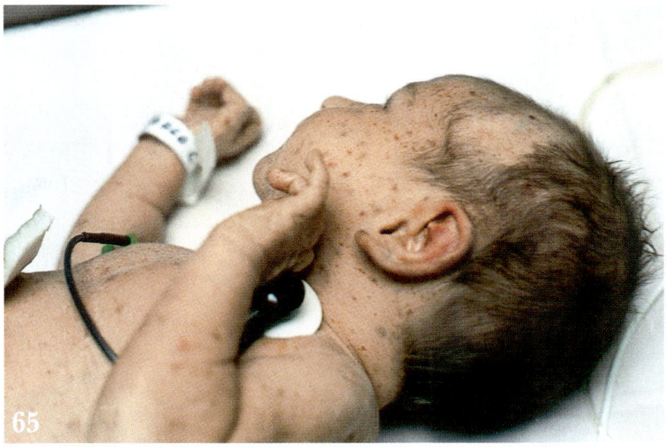

65

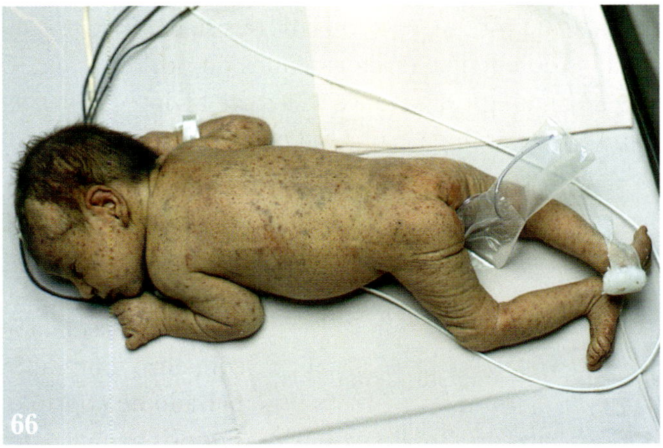

66

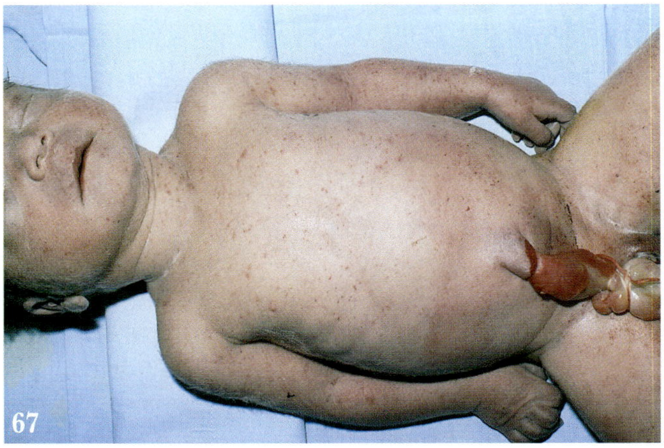

67

Forma de inicio tardío

La forma neonatal de inicio tardío es menos frecuente que la de inicio temprano. La madre está asintomática, el niño se contagia al pasar por el canal de parto infectado, de forma que al nacimiento es un recién nacido sano. La enfermedad debuta tras varios días o semanas del nacimiento, con un cuadro clínico compatible con meningitis más que de sepsis.

Diagnóstico

No hay suficientes características clínicas en la LC para distinguirla de infecciones neonatales causadas por otros organismos. El diagnóstico final es bacteriológico. La LC se diagnostica por el aislamiento del bacilo de una muestra obtenída de un lugar que normalmente es estéril. El método más frecuentemente utilizado, tanto en la madre como en el niño, es el hemocultivo. Se puede aislar el germen del líquido cefalorraquídeo, meconio, lavado gástrico.

- Posfay-Barbe KM, Wald ER. Listeriosis. Pediatr Rev. 2004; 25: 151-8.
- Smith B, Kemp M, Ethelberg S, Schiellerup P, Bruun BG, Gener-Smidt P, et al. Listeria monocytogenes: maternal-foetal infections in Denmark 1994-2005. Scand J Infect Dis. 2009; 41: 21-5.

CANDIDIASIS CUTÁNEA CONGÉNITA

Se etiqueta como candidiasis congénita a la infección por *Candida*, adquirida *in utero*, con síntomas presentes en los primeros días de vida.

La infección por *Candida* adquirida prenatalmente puede dar lugar a una enfermedad de amplio espectro, que va desde la erupción cutánea difusa, en ausencia de enfermedad sistémica, lo que conocemos como candidiasis cutánea congénita (CCC), hasta la enfermedad severa sistémica con o sin afectación cutánea con resultado de muerte intrauterina o neonatal precoz. La CCC es un cuadro llamativamente raro, si tenemos en cuenta la elevada colonización vaginal por *Candida* (33%) de la mujer gestante. Un factor mayor de riesgo para el desarrollo de una infección congénita por *Candida* es la presencia de un dispositivo intrauterino anticonceptivo.

Cuadro clínico

El cuadro típico se desarrolla en la piel de un recién nacido por lo demás normal. Las lesiones cutáneas característicamente se presentan el primer día (81%), ocasionalmente pueden retrasarse unos días, hasta el sexto día. Las lesiones asientan en cabeza, cuello, tronco y extremidades, respetando el área del pañal y, ocasionalmente, se afectan palmas y plantas. El típico *rash*, en su inicio consiste en una erupción generalizada de máculas eritematosas de 2-4 mm, pápulas y/o pústulas, a menudo sobre una base eritematosa de 5-10 mm. Fig. 68: extenso exantema máculo-papuloso diseminado por la espalda de un recién nacido de un día de vida. Algunas veces, como primer hallazgo, nos encontramos con un eritema generalizado o maculoso. Al cabo de unos días evoluciona la erupción, apareciendo pústulas, vesículas y, en algún caso, ampollas. Las pústulas habitualmente están presentes en palmas y plantas. Fig. 69-72: recién nacido de 2 días de vida con innumerables pústulas, sobre todo en cabeza, manos y pies menos abundantes en tronco. Como contraste, solo raras veces se observa muguet en la mucosa oral. El curso clínico es progresivo pero relativamente benigno y sin afectación del estado general. La curación sobreviene tras una etapa de descamación generalizada.

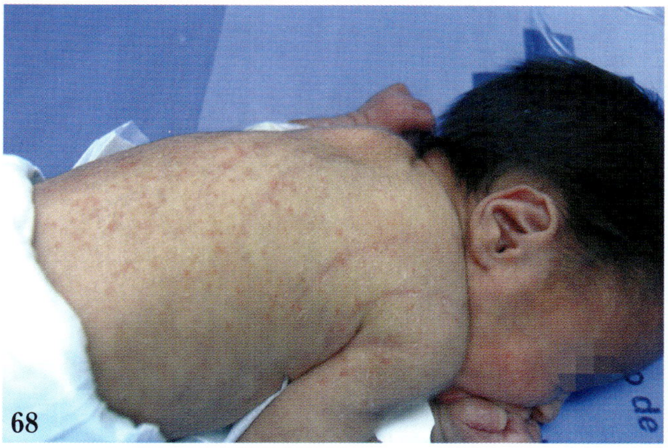

68

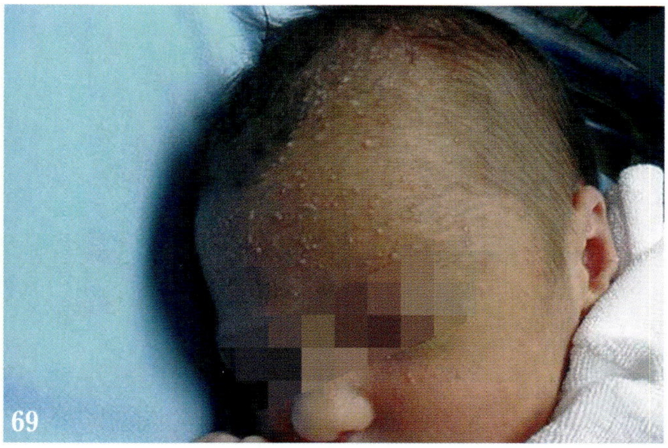

69

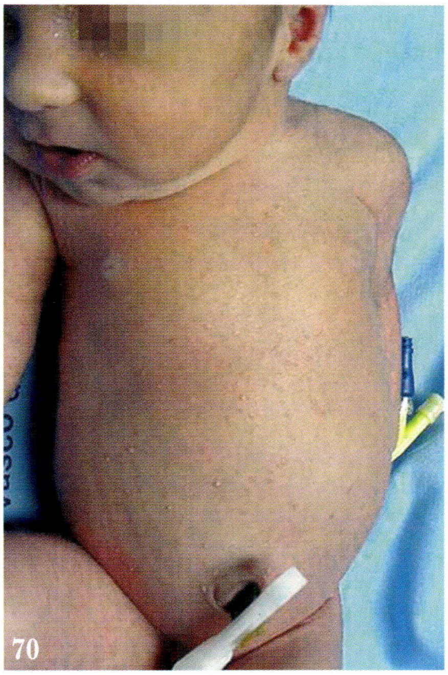

70

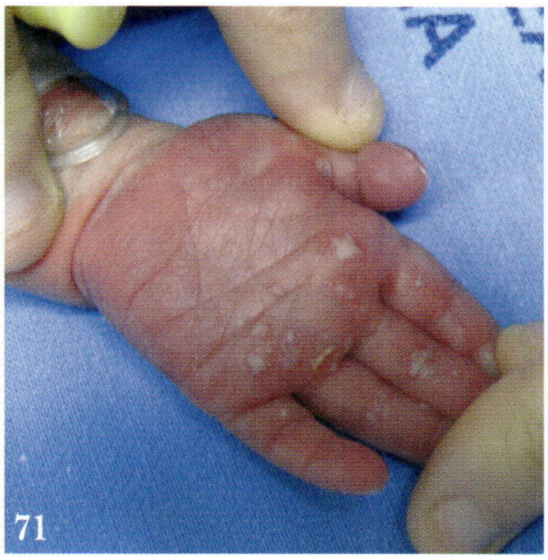

71

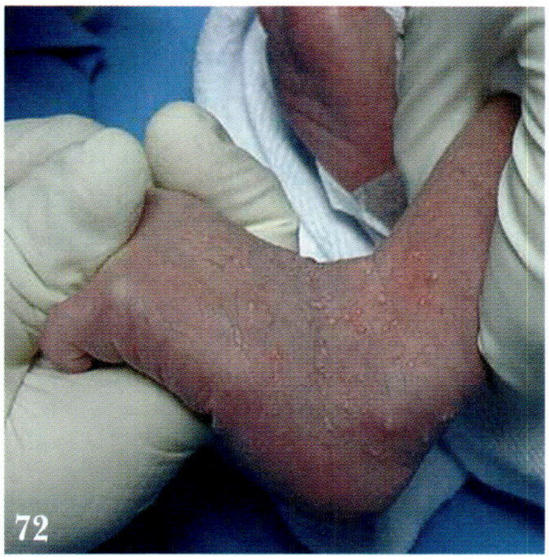

72

En la mayor parte de los recién nacidos a término con CCC, es muy rara la progresión a una diseminación sistémica; su pronóstico es excelente, con rápida curación del *rash* bajo tratamiento tópico exclusivo. Sin embargo, en los recién nacidos inmunocomprometidos y en prematuros de peso inferior a 1.500 g existe el riesgo de que la CCC progrese a un cuadro sistémico diseminado de alta mortalidad. Fig. 73: recién nacido que presenta al nacimiento exantema máculo papuloso generalizado que recuerda al eritema tóxico, madre con corioamnionitis por *Candida albicans,* aislada también en jugo gástrico, lesiones cutáneas y cordón umbilical del niño. Presentó numerosas pústulas al 2º día en cuero cabelludo y cara (Fig. 74), tronco (Fig. 75) y extremidades (Fig. 76).

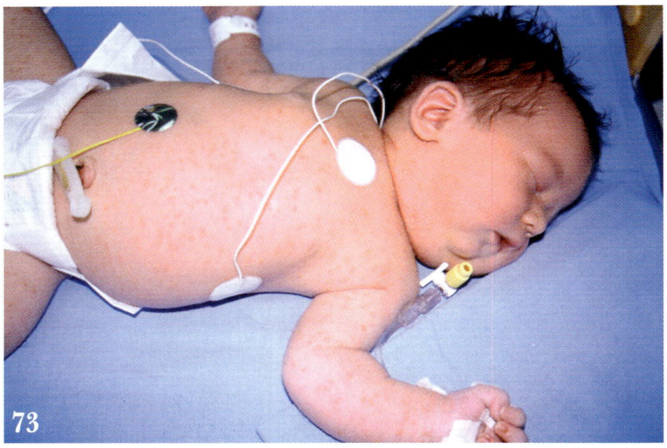
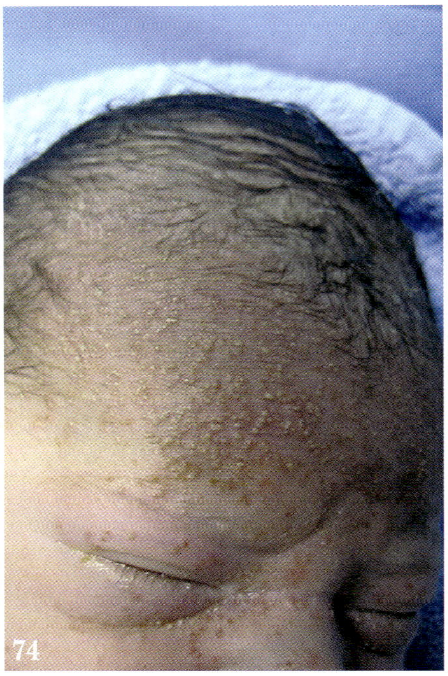
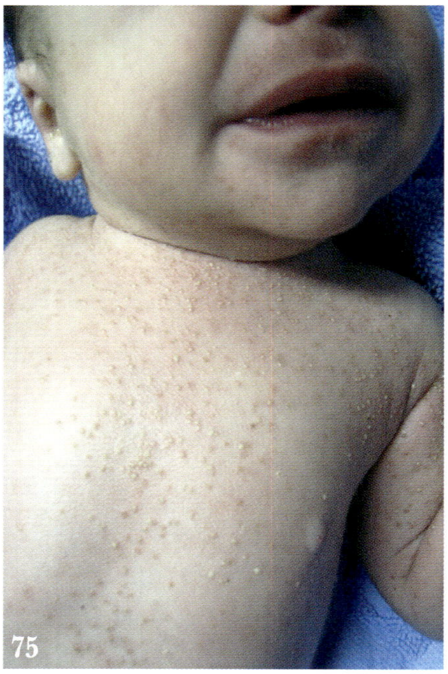
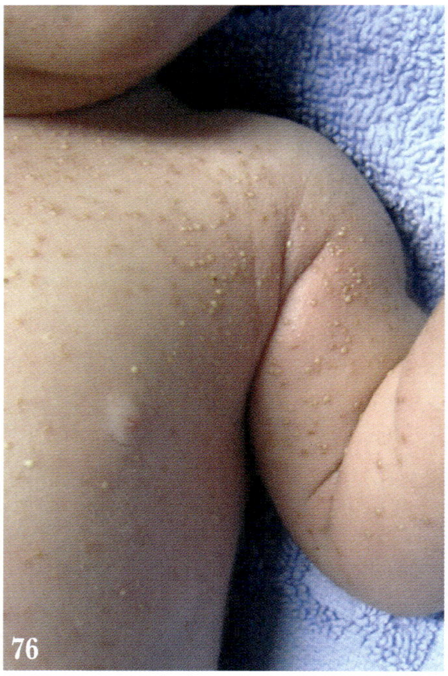

Diagnóstico

El diagnóstico de sospecha por la historia clínica y los hallazgos cutáneos se confirmarán con la identificación de la *Candida* por visualización directa y cultivo. Visualización directa de las esporas y pseudohifas en un frotis obtenido por raspado de las pústulas, en solución de KOH.

Diagnóstico diferencial

El cuadro clínico recuerda al *eritema tóxico, foliculitis bacteriana, herpes congénito, varicela* o *lúes*. Se distingue por la benignidad del cuadro a pesar de su progresión y el hallazgo de *C. albicans* por frotis directo y cultivo.

- Darmstad Gl, Dinulos JG, Miller Z. Congenital candidasis: clinical presentations, pathogenesis, and management guidelines. Pediatrics. 2000; 105: 438-44.
- Flores A, Barrio MC, Alba C, Párraga MJ, Huertas MD, Guzmán J, et al. Candidiasis neonatal sistémica. An Esp Pediatr. 1990; 33: 518-22.
- Pong AL, McCuaig CC. Fungal infections, infestations, and parasitic infections in neonates. En: Eichenfield LF, Frieden IJ, Esterly NB, eds. Textbook of Neonatal Dermatology. 2th ed. Philadelphia: W.B. Saunders; 2001. p. 223-40.

SÍFILIS CONGÉNITA

La sífilis congénita (SC) se presenta en los lactantes nacidos de madres infectadas por la espiroqueta *T. pallidum*. La ley de Kassowitz dice que el riesgo de transmisión vertical de la sífilis, de una madre infectada y no tratada, disminuye tanto como progresa la enfermedad materna. El porcentaje estimado de transmisión vertical es del 70-100% en la lúes primaria materna no tratada, 40-83% para la lúes latente precoz y 10% para la lúes latente tardía. Aunque excepcional, se ha comunicado transmisión al recién nacido de madres con sífilis terciaria.

La infección congénita puede manifestarse, según su severidad, como muerte prenatal, enfermedad neonatal o infección latente. La mayoría de los recién nacidos vivos son asintomáticos, pero pueden desarrollar manifestaciones tardías. Se produce muerte perinatal en más del 40% de los casos si la madre no ha sido tratada durante la gestación. El niño severamente enfermo puede nacer con un cuadro de *hydrops fetal*, con anemia profunda y hepato-esplenomegalia, debido a la hematopoyesis extramedular.

Cuadro clínico

La infección fetal por *T. pallidum* da lugar a una afectación multisistémica de considerable variación en su expresividad clínica. Las manifestaciones clínicas más frecuentes son: malnutrición, hepatoesplenomegalia, rinitis, erupciones mucocutáneas, descamación, anemia, fiebre y pseudoparálisis. En el momento del nacimiento, aproximadamente el 50-60% de los lactantes infectados permanecen asintomáticos, de forma que solo se identifica la infección mediante la detección selectiva neonatal sistemática. Sin tratar, los síntomas aparecen al cabo de semanas o meses. Los infectados en el tercer trimestre de la gestación son normales al nacimiento, aunque la enfermedad generalmente hará su debut entre las 2-6 semanas de vida. Se distinguen dos cuadros: la *enfermedad precoz*, con clínica antes de los 3 meses de edad, aunque algunos signos pueden presentarse en cualquier momento antes de los 2 años, y la *enfermedad tardía*, de aparición después de los 2 años. Nos ceñiremos exclusivamente a la enfermedad precoz.

Sífilis congénita precoz

Las lesiones más llamativas afectan a la piel, mucosas y huesos. La *rinitis* generalmente es el signo más precoz de la enfermedad, aparece entre la segunda y sexta semana de vida y es debida a una lesión ulcerosa de la mucosa nasal. La descarga nasal al inicio puede ser similar a la que se presenta en un cuadro catarral, pero en la SC precoz, la secreción se va haciendo más profusa, crónica, sanguinolenta, y la respiración es más ruidosa. La rinitis raramente está ausente en el lactante con enfermedad clínica manifiesta. Fig. 77: lactante de 40 días con rinorrea y ampollas en el surco nasogeniano izquierdo.

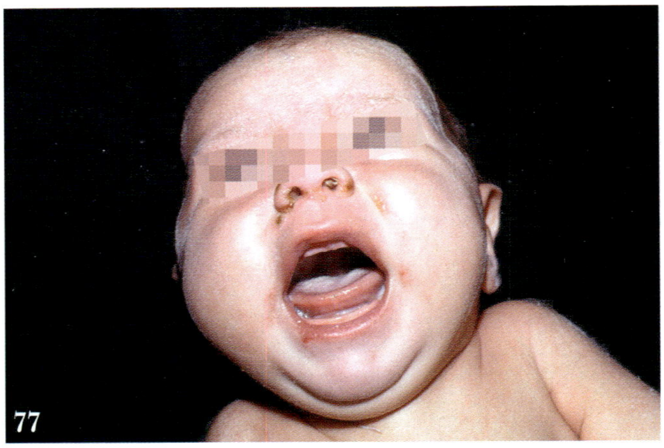

77

Las lesiones cutáneas de la SC precoz se presentan aproximadamente en 1/3- 1/2 de los niños afectados. La erupción puede brotar en cualquier lugar del organismo, pero clásicamente asienta en las palmas, plantas y región perioral y anogenital. Pueden ser muy variadas, pero habitualmente se trata de lesiones grandes máculo-papulosas o pápulo-escamosas similares a las que se aprecian en la sífilis secundaria de los adolescentes y adultos, pero a diferencia de ellas, el *rash* puede ser vesiculoso o ampolloso. Fig. 78: erupción vesículo-ampollosa con mano en flexión debido a la osteocondritis. La erupción generalmente se desarrolla de forma lenta, es de color rojo o rosa brillante, se atenúa gradualmente a una tonalidad cobrizo-marrón y desaparece espontáneamente, dejando un área residual de hiper o hipopigmentación. Fig. 79: afectación plantar de tono rojizo, con máculas de color cobrizo. Las lesiones hemorrágicas vésiculo-bullosas son relativamente raras, pero sobre todo cuando se aprecian en palmas y plantas son altamente diagnósticas del proceso. Las palmas y plantas pueden estar fisuradas, eritematosas e induradas como consecuencia del edema subcutáneo, con un aspecto rojo apagado, brillante, casi pulido. Coincidiendo con estos cambios puede producirse una descamación de la piel en grandes escamas secas por todo el cuerpo.

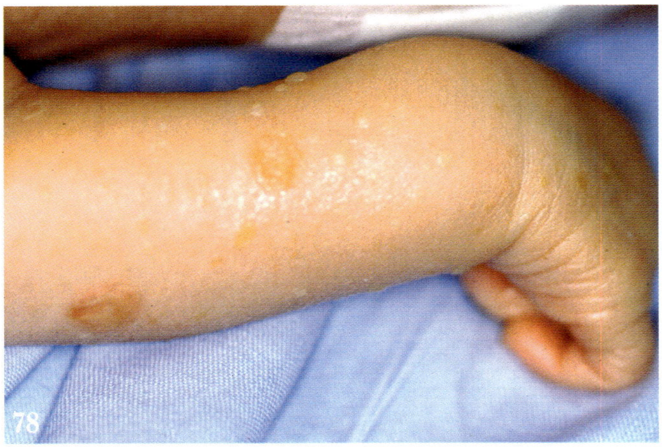

78

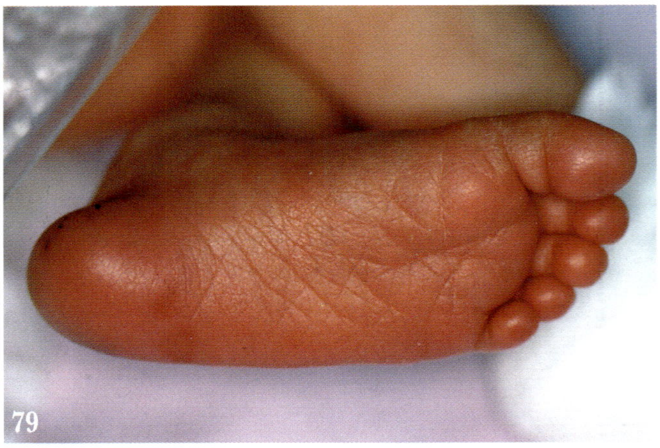

79

Las *manchas mucosas*, la *rinitis* y los *condilomas* son manifestaciones muy típicas de la afectación de las mucosas en la SC. Las manchas mucosas se aprecian en un tercio de los pacientes, son lesiones muy características y muy infecciosas. En la unión muco-cutánea estas lesiones tienden a ser húmedas, exudativas, de piel erosionada, con tendencia a producir fisuras, las cuales, a menudo, se extienden especialmente alrededor de la boca o del ano, sobre la superficie vecina a modo de radios. Fig. 80: área perianal húmeda con pápulas eritematosas-marronáceas y fisuras perianales. Si son profundas pueden dejar lesiones residuales, cicatrices lineales conocidas como *rágades*. Los condilomas planos, pueden aparecer en cualquiera de las áreas húmedas de la superficie cutánea. Son lesiones elevadas, planas, similares a las verrugas, extremadamente infecciosas que asientan, preferentemente en la región anogenital, alrededor de la nariz y en los ángulos de la boca.

Hallazgos radiológicos: el 20% de los niños con infección asintomática (más del 90% en los niños sintomáticos), mostraran anomalías radiográficas de los huesos largos, apreciables en los 8 primeros meses de vida. Con frecuencia se aprecian bandas de radiodensidad disminuida metafisarias, engrosamiento denso e irregular del periostio y neoformación ósea, en todos los huesos largos, indicando osteocondritis y pericondritis generalizada. La osteocondritis o pseudoparálisis de Parrot es la lesión más frecuente y temprana, caracterizada, clínicamente, por parálisis dolorosa, flácida de los miembros superiores. La periostitis diafisaria es asintomática y los cambios radiográficos a menudo no se aprecian hasta después de los 3 meses. Fig. 81: actitud postural típica en la SC (paciente de la Fig. 77); debido a la osteocondritis dolorosa, inmovilidad de las extremidades superiores y manos en flexión (pseudoparálisis de Parrot).

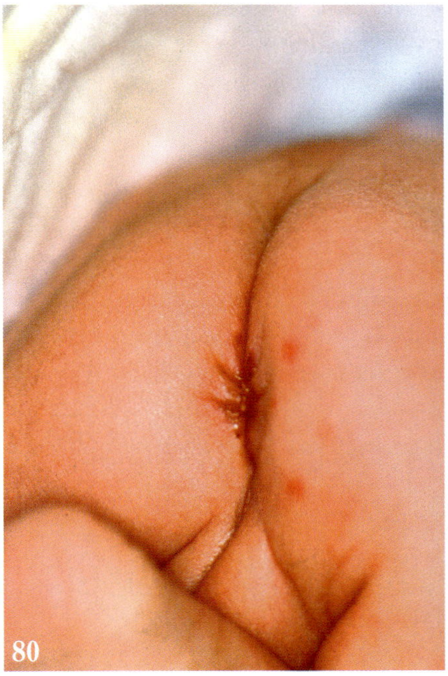
80

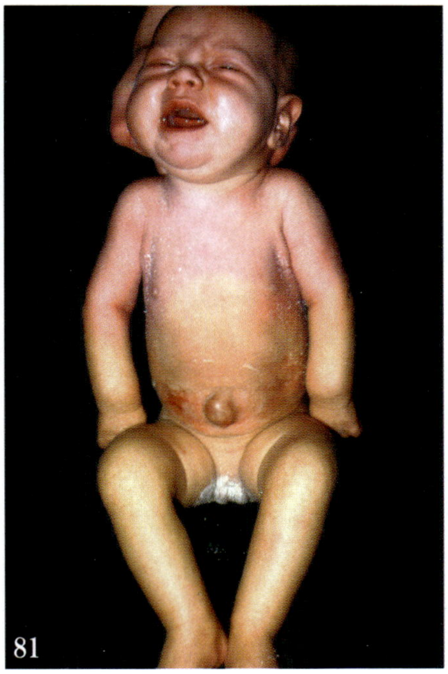
81

Diagnóstico

La prevención y el diagnóstico precoz de la SC dependen del *screening* rutinario de lúes a la embarazada. A todas las embarazadas se les debe realizar la prueba en la primera visita prenatal y a las mujeres con riesgo alto repetirlo en el 3er trimestre del embarazo y al nacimiento.

En los casos de SC del recién nacido con infección sintomática, el diagnóstico clínico, una vez sospechado, no es difícil, pero teniendo en cuenta el elevado porcentaje de recién nacidos asintomáticos al nacimiento, el diagnóstico dependerá de las pruebas de laboratorio solicitadas, basados en el conocimiento de la posible infección materna. Las pruebas serológicas representan el principal medio para el diagnóstico de la sífilis. El paso transplacentario de los anticuerpos maternos (IgG) al niño, complica el diagnóstico serológico de la SC, motivo por el que se recurre a la determinación de la IgM, cuya producción es debida al niño.

La detección de IgM, específica frente al *T. pallidum* en el recién nacido, es un método serológico muy útil para el diagnóstico de la SC y su positividad se considera una evidencia de SC; por el contrario, un resultado negativo no excluye definitivamente la posibilidad de SC. El test de IgM puede ser negativo en el recién nacido, particularmente en casos de infección reciente. Por otro lado, el test de IgM nos puede servir para identificar a la madre con más elevada posibilidad de infección activa y por lo tanto con el máximo riesgo de infectar al niño. La práctica del test de IgM a la madre en algunas ocasiones es más efectivo para identificar a los niños infectados que practicarlo sobre los propios niños, dado que la decisión de administrar tratamiento específico al niño no debe basarse exclusivamente en la evidencia de que el recién nacido esté infectado, basta con la posibilidad. Como método complementario de la prueba de IgM y para cubrir todas las posibilidades, el diagnóstico de sospecha puede ser confirmado o excluido mediante determinaciones seriadas postparto con pruebas no treponémicas (VDRL, RPR), valorando la evolución de la reactividad a las mismas. Es conveniente que las pruebas practicadas sean las mismas para la madre y el niño para permitir la comparación de los títulos. Si el título de VDRL o RPR en el recién nacido es cuatro o más veces superior al de la madre (dos o más diluciones), el diagnóstico de SC estaría confirmado. Durante el seguimiento, la reactividad a la prueba no treponémica (VDRL, RPR) en el niño debería declinar para los 3 meses y volverse negativa para los 6 meses si el recién nacido no fue infectado. Esta respuesta tras la terapia puede ser más lenta si el niño fue tratado más tarde de la edad de 1 mes de vida.

Ante un *hydrops fetalis* de naturaleza no inmunitaria se debe descartar siempre la posibilidad de SC.

Diagnóstico diferencial

Como resultado de la variable morfología de las lesiones, el diagnóstico diferencial es amplio. Las lesiones vésico-bullosas de la SC precoz deben ser diferenciadas de otros procesos ampollosos que afectan a las palmas y plantas, como la *candidiasis congénita, acropustulosis infantil, sarna* y *epidermólisis bullosa.*

- Herremans T, Kortbeek L, Notermans DW. A review of diagnostic tests for congenital syphilis in newborns. Eur J Clin Microbiol Infect Dis. 2010; 29: 495-501.
- Coen SE, Klausner JD, Engelman J, Philip S. Syphilis in the modern era an update for physicians. Infect Dis Clin N Am. 2013; 27: 705-22.
- Darmstadt GL, Dinulos JG. Bacterial infections. En: Eichenfield LF, Frieden IJ, Esterly NB, eds. Textbook of Neonatal Dermatology. Philadelphia: W.B. Saunders; 2001. p. 179-200.
- Chawla V, Pandit P, Nkrumah E. Congenital syphilis in the newborn. Arch Dis Child. 1988; 63: 1393-4.
- Darville T. Syphilis. Pediatr Rev. 1999; 20: 160-4.
- Chakraborty R, Luck S. Managing congenital syphilis again? The more things change. Curr Opin Infect Dis. 2007; 20: 247-52.

3 Anomalías del desarrollo

Las anormalidades en el desarrollo de la piel engloba a un grupo de anomalías diversas, consecuencia de errores de la morfogénesis. Estas anomalías están presentes al nacimiento y son diagnosticadas en la infancia. Las malformaciones congénitas que afectan a la piel se observan con una frecuencia de hasta 7 de cada 100 recién nacidos vivos. Su severidad varía desde procesos banales a severos y, en algún caso, nos son útiles como marcadores de problemas extracutáneos asociados.

TRAGO ACCESORIO

El trago accesorio es una anomalía congénita del desarrollo del primer arco branquial, con una prevalencia aproximada de 1,7/1.000 personas. La mayor parte de las lesiones son solitarias, unilaterales y localizadas en la región preauricular por delante del trago.

Cuadro clínico

Un trago accesorio típico se presenta como un tumor o nódulo del color de la piel, redondeado, sésil o pediculado, blando o firme, debido a un núcleo cartilaginoso y tamaño variable entre 0,5-1 cm de longitud. No está adherido a planos profundos y son asintomáticos. La localización clásica es en la región preauricular cerca del trago. Suelen ser, por lo común, lesiones aisladas en niños por otra parte sanos y sin malformaciones asociadas. Es una anomalía menor aunque por su tamaño puede plantear un problema cosmético. Sin embargo, con menor frecuencia, pueden ser múltiples (Fig. 1), unilaterales o bilaterales y localizarse en cualquier lugar de una línea imaginaria trazada desde la región preauricular hasta el ángulo de la boca (Fig. 2) o a lo largo del borde anterior del esternocleidomastoideo. Los tragos accesorios con este patrón de distribución deben alertar al pediatra de la posibilidad de un síndrome congénito con anomalías subyacentes, como síndrome de Treacher-Collins (disóstosis mandíbulo-facial), síndrome de Goldenhar (síndrome óculo-auriculo-vertebral) (Fig. 3), síndrome Wolf-Hirschhorn (deleción 4p) u otros síndromes como el Townes-Brocks y el VACTERL, ambos con malformaciones congénitas en ano, oído, riñón y radio.

El niño con trago accesorio tiene un riesgo asociado de disminución de su agudeza auditiva, por lo que se aconseja su valoración audiométrica; sin embargo, la prevalencia de anomalías renales en niños con trago accesorio aislado o seno preauricular es comparable con la de la población normal, por lo que no está indicada la ultrasonografía renal como evaluación de rutina en el recién nacido con estas anomalías aisladas.

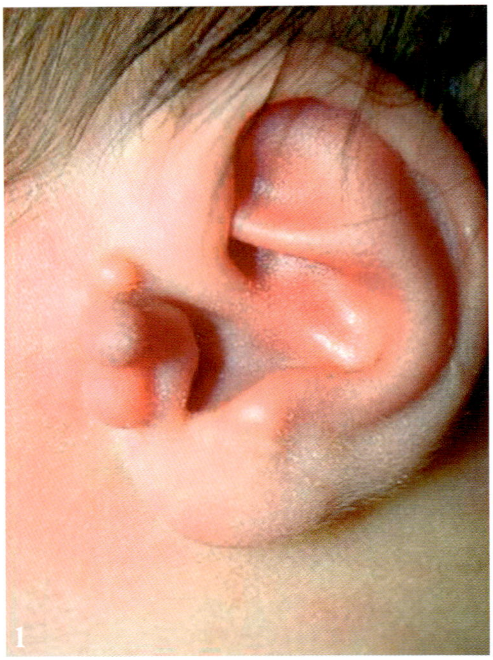

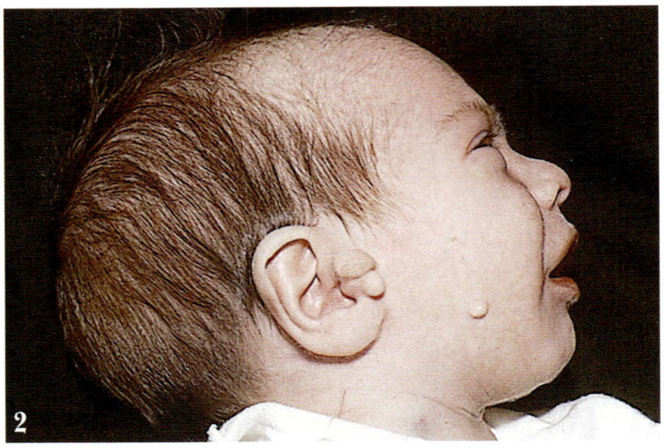

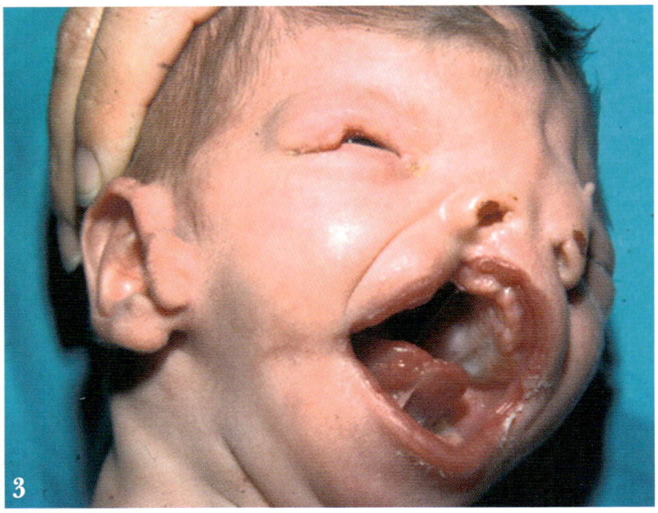

Diagnóstico

Normalmente el diagnóstico es sencillo. Se basa en la presencia, desde el nacimiento, de un tumor o nódulo de las características precitadas y localización característica.

- Jansen T, Romiti R, Altmeyer P. Accesory tragus. Report of two cases and review of the literature. Pediatr Dermatol. 2000; 17: 391-4.
- Miller T, Metry D. Multiple accessory tragi as a clue to the diagnosis of the oculo-auriculo-vertebral (Goldenhar) syndrome. J Am Acad Dermatol. 2004; 50: S11-3.
- Kugelman A, Tubi A, Bader D, Chemo M, Dabbah H. Pre-auricular tags and pits in the newborn: the role of renal ultrasonography. J Pediatr. 2002; 141: 388-91.

SENO PREAURICULAR, FOSITA PREAURICULAR

El pabellón auricular se forma por la fusión de seis tubérculos que derivan del primer y segundo arco branquial. La fusión incompleta puede conducir al atrapamiento de epitelio con formación de quistes que comunican con el exterior a través de los senos.

Fosita preauricular: si el quiste y el seno están obliterados, se manifestará físicamente como un pequeño hoyuelo o depresión, menor de 3 mm de ancho adyacente a la oreja, habitualmente localizado en el margen anterior de la rama ascendente del hélix, con predilección por el lado derecho.

Seno preauricular: el seno preauricular (SP) habitualmente es estrecho y corto y ocasionalmente arborescente, siguiendo un camino tortuoso próximo al pabellón auricular; en casi todos los casos conecta con el pericondrio del cartílago auricular (Fig. 4). El SP puede infectarse, siendo el *Staphylococcus aureus* el agente patógeno más común. Los SP pueden ser esporádicos o hereditarios, uni o bilaterales (25-50%), siendo los bilaterales con más frecuencia hereditarios. Los SP habitualmente son aislados y asintomáticos. Si el SP es parte de un síndrome o está asociado a otras anomalías, se deben practicar una audiometría y una ecografía renal. Encontramos SP, entre otros, en los siguientes síndromes: Treacher Collins, branquio-oto-renal (BOR), branquio-oto (BO), branquio-óculo-facial, microsomía hemifacial, síndrome consistente en múltiples esteatocistomas faciales con quistes pilares y SP bilaterales, síndrome con sordera conductiva, hoyuelos en labios y anomalías externas de la oreja.

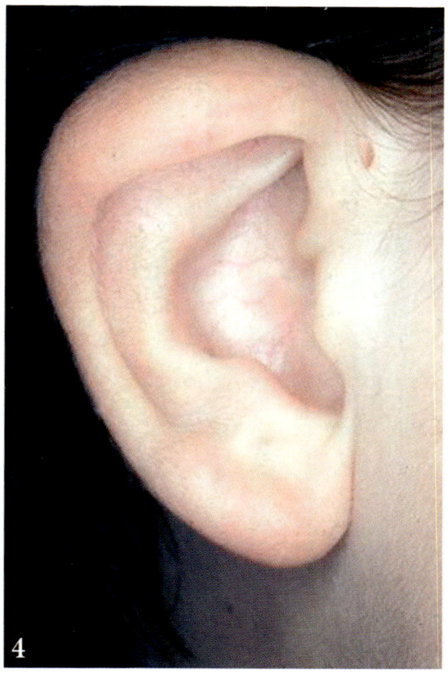
4

– Scheinfeld NS, Silverberg NB, Weinberg JM, Nozad V. The preauricular sinus: a review of its clinical presentation, treatment and associations. Pediatr Dermatol. 2004; 21: 191-6.

QUISTE DEL CONDUCTO TIROGLOSO

El quiste tirogloso se produce por fallo de la obliteración del conducto tirogloso embrionario, a lo largo del trayecto que sigue la glándula tiroidea en su descenso durante la vida fetal, desde la base de la lengua (*foramen cecum*) hasta su emplazamiento definitivo por delante de los anillos traqueales. Si no hay migración, el tiroides permanecerá en la región posterior de la lengua (tiroides lingual). Los quistes tiroglosos se localizan sobre todo en la proximidad del hueso hioides, en o cerca de la línea media del cuello. Es la causa más frecuente de masa cervical en línea media, entre los 6 meses y los 15 años de edad. Los quistes habitualmente son vistos durante los 5 primeros años de vida.

Cuadro clínico

La forma habitual de presentación es la de una tumoración nodular, asintomática, de 1-3 cm de diámetro, localizada en línea media del cuello sobre el hueso hioides. Figs. 5, 6: varón de 5 años con tumoración en línea media del cuello; la intervención confirmó que se trataba de un quiste tirogloso. Fig. 7: aspecto de un quiste tirogloso extirpado.

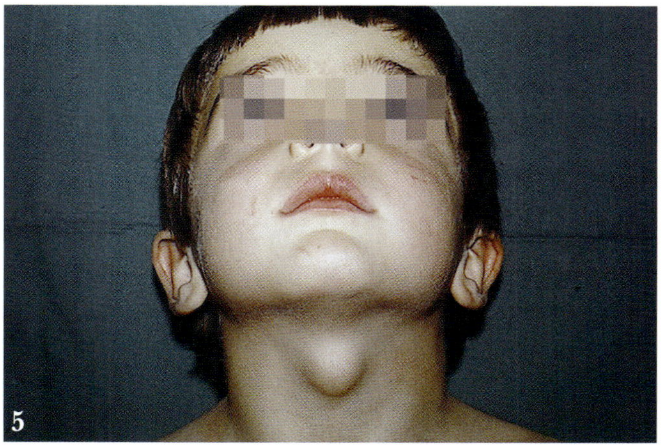
5

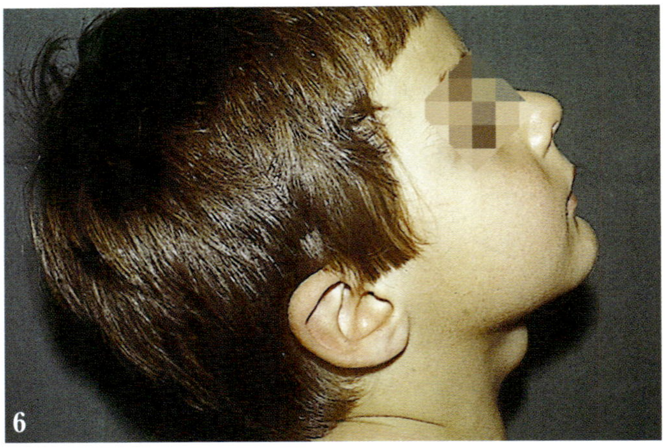
6

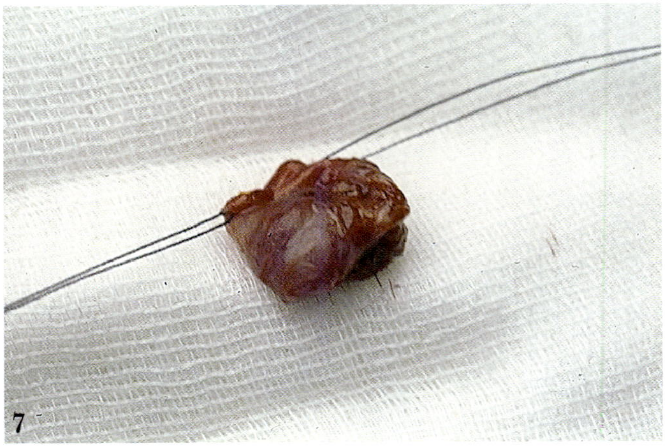
7

Ocasionalmente, puede estar algo lateral respecto a la línea media pero siempre dentro de 2 cm de ella. Generalmente, no produce síntomas salvo que el quiste se infecte. Su infección es un problema frecuente, hasta el extremo de que, aproximadamente en la mitad de los casos, el cuadro se manifiesta como una masa inflamatoria en la parte superior de la línea media del cuello; con frecuencia debutando tras una infección respiratoria. Fig. 8: aspecto habitual de presentación de un quiste tirogloso infectado. Fig. 9: tumoración inflamatoria, aspecto poco habitual de quiste tirogloso infectado.

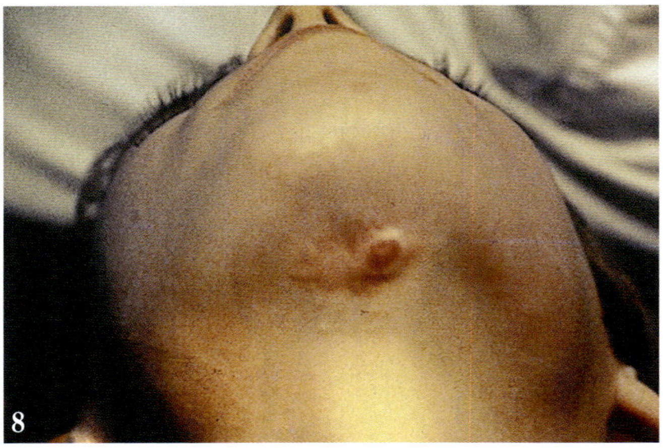
8

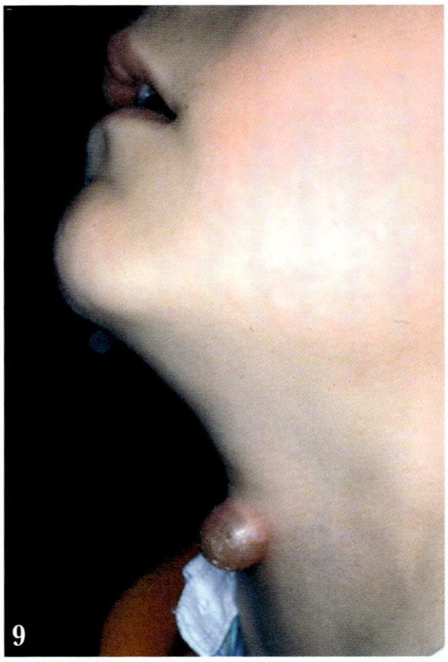
9

Un signo "patognomónico" es el desplazamiento vertical de la masa al tragar y/o protruir la lengua, hecho debido a su íntima relación con el hioides. Aproximadamente un 10% se localizan bajo la barbilla como una hinchazón submentoniana y puede ser confundido con un quiste dermoide de línea media. Los quistes de la base de la lengua deben diferenciarse, siempre, de un tiroides no descendido, (tiroides lingual), mediante gammagrafía tiroidea.

Diagnóstico

El diagnóstico es fundamentalmente clínico; puede ser útil la práctica de una ecografía.

Diagnóstico diferencial

El diagnóstico diferencial debe realizarse fundamentalmente con los *quistes dermoides, adenopatías* y *quistes tiroideos.* Las formas de localización lateralizada deben diferenciarse de las *anomalías branquiales.* En contraste con los quistes de las hendiduras branquiales, no tienen apertura de seno externo, salvo infección previa con drenaje espontáneo o haber sido sometido a cirugía.

- Davenport M. ABC of general surgery in children: lumps and swellings of the head and neck. BMJ. 1996; 312: 368-71.
- Rosa PA, Hiirsch DL, Dierks EJ. Congenital neck mases. Oral Maxillofacial Surg Clin N Am. 2008; 20: 339-52.
- Telander RL, Filston HC. Review of head and neck lesions in infancy and childhood. Surg Clin N Am. 1992; 72: 1429-47.

SENOS, FÍSTULAS Y QUISTES BRANQUIALES

Las anomalías congénitas de las hendiduras branquiales pueden manifestarse como senos, fístulas, quistes y restos cartilaginosos. Los senos y fístulas se consideran restos de las hendiduras branquiales y habitualmente se detectan desde el nacimiento. Sin embargo, extrañamente, los quistes branquiales comúnmente se manifiestan en la adolescencia o etapa adulta. La fístula puede ser incompleta, con final ciego en los tejidos del cuello o completar su curso, abriéndose internamente en la pared faríngea. También pueden producirse fístulas branquiales internas sin orificio cutáneo. Son raras las fístulas con comunicación abierta entre la faringe y la superficie cutánea del cuello. Si están cerrados porciones del tracto fistuloso, se formarán quistes.

Cuadro clínico

Un verdadero seno o fístula del primer arco branquial es raro y su apertura se localiza en la región submentoniana, a la altura del borde anterior del estenocleidomastoideo en su porción superior (Fig. 10). El orificio externo puede exudar una secreción mucosa y son frecuentes las infecciones secundarias. (Fig. 11). Las anomalías de la hendidura del segundo arco branquial son las más frecuentes y representan hasta el 95% de todas las anomalías branquiales; el 37% se presentan como quistes, y el 63% como quistes asociados con fístulas o senos. Los quistes característicamente se presentan como masas a lo largo del borde anterior del esternocleidomastoideo o cerca del ángulo de la mandibula. El seno o fístula se localiza a la altura del borde anterior del esternocleidomastoideo en su tercio inferior y el trayecto de la fístula es más profundo y más alto en el cuello, de lo que se deduce de un examen superficial, ocasionalmente se abren en la proximidad de la propia fosa amigdalina.

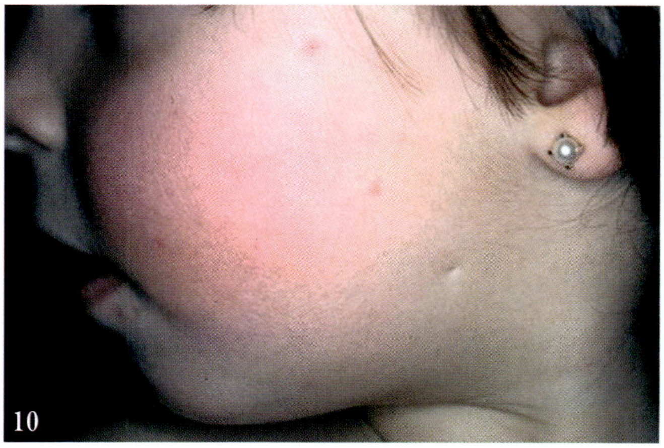

10

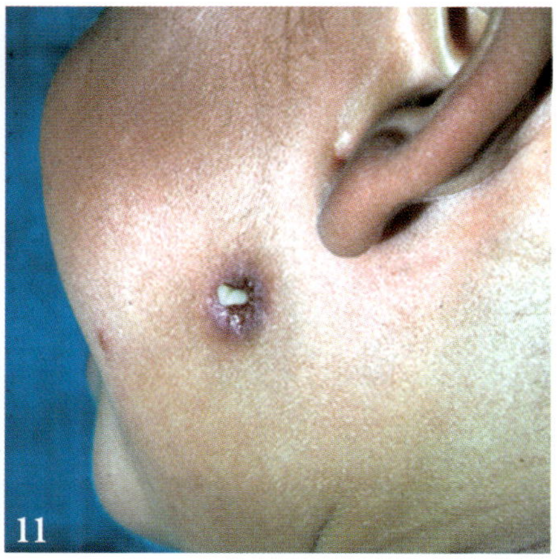

11

Diagnóstico

El diagnóstico del seno o apertura de la fístula se realiza tras una breve inspección.

- Telander RL, Filston HC. Review of head and neck lesions in infancy and childhood. Surg Clin N Am. 1992; 72: 1429-47.
- Rosa PA, Hiirsch Dl, Dierks EJ. Congenital neck mases. Oral Maxillofacial Surg Clin N Am. 2008; 20: 339-52
- Doi O, Hutson JM, Myers NA, McKelvie PA. Branchial remnants: a review of 58 cases. J Pediatr Surg. 1988; 23: 789-92.

RESTOS CARTILAGINOSOS CONGÉNITOS DEL CUELLO

Los restos cartilaginosos del cuello son malformaciones excedentes branquiogénicas y tienden a producirse a lo largo de las líneas de fusión de los arcos branquiales. Pueden considerarse como variantes del trago accesorio. La anomalía siempre es aparente al nacimiento, pudiendo ser uni o bilateral, pero nunca es quístico o fistuloso. Se aprecian como pequeños apéndices carnosos a menudo pedunculados, asintomáticos, de textura cartilaginosa, situados en cara anterior del cuello, de localización característica sobre o próximo a la mitad inferior del músculo esternocleidomastoideo. Fig. 12: apéndice cutáneo con resto cartilaginoso en su interior, próximo a la inserción inferior del esternocleidomastoideo. Los restos cartilaginosos nunca están ligados a la piel suprayacente, pero tienen tallos de tejido conjuntivo que se mezclan con los planos de la fascia superficial de la cara anterior del cuello. Rara vez cursa con malformaciones asociadas.

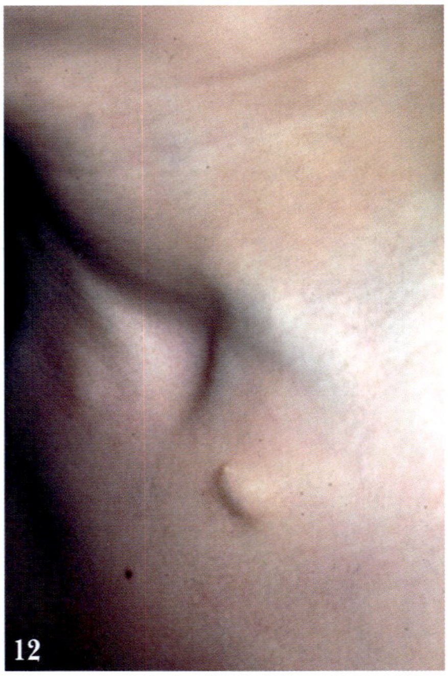
12

Diagnóstico

El diagnóstico se apoya en sus características clínicas (siempre presente al nacimiento, liso, textura cartilaginosa, localización característica, asintomático). Descartar *seno branquial.* Confirmación una vez extirpado.

Diagnóstico diferencial

Quiste branquial: se localizan en el tercio superior del cuello, rara vez se presentan al nacimiento, habitualmente lo hacen en la etapa adulta. Los restos cartilaginosos del cuello nunca tienen trayecto fistuloso o quiste.

- Vaughan TK, Sperling LC. Diagnosis and surgical treatment of congenital cartilaginous rests of the neck Arch Dermatol. 1991; 127: 1309-10.
- Sperling LC. Congenital cartilaginous rests of the neck. Int J Dermatol. 1986; 25: 186-7.

HENDIDURA CERVICAL MEDIA

La hendidura cervical media (HCM) es una rara anomalía del desarrollo secundaria a un incompleto cierre de los arcos branquiales. Es más frecuente entre los pacientes que presentan anomalías de los arcos branquiales y del conducto tirogloso, donde su incidencia es del 1,7%.

Se manifiesta como una hendidura vertical o un área atrófica localizada a lo largo de la línea media de la zona anterior del cuello, desde la mandíbula hasta el esternón. En ocasiones, en su porción craneal se encuentra un apéndice cutáneo que puede contener cartílago o músculo esquelético y en su porción caudal un tracto mucoso. A veces, esta hendidura está conectada con una formación subyacente en forma de cordón fibroso, pudiéndose complicar con un *pterygium colli medianum*; una contractura cervical que se va haciendo cada vez más sintomática con la edad. Fig. 13: hendidura cervical media del cuello, apéndice cutáneo craneal, tracto mucoso caudal con fosita ciega y *pterygium colli medianum.*

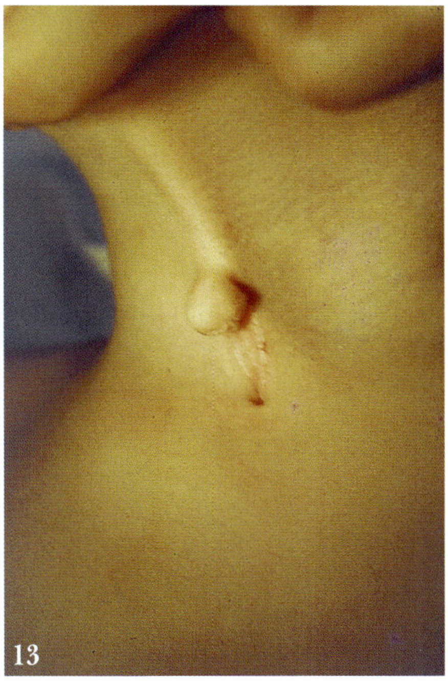

La HCM puede asociarse a otras anomalías de la cabeza y del cuello, como hendiduras del labio inferior, la mandíbula, la barbilla y la lengua, e hipoplasia/aplasia de estructuras de soporte del cuello, como el hueso hioides. Ha sido descrito asociado con quistes brocogénicos, anomalías del conducto tirogloso, anomalías esternales y de la línea media abdominal.

Diagnóstico

El diagnóstico es clínico y será confirmado por los hallazgos histológicos.

- Eastlack JP, Howard RM, Frieden IJ. Congenital midline cervical cleft: case report and review of the english language literature. Pediatr Dermatol. 2000; 17: 118-22.

HENDIDURA SUPRAUMBILICAL

La disrupción de la fusión de la pared abdominal origina defectos de la línea media de grado variable que, a menudo, no solo afecta a la pared abdominal, sino también al esternón y corazón. Las hendiduras supraumbilicales son hendiduras lineales que se presentan en la línea media anterior al ombligo. Con frecuencia se asocian a hendidura del esternón y hemangiomatosis. Figs. 14, 15: recién nacida, fallo parcial fusión rafe supraumbilical, tracto mucoso craneal, triangular, amplio, con mínimo tracto mucoso caudal.

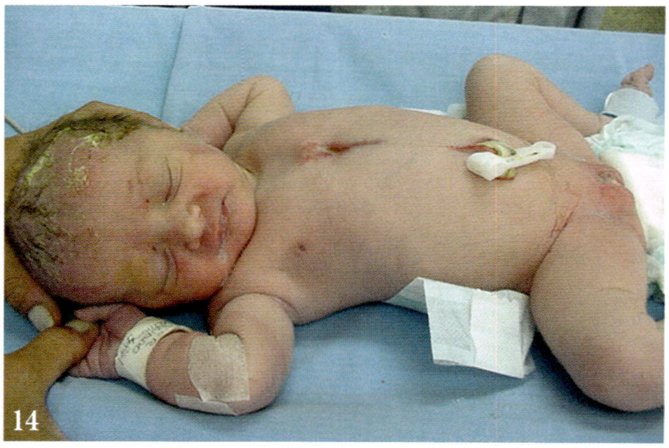
14

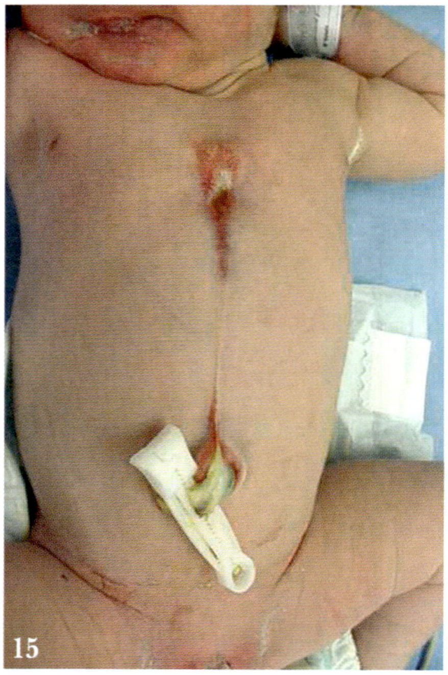
15

- Drolet BA. Developmental abnormalities. En: Eichenfield LF, Frieden IJ, Esterly NB, eds. Textbook of Neonatal Dermatology. 2th ed. Philadelphia: W.B. Saunders; 2001. p. 117-36.

PEZONES SUPERNUMERARIOS

Los pezones supernumerarios son relativamente frecuentes, aparecen aproximadamente en un 2,5-4% de recién nacidos y pueden presentarse tanto en hombres como en mujeres. Pueden ser solitarios o múltiples, de localización unilateral o simétrica, a lo largo de la línea embriológica mamaria que va del pliegue axilar al área inguinal (Fig. 16). Estos pezones accesorios pueden tener o no aréola y clínicamente se manifiestan como una pápula pedunculada, blanda, de color marrón que pueden ser confundidos con nevus congénitos. Fig. 17: pezón supernumerario con aréola. Es muy controvertida la posible relación de politelia con anomalías urinarias. Se necesitan más estudios, con gran número de casos para aclarar el dilema, pero en el estado actual no es necesario descartar de forma sistemática anomalías del tracto urinario en el niño asintomático con pezones supernumerarios, encontrados en una exploración física rutinaria. Dado que los pezones supernumerarios pueden también contener tejido mamario, al menos en las mujeres, este tejido mamario está sometido a los mismos riesgos (fibroadenoma, adenoma papilar, quiste o carcinoma) que el tejido mamario de localización normal.

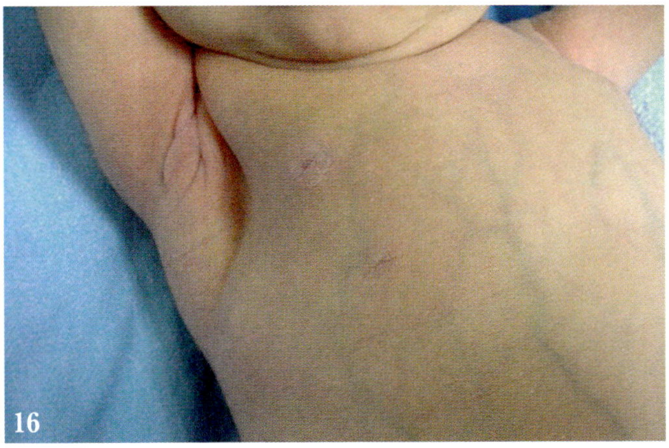
16

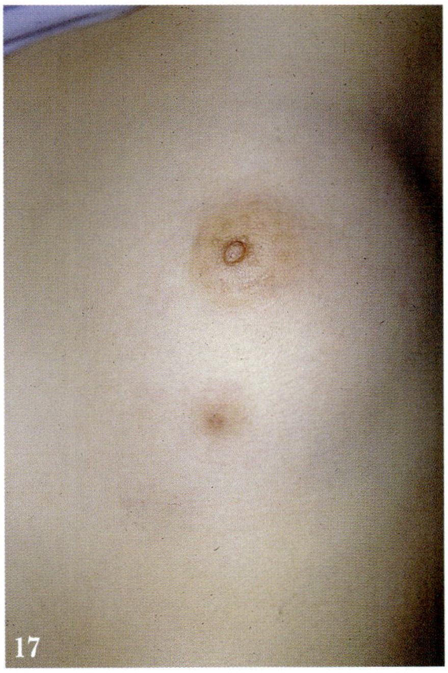
17

- Grotto I, Browner-Elhanan K, Mimouni D, Varsano I, Cohen HA, Mimouni M. Ocurrence of supernumerary nipples in children with kidney and urinary tract malformations. Pediatr Dermatol. 2001; 18: 291-4.
- Mimouni F, Merlob P, Reisner SH. Ocurrence of supernumerary nipples in newborns. Am J Dis Child. 1983; 137: 952-3.

PÓLIPO DE LOS ANEXOS NEONATAL

El pólipo de los anexos neonatal cutáneo (PANC), descrito por Hidano (1975) como un tumor polipoide, firme, elástico, de 1-2 mm aproximadamente de diámetro, del color de la piel o rosado, localizado en o cerca de la aréola mamaria. Se ha comunicado también en otros lugares (escroto, zona preesternal, espalda, etc.) y hasta con un año de edad. Se presenta en los recién nacidos japoneses con una frecuencia del 4% y se desprende con facilidad con los dedos o espontáneamente dentro de la primera semana de vida. El hallazgo más característico es la presencia de elementos de los anexos en su interior.

Las características del PAPN son las siguientes:

- Tumor pequeño, habitualmente solitario, observado casi exclusivamente en la piel del recién nacido.
- La mayor parte se localizan en o cerca de la aréola mamaria.
- El tumor se desprende espontáneamente en unos pocos días.
- Histológicamente se aprecian folículos pilosos, vestigios de glándulas sebáceas y glándulas ecrinas en el centro del tumor.

No se ha aclarado su origen y, aunque podría considerarse como un hamartoma organoide, dado su comportamiento se sigue manteniendo el término de pólipo de los anexos. Figs. 18, 19: recién nacido, con pequeño tumor blando ligado al tórax por un "hilo" cutáneo, desprendido espontáneamente a los días (no se hizo estudio histológico).

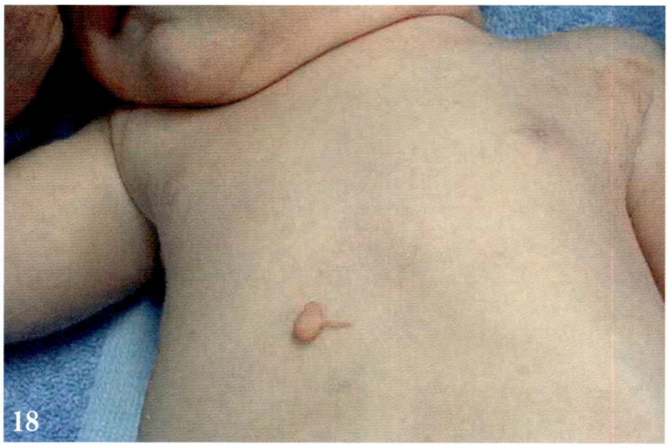
18

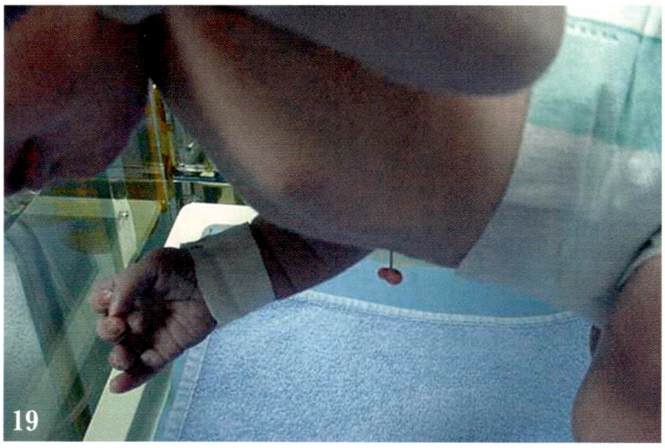
19

Diagnóstico

El diagnóstico es clínico, basado en sus características, para su confirmación es necesario estudio histológico.

Diagnóstico diferencial

El diagnóstico diferencial debe establecerse con *tragos accesorios* y *pezones supernumerarios*. Es importante recordar que la presencia de múltiples pequeñas lesiones polipoides en el recién nacido puede ser el primer signo clínico del síndrome de Gorlin.

- Hidano A, Kobayashi T. Adnexal polip of neonatal skin. Br J Dermatol. 1975; 92: 659-62.
- Koizumi H, Itoh E, Ohkawara A. Adnexal polyp of neonatal skin observed beyond the neonatal period. Acta Derm Venereol (Stockh). 1998; 78: 391-2.
- Gualandri L, Boccardi D, Betti R, Menni S. Adnexal polyp of the skin. Report of two cases. Eur J Pediat Dermatol. 2003; 13: 205-8.

DISRAFISMO ESPINAL OCULTO. SIGNOS CUTÁNEOS

El término disrafismo espinal engloba un amplio y heterogéneo grupo de anomalías congénitas de la médula espinal, resultado de un fallo en el cierre del tubo neural en etapa temprana de la vida fetal. La incidencia de disrafismo espinal es de 0,5-0,8 por mil recién nacidos vivos. En el disrafismo espinal oculto (DEO), la anomalía del sistema nervioso (diastematomielia, médula anclada, lipoma o dermoide intraespinal, etc.) está cubierta por la piel. Esta piel, en la mayoría de los casos, presenta unas lesiones cutáneas perceptibles ya al nacimiento, a menudo único signo clínico de su disrafismo subyacente, que de pasar desapercibidas demorarán su diagnóstico. Los hallazgos cutáneos incluyen: lipomas, hemangiomas, malformaciones capilares, hipertricosis localizada, fositas, senos dérmicos, apéndices caudales y desviación/duplicación de la hendidura glútea, localizados, en su mayor parte, en la línea media de la región lumbosacra. No todas estas lesiones tienen el mismo valor como marcadores de DEO en un niño asintomático. La presencia aislada de alguno de estos marcadores o su combinación requerirán más exploraciones para confirmar o descartar la sospecha de DEO. La detección de DEO en el lactante es difícil, debido a que el examen neurológico anormal no es aparente hasta que el niño inicia la deambulación o más tardíamente. Por otro lado, es muy importante la detección precoz de los DEO antes de que aparezcan manifestaciones neurológicas u ortopédicas.

La combinación de 2 o más de estas lesiones cutáneas congénitas en línea media lumbosacra es el marcador más estrechamente ligado a la presencia de un DEO. Unas pocas lesiones aisladas están claramente asociadas con el DEO: lipomas, senos dérmicos, hemangiomas y apéndices caudales.

Lipoma: lipomas aislados o en combinación con otras lesiones, en la mayor parte de los casos con una mancha en vino de Oporto, son las lesiones cutáneas en línea media con más frecuencia asociadas a DEO. Figs. 20, 21: lipoma lumbosacro rodeado por malformación vascular capilar.

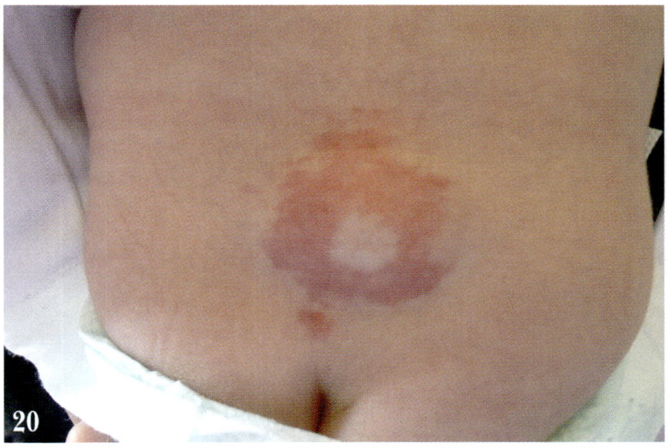

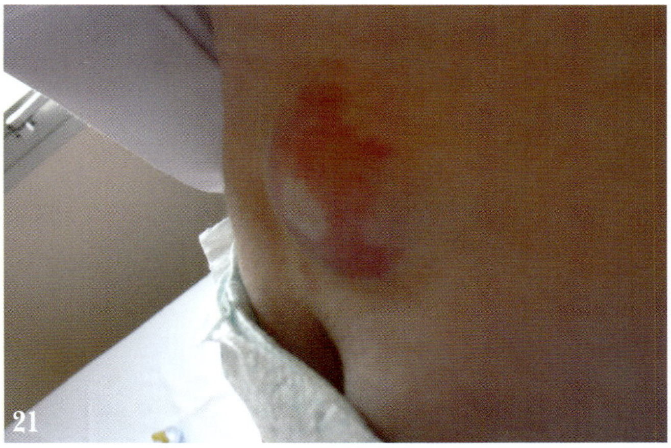

Seno dérmico: consiste en un pequeño orificio de la piel que a través de un estrecho trayecto epitelizado, orientado cefálicamente, puede conectar la piel directamente con el canal espinal, con el natural riesgo de infección. Como la fusión de la línea media del ectodermo y del tejido neuroectodérmico, tiene lugar en los extremos cefálico y caudal del tubo neural, la mayor parte de estos defectos se hallan en la región suboccipital y lumbosacra. Pueden encontrarse quistes dermoides o epidermoides a cualquier profundidad a lo largo del trayecto del seno. Su apertura cutánea en un 50-90% va acompañada de la presencia de otros "marcadores" cutáneos (hipertricosis, fosita, nevus vascular) que son los que alertan al médico de su posible existencia. El seno dérmico, incluso como lesión aislada, es un marcador cutáneo muy estrechamente asociado a DEO y lleva además aparejado el riesgo de meningitis o absceso intradural si tiene comunicación con el SNC. Su presencia obliga a la práctica de exploraciones complementarias.

El seno dérmico se manifiesta clínicamente como un pequeño orificio cutáneo o fosita, a menudo en el centro de un pequeño angioma plano que continúa o conduce a un canal. Tiene gran importancia clínica su reconocimiento precoz, por las graves secuelas que puede acarrear. Es necesaria la práctica de una RM para poner de manifiesto el trayecto de unión entre la piel y el tubo neural. Figs. 22, 23: lactante de 18 meses que ingresó con un cuadro de meningitis; en su región lumbosacra se aprecia un angioma plano con un pequeño orificio central. La posterior intervención puso de manifiesto un tumor dermoide intraespinal.

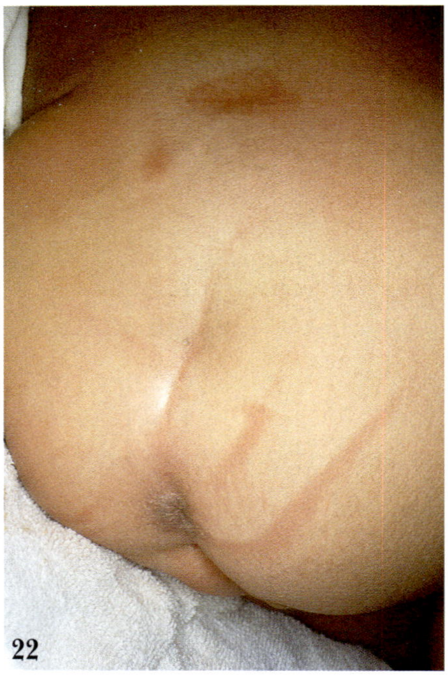
22

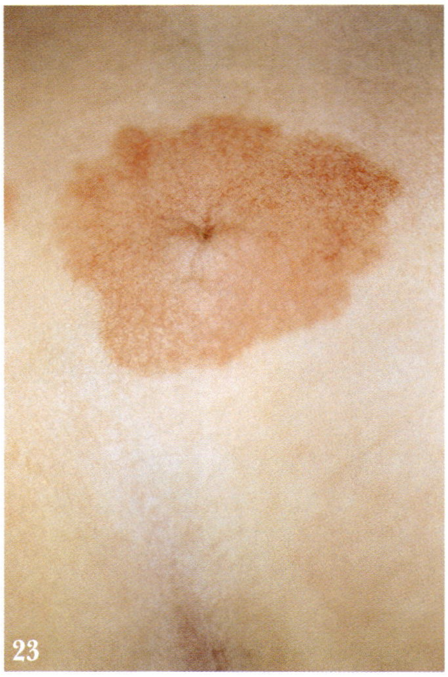
23

Hemangioma: la presencia de un aislado hemangioma infantil lumbosacro > 2,5 cm de diámetro tiene un riesgo del 35% de padecer una anomalía de la médula espinal.

Mancha en vino de Oporto: a tenor de los datos publicados, la mancha en vino de Oporto aislada no parece asociarse con DEO. Como marcador de DEO, la mancha en vino de Oporto es descrita si se halla en combinación con otras lesiones cutáneas en línea media lumbosacra.

Fositas sacras: el manejo de una "fosita solitaria" demanda una gran perspicacia diagnóstica, debido a que alguna fosita sobre la columna vertebral corresponde con el trayecto de un seno dérmico, aunque la mayoría no lo hacen y terminan en fondo de saco. Debemos diferenciar las *fositas atípicas* de las *simples.*

Las características de las *fositas atípicas* son las siguientes: son más profundas (≥ 5 mm), localizadas en zona más alta de la región lumbosacra (≥ 2,5 cm del margen del ano) y se presentan en combinación con otras lesiones. Las fositas atípicas si tienen una fuerte asociación con los DEO. Fig. 24: fosita sacra atípica con aumento de vello.

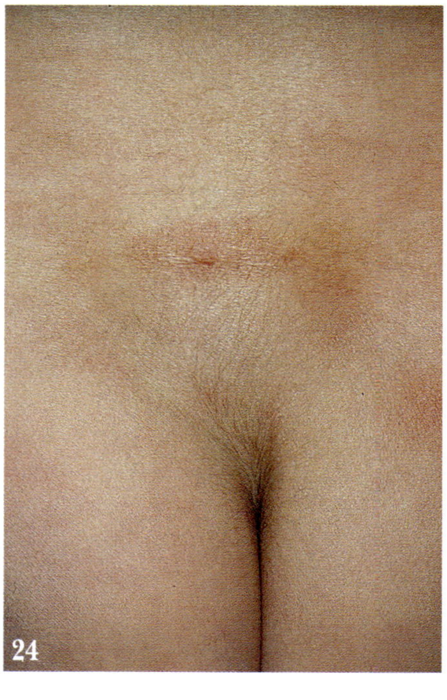
24

Las características de las *fositas simples* son las siguientes: menos profundas (< 5 mm) y localizadas a menor distancia del ano (< 25 mm), no están asociadas con un DEO subyacente y no son necesarias más exploraciones. Figs. 25, 26: fosita sacra localizada en la frontera de los 25 mm.

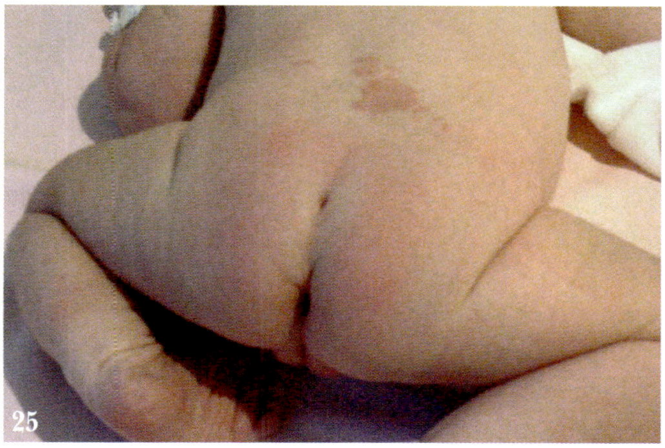

25

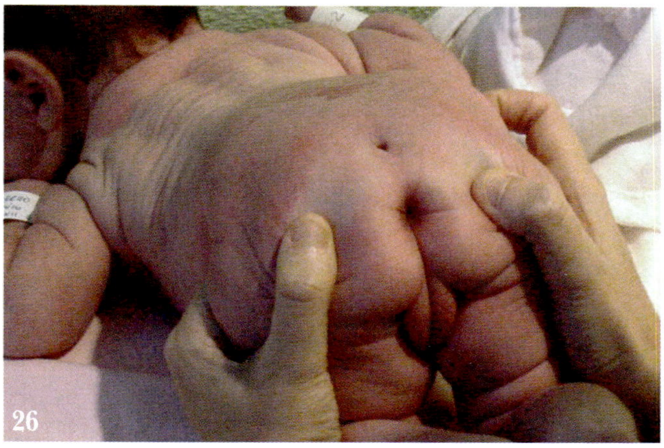

26

Fositas coccígeas: se localizan más bajas en la hendidura glútea, son benignas, no tienen significación clínica y deben ser consideradas como variantes anatómicas de la normalidad (2-4% de la población). Característicamente, es palpable el coxis bajo el "hoyito" apreciándose en el fondo la integridad de la piel. La evaluación terapéutica de las fositas coccígeas, como lesión aislada, debe limitarse al examen físico.

Desviación de la hendidura glútea: clásicamente la desviación de la hendidura glútea no se considera marcador de DEO, sin embargo una aislada desviación de la hendidura glútea puede ser el único signo visible de un lipoma subcutáneo. Se necesitan más estudios prospectivos, para determinar si una desviación glútea aislada obliga a más exploraciones para descartar DEO (Fig. 27).

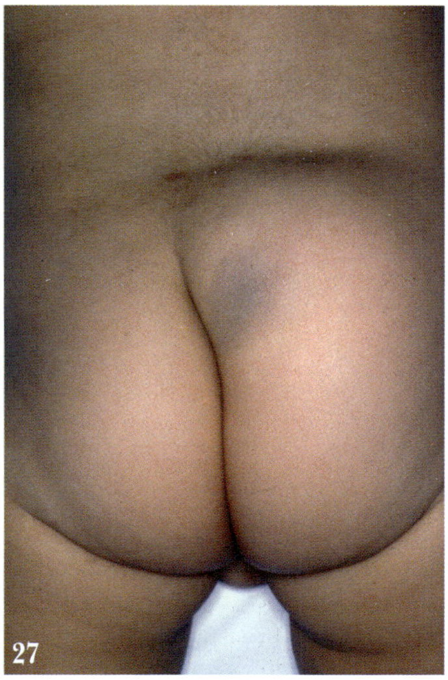

27

En la actualidad la resonancia magnética es la primera elección para la detección del DEO.

- Guggisberg D, Hadj-Rabia S, Viney C, Bodemer C, Brunelle F, Zerah M, et al. Skin markers of occult dysraphism in children: a review of 54 cases. Arch Dermatol. 2004; 140: 1109-15.
- Zywicke HA, Rozzelle CJ. Sacral dimples. Pediatr Rev. 2011; 32: 109-14.
- Drolet BA, Chamlin SL, Garzon MC, Adams D, Baselga E, Haggstrom AN, et al. Prospective study of spinal anomalies in children with infantile hemangiomas of the lumbosacral skin. J Pediatr. 2010; 157: 789-94.
- Williams H: Spinal sinuses, dimples, pits and patches: what lies beneath?. Arch Dis Child Educ Pract Ed. 2006; 91: ep75-80.
- Weprin BE, Oakes WJ. Coccygeal pits. Pediatrics. 2000; 105: 1-5.

ANOMALÍAS DEL DESARROLLO DEL OMBLIGO

Anomalías del uraco

El uraco es el residuo de la regresión de la alantoides que va del ápex de la vejiga al ombligo. El fallo de la obliteración proximal del uraco dará lugar a un divertículo de la cúpula vesical, sin significación clínica. Si solo es el extremo distal del uraco donde reside el fallo de obliteración, el resultado será un pequeño seno exterior (seno umbilical del uraco), que con posterioridad, presentará una descarga acuosa, clara o amarillenta. En estos casos, un nódulo de membrana mucosa aberrante puede o no ser visible, directamente o al abrir el ombligo. La incompleta obliteración de la porción media es la causa del quiste de uraco, que a veces es un defecto solitario, pero no infrecuentemente va asociado a persistencia de la porción distal o proximal. Si toda la estructura falla en su regresión, persistirá la comunicación completa entre la vejiga y el ombligo, que se manifestará por la emisión de orina por el ombligo. El aspecto del ombligo al nacimiento a menudo es normal, aunque, aproximadamente en la mitad de los casos, el sobrecrecimiento de los residuos del uraco se manifiesta como una masa saliente. Figs. 28, 29: aunque el aspecto externo del ombligo es normal, se aprecia la emisión de orina a su través. La persistencia del uraco permite una ruta constante para la infección del tracto urinario.

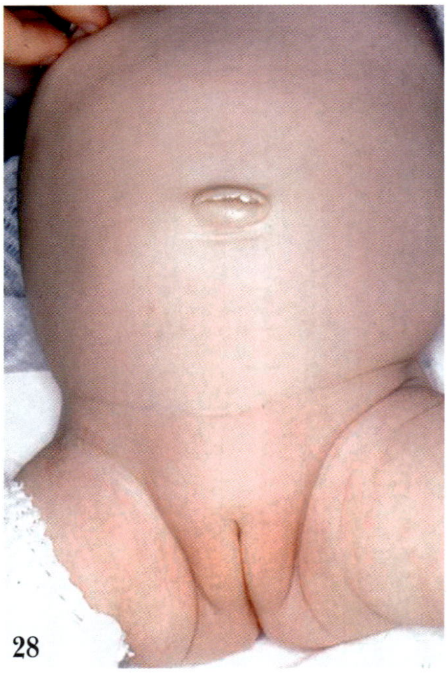

28

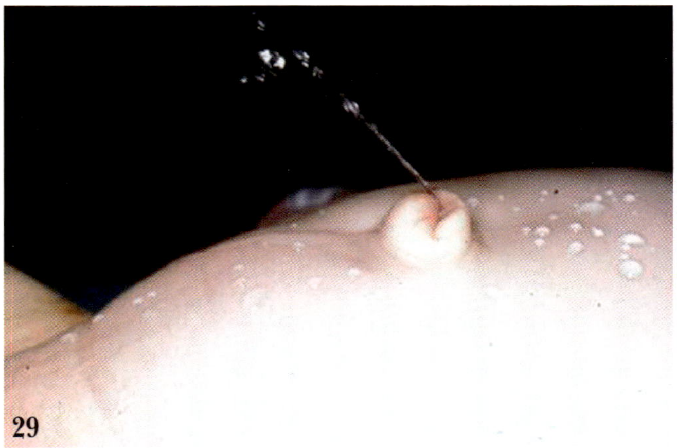

29

Diagnóstico y diagnóstico diferencial

Es sencillo, el único posible diagnóstico a debatir es con la persistencia del *conducto vitelino* u *onfalomesentérico*, aunque ambos pueden coexistir. Una observación cuidadosa de la naturaleza del material emitido, resolverá la duda.

Vestigio vena umbilical: un rezumamiento seroso de un trayecto fistuloso del ombligo tras la caída del cordón puede ser debido a un vestigio de la vena umbilical.

– Blicher-Toft M, Nielson OV. Congenital patent urachus and adquired variants. Acta Chir Scand. 1971; 137: 807-14.

Anomalías del conducto onfalomesentérico

El conducto onfalomesentérico conecta el íleo con el ombligo. Este conducto habitualmente regresa entre la 5ª-9ª semana de gestación, dejando como resto un cordón fibroso. El fallo de la normal obliteración puede dar lugar a un rango de anomalías congénitas, dependientes del lugar y extensión de la persistencia del conducto. La anomalía más común del conducto onfalomesentérico es el *divertículo de Meckel*, resultado de la incompleta regresión de la porción más proximal, entérica, del conducto.

Si persisten porciones intermedias del conducto se formarán quistes onfalomesentéricos.

Si persiste permeable todo el conducto se formará una fístula con expulsión de gas, meconio y más tarde materia fecal a intervalos irregulares, a través del ombligo desde los primeros días o semanas de vida. Una observación cuidadosa pondrá de manifiesto la presencia de un pequeño orificio a través del cual se puede introducir una sonda con facilidad. La inyección de unos pocos mililitros de fluido radioopaco permitirá la visualización del trayecto fistuloso y confirmará su comunicación con el intestino delgado. Figs. 30, 31: recién nacido en el que se aprecia, tras la caída del cordón, un ombligo "abierto" de mayor diámetro, a través del cual elimina meconio. Menos frecuente es su presentación, en el período neonatal, cuando el conducto onfalomesentérico se everte proyectándose al exterior a través del ombligo. Fig. 32: recién nacido que presenta tumoración tubular, húmeda, de color rojo, con orificio de entrada en su extremo distal que emerge del ombligo; conducto onfalomesentérico evertido.

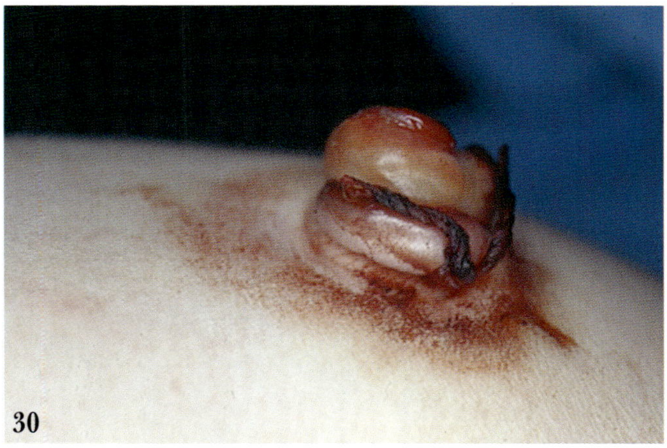
30

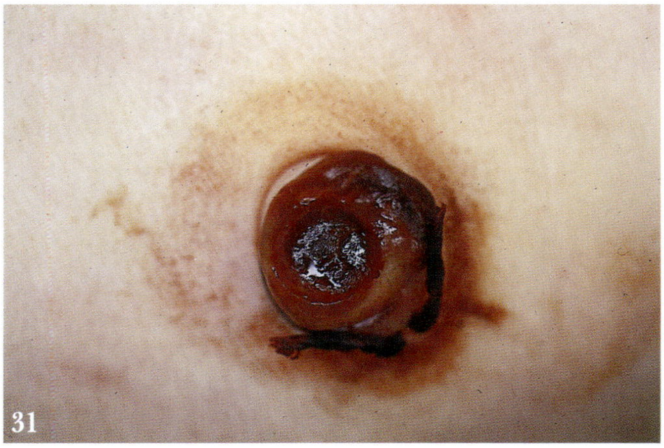
31

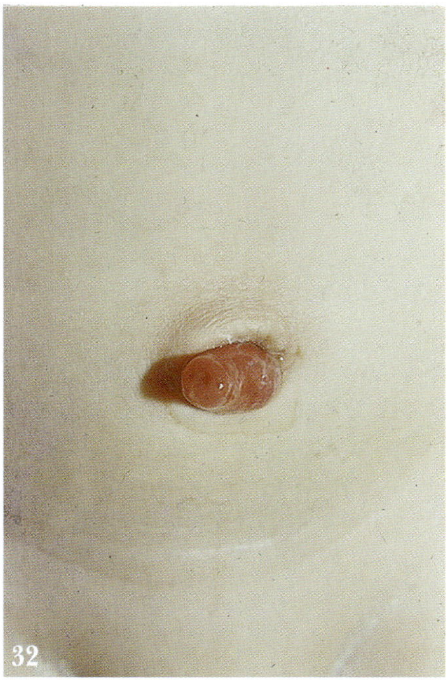
32

Pólipo umbilical

Se conoce como pólipo umbilical, la persistencia de restos de la mucosa del conducto onfalomesentérico o del uraco en el ombligo. Tras la caída del cordón se aprecia un nódulo polipoide, rojo brillante con secreción, serosa, mucosa, pero no se descubre ni orificio, ni tracto sinusal. Cuando el nódulo es exprimido, un moco pegajoso se adhiere a la punta de los dedos. La piel de su vecindad con frecuencia presenta excoriación. Figs. 33, 34: varón de 6 meses que presenta, desde siempre, pequeño nódulo rojo brillante en el ombligo. Restos del uraco pueden provocar una lesión similar, cuya diferenciación exige estudio histológico.

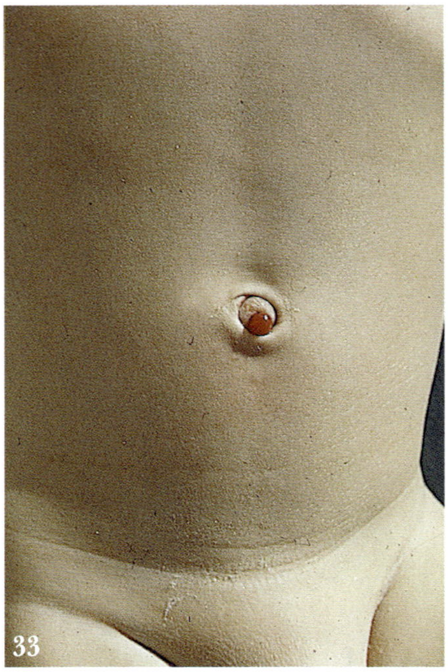

33

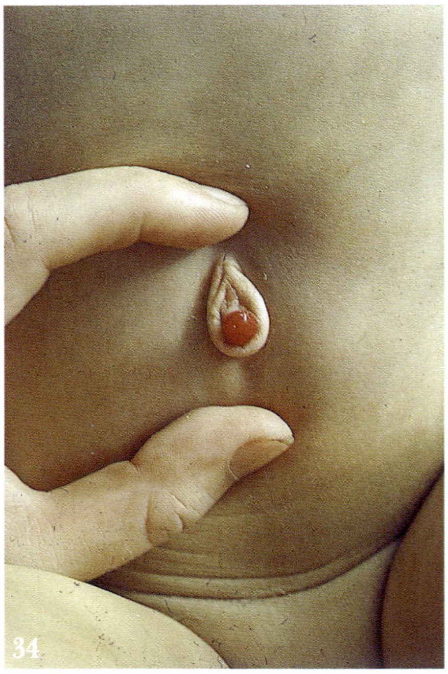

34

Diagnóstico diferencial

Granuloma umbilical: se presenta como una lesión húmeda, aterciopelada, no presente al nacimiento, sin secreción mucosa o descarga sanguinolenta.

Onfalocele congénito

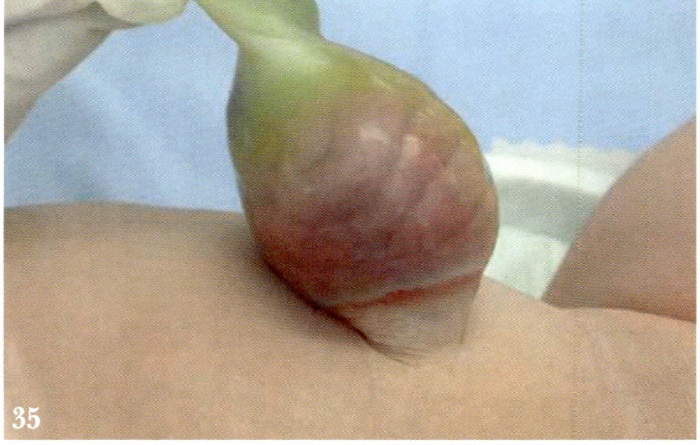

35

Es la herniación o protrusión del contenido abdominal por la raíz del cordón umbilical. A diferencia de la hernia umbilical, está cubierto por peritoneo, pero sin piel que lo recubra. El saco que sobresale de la cavidad abdominal tiene un tamaño variable en función de su contenido. En 1/5.000 nacimientos se produce la herniación de los intestinos por el cordón, y del hígado y los intestinos en 1/10.000 nacimientos. Fig. 35: recién nacido con onfalocele congénito; se aprecia contenido intestinal en su interior. La mayoría de los recién nacidos con onfalocele, aproximadamente el 75%, cursan con anomalías/síndromes asociados, como el de Wiedemann-Beckwith (onfalocele, macrosomía, hipoglucemia) o con cromosomopatías (trisomía 13, 18) o con variadas anomalías congénitas aisladas o múltiples. En los onfaloceles congénitos aislados la supervivencia es > 90%.

- Stoll C, Alembik Y, Dott B, Roth MP. Omphalocele and gastroschisis and associated malformations. Am J Med Genet A. 2008; 146A: 1280-5.

GRANULOMA UMBILICAL

Si el ombligo no se reepiteliza completamente, tras la caída del cordón, se puede desarrollar una pequeña pápula de color rojo brillante, húmeda, aterciopelada, que recibe el nombre de granuloma umbilical. No está presente desde el nacimiento. El granuloma umbilical es la anomalía umbilical más frecuente del recién nacido. Fig. 36: pequeño nódulo rojo umbilical aparecido a los 15 días de vida.

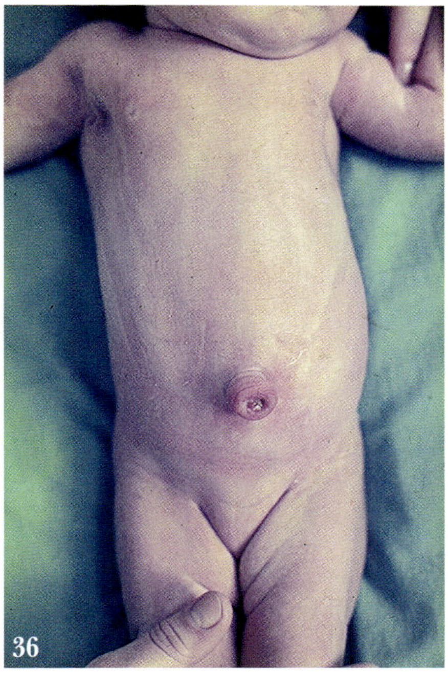

36

Diagnóstico diferencial

En la infancia, incluir en el diagnóstico diferencial *granuloma piógeno*, tumores benignos como *angiomas*, *nevus pigmentados* o *molusco contagioso*.

- Pomeranz A. Anomalies, abnormalities, and care of the umbilicus. Pediatr Clin N Am. 2004; 51: 819-27.
- O'Donnell KA, Glick PL, Caty MG. Pediatric umbilical problems. Pediatr Clin N Am. 1998; 45: 791-9.
- Larralde de Luna M, Cicioni V, Herrera A, Casas JG, Magnin PH. Umbilical polyps. Pediatr Dermatol. 1987; 4: 341-3.

BANDAS DE CONSTRICCIÓN AMNIÓTICA

El síndrome de la banda amniótica (SBA) es una rara constelación de anomalías congénitas caracterizadas por amputaciones, bandas de constricción y sindactilias. Se ha sugerido que traumas maternos pueden causar roturas de la membrana amniótica. La rotura prematura del saco amniótico puede dar lugar a una variedad de procesos, cuyas características clínicas dependerán del grado de desarrollo del feto en el momento de la rotura. Tras la rotura amniótica, el feto puede, en parte o en todo, llegar a estar fuera de la cavidad amniótica, entre las membranas amniótica y coriónica. Bandas fibrosas de la superficie exterior del amnios y el corion denudado rodean la porción distal del miembro como bandas de constricción, dando lugar a amputaciones y, a menudo, edema severo distal a la banda. La sindactilia es el resultado de la fusión de dedos en crecimiento entrelazados por la misma banda. El hallazgo cutáneo más clásico es la banda de constricción de la extremidad distal.

Figs. 37, 38: banda de constricción anular completa a la altura de la muñeca con gran hinchazón de la mano. La banda, habitualmente, es circular y puede ser lo suficientemente profunda como para causar linfedema, compresión de los nervios e incluso isquemia con resultado de amputación.

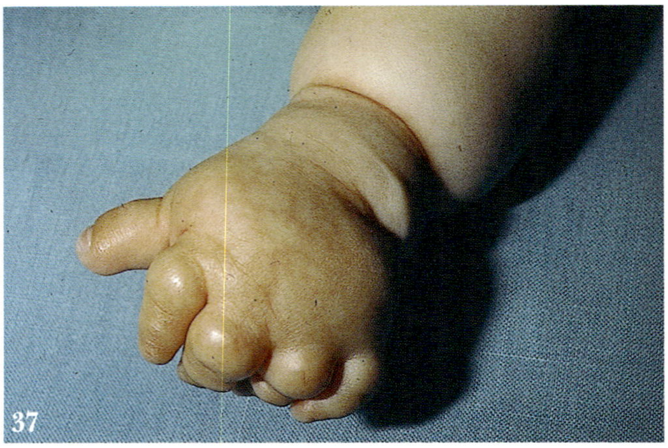

37

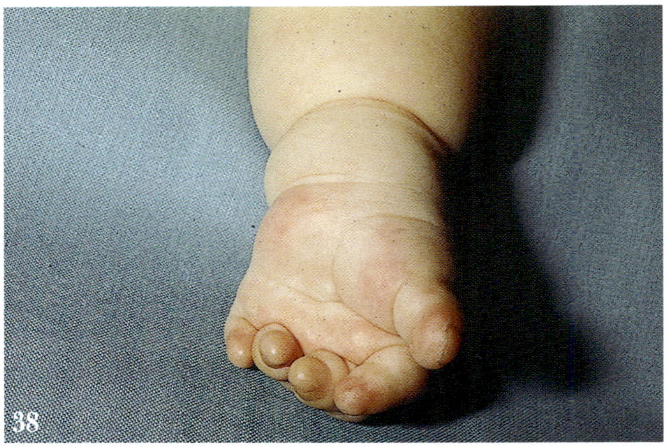

38

Figs. 39, 40: amputación de la mano, en el muñón se aprecia esbozo de 3 dedos. Estas malformaciones pueden observarse en niños por otra parte normales. Otros hallazgos cutáneos del SBA: aplasia cutis, parches irregulares de alopecia y pliegues palmares anormales. Es importante diferenciar el SBA de procesos de base genética. Los padres deben recibir consejo apropiado, dado que el SBA no parece de base genética, la preocupación de los padres de una posible recurrencia puede ser aliviada.

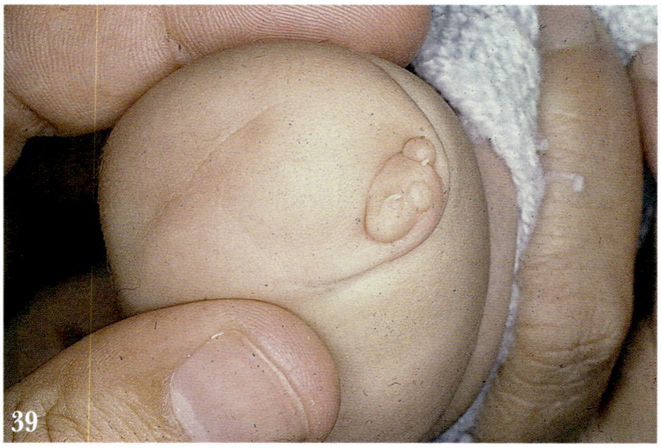

39

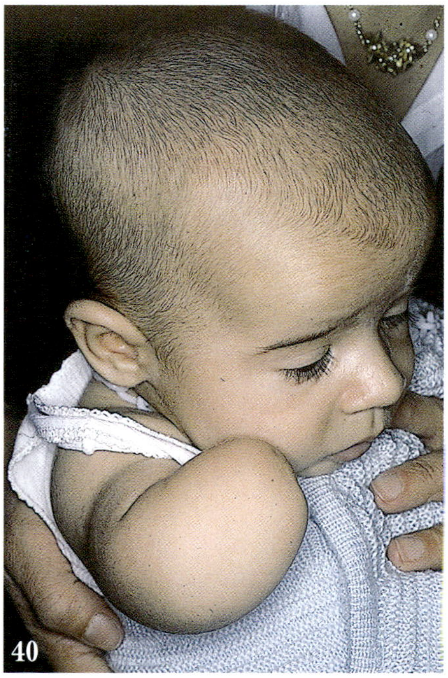

40

- Ray M, Hendrick SJ, Raimer SS, Blackwell SJ. Amniotic band syndrome. Int J Dermatol. 1988; 27: 312-4.
- Moerman P, Fryns JP, Vandenberghe K, et al. Constrictive amniotic bands, amniotic adhesions, and limb-body wall complex: Discrete disruption sequences with pathogenetic overlap. Am J Med Genet. 1992; 42: 470-9.

4 Erupciones eczematosas en la infancia

DERMATITIS ATÓPICA

La dermatitis atópica (DA) es una dermatosis hereditaria, crónica inflamatoria, recurrente, que cursa con intenso prurito y tiene un formidable impacto en la calidad de vida del paciente y de su familia. La DA es una de las afecciones cutáneas más comunes de los niños, con una prevalencia del 10-20% (1-3% en adultos). La DA es una fuente de frustraciones para los padres y un reto para los pediatras y dermatólogos. El 50% de los casos debuta antes de los 6 meses y el 60-80% para el primer año de vida. Cuanto más precoz es su aparición, mayor es la probabilidad de que persista el cuadro. Los síntomas persisten en el 47,6% de adolescentes que debutaron en la infancia. Entre el 30-50% de los niños con DA padecerá, más tarde, rinitis alérgica y/o asma.

Su patogenia es sumamente compleja, con interacciones entre factores hereditarios, ambientales e inmunológicos. Existe una evidencia creciente de que un defecto de la función de la barrera cutánea, juega un papel crítico en el desarrollo de la DA así como de las enfermedades alérgicas de la vía aérea. Juegan un papel primordial en la patogénesis de la DA los defectos de la barrera cutánea debidos a alteraciones genéticas y/o alteraciones funcionales de la estructura de las proteínas (mutaciones con pérdida de función del gen de la filagrina), la disminución de la acción de las proteasas y el incremento de la actividad de los péptidos antimicrobianos producidos por los queratinocitos. Se han detectado mutaciones con pérdida de función del gen de la filagrina (FLG) en aproximadamente el 22% de los pacientes con DA. La interleukina IL-17 contribuye a la inflamación local, a las reacciones autoinmunes y a la respuesta sistémica alérgica en los pacientes con DA. Diferenciamos dos tipos de DA: *DA alérgica* (80-85%) cursa con IgE elevadas y *DA intrínseca o no alérgica* (15-20%), con IgE normales.

Cuadro clínico

Las lesiones cutáneas de la DA aguda son pápulas eritematosas que se asocian con excoriaciones y exudado seroso. Fig. 1: inicio de una reacción "eczematosa" con microvesiculación y tendencia a la exudación.

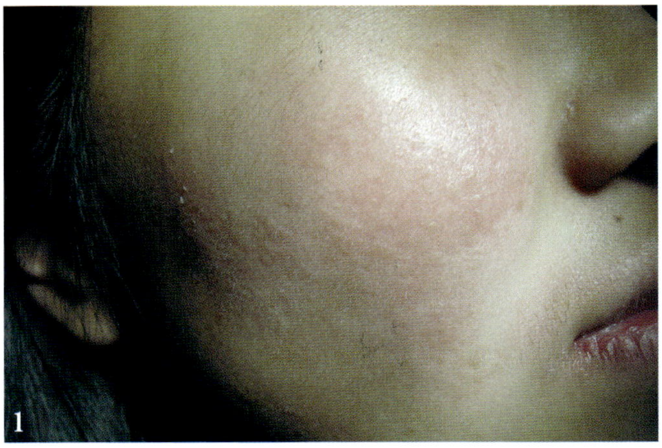
1

La DA subaguda se caracteriza por pápulas eritematosas, excoriadas y descamativas. La DA crónica se caracteriza por una liquenificación (Fig. 2), engrosamiento de la piel con acentuación de las líneas cutáneas y pápulas fibróticas (prurigo nodular). En la DA crónica pueden coexistir en el mismo sujeto las tres fases de las reacciones cutáneas.

No se ha descrito ninguna lesión clínica primaria de la DA, la mayoría de las lesiones de la DA son secundarias al rascado. Los dos síntomas más destacados de la DA son la *sequedad* de la piel y el intenso *prurito*, especialmente nocturno. La piel seca (xerosis) es una característica constante de la DA (Fig. 3); los pacientes tienen un contenido reducido de agua en su estrato córneo y las fracturas microscópicas de este estrato, debidas a la desecación, conducen a la pérdida del efecto barrera y aumento de la sensibilidad a la infección y los irritantes. Fig. 4: xerosis de la cara y tronco, lesión de rascado en región temporal derecha. Fig. 5: lesiones de rascado en la frente debido al prurito.

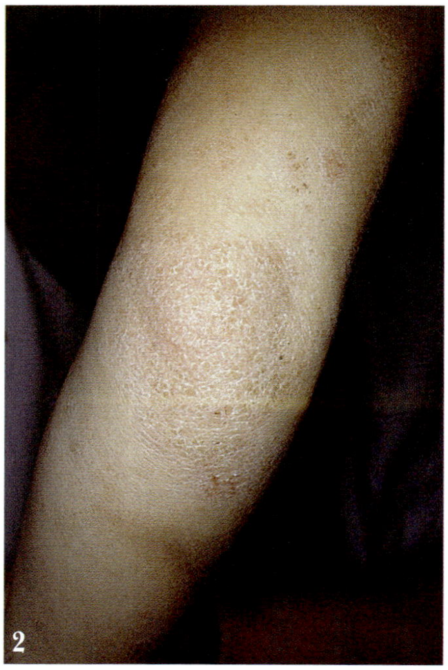
2

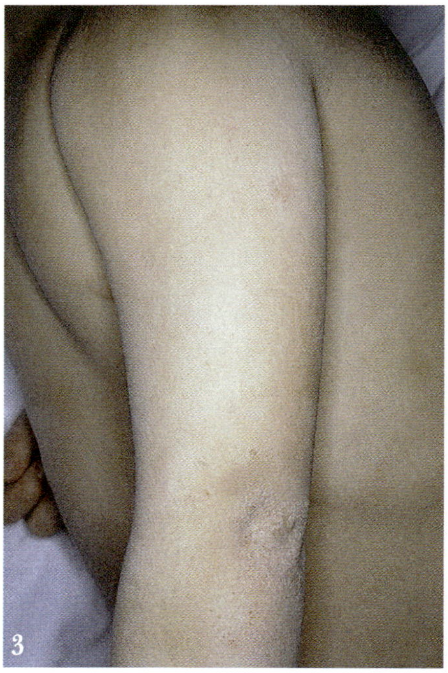
3

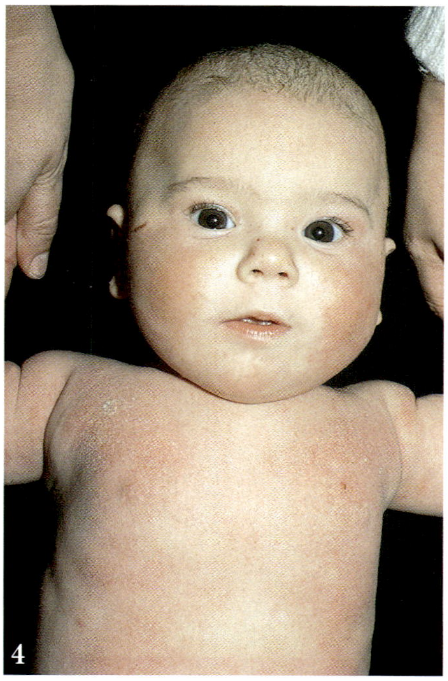
4

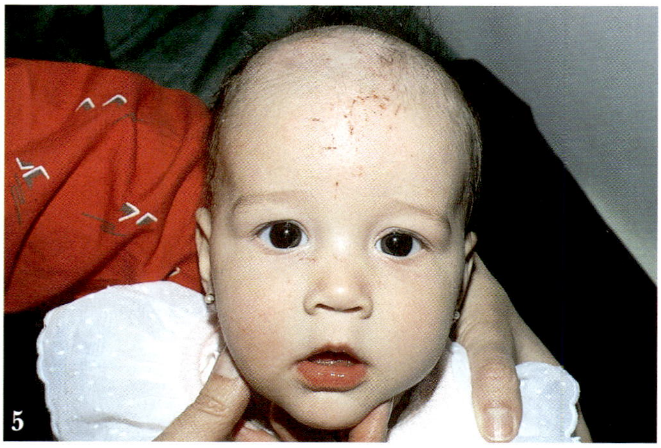
5

La propensión al prurito y el trauma consecuente al rascado juega un papel central en la génesis de las lesiones de la DA. Figs. 6, 7: pápulas y costras hemorrágicas secundarias al rascado por prurito intenso; no hay lesiones donde no llegan sus dedos. Los pacientes con DA son más propensos a sufrir infecciones cutáneas.

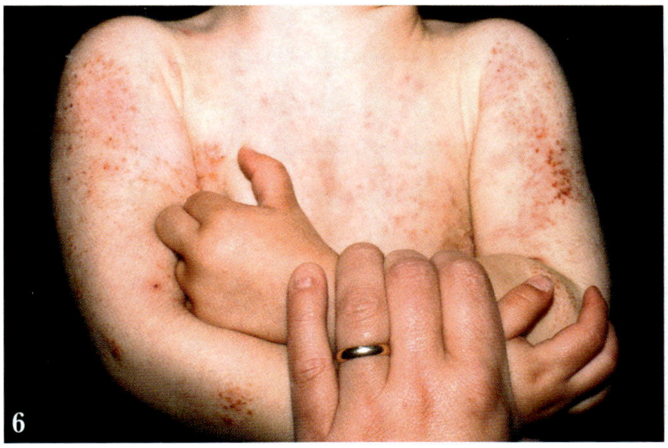

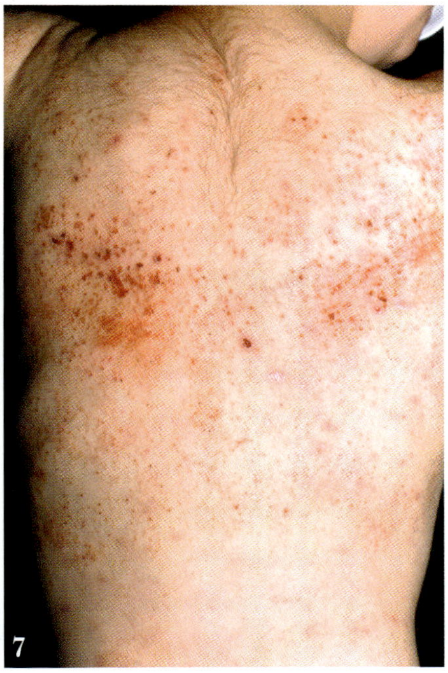

La distribución de las lesiones depende principalmente de la *edad*. En función de la edad y de la distribución de las lesiones, podemos, de forma arbitraria, dividir la clínica de la DA en tres fases: fase del lactante, del niño y del adulto.

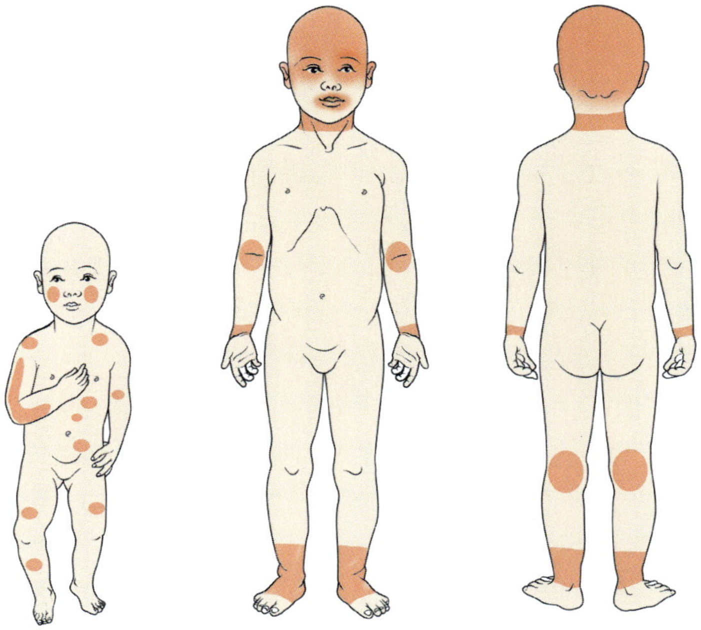

Distribución de la dermatitis atópica en lactantes y niños

DA del lactante: las lesiones aparecen entre los 2-6 meses, son más agudas y mejoran hacia los 2-3 años. Se caracterizan por intenso prurito, máculas eritematosas que evolucionan a lesiones papulovesiculares pequeñas o placas infiltradas con tendencia a la exudación, rezumamiento y formación de costras. Se inicia en cuero cabelludo, mejillas y frente, con afectación groseramente simétrica de las convexidades de la cara, respetando su parte media (zona perioral, nariz), llamando la atención el contraste entre la palidez centro-facial y el color rojo de las mejillas (Figs. 8, 9).

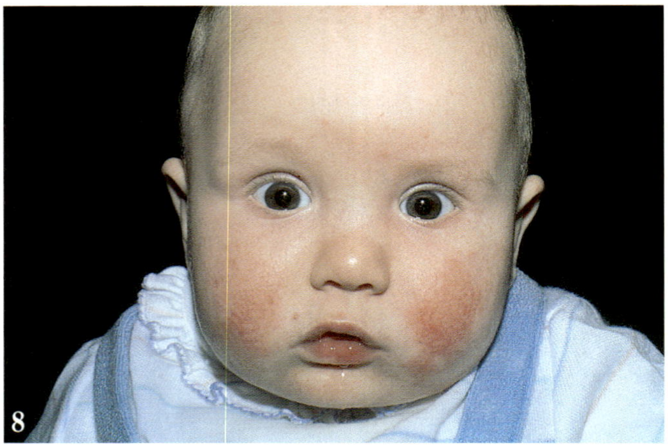
8

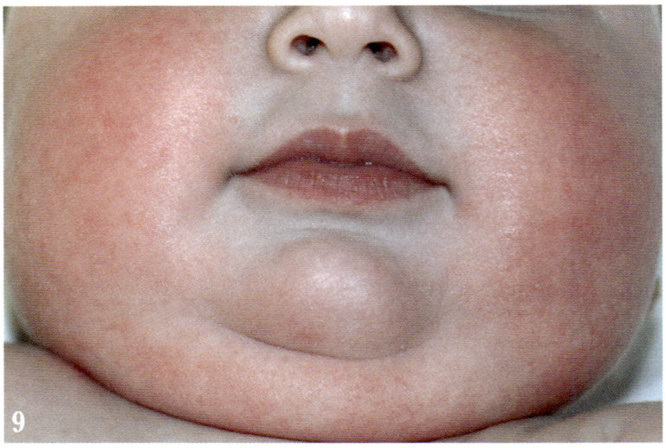
9

Si la dermatitis se expande, se extiende al tronco y extremidades en "parches" aislados, a menudo, simétricos (Figs. 10, 11). En el tronco, la zona del pañal es respetada, probablemente debido a su oclusión que lo protege del rascado y frotamiento, así como de los desencadenantes alérgicos. En el 2º año de la vida, la xerosis de la piel es más constante, el aspecto de las lesiones es variable en función de la gravedad de la DA y del momento del examen (brote o remisión).

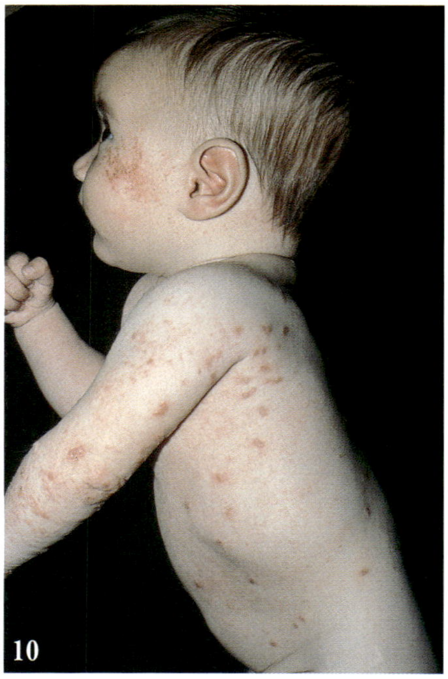
10

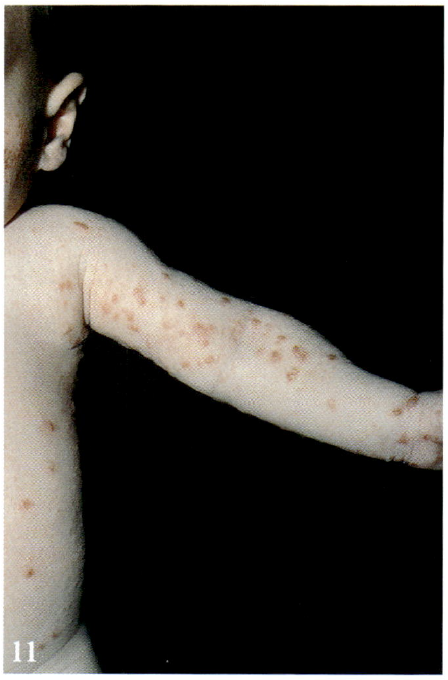
11

Las lesiones agudas son exudativas, después costrosas y a menudo impetiginizadas. Todo este tipo de lesiones podemos encontrar en el siguiente caso. Fig. 12: lactante de 21 meses con lesiones secas en la cara. Figs. 13, 14: en su espalda y tórax presenta máculas eritematosas con pápulas y vesículas exudativas conglomeradas en parches de tamaño variable, muchos de ellos de forma numular, intensamente rojos y húmedos. Fig. 15: a las 48 h el tono eritematoso se ha atenuado, las lesiones son más secas y se aprecian costras.

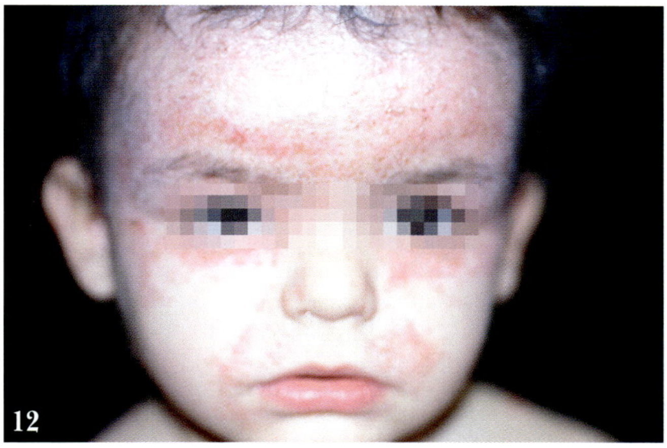
12

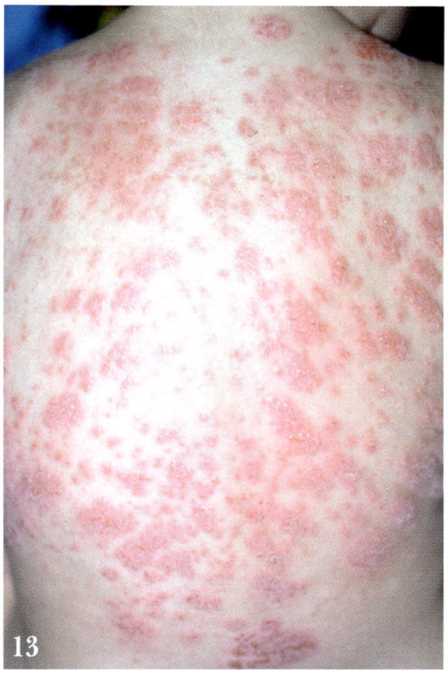
13

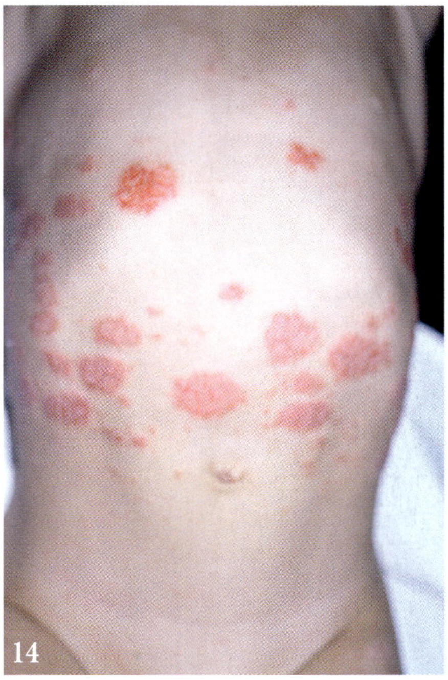
14

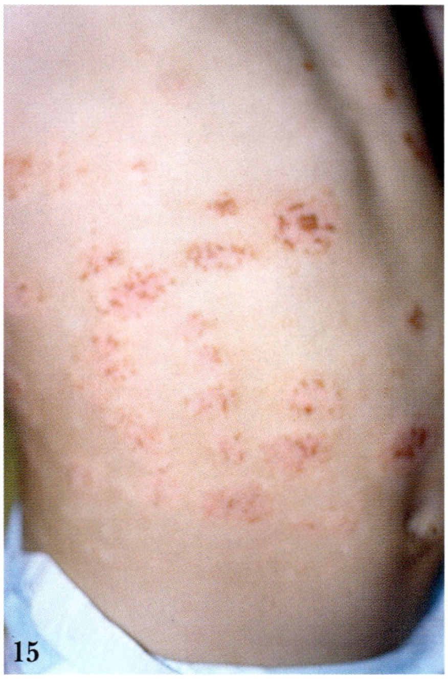
15

Fig. 16: a los 6 días las lesiones han desaparecido, dejando como secuela pasajera alteraciones de la coloración de la piel, con manchas hipopigmentadas, blanquecinas con zonas de tono más oscuro. El prurito es a menudo intenso y responsable de trastornos del sueño durante los primeros meses de vida, el lactante se rasca con desesperación (Fig. 17). El rascado manual con frecuencia viene precedido por movimientos equivalentes, como frotamiento de las mejillas contra las sábanas, almohada o agitación y temblor de miembros y tronco.

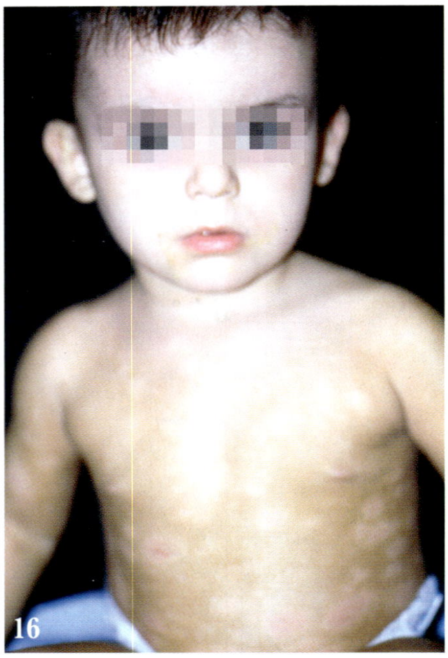
16

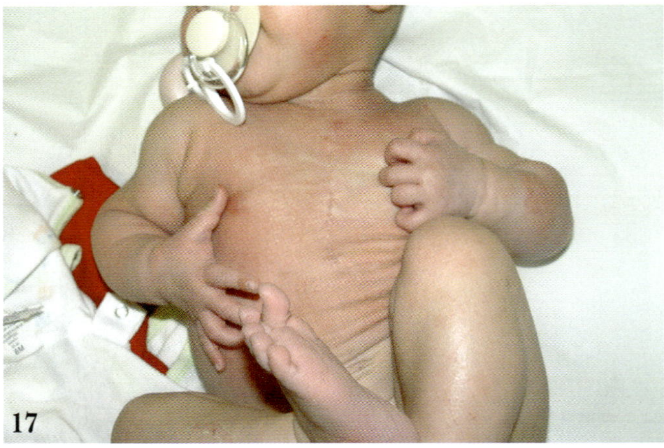
17

DA del niño (2-12 años): a partir de los dos años, las lesiones tienen menos tendencia a la exudación y formación de costras y más a la cronicidad y liquenificación. La erupción es característicamente más seca y papulosa y, a menudo, se presenta en parches escamosos circunscritos. Clásicamente, las lesiones se localizan sobre todo en los pliegues de las extremidades, fosa antecubital (Fig. 18), retropoplítea (Fig. 19).

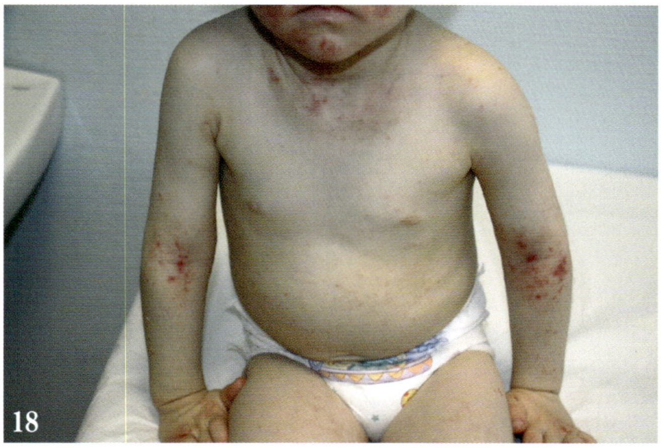
18

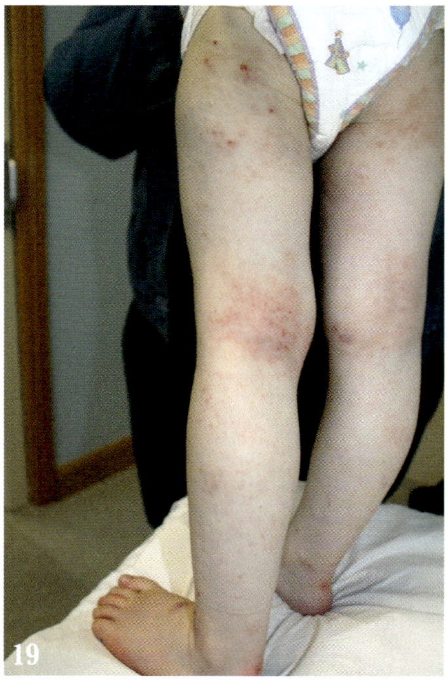
19

También se afectan los tobillos, muñecas, ragadías sub y retroauriculares (Fig. 20), y dorso de manos y pies. Figs. 21, 22: lesiones crónicas, secas, liquenificadas. En las zonas de afectación crónica, el prurito conduce a rascado y frotamiento persistente que induce el característico engrosamiento de la piel.

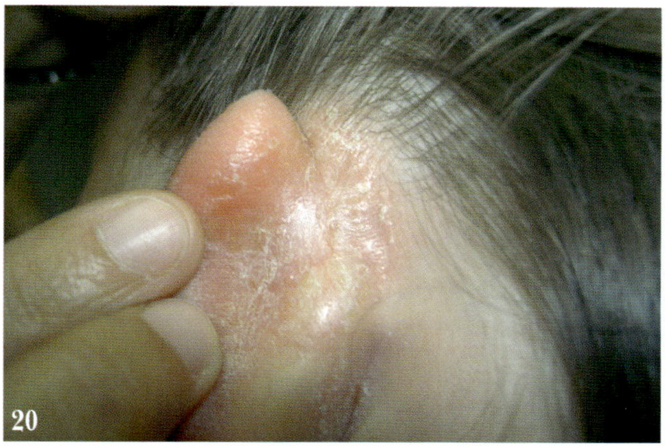

20

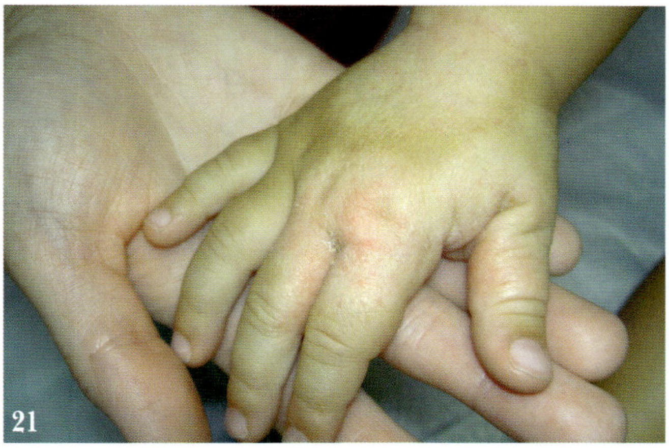

21

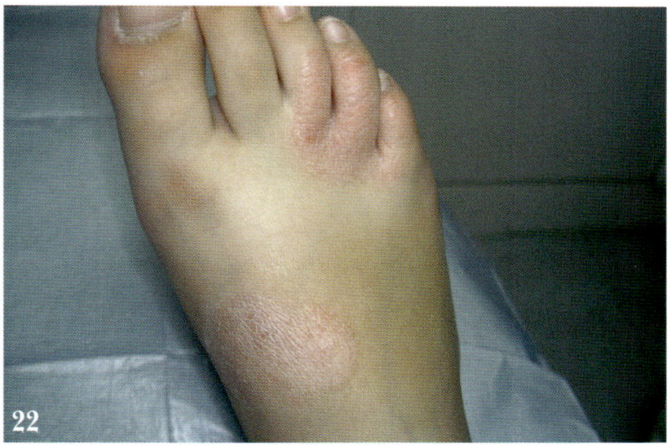

22

DA del adolescente: a partir de los 12 años, la principal manifestación clínica es el eczema liquenificado de los pliegues de las extremidades. Otros lugares de frecuente afectación son: muñecas, cuello y párpados. Se caracteriza por lesiones secas, gruesas, pápulas confluentes y formación de grandes placas liquenificadas. Si se presenta la clásica reacción "eczematosa" con microvesiculación, exudación, erosión, excoriación y formación de costra, es debido a irritación externa o infección (Figs. 23, 24).

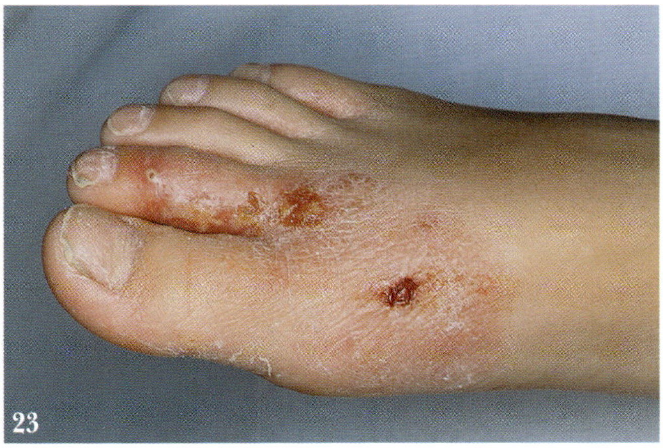

23

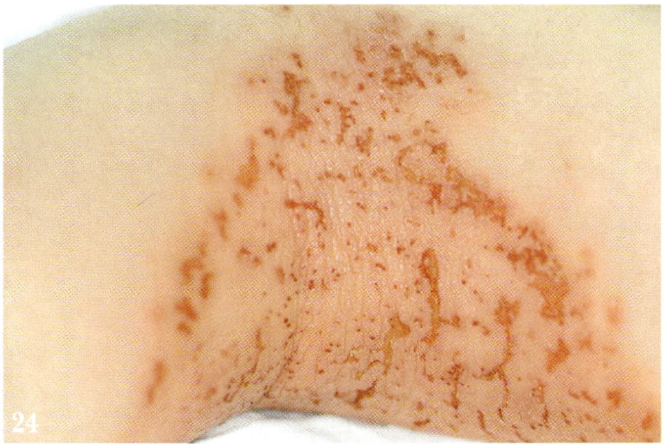

24

Aunque la causa de la DA no es bien conocida, es evidente que estos pacientes presentan anomalías sistémicas y cutáneas acompañantes (estigmas cutáneos) a las manifestaciones propias de la DA.

Estigmas cutáneos asociados a la DA

Pitiriasis alba: manchas hipopigmentadas, blancas, bien definidas, secas, levemente escamosas, generalmente asintomáticas, localizadas en áreas expuestas al sol (Fig. 25). Se vuelven más evidentes tras exposición solar, debido a la incapacidad de la piel afectada de broncearse, en contraste con la piel bronceada normal circundante (Fig. 26). Puede encontrase también en niños normales sin DA.

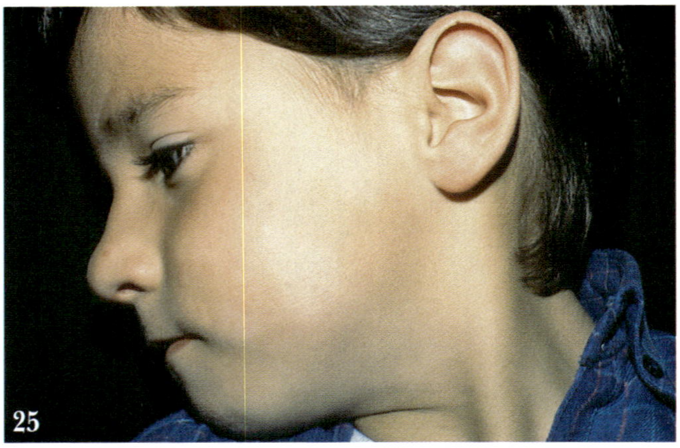

25

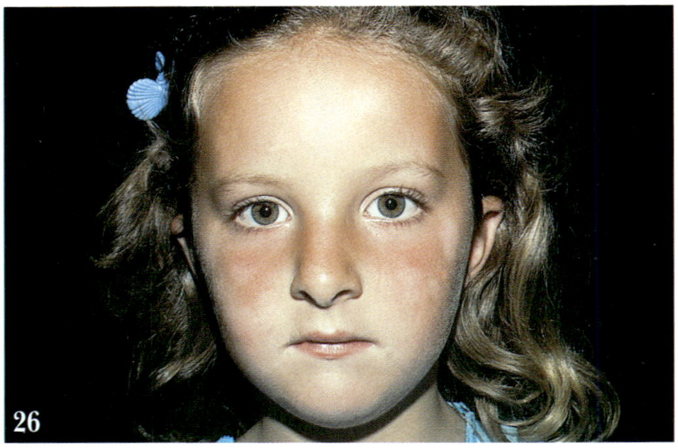

26

Queratosis pilar: es un trastorno de la queratinización de los folículos pilosos. La lesión consiste en la presencia de numerosos tapones cornificados en la porción superior del folículo piloso, adquiriendo la piel el clásico aspecto de "piel de gallina desplumada" (Fig. 27). Su localización más frecuente es en el tronco, muslos y superficies exteriores de brazos y piernas. Se encuentra con frecuencia asociada a la DA, sobre todo en el niño en edad escolar; la lesión es asintomática y a menudo es vista en sujetos sin ningún otro tipo de lesión cutánea.

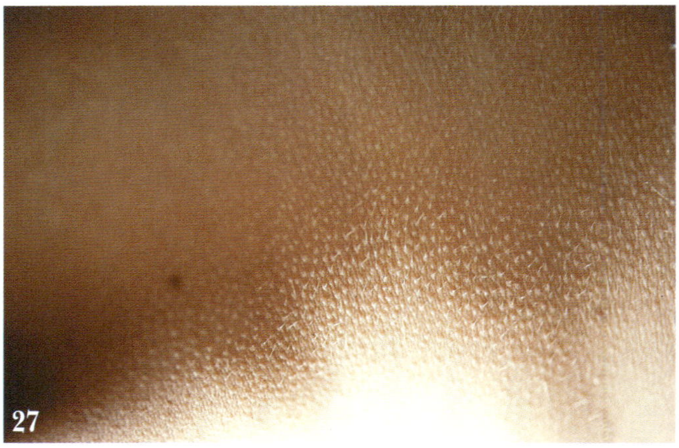

27

Pliegues atópicos (pliegues de Dennie Morgan): aproximadamente un 50-60% de pacientes con DA desarrollan un pliegue extra por debajo del margen del párpado inferior de ambos ojos, presente a los pocos meses, luego tiende a desaparecer con la edad (Fig. 28).

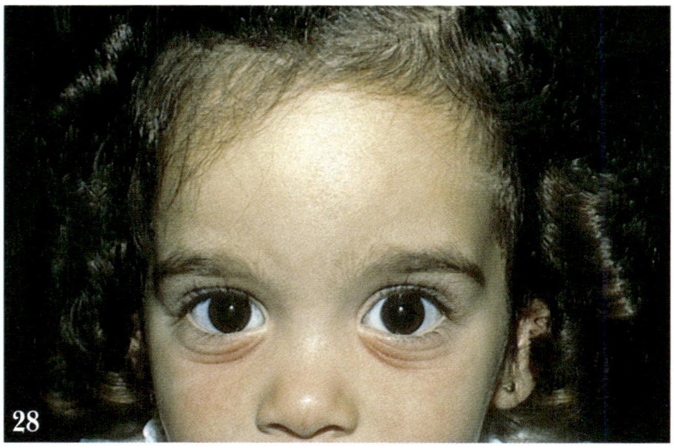

28

Dermografismo blanco: en el paciente con DA, la línea eritematosa que aparece, dentro de un intervalo de 15 segundos, como respuesta normal al frotamiento enérgico de la piel, es reemplazada dentro de un plazo de 10 segundos, por una línea blanca. Como el estigma de la palidez facial, se atribuye a una reactividad vascular alterada. Fig. 29: niño con cara típica, mirada recelosa, expresión malhumorada por su prurito, con el índice de su mano izquierda señala la línea blanca aparecida tras el rascado.

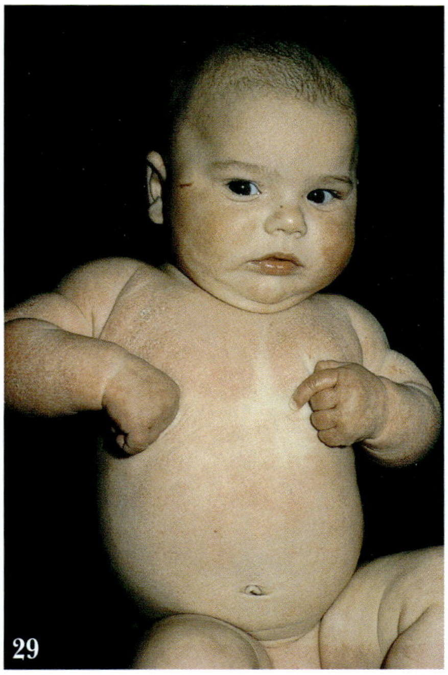

29

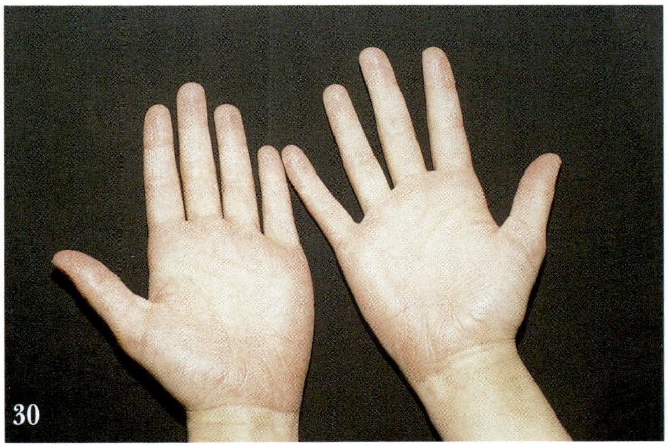

30

Surcos palmares marcados: aumento del número y profundidad de los surcos palmares, habitualmente, presente ya al nacimiento, persiste a lo largo de la vida (Fig. 30). Es un dato de mal pronóstico respecto a la severidad y duración del proceso.

Palidez facial: tendencia a la frialdad de las manos y palidez facial alrededor de la nariz, orejas y boca. Se atribuye a una alteración de la reactividad vascular con incremento de la vasoconstricción de los vasos sanguíneos cutáneos. (Fig. 31).

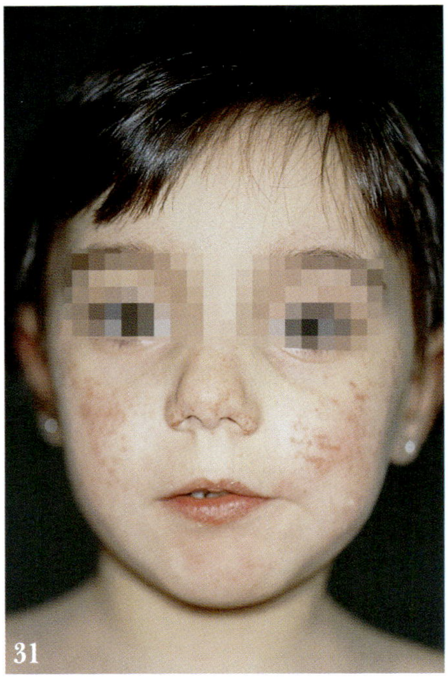

31

Diagnóstico

El diagnóstico de la DA es clínico y se basa en la valoración conjunta de los signos, síntomas, evolución y antecedentes familiares asociados. El diagnóstico se basa sobre todo en la distribución de las lesiones e historia previa. El signo cardinal es el *prurito.* No disponemos de ninguna lesión "típica" o primaria, en la DA las lesiones no salen espontáneamente, "no hay una erupción de dentro a fuera", sino que da la impresión de que es necesario un trauma externo, el rascado, por eso apreciamos solo lesiones secundarias: úlceras, erosiones, excoriaciones, costras, pápulas o placas liquenificadas. La enfermedad se caracteriza por el prurito, erupción eritematosa, papular y vesicular con exudación y costra. Por las zonas cutáneas de predilección en función de la edad y por la tendencia a la cronicidad y a las recaídas. Otro hecho importante para el diagnóstico es que los bordes de las lesiones tienden gradualmente a confundirse con la piel sana que les rodea. Cuando el prurito es intenso y las lesiones son características, el diagnóstico es sencillo. Los casos típicos se reconocen fácilmente. La aplicación de los criterios clínicos resumidos en la tabla I nos ayuda a distinguir la DA de otros procesos eczematosos.

TABLA I. Criterios diagnósticos de la dermatitis atópica en niños (Modificado de Hanifin).
A. Cada uno de los siguientes criterios

1. Prurito
2. Morfología y distribución típicas
  a. Liquenificación zonas de flexión en adultos
  b. Participación facial y zona extensora en la infancia
3. Tendencia a la dermatitis crónica o recaídas repetidas
 	
Más criterios B o C

B. Dos o más de los siguientes criterios
1. Antecedentes personales, familiares de enfermedad atópica (asma, rinitis alérgica, dermatitis atópica) 2. Reactividad cutánea de tipo inmediato 3. Dermografismo blanco 4. Cataratas subcapsulares anteriores
C. Cuatro o más de los siguientes criterios
1. Xerosis, ictiosis, surcos palmares profundos 2. Pitiriasis blanca 3. Queratosis pilar 4. Palidez facial, sombreado infraorbitario 5. Pliegue de Dennie-Morgan 6. IgE sérica elevada 7. Queratocono 8. Tendencia a la dermatitis inespecífica de la mano 9. Tendencia a las infecciones cutáneas de repetición

Los criterios de Hanifin y Rajka han sido revisados, simplificados, actualizados, y validados, tanto para pacientes hospitalarios como para la población general por el *United Kingdom Working Party.* Sus criterios son de fácil aplicación y su aplicación en la clínica consume poco tiempo (Tabla II).

TABLA II. Criterios diagnósticos para la dermatitis atópica *(UK. Working Party).*
Criterio obligatorio
– Dermatosis pruriginosa o comentada por los padres como tal, manifestando que el niño se frota, se rasca
Criterios asociados (3 o más)
– Antecedentes personales de dermatitis de los pliegues de flexión del codo, fosa poplítea, cara anterior de tobillos, mejillas (en los menores de 10 años) – Antecedentes personales de asma o de rinitis alérgica (o antecedentes de enfermedad atópica en un pariente de primer grado si el niño es menor de 4 años) – Antecedentes de piel seca, generalizada en el curso del último año – Eczema visible de grandes pliegues (incluyendo eczema de las mejillas, frente y convexidades de grandes miembros en el menor de 4 años) – Inicio de los signos cutáneos antes de los 2 años (no utilizar este criterio en los menores de 4 años)

Diagnóstico diferencial

El diagnóstico diferencial debe establecerse con el *eczema numular, dermatitis friccional liquenoide, dermatitis alérgica de contacto, dermatitis irritativa, psoriasis* y *sarna.*

Eczema numular: áreas circulares de eritema de 1-5 cm de diámetro presentes inicialmente en los miembros, a menudo con infección secundaria. En el niño el eczema discoide es comúnmente asociado con la DA y a menudo confundido con la tiña *corporis*

Dermatitis friccional liquenoide: pápulas brillantes en codos, rodillas, dorso manos, probablemente relacionada con la fricción. El diagnóstico puede ser común y puede ser más frecuente en la DA.

Dermatitis alérgica de contacto: reacción de hipersensibilidad tras sensibilización a substancias específicas (níquel, látex, hebilla de zapatos). La localización sugiere el diagnóstico. Se necesitan pruebas del parche para el diagnóstico definitivo. Puede coexistir con DA.

Dermatitis irritativa: lesión de la piel por irritantes (jabones, detergentes). El aspecto clínico puede ser similar al de la DA, pero se localiza en las zonas de máxima exposición (dedos), lo que puede ser útil para el diagnóstico. Algún grado de dermatitis irritativa es frecuente en el paciente con DA (en los lactantes alrededor de la boca por la saliva y alimentos líquidos; en el área del pañal por la orina).

Psoriasis: la psoriasis de comienzo muy temprano puede ser confundida con la DA. La psoriasis es rara en la infancia, habitualmente no está presente el prurito y se puede apreciar la nítida demarcación de las placas con las escamas plateadas.

Sarna: puede dar cambios ezcematosos inespecíficos en todo el cuerpo. Los túneles y pústulas en palmas, plantas, genitales y entre los dedos ayudan a establecer el diagnóstico.

- Bieber T. Atopic dermatitis. N Engl J Med. 2008; 358: 1483-94.
- Leung DY, Bieber T. Atopic dermatitis. Lancet. 2003; 361: 151-60.
- Peters AS, Kellberger J, Vogelberg C, Dressel H, Windstetter D, Weinmayr G, et al. Prediction of the incidence, recurrence, and persistence of atopic dermatitis in adolescence: a prospective cohort study. J Allergy Clin Immunol. 2010; 126: 590-5.

- Hanifin JM, Rajka G. Diagnostic features of atopic dermatitis. Acta Derm Venereol (Stockh). 1980; 92 (suppl): 44-7.
- Williams HC, Burney PGJ, Hay RJ, Archer CB, Shipley MJ, Hunter JJA, et al. The UK working party's diagnostic criteria for atopic dermatitis: I. Derivation of a minimum set of discriminators for atopic dermatitis. Br J Dermatol. 1994; 131: 383-96.
- Williams HC. Burney PGJ, Pembroke AC, Hay RJ. The working party's diagnostic criteria for atopic dermatitis III: Independent hospital validation. Br J Dermatol. 1994; 131: 406-16.
- Williams HC, Burney PGJ, Pembroke AC, Hay RJ. Validation of the U.K. diagnostic criteria for atopic dermatitis in a population setting. Br J Dermatol. 1996; 135: 12-7.
- Vickers CFH. The natural history of atopic eczema. Acta Derm Venereol Suppl (Stockh). 1980; 92: 113-5.
- Kunz B, Ring J. Clinical features and diagnostic criteria of atopic dermatitis. En: Harper J, Oranje A, Prose N, eds. Textbook of pediatric dermatology, Oxford: Blackwell Publishing; 2000. p. 199-214.

DERMATITIS SEBORROIDE

La dermatitis seborroide (DS) es una enfermedad inflamatoria crónica de la piel de causa desconocida, que se observa sobre todo en lactantes y adolescentes, con distribución e intensidad paralela a la actividad de las glándulas sebáceas, probablemente relacionada con alguna disfunción de las mismas.

Cuadro clínico

La forma infantil aparece entre la 2-10 semanas de vida, se autolimita para los 8-10 meses y ya no recurre, de hacerlo, hasta el inicio de la pubertad.

En el lactante, se caracteriza por una erupción eritematosa de color salmón, no eczematosa, de bordes bien delimitados, cubierta por unas escamas grasosas, jabonosas, amarillentas, sin prurito. Afecta principalmente al cuero cabelludo (costra láctea). Fig. 32: lactante de 4 meses de edad, cuero cabelludo cubierto de grandes escamas gruesas, grasosas. La erupción puede quedar limitada al cuero cabelludo o extenderse por la frente y cejas (Figs. 33, 34), pliegues retroauriculares, inguinales y área del pañal, siendo evidente la presencia en los pliegues, de un exudado blanquecino de aspecto caseoso.

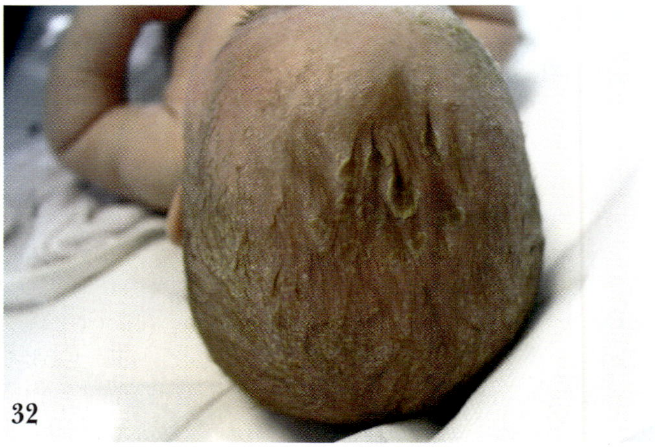

32

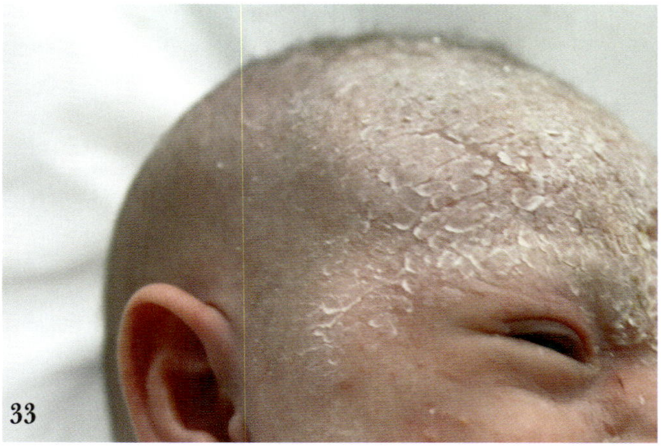

33

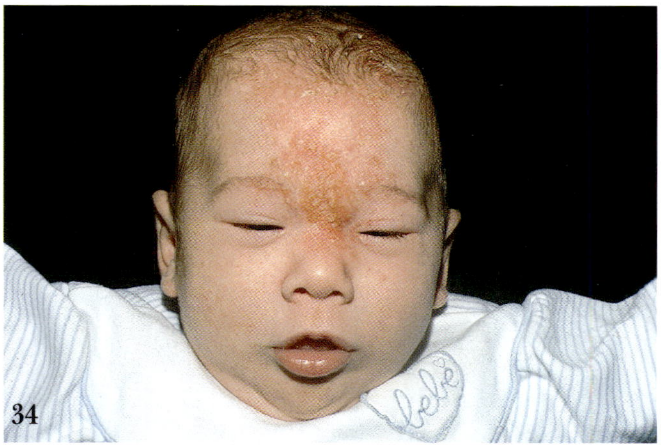

34

La erupción, habitualmente no pruriginosa, puede afectar a la cara, cuello, áreas retroauriculares, axilas, ingles y área del pañal. La DS puede cursar localmente en forma de medallones o placas o diseminarse hasta afectar a toda la superficie cutánea.

Una variante clínica que puede presentar el lactante es la *forma de Leiner-Moussous*, con su característico comienzo "bipolar": afectación del área del pañal y del cuero cabelludo (Figs. 35-37).

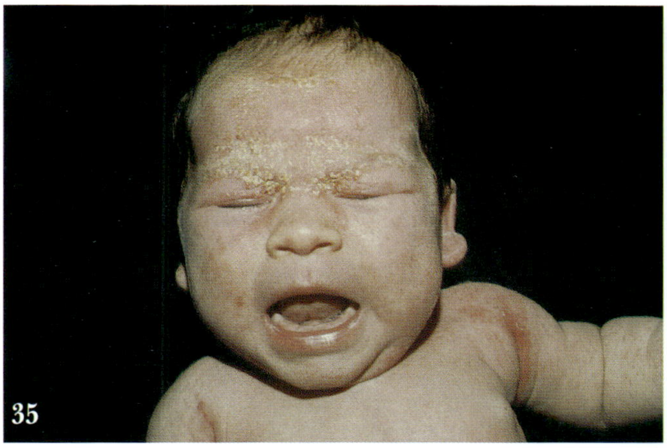
35

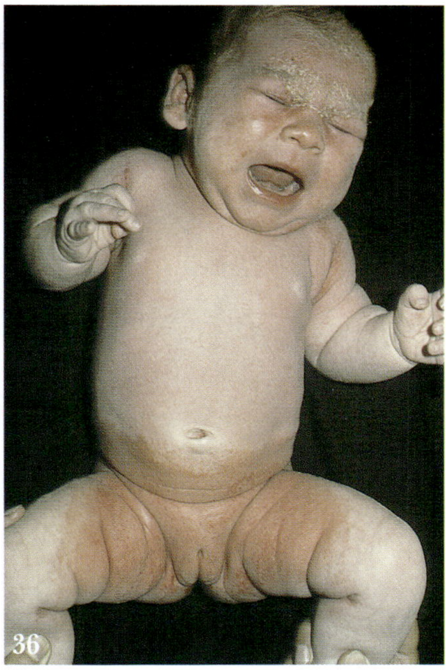
36

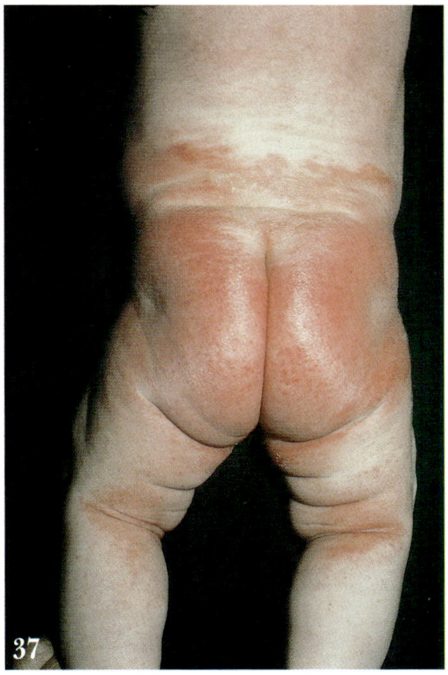
37

Posteriormente se extiende a los pliegues y, finalmente, aparece la piel sembrada de medallones o placas circinadas de contornos netos, cubiertas con las características escamas amarillentas o blancas (reacción psoriasiforme), separadas por intervalos de piel sana. En contraste con su aspecto clínico el lactante muestra un buen estado general, sin prurito y con sus mucosas respetadas.

En algún caso puede llegar a la forma mayor, caracterizada por una eritrodermia generalizada (Figs. 38, 39), donde puede apreciarse la extensión universal del proceso y liquenificación de la piel, con desprendimiento de escamas de aspecto seco. Se desconoce el papel que puede jugar, en la génesis de esta variante clínica, el desarrollo de una hipersensibilidad cutánea a la *Candida*, organismo que con frecuencia coloniza las lesiones de estos pacientes. Se ha descrito la aparición futura de psoriasis en el 15% de los casos de esta variante clínica.

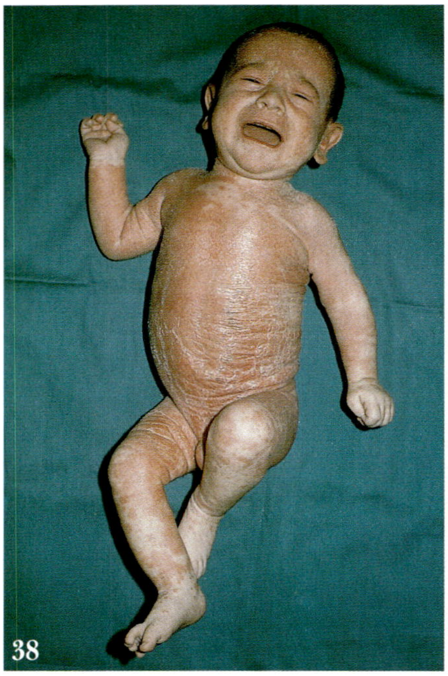
38

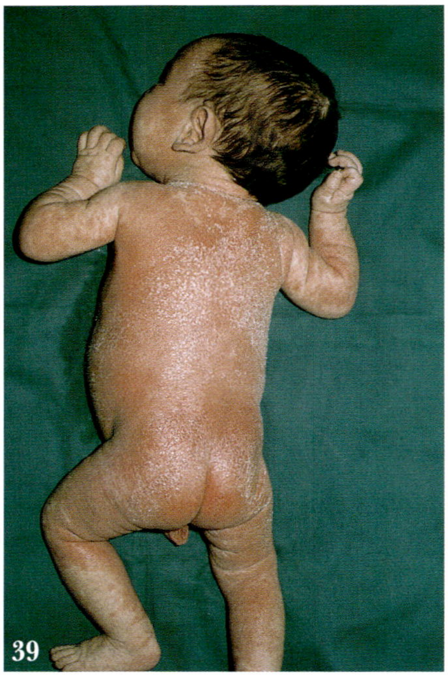
39

El abuso de corticoides tópicos o su aplicación sobre grandes superficies cutáneas, como en este caso de dermatitis seborroide, puede llevar al desarrollo de un Cushing iatrogénico (Fig. 40) con su *facies* característica (Fig. 41).

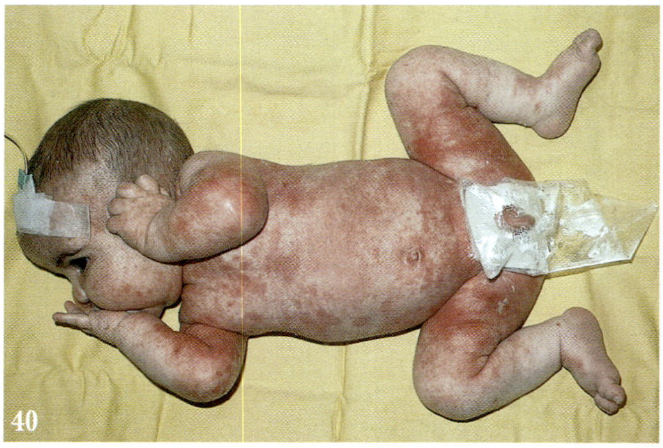
40

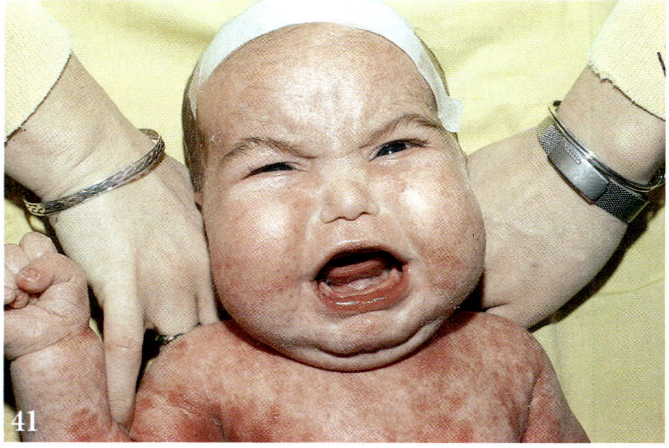
41

En la adolescencia, las manifestaciones de la dermatitis seborroide son más localizadas, pudiendo estar limitadas al cuero cabelludo y zonas intertriginosas. En el cuero cabelludo se presenta como una descamación difusa, fina, seca o formando caspa. Se trata de una forma extrema de la descamación normal, en la que las escamas son abundantes y visibles. También se puede manifestar como eritema y descamación de grado variable en el área supraorbitaria, entre las cejas y sobre el puente nasal, el conducto auditivo externo o dar lugar a una blefaritis.

Diagnóstico

El diagnóstico es clínico y habitualmente es sencillo, se basa en su comienzo temprano, en la ausencia de prurito y de estigmas de atopia y en las, habitualmente, bien delimitadas lesiones cubiertas de escamas grasosas, jabonosas, de color amarillento o salmón y con predisposición a localizarse en el cuero cabelludo y pliegues. No obstante, la falta de respuesta a la terapia debe conducir al clínico a revisar el diagnóstico.

Diagnóstico diferencial

Considerar en el diagnóstico diferencial la *dermatitis atópica, déficit inmunitario* e *histiocitosis a células de Langerhans.*

Dermatitis atópica: la distinción con la dermatitis atópica es sencilla. El lactante con DA habitualmente tiene un progenitor o un hermano con historia de atopia. En algún caso, al inicio del proceso, particularmente entre la edad de 2-6 meses, se puede apreciar una superposición de ambos cuadros y ser difícil, de entrada, dilucidar entre los dos cuadros con la sola inspección clínica. Se aconseja adoptar la máxima de *esperar y ver* cómo evolucionan las lesiones. Es útil recordar que el lactante con dermatitis seborroide es un niño feliz, al que no parece preocuparle su piel, en claro contraste con el lactante atópico, malhumorado, ceñudo, llorón, irritable, que frota continuamente su cara contra la almohada por culpa de su prurito.

Déficit inmunitario: un cuadro de dermatitis tipo DS, asociado con diarrea crónica y fallo del desarrollo, nos obliga a descartar una alteración del sistema inmunitario.

Histiocitosis a células de Langerhans: ante un lactante con un patrón de DS que responde mal al tratamiento de la DS y presenta lesiones petequiales o purpúricas con erosiones y ulceraciones o sangra al levantarle una costra, hechos nunca presentes en la DS, pensar en histiocitosis a células de Langerhans (cap. 21).

- Larrégue M, Bressieux J M, Pouvreau A, et al. Dermites du siège chez le nourrisson. Pédiatriae. 1979; 29: 1437-55.
- Williams ML. Differential diagnosis of seborrheic dermatitis. Pediatr Rev. 1986; 7: 204-11.
- Elish D, Silverberg NB. Infantile seborrheic dermatitis. Cutis. 2006; 77: 297-300.

DERMATOSIS PLANTAR JUVENIL

La dermatosis plantar juvenil es una forma frecuente de dermatitis irritativa de contacto que aparece sobre todo en niños prepuberales, o también puede tratarse de una forma localizada de dermatitis atópica. De forma típica, surge en las zonas del pie que soportan el peso del organismo y habitualmente las lesiones de los pies son bastante simétricas. Con frecuencia el proceso se inicia en el dedo gordo (Fig. 42) y se extiende por la planta del pie, que adquiere un aspecto similar al barnizado (Fig. 43).

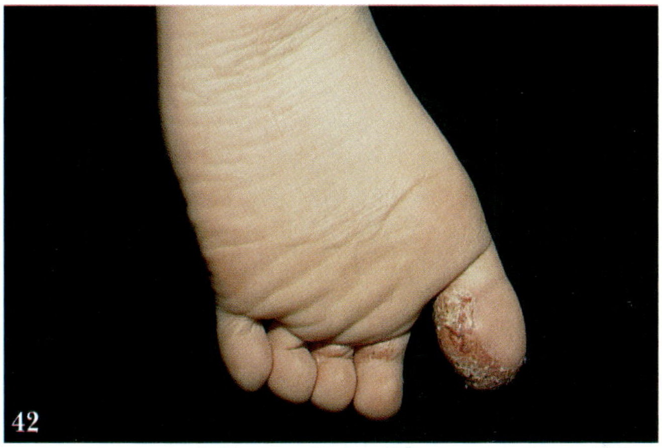
42

Característicamente, la piel de la planta del pie presenta un aspecto enrojecido, húmedo (Fig. 44) o, por el contrario, de gran sequedad con fisuras (Figs. 45, 46). Esta afección es más dolorosa que pruriginosa. Los afectados suelen tener hiperhidrosis y/ o usan calzado oclusivo, siendo la alternancia de exceso de humedad y secado rápido, lo que hace que el estrato córneo se resquebraje y se formen fisuras en la piel.

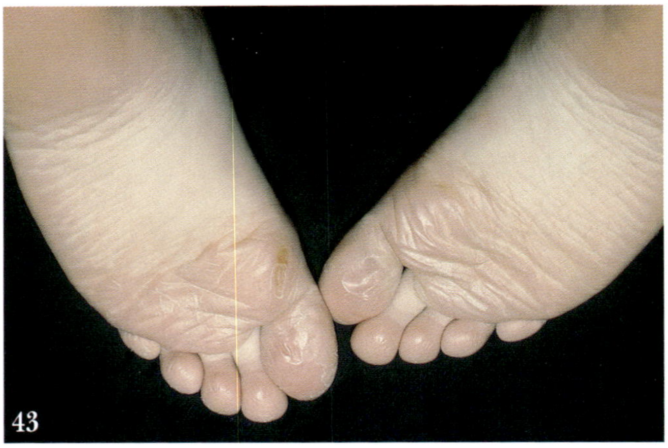
43

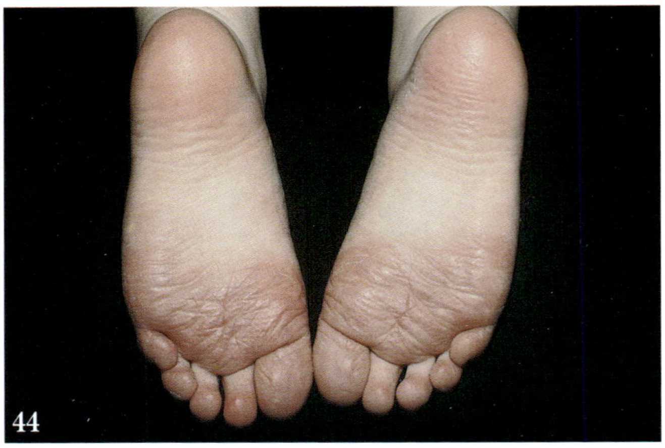
44

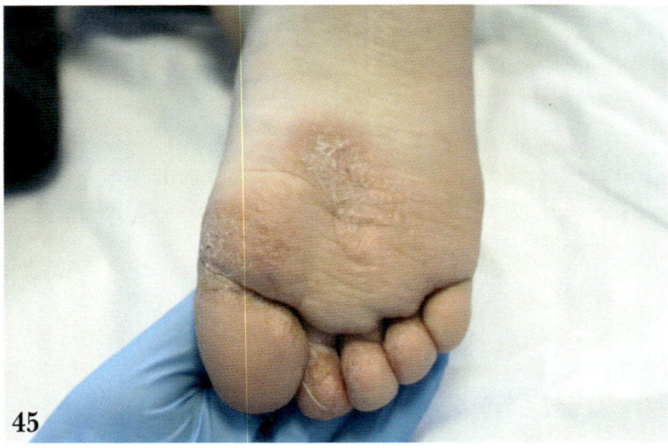
45

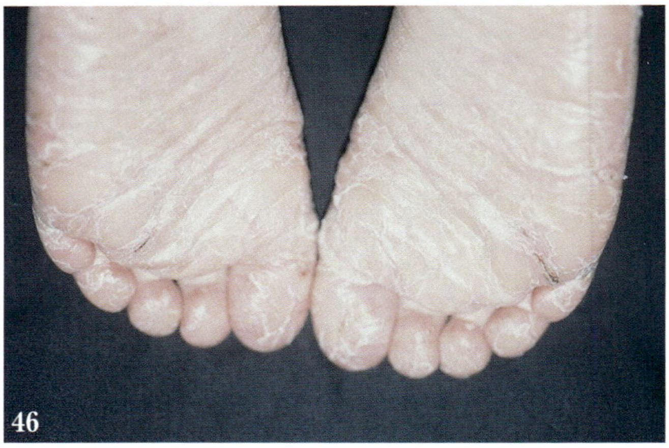
46

DERMATITIS DEL PAÑAL

La dermatitis del pañal (DP) no es una entidad única. En esta exposición de la DP, nos limitaremos exclusivamente a los procesos primariamente relacionados con el uso de pañales. Descartamos las dermatosis (dermatitis seborroide, dermatitis atópica, psoriasis) agravadas por el uso de pañales y las dermatosis (histiocitosis a células de Langerhans, sarna, acrodermatitis enteropática, sífilis congénita, etc.) que se manifiestan en el área del pañal (los usen o no) a las que tendremos solo en cuenta, a la hora del diagnóstico diferencial.

La DP puede ser considerada como el prototipo de dermatitis irritativa de contacto y, probablemente, sea el trastorno cutáneo más frecuente del lactante (frecuencia en franco declive gracias a los modernos pañales y mejores cuidados). La etiología es multifactorial. Se considera que el exceso de calor, humedad (orina, heces), enzimas fecales (ureasa, proteasas, lipasas), en contacto prolongado sobre un área de piel ocluida por los pañales, son factores determinantes en la aparición del cuadro. El beneficioso papel que juega la lactancia materna en la prevención de la DP, puede estar ligado al menor potencial de irritación de las heces del niño con lactancia materna exclusiva. Las heces son de un pH significativamente más bajo, con menor actividad de la proteasa y lipasa y menor contenido de ureasa comparadas con las fórmulas lácteas para alimentación de lactantes.

En ciertas ocasiones (gastroenteritis, infección urinaria) pueden verse incrementadas las cantidades de estos irritantes. Desconocemos el exacto papel que juega la colonización gastrointestinal por *Candida albicans* en el desarrollo o recurrencia de la DP.

Cuadro clínico

La observación clínica de las zonas más afectadas o respetadas nos ofrece pistas para encontrar al posible culpable.

Dermatitis irritativa de contacto: es la forma más común de la DP. La manifestación primaria consiste en la aparición de un moderado eritema que afecta a las zonas más prominentes, donde es más estrecho el contacto de la piel con el pañal (convexidades de las zonas glúteas, parte interna de los muslos, monte de Venus, escroto) respetando los pliegues por menor exposición al agente irritante. Fig. 47: lesión eritematosa en calzón, más evidente en las partes prominentes respetando el pliegue glúteo, hechos que señalan la orina como agente irritante externo, causal. La afectación varía en severidad desde formas leves con eritema con o sin escamas, formas moderadas con presencia de pápulas a formas severas con ulceraciones en sacabocados (dermatitis erosiva de Jacquet). Fig. 48: lesión muy eritematosa y aspecto apergaminado, debido al uso de plástico para cubrir el pañal. Fig. 49: lesión eritematosa en W con numerosas pápulas que indican cronicidad del problema.

Dermatitis irritativa de origen mecánico: Fig. 50: lesiones papulosas cuya localización coincide con las zonas de fijación del pañal.

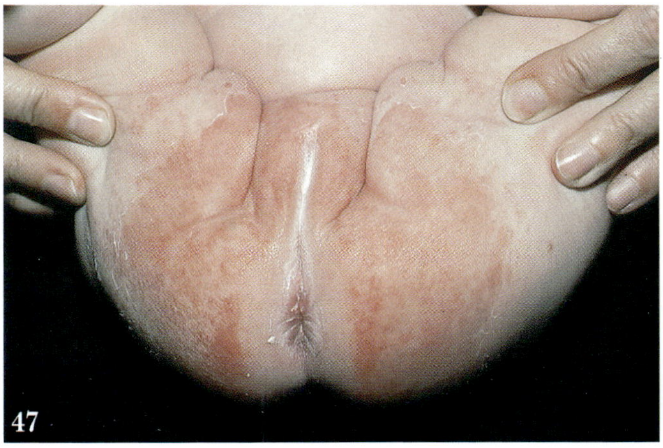
47

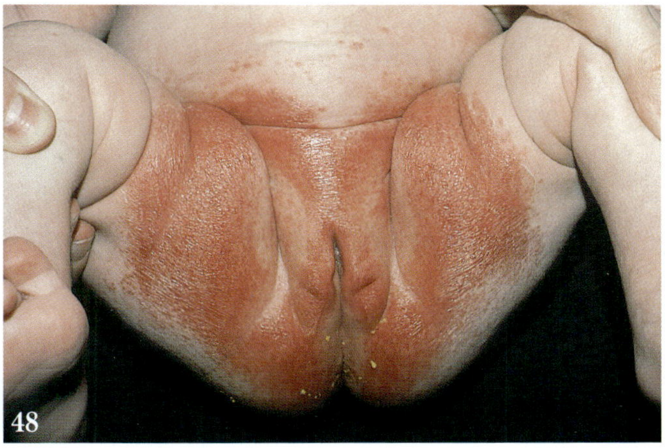
48

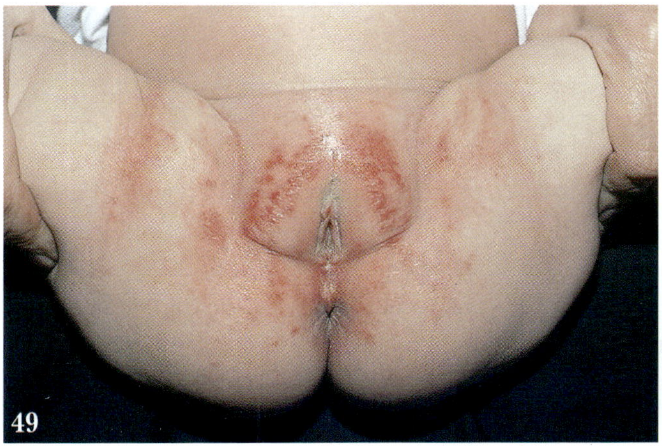
49

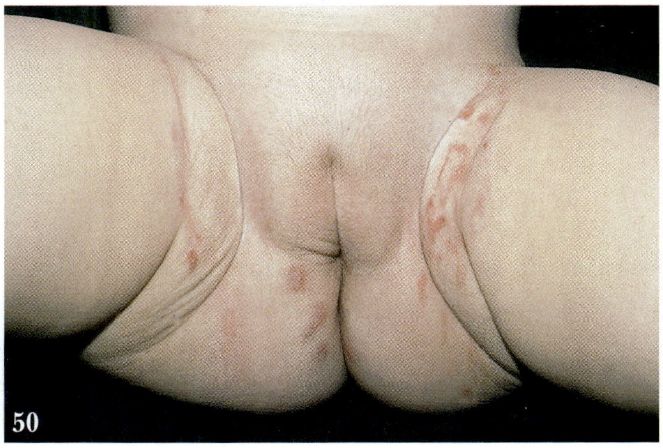
50

Dermatitis por Candida: debe sospecharse una candidiasis del área del pañal, ante cualquier dermatitis de la citada zona, rebelde a las medidas habituales o que se desarrolla durante o tras la administración de antibióticos. Muchos autores dan por supuesto la colonización secundaria por *C. albicans* de toda dermatitis del pañal de duración superior a 3-4 días. En su forma clásica es de fácil diagnóstico. Se trata de una afección *sintomática*, de modo que el niño llora y se agita cuando la orina o las heces se ponen en contacto con su piel. El paciente presenta una lesión eritematosa más o menos extendida por los glúteos, bajo vientre y cara interna de los muslos. La lesión es de color rojo vivo, con participación inicial y más intensa, con formación de fisuras, en el fondo de los pliegues. La erupción se caracteriza por presentar un borde nítido y elevado con collarete descamativo bordeando la periferia de las lesiones y múltiples lesiones puntiformes pústulo-vesiculosas las llamadas lesiones *satélites,* de gran importancia diagnóstica (Fig. 51).

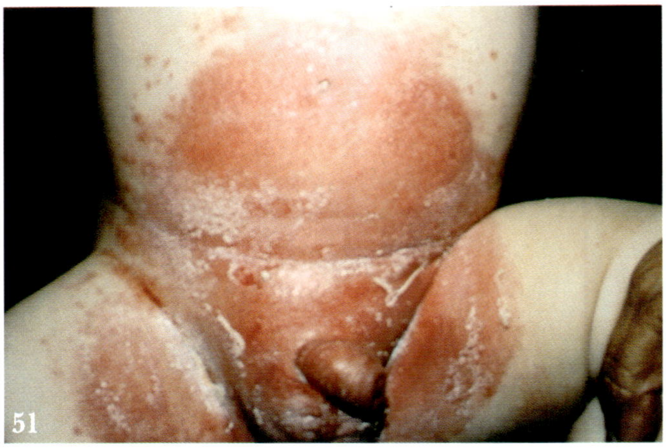
51

En la Fig. 52 se aprecia DP de aspecto clínico similar al de la Fig. 51, pero sin lesiones satélites; la respuesta a la aplicación de una crema de hidrocortisona al 1%, durante 4 días, exclusivamente en el pliegue inguinal izquierdo, produjo la mejoría recogida en la Fig. 53; suficiente para descartar la etiología por *Candida.*

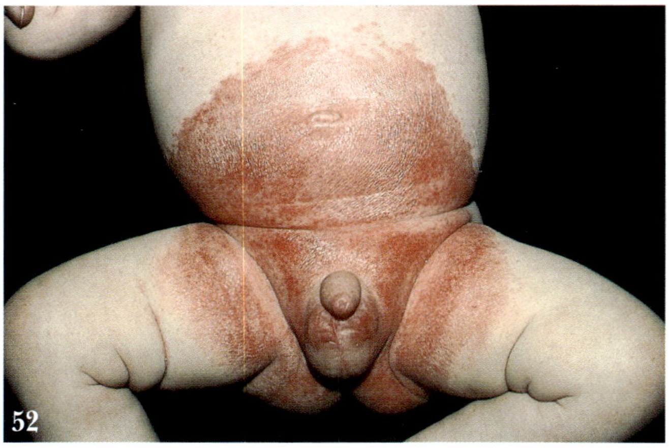
52

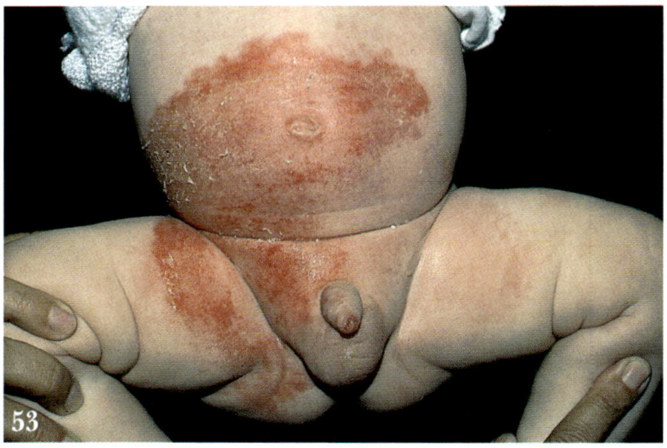
53

Diagnóstico

El diagnóstico de la DP es clínico. Observando la topografía y el aspecto clínico de la lesión, se pueden obtener datos sobre el papel preponderante que pueda jugar alguno de los factores incriminados en el desencadenamiento del proceso, datos que nos serán útiles a la hora de decidir la terapia.

Si las lesiones predominan en las zonas prominentes y respetan los pliegues, hay que dar prioridad a los factores mecánicos e irritativos externos, como agentes causales. Un eritema de color rojo vivo con lesiones satélites, nos debe hacer pensar en infección por *Candida.* La lesión en calzón, aguda, eritematosa y hasta erosiva puede ser debida a factores agravantes (recambio inadecuado de pañales o en exceso oclusivos, uso de plástico). La presencia de una lesión "bipolar", afectación del área del pañal y cuero cabelludo con lesiones más intensas en los pliegues, nos orientará hacia la dermatitis seborroide. Las lesiones vesiculosas, ulceradas, como en sacabocados, nos indican que estamos ante un proceso de larga evolución.

Una DP persistente, rebelde, aun a pesar de tratamiento intensivo, debe alertar al médico de la posibilidad de un proceso sistémico subyacente.

Diagnóstico diferencial

Con las dermatosis agravadas por el uso de pañales: *dermatitis seborroide, dermatitis atópica* y *psoriasis.*

Dermatitis seborroide: placas o medallones eritematosos bien delimitados con escamas grasosas. Afectación del cuero cabelludo, retroauricular, axilas, pliegues inguinales.

Dermatitis atópica: historia de atopia, marcado prurito, clínica de dermatitis atópica en otras áreas. Aunque la DA suele respetar el área del pañal, por otro lado el niño con DA tiene incrementada su susceptibilidad a la dermatitis irritativa del pañal.

Psoriasis: historia familiar, placas escamosas bien definidas, afectación de superficies convexas y pliegues, mala respuesta a la terapia de DP.

Con las dermatosis que se manifiestan en el área del pañal*: histiocitosis a células de Langerhans, sarna, acrodermatitis enteropática, sífilis congénita.*

Histiocitosis a células de Langerhans: pequeñas pápulas eritematosas, escamosas, que pueden exhibir petequias, lesiones purpúricas, pequeñas erosiones y costras, predilección por los pliegues inguinales.

Sarna: pápulas, vesículas, túneles, nódulos y excoriaciones, lesiones en conjunto generalizadas con predilección por palmas, plantas y raspado positivo para el parásito, heces o huevos.

Sífilis congénita: lesiones papuloescamosas, tono cobrizo, rara vez erosivas o ampollosas. Afectación palmas, plantas, región perioral, y anogenital. Rinitis, bajo peso al nacimiento, anemia, hepatoesplenomegalia, serología luética.

Acrodermatitis enteropática: placas psoriasiformes abruptamente marginadas, localización periorificial y zonas acras. Diarrea, alopecia, irritabilidad, nivel sérico de zinc < 50 µg/100 ml.

- Singalavanija S, Frieden IJ. Diaper dermatitis. Pediatr Rev. 1995; 16: 142-7.
- Stamatas GN, Tierney NK. Diaper dermatitis: etiology, manifestations, prevention, and management. Pediatr Dermatol. 2014; 3: 1-7.
- Nield LS, Kamat D. Prevention, diagnosis, and management of diaper dermatitis. Clin Pediatr. 2007; 46: 480-6.
- Jordan WE, Lawson KD, Berg RW, Franxman JJ, Marrer AM. Diaper dermatitis: frequency and severity among a general infant population. Pediatr Dermatol. 1986; 3: 198-207.
- Ravanfar P, Wallace JS, Pace NC. Diaper dermatitis: a review and update. Curr Op Pediatr. 2012; 24: 472-9.

INTERTRIGO

El intertrigo es una dermatitis inflamatoria superficial que asienta en los pliegues cutáneos, donde la piel roza con la piel opuesta. La acción conjunta del calor, humedad, retención del sudor, falta de ventilación junto con la fricción, causa maceración e inflamación y en ocasiones erosión de la piel. Los lactantes son especialmente susceptibles debido a su cuello corto, relativa gordura y postura en flexión, todo lo cual favorece la profundidad de los pliegues cutáneos; el babeo constante puede ser otro factor de producción de áreas intertriginosas. En el niño asienta generalmente en los pliegues del cuello, axilar e inguinal. Secundariamente se infecta con frecuencia por bacterias, hongos o virus.

Cuadro clínico

Su aspecto depende de la zona afectada y del tiempo de evolución. La lesión se inicia en el fondo de los pliegues y se manifiesta por un eritema húmedo, de moderado a severo, de márgenes bien delimitados, asociado a un exudado blanco-amarillento (Fig. 54). La zona es relativamente sensible y si asienta en el pliegue inguinal, el pequeño a menudo llora cuando su orina contacta con la zona afectada. La infección secundaria agravará el cuadro. El eritema y la exudación pueden progresar a la formación de costras. Las fisuras pueden ir seguidas de erosiones. La presencia de vesículas o pústulas son signos anunciadores de infección secundaria. Una erupción muy eritematosa y exudativa, bruscamente marginada, se presume característica de infección por *Candida*, pero puede ser también debida a estreptococo β-hemolítico del grupo A. La presencia de lesiones satélites circundando la erupción va a favor de la *Candida;* un olor fétido al examen sugiere estreptococo β-hemolítico del grupo A. El cultivo y la respuesta al tratamiento, distinguirá más claramente estos diagnósticos.

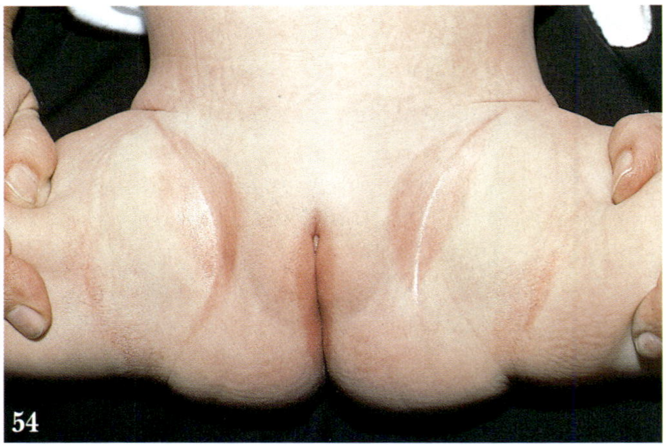
54

Diagnóstico

El diagnóstico del intertrigo es clínico.

- Honig PJ, Frieden IJ, Kim HJ, Yan AC. Streptococcal intertrigo: an underrecognized condition in children. Pediatrics. 2003; 112: 1427-9.

ECZEMA NUMULAR

El eczema numular (EN) se caracteriza por la presencia de placas eczematosas cuya configuración y tamaño recuerdan a las monedas, origen de su nombre. No está relacionado con otros tipos de eczema. Su etiología es desconocida y probablemente multifactorial, favorece su aparición un ambiente frío o seco y se agrava por exceso de baños e irritantes locales. El EN parece más relacionado con la piel seca que con la atopia. La infección secundaria es habitual y se ha sugerido que los microorganismos pueden contribuir a la patogenia y persistencia del proceso.

Cuadro clínico

Las lesiones de EN están compuestas por pápulas y vesículas diminutas, que crecen por extensión periférica y por coalescencia forman placas redondas u ovales eritematosas. Las placas son de tamaño variable entre uno y varios cm de diámetro, húmedas, vesiculosas, muy pruriginosas, a veces exudativas. Fig. 55: placa eritematosa, exudativa, en el tórax en forma de moneda, en paciente con atopia grave (lesión típica en ambas mejillas).

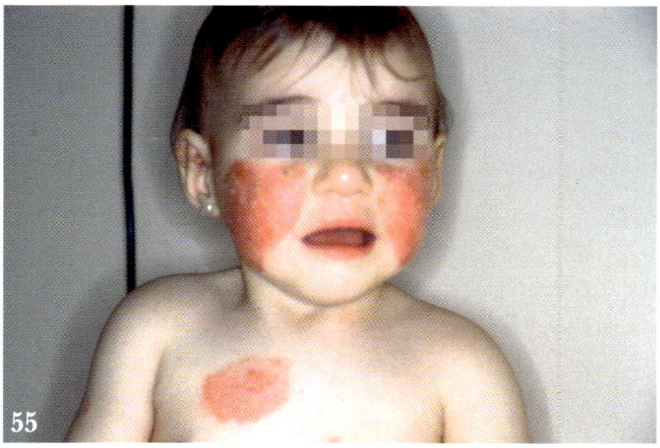
55

Fig. 56: tras varios días de tratamiento, placas redondeadas, eritematosas de tono más apagado, más secas, localizadas en la superficie extensora de las extremidades inferiores. Fig. 57: placa redonda, eritematosa, con diminutas pápulo-vesículas en su superficie. En su debut las lesiones predominan en las superficies extensoras de las extremidades inferiores, diseminándose posteriormente a las superiores, en particular al dorso de las manos y tronco, a menudo de distribución simétrica; la afectación de la cara es poco frecuente. Cuando las placas se hacen crónicas, son gruesas, liquenificadas e hiperpigmentadas La erupción evoluciona con recaídas y empeora en los meses de invierno.

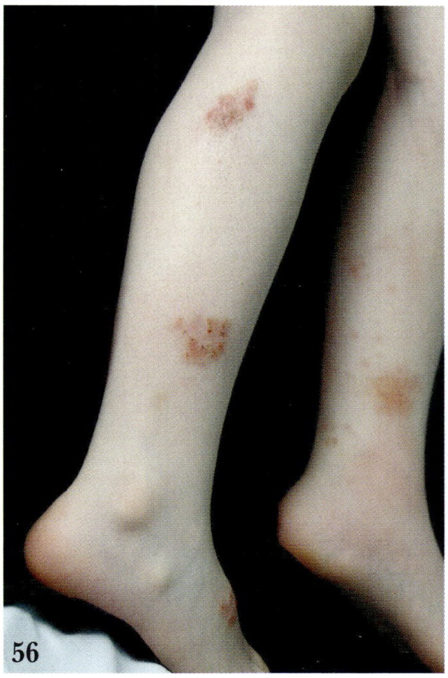

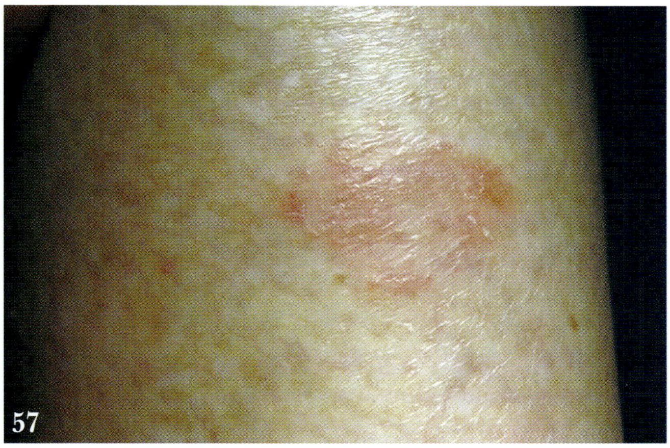

Diagnóstico

El diagnóstico es clínico.

Diagnóstico diferencial

El EN debe diferenciarse de dos procesos comunes en los niños: *impétigo* y *tiña del cuerpo*. La forma húmeda del EN con exudación y costra puede confundirse con el impétigo. La forma seca del EN con eritema y descamación puede recordar a la tiña del cuerpo. La *dermatitis alérgica de contacto, dermatitis atópica* y *psoriasis* son otros procesos a tener en cuenta en el diagnóstico diferencial.

Tiña del cuerpo: las placas del EN carecen de un borde elevado y bien delimitado, ausencia de hongos en la preparación con KOH y con frecuencia sangran y supuran cuando se rascan.

Dermatitis alérgica de contacto: se puede sospechar si las lesiones son asimétricas y localizadas en el dorso de las manos y pies. Las pruebas del parche pueden ser útiles para diferenciarlas.

Dermatitis atópica: las lesiones del EN las podemos encontrar en niños que padecen dermatitis atópica.

Psoriasis: son lesiones más secas y más escamosas, sin vesículas.

- De Raeve LE. Nummular o discoid dermatitis. En: Harper J, Oranje A, Prose N, eds. Textbook of pediatric dermatology, Oxford: Blackwell Publishing; 2000. p. 270-2.

FITOFOTODERMATITIS

La fitofotodermatitis es una reacción fototóxica inflamatoria cutánea común, producida por la interacción de substancias fotosensibilizantes, presentes en una variedad de plantas, con los rayos ultravioleta (UV-A 320-380 nm) solares. Esta reacción no está mediada inmunológicamente, por lo que puede afectar a cualquiera, si se dan las circunstancias adecuadas. En la infancia, es la forma más frecuente y, a menudo, más severa de reacción adversa a las plantas. La molécula fotosensibilizante es la furocumarina (isómero del psoraleno), que solo se halla presente en determinadas familias de plantas, especialmente umbelíferas y rutáceas. El niño entra en contacto con las substancias fototóxicas durante la manipulación de la planta o del fruto, en excursiones o actividades lúdicas al aire libre. La fitofotodermatitis se presenta en primavera y verano.

Los rayos ultravioleta (UV-A) solares, al actuar sobre el psoraleno que contamina la piel (aplicación epicutánea del fotosensibilizador), inducen una unión covalente de la molécula de psoraleno con las bases de pirimidina del ADN, que conduce a la muerte celular. Como consecuencia, se produce una fotodermatitis con producción de ampollas, seguida de una intensa estimulación de la producción de melanina que explica la hiperpigmentación residual.

Cuadro clínico

El cuadro clínico se presenta a las 24-48 h, dependiendo de la severidad de la reacción, varía desde un leve eritema hasta un importante edema con formación de vesículas y ampollas, con una distribución extraña llamativa, como rayas lineales o marcas raras debidas al roce con la planta. Las lesiones cutáneas se limitan a las zonas de piel descubierta que ha entrado en contacto con la furocumarina de la planta y expuesta al sol, casi siempre en manos, brazos y piernas, dibujando el contacto con las hojas o tallos de la planta, lo que explica la extraña distribución e irregularidad de las lesiones. Fig. 58: lesiones eritematosas, de forma en estrella, con vesículas menudas, con pequeña erosión central y exudado. En la Fig. 59: reacción más severa, con edema, vesículas y ampollas por roce con la planta, al tratar de aspirar su aroma. Generalmente, el paciente se queja más, de dolor o sensación de quemazón, que de prurito. Conforme las lesiones curan, son reemplazadas por manchas con una característica intensa hiperpigmentación marrón residual, que se desvanecerán lentamente en el curso de semanas o meses. Esta hiperpigmentación sirve de pista diagnóstica del proceso.

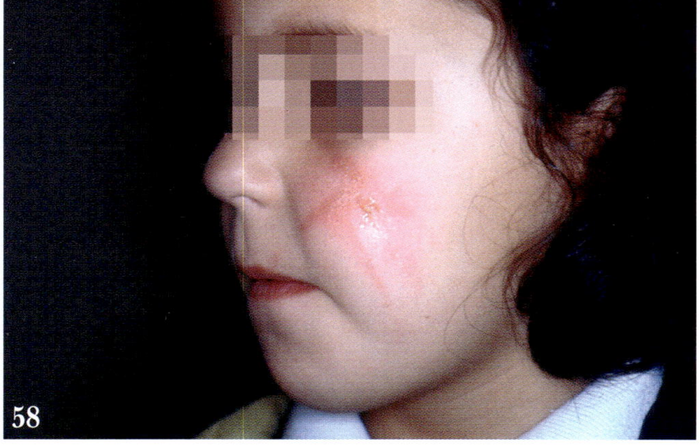
58

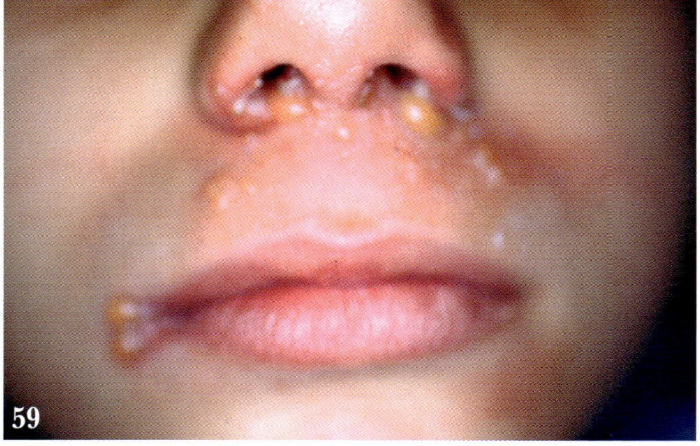
59

El zumo de lima u otros cítricos se puede escurrir alrededor de la boca, derramar sobre las manos o gotear sobre el cuerpo y posteriormente dar lugar a manchones de formas llamativas o líneas o bandas de de pigmentación, patrón que recuerda a la dermatitis de berloque.

Diagnóstico

El diagnóstico es clínico y en ocasiones puede ser dificultoso. La historia es esencial para un correcto diagnóstico, que en los casos típicos no ofrece mayores dificultades. Investigar el posible contacto con plantas o frutos, sobre todo si el paciente se queja más de sensación de dolor o quemazón que de prurito (éste más comúnmente asociado con la *dermatitis alérgica de contacto*). El principal diagnóstico diferencial a realizar es con la *dermatitis alérgica de contacto*; en algún caso el médico puede sospechar *maltrato infantil*.

Dermatitis alérgica de contacto: rara en el niño, se desarrolla de 1 a 3 días después de la exposición, de forma gradual, inicialmente localizada en la zona de contacto, pruriginosa, no dolorosa, sin hiperpigmentación o mínima.

Maltrato infantil: los hematomas o cardenales por maltrato cambian de color del rojo al amarillo en varios días y no muestran el característico color marrón postinflamatorio de la fitofotodermatitis.

- Sasseville D. Clinical patterns of phitodermatitis. Dermatol Clin. 2009; 27: 299-308.
- Carlsen K, Weismann K. Phytophotodermatitis in 19 children admitted to hospital and their differential diagnoses: child abuse and herpes simplex virus infection. J Am Acad Dermatol. 2007; 57: S88-91.

DERMATITIS DE BERLOQUE

Berloque es un término derivado del francés *berloque* o del germano *berlock*.

La dermatitis de berloque (DB) está producida por el *bergapten*, un componente del aceite de bergamota que se obtiene del fruto *Citrus aurantium* ssp *bergamia*. El bergapten es una furocumarina (5 metoxi-psoraleno) que se halla en el aceite de bergamota y en otras frutas y plantas. Tiene propiedades fotosensibilizantes, melanogénicas y, potencialmente es fototóxico y fotomutagénico. La DB es una reacción fototóxica, mediada directamente por activación del 5 metoxi-psoraleno por la radiación ultravioleta (rayos UV-A) con liberación de radicales libres, produciendo una reacción inflamatoria no mediada inmunológicamente. El aceite de bergamota ha sido utilizado como ingrediente en diversos productos cosméticos, lociones y cremas solares para acelerar el bronceado, lociones para el afeitado, perfumes y colonias, hasta hace unos años en que su uso ha sido restringido o prohibido en muchos países, debido a la comunicación de efectos adversos, principalmente fototóxicos y DB. Más recientemente, preparaciones de aceite de bergamota se han hecho populares en aromaterapia.

Cuadro clínico

El cuadro clínico se divide en dos fases. La respuesta inflamatoria inicial recuerda a una quemadura solar exagerada, con eritema, edema, aumento de la temperatura cutánea, dolor, en algunos casos con vesiculación o formación de ampollas. La erupción se produce en la zona cutánea que ha estado en contacto previo con el perfume o colonia, tras su exposición al sol. Esta dermatitis se observa con más frecuencia en los lados del cuello, áreas retroauriculares, hombros, parte superior del tronco, manos o cara. En la segunda fase se presenta la hiperpigmentación de las lesiones, llamando con frecuencia la atención su configuración extraña, insólita, en gotas, rayas o bandas en cara, cuello, brazos o tronco en función de las áreas de aplicación de la colonia. La fase inflamatoria se resuelve en días o semanas pero la pigmentación puede durar meses. Figs. 60, 61: banda de hiperpigmentación de bordes bien definidos en un lactante de 23 meses, tras exposición solar, sobre el que se derramó accidentalmente agua de colonia.

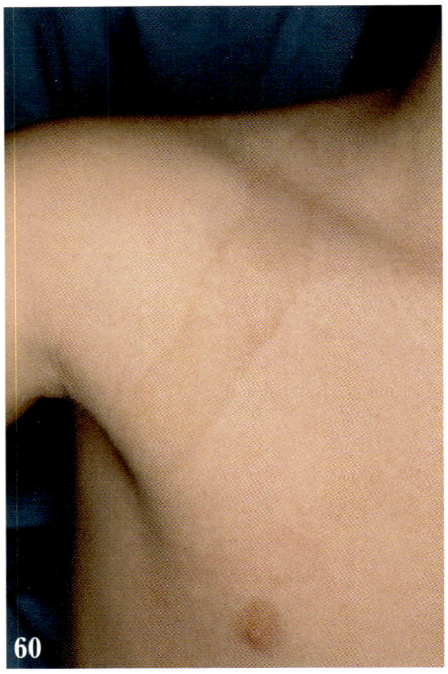
60

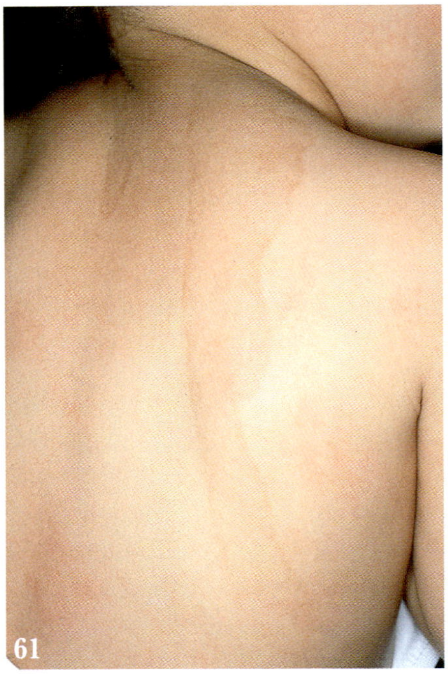
61

Diagnóstico

El diagnóstico es clínico, cuadro de hiperpigmentación persistente de configuración insólita; investigar antecedente previo de posible quemadura solar. Una historia cuidadosa revelará la aplicación cutánea de agua de colonia o perfume previa a la exposición solar o a los rayos UV-A.

Diagnóstico diferencial

Con los cuadros de: *fitofotodermatitis* y *dermatitis de contacto.*

- Levine N, Don S, Owens C, Rogers DT, Kligman AM, Forlot P. The effects of bergapten and sunlight on cutaneous pigmentation. Arch Dermatol. 1989; 125: 1225-30.
- Kaddu S, Kerl H, Wolf P. Accidental bullous phototoxic reactions to bergamot aromatherapy oil. J Am Acad Dermatol. 2001; 45: 458-61.
- Zaynoun ST, Aftimos BA, Tenekjian KK, Kurban AK. Berloque dermatitis – a continuing cosmetic problem. Contact Dermatitis. 1981; 7: 111-6.

5 Enfermedades pápulo-escamosas

PSORIASIS

Es un trastorno inflamatorio crónico, no contagioso, multisistémico. La enfermedad se caracteriza por la aparición de placas o pápulas escamosas, eritematosas, con predilección por el cuero cabelludo, codos, rodillas, superficie de extensión de las extremidades, genitales y área lumbosacra. Afecta al 1-3% de la población y en un 30% de los casos debuta para los 15 años. Se ha propuesto un modelo de herencia multifactorial; cuando aparece en la infancia, en torno al 50% de los pacientes tiene antecedentes familiares. Cuanto más precoz debuta la enfermedad, mayor es el porcentaje de pacientes con antecedentes familiares. El riesgo, aproximado, de que un niño desarrolle la enfermedad es del 8% si tiene un hermano afectado y del 50% si la padecen los dos progenitores y un hermano. Las escamas son el resultado de una epidermis hiperproliferativa con maduración prematura de los queratinocitos e incompleta cornificación, con retención del núcleo en el estrato córneo (paraqueratosis). Característicamente, en la psoriasis se encuentra acortado el tiempo de recambio epidérmico, si se compara con el de la epidermis normal debido al aumento del ritmo mitótico de los queratinocitos basales. Como consecuencia, la epidermis está engrosada (acantosis) con elongación de las crestas interpapilares que, en combinación con el infiltrado inflamatorio de la dermis, contribuye al engrosamiento global de las lesiones. El infiltrado inflamatorio consiste principalmente en macrófagos, células dendríticas y linfocitos T en la dermis y neutrófilos y linfocitos T en la epidermis. La rojez de las lesiones es debida al incremento del número de capilares tortuosos que alcanzan la superficie de la piel a través de un epitelio marcadamente adelgazado.

En estos últimos años se han conseguido substanciales avances en el conocimiento de los mecanismos moleculares de la psoriasis. Sin embargo, las cuestiones principales permanecen sin resolver, incluyendo la naturaleza primaria de la enfermedad, como trastorno epitelial o inmunológico, la causa autoinmune del proceso inflamatorio, la relevancia de los factores cutáneos frente a los factores sistémicos y el papel de la genética frente a la influencia de los factores medioambientales en el inicio, progresión y respuesta a la terapia.

Cuadro clínico

Difiere la frecuencia con que algunos patrones de psoriasis se aprecian en niños y adultos. Algunos tipos de psoriasis del adulto (pustulosa, eritrodérmica, lineal, folicular) son raramente descritas en el niño.

La *forma en placas*, tipo más frecuente en el niño mayor de 2 años, no muestra diferencias clínicas respecto a la del adulto. Las lesiones clásicas de la psoriasis en placas consisten en pápulas eritematosas que confluyen formando placas ovales eritematosas de bordes bien delimitados e irregulares, de color rojo vivo o salmón, cubiertas por la características escamas gruesas, adherentes, blancas o plateadas similares a la mica, rodeadas por piel normal (Figs. 1, 2).

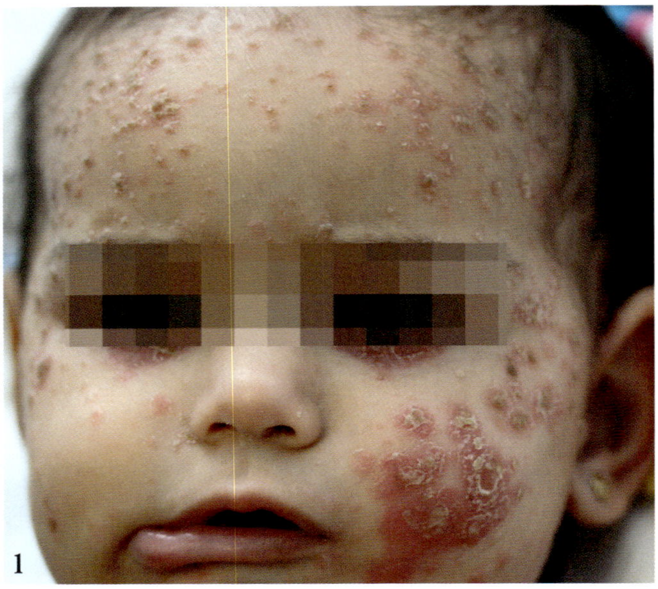

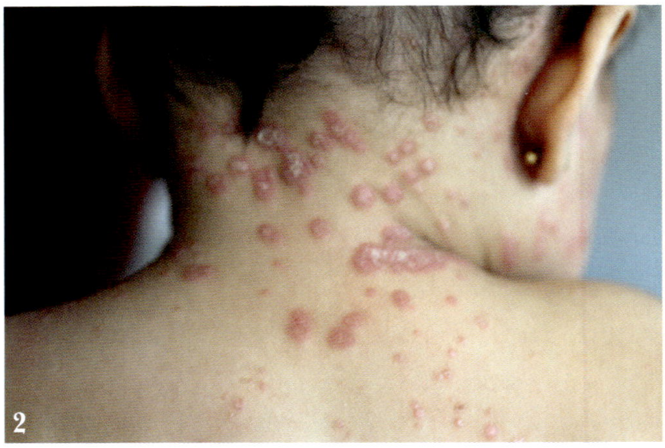

Las lesiones, casi siempre, se inician como pápulas rojizas, menudas, del tamaño de una cabeza de alfiler, coronadas por finas escamas (Figs. 3, 4). Estas pápulas se unen formando placas de 1 cm o más de diámetro. La enfermedad puede presentarse como lesiones solitarias o incontables placas distribuidas por amplias zonas del organismo.

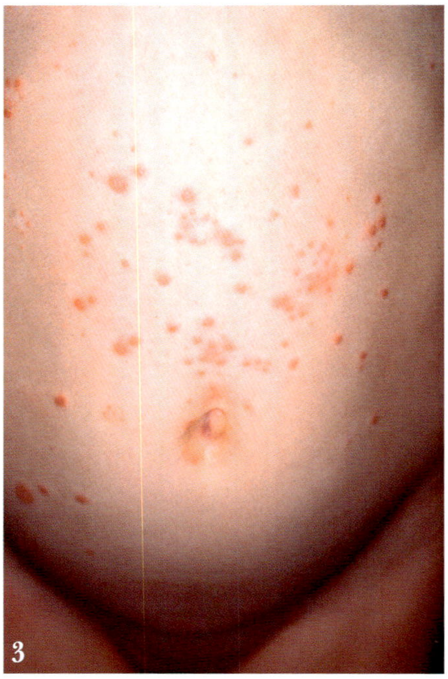

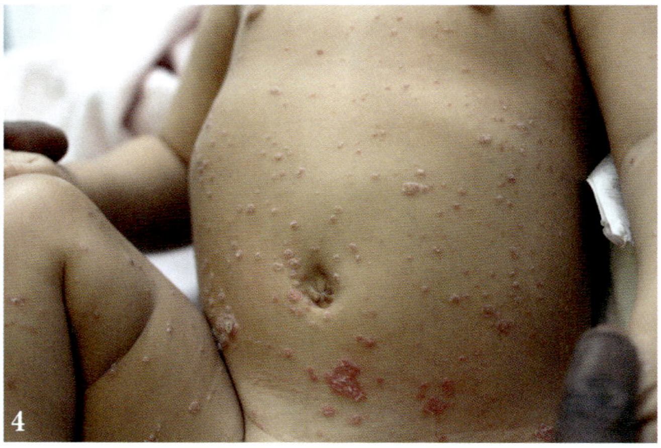

Aunque hay excepciones, las lesiones se presentan con un patrón simétrico bilateral con predilección por el cuero cabelludo (Figs. 5, 6), codos, rodillas, región lumbosacra y anogenital; aunque puede afectar a cualquier lugar del cuerpo, es poco frecuente la participación de palmas y plantas.

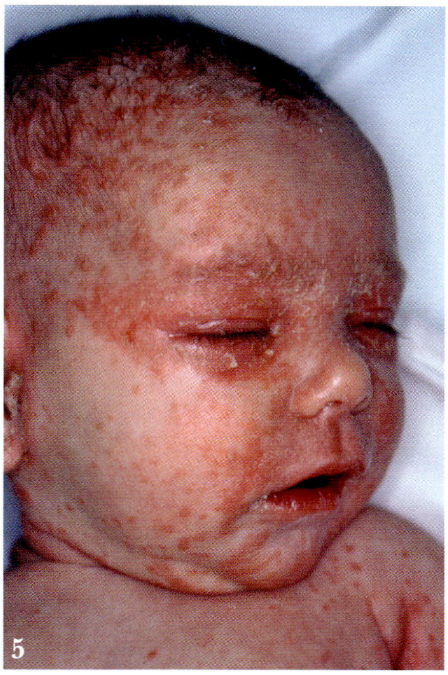
5

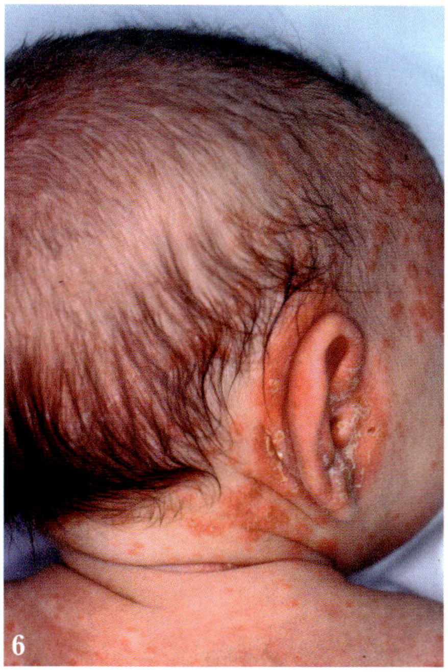
6

Fig. 7: lactante con lesión eritematosa, escamosa, que ocupa toda la palma de la mano. La marca distintiva de la psoriasis es la *escama plateada,* similar a la mica que, generalmente, está más adherida en el centro que en la periferia de las lesiones. Fig. 8: varón de 2 ½ años, con placas hiperqueratósicas con escamas blanco-grisáceas adheridas, bilaterales y simétricas.

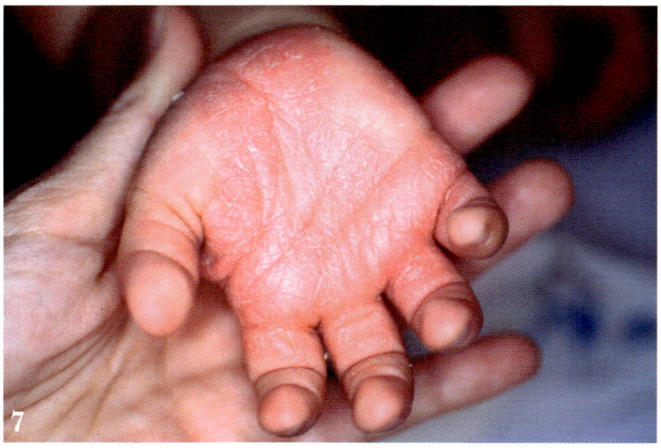
7

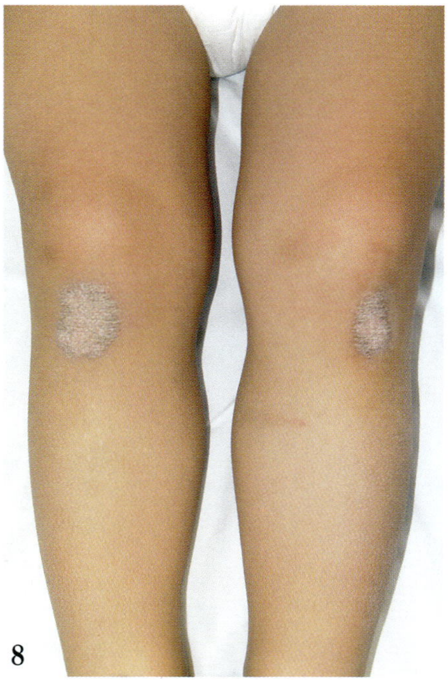
8

Al retirar la escama deja al descubierto una superficie con numerosas lesiones puntiformes hemorrágicas (Fig. 9). Este fenómeno, denominado *signo de Auspitz*, es muy característico aunque no exclusivo, y de gran valor diagnóstico; está relacionado con la rotura de los capilares altos de la dermis papilar de las lesiones. La porción central de las placas puede curar e involucionar, dando origen a lesiones numulares, anulares o circinadas (Fig. 10). Otra característica de esta enfermedad, útil para el diagnóstico, es la presencia del *fenómeno de Koebner*, aparición de lesiones psoriásicas en el lugar de un traumatismo cutáneo. Fig. 11: lesiones en disposición lineal (fenómeno de Koebner) y puntos hemorrágicos (signo de Auspitz) desencadenados por el rascado. El picor, sin embargo, es una característica variable; la mayoría de los niños no se queja de él.

La edad es un factor importante a la hora de determinar el patrón clínico. La psoriasis es rara en el neonato, pero puede ser grave y supone, a esa edad, un reto diagnóstico. En el niño las placas psoriásicas, a menudo, son más pequeñas, de escama más fina y blanda que en el adulto, como las que presenta el niño de la Fig. 12, en su tórax.

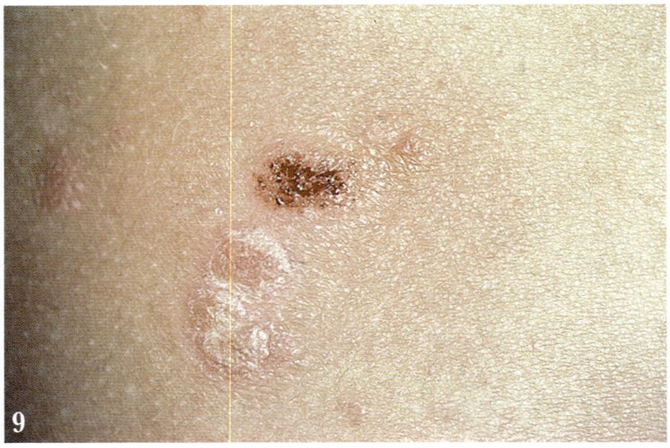
9

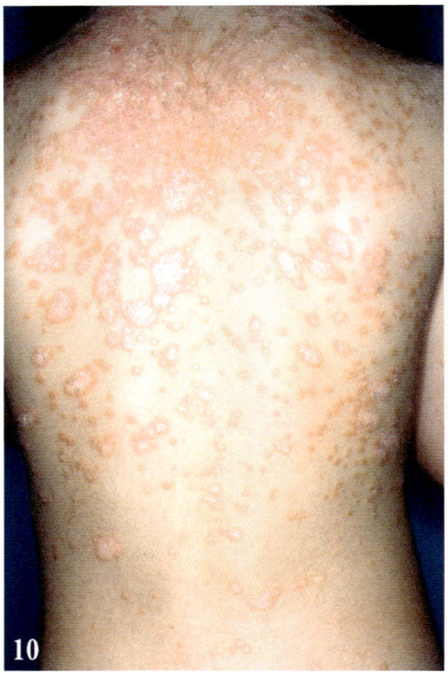
10

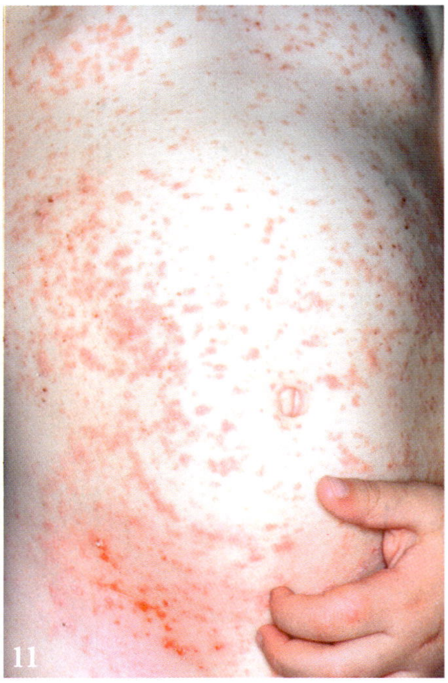
11

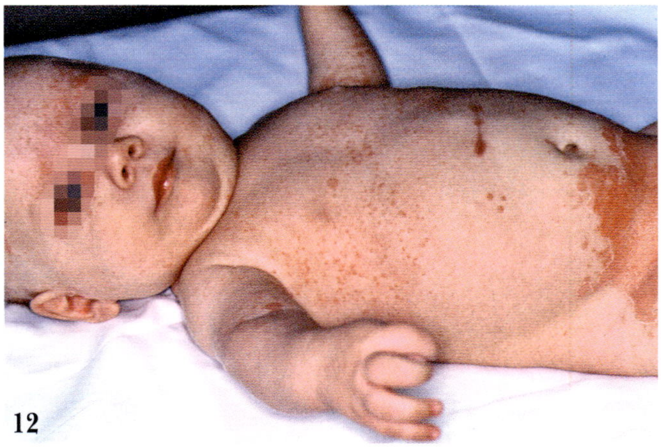
12

En el menor de 2 años la forma más común de psoriasis es el *rash psoriásico del área del pañal*, limitado a él o con diseminación. En el área del pañal puede no haber escamas, solo placas eritematosas simétricas, de límites netos. La ausencia de escamas puede explicarse por la acción continuada de la urea proporcionada por el pañal mojado (Figs. 13, 14). En estos casos, las lesiones pueden simular las de la dermatitis seborroide o la candidiasis y el diagnóstico puede ser difícil al inicio. Fig. 15: lactante de 9 meses con lesiones eritematosas, simétricas, sin escamas, de color rojo vivo, de bordes abruptos, limitadas al área del pañal. La afectación facial ocurre más comúnmente en el niño (18-46%) que en el adulto. Las lesiones faciales están característicamente mejor delimitadas que las placas eczematosas, son menos pruriginosas y muy a menudo de configuración anular. Una localización frecuente es la periorbitaria, como se aprecia en la Fig. 5. La afectación facial, es uno de los rasgos característicos de la forma de presentación de *rash* psoriásico del área del pañal con diseminación; se aprecia en el 98% de estos pacientes como en el caso del lactante (lesiones faciales y en el área del pañal) recogido en las Figs. 12, 13. No obstante, es difícil la confirmación de que el *rash psoriásico del área del pañal con diseminación* es verdaderamente una forma de psoriasis, dado que no se practican biopsias de forma rutinaria a estos lactantes, siendo el diagnóstico exclusivamente clínico. Sin embargo, muchos de estos pacientes son vistos más tarde con otras formas de psoriasis.

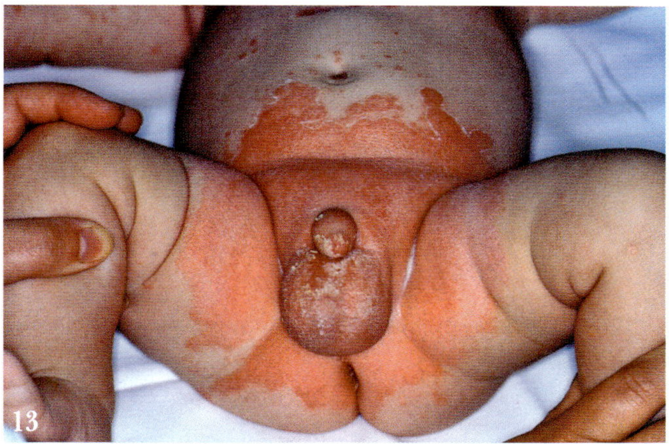
13

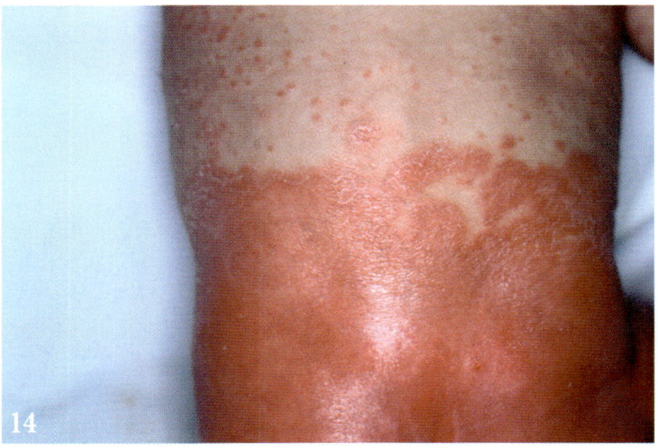
14

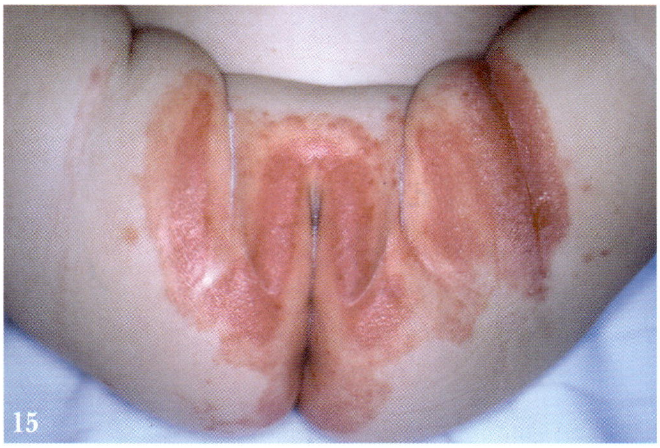
15

Respecto a la localización de las lesiones, es importante recordar que en la psoriasis infantil la afectación del cuero cabelludo es lo más frecuente y el lugar de inicio en un 40-60% de los pacientes menores de 20 años. Esta forma de psoriasis puede confundirse con una dermatitis seborreica o con una tiña.

Afectación de las uñas: trastornos ungueales se aprecian hasta en el 32% de los niños enfermos. El cambio ungueal más característico y frecuente (87%) es la presencia de numerosos hoyitos puntiformes, irregularmente espaciados en la superficie de las uñas (signo del dedal); en el 2% de los casos puede ser el primer signo de la enfermedad. Estos hundimientos puntiformes son muy característicos, pero no patognomónicos, y deben diferenciarse de los que acompañan a la alopecia *areata* y a la dermatitis atópica. Otras alteraciones ungueales incluyen las alteraciones del color de la porción distal de la uña debido a la separación de la placa ungueal de su lecho (onicolisis) (10%), estriación longitudinal (8%), queratosis subungueal (8%) y alteración de la coloración de la uña (5%). Sin embargo, la ausencia de afectación ungueal no excluye el diagnóstico de psoriasis. Fig. 16: numerosas depresiones puntiformes en la superficie ungueal, queratosis subungueal y onicolisis.

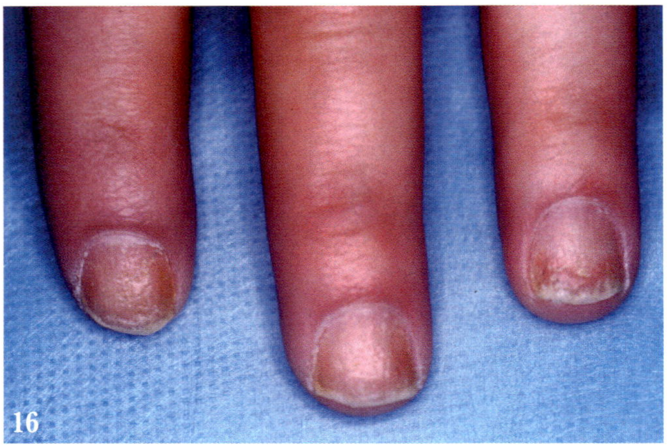
16

Aunque la distribución clásica de las lesiones tiene lugar en las superficies de extensión, pueden afectarse también los pliegues, lo que se conoce como *psoriasis invertida*. Fig. 17: eritema muy abruptamente definido del pliegue interglúteo, característico de psoriasis invertida. Fig. 18: afectación de los pliegues inguinales junto con lesión eritematosa de color rojo vivo de los genitales.

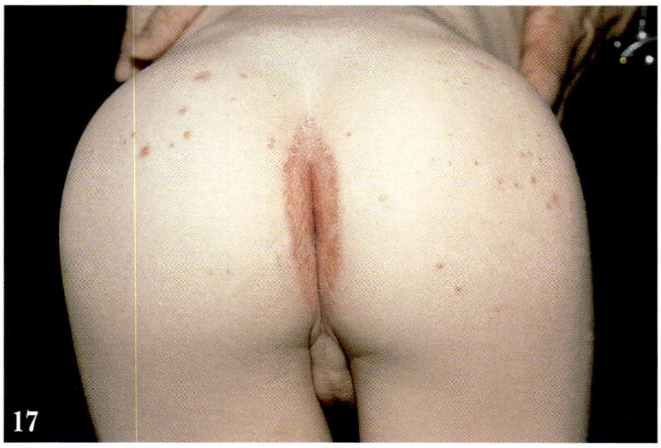
17

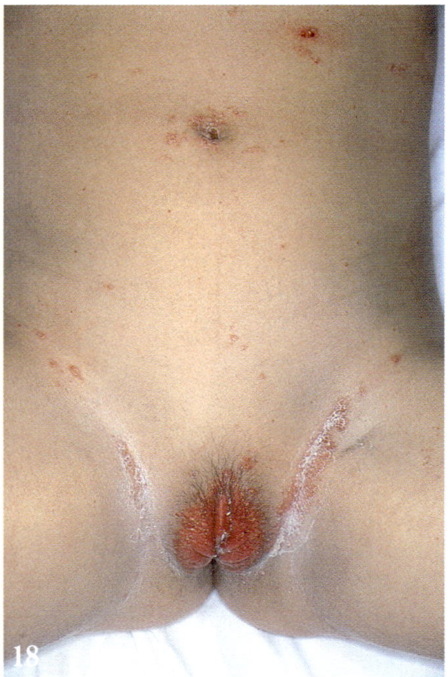
18

Muchos pacientes mejoran de sus síntomas en verano y empeoran en invierno, confirmando la noción, bien establecida, de que el curso de la enfermedad es influenciada por factores ambientales.

Diagnóstico

El diagnóstico se basa en las manifestaciones clínicas. Si es necesario, el análisis histológico de una lesión no tratada pondrá de manifiesto los cambios característicos de la psoriasis.

Diagnóstico diferencial

El diagnóstico diferencial debe establecerse con la *dermatitis seborroide, liquen plano* y *dermatomiositis.*

Psoriasis del cuero cabelludo: en sus etapas iniciales puede ser confundida con la dermatitis seborroide con descamación difusa. Las lesiones psoriásicas son, por lo general, placas eritematosas bien delimitadas con escamas plateadas, adherentes y gruesas. La escama de la dermatitis seborroide tiende a tener una apariencia grasosa, "jabonosa" y carece de la apariencia hiperqueratósica localizada de la escama psoriásica.

Psoriasis del área del pañal: la distinción con la dermatitis seborroide puede ser muy difícil. A favor de la psoriasis juegan el eritema intenso, húmedo, bien delimitado, la ausencia de escamas amarillentas untuosas, los antecedentes familiares, alteraciones de las uñas y sobre todo si hay lesiones en otras localizaciones. No obstante, a menudo el diagnóstico solo puede establecerse de forma retrospectiva según su curso evolutivo.

Liquen plano: el liquen plano con afectación de codos y rodillas puede simular una psoriasis; sin embargo, las pápulas del liquen plano son purpúreas en contraste con el color rojo de las pápulas de la psoriasis y sus escamas plateadas. En el liquen plano se observan placas blanquecinas en la mucosa oral pero no en la psoriasis.

Dermatomiositis. Las máculas descamativas en los codos y en las rodillas de la dermatomiositis pueden confundirse con una psoriasis pero la presencia de una fotoerupción malar, la debilidad muscular y el dolor inclinarán la balanza a la dermatomiositis.

- Nestle FD, Kaplan DH, Barker J. Psoriasis. Mechanisms of disease. N Engl J Med. 2009; 361: 496-509.
- Tollefson MM, Crowson CS, McEvoy MT, Kremers HM. Incidence of psoriasis in children: A population-based study. J Am Acad Dermatol. 2010; 62: 979-87.
- Griffiths CEM, Barker JWN. Pathogenesis and clinical features of psoriasis. Lancet. 2007; 370: 263-71.
- Morris A, Rogers M, Fischer G, Williams K. Childhood psoriasis: a clinical review of 1262 cases. Pediatr Dermatol. 2001; 18: 188-98.
- Schön MP, Boehncke WH. Psoriasis. N Engl J Med. 2005; 352: 1899-912.
- Ferrándiz C, Pujol RM, García-Patos V, Bordas X, Smandia JA. Psoriasis of early and late onset: a clinical and epidemiologic study from Spain. J Am Acad Dermatol. 2002; 46: 867-73.
- Rogers M. Chilhood psoriasis. Curr Opin Pediatr. 2002; 14: 404-9.
- Ferrándiz C, Ferrándiz-Pulido C. Psoriasis infantil. Particularidades y aspectos terapéuticos. Piel. 2008; 23: 503-10.

PSORIASIS *GUTTATA*

La "psoriasis en gotas" (PG) es una variante clínica, más común en el niño que en el adulto, que representa el 20-30% de los casos de psoriasis infantil. En las 2/3 partes de los casos se recoge en la historia el antecedente de infección respiratoria, 1-3 semanas antes de la erupción, de etiología predominante estreptocócica. Se ha determinado que el alelo HLA-Cw*0602 juega un papel directo en la patogenia de la psoriasis *guttata* (PG). Todos los pacientes (100%) con PG portan el alelo Cw*0602 comparado con el 20% de la población control.

Cuadro clínico

La enfermedad se caracteriza por la aparición explosiva de una erupción de máculas eritematosas que progresan a pápulas, de 3 mm-1cm de diámetro, redondas u ovales, en forma de gota, de donde toma el nombre el proceso. Las lesiones están dispersas, más o menos simétricamente, con predilección por el tronco (Fig. 19) y parte proximal de las extremidades; ocasionalmente, aparecen en la cara, cuero cabelludo, pabellón auricular y parte distal de las extremidades (Fig. 20); es raro que se localicen en palmas y plantas. En la superficie de las pápulas se aprecian escamas plateadas, adquiriendo un aspecto morfológico similar a las placas de psoriasis de mayor tamaño. Fig. 21: afectación del cuero cabelludo, se aprecian las escamas de aspecto de mica. La PG es un proceso autolimitado, se resuelve dentro de los 3-4 meses del inicio, aunque su pronóstico a largo plazo es desconocido.

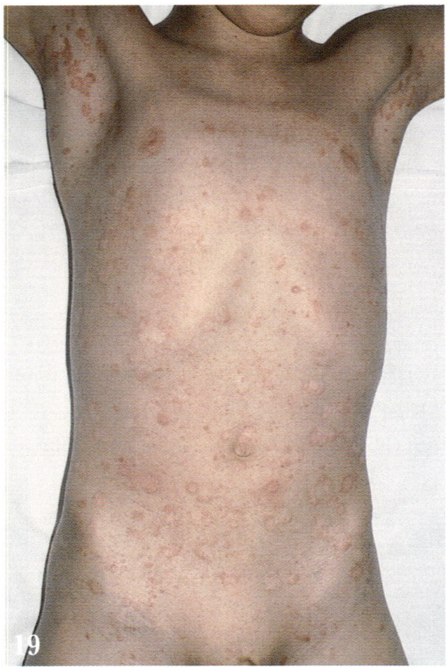
19

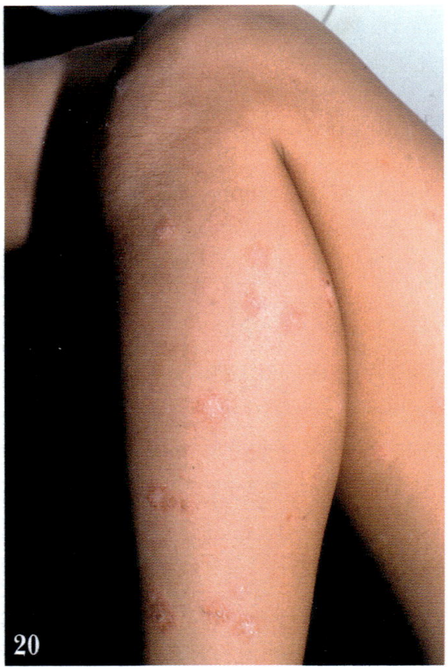
20

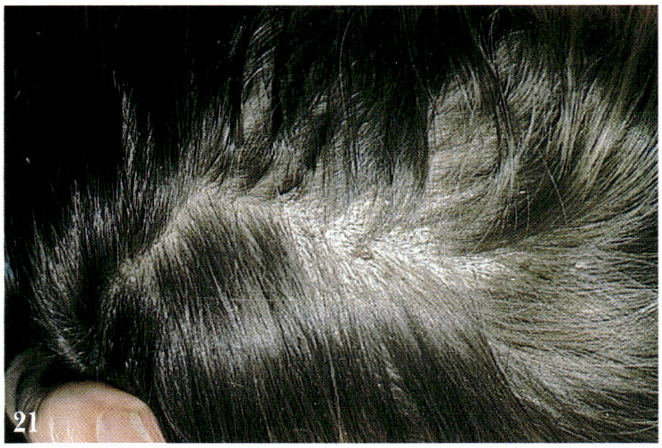
21

Diagnóstico

El diagnóstico es fundamentalmente clínico.

Diagnóstico diferencial

Pitiriasis rosada: falta la placa heraldo y la descamación es central y delgada en vez de gruesa y difusa como en la psoriasis.

- Mallon E, Bunce M, Savoie H, Rowe A, Gotch NF, Bunker CB. HLA and guttate psoriasis. Br J Dermatol. 2000; 143: 1177-82.

PITIRIASIS LIQUENOIDE O PARAPSORIASIS

Con este término se engloba la forma aguda o pitiriasis liquenoide aguda varioliforme (PLA), (un subtipo de ella es la forma febril úlcero-necrótica o enfermedad de Mucha Habermann) y la pitiriasis liquenoide crónica (PLC). Ambas se consideran como diferentes expresiones de una misma enfermedad y, en consecuencia, no es infrecuente observar lesiones agudas y crónicas en una misma persona, así como estadios intermedios entre la forma aguda y la crónica. La pitiriasis liquenoide (PL) es un trastorno inflamatorio de la piel, de etiología desconocida, caracterizado por una erupción cutánea autolimitada, tanto en su forma aguda como crónica. La forma aguda tiene su máxima incidencia en la 2ª y 3ª década de la vida, aunque puede presentarse a cualquier edad. No es rara en el niño con un pico de frecuencia entre los 5-10 años de edad y predominio en los varones.

Estudios recientes sugieren que la pitiriasis liquenoide es un trastorno linfoproliferativo probablemente desencadenado por un estímulo antigénico viral u otro agente infeccioso.

Forma aguda: habitualmente, la erupción cutánea es la primera manifestación del cuadro. Es una erupción polimorfa, simétrica, de máculas y pápulas redondas u ovales, rojizo-marrones, menores de 1 cm de diámetro. Las pápulas evolucionan transformándose en lesiones vesiculosas, necróticas, en ocasiones con componente purpúrico (Fig. 22). Algunos elementos presentan vesiculación central y formación de costra, dando la característica pápula roja con su costra central. Fig. 23: aspecto necrótico inicial de una lesión aislada en el dorso de la mano.

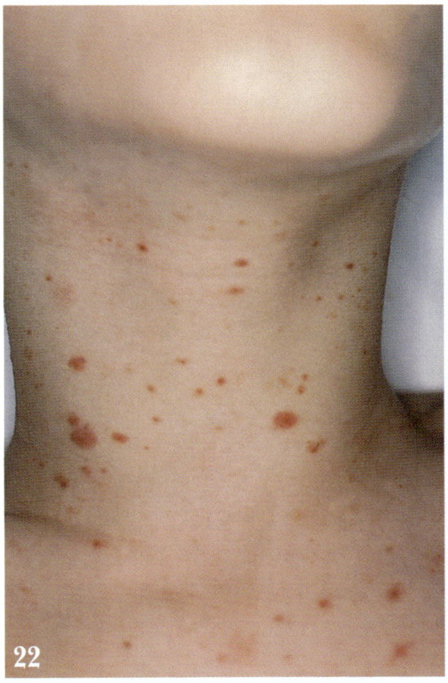
22

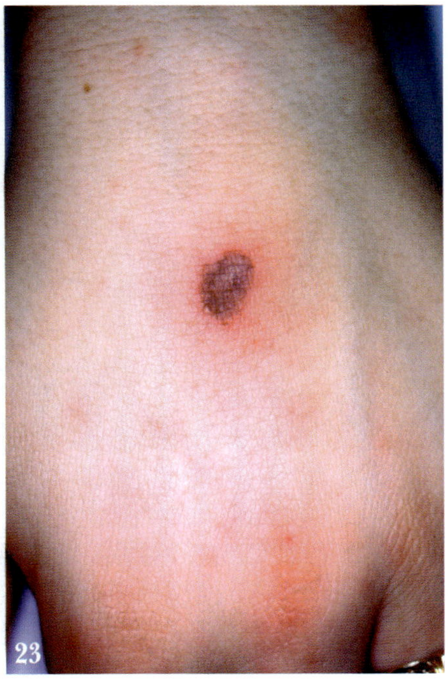
23

Fig. 24: la misma lesión, con su costra central tras 6 días de evolución. Las lesiones aparecen por brotes, lo que permite apreciarlas en distinto estadio evolutivo, presentando la erupción un aspecto polimorfo, respetando con frecuencia la cara, cuero cabelludo, palmas y plantas o pueden estar afectadas en menor grado. El cuadro clínico varía en el número de lesiones y en su manifestación cutánea más o menos aguda, pudiéndose formar lesiones necróticas, con costra en la mayoría de las mismas. Figs. 25-27: niño de 4 años, gran número de lesiones en distinto estadio evolutivo, lesiones necróticas con costra central, otras con la costra ya desprendida y alguna vesícula aislada; cara respetada. Las lesiones tienen predilección sobre todo por la cara anterior del tronco; las superficies de flexión de las extremidades superiores también están comúnmente afectadas. Como secuelas, no dejan cicatriz o esta es mínima, con frecuentes cambios residuales postinflamatorios de pigmentación, sobre todo de hipopigmentación.

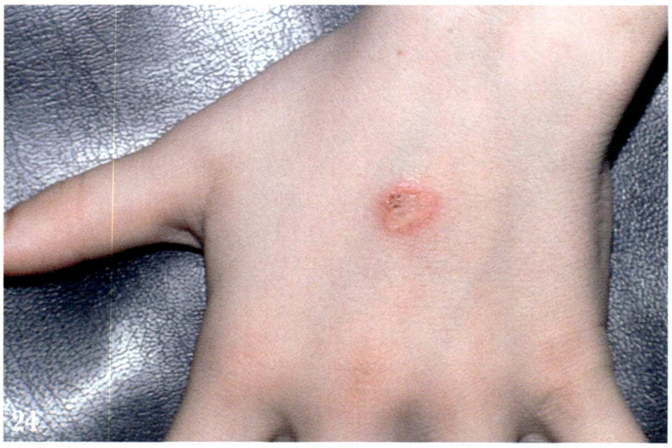

24

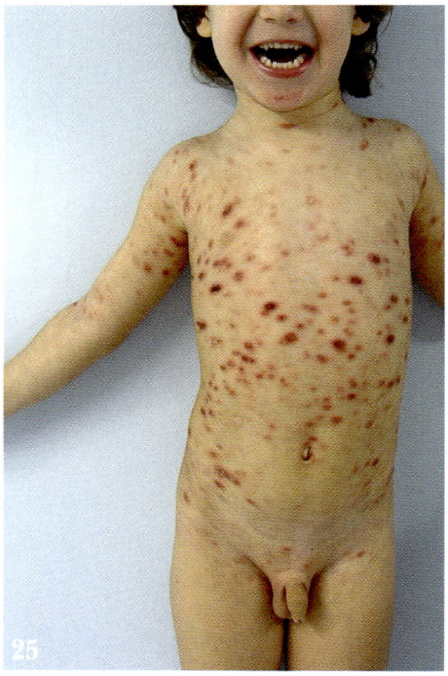

25

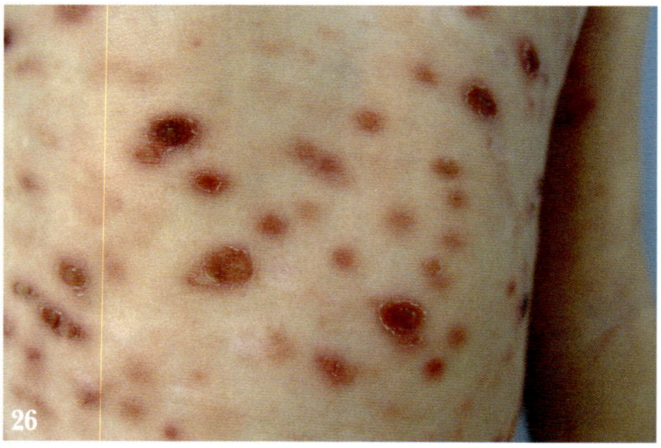

26

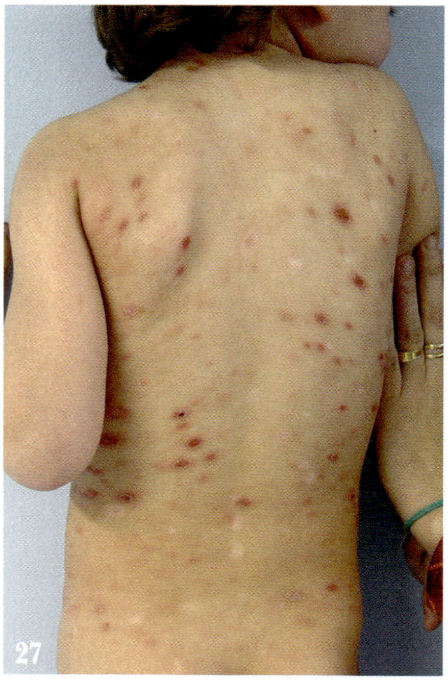

27

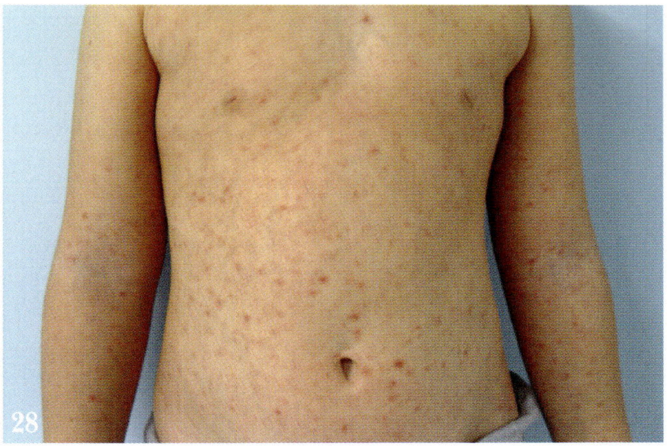
28

Fig. 28: práctica curación de las lesiones a los 10 días de evolución. El paciente puede quejarse de quemazón y prurito.

El proceso habitualmente es benigno y autolimitado con una duración que oscila entre unas semanas a varios meses. Ocasionalmente, las lesiones pueden permanecer años.

Forma úlcero-necrótica: enfermedad de Mucha-Habermann. Puede considerarse como una PLA *fulminans*. Es una variante rara y severa de la PLA. Cursa con fiebre elevada, pápulas necróticas que evolucionan a grandes úlceras hemorrágicas, asociadas con costras, ampollas o pústulas, múltiples manifestaciones sistémicas, con un pronóstico potencialmente letal. La mucosa oral y genital puede estar afectada. Los niños y adolescentes son los que la padecen con más frecuencia.

Se diferencia de la PLA por la presencia de grandes placas úlcero-necróticas, ampollas y fiebre elevada.

Forma crónica: tiene un curso más indolente. La lesión también es, inicialmente una pápula eritematosa que adquiere una tonalidad rojiza-marrón y centralmente una escama micácea adherida, que puede ser desprendida con facilidad mostrando una superficie brillante rosa-marrón. Las lesiones por lo común son asintomáticas y pueden regresar espontáneamente. Cada lesión permanece varias semanas y la erupción experimenta exacerbaciones y remisiones, curando frecuentemente con hipopigmentación. El curso completo del proceso puede durar varios años.

Diagnóstico

El diagnóstico clínico de sospecha se basa en las típicas pápulas eritematosas, necróticas, de la forma aguda y placas y pápulas escamosas de la forma crónica; a confirmar por el estudio histológico de la biopsia cutánea

Diagnóstico diferencial

En su inicio puede confundirse con la *varicela, picadura de artrópodos, pitiriasis rosada, síndrome de Gianotti-Crosti* e *impétigo.*

La duración de la erupción, los brotes, la presencia de máculas, pápulas, junto con lesiones vesiculares, necróticas o purpúricas, con la subsiguiente hipo o hiperpigmentación ayuda a diferenciar la pitiriasis liquenoide aguda de los otros procesos. Si el diagnóstico continúa siendo dudoso, el examen histopatológico de la piel aclarará el mismo.

Varicela: al brotar la enfermedad puede simular un cuadro de varicela. El médico debe tener en mente esta enfermedad cuando examine a un niño que tiene "varicela prolongada". En la PLA al menos algunos elementos tienen un centro purpúrico lo que lo distingue de la varicela.

Papulosis linfomatoidea: proceso raro, con lesiones similares a la pitiriasis liquenoide aguda. Clínicamente las pápulas de la papulosis linfomatoidea, al contrario de la PL, pueden evolucionar a nódulos, tumores y grandes placas. La erupción cutánea es de mayor duración que en la PL; incluso años. La OMS-Organización Europea para la Investigación y Tratamiento del Cáncer ha delimitado recientemente las diferencias histológicas e inmunohistoquímicas entre estos dos procesos.

Síndrome de Gianotti-Crosti: ausencia de lesiones necróticas, distribución predominante en partes acras, frecuente presencia de adenopatías y hepatitis aguda.

- Bowers S, Warshaw EM. Pityriasis lichenoides and its subtypes. J Am Acad Dermatol. 2006; 55: 557-72.
- Fernandes NF, Rozdeba PJ, Schwartz RA, et al. Pityriasis lichenoides et varioliformis acuta: a disease spectrum. Int J Dermatol. 2010; 49: 257-61.
- Earsoy-Evans S, Greco F, Mancini AJ, Subaçi N, Paller AS. Pityriasis lichenoides in childhood: A retrospective review of 124 patients. J Am Acad Dermatol. 2007; 56: 205-10.
- Njisten T, Curiel-Lewandrowski C, Kadin ME. Lymphomatoid papulosis in children; a retrospective-cohort study of 35 cases. Arch Dermatol. 2004; 140: 306-12.
- Kaufman WS, McNamara EK, Curtis A. Febrile ulceronecrotic Mucha-Habermann disease (Pityriasis lichenoides et varioliformis acuta fulminans) presenting as Stevens-Johnson syndrome. Pediatr Dermatol. 2012; 29: 135-40.

PITIRIASIS ROSADA DE GIBERT

Enfermedad aguda, benigna, común, caracterizada por un exantema autolimitado formado por lesiones ovales eritematosas, escamosas, localizadas en el tronco y extremidades respetando cara, cuello, palmas y plantas. Entre el 6-10,5% de los casos se presenta en menores de 10 años de edad. Los datos epidemiológicos sugieren una etiología viral y recientemente han sido señalados los herpesvirus humanos 6 y 7. Numerosas medicaciones han sido incriminadas como desencadenantes de erupciones tipo PR en personas susceptibles.

Cuadro clínico

En el 80% de los casos debuta con una lesión única, la denominada *lesión heraldo o placa anunciadora*. Fig. 29: lesión heraldo, área de dermatitis escamosa, oval, de bordes bien definidos, de 3 cm de diámetro, sobre la clavícula derecha, con un centro plano, marrón, de bordes eritematosos moderadamente elevados. La placa anunciadora precede en días a la erupción formada por múltiples máculo-pápulas, eritematosas, ovaladas, que están cubiertas por una epidermis seca, finamente arrugada. Esta epidermis, al descamarse por el centro, hace que la placa adquiera un aspecto característico con su borde escamoso fino en "collarete". Las manchas se localizan principalmente en el tronco y clásicamente, se describe su distribución, por su similitud, como en "árbol de Navidad" (Fig. 30).

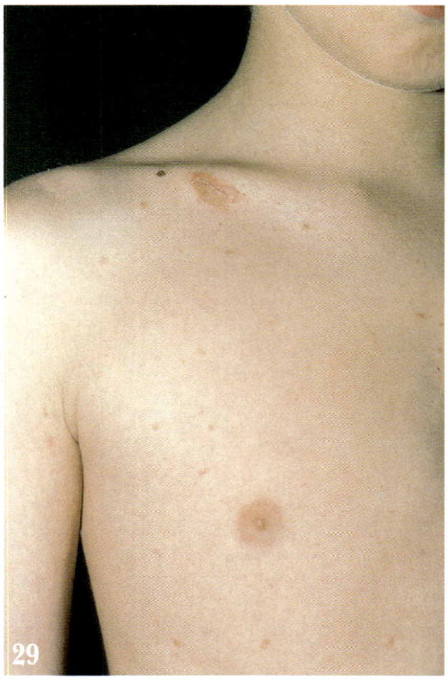

29

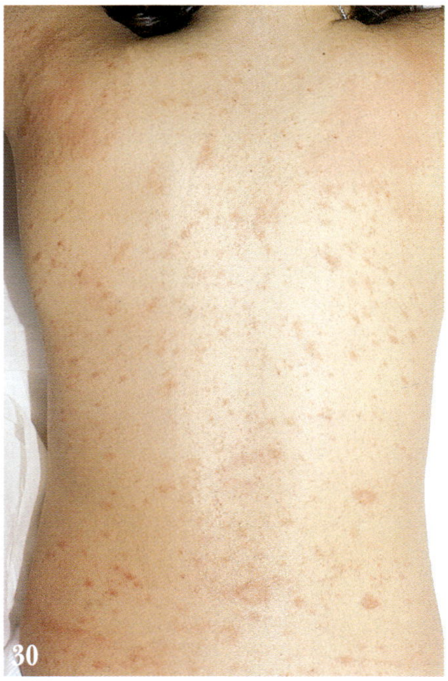

30

Las lesiones se diseminan con rapidez y, por lo común desaparecen espontáneamente tras 2-6 semanas. Fig. 31: inicio de una erupción junto con la lesión heraldo. Fig. 32: gran placa anunciadora y numerosas lesiones ovaladas con el diámetro mayor en el sentido de las líneas de la piel, con su borde fino escamoso moderadamente elevado. Podemos observar la evolución de la enfermedad de un paciente; aspecto a su debut (Fig. 33), con sus máculo-pápulas eritematosas ovaladas con el diámetro mayor en el sentido de las líneas cutáneas y a los 8 días de evolución (Fig. 34) se aprecia claramente la descamación periférica del borde de las lesiones en "collarete". El prurito es variable en frecuencia pero siempre moderado y tolerable.

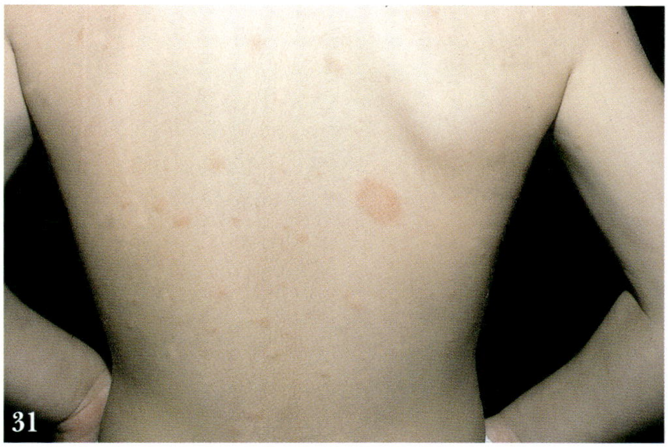

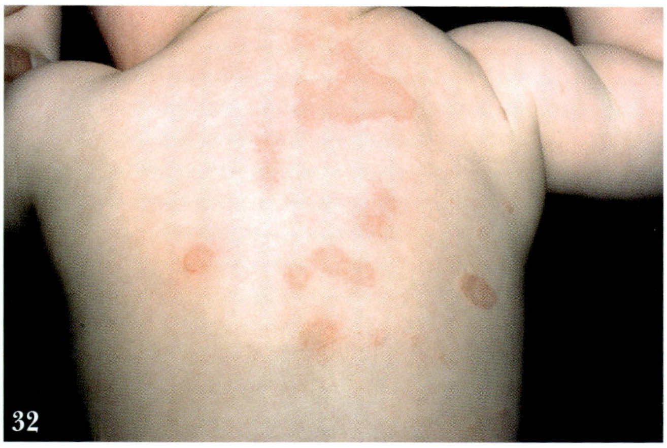

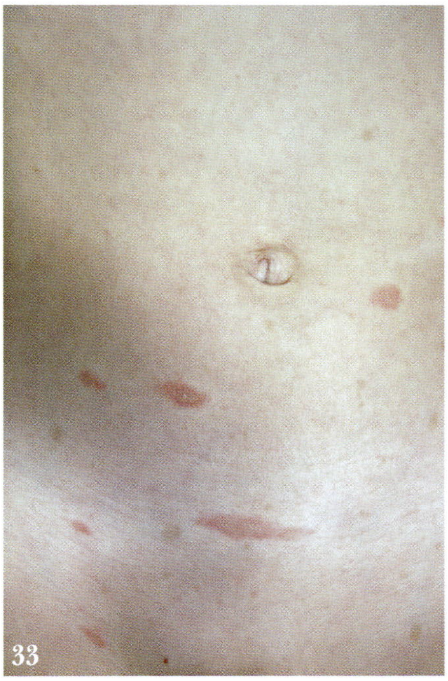

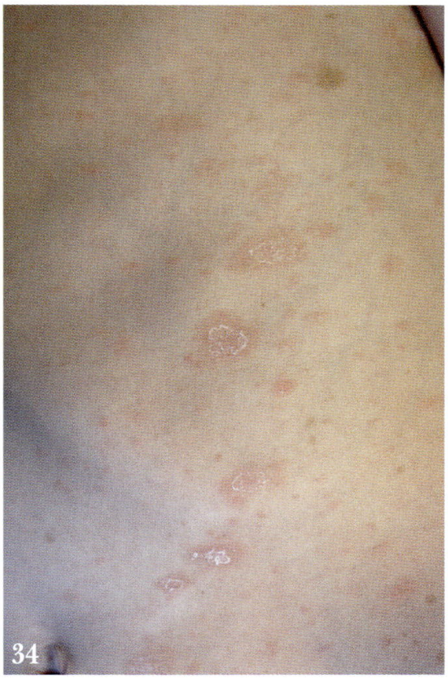

Existen formas clínicas de presentación atípica; cuadros limitados a la lesión anunciadora o esta presenta un borde edematoso o incluso vesicular o debuta sin lesión heraldo o pasa desapercibida por localizarse en áreas ocultas (axila, ingle, periné). Puede haber cuadros en que la erupción tiene componente urticarial, purpúrico o hemorrágico.

Lesiones en la mucosa oral (hemorragias puntiformes, erosiones o ulceraciones, máculas o placas eritematosas) son poco frecuentes y en su evolución siguen el curso de las lesiones cutáneas, desapareciendo con ellas o pocos días después.

El proceso clásico tiene una duración aproximada de 45 días con un mínimo de 2 semanas.

Diagnóstico

El diagnóstico es clínico y en los casos típicos es sencillo, depende del reconocimiento de la lesión anunciadora, del característico aspecto y distribución de las lesiones ovales con su fina descamación periférica o en *collarete*. Se debe recoger en la historia la administración previa de medicamentos. Los hallazgos histológicos son inespecíficos, no son diagnósticos, pero nos pueden servir para descartar otras entidades.

Diagnóstico diferencial

Antes de la erupción la lesión heraldo puede confundirse con la *tiña corporal* y el *eczema numular*.

Tiña corporal: el examen microscópico de una preparación de KOH sobre el raspado de la lesión evitará la confusión entre la tiña corporal y la placa anunciadora.

Eczema numular: el eczema numular tiene una costra en contraste con la placa heraldo, que es seca y descamativa.

Una vez la erupción ya desarrollada debe diferenciarse de la *sífilis secundaria, psoriasis guttata, erupción medicamentosa* y *pitiriasis liquenoide*.

Lúes secundaria: las pápulas sifilíticas son infiltrativas. En la lúes secundaria la afectación de palmas y plantas es frecuente y la linfadenopatía es constante, hecho excepcional en la pitiriasis rosada. Las máculas sifilíticas tienen un tono marrón oxidado y habitualmente presenta linfadenopatías generalizadas con evidencia del chancro primario. No obstante, a todo adolescente con "pitiriasis rosada" acompañada de lesiones orales, genitales y palmares con fiebre o linfadenopatía se le deben practicar pruebas de serología luética.

Pitiriasis liquenoide crónica: el curso evolutivo es más prolongado, recurrente, falta la placa anunciadora y las pápulas se aprecian en diferentes estadios evolutivos. El diagnóstico puede ser difícil con las formas atípicas de la pitiriasis rosada y necesitar estudio histológico para dilucidar el problema.

Erupción medicamentosa: el típico caso tiene menos lesiones pero más grandes y con escamas en toda la lesión. En las inducidas por droga con frecuencia falta la lesión heraldo, las lesiones en mucosa oral son más frecuentes así como la pigmentación postinflamatoria.

- Drago F, Broccolo F, Rebora A. Pityriasis rosea: An update with a critical appraisal of its possible herpes viral etiology. J Am Acad Dermatol. 2009; 61: 303-18.
- González LM, Allen R, Janniger CK. Pityriasis rosea: an important papulosquamous disorder. Int J Dermatol. 2005; 44: 757-64.
- Browning JC. An update on pityriasis rosea and other similar childhood exanthems. Curr Op Pediatr. 2009; 21: 481-5.
- Hartley AH. Pityriasis rosea. Pediatr Rev. 1999; 20: 266-9.

ACRODERMATITIS PAPULOSA O SÍNDROME DE GIANOTTI-CROSTI

Es una dermatosis relativamente común que afecta principalmente a los menores de 15 años. Casi todos los pacientes son de edades comprendidas entre 3 meses y 15 años, con un pico de incidencia entre 1-6 años. La enfermedad tiene un comienzo brusco, con la aparición de un exantema papular o pápulo-vesiculoso, autolimitado, asintomático o en algún caso, puede ir precedido de una infección de vías respiratorias altas o diarrea. En su primera descripción Gianotti achacó su etiología al virus de la hepatitis B. En la actualidad está bien establecida la existencia de cuadros similares, indistinguibles clínicamente, que gracias a los progresos de la virología se ha comprobado son secundarios a otros agente virales (Epstein-Barr, Coxsackie A16, sincitial respiratorio, citomegalovirus, etc.). La recomendación para evitar confusiones es que este cuadro clínico, independientemente de su etiología, se englobe bajo la denominación de síndrome de Gianotti-Crosti.

Cuadro clínico

El cuadro clínico clásico consiste en la aparición brusca de una erupción formada por pápulas o pápulo-vesículas, múltiples, monomorfas de color rosa o rojizo que pueden ser moderadamente pruriginosas y hacerse confluentes. La lesión individual es de 1-5 mm de diámetro, raramente excede de 10 mm, a menudo de techo plano y ocasionalmente hemorrágico o, con menor frecuencia, escamoso. Las pápulas se distribuyen de forma simétrica y topografía particular, en las mejillas, superficie de extensión de la extremidades y nalgas pero respetando el tronco, palmas y plantas. Las mucosas no están afectadas. Durante la fase temprana de la enfermedad se puede apreciar el fenómeno de Koebner. Esta erupción se desarrolla en unos días y permanece entre 3-6 semanas; un mínimo de 10 días. En algunos casos, el paciente presenta un período prodrómico de 1 semana de duración que precede a la erupción, con fiebre, malestar y síntomas propios de infección respiratoria de la vía superior. La linfadenopatía es un hallazgo común (25-35%) con adenopatías blandas, libremente desplazables, habitualmente localizadas en región axilar e inguinal. Las adenopatías pueden persistir durante semanas tras la extinción del exantema. Si la erupción es debida al virus de la hepatitis B, el hígado está habitualmente aumentado de tamaño, pero no es sensible y el paciente no presenta ictericia. Figs. 35-38: niño de 3 años de edad, 4º día de la erupción, lesiones papulosas, monomorfas, aplanadas, de color rojo, distribuidas por cara y extremidades en un niño antígeno Australia positivo.

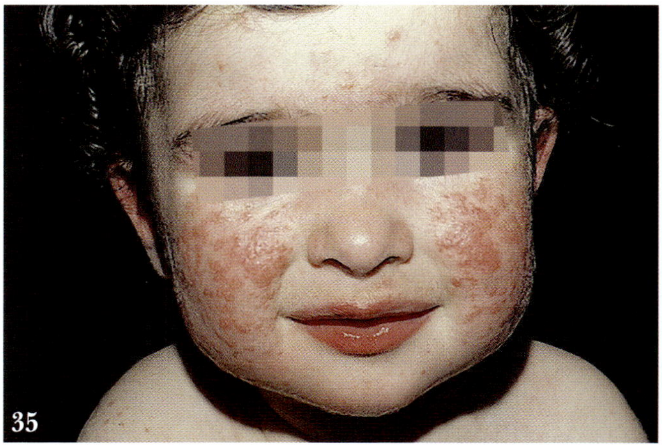

35

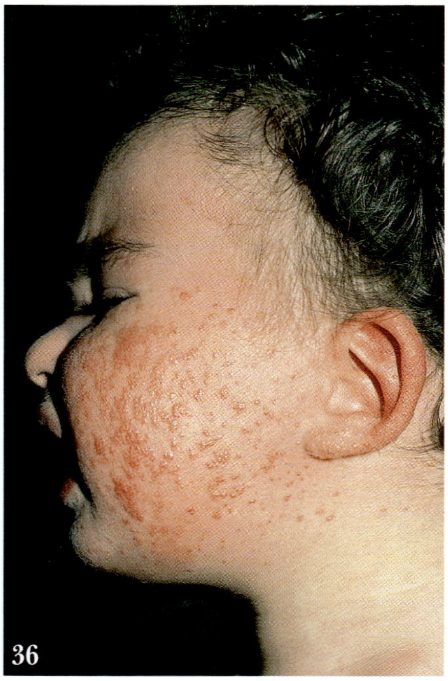

36

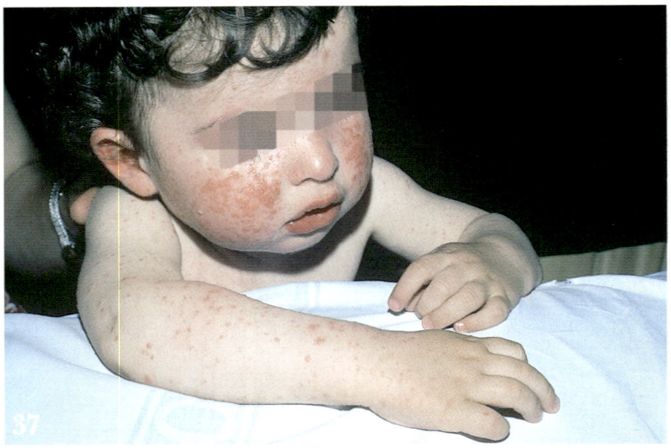

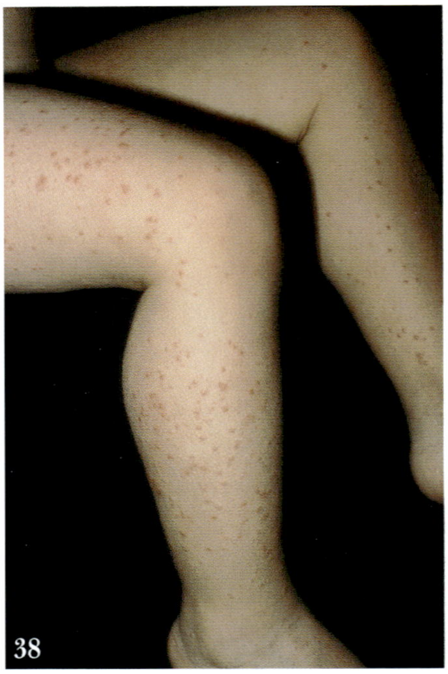

Fig. 39: cuadro clínico de acrodermatitis papulosa similar al paciente anterior pero debido a otro agente diferente del virus de la hepatitis B.

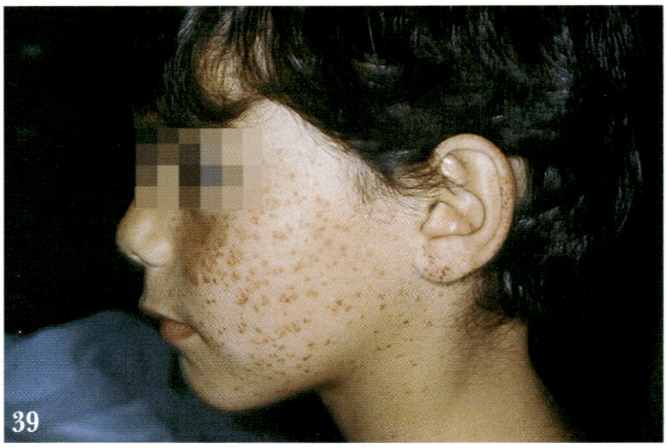

Diagnóstico

En los cuadros típicos el aspecto es tan evocador que el diagnóstico se puede hacer al primer vistazo. Los estudios serológicos ayudarán a aclarar la etiología. En los casos atípicos, al inicio del proceso o en los cuadros en resolución, una serie de enfermedades, *liquen plano, prurigo simple, eritema multiforme, sarna,* pueden entrar en consideración en el diagnóstico diferencial. El cuadro histológico no es diagnóstico.

Diagnóstico diferencial

Liquen plano: se caracteriza por su intenso prurito, afecta con predilección a la cara palmar de las muñecas, raramente afecta a las mejillas, lesiones de color violeta pálido y frecuente afectación mucosa.

Prurigo simple/ Estrófulo/ Urticaria papular: pápulas agrupadas, pruriginosas, generalmente localizadas en la superficie de extensión de las extremidades, pero con frecuencia también afectan al tronco. Las lesiones permanecen solo unos pocos días.

Eritema multiforme: en el adolescente y al inicio del cuadro cuando las lesiones del eritema multiforme son con frecuencia pápulas, se puede crear duda diagnóstica. La presencia de signos y síntomas sistémicos y la aparición al cabo de unos días de las típicas lesiones en diana clarificarán el diagnóstico. Hasta un 25% de estos pacientes presentan afectación de las mucosas, hallazgo que ayuda a excluir el síndrome de Gianotti-Crosti.

Sarna: puede ser confundida con el síndrome de Gianotti-Crosti en los pacientes con lesiones papulosas de predominio en zonas acras, pero el severo picor y las excoriaciones, que son la regla en la sarna, no se presentan en el síndrome de Gianotti-Crosti. La afectación del tronco y regiones intertriginosas son datos en contra del síndrome de Gianotti-Crosti. El hallazgo de un túnel del ácaro resuelve definitivamente el problema.

- Brandt O, Abeck D, Gianotti R. Gianotti Crosti syndrome. J Am Acad Dermatol. 2006; 54: 136-45.
- Caputo R, Gelmeti C, Ermacora E. Gianotti-Crosti syndrome. A retrospective analyis of 308 cases. J Am Acad Dermatol. 1992; 26: 207-10.

LIQUEN PLANO

El liquen plano (LP) es una dermatosis inflamatoria, pápulo-escamosa, muy pruriginosa, subaguda o crónica, no muy frecuente, de etiología desconocida, que afecta a la piel y mucosas. Se presenta a todas las edades, con predilección entre los 30-60 años. En la edad pediátrica es un proceso poco frecuente, el 2-3% de los casos publicados se refieren a niños. Aunque está ampliamente aceptada la naturaleza autoinmune de su patogenia, su mecanismo preciso es desconocido.

Cuadro clínico

En ambos adultos y niños la lesión primaria es una pápula pequeña, brillante, de techo plano, poligonal, de color violáceo. Las pápulas individuales varían en tamaño de 2 mm a 1,5 cm de diámetro. Ocasionalmente, se puede apreciar en la superficie de las pápulas unas escamas finas, adherentes y líneas delgadas de color blanco-grisáceo. Estas delicadas líneas blancas, conocidas como *estrías de Wickham*, son típicas del liquen plano y se aprecian mejor con la ayuda de una lupa o aplicando unas gotas de aceite que hacen más transparente la capa córnea de las lesiones. Estas lesiones pueden estar aisladas, agrupadas o difusamente dispersas y su distribución es bilateral y simétrica, habitualmente limitada a unas pocas áreas. Las lesiones tienen predilección por las caras de flexión de las muñecas, antebrazos, piernas, cuello y genitales. El *picor*, entre moderado e insoportable, es el síntoma clínico más frecuente (87%). Un rasgo característico de la enfermedad es que el rascado desencadena la aparición de nuevas lesiones (fenómeno de Koebner) que adoptan una configuración lineal. En el 20-30% de los niños con LP, se aprecian lesiones en las mucosas, que consisten, por lo general, en pápulas blanquecinas, del tamaño de una cabeza de alfiler, que confluyen adoptando un patrón reticular, localizadas en la mucosa bucal y lingual, mientras pápulas violáceas pueden hallarse en la mucosa labial. Estas lesiones pueden erosionarse o ulcerarse. La afectación de la uña es extraordinariamente rara en el niño. El liquen plano de las uñas, clínicamente en el niño, puede manifestarse de 3 formas: como en el adulto (50%), como distrofia de las 20 uñas (20%) o como atrofia idiopática de las uñas (30%). Si se afecta la uña, ésta presenta estriación longitudinal, adelgazamiento, rugosidad, pérdida del brillo (traquioniquia). La destrucción total de las 20 uñas con formación de sinequias puede presentarse antes o acompañando o tras la aparición de las manifestaciones cutáneas de LP. Algunos niños con LP pueden presentar únicamente lesiones ungueales y ser, el cuadro, etiquetado de traquioniquia (cap. 22), hasta que se practique una biopsia ungueal, o debuten las manifestaciones muco-cutáneas propias del cuadro de LP.

Hay diversas variantes clínicas de LP. La variante morfológica más frecuente en el niño es la forma clásica (53-60%) con lesiones tipo pápula-placa, bilaterales y simétricas, sobre piernas, muñecas y zona baja de la espalda. Le siguen en frecuencia la forma eruptiva (16,5%), hipertrófica (8%), lineal (7%). Las formas ampollosas y erosivas/ulcerativas son extraordinariamente raras en los niños.

En el *liquen plano eruptivo agudo,* las lesiones surgen de un modo súbito, semejante al de un exantema vírico y se extienden hasta afectar a gran parte de la superficie corporal. Figs. 40, 41: varón de 5 $^{8}/_{12}$ años, con liquen plano en su fase eruptiva con numerosas, bien desarrolladas pápulas escamosas eritematosas-violáceas con tendencia a confluir formando placas; algunas de las lesiones son características del LP, por su forma poligonal, eritematosas-violáceas y escamosas. Fig. 42: a mayor detalle se aprecian las estrías de Wickham y el color eritematoso-violáceo. Fig. 43: numerosas pápulas poligonales en los labios.

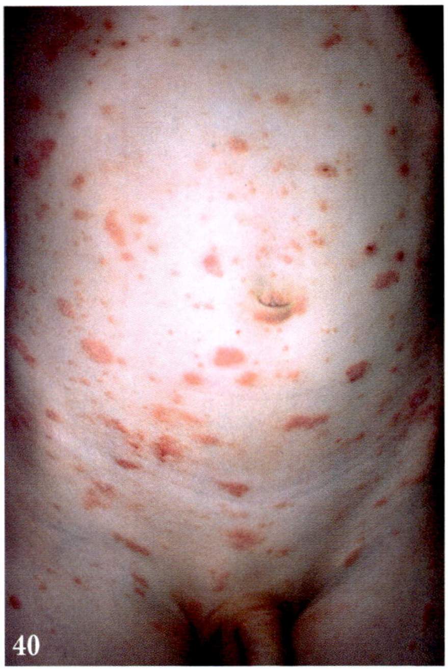
40

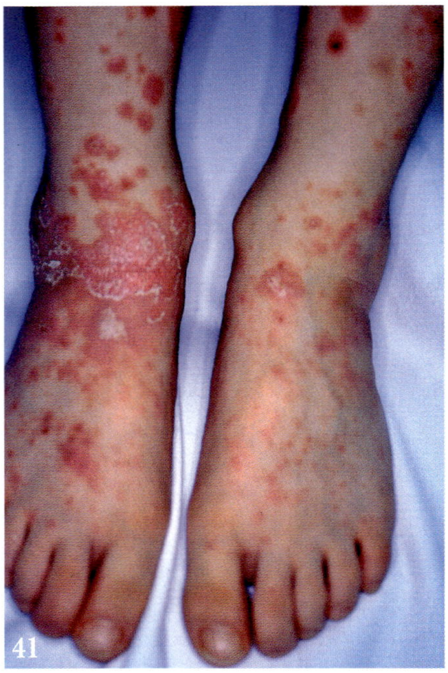
41

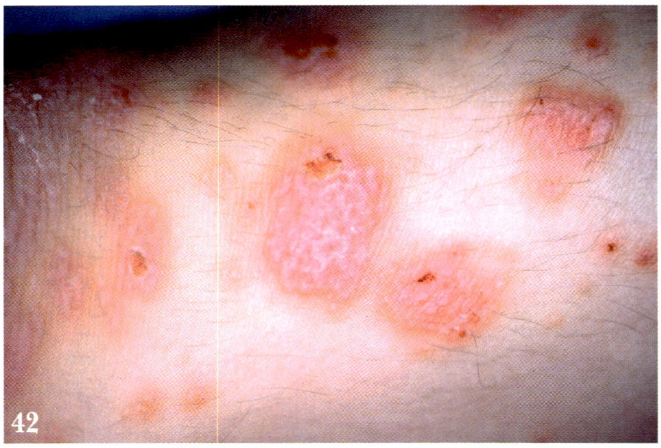
42

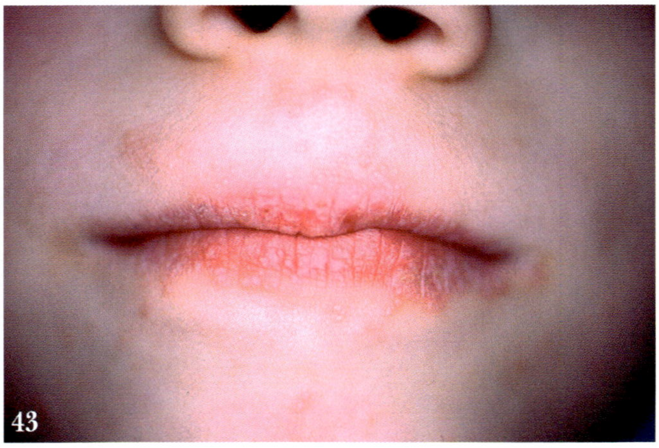
43

El curso de la enfermedad y la respuesta al tratamiento del LP infantil es similar a la del adulto, la mayor parte de los niños experimentan una resolución completa dentro del año.

Diagnóstico

El diagnóstico es clínico, depende del reconocimiento de las típicas pápulas pruriginosas del proceso, de la morfología, patrón clínico o localización de alguna de sus variantes clínicas. El característico color violáceo, con pápulas de techo plano y bordes angulados, diferencian al LP de otros procesos pápulo-escamosos. Los hallazgos histopatológicos son específicos, asegurando el diagnóstico cuando el mismo no está claro.

Diagnóstico diferencial

En el diagnóstico diferencial del LP las dos entidades más importantes a considerar son la *enfermedad injerto contra huésped* y la *erupción liquenoide por medicamentos*. Son procesos que pueden cursar con un cuadro clínico indistinguible del LP.

Erupción liquenoide por medicamentos: muy rara en los niños, los medicamentos causantes se emplean en el tratamiento de enfermedades de los adultos. Su cuadro histopatológico es diferente.

- Handa S, Sahoo B. Childhood lichen planus: a study of 87 cases. Int J Dermatol. 2002; 41: 423-7.
- Nanda A, Al-Ajmi HS, Al-Sabah H. Chilhood liquen planus: A report of 23 cases. Pediatr Dermatol. 2001; 1: 1-4
- Tilly JJ, Drolet BA, Esterly NB. Lichenoid eruptions in children. J Am Acad Dermatol. 2004; 51: 606-24.
- Pandhi D, Singal A, Bhattacharya SB. Lichen planus in childhood: a series of 316 patients. Pediatr Dermatol. 2014; 31: 59–67.
- Sharma R, Maheshwari V. Childhood lichen planus: A report of fifty cases. Pediatr Dermatol. 1999; 16: 345-8.
- Tosti A, Piraccini BM, Cambiaghi S. Nail lichen planus in children: clinical features, response to treatment, and long-term follow-up. Arch Dermatol. 2001; 137: 1027-32.
- Peluso AM, Tosti I, Piraccini BM. Lichen planus limited to the nails in childhood: a case report and literature review. Pediatr Dermatol. 1993; 10: 36-9.
- Joshi RK, Abanmi A, Ohman SG. Lichen planus of the nails presenting as trachyonychia. Int J Dermatol. 1993; 32: 54-5.

LIQUEN NÍTIDO

El liquen nítido (LN) es una erupción inflamatoria papulosa, crónica, benigna, relativamente poco frecuente que afecta a individuos de todas las edades, pero con más frecuencia al niño de edad preescolar y escolar. Aunque de etiología desconocida, muchos autores la consideran una variante del liquen plano. Se ha propuesto que el LN, sobre todo las formas generalizadas, pueden estar asociadas a alteraciones de la inmunidad del paciente.

Cuadro clínico

Clínicamente se caracteriza por la aparición de numerosas pápulas, diminutas de 1-2 mm, brillantes, de superficie plana y tamaño uniforme que, generalmente se presentan agrupadas (Fig. 44). Consideradas individualmente, las pápulas del LN son firmes, están abruptamente limitadas, del tamaño de una punta a una cabeza de alfiler, redondas o poligonales, brillantes, llamativamente monomorfas. Las pápulas habitualmente son del color de la piel normal y en ocasiones de aspecto perlado, sin embargo su color puede variar del amari-

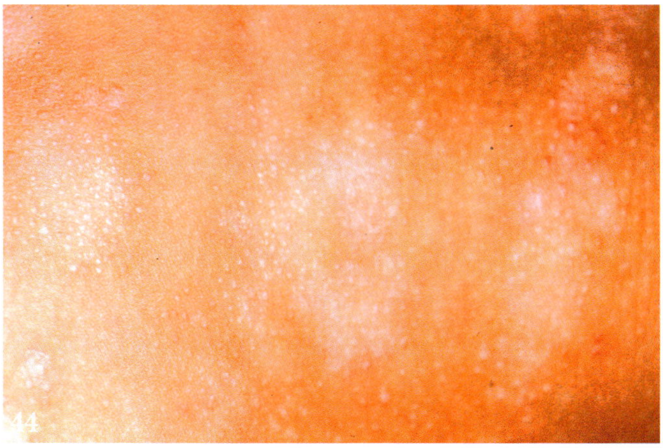

44

llento y marrón al tono violeta dependiendo del color de la piel del paciente. Esta variación en el color contrasta con el color característicamente violáceo del liquen plano. La superficie de las pápulas es plana brillante, moderadamente elevada y puede tener una fina escama o un tapón hiperqueratósico. Si se examina cuidadosamente, con frecuencia se pueden ver pápulas de distribución lineal, en un trayecto de rascado (*fenómeno de Koebner*). Este fenómeno, muy útil para su diagnóstico, se aprecia casi en el 100% de los casos, es un marcador distintivo de la enfermedad, aunque no exclusivo de este proceso. El LN generalmente es asintomático en contraste con el liquen plano, que es extremadamente pruriginoso.

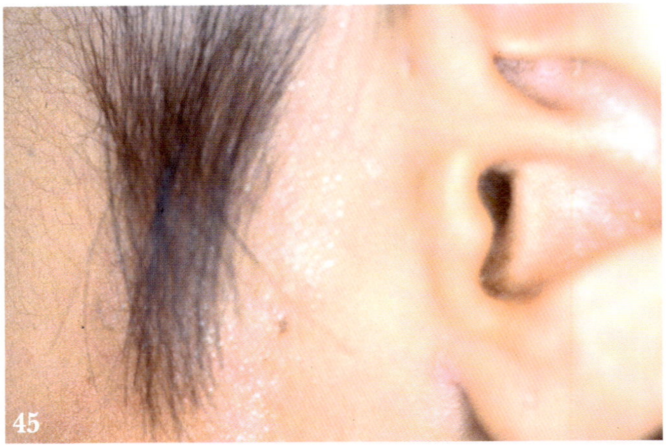

Fig. 45: innumerables pápulas uniformes, diminutas, brillantes, de aspecto perlado, distribuidas linealmente en la zona preauricular, *koebnerización*. Las lesiones pueden ser escasas o numerosas y formar placas; se han descrito formas generalizadas. La erupción tiende a manifestarse en grupos y se localiza principalmente en tórax, abdomen, pene y antebrazos. La alteración de las uñas es rara pero se observa a menudo en pacientes con afectación palmar. Las uñas pueden desarrollar estriaciones lineales, hundimientos e inflamación del pliegue ungueal proximal. Se han descrito lesiones en la mucosa oral en forma de diminutas pápulas aplanadas grisáceas. El curso es lentamente progresivo con tendencia a la remisión. Las lesiones pueden permanecer estacionarias durante años, sin embargo ocasionalmente, se aclaran espontáneamente tras un período de semanas o varios meses; en general, en menos de 1 año.

Diagnóstico

El diagnóstico es clínico, aunque a veces está indicado hacer una biopsia. El cuadro histológico del liquen nítido es patognomónico.

Diagnóstico diferencial

El diagnóstico diferencial debe establecerse con el *liquen plano*, la *queratosis pilar* y las *verrugas planas*.

Liquen plano: pequeñas pápulas poligonales, violáceas, muy pruriginosas, con estrías de Wickham en su superficie.

Queratosis pilar: en la queratosis pilar se aprecian los tapones foliculares impactados, secos, escamosos, que no se ven en el liquen nítido. El techo de las lesiones de liquen nítido es liso y suave al tacto. En la queratosis pilar no se aprecia el fenómeno de Koebner.

Verruga plana: las lesiones son más variables de tamaño, menos definidas, de superficie rugosa y mate.

- Tilly JJ, Drolet BA, Esterly NB. Lichenoid eruptions in children. J Am Acad Dermatol. 2004; 51: 606-24.
- Al-Mutairi N, Hassanein A, Nour-Eldin O. Generalized lichen nitidus. Pediatr Dermatol. 2005; 22: 158-60.
- Lapins NA, Willoughby C, Hellwig EB. Lichen nitidus a study of 43 cases. Cutis. 1978; 21: 634-67.

LIQUEN ESTRIADO

El liquen estriado (LE) es una dermatosis inflamatoria adquirida, lineal, benigna y autolimitada. Habitualmente se presenta entre los 2 y 12 años; edad media de inicio 4 años, con predilección por el sexo femenino. El hecho más característico, es la configuración lineal de las lesiones siguiendo las líneas de Blaschko, variando en extensión desde unos cm hasta la longitud total de un miembro.

Cuadro clínico

Clínicamente, la erupción se caracteriza por la aparición súbita de numerosas pápulas discretas de 2-4 mm de diámetro, ligeramente elevadas, de techo plano y superficie lisa o levemente escamosa, sin estrías de Wickham. Las lesiones característicamente son solitarias y unilaterales. Estas pápulas rápidamente se agrupan formando, por coalescencia, una banda lineal de varios mm a 1-2 cm de anchura, de un tono color carne o eritematosas que se extiende a lo largo de una extremidad o, menos comúnmente, a través del tronco o de la cara, alcanzando su aspecto pleno en un período de días o semanas. La banda lineal formada es solitaria y unilateral, y puede ser discontinua; en algunas ocasiones las bandas pueden ser múltiples, pero excepcionalmente bilaterales. Las lesiones que en su inicio cursan como pápulas de un tono rosado o rojo tenue se vuelven rápidamente hipopigmentadas. El hecho más característico del LE es la configuración lineal de las lesiones siguiendo las líneas de Blaschko. Las lesiones asientan principalmente, en las extremidades y en 1/3 de los casos en el tronco. Ocasionalmente puede afectar a la cara, cuello o nalgas. Figs. 46-49: varón de 9 años con varias bandas lineales, unilaterales, de pequeñas pápulas eritematosas que siguen en su distribución las líneas de Blaschko. La erupción tiende a ser de comienzo brusco, asintomática, alcanza su máximo desarrollo en varios días o en unas pocas semanas y, generalmente, regresa espontáneamente entre 12-24 meses. La afectación ungueal es muy rara, pero se da casi exclusivamente en el niño, habitualmente en asociación con lesiones cutáneas y casi siempre limitada a una sola uña. La hipopigmentación residual postinflamatoria puede durar meses o años.

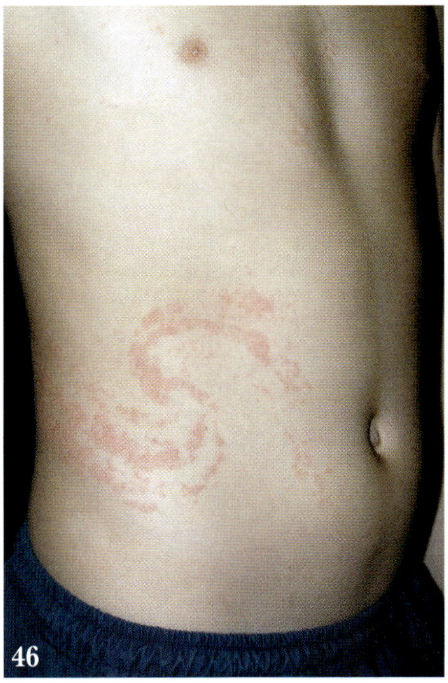

46

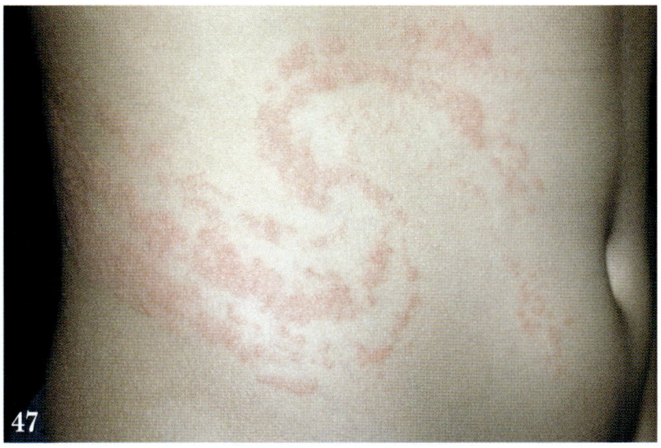

47

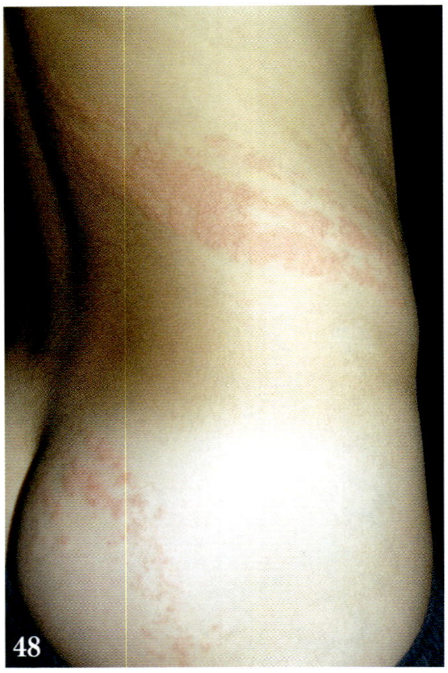

48

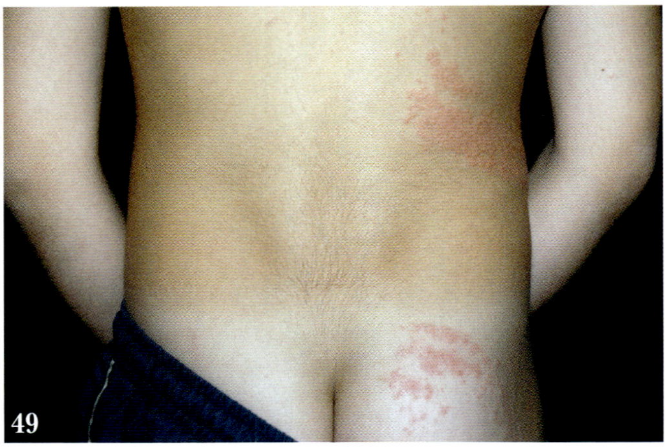

49

Diagnóstico

Las lesiones lineales son tan características que rara vez se puede confundir con otros procesos. El diagnóstico diferencial debe establecerse con el *liquen plano, nevus epidérmico* y *poroqueratosis de Mibelli.*

Liquen plano: pápulas queratósicas monomorfas, pruríticas, bilaterales y simétricas, de tono violáceo y ocasionalmente con estrías de Wickam. En los niños, el 20-30% con lesiones en las mucosas, localizadas en la mucosa bucal y lingual, mientras pueden hallarse en la mucosa labial pápulas violáceas.

Nevus epidérmico: el proceso está presente desde el nacimiento y la superficie de las lesiones es irregular.

Poroqueratosis de Mibelli: pápulas anulares que pueden seguir las líneas de Blaschko y, por coalescencia, formar placas con centro atrófico y bordes discretamente elevados con disqueratosis detectable, especialmente con el dermatoscopio. Con frecuencia las lesiones son segmentarias y no se extienden completamente hacía la parte baja de la extremidad. Puede ser necesaria la biopsia para su diferenciación.

- Patrizi A, Neri I, Fiorentini C. Lichen striatus: clinical and laboratory features of 115 children. Pediatric Dermatol. 2004; 21: 197-204.
- Keegan BR, Kamino H, Fangman W, Shin HT, Orlow SJ, Schaffer JV. "Pediatric Blaschkitis": Expanding the spectrum of childhood acquired Blaschko-linear dermatoses. Pediatr Dermatol. 2007; 24: 621-7.
- Abagge KT, Marinoni LP, Giraldi S. Lichen striatus: description of 89 cases in children. Pediatr Dermatol. 2004; 21: 440-3.

6 Enfermedades ampollosas de la infancia

EPIDERMÓLISIS AMPOLLOSA

El término epidermólisis ampollosa (EA) engloba un grupo raro, heterogéneo, de enfermedades congénitas y hereditarias que se manifiestan por la aparición de ampollas o erosiones de la piel y en algunos casos del epitelio de otros órganos, en respuesta a traumas mínimos o inaparentes. La piel, debido a diferentes defectos de las proteínas del entramado epidermis, dermis, unión dermo-epidérmica, pierde su cohesión normal, produciéndose planos de rotura cutánea y subsiguiente formación de ampollas, bien espontáneamente o como resultado de la fricción o pequeños traumas. La EA varía en su gravedad desde formas leves y localizadas hasta formas mortales o muy invalidantes y deformantes.

Conceptualmente, la EA, en base al diferente nivel ultraestructural del plano de fractura, se divide en cuatro grandes grupos: EA simple (subdividida en basal y suprabasal), EA de la unión, EA distrófica (variante dominante y recesiva) y síndrome de Kindler.

En la EA simple, el despegamiento es intraepidérmico y la curación sin secuelas. En la EA de la unión, el plano de rotura se localiza en la lámina lúcida de la unión dermo-epidérmica y en la EA distrófica la fractura se produce en la dermis papilar, dando lugar a severas secuelas cutáneas. En el síndrome de Kindler, el nivel de fractura más frecuente es en la membrana basal, pero puede localizarse en la lámina lúcida y debajo de la lámina densa. Siguiendo las recomendaciones de la III Reunión Internacional de Consenso en Clasificación y Diagnóstico (año 2007), los pacientes dentro de estos grupos han sido subclasificados en subtipos, en base al modo de herencia y presencia o ausencia de hallazgos específicos cutáneos o extracutáneos. Muchos de estos subtipos están asociados con manifestaciones extracutáneas que llevan aparejada, una elevada morbilidad y, en algún caso, la muerte. Los órganos de revestimiento epitelial con riesgo particular son: ojo, vías respiratorias altas, esófago y aparato genitourinario. Los datos del Registro Nacional Norteamericano de EA han confirmado que determinados subtipos tienen un elevado riesgo de padecer carcinoma de células escamosas, carcinoma basocelular y melanoma maligno.

En los últimos años se ha producido un crecimiento exponencial del conocimiento básico y clínico de la EA. Se han descrito más de 30 enfermedades clínica y genotípicamente diferentes que tienen de nexo común la presencia de una piel, mecánicamente frágil y un epitelio que rápidamente forma ampollas tras la aplicación de fuerzas aparentemente insignificantes sobre estos tejidos. Conocemos que mutaciones (se han documentado más de 1.000), en cualquiera de los al menos 14 genes, cada uno de los cuales codifica proteínas estructurales de la epidermis, unión dermoepidérmica o capa más elevada de la dermis, pueden ser la causa de uno o más subtipos de EA.

Para mejor facilitar el reconocimiento y el diagnóstico de estos subtipos, en numerosas enfermedades se han sustituido nombres clínicamente descriptivos por epónimos. No obstante, el diagnóstico y la subclasificación de la EA permanece basado en el modo de herencia combinado con los hallazgos clínicos, inmunohistológicos y ultraestructurales. Los análisis genéticos mutacionales, aunque necesarios para el diagnóstico prenatal y terapia preimplantación, no se recomiendan como medio de diagnóstico primario, teniendo en cuenta la falta de una fuerte correlación fenotipo-genotipo en la mayoría de los subtipos de EA.

Diagnóstico

El diagnóstico clínico de si un paciente padece algún tipo de EA solo presenta dificultad durante el período neonatal. Otra cosa muy diferente es etiquetar el tipo exacto de EA que padece.

Las ampollas secundarias a traumatismos se dan en la EA y, en la mayoría de los casos, estas ampollas hacen su aparición durante los 3 primeros meses de vida. Los antecedentes de ampollas debidas a simple manipulación son importantes para distinguir los trastornos ampollosos hereditarios (EA) de los ampollosos por causa inmunológica.

Diagnóstico diferencial

Las principales condiciones a descartar en el período neonatal son: *infección congénita por herpes, incontinentia pigmenti, aplasia cutis congénita, hipoplasia focal dérmica, eritrodermia ictiosiforme ampollosa, impétigo ampolloso* y *síndrome de escaldadura por estafilococo.*

Diagnóstico de laboratorio

El diagnóstico preciso de qué tipo y/o subtipo de EA padece el niño con diagnóstico clínico de EA está fuera de la óptica de este trabajo. Hay muy pocos laboratorios con la tecnología, conocimiento y personal con la experiencia suficiente en este campo, para la correcta interpretación de los hallazgos.

Mediante la microscopía electrónica y el mapeo por inmunofluorescencia se puede determinar el nivel de fractura en la piel en la EA, si es intraepidérmico, intralámina lúcida o sublámina densa. La microscopía con inmunofluorescencia (MIF) empleando un amplio panel de anticuerpos monoclonales frente a proteínas de la zona de la membrana basal específicas de la EA, debería considerarse como el test diagnóstico de primera fila, para evaluar en la infancia a los niños con clínica sospechosa de EA. La MIF nos informa, por añadidura, sobre la proteína estructural más probablemente mutada. El análisis mutacional es el último procedimiento para determinar el modo de herencia, lugar preciso y tipo de mutación molecular del enfermo de EA. Sin embargo, es necesario tener presente que algunos subtipos de EA fenotípicamente idénticos, sobre todo en la EA de la unión tipo no-Herlitz, son resultado de mutaciones en genes diferentes y que, con la excepción de la EA tipo simple, la fortaleza de la correlación genotipo-fenotipo varía considerablemente, dificultando la utilización del análisis mutacional para distinguir subtipos específicos. El diagnóstico prenatal es posible si se ha identificado el defecto específico del ADN en la familia.

Puede no ser posible precisar cada subtipo en el período neonatal o en el lactante y es bien conocido que cuadros clínicos ampollosos, generalizados al inicio de la vida, más tarde se comportan como subtipos localizados de EA. Fig. 1: recién nacido con EA, primer día de vida, se aprecia despegamiento de la epidermis en los dedos y ala de la nariz.

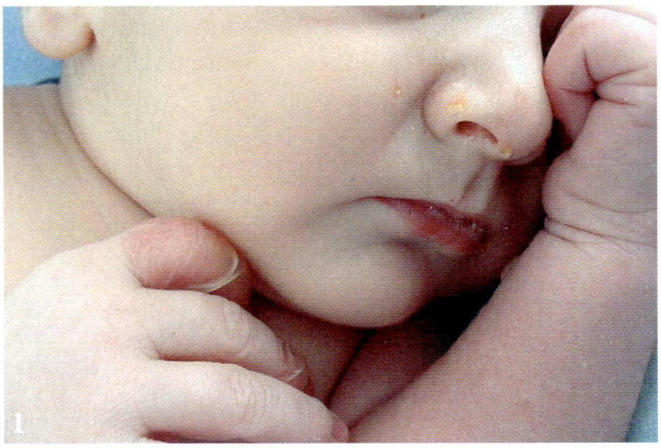
1

- Fine JD, Mellerio J. Extracutaneous manifestations and complications of inherited epidermolysis bullosa: Part I. Epithelial associated tissues. J Am Acad Dermatol. 2009; 61: 367-84.
- Fine JD, Mellerio J. Extracutaneous manifestations and complications of inherited epidermolysis bullosa: Part II. Other organs. J Am Acad Dermatol. 2009; 61: 387-402.
- Fine JD, Eady RA, Bauer EA, Bauer JW, Bruckner-Tuderman L, Heagerty A, et al. The classification of inherited epidermolysis bullosa (EB): Report of the Third International Consensus Meeting on Diagnosis and Classification of EB. J Am Acad Dermatol. 2008; 58: 9 31-950.
- Fine J-D, Johnson LB, Weiner M, Li KP, Suchindran C. Inherited epidermolysis bullosa (EB) and the risk of life-threatening skin-derived cancers: experience of the National EB Registry, 1986-2006. J Am Acad Dermatol. 2009; 60: 203-11.
- Berk DR, Jazareyi L, Marinkovich MP, Sundram UN, Bruckner AL. Diagnosing epidermolysis bullosa type and subtype in infancy using immunofluorescence microscopy: The Stanford experience. Pediatr Dermatol. 2013; 30: 226-33.

Epidermólisis ampollosa de la unión

El espectro de la enfermedad de la epidemólisis ampollosa de la unión (EAU) abarca desde formas moderadas a letales. En todos los tipos de EAU se aprecia, al examen microscópico, la localización subepidérmica de la ampolla y el microscopio electrónico nos muestra que el plano de rotura se localiza en la lámina lúcida. Se distinguen dos tipos principales: tipo Herlitz y tipo no Herlitz.

EAU tipo Herlitz: es un cuadro de herencia autosómica recesiva y riesgo vital. El cuadro clínico debuta con la aparición de ampollas, al nacimiento o en el período neonatal, particularmente en el área perioral, cuero cabelludo, piernas, área del pañal y tórax. Se ha descrito, aunque con menor frecuencia que en la EA distrófica recesiva severa, la afectación grave de las mucosas con ulceración del epitelio de las vías respiratorias, aparato gastrointestinal y genitourinario. Las uñas, eventualmente, se vuelven distróficas con pérdida permanente de las mismas. Es característica la pérdida precoz de los dientes y el retraso del crecimiento es la regla. La curación de las lesiones está retardada y las grandes placas erosivas pueden servir de puerta de entrada a los gérmenes con resultado de sepsis y muerte, en la mayoría de los casos dentro de los 3 primeros años de la vida.

EAU tipo no Herlitz: está compuesto por un grupo heterogéneo de subtipos. En el período neonatal la formación de ampollas puede ser severa, dificultando su diferenciación de la EA tipo Herlitz. El cuadro clínico puede presentar todos los trastornos asociados al tipo Herlitz, pero habitualmente de forma más leve. Moderada formación de ampollas en piel y mucosas, con distrofia ungueal, cicatrices atróficas e hipoplasia del esmalte dental. Se consideran variantes de la tipo no Herlitz, la forma generalizada y la localizada.

Otros subtipos de la EAU son: asociada a atresia de píloro, forma inversa, de comienzo tardío y la LOC (laringo-ónico-cutánea).

La asociación de EA y atresia de píloro es una entidad diferenciada de herencia autosómica recesiva. Existen 2 subtipos: EA simple con atresia de píloro y EA de la unión con atresia de píloro (EAU-AP). En la EAU-AP, con frecuencia se recoge una historia de polihidramnios en la gestación, con aparición de ampollas cutáneas en el período neonatal, así como los signos propios de una obstrucción alta del tracto digestivo (vómitos no biliosos y a Rx: estómago dilatado de aire con ausencia del mismo en el resto del abdomen). En algunos pacientes, se asocia también ausencia congénita localizada de la piel, que al igual que la atresia de píloro se achaca probablemente a complicaciones intrauterinas de la EAU. Se acepta que las zonas de ausencia congénita localizada de la piel son la secuela de la curación de las lesiones intrauterinas por traumas mecánicos en el feto con EAU. Este cuadro debe alertar, en el superviviente, del posible desarrollo futuro de obstrucción urétero-vesical. No obstante lo dicho, la asociación de AP y aplasia de la piel con EA, teniendo en cuenta la rareza de cada una de estas alteraciones, sugiere una base genética común para la patogenia de estas complicaciones de la EA.

Figs. 2, 3: recién nacido de 2 días de vida con atresia de píloro que presenta ampollas en brazos y piernas. En la Fig. 4, se aprecian lesiones erosivas tras la rotura de las ampollas.

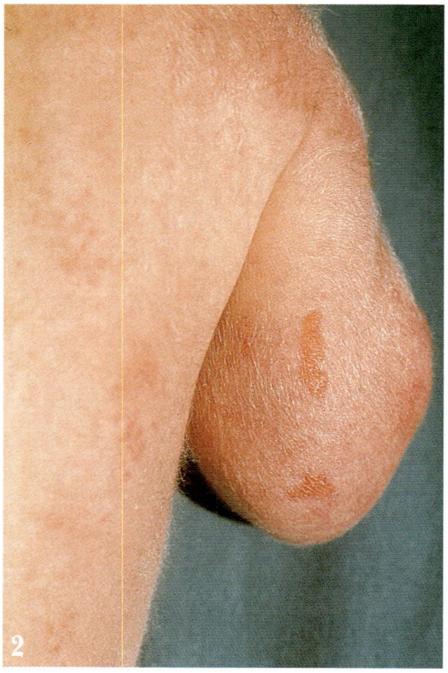

2

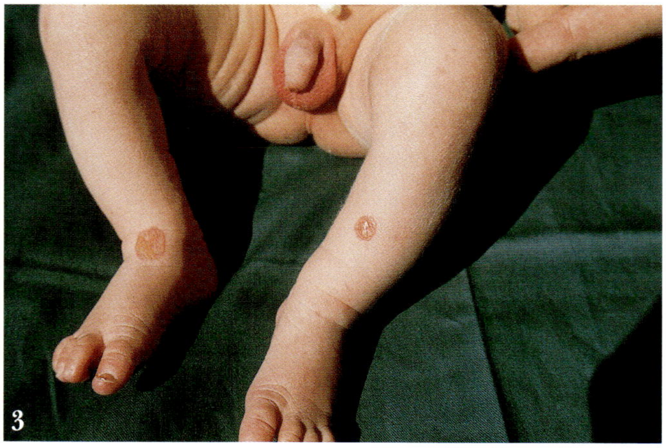

3

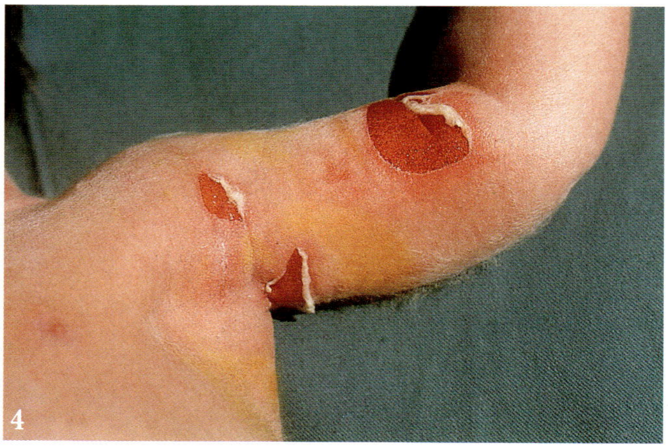

4

Figs. 5, 6: recién nacido con EA y atresia de píloro, 1er día de vida, extensa zona con ausencia congénita localizada de la piel, cubierta por una membrana transparente, brillante y húmeda, de bordes abruptos en brazo y pierna derechos, en el brazo pequeña ampolla. Grandes defectos con ausencia congénita localizada de la piel, pueden presentarse al nacimiento en diferentes tipos de EA. La ausencia congénita localizada de la piel se conoce, en la actualidad, como un patrón fenotípico del recién nacido con cualquier forma mayor de EA que debuta al nacimiento.

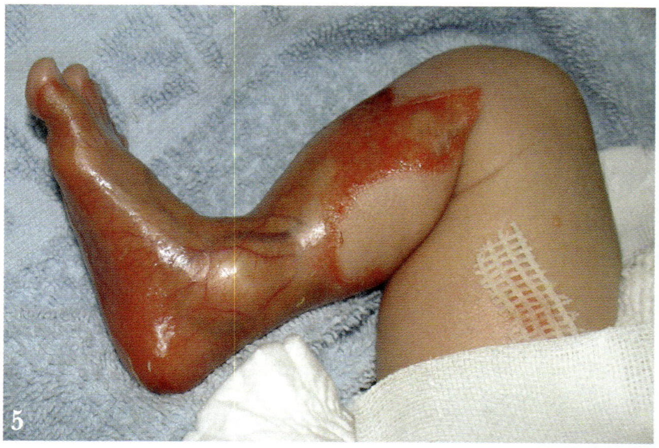

5

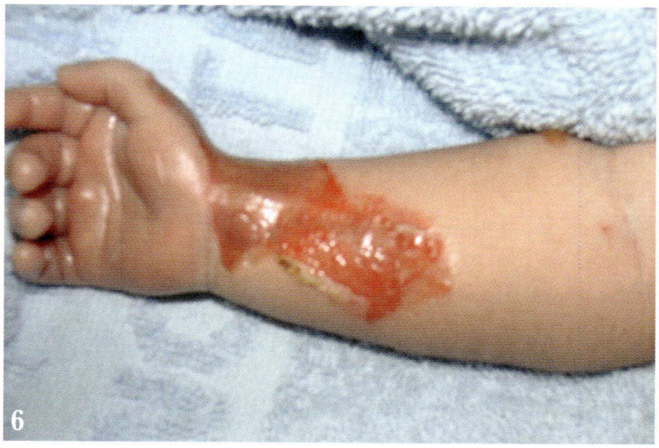

6

- Puvabanditsin S, Garrow E, Kim DU, Tirakitsoontom P, Luan J. Junctional epidermolysis bullosa associated with congenital localized absence of skin, and pyloric atresia in two newborn siblings. J Am Acad Dermatol. 2001; 44: 330-5.
- Chung HJ, Uitto J. Epidermolysis bullosa with pyloric atresia. Dermatol Clin. 2010; 28: 43-54.
- Wallerstrein R, Klein ML, Genieser N, Pulkkinen L, Uitto J. Epidermolysis bullosa, pyloric atresia and obstructive uropathy; a report of two case reports with molecular correlation and clinical management. Pediatric Dermatol. 2000; 17: 286-9.

Epidermólisis ampollosa distrófica

La epidermólisis ampollosa distrófica (EAD) constituye un grupo de enfermedades genéticas en el que el despegamiento cutáneo se produce inmediatamente por debajo de la lámina densa de la membrana basal. El nombre de distrófica proviene por la tendencia de las ampollas a curar, dejando como secuela una cicatriz atrófica. Teniendo en cuenta que la ampolla es subepidérmica y no epidérmica, a menudo, en aras de la precisión, se utiliza el término de epidermólisis ampollosa dermolítica para denominar este grupo de enfermedades. La separación dermo-epidérmica tiene lugar por debajo de la membrana basal, en la parte más alta de la dermis papilar. Todas las formas de la EAD son consecuencia de mutaciones en el gen COL7A1 que codifica el colágeno VII, un componente esencial de las fibrillas, polímeros del colágeno VII que fijan la membrana basal epidérmica con la dermis. Se han descrito varios cientos de diferentes mutaciones en ambas formas, dominante y recesiva de la EAD. Hay una amplia variación en la severidad del fenotipo dependiendo del tipo y localización de la mutación del gen del colágeno VII. Las ampollas tienden a presentarse principalmente por golpes, de ahí que las localizaciones más frecuentes sean en manos y pies, rodillas y codos. También se presentan por el roce del vestido y por la simple aplicación cutánea de tiras adhesivas, hecho de gran importancia en el reconocimiento inicial del cuadro en el neonato, a la hora de su manejo. Sin embargo, a largo plazo, quizás el factor provocador mayor es el autorrascado de las áreas en curación o recién curadas. En la reepitelización de la zona denudada tras la rotura de las ampollas, la cicatriz a menudo atrapa islas de epitelio, dando lugar a los quistes de milia que se aprecian como quistes diminutos blancos en la cicatriz. El "sello" clínico de la enfermedad es la tendencia de la curación de las ampollas con formación de cicatrices atróficas y desarrollo de contracturas y deformidades.

La reciente clasificación revisada de la EA ha simplificado la división de la EAD en subtipos y eliminado la mayoría de los epónimos. Para una mejor valoración clínica, se definen 3 grandes categorías, aunque algunos cuadros se pueden solapar: dominante, recesiva (generalizada severa) y otras recesivas.

Epidermólisis ampollosa distrófica tipo dominante

La epidermólisis ampollosa distrófica tipo dominante (EADD) es la más común de las EAD. Tiene un espectro clínico amplio, desde formas localizadas principalmente sobre las eminencias óseas acrales hasta formación de ampollas diseminadas. La aparición del cuadro tiene lugar al nacimiento o pronto después y en general presentan procesos moderados. Figs. 7, 8: recién nacido, al nacimiento amplia ausencia congénita de la piel en el pie, pierna y parte del muslo con pequeño desprendimiento epidérmico en codo derecho. Fig. 9: desprendimiento de la epidermis del antebrazo izquierdo, enrollada como papel de fumar, apreciándose a su través extensa zona equimótica; etiquetado más tarde como EADD. Las lesiones curan pronto, con frecuencia con cicatrices blan-

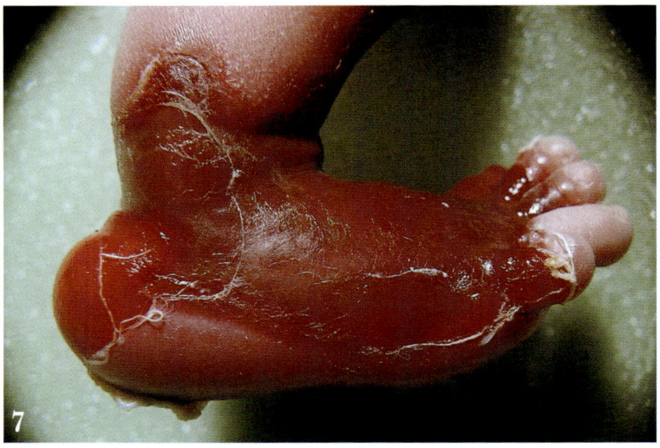
7

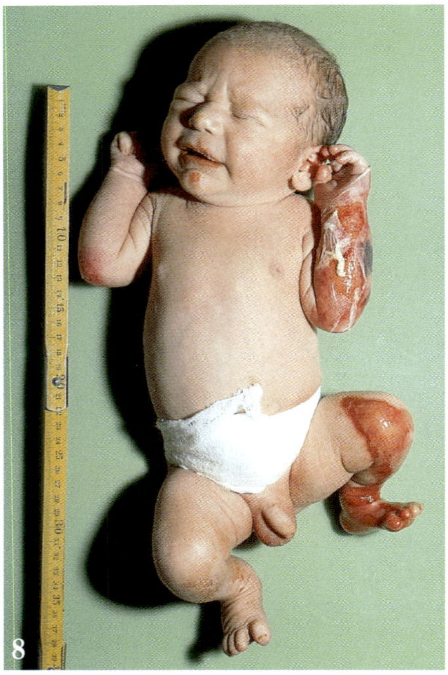

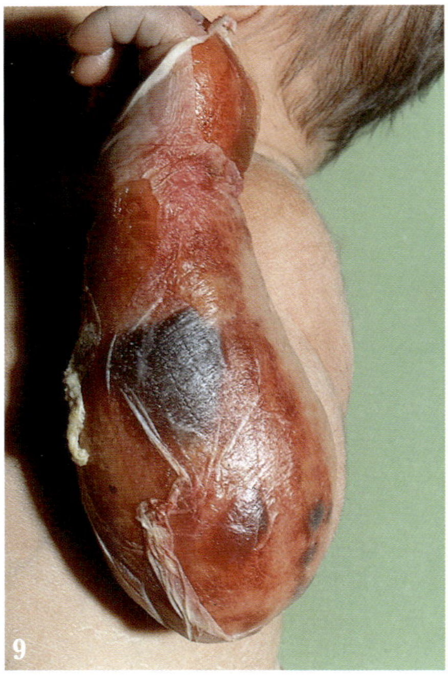

das, fruncidas, formación de milia y alteraciones de la pigmentación. En el 80% de los casos las uñas pueden estar engrosadas, distróficas o completamente destruidas. Los dientes y el pelo están conservados y su desarrollo físico es normal. En el 20% de los enfermos pueden aparecer lesiones en las membranas mucosas que suelen ser mínimas. La enfermedad mejora con la edad y es raro que se lleguen a formar cicatrices deformantes en manos y pies, como se presentan en la forma recesiva.

Epidermólisis ampollosa distrófica recesiva generalizada severa

Es la forma más severa de EAD, previamente conocida como subtipo Hallopeau-Siemens caracterizada por la amplitud de las cicatrices atróficas, de las deformidades y la severa afectación de las membranas mucosas. Las erosiones y las ampollas se manifiestan al nacimiento o inmediatamente después con un cuadro clínico similar al expuesto en la forma de tipo dominante. El signo de Nikolsky con frecuencia es positivo. Los repetidos ciclos de ampollas, infección secundaria y curación dejan como secuela extensas cicatrices superficiales y con el tiempo cicatrices profundas o hipertróficas. Las repetidas cicatrizaciones de los dedos de las manos y pies pueden producir sindactilias y posteriormente fusión de los dedos en masas cicatriciales, también pueden desarrollarse contracturas en otras articulaciones. La afectación de la mucosa oral se presenta pronto tras el nacimiento, dificultando la alimentación y las erosiones esofágicas pueden conducir a estenosis esofágicas segmentarias. Se resiente su calidad de vida y su mala nutrición puede afectar a su crecimiento y desarrollo. Aunque la piel con la edad, se va tornando más resistente a los traumatismos, las deformidades progresivas e irreversibles complican el tratamiento y el pronóstico general es desfavorable. En algunos casos la distrofia puede ser menor siendo muy dificultosa la diferenciación con formas más moderadas de EA. Las anomalías dentales son comunes con distrofia de los dientes y caries severas. Con la edad presentan riesgo elevado de desarrollo de carcinoma a células escamosas, con predilección sobre la piel de las prominencias óseas de las extremidades; máximo riesgo de aparición en la tercera y cuarta década de la vida. Con el transcurso de la enfermedad el paciente se ve seriamente incapacitado y con una expectativa de vida acortada. Fig. 10: niña de 7 años, enferma de EAD forma recesiva, se aprecian vesículas, costras, lesiones púrpura-hemorrágicas y cicatrización atrófica sobre las rodillas; en tratamiento dilatador de su estenosis esofágica. En la Fig. 11: sus manos están cubiertas por extensas cicatrices atróficas, consecuencia de las repetidas ampollas subepidérmicas y distrofia ungueal; riesgo de pseudosindactilia.

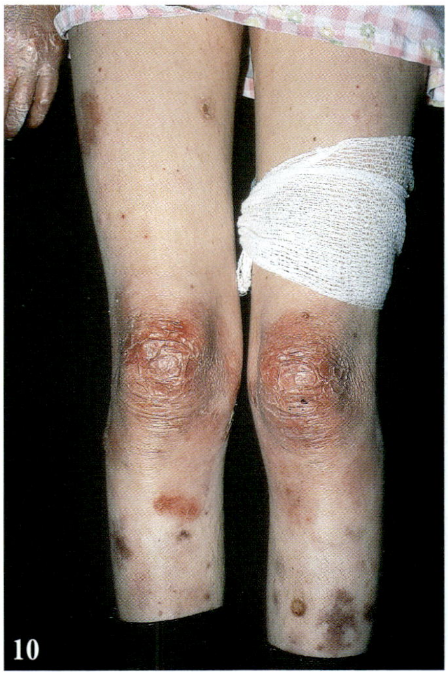

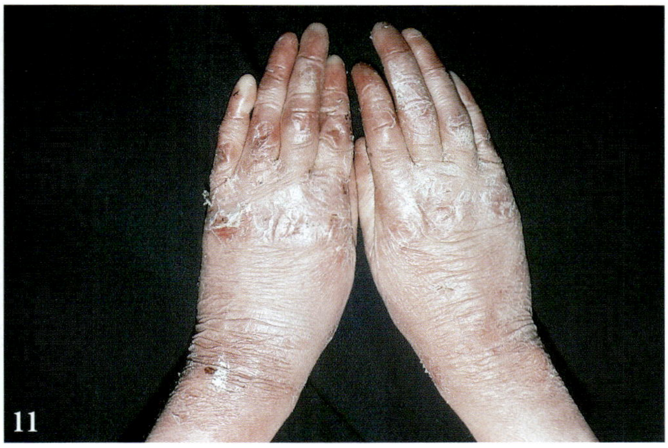

Otras epidermólisis ampollosas recesivas

En la revisada clasificación de la EA, estas formas clínicas reciben el nombre colectivo de *Otras recesivas*. El cuadro clínico es similar a la forma recesiva generalizada severa, pero la formación de ampollas es más moderada y no se desarrollan deformidades mutilantes. El cuadro clínico es muy variable. La curación de las ampollas invariablemente tiene lugar con formación de cicatrices y milia. Los problemas orales, dentales, de las uñas y pelo son similares a la forma de EAD recesiva generalizada severa, presentando también elevado riesgo de desarrollo de carcinoma a células escamosas. Las formas localizadas tienden a mejorar con el tiempo y el cuadro clínico a recordar a la forma de EAD dominante.

- Bruckner-Tuderman L. Dystrophic epidermolysis bullosa: pathogenesis and clinical features. Dermatol Clin. 2010; 28: 107-14.
- Kern JS, Kohlhase J, Bruckner-Tuderman L, Has C. Expanding the COL7A1 mutation database: novel and recurrent mutations and unusual genotype-phenotype constellations in 41 patients with dystrophic epidermolysis bullosa. J Invest Dermatol. 2006; 126: 1006-12.
- Horn HM, Tidman MJ. The clinical spectrum of dystrophic epidermolysis bullosa.Br J Dermatol. 2002; 142: 267-74.
- South AP, O'Toole EA. Understanding the pathogenesis of recessive dystrophic epidermolysis bullosa squamous cell carcinoma. Dermatol Clin. 2010; 28: 171-8.

DERMATITIS HERPETIFORME

La dermatitis herpetiforme (DH) es la manifestación cutánea de la intolerancia al gluten, se comporta como un proceso crónico, recurrente. La mayoría de los pacientes cursan con un cuadro clínico silente o moderado de enfermedad celíaca, mejorando sus lesiones cutáneas con una dieta libre de gluten. Es más prevalente en varones, con una relación 1,5-2,1/1 respecto a la mujer. Es rara en la infancia, su debut más común se da la década de los 30-40 años. En su patogenia interviene una compleja interacción entre factores autoinmunes, genéticos y ambientales. Tanto la sensibilidad al gluten como la dermatitis herpetiforme tienen un fuerte componente genético.

Cuadro clínico

La *morfología clínica* de las lesiones y su *distribución* es el "sello" de la DH. Se caracteriza por una erupción pápulo-vesícular y en ocasiones ampollosa, muy pruriginosa, agrupada simétricamente, localizada en la superficie extensora de codos, rodillas, sacro, glúteos y hombros. La afectación mucosa es muy rara aunque se han descrito máculas eritematosas, vesículas y erosiones en la mucosa oral. Las lesiones más precoces son pápulas urticariformes con tendencia a agruparse y a desarrollar pequeñas vesículas, dando lugar al aspecto herpetiforme. Características de este proceso son las vesículas, diminutas, relativamente tensas, que se rompen con facilidad, bien espontáneamente o por el rascado; la erupción es polimorfa y con frecuencia coexisten al mismo tiempo lesiones eritematosas, pápulas y vesículas agrupadas, máculas hiperpigmentadas superficiales y marcas hipopigmentadas. Cuando el prurito es severo, las excoriaciones pueden ser el único signo visible. Fig. 12: grupos de pápulo-vesículas eritematosas. Fig. 13: lesiones simétricas, pápulas urticariformes agrupadas a la altura del tobillo con lesiones eritematosas, excoriaciones y marcas hipopigmentadas en el dorso del pie. Fig. 14: lesiones simétricas en ambas rodillas, excoriaciones, marcas de rascado hipopigmentadas.

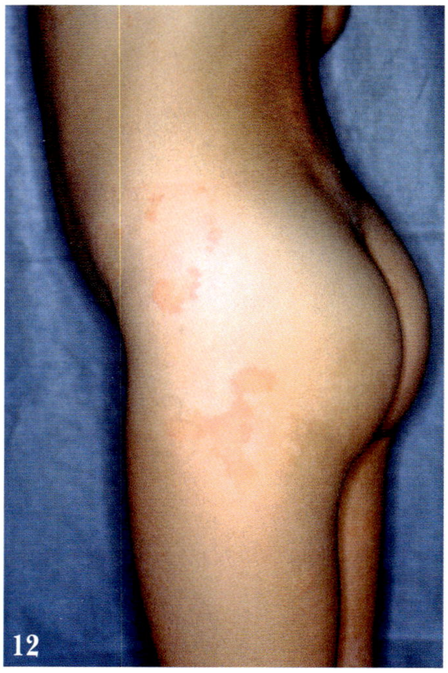
12

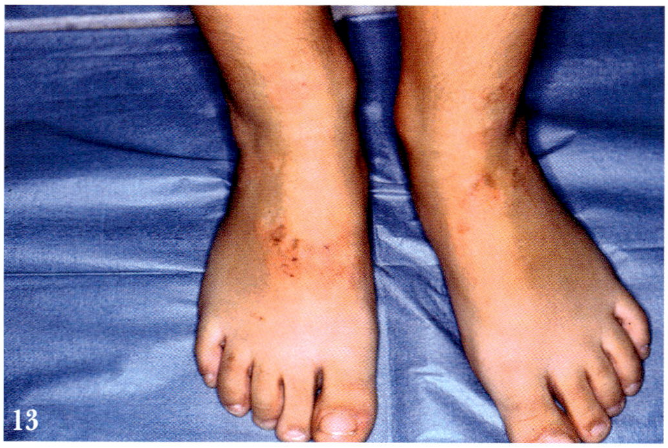
13

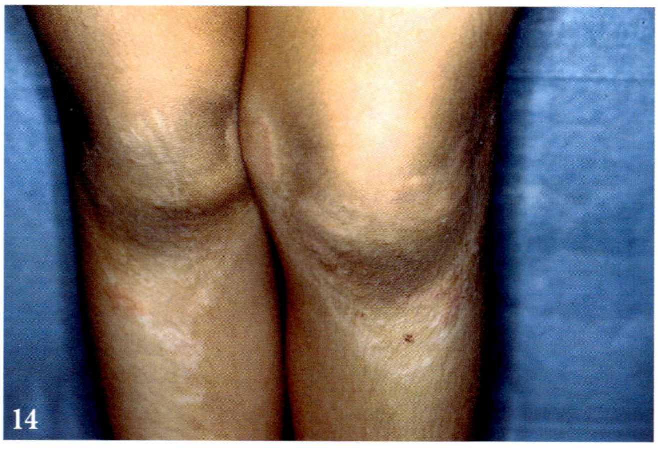
14

Una manifestación poco frecuente es la púrpura palmo-plantar, este hallazgo es más frecuente en niños y las petequias se presentan en palmas y plantas sin afectar a la superficie dorsal de manos y pies. Pueden aparecer defectos en el esmalte de los dientes permanentes en niños y adultos. La DH puede cursar con otros procesos autoinmunes asociados, siendo el más frecuente el hipotiroidismo. Diversos estudios han revelado en estos pacientes un elevado riesgo de desarrollo de linfoma no-Hodgkin.

Diagnóstico

La DH debe ser considerada en cualquier paciente con lesiones cutáneas y severo prurito, sobre todo si presenta el cuadro típico de erupción pápulo-vesicular de distribución simétrica sobre codos, rodillas y glúteos; no obstante, el diagnóstico definitivo requiere de biopsia cutánea. El hallazgo de depósitos granulares de IgA, mediante inmunofluorescencia directa en la punta de las papilas dérmicas es "patognomónico" de DH. A tener en cuenta que aproximadamente un 25% de pacientes tras 3-16 meses con dieta libre de gluten, pueden perder estos depósitos cutáneos de IgA tras el aclaramiento del *rash*. Los test serológicos de IgA antitransglutaminasa tisular (TGt) y antitransglutaminasa epidérmica (TGe) pueden ser útiles como primer *screening* en pacientes con sospecha clínica de DH. El TGt es útil para diferenciar la DH de la dermatosis IgA lineal

Diagnóstico diferencial

El diagnóstico diferencial incluye: *dermatosis Ig A lineal, pénfigo ampolloso, eritema multiforme, impétigo ampolloso* y *sarna.*

Dermatosis Ig A lineal: puede cursar con una presentación clínica similar, sin embargo la configuración de las lesiones en "collar de perlas" y ampollas grandes es característico de la dermatosis IgA lineal. Test serológico TGt negativo. Diagnóstico: biopsia de la piel perilesional, con la demostración de un depósito lineal de IgA a lo largo de la membrana basal.

Sarna: la visualización e identificación del ácaro o los huevos, por examen microscópico de los restos epiteliales obtenidos mediante raspado en preparación con hidróxido potásico (KOH), nos permitirá un pronto y exacto diagnóstico.

- Bolotin D, Petronic-Rosic V. Dermatitis herpetiformis Part I. Epidemiology, pathogenesis, and clinical presentation. J Am Acad Dermatol. 2011; 64: 1017-24.
- Bolotin D, Petronic-Rosic V. Dermatitis herpetiformis Part II. Diagnosis, management and prognosis. J Am Acad Dermatol. 2011; 64: 1027-33.
- Junkins-Hopkins JM. Dermatitis herpetiformis: Pearls and pitfalls in diagnosis and management. J Am Acad Dermatol. 2010; 63: 526-8.

DERMATOSIS IgA LINEAL O ENFERMEDAD AMPOLLOSA CRÓNICA DE LA INFANCIA

La dermatosis IgA lineal (DIL) conocida anteriormente como enfermedad ampollosa crónica de la infancia, es una enfermedad autoinmune, vesículo-ampollosa, crónica, que se caracteriza por la formación de ampollas subepidérmicas y depósito de IgA lineal en la membrana basal. Su exacta patogenia se desconoce, ha sido descrita en asociación con infecciones, enfermedades autoinmunes y medicamentos. La enfermedad afecta a niños y adultos aunque con diferencias en su cuadro clínico. El proceso se inicia habitualmente entre los 6 meses y 10 años, edad promedio 4,5 años.

Cuadro clínico

El cuadro clínico es variado. La enfermedad habitualmente se presenta de forma abrupta. Las lesiones pueden consistir en ampollas grandes, de 1-2 cm de diámetro, tensas, rellenas de un líquido claro o hemorrágico que asientan sobre una base normal, eritematosa o urticariforme. Nuevas ampollas surgen alrededor de lesiones en resolución, dando lugar a lesiones policíclicas, anulares o de tipo roseta con ampollas en sus bordes alrededor de una costra central, lo que se conoce como signo del *collar de perlas*, típico de esta enfermedad (Figs. 15, 16).

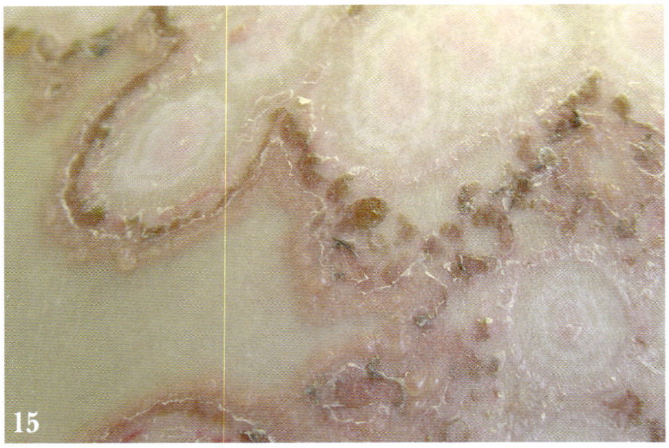

15

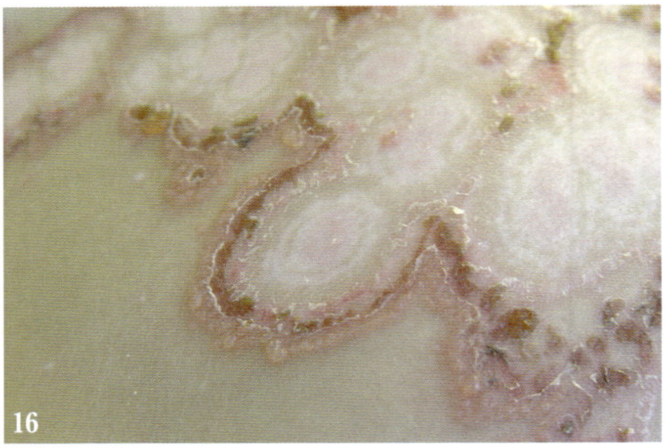

16

Se pueden formar placas eritematosas de bordes delimitados por ampollas que afectan extensiones importantes. Las lesiones en los niños, característicamente se localizan en la porción inferior del abdomen y área anogenital con frecuente afectación del periné. Otras áreas de localización incluyen las manos, pies y cara, particularmente la región perioral. El cuadro puede ir acompañado o no de síntomas constitucionales y el prurito puede estar ausente o ser muy intenso. El primer ataque en general es más severo que las recaídas posteriores. Hasta hace unos años no se ha reconocido la afectación de las mucosas, descrito en el 48-76% de los casos infantiles, principalmente la oral, pero pueden participar también la mucosa nasal, genital y conjuntival, con riesgo en esta última de provocar cicatrices y sinequias. La severidad del cuadro es muy variable, desde la presencia de unas pocas pequeñas ampollas hasta la afectación de extensas áreas del cuerpo con severa participación de las mucosas. Cabe la posibilidad de que cuadros muy moderados pasen sin ser diagnosticados. El proceso presenta resolución espontánea, habitualmente entre varios meses a 3-4 años del inicio, dejando alteraciones de la pigmentación pero sin cicatrices. Fig. 17: varón de 2 ½ años con numerosas vesículas y costras formando lesiones anulares, simétricas; en región subclavicular. Fig. 18: numerosas vesículas sobre piel eritematosa, edematosa, urticariforme, algunas agrupadas y otras formando lesiones anulares y arciformes.

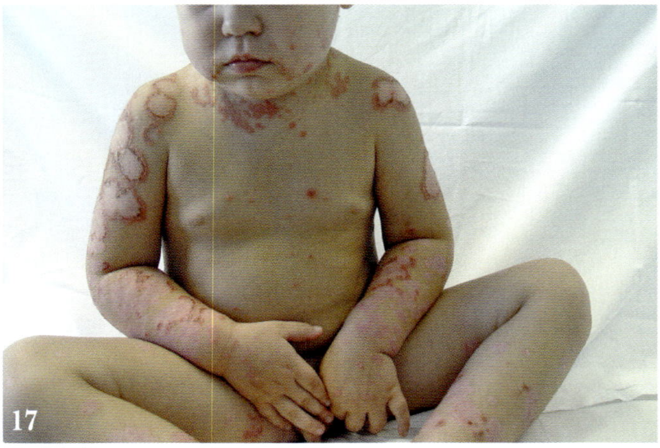

17

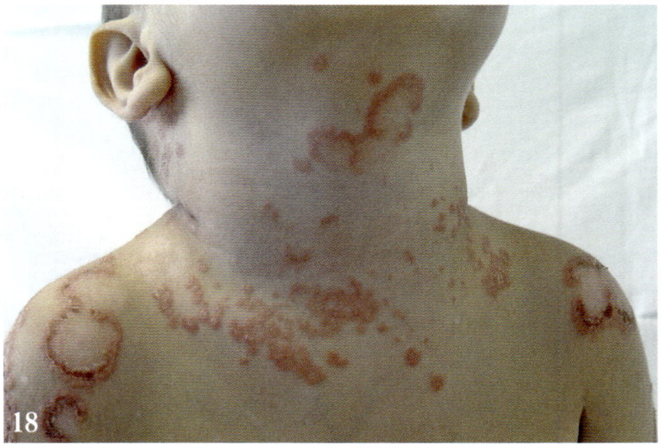

18

Fig. 19: placas rojas anulares, policíclicas, simétricas, con costra central y bordes con numerosas vesículas. Fig. 20: numerosas lesiones anulares, policíclicas, simétricas, de bordes costrosos y vesículas en su periferia, signo del "collar de perlas".

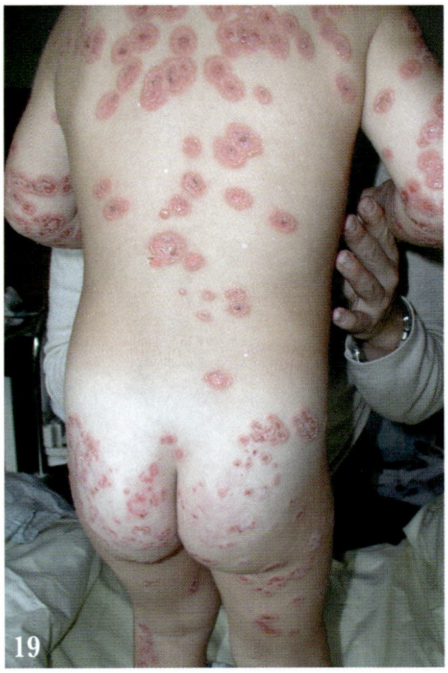

19

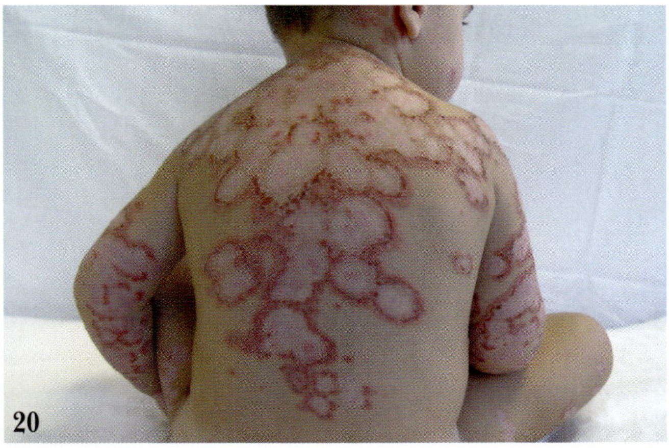

20

Diagnóstico

La sospecha clínica debe ser confirmada. El diagnóstico definitivo se realiza mediante inmunofluorescencia directa de una biopsia de la piel perilesional, con la demostración de un depósito lineal de IgA a lo largo de la membrana basal.

Diagnóstico diferencial

La erupción puede ser diferenciada del *pénfigo ampolloso* y de la *dermatitis herpetiforme* por estudio histopatológico e inmunofluorescencia.

Impétigo ampolloso: en el niño pequeño el impétigo ampolloso puede simular las lesiones iniciales de DIL; el cultivo y la tinción al Gram aclararán el diagnóstico.

Urticaria papular ampollosa: es muy raro que afecte a la cara o región genital y habitualmente es de corta duración.

- Mintz EM, Morel KD. Clinical features, diagnosis, and pathogenesis of chronic bullous disease of childhood. Dermatol Clin. 2011; 29: 459-62.
- Kharfi M, Khaled A, Karaa A, Zaraa I, Fazaa B, Kamoun MR. Linear IgA bullous dermatosis: the more frequent bullous dermatosis of children. Dermatol Online J. 2010; 16(1): 2.
- Nanda A, Dvorak R, Al-Sabah H, et al. Linear IgA disease of childhood: an experience from Kuwait. Pediatric Dermatol. 2006; 23: 443-7.

7 Enfermedades de las glándulas sebáceas

ACNÉ VULGAR

El acné vulgar es la variedad más frecuente de acné, es el trastorno cutáneo de mayor prevalencia en la edad pediátrica. Su edad promedio de inicio es de 11 años en las niñas y 12 años en los chicos. Es una enfermedad multifactorial que esencialmente afecta a la unidad pilosebácea y la padecen aproximadamente el 80% de los adolescentes. Las lesiones de acné vulgar se originan en los folículos sebáceos, que son grandes glándulas sebáceas multilobuladas que drenan sus productos por el conducto folicular. Influencias hormonales incrementan la producción local de sebo y esto conduce a una hiperproducción de los queratinocitos foliculares, diferenciación anormal, descamación y como resultado la obstrucción del folículo y la producción de comedones. Los cuatro factores patogénicos del acné, reconocidos desde hace décadas, son la hiperproliferación del epitelio folicular con formación de un tapón folicular (obstrucción folicular), exceso de sebo, inflamación y presencia y actividad del *Propionibacterium acnes*. La lesión más precoz que se observa en el acné vulgar es el *microcomedón*. Esta lesión se caracteriza por un tapón folicular, pero sin inflamación ni colonización por el *P. acnes*. Con el tiempo el microcomedón será contaminado por el *P. acnes*, desencadenando una respuesta inflamatoria. Las células inflamatorias rodean la pared del folículo, producen enzimas y se difunden a través de él, produciendo la disrupción de la pared folicular. El grado de inflamación depende de la respuesta inmune individual respecto al *P. acnes*. El microcomedón es el precursor de las demás lesiones del acné. Por otro lado, existe una variabilidad individual en la sensibilidad del receptor de la glándula sebácea a los andrógenos y en la actividad de la enzima *5α-reductasa*.

El acné es una enfermedad de los folículos pilosebáceos, por lo tanto queda confinado a las áreas de mayor concentración y actividad de las glándulas sebáceas: cara y porción superior del tronco. Habitualmente no se afecta el cuero cabelludo; sus folículos sebáceos son diferentes y el pelo actúa como mecha, drenando el sebo y minimizando el riesgo de bloqueo del conducto pilosebáceo. La intensidad del acné parece genéticamente determinada.

Cuadro clínico

La piel del paciente con acné presenta una apariencia y textura más oleosa, reflejo del incremento de la producción de sebo. El acné vulgar se caracteriza por cuatro tipos básicos de lesiones: *comedones* (abiertos y cerrados), *pápulas*, *pústulas* y *nódulos*. La obstrucción de la entrada del folículo sebáceo produce la lesión clínica del acné. La lesión inicial y patognomónica del acné es el *comedón*, que consiste en un saco folicular dilatado, revestido de epitelio y relleno de material queratinizado, lípidos y bacterias. Diferenciamos dos subtipos de comedón, abierto y cerrado. El comedón abierto (espinilla), conocido como *cabeza negra*, es fácilmente visible, se aprecia como pequeña pápula cupuliforme, con la boca del folículo ampliamente dilatada, ocupada por un tapón de células del estrato córneo. El color negro no es debido a falta de higiene, sino a la oxidación de la melanina atrapada en el tapón de células del estrato córneo. Este tipo de comedón, a menudo, no produce lesión inflamatoria. Fig. 1: innumerables comedones negros con pápulas y pústulas con reacción inflamatoria, en la espalda de un púber. En el comedón cerrado conocido como *punto blanco*, la obstrucción se produce justo debajo de la entrada, en el cuello del folículo sebáceo, dando lugar a una dilatación quística del conducto folicular. Estas lesiones se aprecian como pápulas pequeñas, blancas, moderadamente elevadas, sin eritema circundante, localizadas inmediatamente debajo de la superficie cutánea. Con frecuencia no se ven claramente a simple vista pero se pueden apreciar mejor por palpación, estiramiento o iluminación lateral de la piel. Fig. 2: numerosos comedones blancos, alguna cabeza negra y pústulas con reacción eritematosa, en la frente. El comedón cerrado tiene una apertura folicular microscópica que impide la salida de su contenido, de forma que se va acumulando sebo y queratina. Los comedones cerrados son los precursores del acné inflamatorio, su ruptura origina la formación de pústulas, nódulos, quistes y cicatrices como se aprecia en el acné inflamatorio. Fig. 3: varón de 15 años, 2 comedones blancos próximos al lóbulo aurícular en los que ya se aprecia reacción inflamatoria alrededor, transformándose en pústulas. Las lesiones inflamatorias superficiales (pápulas, pústulas) se reconocen fácilmente. Las pápulas pueden variar de tamaño de 0,5-0,9 mm de diámetro y su progresión natural acontece entre unos pocos días a 14 días. Cuando presentan un color muy rojo se habla de pápulas activas y menos activas si su color rojo es más tenue. Las pústulas también se pueden dividir en activas y menos activas dependiendo de su tamaño e intensidad.

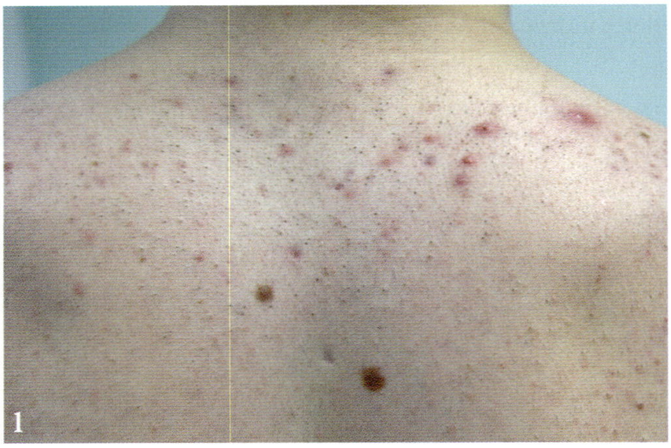

1

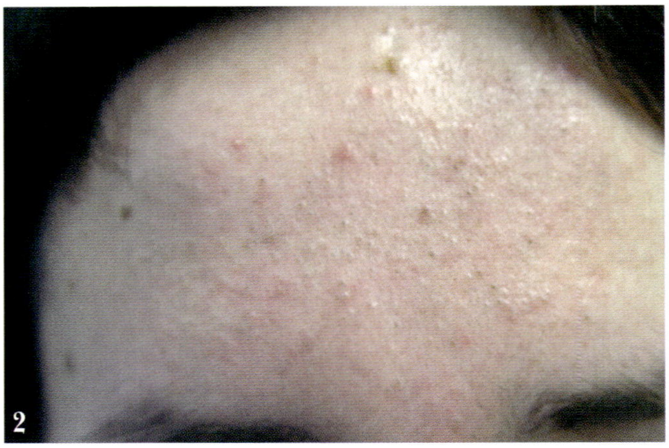

2

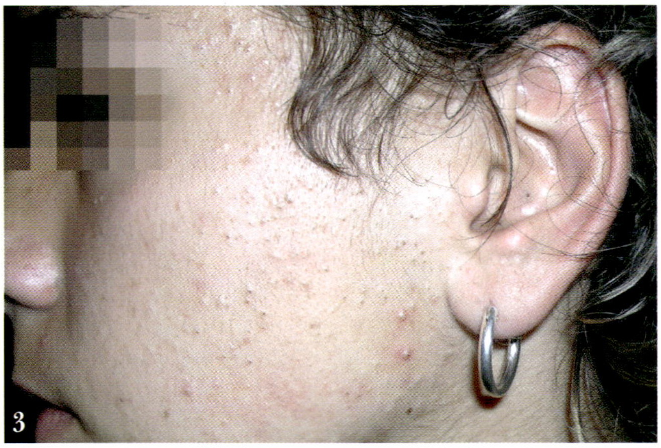

3

Las lesiones inflamatorias surgen cuando la pared intradérmica de los comedones se rompe y libera su contenido hacia la dermis, provocando una intensa reacción supurativa (pústula) (Fig. 4) y más tarde inflamatoria granulomatosa tipo a cuerpo extraño (nódulo). Si la reacción inflamatoria está abierta a la superficie, dará lugar a una pápula o pústula. Figs. 5, 6: acné pápulo-pustular, innumerables pústulas y pápulas inflamatorias (piodermia facial), en una adolescente de 14 años. Las pústulas mayores de 5 mm de diámetro se denominan nódulos y tienden a situarse más profundamente en la dermis. Los nódulos pueden ser fluctuantes a la palpación y estar interconectados mediante canales fistulosos, son lesiones que persisten durante muchas semanas o meses y generalmente dejan cicatriz como secuela de su curación. El grado de inflamación viene determinado en parte por la respuesta del organismo, que es un factor clave en la formación de cicatrices Fig. 7: varón de 15 años de edad con los tres tipos de lesión inflamatoria, pápula, pústula, nódulo además de cicatrices.

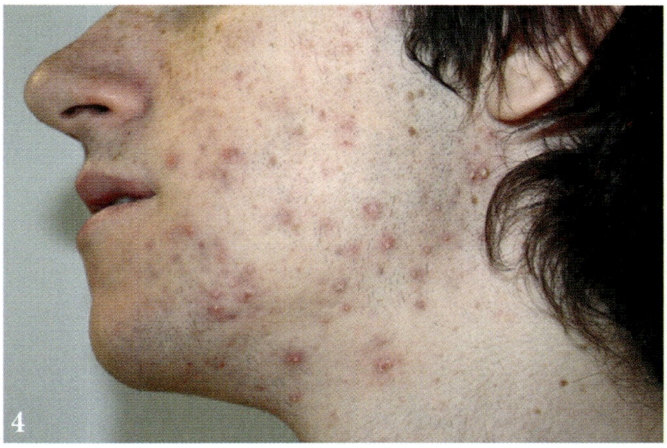
4

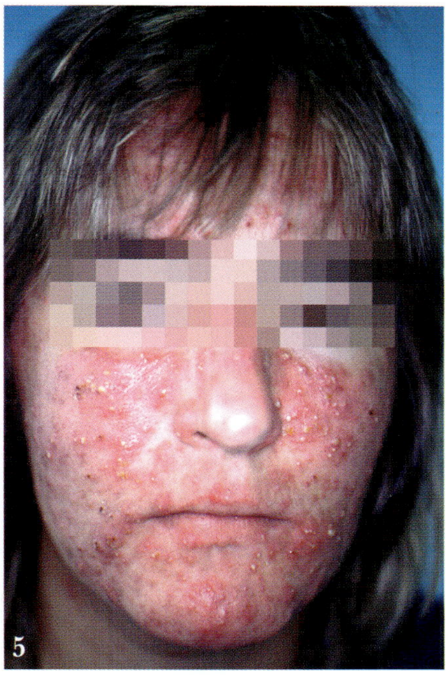
5

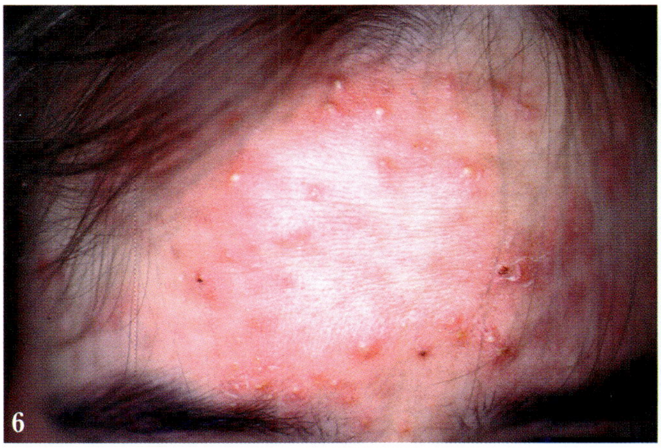
6

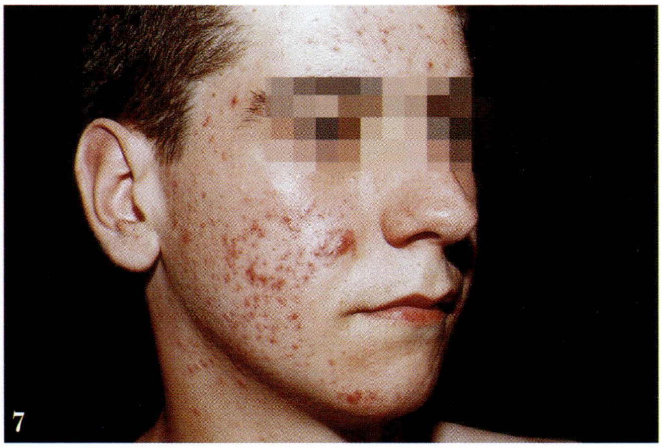
7

El acné, según su gravedad, puede clasificarse en leve, moderado, moderadamente severo y severo. Las características clínicas, para su clasificación en estadios, están recogidas en la tabla I.

TABLA I. Clasificación del acné, según su gravedad.	
Severidad	**Descripción clínica**
Leve	Los comedones son las lesiones principales. Pápulas y pústulas pueden estar presentes pero son pequeñas y de número escaso (generalmente <10).
Moderado	Moderado número de pápulas y pústulas (10-40) y comedones (10-40). Puede presentar afectación leve del tronco.
Moderadamente severo	Numerosas pápulas y pústulas (40-100), habitualmente con muchos comedones (40-100) y en ocasiones lesiones nodulares (hasta 5), más grandes y profundas.
Severo	Acné nódulo-quístico y acné conglobata con lesiones grandes nodulares dolorosas o pustulosas con numerosas pápulas, pústulas y comedones más pequeños.

Cunliffe WJ. J Am Acad Dermatol. 2003; 49(Suppl): S218-26.

En las formas leves los comedones son las lesiones principales aunque puede estar presente alguna pápula y/o pústula (Fig. 8). En las formas moderadas nos encontramos con comedones, pápulas y pústulas en número moderado (Fig. 9). Según la gravedad, profundidad y duración de las lesiones, pueden quedar cicatrices punteadas, atróficas o hipertróficas. Fig. 10: numerosas cicatrices punteadas. Las cicatrices recientes del acné están muy vascularizadas, presentando un tono ajamonado, rojo o púrpura, y tardan años en recuperar el color normal de la piel (Fig. 11).

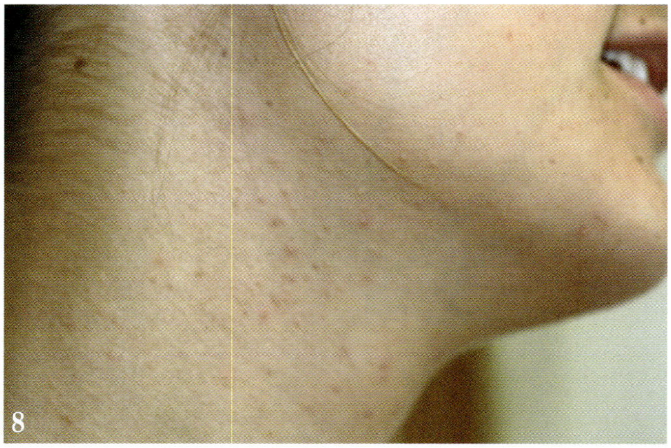
8

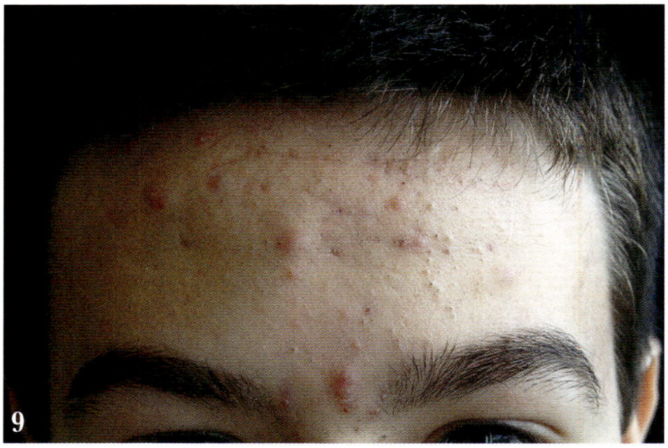
9

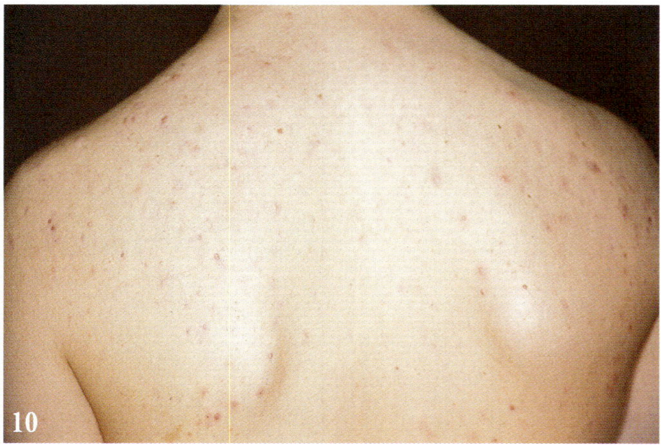
10

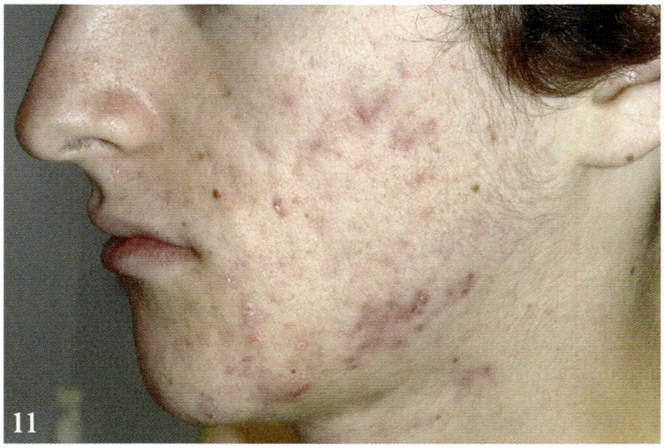
11

Las cicatrices por acné no son infrecuentes en la población pediátrica y pueden estar asociadas a pérdida o incremento del colágeno. La pérdida de colágeno puede presentarse como cicatrices deprimidas, muy bien definidas, irregulares, localizadas preferentemente en la cara, descritas como tipo "picahielo" (Fig. 12). Las depresiones superficiales o como "máculas atróficas", poco profundas, pueden durar de 6 a 12 meses pero habitualmente se resuelven. La cicatrización asociada a incremento del colágeno es menos frecuente y consiste en cicatrices hipertróficas que no sobrepasan el tamaño de la lesión original de acné o queloides que si lo hacen. Fig. 13: queloides y depresiones atróficas en un caso de acné quístico.

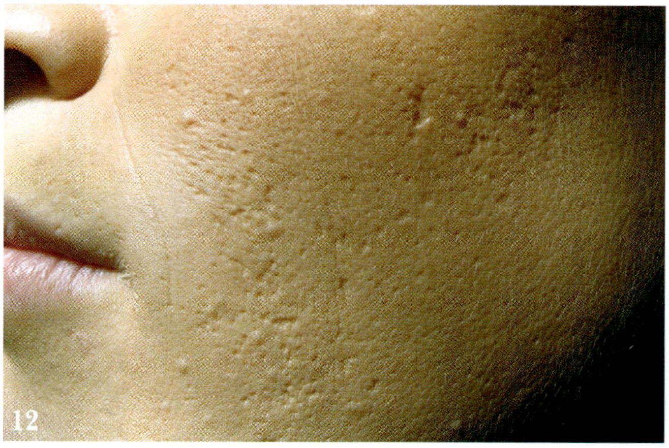
12

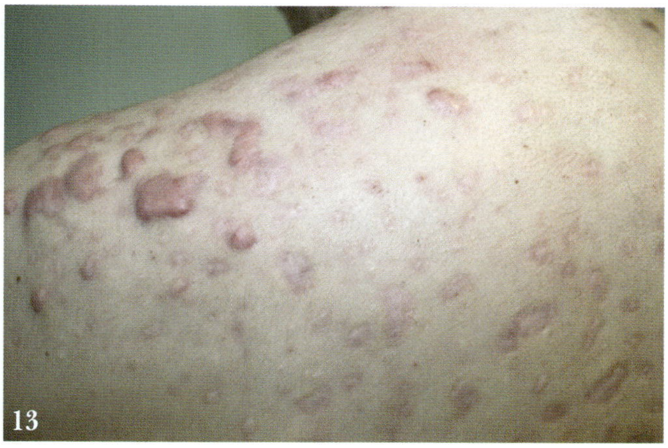
13

Está bien establecido que los andrógenos pueden precipitar o agravar el acné. El acné también puede ser producido por un aumento de actividad de la glándula suprarrenal o por la administración farmacológica de ACTH. Los esteroides parecen inducir una degeneración del epitelio folicular, lo que desencadena una respuesta inflamatoria neutrófila. Fig. 14: varón de 5 años y 6 meses de edad, que consultó por "espinillas" en la nariz; dada su precocidad, fue sometido a estudio que puso de manifiesto un cuadro de hiperplasia suprarrenal congénita. Fig. 15: lactante de 9 meses tratado por su hipsarritmia durante 15 días, con inyección diaria de ACTH; al mes de inicio del tratamiento, cara de luna con numerosas pápulas y comedones.

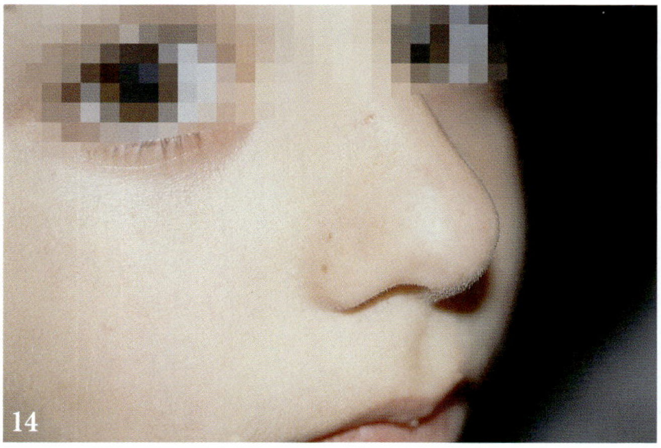
14

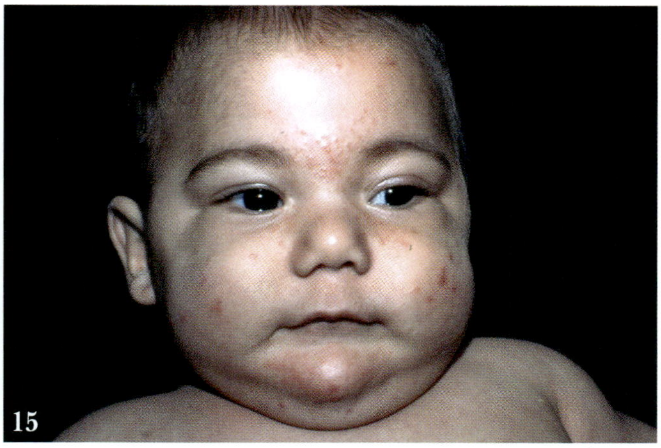
15

El *acné conglobata* es una forma supurativa severa de acné vulgar. Es un acné nódulo-quístico eruptivo, grave y de aparición aguda sin síntomas sistémicos. Casi siempre se observa en hombres entre los 18-30 años. Los nódulos habitualmente están interconectados mediante trayectos fistulosos, dejando severas cicatrices a su resolución. Puede presentarse como parte de la tríada de oclusión folicular (acné *conglobata*, celulitis disecante del cuero cabelludo, hidradenitis supurativa).

El acné *fulminans* es un acné ulcerativo, hemorrágico, de aparición súbita, asociado a síntomas sistémicos. Puede verse como parte del síndrome SAPHO (sinovitis-acné-pustulosis-hiperostosis-osteítis). También se observa casi siempre en hombres.

El *acné inducido por fármacos* debe sospecharse ante la aparición súbita de una erupción monomorfa de pápulas y pústulas con afectación del abdomen, parte inferior de la espalda, brazos y piernas, además de las zonas habituales de acné.

Diagnóstico

El diagnóstico es clínico; es raro que en el acné vulgar se planteen dudas diagnósticas. Aunque el acné presenta una gran variedad de lesiones, el comedón es "patognomónico".

Diagnóstico diferencial

Verrugas planas: el acné vulgar en algún caso puede confundirse con verrugas planas localizadas en la cara. Las verrugas planas son pápulas de techo plano del color de la piel o meramente más oscuras.

Rosácea:
Acné vulgar
- El acné vulgar tiene su pico de prevalencia desde mediados a finales de la adolescencia.
- Comedones, pápulas, pústulas y nódulos.
- Cicatrices.
- Mejora con el sol.
- Puede afectar a pecho y espalda.

Rosácea
- Pico de prevalencia 40-70 años.
- Pápulas, pústulas.
- Rojez.
- Hipercrecimiento de tejidos blandos en forma de rinofimia.
- Empeora con el sol.
- Habitualmente limitado a la cabeza.

El uso de glucocorticoides tópicos en el rostro es, muchas veces, la causa de la rosácea en los niños.

Angiofibromas: los angiofibromas que se observan en la esclerosis tuberosa son pápulas blandas, eritematosas, localizadas en los pliegues nasolabiales, las mejillas y la barbilla que aparecen, habitualmente, entre los 2-4 años de edad. La ausencia de comedones y la presencia de los signos propios de esta enfermedad (manchas blancas, convulsiones) aclaran el diagnóstico.

Molusco contagioso: ocasionalmente puede confundirse con lesiones de acné, una observación cuidadosa detectará la umbilicación central en el techo de la característica pápula de esta enfermedad.

Erupción pustular a drogas: las pápulas y pústulas monomorfas en localizaciones atípicas, junto con el antecedente de la utilización de un fármaco conocido por causar reacciones acneiformes distinguirán este trastorno del acné vulgar.

Foliculitis bacterianas y *fúngicas*: pueden recordar al acné, pero se pueden diferenciar por la ausencia de comedones.

- Cunliffe WJ. Acne. En: Harper J, Oranje A, Prose N, eds.Textbook of pediatric dermatology. 1st ed. Oxford: Blackwell Science; 2000. p. 639-54.
- Basak SA, Zaenglein AL. Acne and its management. Pediatr Rev. 2013; 34: 479-96.
- Cunliffe WJ, Meynadier J, Alirezai M, George SA, Coutts I, Roseuw DI, et al. Is combined oral and topical therapy better than oral therapy alone in patients with moderate to moderately severe acne vulgaris?. A comparison of the efficacy and safety of lymecycline plus adapalene gel 0.1%, versus lymecycline plus gel vehicle. J Am Acad Dermatol. 2003; 49 (Suppl): S218-26.
- Harper JC. Un update on the patogenesis and management of acne vulgaris. J Am Acad Dermatol. 2004; 51(Suppl): S536-8.
- Brown SK, Shalita AR. Acne vulgaris. Lancet. 1998; 351: 1871-6.
- Purdy S, De Berker D. Acne. BMJ. 2006; 333: 949-53.

ACNÉ INFANTIL

Es una dermatosis inflamatoria crónica, poco frecuente, con muchos puntos en común con el acné del adolescente; mal comprendida y de predominio masculino. El término de acné infantil se aplica, en contraposición al acné neonatal, a una forma más severa de acné que generalmente hace su aparición, habitualmente entre los 3-6 meses de edad. Son niños sanos sin hechos clínicos de endocrinopatía subyacente, aunque está publicado que madres medicadas con fenitoína durante la gestación pueden dar a luz niños con anomalías del SNC asociado a acné infantil.

Cuadro clínico

Las lesiones son más numerosas, pleomorfas, graves y persistentes que las del acné neonatal (cap. 3). Clínicamente se caracteriza por comedones, pápulas inflamatorias superficiales y pústulas (Fig. 16) y en algunos casos lesiones nódulo-quísticas. Estas lesiones se localizan en la cara, particularmente, en las mejillas. Las formas severas pueden dejar como secuela cicatrices, generalmente atróficas. La mayor parte de los casos se resuelven para los 2-3 años de edad, aunque algunos pueden persistir hasta los 5 años. A menudo hay antecedentes familiares de acné severo y el niño tiene gran riesgo de presentar en su adolescencia un acné grave.

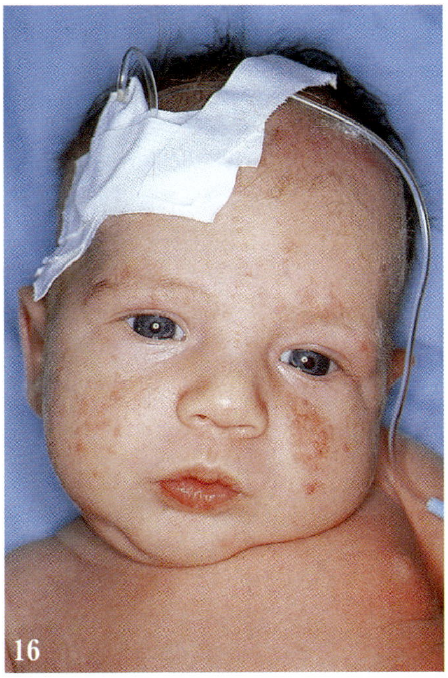
16

El diagnóstico y diagnóstico diferencial son idénticos a los del acné vulgar.

- Cunliffe WJ, Baron SE, Coulson IH. A clinical and therapeutic study of 29 patients with infantile acne. Br J Dermatol. 2001; 145: 463-6.
- Hello M, Prey S, Léauté-Labrèze C, Khammari A, Dreno B, Stalder JF, et al. Infantile acne: A retrospective study of 16 cases. Pediatr Dermatol. 2008; 25: 434-8.

MILIARIA *RUBRA*

Con el término miliaria se describe un grupo de trastornos de las glándulas sudoríparas ecrinas, con oclusión del conducto sudoríparo a distintos niveles. En la miliaria cristalina (cap. 3) la obstrucción ductal es la más superficial, en el estrato córneo. En la miliaria *rubra* se localiza la obstrucción en la zona granulosa de la epidermis y el sudor se acumula formando una vesícula intraepidérmica. En la miliaria profunda la obstrucción se sitúa a nivel de la unión dermo-epidérmica. La obstrucción del flujo del sudor no necesita ser siempre mecánica; en los procesos febriles la producción de sudor puede superar la capacidad de drenaje creándose así un bloqueo funcional.

La miliaria *rubra* (*rash* o sarpullido por calor) es la forma clínica más frecuente e importante de miliaria y suele producirse, en su forma más habitual, por exposición prolongada a temperatura cálida y húmeda. Se halla presente en el 4% de los recién nacidos con una edad media de 11-14 días.

Cuadro clínico

La erupción se caracteriza por lesiones uniformes, constituidas por pequeñas pápulas, vesículas de 2-4 mm de diámetro o pápulo-vesículas, *pruriginosas*, estrechamente agrupadas y rodeadas de una halo eritematoso. La ruptura de la porción intraepidérmica del conducto sudoríparo origina la formación de una vesícula intraepidérmica en el área de la capa basal.

El paciente puede estar sintomático, quejándose de prurito y escozor; una posible complicación es la infección secundaria bien como impétigo o periporitis. Las lesiones tienen una distribución no folicular y no se hacen confluentes. Los lugares de predilección de la erupción son las áreas intertriginosas, cuello, pliegue inguinal y axilas, aunque si son numerosas pueden afectar a la cara y el cuero cabelludo, o en las zonas de fricción con el vestido o zonas cubiertas de la piel, sobre todo si el material que la cubre no es transpirable. La miliaria *rubra* tiende a resolverse espontáneamente en cuanto el paciente es trasladado a un ambiente adecuado. Fig. 17: niña de 6 años con numerosas pápulas rodeadas de un halo eritematoso; erupción surgida tras ejercicio vigoroso de kárate. Fig. 18: varón de 7 años, con innumerables pápulas y vesículas con halo eritematoso, tras ejercicio realizado cubierto con una prenda de plástico.

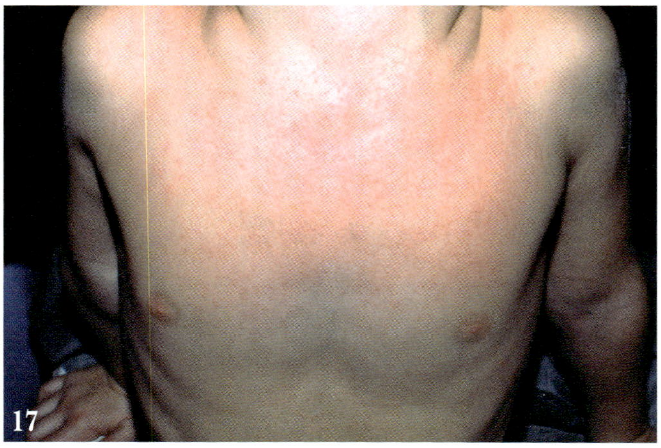

17

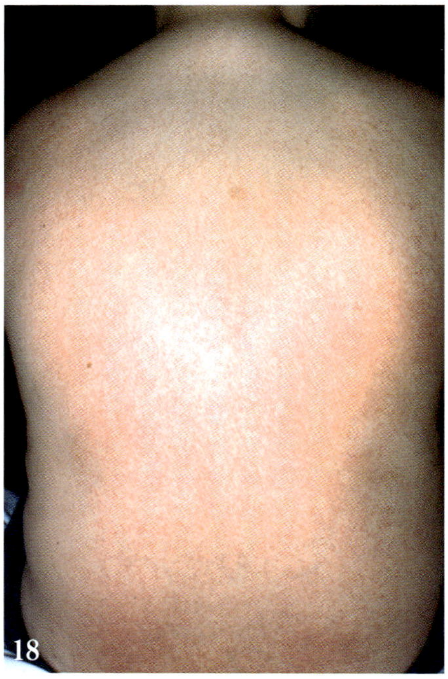

18

Diagnóstico

El diagnóstico es clínico.

Diagnóstico diferencial

El principal diagnóstico diferencial es con la *foliculitis*. Durante la primera semana de vida, la más frecuente confusión es con el *eritema tóxico del recién nacido*; ocasionalmente una erupción profusa confinada al cuello y área del pañal puede sugerir *infección a Candida*.

Foliculitis: se diferencia de la foliculitis en que las lesiones de la miliaria *rubra* son siempre extrafoliculares, una observación próxima y cuidadosa de las lesiones nos permitirá confirmar la ausencia de pelos en las pápulas o vesículas.

Eritema tóxico del recién nacido: las lesiones de la miliaria *rubra* predominan en los pliegues cutáneos. En caso de duda, aunque no es necesario dada la naturaleza benigna y transitoria de estos procesos, un raspado de las pústulas y estudio citológico de su contenido, con abundantes eosinófilos en el eritema tóxico, aclarará el diagnóstico.

- Taïeb A, Sandler B. Commom transient neonatal dermatoses. En: Harper J, Oranje A, Prose N, eds. Textbook of Pediatric Dermatology. Oxford: Blackwell Publishing; 2000. p. 53-63.
- La Voo EJ, Paller AS. Common skin problems during first year of life. Pediatr Clin N Am. 1994; 41: 1105-19.

DERMATITIS PERIORAL

La dermatitis perioral (DP), también conocida con el nombre más apropiado de dermatitis periorificial, es una afección acneiforme bastante común en los niños y mujeres jóvenes. Algunos la consideran como una forma juvenil de rosácea, en parte debido al solapamiento de los hallazgos histológicos de los dos procesos. La etiología es desconocida, aunque en muchos pacientes parece estar relacionada con el uso de corticoides tópicos de media o alta potencia. La DP y la rosácea esteroidea parecen estar estrechamente relacionadas.

Cuadro clínico

La zona perioral está afectada, con una estrecha zona respetada alrededor del borde libre labial. El paciente presenta pápulas eritematosas discretas y pápulo-pústulas de distribución y localización perioral, mejillas, labio superior y pliegues nasolabiales, pudiendo afectar también al área periorbitaria, nasolabial y periocular. Ocasionalmente se pueden apreciar pápulas o nódulos de color carne. Fig. 19: numerosas pápulas eritematosas, de distribución perioral en un lactante. Fig. 20: niño de 7 años, numerosas pápulas eritematosas y algunas pápulo-pústulas de distribución perioral.

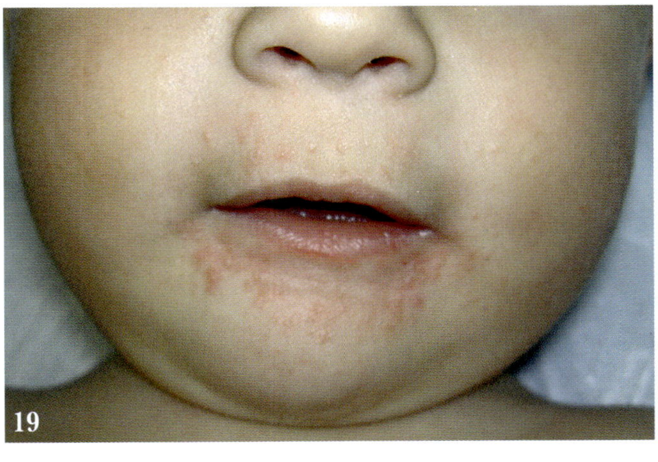

19

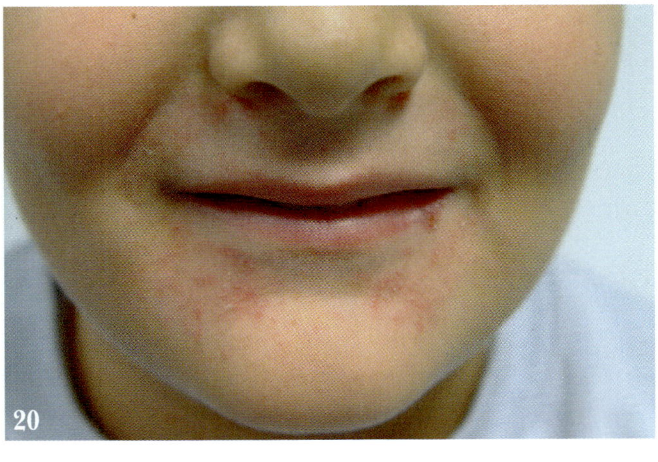

20

La severidad del cuadro tiene gran variación individual y un curso crónico fluctuante. El prurito es variable y moderado, pero una sensación de irritación o quemazón es frecuente en el área afectada, así como una mala tolerancia a la luz solar. Tras la resolución de las pápulas, estas pueden ser reemplazadas por enrojecimiento difuso o escamas eritematosas. La DP generalmente es autolimitada aunque su resolución puede llevar meses o años y las lesiones, habitualmente se resuelven sin dejar señal.

Diagnóstico

En los casos de presentación típica, habitualmente no hay confusión con otras dermatitis faciales.

Diagnóstico diferencial

En el diagnóstico diferencial hay que tener en cuenta la *rosácea, dermatitis de contacto, acné, queilitis* por lamerse los labios y *dermatitis seborroide.*

Acné vulgar: el acné vulgar puede restringirse a la piel perioral pero la presencia de comedones, ausentes en la dermatitis perioral, ayudarán a diferenciarlo.

Dermatitis de contacto: en su inicio se puede sospechar de una dermatitis de contacto, pero un examen cuidadoso no detectará ninguna rotura de la superficie cutánea.

- Manders SM, Lucky AW. Perioral dermatitis in chilhood. J Am Acad Dermatol. 1992; 27: 688-92.
- Hafeez ZH. Perioral dermatitis: an update. Int J Dermatol. 2003; 42: 514-7.
- Weston WL. Steroid rosacea in prepubertal children. Arch Pediatr Adolesc Med. 2000; 154: 62-4.

ROSÁCEA

La rosácea es una enfermedad inflamatoria vascular, crónica, de la piel, habitualmente limitada a la cara, caracterizada por eritema, telangiectasias, pápulas y pústulas y ocasionalmente hiperplasia de las glándulas sebáceas y tejidos blandos de la nariz (rinofimia). Es una enfermedad de adultos (rara en los niños), sobre todo entre los 30-50 años, aunque puede aparecer en la segunda década de la vida y en ocasiones coexistir con el acné vulgar. Según los patrones de los hallazgos físicos, la rosácea se clasifica en 4 amplios subtipos: eritematosa-telangiectásica, pápulo-pustular, fimatosa y ocular. Su etiología no es bien conocida, se han sugerido diversas hipótesis como factores de anomalía vascular, degeneración de la matriz dérmica, ambientales y microorganismos como el *Demodex folliculorum* y *Helicobacter pylori.* Diversos factores exacerban la rosácea: exposición solar, tiempo frío, bebidas calientes, *stress.* Como la rosácea a menudo afecta a varios miembros de la familia, se sospecha una base genética, todavía no aclarada. La estimulación del sistema inmune y la sobrestimulación del sistema nervioso sensorial y/o autonómico asociado a disregulación vascular de las arteriolas, más tarde de las vénulas, puede ser el inicial proceso patogénico tras el enrojecimiento, y finalmente, como resultado, inflamación crónica y fibrosis. Un cuadro similar a la rosácea (y a la dermatitis perioral) puede producirse en los niños por el uso indiscriminado de corticoides tópicos en el rostro.

Cuadro clínico

Los pacientes con frecuencia tienen una historia de propensión a tener la cara enrojecida, a menudo desde la infancia. Los síntomas habitualmente son intermitentes, pero pueden progresivamente conducir a tener la piel constantemente enrojecida y asociarse con el desarrollo de telangiectasias permanentes. La rosácea, la mayor parte de las veces, se manifiesta por eritema y telangiectasias en las mejillas; pápulas y pústulas pueden observarse sobre todo en nariz, frente y mejillas. En contraste con el paciente de acné, no tienen la piel grasienta, sino seca y descamativa y la ausencia de comedones es otro signo distintivo. Figs. 21, 22: varón de 14 años, mejillas eritematosas con pápulas y pústulas.

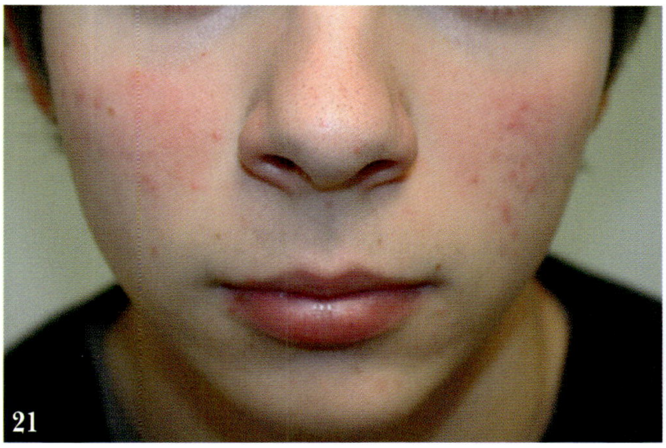

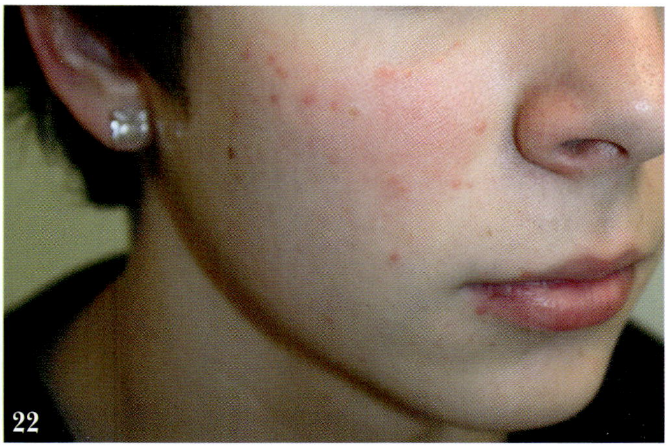

Se conoce como *rosácea ocular* a la asociación de un cuadro de rosácea con una serie de lesiones oculares (blefaritis, conjuntivitis, epiescleritis, iritis y queratitis).

La *rosácea granulomatosa* es una variante rara de rosácea.

Diagnóstico

El diagnóstico de la rosácea es clínico. No hay test de laboratorio que lo confirme. La biopsia solo está justificada para descartar otras alternativas diagnósticas, dado que los hallazgos histopatológicos no son diagnósticos.

Diagnóstico diferencial

Dada la rareza de la rosácea en los niños, se debe diferenciar de otros trastornos pápulo-pustulares faciales con telangiectasia, sobre todo *acné* y *dermatitis periorificial*. Otra entidad a tener en cuenta es la *sarcoidosis*.

Acné: la frecuente asociación de comedones y ausencia de telangiectasias y enrojecimiento facial diferencian el acné de la rosácea. Aunque las lesiones de acné pueden desarrollarse en los pliegues nasolabiales, la intensificación del eritema en estas zonas es más sugestivo de de dermatitis seborroide o rosácea.

Dermatitis perioral: localización de las lesiones en las áreas, perioral, perinasal y periocular, falta de enrojecimiento facial y telangiectasias y la rareza de las pústulas diferencian la dermatitis perioral granulomatosa de la rosácea. La dermatitis perioral inducida por corticoides puede asociarse con telangiectasias y eritema.

Sarcoidosis: es muy rara en los niños; la afectación cutánea se presenta en el 20-30% de los pacientes con sarcoidosis e invariablemente va asociada a enfermedad sistémica y síntomas como pérdida de peso, fatiga, fiebre, tos y disnea.

La inicial radiografia pulmonar suele ser anormal en estos pacientes. Las lesiones cutáneas pueden localizarse en cualquier lugar del cuerpo y varían considerablemente de morfología.

- Crawford GH, Pelle MT, James WD. Rosacea: I. Etiology, pathogenesis, and subtype classification. J Am Acad Dermatol. 2004; 51: 327-41.
- Weston WL, Morelli JG. Steroid rosacea in prepubertal children. Arch Pediatr Adolesc Med. 2000; 154: 62-4.
- Steinhoff M, Schauber J, Leyden JJ. New insights into rosacea pathophysiology: A review of recent findings. J Am Acad Dermatol. 2013; 69: S15-26.
- Drolet B, Paller AS. Childhood rosacea. Pediatr Dermatol. 1992; 9: 22-6.

8 Genodermatosis

ICTIOSIS

El término ictiosis engloba un grupo heterogéneo de enfermedades cutáneas hereditarias caracterizadas clínicamente por la acumulación visible de escamas. Los trastornos de la queratinización se presentan, principalmente, en los adultos y pocas veces son adquiridos. Las ictiosis hereditarias pertenecen a un gran y heterogéneo grupo de enfermedades mendelianas de la queratinización que afecta al tegumento entero.

En 2009 tuvo lugar en Sorèze (Francia) una reunión internacional con el objeto de elaborar una nueva clasificación de consenso de las ictiosis. Esta clasificación se basa en la clínica, y diferencia dos grandes formas de ictiosis: *formas no sindrómicas* (el defecto genético se manifiesta exclusivamente en la piel) y *formas sindrómicas* (la enfermedad se presenta en la piel y en otros órganos). El objetivo de esta clasificación es servir de guía a los clínicos para el correcto estudio genotípico de los pacientes con ictiosis.

En las dos últimas décadas se han identificado los genes y mutaciones de la mayor parte de las 36 formas de ictiosis hereditaria, quedan por elucidar las bases moleculares de solo unas pocas. La clasificación actualizada relaciona cada cuadro clínico con el gen defectuoso asociado. No obstante, dada la diversidad genética y el coste de los test, es necesario un cuidadoso diagnóstico clínico previo. El abordaje diagnóstico debe basarse en una evaluación dermatológica precisa, cuidadosa historia médica y familiar, exámenes morfológicos (biopsia cutánea), análisis especiales de laboratorio en relación con la sospecha diagnóstica de cada caso, con objeto de estrechar la fuente de posibles genes culpables y finalmente, si es posible, análisis molecular para confirmar el diagnóstico.

- Oji V, Traupe H. Ichthyoses: differential diagnosis and molecular genetics. Eur J Dermatol. 2006; 16: 349-59.
- Oji V, Tadini G, Akiyama M, Bardon CB, Bodemer C, Bourrat E, et al. Revised nomenclature and classification of inherited ichthyosis: results of the First Ichthyosis Consensus conference in Sorèze 2009. J Am Acad Dermatol. 2010; 63: 607-41.
- Rodríguez-Pazos L, Ginarte M, Vega A, Toribio J. Clasificación clínica y molecular de las ictiosis. Piel (Barc). 2012; 27: 314-26.

Ictiosis vulgar

Es la forma más frecuente, moderada y localizada de ictiosis, con una prevalencia de 1/250-1.000 recién nacidos vivos; representa más del 95% de los casos de ictiosis. Mutaciones autosómicas dominantes o recesivas del gen de la profilagrina *(FLG)* son la causa de la ictiosis vulgar. Las mutaciones pueden darse en un alelo o en ambos alelos del gen, dando lugar a formas leves o severas de ictiosis vulgar. La filagrina es una proteína importante para mantener el efecto barrera de la piel, y las mutaciones en el gen FLG causan ausencia o marcada reducción de los gránulos de queratohialina. Mutaciones con pérdida de función del gen FLG son evidentes hasta en un 10% de la población y representan un riesgo mayor de desarrollo de dermatitis atópica.

Cuadro clínico

La enfermedad no se manifiesta al nacimiento, durante el período neonatal la piel es normal, las escamas finas se hacen llamativas entre los 6 meses y los 2 años, no antes de los 3 meses de edad. Toda la superficie cutánea está seca y las escamas finas y secas son más prominentes en la superficie de extensión de las extremidades; las áreas de mayor humedad y excreción lipídica, como la cara, pliegues y superficies de flexión están llamativamente respetadas (Figs. 1, 2). Las piernas, a menudo, son el primer lugar donde se manifiesta la ictiosis vulgar. Las escamas de la zona pretibial y lateral de las piernas son más grandes y plateadas, recuerdan a las escamas del pescado. En palmas y plantas se aprecia un mayor relieve de sus líneas palmoplantares. Se acompaña con frecuencia de un leve a moderado prurito, debido a la propia sequedad de la piel o a la asociación de ictiosis vulgar y dermatitis atópica. La severidad clínica de la ictiosis vulgar es variable y se correlaciona con la reducción de los gránulos de queratohialina, reflejo de la síntesis defectuosa de filagrina. La descamación es más pronunciada en invierno y disminuye marcadamente en verano. No va acompañada de trastornos del pelo, dientes, superficies mucosas o de otros órganos sistémicos. La enfermedad suele mejorar con la edad. Con frecuencia, se asocia con queratosis pilar y dermatitis atópica, presentando esta una evolución más tórpida.

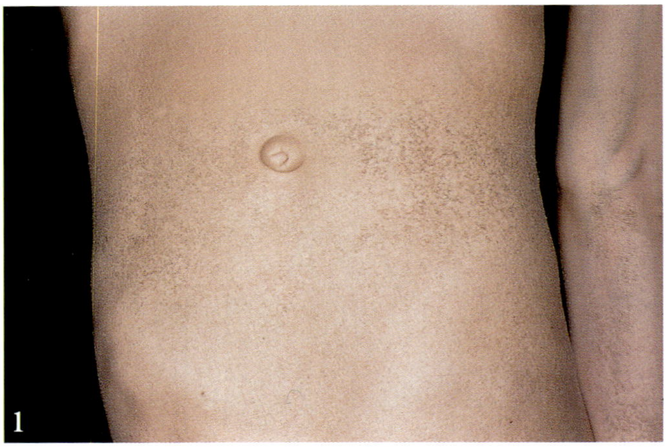

1

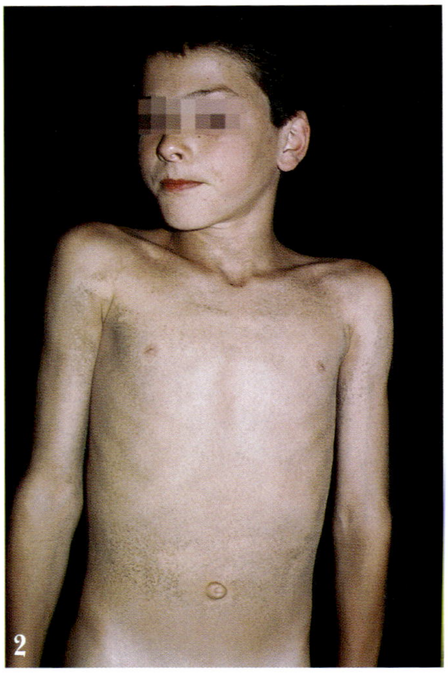

2

Diagnóstico

El diagnóstico es clínico, no disponemos de ningún test, ni tampoco es necesario. La forma moderada de ictiosis vulgar puede presentar dificultad para diferenciarla de una *piel seca*. La extensa distribución de las escamas, y particularmente la descamación de las nalgas, el incremento de las líneas cutáneas de las palmas y en último lugar la biopsia cutánea permitirán su distinción. La biopsia cutánea nos diferenciará este trastorno de otras formas de ictiosis.

- Smith FJD, Irvine AD, Terron-Kwiatkiwski A, Sandilands A, Campbell LE, Zhao Y, et al. Loss -of-function mutations in the gene encoding filaggrin cause ichthyosis vulgaris. Nat Genet. 2006; 38: 337-42.
- Shwayder T. Disorders of keratinization: diagnosis and management. Am J Clin Dermatol. 2004; 5: 17-29.

Ictiosis ligada a X

La ictiosis ligada a X (ILX) es una enfermedad hereditaria, recesiva, ligada a X, debido a la alteración del gen de la enzima sulfatasa esteroidea localizado en el brazo corto del cromosoma X (Xp22.3). Prevalencia 1/2.000-6.000 varones. En población española, el 75% de los enfermos presenta delección completa y el 25% delección parcial. La enzima sulfatasa esteroidea hidroliza el sulfato de colesterol en colesterol. En estos pacientes el sulfato de colesterol se acumula en el estrato córneo y en el plasma; sin embargo, la capa superior de la piel tiene menos colesterol del que es necesario para la descamación. En la epidermis la acumulación del sulfato de colesterol, modifica la capa de lípidos intercelulares con trastorno del efecto barrera y retraso de la degeneración de los desmosomas (del queratinocito), lo que origina la retención de los queratinocitos.

Cuadro clínico

Aparece casi exclusivamente en varones aunque las mujeres portadoras pueden presentar manifestaciones parciales de la enfermedad. Tres cuartas partes de estos pacientes tienen una descamación perceptible para la primera semana de vida. En algunos casos no se presenta hasta los 3-6 meses de edad. Se trata de una sutil pequeña escama "sucia". Esta forma de ictiosis, generalmente afecta a todo el cuerpo con predilección por las caras laterales del cuello, abdomen (área periumbilical), espalda, cara de extensión de piernas y pies (Fig. 3). La descamación alrededor del ombligo es un signo clásico de la ILX. En un 90% de los casos, respeta áreas de flexión (fosa antecubital y poplítea), en el resto puede haber una mínima afectación recordando a la ictiosis vulgar. La cara habitualmente está libre de escamas, excepto en el área preauricular, lo que algunos autores lo consideran "patognomónico". En contraste con otras formas de ictiosis están preservadas las palmas y plantas o pueden estar moderadamente engrosadas. El pelo y las uñas son normales. En la Fig. 4 se aprecia menor afectación del hueco poplíteo. Las escamas pueden ser entre pequeñas y grandes, poligonales; las que cubren las extremidades típicamente tienen forma de diamante. La enfermedad empeora de modo progresivo en gravedad y extensión. Con la edad, las escamas se vuelven más gruesas, de color marrón o amarillo sucio, dando la impresión de falta de higiene (ictiosis *nigricans*). Los pacientes no presentan queratosis pilar ni mayor incidencia de atopia. A partir de la adolescencia, aparecen opacidades corneales que son marcadores útiles de la enfermedad ya que pueden estar presentes en las madres portadoras.

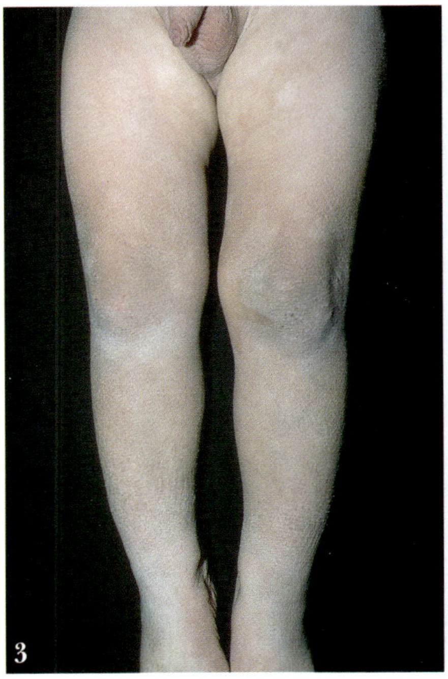
3

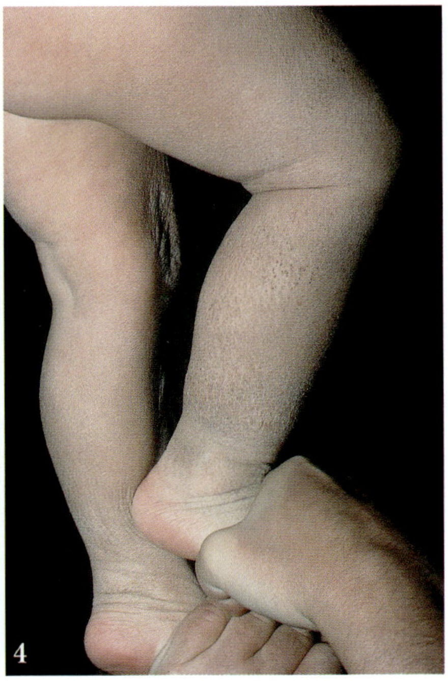
4

El 25% de los enfermos presentan criptorquidia asociada. Una deficiencia de esteroidosulfatasa placentaria en las madres portadoras, produce concentraciones urinarias y séricas bajas de estriol, parto prolongado e insensibilidad uterina a la oxitocina y prostaglandinas.

Algunos pacientes con grandes delecciones del cromosoma X que abarcan genes vecinos, padecen lo que se conoce como "síndrome de delección del gen contiguo", por delección de los mismos. Se incluye en estos cuadros al *síndrome de Kallman* (hipogonadismo hipogonadotrópico y anosmia), *condrodisplasia puntata ligada a X, baja estatura y albinismo ocular.*

Diagnóstico

El diagnóstico se basa en estudios bioquímicos y genéticos (la histopatología no nos ayuda al diagnóstico). Aumento del nivel de sulfato de colesterol en suero mediante cromatografía o espectrofotometría. El aumento del sulfato de colesterol en extracto córneo se puede detectar mediante cromatografía en capa fina de los lípidos. Detección molecular y estudio de las delecciones del gen STS. Se puede realizar estudio prenatal.

- Ammirati CT, Mallory SB. The major inherited disorders of cornification. New advances in pathogenesis. Dermatol Clin. 1998; 16: 497-508.
- Morelli JG. Disorders of keratinization. En: Kliegman RM, Stanton B, Geme JS, Nina Schor, Behrman RE, eds. Nelson Textbook of Pediatrics. 19th ed. Philadelphia, PA: Saunders; 2011; p. 2267-73.
- Traupe H, Happle R. Clinical spectrum of steroid sulfatase deficiency: X linked recessive ichthyosis, birth complications and cryptorchidism. Eur J Pediatr. 1983; 140: 19-21.
- Hernández-Martín A, González-Sarmiento R, De Unamuno P. X-linked icthyosis: An update. Br J Dermatol. 1999; 141: 617-27.
- Cañueto J, Ciria S, Hernández-Martín A, Unamuno P, González-Sarmiento R. Analysis of the STS gene in 40 patients with recessive X-linked ichthyosis: a high frequency of partial deletions in a Spanish population. J Eur Acad Dermatol Venereol. 2010; 24: 1226-9.

Hiperqueratosis epidermolítica (eritrodermia ictiosiforme ampollosa congénita)

Es una rara genodermatosis autosómica dominante, aunque hasta el 50% de los casos pueden ser esporádicos debido a mutaciones espontáneas. Su prevalencia aproximada es de 1/100.000-300.000 recién nacidos vivos. La enfermedad es causada por diferentes mutaciones en los genes de expresión conjunta queratina 1 (K1) y queratina 10 (K10), localizados en el cromosoma 12p, lo cual origina una inapropiada substitución de aminoácidos en las proteínas queratina 1 y queratina 10. Estas queratinas son necesarias para la formación de filamentos intermedios de queratina en las células de las capas suprabasales de la epidermis.

Cuadro clínico

Las manifestaciones clínicas debutan al nacimiento con la aparición de numerosas ampollas y erosiones sobre un fondo de eritrodermia generalizada; la hiperqueratosis puede ser sutil. Los neonatos pueden presentar ampollas recurrentes y generalizadas, haciendo el diagnóstico confuso con otros cuadros ampollosos del recién nacido, como la epidermólisis ampollosa y el síndrome de escaldadura por estafilococo. Las ampollas son más llamativas en las zonas expuestas a traumatismos, como las rodillas, codos y extremidades inferiores, pero dejan de crear problemas a partir de los 7-8 años de edad. Con el tiempo, la formación de ampollas cesa, la eritrodermia disminuye y desarrolla una hiperqueratosis generalizada. Con la edad la afectación se va haciendo más limitada. En la edad escolar se van desarrollando en palmas, plantas, rodillas y codos, unas escamas gruesas, verrugosas, de color sucio-amarillo y mal olor de la piel debido a la excesiva colonización bacteriana, siendo frecuente la infección bacteriana secundaria. La ictiosis es típicamente generalizada y a menudo más marcada en las flexuras y sobre las articulaciones. Crestas hiperqueratósicas características, paralelas, se desarrollan en los pliegues (axila, fosa poplítea y antecubital) y en cuello y caderas. La escama clásicamente es descrita como "cartón ondulado". Se han descrito diferentes fenotipos de la hiperqueratosis epidermolítica, con dos grandes categorías principales: con afectación o sin afectación de palmas y plantas. El pelo, uñas y dientes son normales. A pesar de que la presentación clínica es variable, el cuadro es uniforme dentro de una misma familia. Figs. 5-7: recién nacido de 3 días con eritrodermia generalizada, denudación de la piel en amplias zonas y cubierto por membrana tipo colodión.

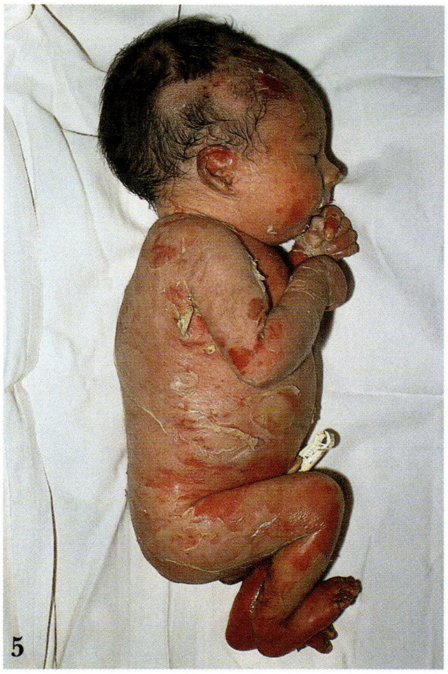

5

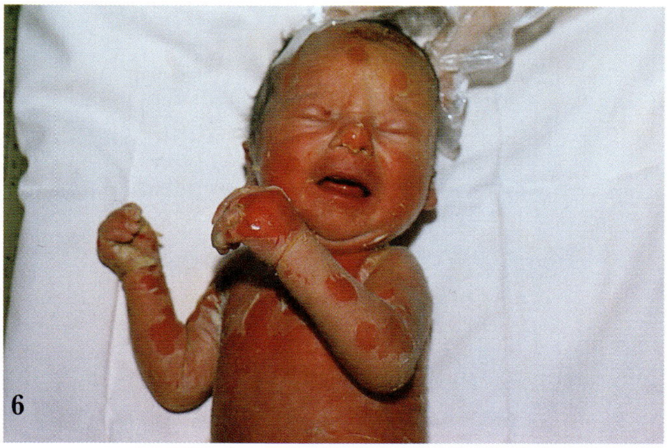

6

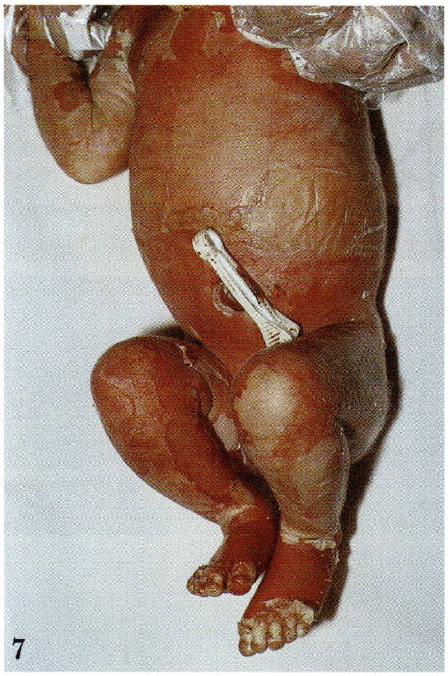

7

Diagnóstico

La sospecha clínica necesita investigación auxiliar para llegar a un correcto diagnóstico dadas las similitudes clínicas con otros cuadros de ictiosis. Las características histopatológicas de la biopsia cutánea son diagnósticas. El diagnóstico prenatal, conocida la mutación del progenitor enfermo, es posible mediante el examen del ADN.

- DiGiovanna JJ, Bale SJ. Clinical heterogeneity in epidermolytic hyperkeratosis. Arch Dermatol. 1994; 130: 1026-35.
- Lacz NL, Schwartz RA, Kihiczak G. Epidermolytic hyperkeratosis: a keratin 1 or 10 mutational event. Int J Dermatol. 2005; 44: 1-6.

Síndrome de Sjögren-Larsson

El síndrome de Sjögren-Larsson (SSL) (OMIM 270200), es un raro trastorno neurocutáneo, de herencia autosómica recesiva, debido a un error congénito del metabolismo. Se estima su frecuencia en 1/1.000 pacientes con retraso mental. Se trata de un déficit de actividad de la deshidrogenasa de aldehídos grasos debido a mutaciones del gen ALDH3A2, localizado en el cromosoma 17.

Cuadro clínico

Clínicamente se caracteriza por la tríada: ictiosis (laminar o eritrodermia ictiosiforme), retraso mental y espasticidad. Los signos cutáneos son los primeros en aparecer. En el recién nacido el principal hallazgo es la hiperqueratosis, manifestada por un engrosamiento, sin escamas, de la piel, más llamativo alrededor del ombligo (con estrías radiales típicas), el cuello y pliegues principales. Con frecuencia está asociada una descamación laminar fina o furfurácea. Al principio la extensión de la ictiosis puede ser moderada pero con el tiempo empeorará y se hará más extensa. Para el año de edad la ictiosis es generalizada en todos los pacientes, más pronunciada en los pliegues salvo el área inguinal y zona interna de la axila. El aspecto típico de la hiperqueratosis alrededor del ombligo, y la hiperqueratosis con incremento de las marcas cutáneas persiste de por vida.

Los hallazgos cutáneos se caracterizan por eritrodermia, descamación fina, furfurácea, hiperqueratosis tipo laminar y queratosis papilomatosa amarillenta o marrón oscuro dando a la piel un aspecto liquenificado. El *prurito* es un síntoma llamativo, ya que no se encuentra en otros tipos de ictiosis. Por razones desconocidas, la región central de la cara está respetada. El pelo, las uñas y la sudoración son normales. Las manifestaciones cutáneas pueden ser similares a otras formas de ictiosis y el diagnóstico se retrasa a menudo hasta la aparición de los signos neurológicos. Lactante de 8 meses, en tórax, eritema y lesiones de rascado por el prurito (Fig. 8), brazo con xerosis, descamación furfurácea e hiperqueratosis folicular (Fig. 9) e hiperqueratosis plantar sin grietas (Fig. 10).

El déficit mental es uno de los signos cardinales, está presente en todos los pacientes con SSL. El inicio de las manifestaciones neurológicas en el SSL, tiene lugar habitualmente entre los 4-13 meses. Antes del año de edad se puede apreciar un retraso del desarrollo motriz y del lenguaje. La diplejia o tetraplejia espástica, epilepsia y retraso mental

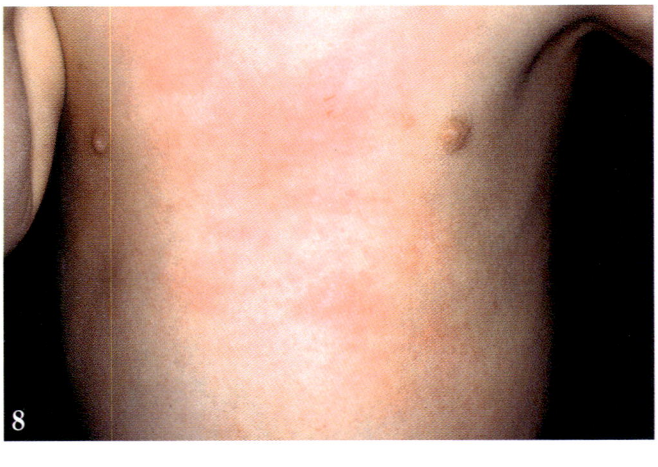

8

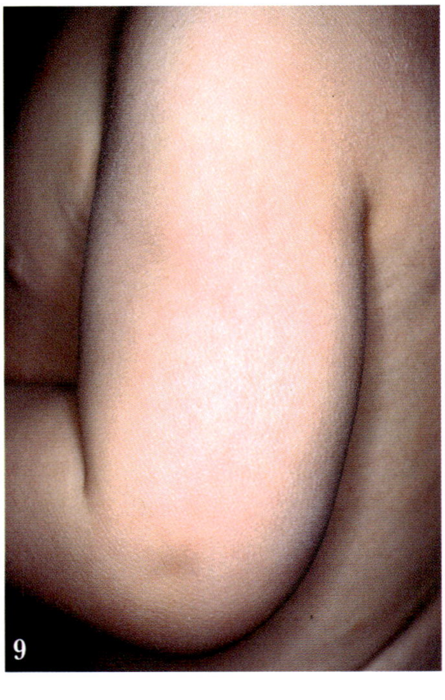

9

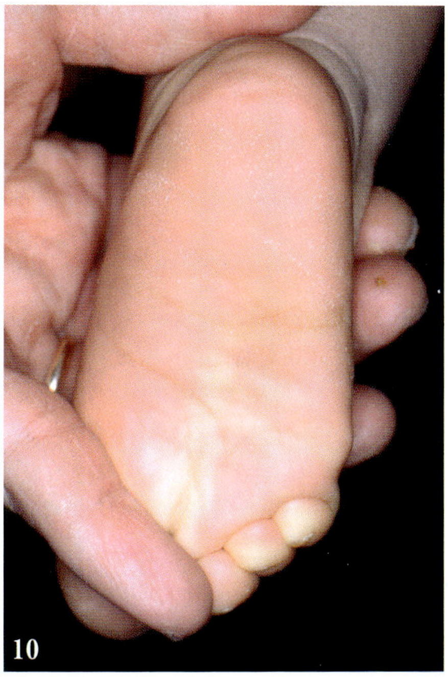

10

son evidentes en los tres primeros años de vida; la mayor parte de estos pacientes queda confinada en silla de ruedas.

Los *puntos brillantes* del fondo de ojo son "patognomónicos" del SSL, se localizan en la región macular de la retina y corresponden a degeneración focal de la microglía. Estas lesiones maculares están presentes en la mayoría de los pacientes para el año de edad. Se consideran patognomónicas y pueden diferenciarse fácilmente de otras retinopatías pigmentarias secundarias a otros errores congénitos del metabolismo lipídico, peroxisomal y mitocondrial.

Diagnóstico

El síndrome de SSL debe considerarse ante cualquier paciente con ictiosis y enfermedad neurológica. En el período neonatal, los trastornos cutáneos requerirán atención médica y el diagnóstico diferencial clínico con otras ictiosis congénitas, aunque algunas presentan hechos clínicos distintivos, estos no son evidentes hasta más tarde en el tiempo y el diagnóstico se retrasa hasta la aparición de los signos neurológicos.

El déficit enzimático se puede demostrar en cultivo de fibroblastos cutáneos del paciente. Un abordaje diagnóstico más sencillo consiste en la elevación urinaria del leucotrieno B4.

- Lacour M. Update on Sjögren-Larsson syndrome. Dermatology. 1996; 193: 77-82.
- Willemsen MA, de Jong J G, van Domburg PH, Rotteveel J, Wanders RJA, Mayatepek E. Defective inactivation of leukotriene B_4 in patients with Sjögren-Larsson syndrome. J Pediatr. 2000; 136: 258-60.
- Rizo WB. Sjögren-Larsson syndrome. Semin Dermatol. 1993; 12: 210-8.

SÍNDROME DE ROTHMUND-THOMSON

La poiquilodermia congénita o síndrome de Rothmund-Thomson (SRT) (OMIM 268400) es una rara genodermatosis de herencia autosómica recesiva causada, en el 65% de los pacientes, por una mutación del gen helicasa RecQL4. Se desconoce si otras mutaciones pueden causar un SRT. Las helicasas RECQ son enzimas que intervienen en la replicación y reparación del ADN y son esenciales para mantener la estabilidad genómica. Según la penetrancia y expresividad génica se ha comunicado una gran variedad de manifestaciones clínicas y anomalías sistémicas asociadas.

Cuadro clínico

La enfermedad se caracteriza por un *rash* poiquilodérmico que se inicia en la infancia, cataratas juveniles, baja talla, malformaciones esqueléticas, alopecia parcial o total, defectos de uñas y dientes, hipogonadismo y predisposición a padecer cánceres cutáneos, no-melanoma y osteosarcoma.

El SRT se caracteriza en primer lugar por la aparición de un *rash fotosensible* que habitualmente se inicia entre los 3-6 meses de edad, aunque puede brotar al poco del nacimiento y tan tarde como los dos años. El *rash* se inicia como un eritema difuso y en algunos casos, con edema y vesiculación de las mejillas y cara (fase aguda), más tarde se extiende a los muslos y superficie extensora de brazos y piernas, respetando tórax, espalda y abdomen. Gradualmente, a lo largo de meses y años, el *rash* entra en una fase crónica, adquiriendo la piel un patrón de pigmentación reticulada, telangiectasias y áreas puntiformes de atrofia dérmica, conocido en su conjunto como poiquilodermia, que persistirá a lo largo de toda la vida. Este *rash* característico se desarrolla en todos los pacientes de SRT. Algunos niños más tarde pueden presentar ampollas tras exposición solar y un pequeño porcentaje, para la pubertad, desarrollar una hiperqueratosis verrugosa en manos, pies, rodillas y codos. Aunque en muchos casos existe una fotosensibilidad y la exposición solar extiende la distribución de la erupción, probablemente ella no sea la causa de la poiquilodermia ya que esta aparece en áreas expuestas y no expuestas a la luz.

Aproximadamente la mitad de los pacientes desarrollan cataratas bilaterales, generalmente de inicio precoz, en el 73% de los casos antes de los 6 años. Baja talla proporcionada y, como anomalía esquelética más frecuente, defectos del radio con aplasia o hipoplasia del pulgar. Los pacientes generalmente son de inteligencia normal sin particulares problemas neurológicos. El riesgo más grave del enfermo de SRT es su predisposición a padecer de osteosarcoma; se presenta solo en pacientes con mutación del gen RESQL4. Niña de 6 meses enviada para estudio por presentar cataratas bilaterales, se le apreció erupción eritematosa difusa en la cara (Fig. 11), idéntica erupción eritematosa en zona posterior de los muslos con zonas hiper e hipopigmentadas y zonas de atrofia en el dorso de la mano y superficie extensora de brazos y piernas (Fig. 12). Posteriormente fue desarrollando el cuadro cutáneo clásico del proceso; aspecto a los 2 ½ años (Figs. 13, 14), agravación de los cambios poiquilodérmicos en ambas extremidades, zonas de marcada hiper e hipopigmentación, con atrofia cutánea, típico de la poiquilodermia congénita.

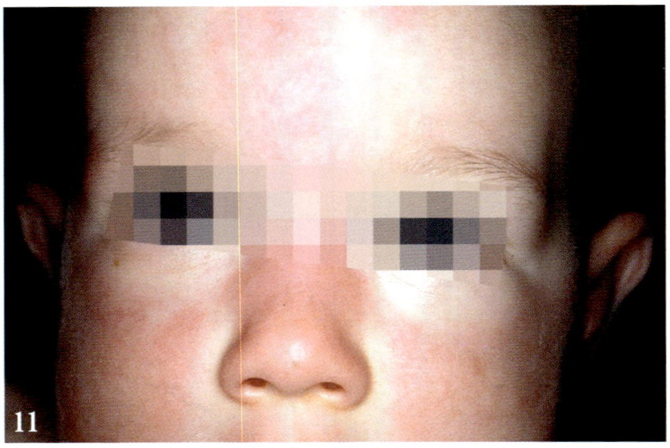
11

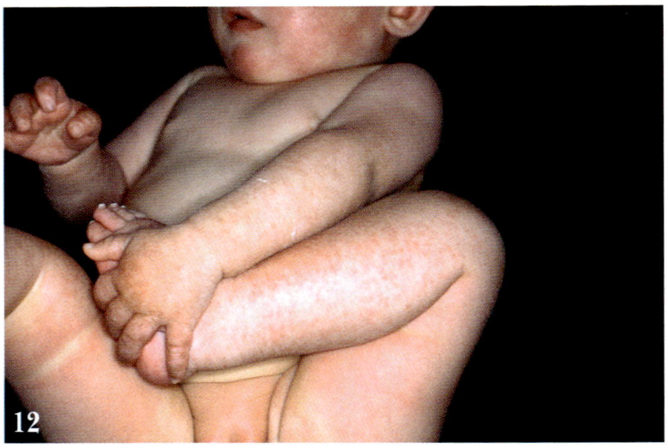
12

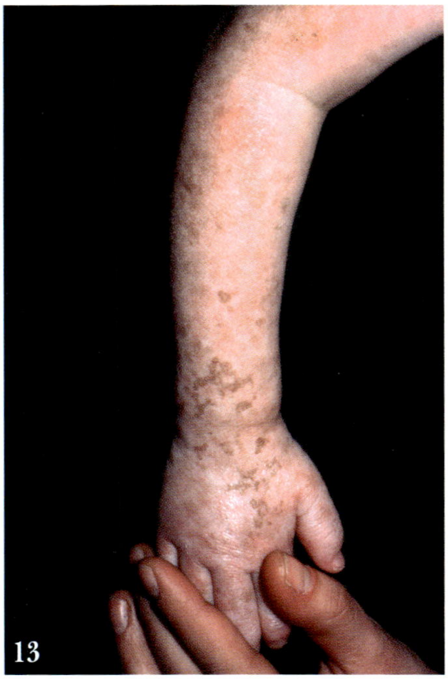
13

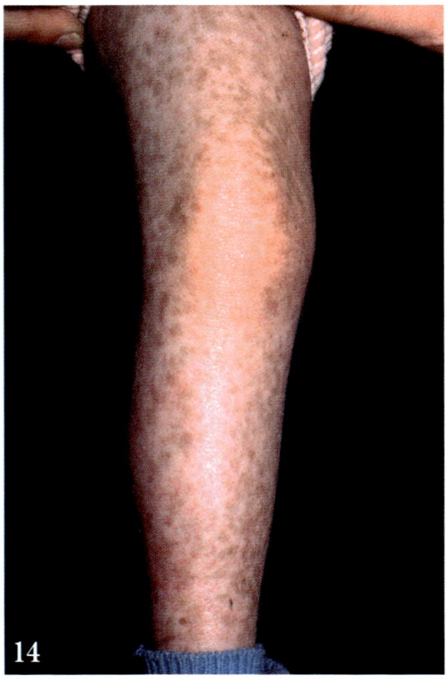
14

Diagnóstico

El diagnóstico habitualmente se realiza en base a los hallazgos clínicos precitados, fundamentalmente en el aspecto característico y patrón de desarrollo del *rash* descrito.

Diagnóstico diferencial

Si el enfermo es demasiado joven para haber desarrollado los característicos cambios cutáneos y presenta anomalía esquelética del eje del radio, puede ser orientado hacia la *anemia de Fanconi* o el *síndrome de Holt-Oram*.

La inicial inflamación de las áreas expuestas al sol, puede ser interpretada como un cuadro de fotosensibilidad. Más tarde, debido a la poiquilodermia cutánea con su atrofia y telangiectasias, puede simular síndromes de envejecimiento prematuro o el *síndrome de Bloom*.

Síndrome de Bloom (OMIM 210900): retraso severo del crecimiento pre y postnatal, eritema facial foto inducido de distribución típica en alas de mariposa. Infecciones recurrentes de oído y pulmón. Aspecto facial peculiar con una cara pequeña, estrecha, con nariz y pabellones auriculares prominentes. Inteligencia promedio baja. Análisis cromosómico: elevada frecuencia de roturas cromosómicas e intercambio de cromátidas hermanas.

- Wang LL, Levy ML, Lewis RA, Chintagumpala MM, Lev D, Rogers M, et al. Clinical manifestations in a cohort of 41 Rothmund-Thomson syndrome patients. Am J Med Genet. 2001; 102: 11-7.
- Cruz M, Bosch J. Manual ilustrado de enfermedades raras. Madrid: Ergon; 2014. p. 274-275.

DEFECTOS ECTODÉRMICOS CONGÉNITOS

Las displasias ectodérmicas (DE) se definen como defectos primarios en el desarrollo de dos o más tejidos derivados del ectodermo embrionario. Los tejidos principalmente afectados son la piel, pelo, uñas, glándulas sudoríparas ecrinas y dientes. Las DE abarcan más de 200 procesos con diferentes combinaciones de trastornos de los citados tejidos. Recientemente, se ha publicado el listado de DE cuya base molecular se conoce, así como una clasificación de las manifestaciones funcionales de las DE.

Displasia ectodérmica hipohidrótica (anhidrótica)

La displasia ectodérmica hipohidrótica (DEH), síndrome de Christ-Siemens-Touraine, se manifiesta con la tríada: ausencia parcial o completa de las glándulas sudoríparas, anomalías de la dentición e hipotricosis. Las glándulas sudoríparas están ausentes o son rudimentarias, igual que los folículos pilosos del cuero cabelludo, las glándulas sebáceas y las glándulas mucosas de las vías respiratorias. La DEH es debida a mutaciones de los genes que codifican diversas proteínas que intervienen en la vía de transmisión de la señal de la proteína transmembrana ectodisplasina. En la actualidad se reconocen 4 tipos de DEH. La mutación del gen EDA que codifica el ligando de la ectodisplasina que inicia la señal, es la causa de la DEH recesiva ligada a X, mientras que mutaciones en los genes que codifican el receptor de EDA y con menor frecuencia, la proteína adaptadora que se asocia con el receptor de EDA son la causa de las formas autosómica dominante y autosómica recesiva de la DEH.

La DEH recesiva ligada a X, en su expresión completa, afecta exclusivamente a los varones. Es la forma más común y representa del 75-95% de los casos de DEH.

Cuadro clínico

En la forma recesiva ligada a X, los varones parecen normales al nacimiento pero pronto, en su etapa de lactante, la falta de sudoración impide un adecuado control de la temperatura corporal, por lo que presentan episodios febriles intermitentes en época de calor o tras la comida o el ejercicio, que con frecuencia son mal interpretados como cuadros infecciosos o fiebre de origen desconocido. Este error es frecuente en la etapa de lactante, dado el insuficiente desarrollo de los rasgos faciales que permitan su reconocimiento. Una pista diagnóstica en el período neonatal puede ser la ausencia de cejas y pestañas en el recién nacido. La mayor parte de estos enfermos presentarán, más tarde, una *cara característica*, no reconocible al nacimiento pero que se va marcando con la edad, consistente en una frente prominente, crestas malares aplanadas, depresión de la raíz nasal, labios gruesos evertidos, piel periorbitaria hiperpigmentada con arrugas finas y orejas prominentes de inserción baja. La mandíbula está poco desarrollada y una característica constante es la anodoncia parcial con unos dientes cónicos muy separados. Estos enfermos tienen más parecido entre sí que con sus hermanos. Con frecuencia lo primero que atrae la atención es el pelo. El pelo es ralo, difícil de manejar y poco pigmentado; las cejas son escasas o están ausentes, sobre todo los dos tercios externos, las pestañas pueden ser normales, escasas o ausentes. La piel es suave, fina, pálida, seca y brillante, apreciándose claramente la vascularidad cutánea. Las uñas son normales, al menos en el 50% de los enfermos, pero pueden ser finas y quebradizas. Es frecuente el reflujo gastro-esofágico que puede jugar un papel en la falta de medro que aqueja al 20% de estos pacientes. Debido a la rinitis atrófica y a la frecuencia de sintomatología respiratoria, pueden ser erróneamente diagnosticados de alergia respiratoria. Las mujeres heterocigotas pueden ser asintomáticas o tener manifestaciones clínicas variables, como defectos dentales, pelo escaso y disminución de la sudoración. Figs. 15, 16: lactante varón de 18 meses con frecuentes episodios febriles, cabello ralo, poco pigmentado, anodoncia parcial, dientes cónicos y piel fina, pálida. Figs. 17, 18: niña de 22 meses con sudoración disminuida, hipodoncia, diente cónico y cabello escaso.

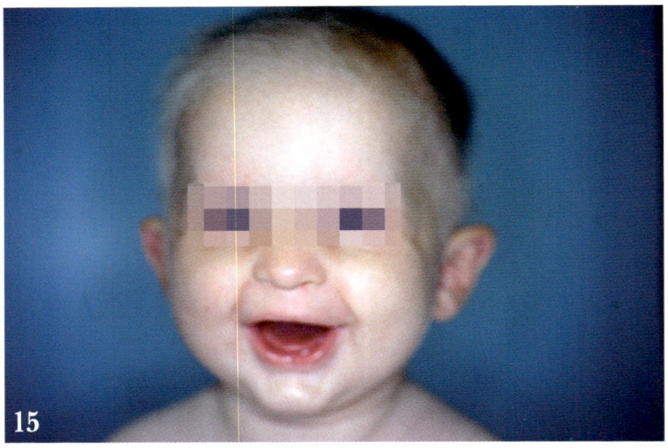

15

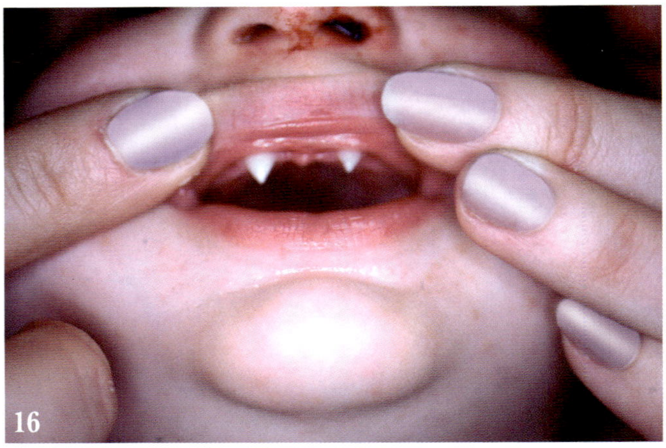

16

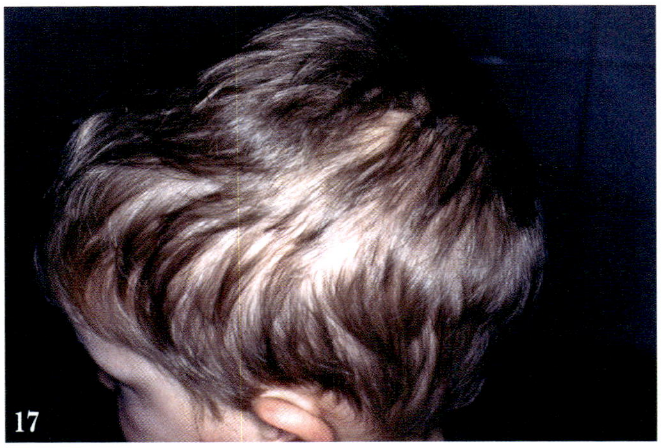

17

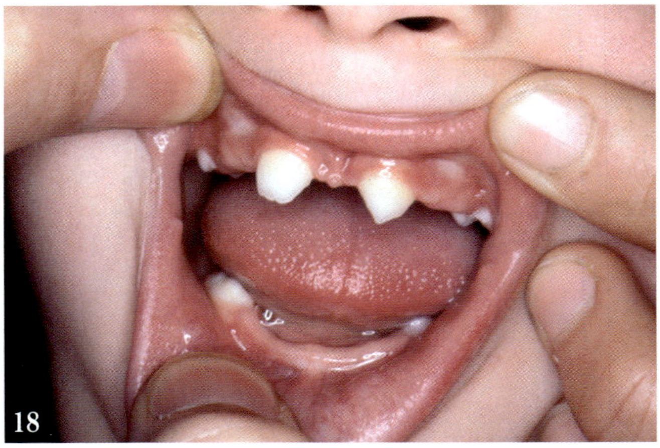

18

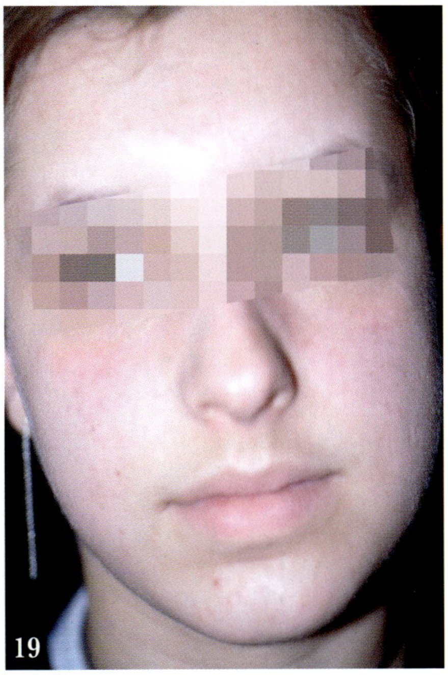

Fig. 19: a los 15 años, piel periorbitaria algo más pigmentada, crestas malares poco marcadas, cejas poco pobladas y pestañas casi ausentes.

La DEH autosómica recesiva cursa con un cuadro clínico análogo a la forma recesiva ligada a X y afecta a los dos sexos.

La DEH autosómica dominante, afecta a los dos sexos pero los hallazgos clínicos son más atenuados.

Hay una cuarta forma de DEH con cuadro clínico similar, asociado a un déficit inmunitario y disgammaglobulinemia.

Diagnóstico

El diagnóstico clínico se basa en los tres signos cardinales de hipotricosis, hipohidrosis e hipodoncia; además de su aspecto facial característico, tipo de piel, etc. El estudio genético confirma el diagnóstico. El diagnóstico diferencial desborda el marco de este trabajo.

- Lu PD, Schaffer JV. Hypohidrotic ectodermal dysplasia. Dermatol Online J. 2008; 14: 22.
- Clarke A, PhillipsDIM, Brown R, Harper PS. Clinical aspects of X-linked hypohidrotic ectodermal dysplasia. Arch Dis Child. 1987; 62: 989-96.
- Wright JT, Morris C, Clements SE, D'Souza R, Gaide O, Mikkola M, et al. Classifying ectodermal dysplasias: Incorporating the molecular basis and pathways (Workshop II). Am J Med Genet A. 2009; 149A: 2062-7.
- Simeonsson RJ. Classifying functional manifestations of ectodermal dysplasias. Am J Med Genet A. 2009; 149A: 2014-9.

DEFECTOS DÉRMICOS CONGÉNITOS

Síndrome de Ehlers-Danlos

Bajo el nombre de síndrome de Ehlers-Danlos (SED) se engloba un grupo heterogéneo de enfermedades genéticas, la mayoría de herencia autosómica dominante, caracterizadas por síntesis anormal del colágeno, afectando a la piel, ligamentos, articulaciones, vasos sanguíneos y otros órganos. Se han identificado 11 variantes del síndrome, todas con diferencias clínicas, genéticas y bioquímicas. El SED ha sido reclasificado en 6 subtipos mayores: Tabla I. De acuerdo con esta clasificación afinada se acepta que el SED afecta a 1/5.000 personas.

Los niños afectados parecen normales al nacimiento, pero desarrollarán hiperelasticidad cutánea, fragilidad de la piel y vasos sanguíneos, retraso en la curación de las heridas e hipermovilidad de las articulaciones. El defecto esencial es un déficit cuantitativo del colágeno fibrilar.

El tipo clásico y el hipermóvil comprenden hasta el 90% de los casos.

Cuadro clínico

Se caracteriza por un aumento de la elasticidad cutánea, hiperextensibilidad de las articulaciones y fragilidad de la piel con formación de pseudotumores y cicatrices anchas, atróficas. Es común, prácticamente a todos los cuadros, un aspecto peculiar de la piel; es suave y a menudo se la describe como aterciopelada, pastosa, con textura similar a

TABLA I. Clasificación revisada del síndrome de Ehlers-Danlos basada en la nosología de Villefranche (Beighton y cols. 1998).

Tipo	Herencia	Defecto	Clínica
Clásico SED I y II	AD	Colágeno tipo VI Anormal	Piel laxa, cicatrices, hipermovilidad articular
Hipermovilidad SED III	AD	Desconocido	Hipermovilidad articular, piel aterciopelada
Vascular SED IV	AD	Colágeno tipo III Anormal	Piel translúcida, fina, fragilidad vascular
Cifoescoliosis SED VI	AR	Deficiencia de LH	Articulaciones laxas, hipotonía severa al nacer, escoliosis progresiva
Artrocalasia (parte del SED VII)	AD	Deficiencia de cadenas en colágeno tipo I	Hipermovilidad articular, subluxaciones recurrentes
Dermatoparaxis (incluido en SED VII)	AR	Déficit de enzima en colágeno tipo I	Severa fragilidad de la piel, piel redundante, flácida

Parapia y cols. Br J Haematol 2008; 141: 32-35.

la gamuza. La hiperextensibilidad de la piel puede ser espectacular (Figs. 20, 21), pero ésta recobra al soltarla, rápidamente, su posición normal. La fragilidad de la piel se manifiesta por la rotura de la misma ante traumas menores, siendo los sitios más afectados las rodillas, codos y frente, con desarrollo de numerosas cicatrices sobre todo en la etapa infantil. Las cicatrices característicamente son amplias, anchas, finas, en papel de fumar o papiráceas, arrugadas con una superficie brillante con telangiectasias. La fragilidad cutánea también explica la profusión de contusiones, moratones, el retraso en la curación de las heridas, la mala calidad de la cicatrización tras suturas y la frecuencia de dehiscencia de las mismas. Los traumatismos con frecuencia producen hematomas, sobre todo en las extremidades inferiores, que como secuela pueden dar lugar a nódulos fibróticos recubiertos por una epidermis fina y arrugada, nódulos que al calcificarse son visibles a rayos X.

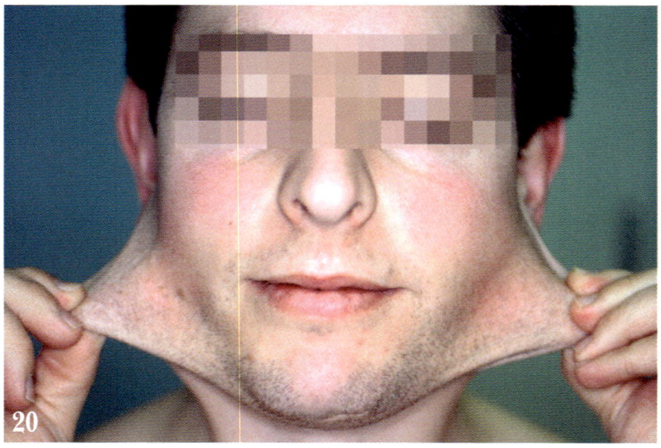
20

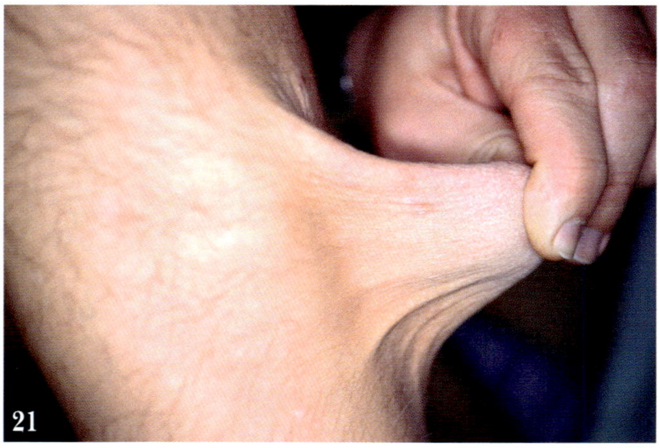
21

Figs. 22, 23: pseudotumor en rodilla derecha con cicatrices anchas, papiráceas, de coloración violácea, en ambas piernas. Algunos pacientes son propensos a desarrollar en zonas de presión, como porción medial o lateral de los talones, herniación de la grasa subcutánea, que se hace evidente al permanecer el sujeto de pie. La hiperextensibilidad de las articulaciones puede dar lugar a subluxaciones, particularmente de las rodillas, a pies planos, cifosis y escoliosis.

La aparición de otros síntomas depende del tipo clínico de SED, siendo el tipo vascular el más sintomático.

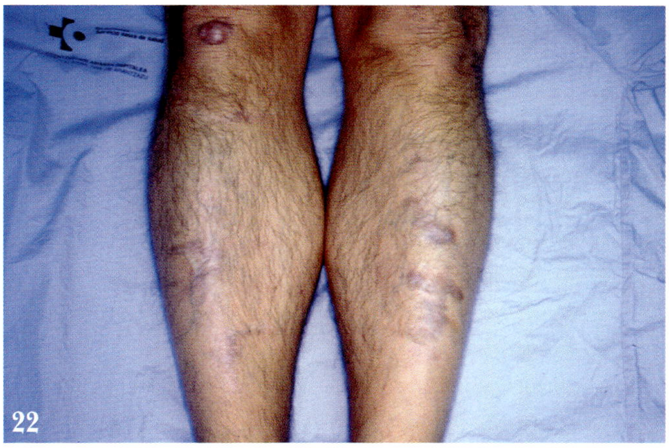

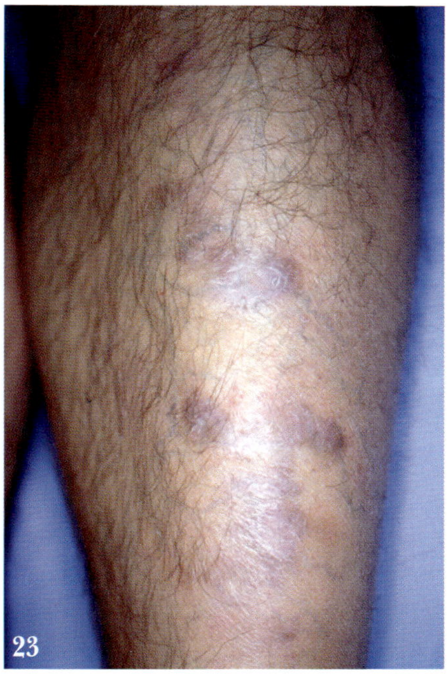

Diagnóstico

El diagnóstico se basa en las características clínicas, genéticas y alteraciones biológicas de la enfermedad. Excepto en las áreas de piel alterada por traumatismos, el examen histopatológico no revela anormalidades obvias.

Diagnóstico diferencial

Puede confundirse con la *cutis laxa*.

Cutis laxa: la piel de estos pacientes cuelga en pliegues redundantes, mientras que en el SED, aunque la piel es hiperextensible, tras estirarla retorna a su posición normal. Los afectados por el SED, debido a la marcada fragilidad de la piel, ante pequeños traumas presentan equimosis, hemorragia, tienen alterada la curación de las heridas con cicatrices atróficas tipo "papel de fumar" más destacadas en la frente, piernas y sobre puntos de presión.

- Parapia LA, Jackson C. Ehlers-Danlos syndrome –a historical review. Br J Haematol. 2008; 141: 32-5.
- Beighton P, De Paepe A, Steimann B, Tsipouras P, Wenstrup RJ. Ehlers-Danlos syndromes: revised nosology, Villefranche, 1997. Ehlers-Danlos National Foundation (USA) and Ehlers-Danlos Support Group (UK). Am J Medical Genet. 1998; 77: 31-7
- Reichel JL, Weston WL, Bellu G, Morelli J. What syndrome is this? Pediatr Dermatol. 2001; 18: 156-8.
- Cruz M, Bosch J. Manual ilustrado de enfermedades raras. Madrid: Ergon; 2014. p. 458-459.

Pseudoxantoma elástico

Es una rara enfermedad genética multisistémica, de herencia autosómica recesiva que afecta a las fibras elásticas principalmente de la piel, ojos y vasos sanguíneos. La causa reside en la mutación del gen ABCC6 del cromosoma 16p13.1, que codifica la proteína de transporte celular ABCC6/MRP6, abocando al concepto de que el pseudoxantoma elástico (PXE) es más un trastorno metabólico sistémico, que un trastorno estructural puro del tejido conectivo. Existe un considerable espectro de mutaciones del gen que explica la gran variabilidad fenotípica del proceso. Su prevalencia se estima entre 1/25.000-100.000 personas con predominio femenino aproximado de 2: 1.

Cuadro clínico

Las lesiones cutáneas son el "sello" de la enfermedad y su similitud con los xantomas, la causa del nombre que recibe el proceso. Las manifestaciones cutáneas son muy características; pápulas amarillentas, menudas, de 1-5 mm de diámetro, dispuestas con un patrón reticular o lineal que pueden unirse formando placas, dando a la piel un aspecto de piel de *gallina desplumada* o *piel de naranja*. Típicamente, estos cambios se aprecian primero en la parte lateral del cuello (característicamente respeta la nuca y cara anterior del cuello), más tarde afecta a la fosa cubital, axila, hueco poplíteo y área inguinal y periumbilical. Figs. 24, 25: pápulas amarillentas características en el lado lateral del cuello. Las lesiones casi siempre son perfectamente simétricas. Aunque las lesiones se inician en la niñez, suelen pasar desapercibidas debido a su pequeño tamaño y a la ausencia de sintomatología hasta la segunda década de la vida. La mayor parte de los casos de PE se diagnostican entre los 10-15 años. Conforme las lesiones se van haciendo más pronunciadas, la piel adquiere un aspecto aterciopelado y cuelga en pliegues flojos e inelásticos. La cara habitualmente está respetada. Lesiones de las mucosas, especialmente de la cara interior del labio inferior, son comunes.

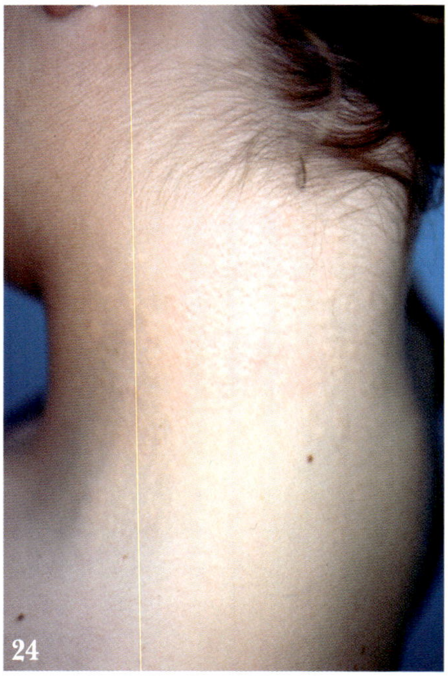
24

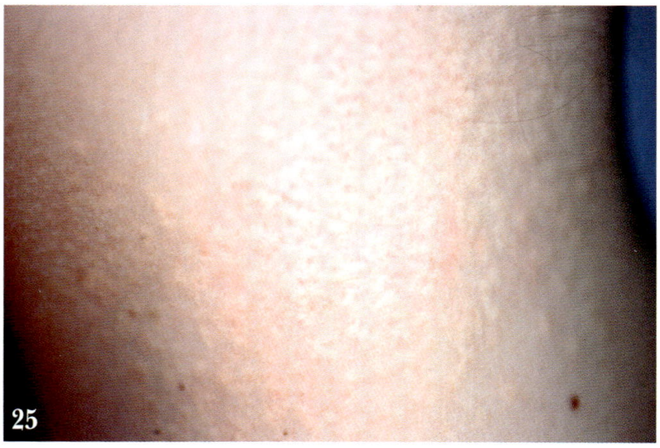
25

Signos oculares: el primer signo ocular, a menudo, es el aspecto de la retina en *piel de naranja* (hiperpigmentación moteada amarillenta), el cual precede en años a la aparición de las estrías angioides. El signo de la piel de naranja es uno de los signos oculares más típicos del PXE, lo presenta el 96% de los pacientes seleccionados por sus alteraciones cutáneas y la mayor parte están asintomáticos. Un hallazgo característico, aunque no "patognomónico" de la enfermedad, son las *estrías angioides* de la retina, líneas irregulares, rojizo-marrones o grises, que irradian del disco óptico.

Se presentan en el 85% de los enfermos de pseudoxantoma elástico y su inicio, habitualmente, es entre los 15-25 años de edad, prácticamente nunca antes de los 10 años. Estas estrías son roturas de la membrana de Bruch debidas a la degeneración y calcificación de las fibras elásticas de la retina. Un signo ocular muy específico, que parece "patognomónico" para el PXE, es la *lesión en cometa*; se trata de una lesión en sacabocado, pequeña, redonda y blanca del epitelio pigmentario retiniano y coroides subyacente, con o sin cola, moderadamente despigmentada. Manchas asintomáticas, hiperpigmentadas, como "alas" una a cada lado de una estría angioide, se aprecian hasta en un 50% de estos pacientes.

No hay correlación entre la severidad de la afectación cutánea y los trastornos cardiovasculares que pueden presentar estos enfermos (riesgo aumentado de arterioesclerosis, fácil fatigabilidad, claudicación intermitente, hipertensión, prolapso válvula mitral).

Es importante el reconocimiento temprano de la enfermedad, para minimizar el riesgo de las complicaciones sistémicas. Las lesiones cutáneas solo acarrean problemas cosméticos.

Diagnóstico

El diagnóstico se basa en los hallazgos clínicos e histopatológicos. Las formas leves de la enfermedad pueden pasar desapercibidas, de forma que una historia familiar negativa no excluye el diagnóstico.

Recientemente se ha propuesto un sistema clasificatorio, reevaluando los signos clínicos, histopatológicos y moleculares, con criterios claros para llegar a un diagnóstico posible, probable o definitivo del PE. Se recoge en la tabla II.

TABLA II. Criterios diagnósticos revisados para el pseudoxantoma elástico.

Criterio diagnóstico mayor	
1. Piel	a. Pápulas amarillas y/o placas en lado lateral del cuello y/o pliegues del cuerpo; o b. Biopsia cutánea de piel afecta: aumento de la fragmentación, agrupación y calcificación de las fibras elásticas.
2. Ojo	a. Piel de naranja de la retina o una o más estrías angioides, en caso de duda confirmadas por angiografía.
3. Genéticos	a. Mutación patogénica de ambos alelos del gen ABCC6; o b. Un pariente en primer grado que cumple los criterios diagnósticos para PE definitivo.
Criterio diagnóstico menor	
1. Ojo	a. Una estría angioide menor que el diámetro del disco; o b. Una o más "cometas" en la retina; o c. Uno o más signos del "ala" en la retina
2. Genéticos	a. Una mutación patogénica en un alelo del gen ABCC6
Requisitos para el diagnóstico de PE	
a. **Diagnóstico definitivo**	Dos o más criterios mayores de diferentes campos (piel, ojo, genética)
b. **Diagnóstico probable**	Dos criterios oculares mayores o dos criterios mayores cutáneos Un criterio mayor y uno o más criterios menores de diferente campo del criterio mayor
c. **Diagnóstico posible**	Un único criterio mayor o Uno o más criterios menores

Los signos y síntomas del PE se incrementan con la edad. Si el paciente es < 30 años, un diagnóstico probable o posible debe considerarse provisional y repetir exámenes dermatológicos y oftalmológicos cada 5 años.
Plomp AS et al. Am J Med Genet A. 2010; 152A: 1049-58.

- Bercovitch L, Terry P. Pseudoxanthoma elasticum 2004. J Am Acad Dermatol 2004; 51(1 Suppl): S13-4.
- Laube S, Moss C. Pseudoxanthoma elasticum. Arch Dis Child. 2005; 90: 754-6.
- Plomp AS, Toonstra J, Bergen AA, van Dijk MR, de Jong PTVM. Proposal for updating the pseudoxanthoma elasticum classification system and a review of the clinical findings. Am J Med Genet A. 2010; 152A: 1049-58.
- Naouri M, Boisseau C, Bonicel P, et al. Manifestations of pseudoxanthoma elasticum in childhood. Br J Dermatol. 2009; 161: 635-9.

Elastosis perforante serpiginosa

Es un raro trastorno de eliminación transepidérmica; un fenómeno peculiar caracterizado por la expulsión, a través de estrechos canales epidérmicos, de las fibras elásticas anormales desde la dermis papilar hacia la epidermis. Las fibras elásticas, morfológica y bioquímicamente alteradas son expulsadas a través de pápulas hiperqueratósicas. Alrededor del 40% de los casos se inician entre los 5-10 años, la edad de predilección es la segunda década de la vida y generalmente desaparece en 5-10 años. El 75% de los casos afecta a los varones.

Se aceptan tres formas de elastosis perforante serpiginosa (EPS): tipo idiopático, no relacionado con enfermedades sistémicas; tipo inducido por el tratamiento con penicilamina y el tipo reactivo que supone un tercio de los casos y se presenta asociado a otras enfermedades, como el síndrome de Down, de Marfan, de Rothmund-Thomson, de Ehlers-Danlos, osteogénesis imperfecta y el pseudoxantoma elástico.

Cuadro clínico

Clínicamente se caracteriza por la aparición de pápulas cónicas queratósicas, firmes, de 2-4 mm de diámetro, del color de la piel o rojas y que se agrupan adoptando un patrón arqueado, anular (Figs. 26, 27) o serpiginoso con una longitud total, variable, entre 2 cm y 15-20 cm. Una pápula consiste en un área circunscrita de hiperplasia epidérmica que comunica con la dermis subyacente a través de un estrecho canal. Las pápulas habitualmente están coronadas por un característico tapón de queratina que al desprenderlo pone de manifiesto una lesión crateriforme sangrante. La EPS afecta con predilección ambas zonas póstero-laterales del cuello y ocasionalmente barbilla, mejillas y áreas mandibulares de la cara, fosa cubital, codos y rodillas. La cara, cuello y extremidades superiores son más comúnmente afectados que el tronco. Es llamativa la simetría de las lesiones. En algunos casos, se ha observado el fenómeno de Koebner. Las lesiones suelen ser asintomáticas o pruriginosas y se resuelven dejando cicatrices o máculas hiperpigmentadas.

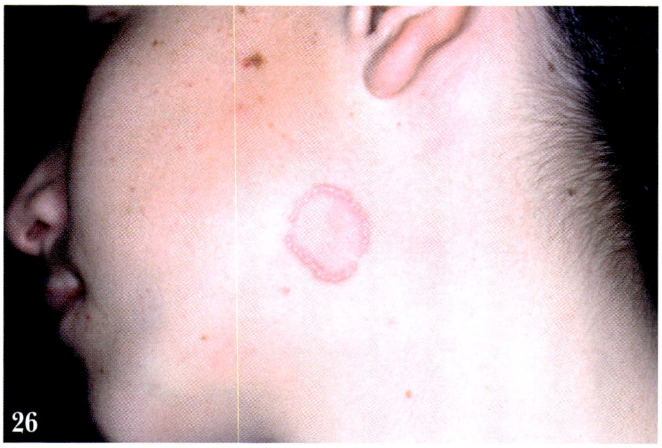

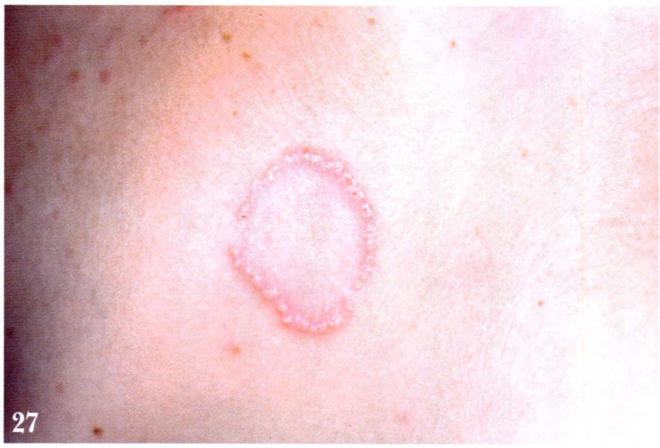

Diagnóstico

El diagnóstico depende del reconocimiento de las características pápulas cónicas coronadas por un tapón de queratina, dispuestas según un patrón típico anular, lineal o arqueado. Su cuadro histopatológico es característico.

Diagnóstico diferencial

Debe diferenciarse clínicamente del *pseudoxantoma elástico, calcinosis cutis, granuloma anular, tiña corporal, liquen plano* y *poroqueratosis de Mibelli.*

Granuloma anular: sus áreas de predilección son muy diferentes (áreas acras, dedos, pies y manos) y la superficie es lisa desprovista de costras.

- Patterson JW. The perforating disorders. J Am Acad Dermatol. 1984; 10: 561-81.
- Mehta RK, Burrow NP, Payne CM, Mendelsohn SS, Pope FM, Rytina E. Elastosis perforans serpiginosa and associated disorders. Clin Exp Dermatol. 2001; 26: 521-4.

9 Tumores cutáneos

La presencia de una masa superficial (visible o palpable) en el niño es motivo de preocupación para los padres, que demandan, con frecuencia, su urgente extirpación por temer sea de naturaleza maligna. La mayor parte de estas masas subcutáneas con el tiempo son extirpadas y conocemos, gracias a grandes series basadas en diagnósticos histológicos, que afortunadamente los procesos malignos que debutan como una masa subcutánea son muy raros en la infancia.

De las masas superficiales extirpadas en lactantes y niños, descartadas aquellas que por su localización y hallazgos clínicos son claramente reconocibles (linfadenopatías, verrugas, moluscos contagiosos, nevus melanocíticos, hemangiomas con afectación cutánea, granulomas piógenos, grandes higromas quísticos, teratomas cervicales y sacrococígeos, gangliones en la muñeca, quistes poplíteos condilomas acuminados, "tumor" en el músculo esternocleidomastoideo del lactante, masas vaginales o perianales, tumores intraorbitarios, etc.), aproximadamente solo el 1% son de naturaleza maligna. Aunque basándonos exclusivamente en criterios clínicos el diagnóstico preciso es imperfecto, se pueden reconocer el 80% de las masas malignas, valorando cinco factores de riesgo, recogidos en la tabla I: inicio en el período neonatal, historia de rápido o progresivo crecimiento, ulceración de la piel, fijación a la fascia profunda y masa firme > 3 cm de diámetro. A mayor número de factores de riesgo, mayor riesgo de malignidad. En ausencia de cualquiera de estos factores de riesgo, de entrada, se puede tranquilizar a los padres con un 99,7% de precisión, sobre la naturaleza benigna de la masa. Más del 90% de estas masas, a *priori* benignas, permanecerán o crecerán con lentitud y podrán ser extirpadas electivamente, por razones cosméticas o para evitar futuras infecciones o inflamaciones. Los quistes epiteliales (epidermoides, dermoides) representan casi el 70% de las masas extirpadas, seguidos en frecuencia por los pilomatricomas (10%). Fig. 1: quiste dermoide extirpado.

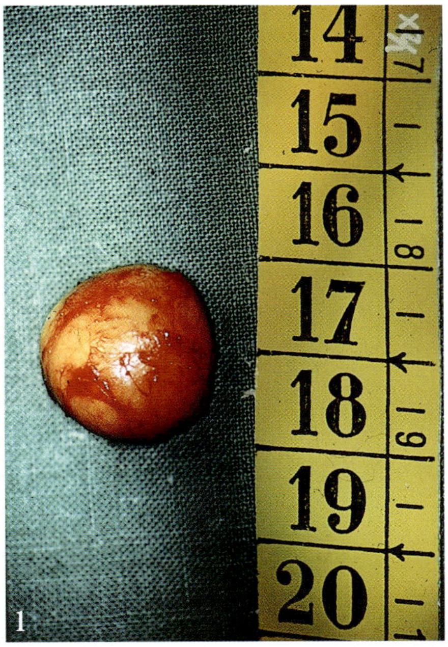

1

TABLA I. Factores de riesgo de malignidad de las masas superficiales.

- Inicio en el período neonatal
- Historia de rápido o progresivo crecimiento
- Ulceración de la piel
- Fijación a la fascia profunda
- Masa firme > 3 cm de diámetro

- Knight PJ, Reiner CB. Superficial lumps in children: what, when, and why? Pediatrics. 1983; 72: 147-53.
- Davenport M. ABC of general surgery in children. Lumps and swellings of the head and neck. Br Med J. 1996; 312: 368-71.

NEVUS

Nevus es un término que tiene un amplio significado en dermatología. Hay quien lo utiliza, simplemente, como "mancha". El nevus es una displasia circunscrita de origen embrionario de uno o más elementos de la piel. Hurwitz lo define como anomalía congénita circunscrita de la piel, de cualquier tipo celular, presente al nacimiento. Utilizamos el término nevus en el sentido de hamartoma: proporción anormal de elementos celulares propios de ese órgano que, más tarde, entrarán en proliferación formando un "tumor" y creando problemas por su ocupación de espacio. Esta colección de células altamente diferenciadas en el interior de un tejido organizado pueden ser activas funcionalmente (producir pigmento) y organizarse de modo similar a los órganos futuros a que estaban designados ser (folículo piloso, sebáceo, glándulas ecrinas). Cuando la diferenciación celular es menor, dan lugar a estructuras similares a las glándulas y reciben el nombre de *adenomas* o pueden dar lugar a tumores, que son cánceres verdaderos pero que no dan metástasis, llamados *epiteliomas*. El término nevus no designa el tejido afecto, por lo que es necesario ponerle un apellido para definir mejor la lesión, así hablamos de nevus pigmentado, sebáceo, etc.

Los nevus pigmentados están compuestos de células névicas/melanocitos. Las lesiones compuestas de células névicas/melanocitos reciben muchos nombres en la literatura que pueden dar lugar a confusión: nevus pigmentados, nevus nevocíticos, nevus melanocíticos adquiridos o nevus melanocíticos comunes. Vulgarmente se los conoce como lunares o lunares comunes. Histológicamente puede ser difícil diferenciar una célula névica de un melanocito, por eso muchas veces se habla de nevus melanocíticos o nevus névicos, indistintamente.

Por su edad de aparición clasificamos los nevus melanocíticos en nevus melanocíticos congénitos y adquiridos. Los nevus melanocíticos congénitos aparecen dentro de los 6 primeros meses de vida. Los adquiridos lo hacen más tarde. Esta distinción es importante, por el mayor riesgo de malignización de los congénitos.

Nevus melanocítico adquirido

Los nevus melanocíticos adquiridos (NMA) suelen aparecer después de la época de lactante, aumentan de tamaño y número, gradualmente durante la niñez, de manera más pronunciada durante la adolescencia y más lentamente al comienzo de la vida adulta. Durante la tercera o cuarta década de la vida su número se estabiliza y disminuye lentamente con la edad, desapareciendo en la séptima-novena década de la vida. El promedio de NMA de un adulto es de 25-35. El número de NMA depende de factores genéticos, fenotipo cutáneo (piel clara, propensión a la aparición de pecas y a quemarse más que a broncearse) y factores ambientales (exposición solar). La exposición al sol durante la infancia, especialmente si es intermitente e intensa, es el factor principal, en el número y localización de los nevus, así como de riesgo de melanoma en la etapa adulta.

Con el paso del tiempo, junto al incremento de su número, el aspecto clínico del NMA se va modificando pasando de mancha, a elevarse y presentar una superficie de aspecto verrugoso o liso con o sin aparición de pelos, haciéndose polipoide, sésil, tomando aspecto de "mora" o aspecto molusciforme papilomatoso. A partir de la tercera década de la vida, la maduración continúa y a menudo se produce destrucción y reemplazo de las células névicas por tejido fibroso y grasa.

Por la localización de los nidos de células névicas/melanocitos, los NMA se dividen en nevus de unión (nidos localizados en la unión dermo-epidérmica), compuestos (en la epidermis y dermis papilar) e intradérmicos (exclusivamente en la dermis).

Paralelamente a esta evolución en su número y aspecto externo, se produce una progresión histopatológica. En los nevus de unión, los nidos de células nevo/melanocíticas confinados en la unión dermo-epidérmica posteriormente se localizarán en la epidermis y dermis papilar (nevus compuestos) que, tras la pérdida del componente epidérmico, se convertirán en nevus intradérmicos, para finalmente atrofiarse el componente dérmico.

Los NMA son lesiones benignas, pero un muy pequeño porcentaje puede sufrir transformación maligna. Los cambios sospechosos de tamaño, coloración, bordes y textura, exigen valoración histológica.

Nevus de la unión: mácula de superficie plana y lisa, con los pliegues cutáneos conservados, de 1-10 mm de diámetro, generalmente de coloración uniforme marrón ligero a marrón oscuro y forma oval, elíptica o redonda que se encuentra solo en los niños. Su superficie es, generalmente, lisa y plana, con los pliegues de la piel conservados. Se localizan en cualquier lugar del organismo. Representa una fase transitoria al nevus compuesto. Se aprecian varios en la Fig. 2.

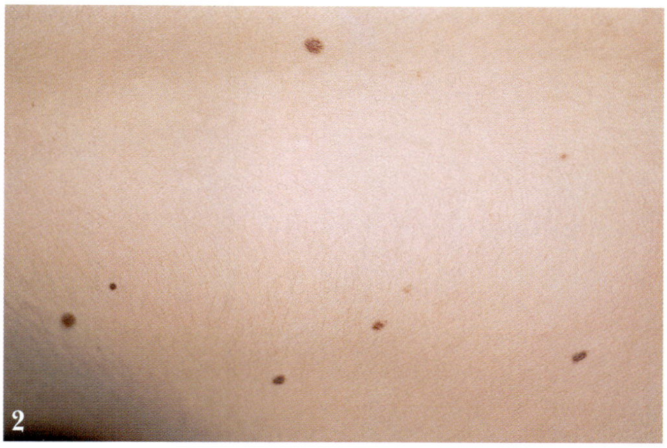
2

Nevus compuesto: aproximadamente el 20% de los nevus de la unión evolucionan a nevus compuestos. Su aspecto, a menudo, es similar al nevus de la unión pero con tendencia a ser más elevado. Aparecen como pápulas pequeñas, elevadas, con cúpula, del color de la piel a marrón, de superficie lisa o papilomatosa y, particularmente, si está localizado en la cara puede contener, en su interior, pelos gruesos, oscuros (Fig. 3).

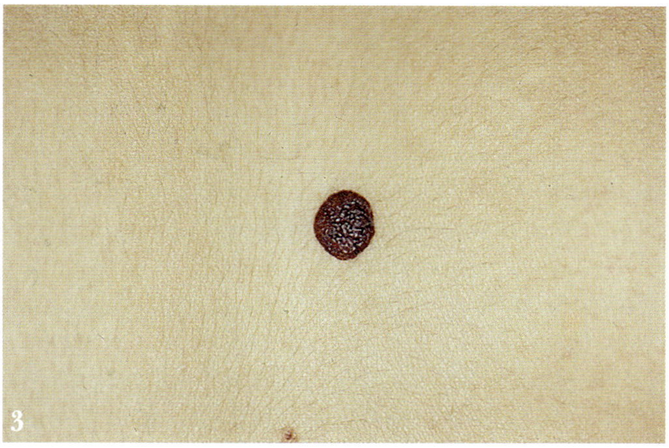
3

Nevus intradérmico: se aprecian con mayor frecuencia en adultos. Lesión cupuliforme, sésil o pedunculada, de entre pocos mm a 1 cm o más de diámetro, de coloración muy variable, desde lesiones no pigmentadas a diversos grados de marrón o negro, con aspecto de mora. Clínicamente suele ser el menos pigmentado, debido a la localización a mayor profundidad de la agrupación de melanocitos, se aprecia menos el pigmento. Fig. 4: nevus melanocítico intradérmico, sésil, cupuliforme en la espalda de un adolescente. Con frecuencia son clínicamente indistinguibles de los nevus compuestos y a menudo contienen pelos gruesos.

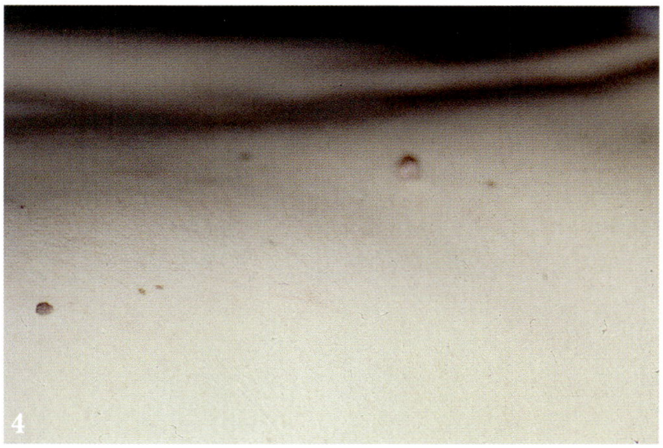
4

Las lesiones ligeramente elevadas habitualmente son nevus compuestos. Las manifiestamente elevadas, comúnmente son nevus intradérmicos.

- Williams ML, Pennella R. Melanoma, melanocytic nevi, and other melanoma risk factors in children. J Pediatr. 1994; 124: 833-845.
- Kincannon J, Boutzale C. The physiology of pigmented nevi. Pediatrics. 1999; 104: 1042-5.
- Oliveria SA, Saraiya M, Geller AC, Heneghan MK, Jorgensen C. Sun exposure and risk of melanoma. Arch Dis Child. 2006; 91: 131-8.
- Schaffer JV. Pigmented lesions in children: when to worry. Curr Op Pediatr. 2007; 19: 430-40.
- Albisu Y. Sol y cáncer cutáneo. Papel del pediatra. An Esp Pediatr. 1997; 46: 111-3.

Nevus melanocítico congénito

Los nevus melanocíticos congénitos (NMC) son nevus que están presentes al nacimiento o afloran dentro de los 6 primeros meses de vida; constituyen un grupo especial de lesión melanocítica por su riesgo de malignización. Su prevalencia estimada es de 0,5-1% de recién nacidos vivos. En el 2% de los recién nacidos se aprecian lesiones pigmentadas, clínicamente compatibles con el diagnóstico de NMC, pero en los estudios clínicos con diagnóstico de NMC confirmado por histología, aproximadamente el 1% de los recién nacidos presentan NMC. Los nevus son proliferaciones clonales benignas. Muchos NMC albergan mutaciones N-Ras. Existe una predisposición genética en su aparición, pero los datos son inconsistentes.

Cuadro clínico

Se clasifican, de acuerdo con su tamaño, en pequeños (≤ 1, 5 cm), medianos (1, 5-19,9 cm) y grandes o gigantes > 20 cm de diámetro (tamaño anticipado a alcanzar en la etapa adulta) o > 5% de la superficie corporal. Se caracterizan por la presencia de células névicas en la dermis reticular profunda. Los NMC pequeños asientan con predilección en la zona inferior del tronco, superior de la espalda, hombros, tórax y región proximal de los miembros. La mayor parte de los NMC tiene aspecto clínico distintivo. Al nacimiento, habitualmente son marcadamente pigmentados aunque pueden variar de un marrón ligero a un negro pizarra. La mayoría de las lesiones son palpables pero razonablemente planas al nacimiento. Los pequeños y de tamaño medio se presentan como manchas de tono pálido bronceado plano o pápulas bronceadas. Con el tiempo se van haciendo más palpables y a menudo su superficie se convierte en rugosa o mamelonada y muchos de estos nevus desarrollan pelo terminal que puede ser profundamente pigmentado. Clínicamente, estos NMC pequeños pueden ser difíciles de diferenciar de otras lesiones pigmentadas. La dificultad crece si los padres aseguran, equivocadamente, que estaban presentes al nacimiento, cuando esas lesiones en realidad aparecieron más tarde. Los NMC tienden a ser de diámetro mayor que los adquiridos. La mayor parte de los congénitos tienen al menos 5 cm de diámetro mientras que la mayoría de los adquiridos nunca crecen más de 5 cm de diámetro.

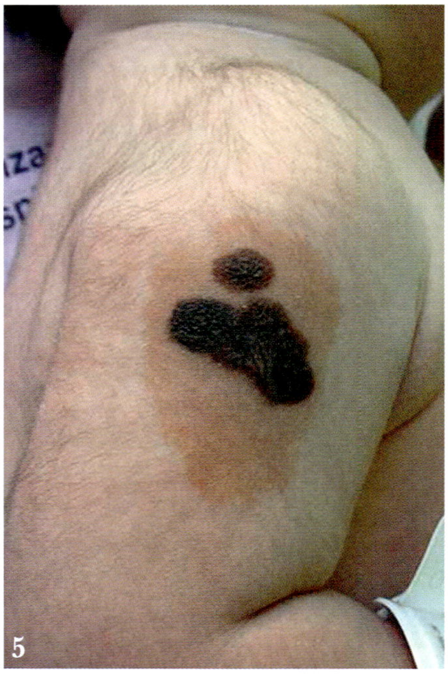
5

El riesgo de melanoma en pacientes con NMC se incrementa con el tamaño del nevus. Se desconoce la exacta incidencia de aparición de melanoma cutáneo en los NMC pequeños y medianos, aunque la mayor parte de los estudios la estiman de hasta el 1%, a lo largo de la vida. Es de extremada rareza la aparición de melanoma en un NMC pequeño, antes de la pubertad. Para evitar temores innecesarios, los pediatras deben estar bien informados de la historia natural y del espectro clínico de los nevus melanocíticos en los niños, así como de su posible potencial de malignización. Fig. 5: recién nacido, nevus melanocítico congénito, sobre mancha de color marrón sobresalen dos nevus melanocíticos palpables de color oscuro, bordes bien definidos, superficie papilomatosa y el de mayor tamaño de bordes irregulares.

Fig. 6: nevus melanocítico congénito de 5 cm de diámetro con superficie papilomatosa y pigmentación irregular. Fig. 7: nevus melanocítico congénito, bien definido, de color muy oscuro y bordes llamativamente irregulares. Figs. 8, 9: recién nacido con nevus melanocíticos congénitos, palpables, de tamaño variable, varios de tamaño mediano, e innumerables de tamaño pequeño, con pelos largos y finos, separados por piel normal salvo en la corona circular que los engloba en que la piel tiene color café con leche.

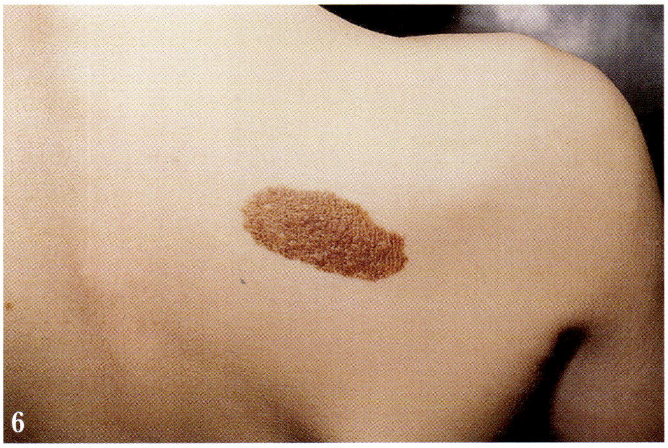

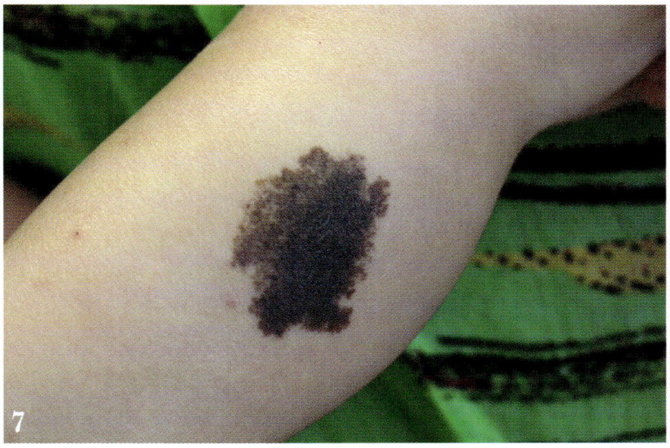

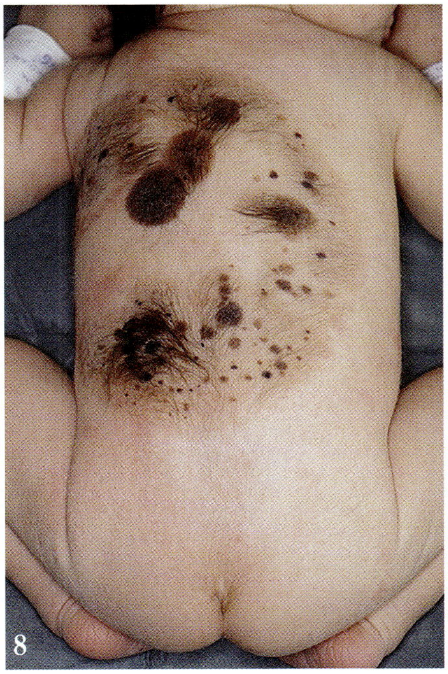

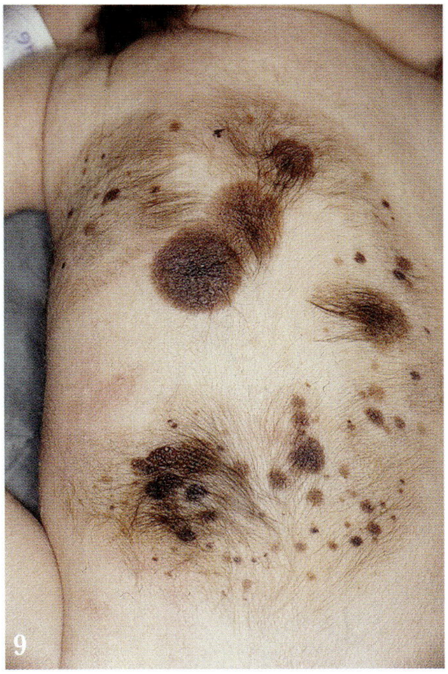

Los NMC grandes o gigantes se presentan con una frecuencia estimada de 1/20.000- 1/500.000 recién nacidos vivos. Asientan preferentemente en la región posterior del tronco, pero pueden localizarse en la cabeza o extremidades. Su aspecto clínico es inconfundible, de un color entre marrón y negro, superficie elevada, papilomatosa, algunos cubiertos de pelos largos pigmentados y con frecuencia van acompañados de muchos pequeños NMC, los denominados nevus satélites, hasta en el 71% de los casos en algunas series. En función del territorio afectado, reciben el nombre de la prenda que cubre esa zona (NMC en estola, calzón de baño).

La incidencia de desarrollo de melanoma (cutáneo o extracutáneo) en un NMC gigante se estima, en la actualidad, en un 5-10% a lo largo de la vida, con aproximadamente la mitad de riesgo durante sus primeros 5 años de vida.

Fig. 10: lactante de 4 meses de edad, nevus melanocítico congénito gigante de color marrón, negro, con elementos papilomatosos, márgenes irregulares, cubierto de pelo y varias lesiones satélites. Mismo paciente a los 10 meses (Fig. 11). Figs. 12, 13: nevus melanocítico congénito de color negro cubierto de abundante y grueso pelo oscuro en un lactante de 4 meses.

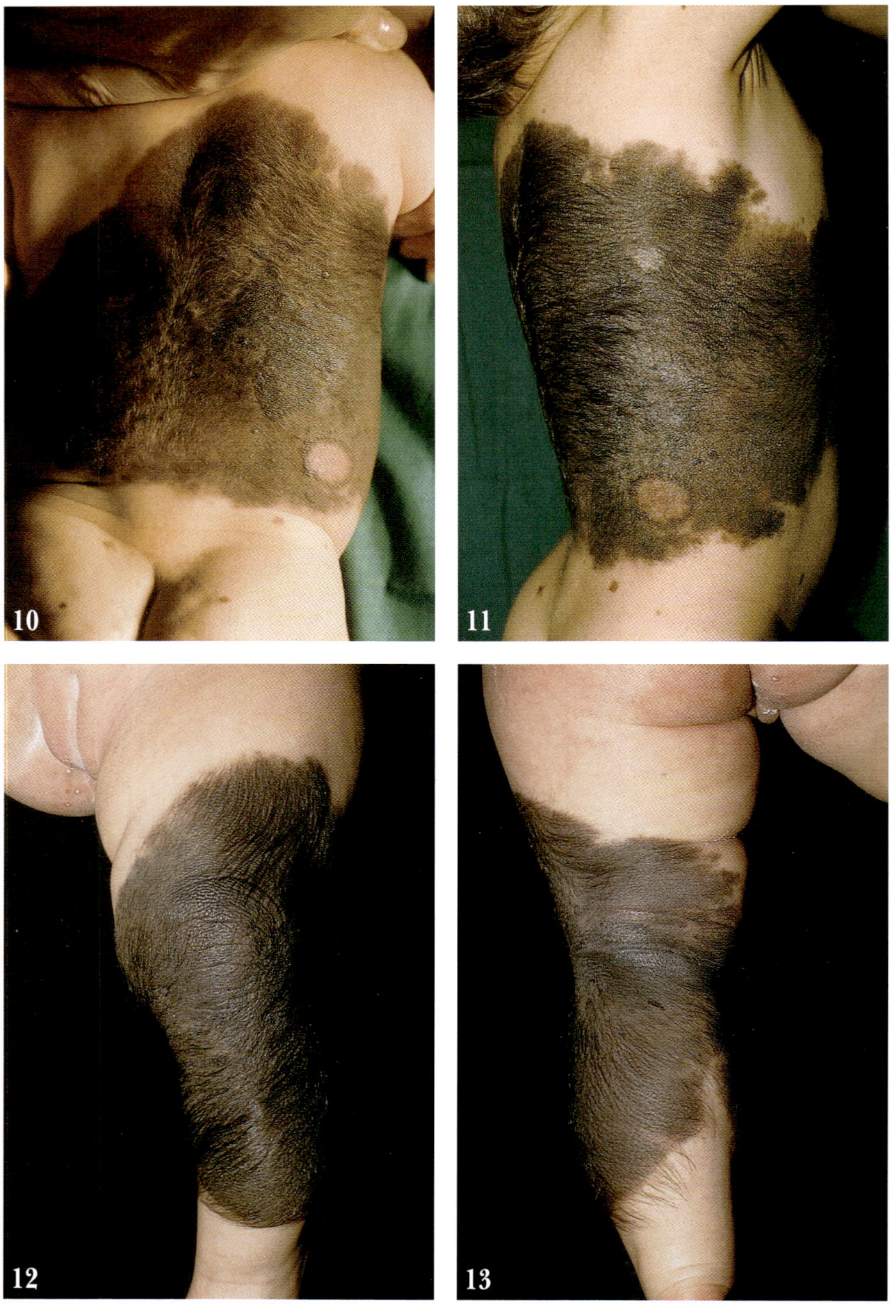

10 11 12 13

Diagnóstico

El diagnóstico habitualmente es clínico. El aspecto clínico del NMC gigante es inconfundible.

Diagnóstico diferencial

NMC pequeño: el diagnóstico diferencial clínico debe incluir la *mancha mongólica, mancha de café con leche, hamartoma del músculo liso, nevus de Ota* y *nevus de Ito.*

- Tannous ZS, Mihm MC Jr, Sober AJ, Duncan ML. Congenital melanocytic nevi: clinical and histopathologic features, risk of melanoma and clinical management. J Am Acad Dermatol. 2005; 52: 197-203.
- Alikhan A, Ibrahimi OA, Eisen DB. Congenital melanocytic nevi: Where are we now? Part I. Clinical presentation, epidemiology, pathogenesis, histology, malignant transformation, and neurocutaneous melanosis. J Am Acad Dermatol. 2012; 67: 495.e1-e17.
- Krengel S, Hauschild A, Schäfer T. Melanoma risk in congenital melanocytic naevi: a systematic review. Br J Dermatol. 2006; 155: 1-8.
- Prok LD, Arbuckle HA. Nevi in children: a practical approach to evaluation. Pediatr Ann. 2007; 36: 39-45.
- Makkar HS, Frieden IJ. Congenital melanocytic nevi: an update for the pediatrician. Curr Op Pediatr. 2002; 14: 397-403.

Melanosis neurocutánea

La melanosis neurocutánea (MNC) es un trastorno raro, esporádico, caracterizado por la presencia de un nevus melanocítico congénito (NMC) grande, o múltiples nevus melanocíticos congénitos, asociado a melanocitosis benigna o maligna de las leptomeninges. Estos pacientes corren riesgo de padecer complicaciones neurológicas, como hidrocefalia, debido a la obstrucción del LCR por el infiltrado meníngeo de células melanocíticas benignas o secundaria a la malignización de las mismas. La mayoría de los casos de NMC que van a desarrollar cuadros neurológicos debutan antes de los tres primeros años de vida. Se consideran marcadores de riesgo de desarrollo de *MNC sintomática* en un paciente con NMC grande, la presencia de múltiples nevus satélites (> 20 lesiones); es el marcador aislado más importante y la asociación de múltiples nevus satélites y localización posterior en línea media del NMC grande.

La resonancia magnética (RM) craneal pone de manifiesto melanosis leptomeníngea asintomática, aproximadamente en un 30% de niños con NMC gigante. Una idea de la probabilidad de MNC según la localización del NMC gigante la podemos obtener de los datos extraídos de una gran base de datos de pacientes con NMC. De 599 pacientes con NMC gigante localizado en el tronco, el 4,8% desarrolló MNC sintomática, que cursó con elevada mortalidad (34%). Los pacientes con NMC grandes localizados en cabeza o extremidades tienen menos tendencia a desarrollar MNC sintomático (0,8%). Los raros casos de múltiples nevus congénitos sin NMC grande son los de peor pronóstico; desarrollaron MNC sintomática (71%) gravada por una pesada mortalidad (41%). Diversos autores aconsejan la práctica de una RM craneal antes de los 4 meses, a los pacientes con NMC grande localizado en cabeza o tronco con múltiples nevus satélites con o sin NMC grande localizado en línea media posterior, por riesgo de desarrollo de MNC. A partir de los 4 meses, la mielinización del SNC dificulta la detección, mediante RM, de focos sutiles de melanocitos. Figs. 14, 15: Lactante de 1 mes de edad, NMC gigante en la espalda y un NMC mediano localizado en línea media del cuero cabelludo, numerosas lesiones satélites en nalgas, atendido en época anterior a la RM.

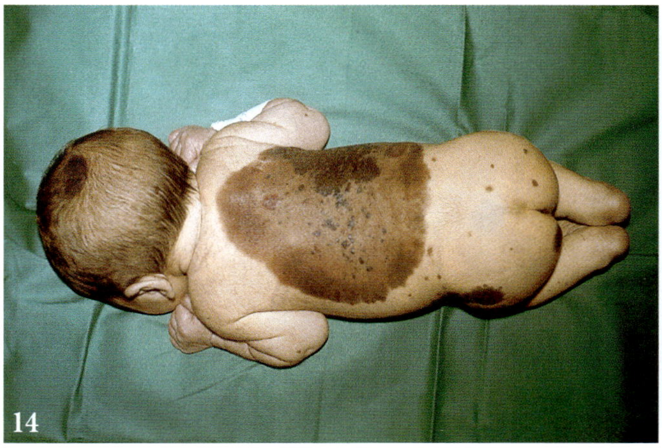
14

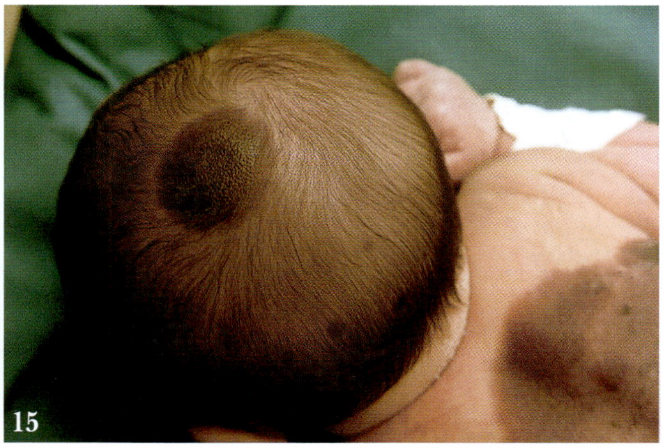
15

- Lovett A, Maari C. Decarie JC. Large congenital melanocytic nevi and neurocutaneous melanocytosis: One pediatric center's experience. J Am Acad Dermatol. 2009: 61: 766-74.
- Kadonaga JN, Frieden IJ. Neurocutaneous melanosis: definition and review of the literature. J Am Acad Dermatol. 1991; 24: 747-755.
- Bett BJ. Large or multiple congenital melanocytic nevi: occurrence of neurocutaneous melanocytosis in 1008 persons. J Am Acad Dermatol. 2006; 54: 767-77.

Nevus displásico o atípico

No hay consenso sobre si se debe utilizar el término de displásico o atípico para designar a este tipo de nevus. El nevus atípico (NA) puede presentarse de forma esporádica o con carácter autosómico dominante en un contexto familiar de propensión a la aparición de melanomas. El NA es una entidad histológica diferente del nevus melanocítico común, aunque puede, en algunos casos, no ser claramente diferenciado de él en el examen clínico. No hay evidencia de que un NA individual, progresará, inevitablemente, en una secuencia de mayores grados de displasia. Su significación biológica es más de marcador de riesgo de melanoma que de precursor de melanoma.

El NA es un nevus melanocítico adquirido que aparece, generalmente a partir de la pubertad, habitualmente de mayor tamaño, de 6-15 mm diámetro, que los adquiridos comunes. Se le aprecia con mayor frecuencia en la espalda, lo que indica que la exposición intermitente e intensa a la radiación solar interviene en su aparición. Su aspecto es igual en las formas esporádicas que en las formas familiares.

Cuadro clínico

Sus características clínicas se han definido de varias formas; como un nevus ≥ 5 mm de diámetro con un componente plano y dos de las tres características siguientes: pigmentación variable, contorno irregular y asimétrico y bordes mal definidos. El *Dutch Working Group* utiliza los siguientes criterios: ≥ 5 mm de diámetro, bordes mal definidos, configuración asimétrica, pigmentación irregular y tono rojizo. Su presentación clínica es muy variable, las lesiones pueden ser de tipo jaspeado, con gran variedad de tonalidades, canela, pardo, rosado, distribuidas irregularmente en la lesión, la cual presenta unos bordes irregulares o angulados y a menudo se difumina en la piel que la rodea. Las lesiones pueden ser maculares pero, a pesar de la variabilidad precitada, con frecuencia se presentan con aspecto de empedrado o con una pápula central, más elevada, pequeña, oscura, rodeada de una zona plana menos pigmentada que recuerda al aspecto de un "huevo frito" (Fig. 16).

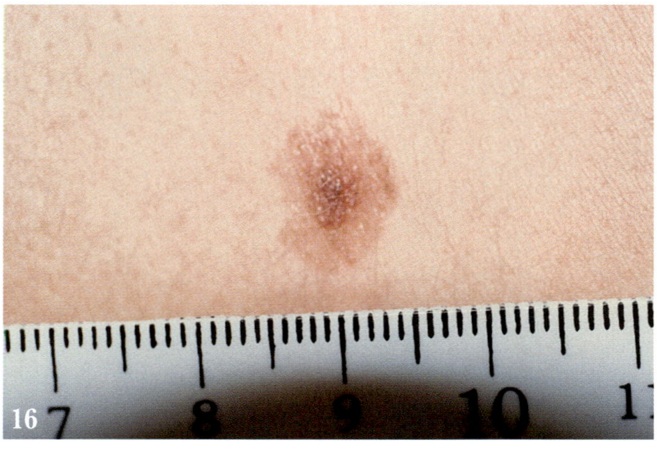

16

Figs. 17, 18: nódulo en cúpula, superficie en empedrado, pigmentación irregular marrón negra con pequeñas pápulas satélites a lo largo de su contorno. Se calcula que aparecen en el 2-5% de las personas de raza blanca y el riesgo de melanoma a lo largo de toda la vida del individuo que tiene un nevus atípico esporádico sin antecedentes familiares, es del 6%. Se ha propuesto el término de *síndrome del nevus atípico o displásico* para definir a las personas con más de 50 nevus, algunos de ellos atípicos, con antecedentes de al menos un familiar de primer o segundo grado afecto de melanoma.

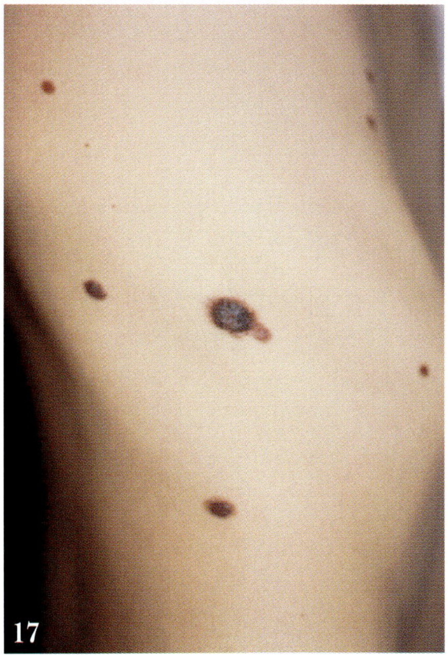

17

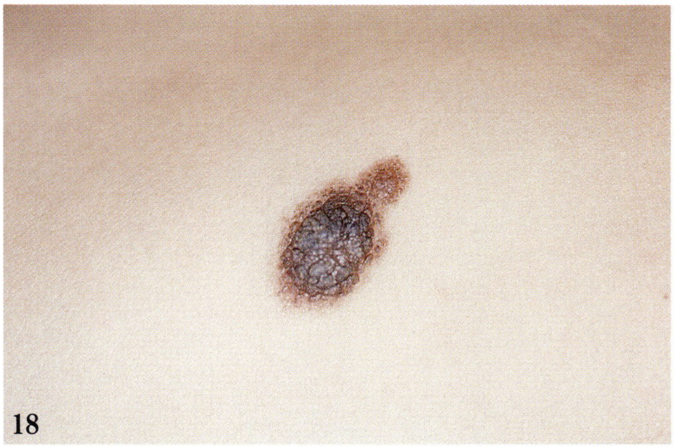

18

Diagnóstico diferencial

Para diferenciar los nevus melanocíticos adquiridos comunes de los atípicos, nos ayuda la *regla ABCD*, valorando: **a**simetría (dividir la lesión por una línea imaginaria y comprobar si las dos mitades son idénticas), **b**ordes, **c**olor y **d**iámetro de la lesión.

Nevus melanocíticos adquiridos comunes: son simétricos, de bordes regulares, de color uniforme y mayoritariamente menores de 6 mm.

Nevus atípicos: son asimétricos, de bordes irregulares, color no uniforme y habitualmente mayores de 6 mm.

- Duffy K, Grossman D. The dysplastic nevus: From historical perspective to management in the modern era. Part I. Historical, histologic, and clinical aspects. J Am Acad Dermatol. 2012; 67: 1.e1-16.
- Salopek TG. The dilemma of the dysplastic nevus. Dermatol Clin. 2002; 20: 617-28.
- Farber MJ, Heilman ER, Friedman RJ. Dysplastic nevi. Dermatol Clin. 2012; 30: 389-404.

Nevus de Spitz

El nevus de Spitz (NS) es un tumor benigno de origen melanocítico. Aunque los NS son neoplasias benignas, a veces presentan manifestaciones histopatológicas que se superponen con los del melanoma. Este hecho origina controversias en el diagnóstico (cuándo practicar biopsia) y manejo de los NS, que deben ser diferentes en el niño respecto al adulto.

Comúnmente se detecta en la 1ª y 2ª década de la vida, sin embargo puede aparecer a cualquier edad a partir del nacimiento; el 60% antes de los 14 años. Grandes series nos informan que el 50%-75% de los pacientes diagnosticados histopatológicamente como NS son menores de 20 años de edad.

Cuadro clínico

Se presenta como una lesión solitaria, pápula o nódulo cupuliforme, sin pelo, de superficie lisa, con un característico color marrón rojizo, localizado con preferencia en la cara, sobre todo en la mejilla y en las extremidades. Aunque su tamaño varía de 1 mm-3 cm, la mayoría son menores de 1 cm de diámetro. El color característico rosa a rojizo se relaciona con la vascularidad del tumor. Algunas lesiones, sobre todo en las extremidades, son pigmentadas, su color rojizo es reemplazado por un marrón moteado o canela o de aspecto negro, a menudo con una superficie verrugosa. El NS pigmentado puede simular clínica e histológicamente un melanoma maligno. Los niños tienen muchas más probabilidades de desarrollar NS que melanomas (al contrario que los adultos); recordar la extraordinaria rareza del melanoma maligno antes de la pubertad. Como consecuencia, la edad de los pacientes es un factor importante a considerar para el manejo de una lesión cutánea en crecimiento sospechosa de ser melanocítica.

En la tabla II se recogen las diferencias clínicas entre el NS clásico (típico) y el atípico. Las características presentes en los atípicos exigen un minucioso examen para descartar la posibilidad de melanoma.

TABLA II. Diferencias clínicas entre NS clásico y atípico.

Datos clínicos	Nevus Spitz típico	Spitz atípico
Edad	<10 años	10-20 años
Localización	Extremidades, cara, cuello	Espalda
Tamaño	< 5-6 mm de diámtro	> 1 cm de diámetro
Forma	Simétrica en cúpula	Asimetría creciente
Borde	Bien definido	Irregular
Superficie	Lisa	Irregular, ulcerada
Color	Rosa/rojizo	Irregular

Luo S. J Am Acad Dermatol. 2011; 65: 1073-84.

Nos puede ayudar a su diagnóstico, antes de recurrir a la biopsia, su rápida aparición y la valoración de su vascularidad mediante dermatoscopia. Fig. 19: nódulo cupuliforme, redondo, con pigmentación irregular, más oscura en su centro. Fig. 20: tumor cupuliforme, superficie escamosa, marrón rojizo con moteado más oscuro en su periferia.

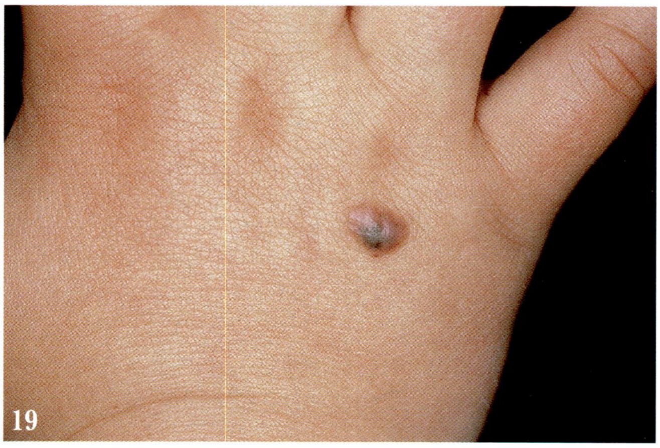

19

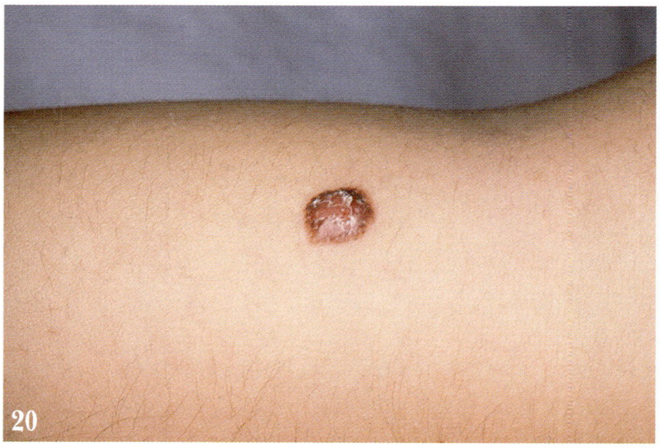

20

Recientemente, un estudio pediátrico sobre numerosos casos de lesiones pigmentadas y no pigmentadas con las características clínicas y dermatoscópicas de NS muestra que el 79,7% (51/64), independientemente de la edad, sexo, localización, palpabilidad y pigmentación, experimentan involución durante un seguimiento medio de 25 meses.

Diagnóstico

La confirmación diagnóstica de la sospecha clínica mediante estudio histopatológico.

Diagnóstico diferencial

Son lesiones similares, visualmente: *granuloma piógeno, nevus intradérmico, xantogranuloma juvenil, hemangioma, verruga,* de los que se diferencia por la histología.

- Luo S, Sepehr A, Tsao H. Spitz nevi and other Spitzoid lesions. Part I. Background and diagnoses. J Am Acad Dermatol. 2011; 65: 1073-84.
- Casso EM, Grin-Jorgensen CM, Grant-Kels JM. Spitz nevi. J Am Acad Dermatol. 1992; 27: 901-13.
- Tlougan BE, Orlow SJ, Schaffer JV. Spitz Nevi. Beliefs, behaviors, and experiences of pediatric dermatologists. JAMA. Dermatol. 2013; 149: 283-91.
- Argenziano G, Agozzino M, Bonifazi E, Broganelli P, Brunetti B, Ferrera G, et al. Natural evolution of Spitz nevi. Dermatology. 2011; 222: 256-60.

Halo nevus. Nevus de Sutton

El halo nevus (HN) es un nevus melanocítico rodeado por un halo de despigmentación redondo u oval, que habitualmente, aunque no siempre, es simétrico. Es una lesión común, benigna, de la piel en la que, debido a un infiltrado inflamatorio, se produce la zona de despigmentación (halo pálido) alrededor de un nevus pigmentado. Fig. 21: rodeando el contorno del nevus pigmentado mayor se aprecia un halo eritematoso. La destrucción de células névicas y melanocitos probablemente es debida a una reacción de tipo inmunológico, estas personas tienen anticuerpos circulantes contra el citoplasma de los melanocitos y células névicas. Se presenta aproximadamente en el 1% de la población, con una incidencia mayor en los pacientes con vitíligo. Aparece, fundamentalmente, en niños y adultos jóvenes con localización preferente en el tronco y predilección por la parte alta de la espalda. Su evolución es prolongada, persisten durante años, a menudo una década o más. Un subgrupo de ellos evoluciona hasta la completa desaparición del nevus central con completa recuperación del color de la piel, de promedio a los 7,8 años de su inicio. El típico HN en niños, prácticamente siempre es benigno y la biopsia cutánea no es necesaria. Habitualmente es único, pero puede ser múltiple. Fig. 22: se aprecian dos halos de despigmentación completa, conservando uno de ellos un resto central de nevus pigmentado.

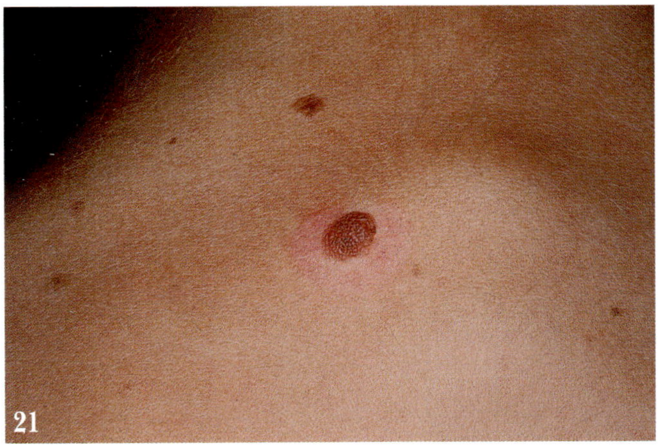
21

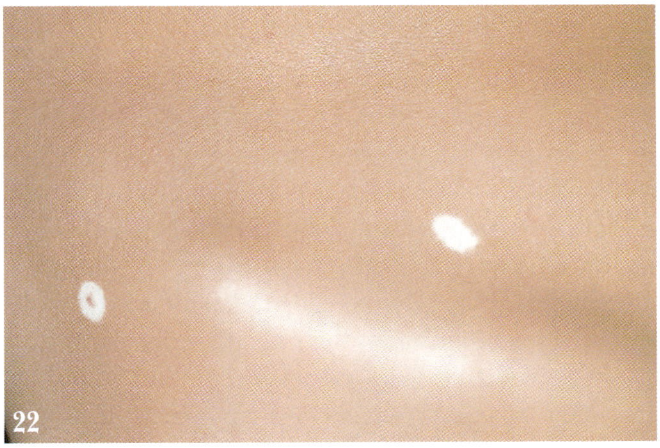
22

- Aouthmany M, Weinstein M, Zirwas MJ, Brodell RT. The natural history of halo nevi: A retrospective case series. J Am Acad Dermatol. 2012; 67: 582-6.
- Lai C, Lockhart S, Mallory SB. Typical halo nevi in childhood: Is a biopsy necessary? J Pediatr. 2001; 138: 283-4.

Nevus *spilus*

Hay ciertas evidencias que sugieren que el nevus *spilus* (NS) es un subtipo de nevus melanocítico congénito. Tiene una prevalencia aproximada del 2-3%.

Cuadro clínico

El NS es una lesión solitaria, plana, no pilosa, ovalada, con un fondo de color pardo claro (como la mancha café con leche) que en su interior alberga elementos melanocíticos más oscuros planos o elevados que le dan un aspecto clínico moteado (Figs. 23, 24). Estas máculas o pápulas pigmentadas sobreimpuestas abarcan un amplio rango desde lentigos a nevus de unión, compuestos e intradérmicos, nevus de Spitz y nevus azul. Su tamaño es muy variable desde 1 cm a superar 20 cm. Se han descrito lesiones extensas, segmentarias unilaterales, o generalizadas y puede surgir en cualquier zona del cuerpo sin relación con la exposición solar.

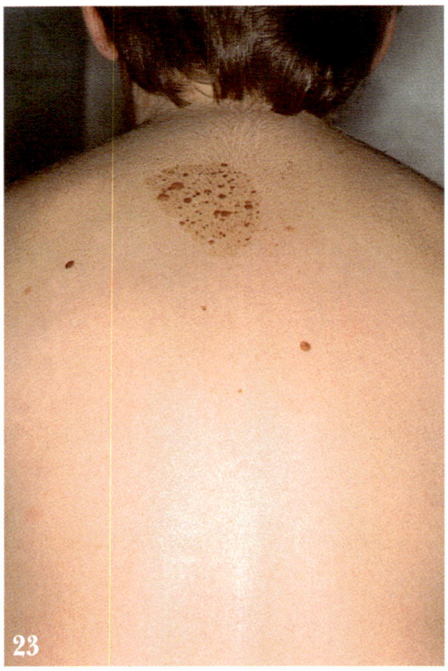

23

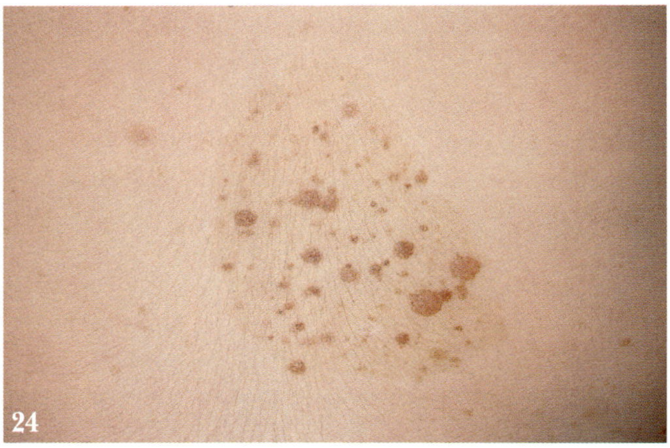

24

Figs. 25-27: extensa mancha de tono color café con leche, unilateral, de distribución metamérica en cinturón que abarca desde la columna vertebral a línea media abdominal, contiene en su interior numerosos elementos melanocíticos que le dan un aspecto moteado. Habitualmente, el fondo de color, similar a la mancha café con leche, es advertido al nacimiento o poco tiempo después y con el tiempo irán apareciendo las manchas o pápulas más pigmentadas que le dan ese aspecto moteado. Recientemente se ha propuesto diferenciar dos variantes: moteado exclusivamente macular o moteado papular (con o sin moteado macular). Se piensa que el riesgo de desarrollo de un melanoma maligno en un NS es similar al de un nevus melanocítico congénito de igual tamaño. NS pueden ser vistos en asociación con malformaciones vasculares, en las facomatosis pigmentovascular tipo III y IV.

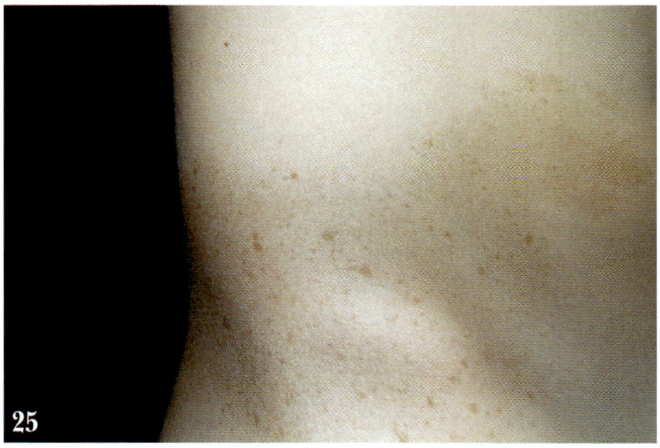

25

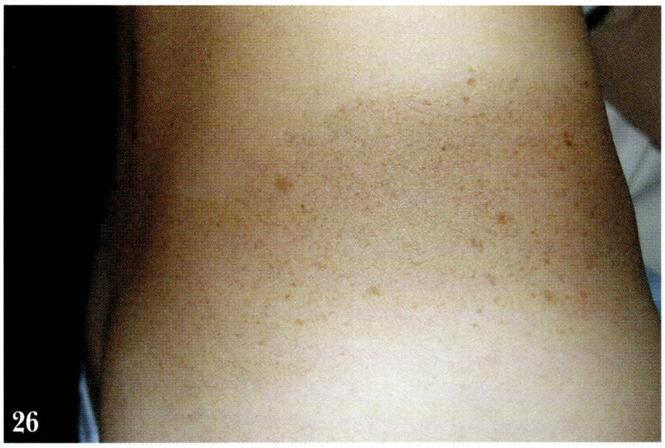
26

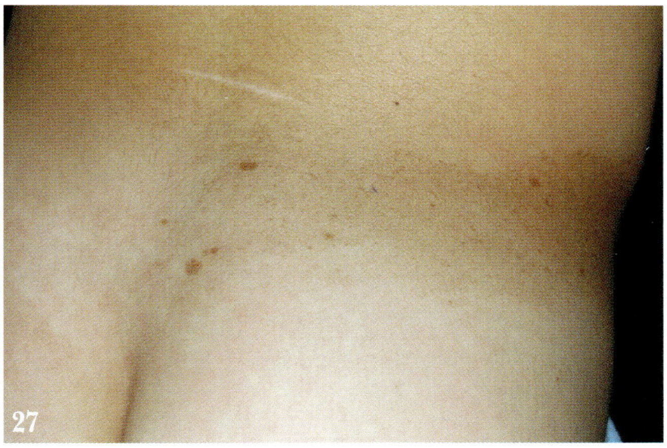
27

Diagnóstico diferencial

El diagnóstico diferencial incluye las *manchas de café con leche, nevus melanocíticos congénitos* y *nevus de Becker.*

- Schaffer JV, Orlow SJ, Lazova R, Bolognia JL. Speckled lentiginous nevus: within the spectrum of congenital melanocytic nevi. Arch Dermatol. 2001; 137: 172-8.
- Vidaurri-de la Cruz H, Happle R. Two distinct types of speckled lentiginous nevi characterized by macular versus papular speckles. Dermatology. 2006; 212: 53-8.

LESIONES MELANOCÍTICAS EPIDÉRMICAS

Peca. Efélide

Mácula pigmentada, con márgenes pobremente definidos, de color marrón ligero, pequeña, de 1- 5 mm de diámetro. Su aparición es inducida por la exposición al sol, sobre todo en verano, cuando son más llamativas y se atenúan o desaparecen en invierno y en la edad adulta. Se localizan con predilección en la cara (Fig. 28), (especialmente en la nariz), hombros y zona superior de la espalda. Son más numerosas en las personas pelirrojas o de cabello rubio y ojos azules. Representan grupos de melanocitos que, en respuesta al sol, producen más pigmento que los melanocitos vecinos.

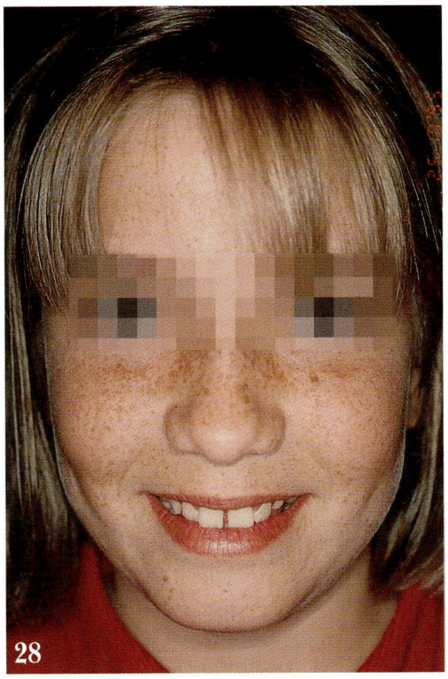
28

Lentigo

Mancha pigmentada, redonda, lisa, de 1-2 mm (ocasionalmente hasta 5 mm) de diámetro, de color uniforme marrón oscuro o negro, de tono más oscuro que las pecas, localizada en cualquier lugar de la superficie cutánea, incluso en las mucosas. A menudo se confunde con las pecas y los nevus de unión. No está relacionada con la exposición solar y son permanentes. Es una lesión benigna y, cuando su número es escaso, debe considerarse un fenómeno normal. En los lentigos está incrementado el número de melanocitos a lo largo de la capa basal de la epidermis, pero no forman nidos. Fig. 29: lentigos agrupados en pliegue inguinal.

Lentiginosis profusa: implica la presencia de innumerables pequeñas máculas hiperpigmentadas, presentes al nacimiento o de aparición en la infancia. Las mucosas están respetadas y no hay anomalías asociadas. Fig. 30: lentiginosis en ambas nalgas. Figs. 31, 32: lentiginosis en cara interna de los muslos y en la piel del pene y mucosa genital.

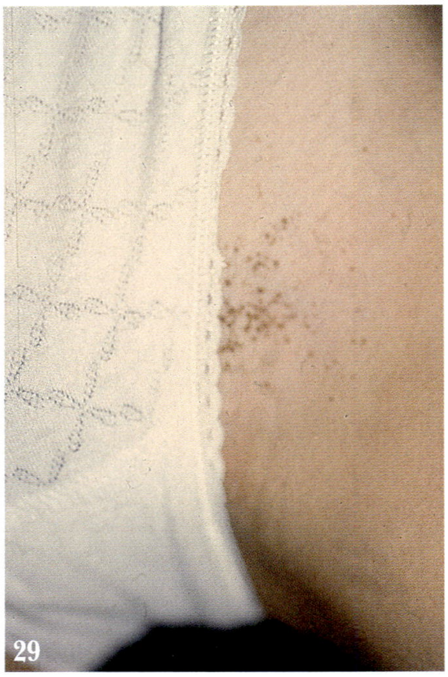
29

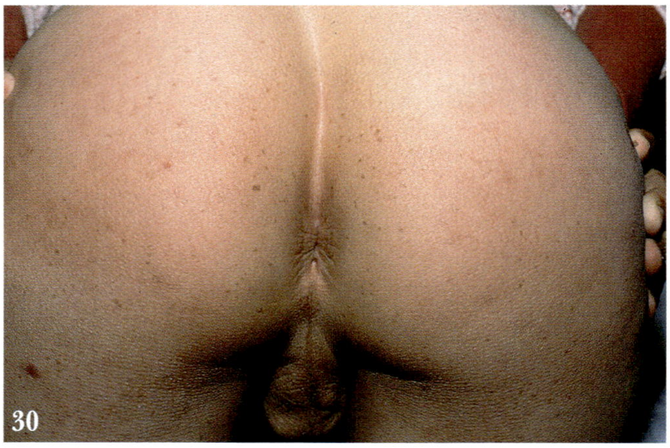
30

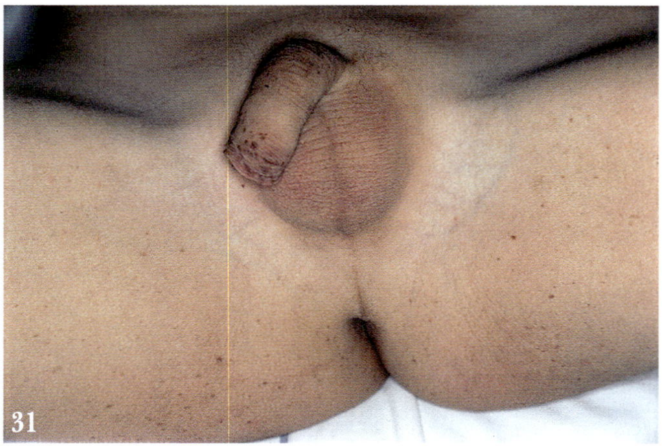
31

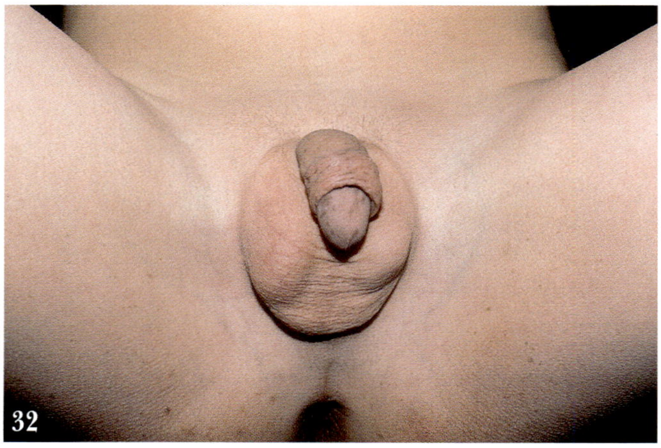
32

Síndrome de Peutz-Jeghers: se caracteriza por la presencia de lentigos en los labios y las mucosas asociados a poliposis intestinal. Se transmite por herencia autosómica dominante debido a mutaciones del gen supresor de tumores, STK11/LKB1. Las características manchas de marrón-azul a negro, a menudo presentes desde el nacimiento o primeros años, son el marcador cutáneo de este síndrome. Estas lesiones pigmentadas planas son irregularmente ovales, habitualmente miden menos de 5 mm y asientan sobre todo en la mucosa labial y bucal (Fig. 33). Las máculas de la mucosa bucal son la característica más constante de esta entidad. La poliposis habitualmente asienta en el yeyuno e íleon, pero puede afectar al estómago, duodeno, colon y recto. Fig. 34: pólipo intestinal, pieza de extirpación en un síndrome de Peutz-Jeghers. Son complicaciones frecuentes: episodios de dolor abdominal, melenas e invaginación. Estos pacientes tienen un elevado riesgo tumoral, tanto en el tracto gastrointestinal como fuera de él. El síndrome de Peutz-Jeghers se debe diferenciar de otros síndromes relacionados con la aparición de lentigos múltiples, algunos de los cuales son designados por un acrónimo, como los síndromes de LEOPARD, NAME y LAMB.

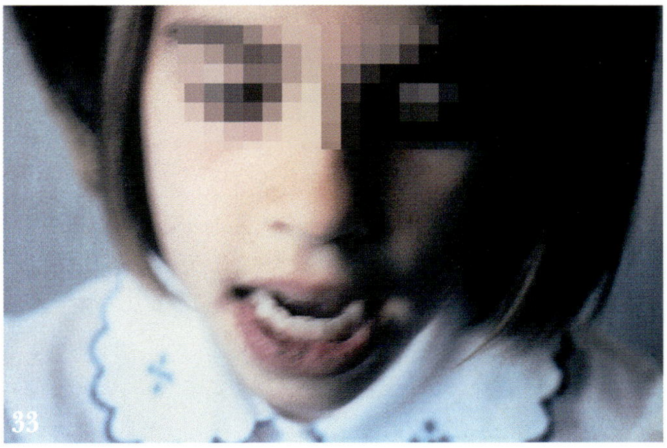
33

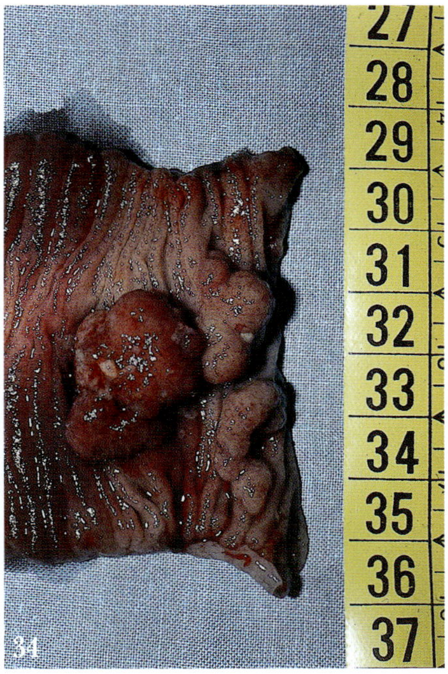

34

Síndrome de Laugier-Hunziker, *síndrome de Gardner* y *síndrome de Cronkhite-Canada* (poliposis gastointestinal, alopecia, onicodistrofia y pigmentación difusa de las palmas, cara palmar de los dedos y dorso de las manos).

Síndrome de LEOPARD: enfermedad autosómica dominante (mutación del gen PTPN11), caracterizada por la presencia de **l**entigos generalizados de distribución simétrica asociados a anomalías en el **e**lectrocardiograma, hipertelorismo **o**cular, estenosis **p**ulmonar, **a**nomalías genitales, **r**etraso del crecimiento y sordera neurosensorial (***d**eafness*).

Síndrome Carney/NAME/LAMB: en la actualidad, los pacientes diagnosticados como *síndrome de NAME*: (**n**evus, mixoma **a**uricular, neurofibroma **m**ixoide, **e**félides) y *síndrome de LAMB*: (**l**entigos, mixoma **a**uricular, **m**ixomas mucocutáneos y nevus azules (***b**lue*), deben ser, más apropiadamente descritos bajo el término de síndrome del complejo de Carney.

Diagnóstico diferencial

El diagnóstico diferencial del lentigo incluye las *pecas* y *nevus de unión*.

Peca: los lentigos se diferencian de las efélides por su color más oscuro, distribución más dispersa, escasez comparativa y en el hecho de que la exposición solar ni los oscurece ni incrementa su número.

- Holman JD, Dyer JA. Genodermatoses with malignant potential. Curr Op Pediatr. 2007; 19: 446-54.
- Boikos SA, Stratakis CA. Carney complex: the first 20 years. Curr Op Oncol. 2007; 19: 24-9.
- Digilio MC, Sarkozy A, de Zorzi A, Pacileo G, Limongelli G, Mingarelli R, et al. LEOPARD syndrome: clinical diagnosis in the first year of life. Am J Med Genet. 2006; 40: 740-6.

Manchas café con leche

Manchas de pigmentación uniforme, pardo clara (café con leche), sin motas, de forma y tamaño muy variables, desde 1,5 cm hasta 15-20 cm, redondas u ovales, de bordes lisos, surcadas por líneas cutáneas idénticas a las de la piel adyacente, localizadas en cualquier lugar del organismo, aunque escasas en la cara. Pueden estar presentes desde el nacimiento o presentarse durante la infancia, pero su número y tamaño se incrementan con la edad. En el niño normal es frecuente hallar de 1-3 manchas café con leche (MCL); aproximadamente un 10% de los niños tienen manchas café con leche. Para su valoración en el diagnóstico de la neurofibromatosis tipo 1 (cap. 20). El número de melanocitos no está aumentado pero sí su actividad. Fig. 35: numerosas manchas de pigmentación uniforme, color pardo claro, variables de forma y tamaño, bordes lisos en un cuadro de neurofibromatosis tipo 1. Las MCL grandes y solitarias pueden ser un hallazgo aislado o formar parte de un síndrome de McCune-Albright o un síndrome de Proteus. Fig. 36: gran mancha café con leche, de bordes irregulares, en una niña de 12 años por lo demás sana.

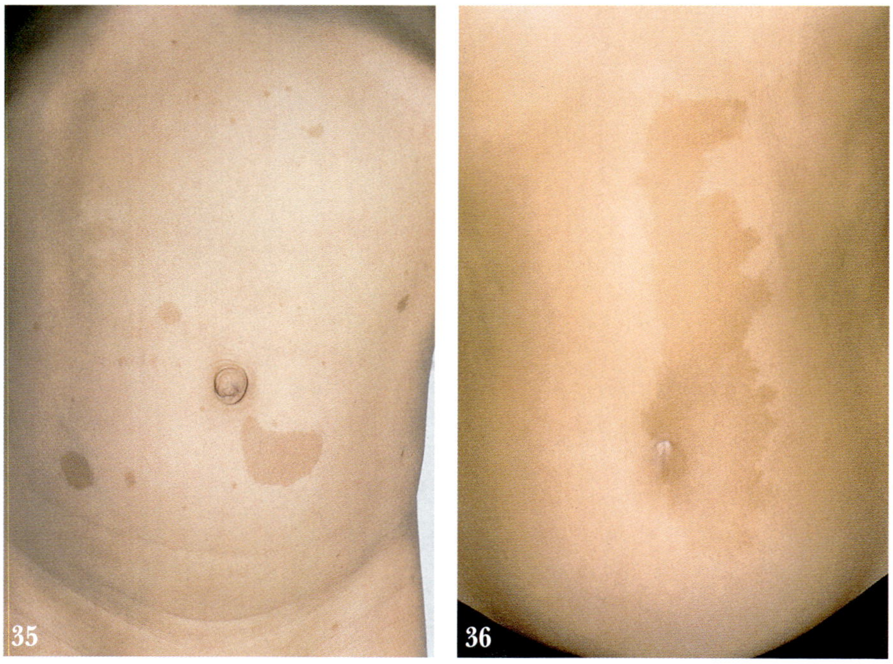

Síndrome de McCune-Albright: manchas café con leche de gran tamaño, asimétricas y de bordes irregulares son características del síndrome de McCune-Albright (displasia fibrosa poliostótica y numerosas endocrinopatías hiperfuncionantes con pubertad precoz solo en niñas).

Síndrome de Proteus: hipercrecimiento asimétrico y desproporcionado de partes del cuerpo, nevus tejido conectivo, nevus epidérmico, lipomatosis y malformaciones vasculares. Este cuadro puede confundirse con una neurofibromatosis tipo 1, debido al crecimiento esquelético excesivo y a la posible confusión de sus hamartomas con neurofibromas plexiformes.

Diagnóstico diferencial

El diagnóstico diferencial de las MCL, principalmente con las *efélides, lentigos* y *nevus melanocíticos congénitos.*

Efélide: las pecas son manchas pequeñas de 1-5 mm de color marrón ligero, en áreas expuestas al sol, que se oscurecen con la acción del sol y se atenúan o desaparecen en invierno.

Lentigo: mancha más oscuramente pigmentada, bien circunscrita, habitualmente solitaria, aunque pueden ser numerosas, la exposición solar ni las oscurece ni incrementa su número.

Nevus melanocítico congénito: manchas, parches o placas de color marrón ligero o marrón negro, habitualmente bien delimitadas; pueden estar asociadas con hipertricosis y, aunque muchas son de color uniforme, se puede apreciar áreas de pigmentación más oscura.

- Lumbruso S, Paris F, Sultan C. McCune-Albright syndrome molecular genetics. J Pediat Endocrinol Metab. 2002; 15 (suppl 3): 875-842.
- Turner JT, Cohen MM Jr, Biesecker LG. Reassessment of the Proteus syndrome literature: application of diagnostic criteria. Am J Med Genet. 2004; 130: 111-122.
- Shah KN. The diagnostic and clinical significance of café-au-lait macules. Pediatr Clin N Am. 2010; 57: 1131-53.
- Zacharin M. The spectrum of McCune Albright syndrome. Pediatr Endocrinol Rev. 2007; 4(suppl 4): 412-8.

Nevus de Becker

El nevus de Becker (NB) fue descrito, originariamente, como una hiperpigmentación macular irregular con hipertricosis, característicamente localizado en hombros, cara anterior del tórax o región escapular en varones adolescentes. Posteriormente se constató que algunos cursaban sin hipertricosis. Se ha propuesto diferenciar 3 categorías: tipo melanótico, tipo hipertricosis y tipo mixto. La prevalencia en escolares (6-18 años) es del 2,5% con similar incidencia en ambos sexos (otras series señalan predominio en varones). El NB algunas veces es congénito; aproximadamente, la mitad de los casos hacen su debut antes de los 10 años y la otra mitad entre los 10-20 años. El NB es un hamartoma localizado en el cual se aprecia un incremento de la sensibilidad de los receptores andrógénicos, hecho que podría explicar el predominio en varones y el incremento del número de pelos terminales. La asociación ocasional con un incremento significativo de músculo liso, sugiere que el NB y el hamartoma de músculo liso pueden ser extremos de un mismo cambio hamartomatoso.

Cuadro clínico

El NB puede manifestarse por dos patrones clínicos morfológicos, como mancha irregular pigmentada o como múltiples manchas hiperpigmentadas en tablero de ajedrez. El primer cambio aparece como una pigmentación grisácea-marrón, en el pecho, espalda o parte superior del brazo, que se extiende de una forma irregular hasta que alcanza un área de 10-15 cm de diámetro. El contorno está bien delimitado, es irregular y a menudo rodeado de lesiones pigmentadas tipo isla, periféricamente. La historia natural más común es un inicio rápido de hiperpigmentación, seguido de una expansión lenta. La localización más frecuente es en el hombro y porción superior del tronco, pero también ha sido descrito en otras áreas (frente, mejillas, región supraclavicular, abdomen, nalgas). Característicamente, es unilateral, especialmente en los hombros. El aumento de pigmentación varía de un tono bronceado a marrón oscuro y tras un período de tiempo, con frecuencia 1-2 años, aparecen en la zona pelos terminales gruesos, no necesariamente limitados al área pigmentada. Fig. 37: gran mancha de tono cobrizo, cubierta de grueso pelo terminal en la espalda de un adolescente. Aproximadamente el 50% tienen hipertricosis, que casi siempre ha sido precedida por la hiperpigmentación. Posteriormente, la intensidad de la hiperpigmentación, se atenúa con el paso de los años, pero la hiperpigmentación y la hipertricosis persisten de por vida. En un reciente trabajo exclusivamente en niños refieren en el 26,3% de los casos al NB como lesión congénita.

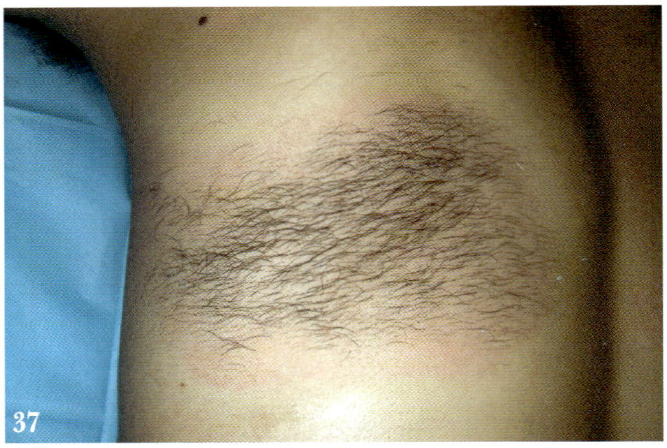

Aunque en la mayor parte de los casos suele cursar solo, su asociación con otras anomalías cutáneas, principalmente hipoplasia mamaria ipsilateral, musculares y óseas, se designa como síndrome de NB.

Diagnóstico

El diagnóstico de NB es clínico y por lo común no ofrece dificultades; en caso de duda se puede recurrir a la histología.

Diagnóstico diferencial

Hamartoma de músculo liso: habitualmente es congénito y en el 88% de los casos con hipertricosis. Un NB congénito con pelo terminal puede ser difícil de diferenciar del hamartoma de músculo liso (cap. 23). El hamartoma de músculo liso característicamente aparece en el tronco o extremidades como una mancha o placa localizada, del tono de la piel o moderadamente hiperpigmentada, de bordes irregulares con vello abundante.

- McLean DE, Gallagher RP. "Sunburn" freckles, café-au-lait macules and other pigmented lesions of schoolchildren: the Vancouver mole study. J Am Acad Dermatol. 1995; 32: 565-70.
- Patrizi A, Medri M, Raone B, Bianchi F, Aprile S, Neri I. Clinical characteristics of Becker's nevus in children: report of 118 cases from Italy. Pediatr Dermatol. 2012; 29: 571-4.
- Happle R, Koopman RJ. Becker nevus syndrome. Am J Med Genet. 1997; 68: 357-61.

LESIONES MELANOCÍTICAS DÉRMICAS

Nevus azul

El nevus azul (NA) es considerado como un hamartoma, debido a la detención de la migración embrionaria de los melanocitos destinados a la unión dermo-epidérmica. La coloración azul-grisácea del NA se debe a un efecto óptico (efecto Tyndall). Las ondas de mayor longitud del espectro visible penetran hasta la dermis profunda y son absorbidas por la melanina, las de longitud más corta (luz azul) son reflejadas hacia el observador.

Cuadro clínico

Se han descrito diversas variantes del NA. El NA común, se presenta típicamente como una pápula pequeña, asintomática, redonda u oval, azul obscura o negro azulada, moderadamente elevada, cupuliforme, de superficie lisa, claramente delimitada, menor de 1 cm de diámetro. Habitualmente es solitario, pero puede ser múltiple. La lesión puede estar presente al nacimiento o aparecer a cualquier edad. Se localizan, prioritariamente, en nalgas, cara dorsal de manos y pies, cuero cabelludo y superficie extensora del antebrazo (Fig. 38). Una vez aparecido, permanece estático y persiste a lo largo de la vida.

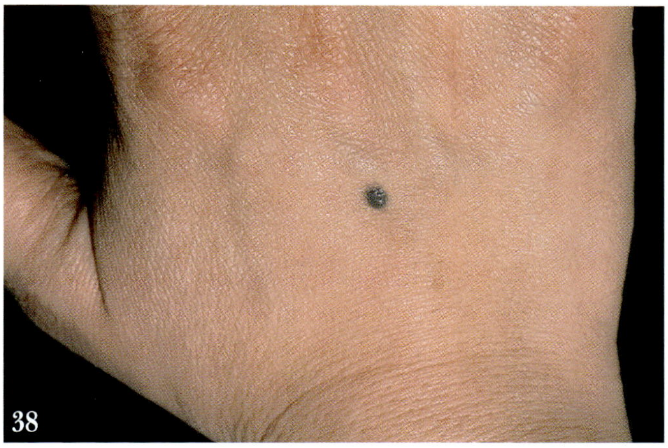

38

El NA celular es mucho menos frecuente, tiende a ser de mayor tamaño, generalmente mayor de 1 cm de diámetro, con una superficie lisa o moderadamente irregular. Se presenta clínicamente como un nódulo dérmico, firme, de color gris-azul. Su lugar más común de localización son las nalgas, área sacrococcígea y ocasionalmente en dorso de manos y pies. Aunque su malignización es rara, tiene un riesgo más elevado de malignización que el NA común.

Hay una variedad de NA eruptivo.

Ante la presencia de múltiples NA debe considerarse la posibilidad del complejo Carney.

Diagnóstico

El diagnóstico es clínico, por sus características descritas; si se cuestiona el diagnóstico o se contempla la posibilidad de melanoma, debe practicarse biopsia.

Diagnóstico diferencial

Melanoma: se diferencia del melanoma, en que el NA conserva en su superficie el característico dibujo de la piel, que se ha perdido en las lesiones de melanoma, así como por la homogeneidad de su coloración y la lisura de sus bordes.

- Zembowicz A, Mihm MC. Dermal dendritic melanocytic proliferations: an update. Histopathology. 2004; 45: 433-51.
- Phadke PA, Zembowicz A. Blue nevi and related tumors. Clin Lab Med. 2011; 31: 345-58.
- Di Cesare A, Sera F, Gulia A, Coletti G, Micantonio T, Fargnoli MC, et al. The spectrum of dermatoscopic patterns in blue nevi. J Am Acad Dermatol. 2012; 67: 199-205.

TUMORES DE LA EPIDERMIS

Nevus epidérmico

El nevus epidérmico (NE) es una lesión hamartomatosa, caracterizada por hiperplasia de la epidermis y/o de los apéndices epidérmicos, localizada en una zona de la piel. Surge del ectodermo embrionario, cuyas células pluripotenciales pueden diferenciarse no solo en el sentido del queratinocito, sino también de cualquier tipo celular que forma parte de la composición de los apéndices epidérmicos. Estos NE se clasifican, de acuerdo al componente predominante, en queratinocíticos, sebáceos, foliculares o comedonianos y de las glándulas sudoríparas.

Los NE se aprecian al nacimiento o dentro del 1er año como un parche lineal marrón o una placa fina. El patrón lineal, a menudo, sigue las líneas de Blaschko, consideradas como el patrón de la migración epidérmica durante la embriogénesis. En raras ocasiones puede desarrollarse más tarde, durante la niñez. Inicialmente, la placa es blanda, lisa o aterciopelada, crece al compás del niño y al llegar a la pubertad, debido a la estimulación hormonal, se va haciendo más gruesa, verrugosa e hiperpigmentada. Los NE aparecen en la población por lo general de forma aislada, pero puede ir asociado a otras alteraciones constituyendo un síndrome o representar formas de mosaicismo de procesos genéticamente heredados. En consecuencia, el hallazgo de un NE obliga al clínico a una exploración física detenida, para detectar posibles anomalías asociadas que nos lleven a reconocer un síndrome específico.

Los síndromes de nevus epidérmico representan un grupo de distintas enfermedades que pueden distinguirse por el tipo de nevus epidérmico asociado y la particularidad de ser, o no, hereditario. Se conocen 9 entidades con fenotipo bien establecido, 5 asociadas a nevus epidérmico organoide y 4 asociadas a nevus epidérmico queratinocítico. Estos trastornos con fenotipo bien definido no deben ser clasificados bajo el nombre de "síndrome de nevus epidérmico" ni "síndrome de nevus organoide", ni "síndrome de nevus queratinocítico".

Entidades asociadas a nevus organoide: síndrome de Schimmelpenning, facomatosis pigmentoqueratósica, síndrome del nevus comedoniano, síndrome del nevus piloso de angora y síndrome del nevus de Becker.

Entidades asociadas a nevus epidérmico queratinocítico: síndrome de Child, enfermedad de Cowden tipo 2 segmentario, síndrome del nevus epidérmico del receptor 3 del factor de crecimiento de los fibroblastos (síndrome de García-Hafner-Happle) y síndrome de Proteus.

A estas entidades hay que añadir, en la actualidad, otros 7 síndromes, asociados a nevus epidérmico pero con fenotipo no del todo bien definido todavía (síndrome del nevus *trichilemmocysticus*, didimosis aplasticosebácea, síndrome de SCALP, síndrome de Gobello, síndrome de Bäfverstedt, síndrome de NEVADA y síndrome de CLOVE.

Nevus queratinocítico: es un nevus epidérmico con diferenciación exclusiva o predominante a queratinocitos. Es un trastorno congénito benigno caracterizado por hiperqueratosis e hipertrofia circunscrita de la epidermis. Un tercio de los nevus queratinocíticos presentan una mutación en el gen del receptor 3 del factor de crecimiento de los fibroblastos (FGFR3).

Habitualmente presente al nacimiento o en la infancia temprana, afecta por igual a ambos sexos y se le conoce con diferentes términos descriptivos en función de su aspecto clínico: nevus verrugoso, nevus *unius lateris* e *icthyosis hystrix*. Las lesiones pueden ser moderadas o fuertemente pigmentadas, de distribución uni o bilateral y, a menudo, con preferencia por las extremidades, en las que puede presentar una distribución dermatomérica. No obstante, pueden localizarse en cualquier lugar de la superficie cutánea y, a veces, en la mucosa oral y conjuntiva ocular. Aunque nos podemos encontrar con una lesión solitaria, el proceso generalmente está constituido por lesiones múltiples de distribución lineal.

Nevus verrugoso: las lesiones pueden tener un aspecto entre grisáceo y amarillo marrón, con una superficie granulosa, verrugosa o papilomatosa, con tendencia con la edad a irse haciendo más verrugosa, particularmente durante la pubertad. El aspecto macerado blanquecino que presentan las lesiones del nevus verrugoso del recién nacido de las Figs. 39-41 se debe al contacto prolongado con el líquido amniótico.

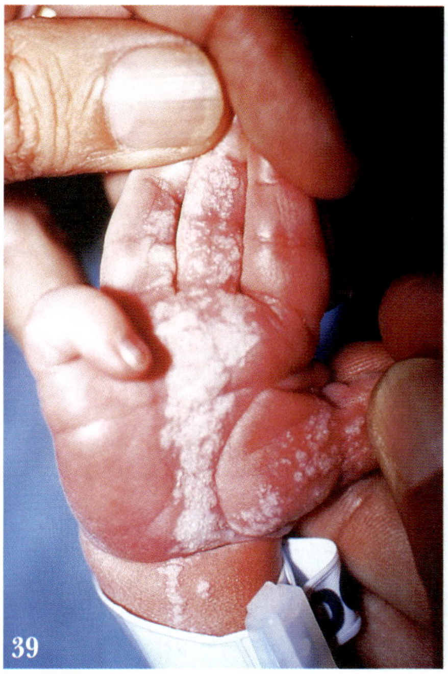
39

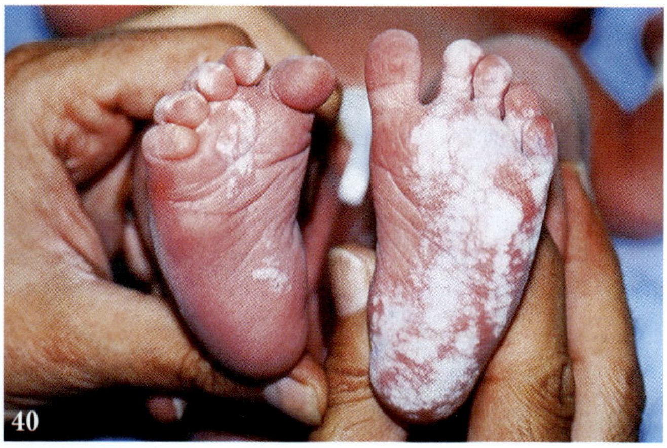
40

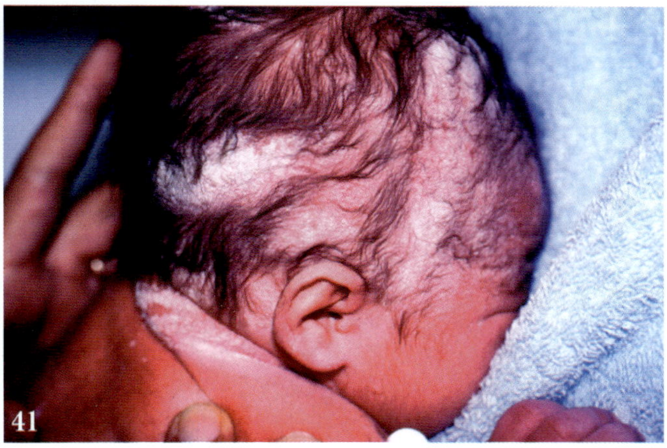
41

Nevus *unius lateris*: recibe este nombre cuando la lesión es extensa y sistematizada. Puede presentar aspecto aterciopelado, papilomatoso con distribución lineal a lo largo del eje del cuerpo (Fig. 42) o de distribución caprichosa (Fig. 43) o hemicorporal con marcado límite en línea media (Fig. 44).

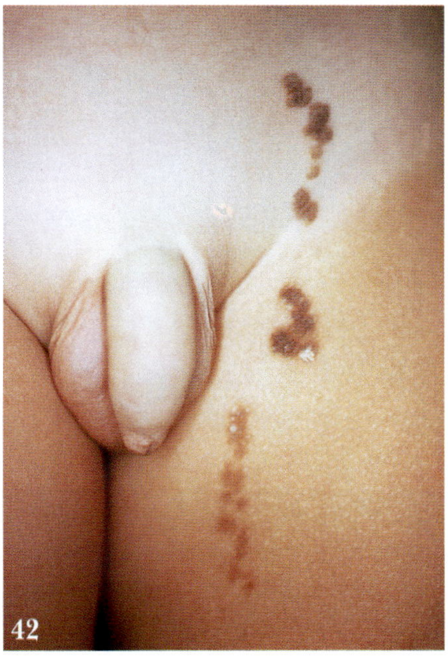
42

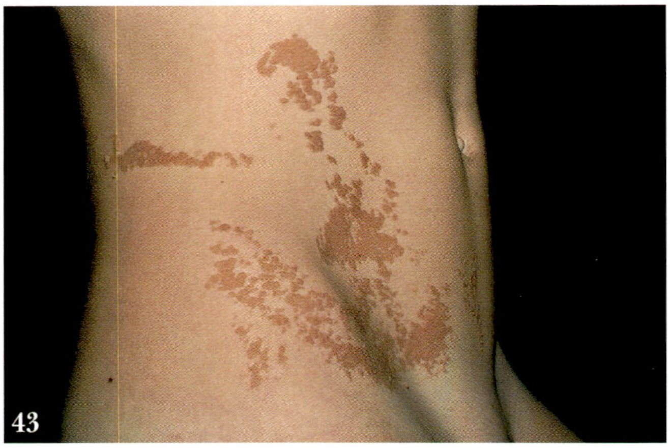
43

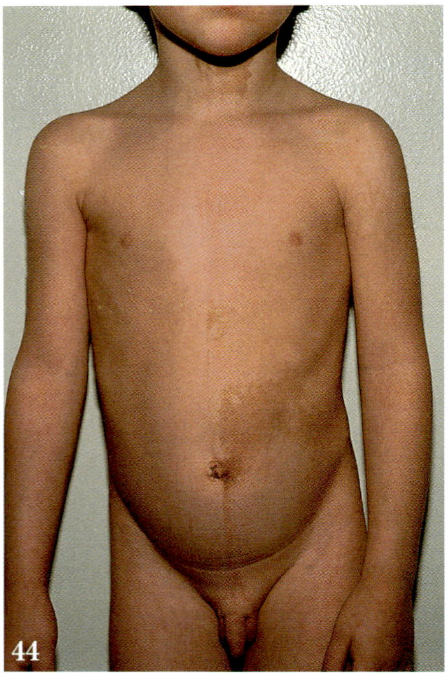
44

Icthyosis hystrix: cuando la lesión es amplia, bilateral, con patrón irregular geométrico o remeda las líneas de Blaschko. La distribución de las lesiones siguiendo las líneas de Blaschko sugiere mosaicismo somático (Figs. 45-47).

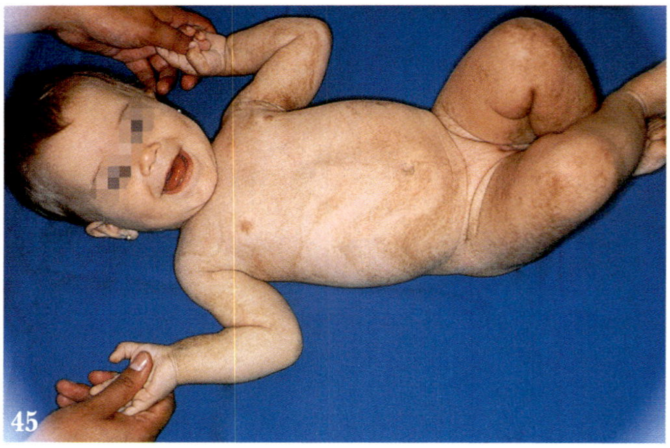
45

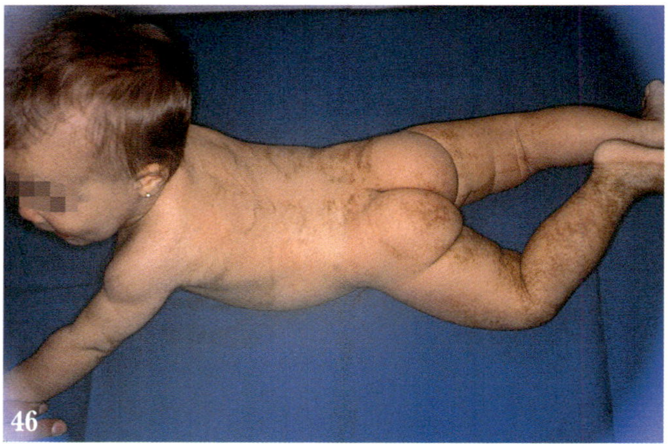
46

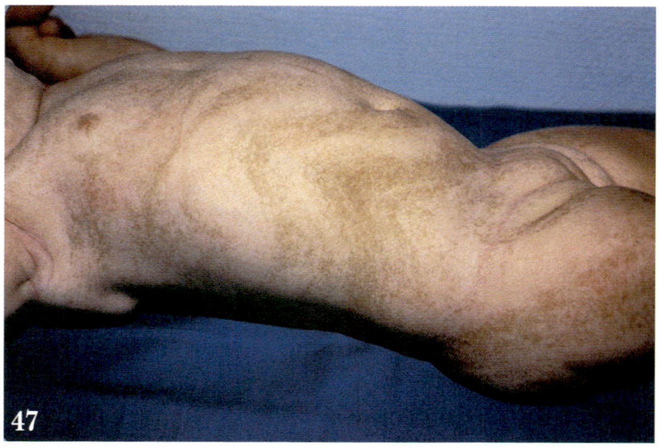
47

Diagnóstico diferencial

Estos nevus deben diferenciarse del *liquen estriado, linfangioma circumscriptum, liquen plano lineal* y *nevus sebáceo.*

Verrugas: el nevus epidérmico puede confundirse con las verrugas, pero su presencia desde el nacimiento y su distribución lineal permiten diferenciarlo de las mismas.

Incontinentia pigmenti: las lesiones lineales del nevus epidérmico en el recién nacido pueden confundirse con el estadio verrugoso de la *incontinentia pigmenti.*

- Happle R. The group of epidermal nevus syndromes. Part I. Well defined phenotypes. J Am Acad Dermatol. 2010; 63: 1-22.
- Happle R.The group of epidermal nevus syndromes. Part II. Less well defined phenotypes. J Am Acad Dermatol. 2010; 63: 25-30.
- Rogers M. Epidermal nevi and the epidermal nevus syndromes: a review of 233 cases. Pediatr Dermatol. 1992; 9: 342-4.

TUMORES DE LOS APÉNDICES EPIDÉRMICOS

Nevus sebáceo

El nevus sebáceo (NS), también referido como NS de Jadasshon, es un hamartoma común de la epidermis, folículos pilosos y sebáceos y glándulas apocrinas. Algunos autores, para su denominación, prefieren el término de nevus organoide porque contiene cualquiera o todos los componentes de la piel. Está presente en el 0,3% de los recién nacidos vivos.

Cuadro clínico

El NS sebáceo se localiza particularmente en la cabeza, cuello y cuero cabelludo (87-95%), donde las glándulas sebáceas son más abundantes. Habitualmente está presente al nacimiento y su crecimiento es proporcional al crecimiento del paciente. Su aspecto típico es el de una placa bien delimitada, habitualmente solitaria, sin pelo, tamaño variable de uno a varios cm, de forma redonda u oval o lineal, coloración amarillenta o amarillo-naranja y aspecto externo que recuerda a la piel de naranja. El nevus sebáceo normalmente es una lesión aislada, sin hallazgos extracutáneos; excepcionalmente puede ir acompañado de otras anomalías del desarrollo (SNC, sistema óseo u ocular), formando parte de lo que se conoce como *síndrome del nevus sebáceo,* considerado como una variante del síndrome del nevus epidérmico. Fig. 48: recién nacido con lesión lineal de 7 x 1,5 cm, de coloración amarillo-naranja, en cuero cabelludo.

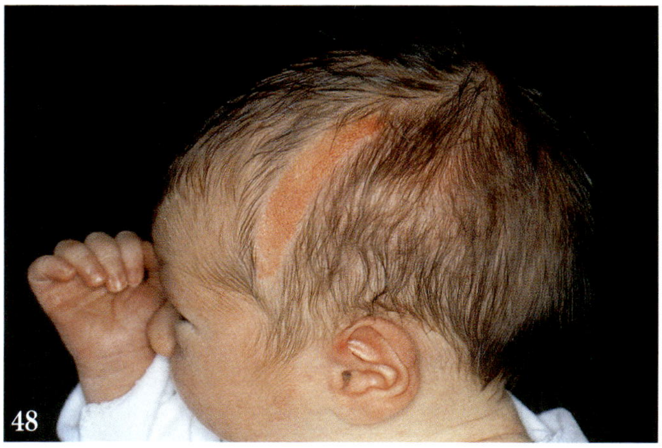

48

La superficie del nevus sebáceo puede presentar un aspecto en empedrado (Figs. 49, 50) o cerebriforme (Fig. 51). La historia natural del NS tradicionalmente se divide en tres etapas superpuestas. La primera, el estadio infantil caracterizado por hiperplasia papilomatosa y folículos pilosos inmaduros. La segunda coincide con la expansión puberal, caracterizada por rápido crecimiento del nevus debido al desarrollo por el estímulo hormonal, de las glándulas sebáceas y la maduración de las glándulas apocrinas. La lesión se tranforma de placa lisa a verrugosa. Tercera etapa, adulta, donde puede desarrollarse, con una incidencia baja, aproximadamente del 3,5%, una malignización de la lesión. El 80% de la neoplasias que se producen en el NS son benignas. Las tumores más frecuentes son: siringocistoadenoma papilífero, tricoblastoma y carcinoma basocelular. Dada la baja incidencia de malignización y que esta no se presenta en la etapa infantil, no es aconsejable la extirpación sistemática de los NS en los niños, pero sí se debe investigar la existencia de defectos del desarrollo asociados en los NS lineales y extensos, para descartar la posibilidad de síndrome del nevus epidérmico.

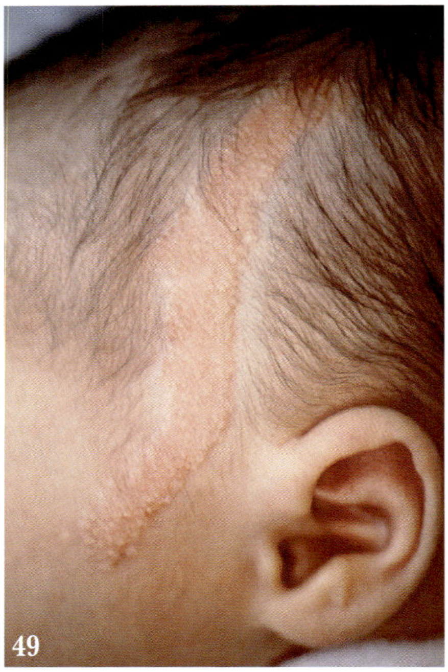
49

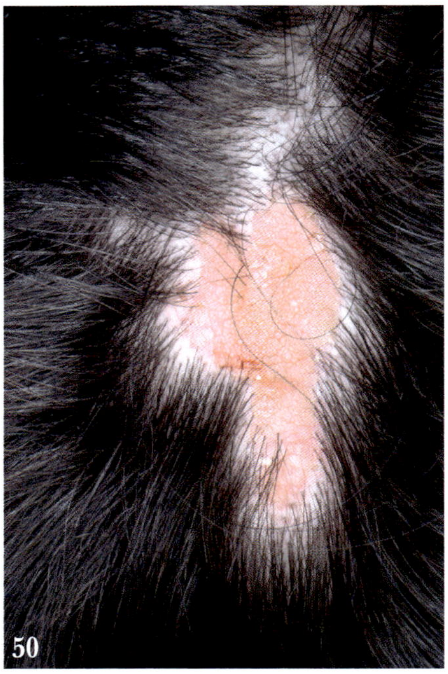
50

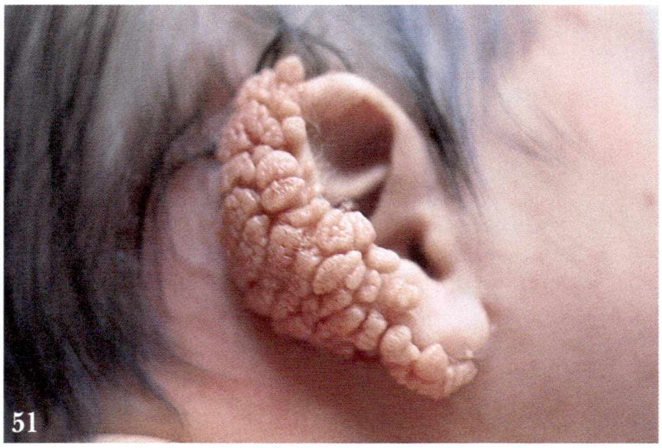
51

Diagnóstico

En la etapa infantil, habitualmente el diagnóstico es clínico, basado en su aspecto y localización.

Diagnóstico diferencial

Incluye: *nevus epidérmico, xantogranuloma juvenil, mastocitoma solitario* y *aplasia cutis.* El NS se puede confirmar mediante biopsia.

- Moody MN, Landau JM, Goldberg LH. Nevus sebaceous revisited. Pediatr Dermatol. 2012; 29: 15-23.
- Muñoz-Pérez MA, García-Hernandez MJ, Rios JJ, Camacho F. Sebaceus nevi: a clinicopathologic study. J Eur Acad Dermatol Venereol. 2002; 16: 319-24.
- Price HN, Zaenglein AL. Diagnosis and management of benign lumps and bumps of childhood. Curr Op Pediatr. 2007; 19: 420-4.

Nevus comedoniano

Es un tipo raro de nevus epidérmico, es el menos frecuente de los subtipos de nevus epidérmico. En el 50% de los casos es evidente al nacimiento y el otro 50% se desarrolla en la infancia, habitualmente antes de los 10 años. Se ha sugerido que el nevus comedoniano (NC) es un hamartoma originado por un desarrollo defectuoso del componente mesodérmico del complejo pilosebáceo, con posterior diferenciación anormal de la porción epitelial.

Cuadro clínico

Clínicamente, el nevus comedoniano se manifiesta en formación lineal o agrupada, de numerosas pápulas, moderadamente elevadas, agrupadas estrechamente, con los orificios foliculares dilatados, obturados por queratina, formando tapones negros, firmes, que recuerdan al comedón (Figs. 52, 53). Los tapones de queratina protruyen sobre la superficie cutánea y si son exprimidos dejan hoyitos y cráteres en la epidermis. Habitualmente la lesión es unilateral, aunque están descritas lesiones bilaterales. Las lesiones de mayor tamaño típicamente siguen las líneas de Blaschko. Tiene predilección por localizarse en la cara, tronco y región proximal de las extremidades; muy raramente en palmas, genitales y cuero cabelludo.

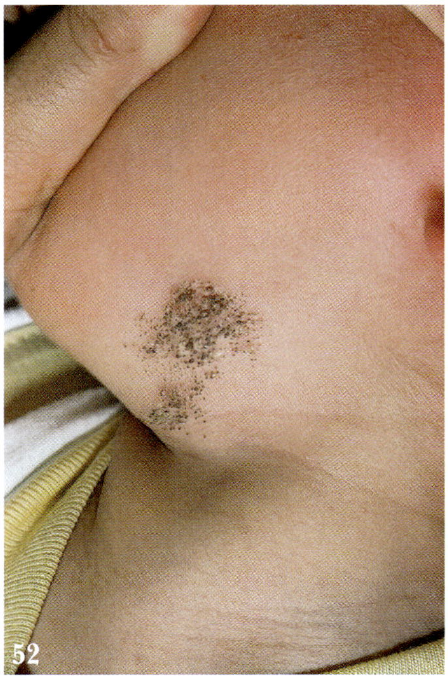

52

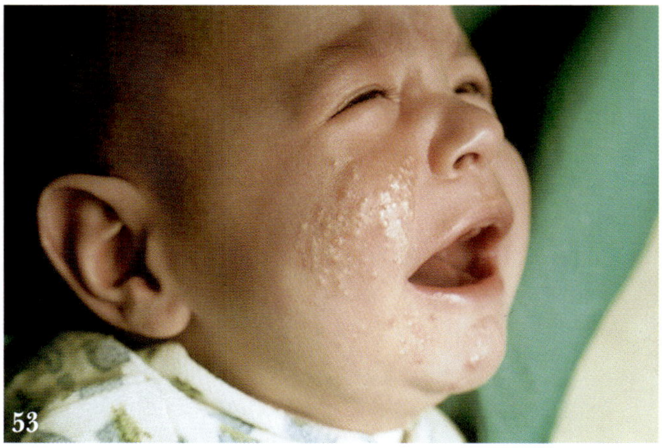

53

Existe un espectro amplio de la enfermedad, que va desde la forma más común, la lesión simple comedoniana, asintomática, que la mayor parte de las veces supone solo un problema cosmético, a las formas menos frecuentes con grandes quistes y cicatrices, secundarias a infecciones recurrentes, fístulas y abscesos que suponen un problema significativo para el paciente. Normalmente, el NC es una lesión aislada pero puede cursar en algún caso asociada a otros trastornos cutáneos y defectos internos (anomalías esqueléticas, oculares y del SNC), lo que se conoce con el término de *síndrome del nevus comedoniano*. El NC tiende a crecer al compás del niño y en la pubertad o adolescencia pueden desarrollarse nódulos quísticos inflamatorios, dolorosos, pudiendo dejar como secuela cicatrices hipertróficas.

Diagnóstico

El diagnóstico clínico de sospecha debe ser confirmado por estudio histopatológico.

Diagnóstico diferencial

Con otros tipos de nevus epidérmico, sobre todo con el *nevus epidérmico lineal*.

- Lefkowitz A, Schwartz RA, Lambert WC. Nevus comedonicus. Dermatology. 1999; 199: 204-7.
- Brandling-Bennett HA, Morel KD. Epidermal nevi. Pediatr Clin N Am. 2010; 57: 1177-98.
- Guidbakke KK, Khachemoune A, Deng A, Sina B. Naevus comedonicus: a spectrum of body involvement. Clin Exp Dermatol. 2007; 32: 488-92.

Pilomatricoma (epitelioma calcificado de Malherbe)

El pilomatricoma (P) es un tumor benigno de la matriz del folículo piloso. El P es un tumor de crecimiento lento, de contorno irregular, móvil y consistencia pétrea. El P es el segundo tumor superficial con más frecuencia extraído en la edad infantil. El pico de edad de presentación es de 5-15 años en las niñas y hasta los 5 años en niños. La relación niña/niño es de 2,5 en menores de 20 años.

Cuadro clínico

Se manifiesta, clínicamente, como un nódulo firme, solitario, asintomático, calcificado, de tamaño característico entre 0,5 y 3 cm, situado en la dermis profunda o tejido celular subcutáneo, localizado en más del 50% de los casos en cabeza y cuello; en la cara, principalmente en el área periorbitaria, mejilla y preauricular (Fig. 54). No obstante, el P tiene un amplio espectro de presentación clínica. La piel que lo recubre puede ser normal o, si su localización es más superficial, adquiere un ligero tinte azul rojizo o la epidermis puede ser semitransparente.

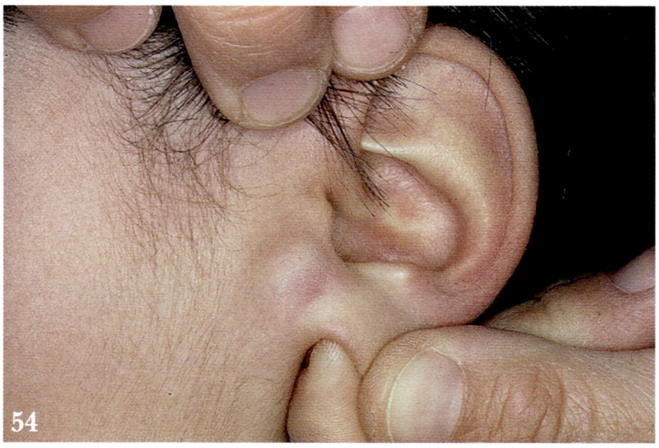

Aunque raro, si el tumor es particularmente superficial, puede erosionar la piel con salida de calcio al exterior. Si se localiza (20%) profundamente en el tejido subcutáneo, no es visible y se detecta a la palpación como un nódulo duro. En estos casos es útil para su diagnóstico, el denominado por su similitud *signo de la tienda de campaña,* el estiramiento de la piel sobre el tumor permite hacerlo visible y apreciar su contorno irregular (Fig. 55). Se ha dicho de él que "es difícil de ver pero fácil de tocar". Figs. 56, 57: varón de 5 años con pilomatricoma en cara lateral del cuello y aspecto externo de la pieza extirpada, se aprecian, en su interior, pequeños nódulos con contenido cálcico. Fig. 58: varón de 20 meses, tumoración con aspecto de xantogranuloma juvenil pero muy dura a la palpación; la intervención quirúrgica demostró que se trataba de un pilomatricoma. El P es un tumor solitario, P múltiples se dan en el 2-3,5% de los casos. Aunque no es frecuente, P múltiples o recurrentes se asocian al síndrome de Gardner, distrofia miotónica de Steiner, síndrome de Rubinstein-Taybi y síndrome de Turner. La ecografía mejora substancialmente la precisión diagnóstica de las masas sospechosas de P.

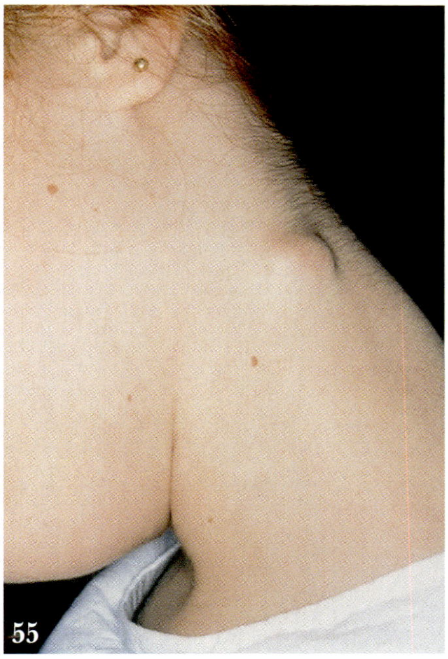
55

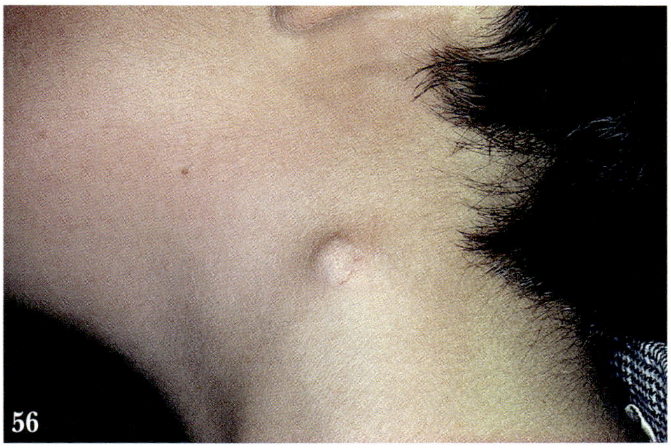
56

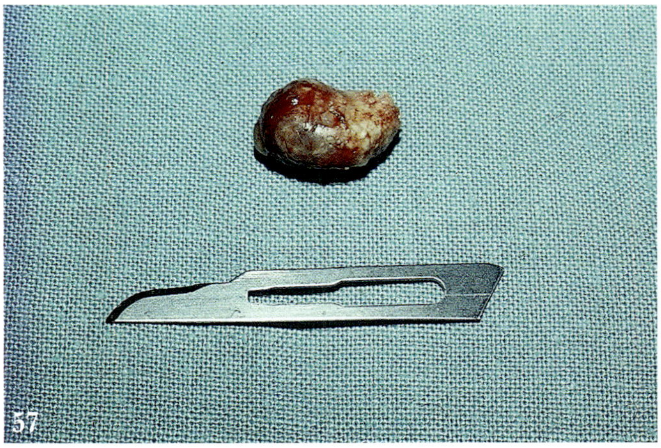
57

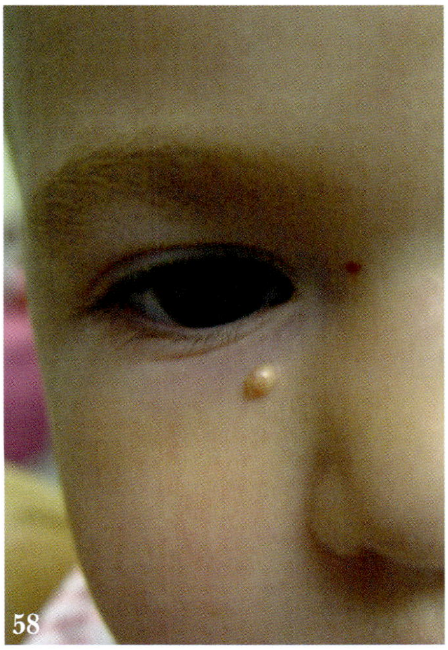
58

Diagnóstico

La precisión del diagnóstico clínico aproximadamente es de un tercio de los casos, probablemente por falta de experiencia del examinador. Los siguientes datos nos ayudan a mejorar el diagnóstico clínico de P: edad de presentación, localización en cabeza o cuello, nódulo en la dermis profunda, móvil, irregular, de dureza pétrea, presencia de un tono azulado, signo de la tienda y presentar contorno irregular si tensamos la piel sobre él. En todos los pacientes con sospecha de P se aconseja practicar una ecografía para mejorar el diagnóstico preoperatorio. La confirmación diagnóstica por estudio histológico de la lesión, que es característica.

Diagnóstico diferencial

Las masas superficiales de cara y cuello que con más frecuencia pueden plantear dificultades diagnósticas con el P son: *quiste epidermoide, quiste dermoide, nódulo linfático calcificado* y *hemangioma*. En todos estos casos la ecografía es de gran utilidad.

Quiste dermoide: está firmemente adherido al tejido subyacente. Al estirar la piel que lo cubre (lo mismo ocurre en el *quiste epidermoide)*, no se aprecia esa irregularidad nodular del pilomatricoma.

- Julian CG, Bowers PW. A clinical review of 209 pilomatricoma. J Am Acad Dermatol. 1998; 39: 91-195.
- Danielson-Cohen A, Lin SJ, Hughes A, An YH, Madalozzo J. Head and neck pilomatrixoma in children. Arch Otolaryngol Head Neck Surg. 2001; 127: 1481-3.
- Hwang JY, Lee SW, Lee SM. The common ultrasonographic features of pilomatricoma. J Ultrasound Med. 2005; 24: 1397-402.

Siringoma

Es un tumor benigno que deriva de la zona intraepitelial del conducto de la glándula sudorípara ecrina y se presenta con doble frecuencia en mujeres. Las lesiones pueden presentarse a cualquier edad, pero habitualmente hacen su aparición en la pubertad o adolescencia.

Cuadro clínico

Los siringomas se presentan, clínicamente, como pápulas o nódulos, pequeños, asintomáticos, firmes, habitualmente múltiples, del color de la piel, o con un tono amarillento-marrón, de 1-5 mm, localizados preferentemente en párpados inferiores aunque pueden afectar cualquier lugar.

Los *siringomas eruptivos* (SE) son una variante clínica rara, en que las pápulas múltiples aparecen por brotes, con localización prioritaria en la superficie anterior del cuerpo (cuello, tórax, hombros, axila, zona inferior del abdomen). Entre un 33-50% los SE aparecen antes de los 15 años de edad. Hay ciertas diferencias en su preferencia de localización entre los SE prepuberales y postpuberales. En los prepuberales, la zona anterior del tórax y el cuello son sus lugares de predilección. Fig. 59: numerosas pápulas menudas, de tono marrón, en la zona central inferior de la cara anterior del cuello de una niña de 12 años. Los niños con síndrome de Down padecen con más frecuencia tanto de SE como de siringomas en los párpados (18-64%). El siringoma solo plantea un problema cosmético.

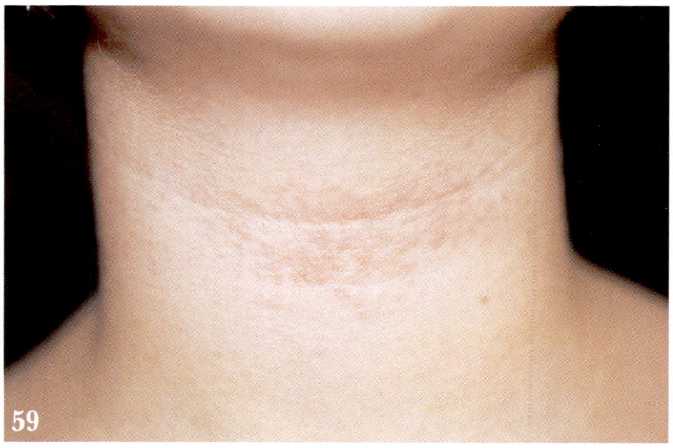
59

Diagnóstico

Habitualmente, en el diagnostico clinico no se piensa en él como primera posibilidad. El diagnóstico definitivo se realiza mediante examen histológico, por sus distintivas características histopatológicas.

Diagnóstico diferencial

Los siringomas eruptivos se deben tener en consideración en el diagnóstico diferencial de las dermatosis papulares de la infancia. El diagnóstico diferencial del siringoma eruptivo en el niño varía según el aspecto de la lesión y su distribución. Los siringomas eruptivos del tronco pueden simular *liquen plano, verrugas planas* y *mastocitosis.*

- Pruzan DL, Esterly NB, Prose NS. Eruptive syringomas. Arch Dermatol. 1989; 125: 1119-20.
- Soler-Carrilo J, Estrach T, Mascaró JM. Eruptive syringoma: 27 new cases and review of the literature. J Eur Acad Dermatol Venereol. 2001; 15: 242-6.

TUMORES DÉRMICOS

Milia

Son quistes epiteliales superficiales, producidos por la hiperproliferación de un epitelio lesionado, localizados en la dermis papilar justo debajo de la epidermis.

Cuadro clínico

Se trata de quistes subepidérmicos de queratina, perlados, blancos o amarillentos, firmes, diminutos, de 1-2 mm de diámetro, de forma globoide. Se diferencian de los quistes epidérmicos de inclusión (quiste epidermoide) solo en su tamaño. Pueden ser congénitos, como los que aparecen en el recién nacido o secundarios, asociados a enfermedades ampollosas subepidérmicas o tras traumas con dermoabrasión. Fig. 60: varón de 15 años con seis lesiones de milia con su característico aspecto perlado, en el párpado inferior derecho. Fig. 61: niño de 6 años con dos lesiones de milia aparecidas a los meses tras sufrir un trauma en esa zona.

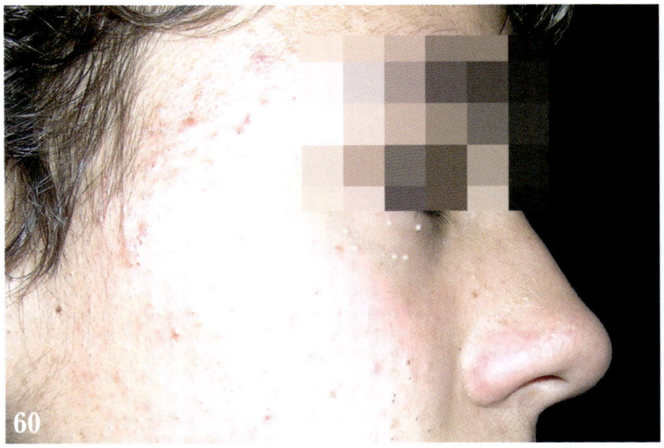

60

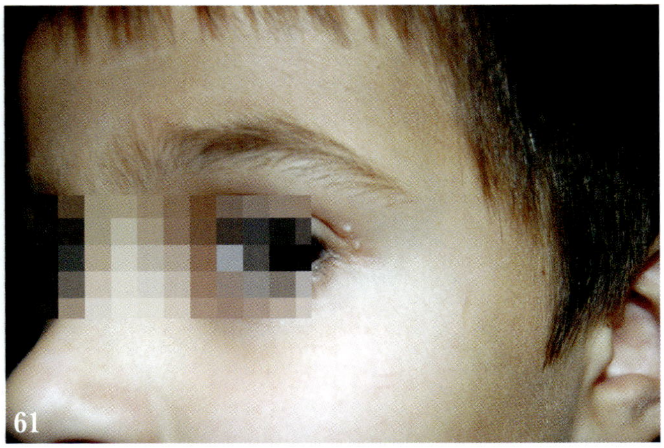

61

- Berk DR, Bayliss SJ. Milia: a review and classification. J Am Acad Dermatol. 2008; 59: 1050-63.

Angiofibroma

Es un hamartoma compuesto de tejido fibroso y vascular, aparece en la infancia, generalmente entre los 3-4 años en los pacientes con esclerosis tuberosa. Su frecuencia aproximada, en la esclerosis tuberosa es del 80% en los niños mayores de 5 años

Cuadro clínico

Se pueden presentar como lesiones solitarias o múltiples en la cara. Cuando son múltiples son patognomónicas de esclerosis tuberosa (cap. 20). Característicamente, se presentan como nódulos en forma de cúpula, de 1-4 mm de diámetro, de superficie lisa, brillante, con telangiectasias, de color de rosa a rojo, firmes, localizados de forma simétrica, en los pliegues nasolabiales y en las mejillas. Fig. 62: angiofibromas múltiples, firmes, de color rojizo, cupuliformes, simétricos, en la cara de un paciente con esclerosis tuberosa. Estas lesiones persisten indefinidamente y en general, con el tiempo, aumentan de tamaño y número. Excepcionalmente, estas lesiones pueden ser unilaterales; podrían representar formas de esclerosis tuberosa segmentaria.

Se diferencian del *acné vulgar* por la presencia de telangiectasias y la ausencia de comedones y pústulas.

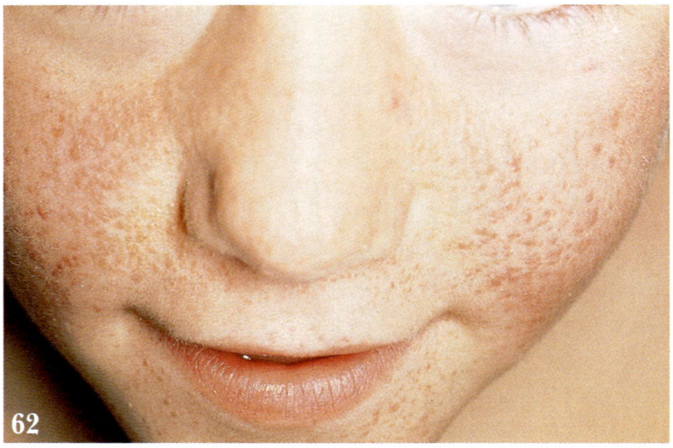
62

- Webb DW, Clarke A, Fryer A, Osborne JP. The cutaneous features of tuberous sclerosis: a population study. Br J Dermatol. 1996; 135: 1–5.
- Hall MR, Kovach BT, Miller JL. Unilateral facial angiofibromas without other evidence of tuberous sclerosis: case report and review of the literature. Cutis. 2007; 80: 284-8.

Dermatofibroma

El dermatofibroma, también conocido como histiocitoma, es una proliferación reactiva benigna de los fibroblastos de la piel. Es un tumor benigno del tejido conjuntivo, habitualmente visto en adultos y ocasionalmente en niños. Históricamente se ha atribuido como causa, la respuesta de los fibroblastos a un traumatismo, pero se desconoce el mecanismo preciso de su desarrollo. Aproximadamente, el 20% de las lesiones se desarrollan antes de los 17 años; es 4 veces más frecuente en el sexo femenino.

Cuadro clínico

Se presenta, típicamente, como un nódulo dérmico, solitario, cupuliforme, bien delimitado, tamaño variable de 1 mm a 3 cm de diámetro, de color marrón rojizo o bronceado, firmemente fijo a la piel pero libremente desplazable sobre el tejido graso subcutáneo. A la palpación, el nódulo duro se siente como una pequeña piedra fijada a la superficie de la piel. Algún paciente puede presentar varias lesiones. Un signo clínico útil para el diagnóstico es el *signo del hoyuelo,* al pellizcar lateralmente la lesión se forma un hoyuelo en su superficie, al desplazarlo hacia abajo. Aparecen con mayor frecuencia en las extremidades, sobre todo en las piernas y habitualmente son asintomáticos. Fig. 63: nódulo cupuliforme, asintomático en la pierna de una niña de 10 años. Habitualmente persisten indefinidamente.

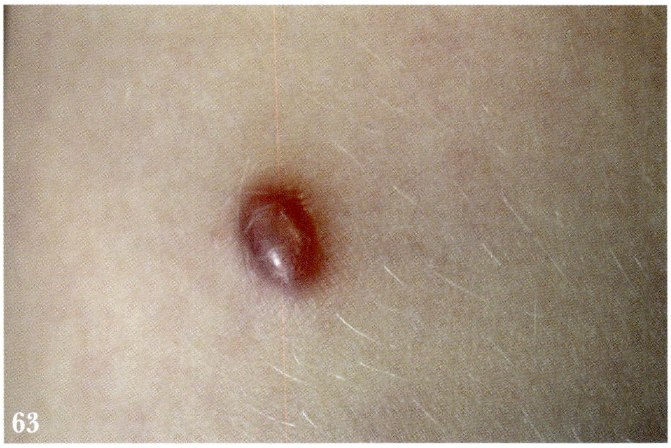
63

Diagnóstico

El diagnóstico de sospecha clínica debe ser confirmado por la histología.

Diagnóstico diferencial

En el diagnóstico diferencial hay que tener en cuenta el *quiste dermoide, xantogranuloma juvenil, cicatriz hipertrófica* y *neurofibroma.*

- Fitzpatrick TB, Gilchrest BA. Dimple sign to differentiate benign from malignant pigmented cutaneous lesions. N Engl J Med. 1977; 296: 1518.
- Zelger B, Zelger BG, Burgdorf WH. Dermatofibroma-a critical evaluation. Int J Surg Pathol. 2004; 12: 333-344.
- Hoeger PH, De Moor A, Harper J. Differencial diagnosis of skin nodules and cysts. En: Harper J, Oranje A, Prose N, eds. Textbook of Pediatric Dermatology. Oxford, United Kingdom: Blackwell; 2000. p. 757-64.

Fibroma digital recidivante de la infancia

También conocido como tumor de Reye. Es un proceso fibroproliferativo benigno, de base dérmica, con un elevado potencial de recurrencia tras su extirpación y que clásicamente se presenta, como un nódulo protuberante en los dedos de lactantes y niños pequeños. Es una entidad propia, diferente de otras formas de fibromatosis o lesiones fibroproliferativas pediátricas.

Cuadro clínico

Es un tumor fibroso, benigno, asintomático, que aparece en las falanges distales en la lactancia o infancia temprana. El 86% de los casos se presentan para el primer año de vida y un tercio de los casos al nacimiento. La lesión típica es un nódulo, firme, cupuliforme, liso, tenso, elevado, de 1-2 cm, localizado en dorso o superficie lateral del dedo afectado, cubierto por una superficie cutánea lisa, delgada y eritematosa. La lesión característicamente es asintomática; no obstante, si es grande puede limitar la movilidad articular con deformidad funcional del dedo. Los dedos de las manos y de los pies se ven afectados con la misma frecuencia pero el pulgar y el dedo gordo suelen ser respetados. La lesión habitualmente, es única pero puede ser múltiple. Fig. 64: dos fibromas digitales en el dedo corazón de un lactante, cuyas piezas extirpadas se exponen en la Fig. 65. La historia natural de estas lesiones se caracteriza por crecimiento lento en el primer mes, seguido de rápido crecimiento los próximos 10-14 meses y regresión espontánea en 2-3 años. Es un tumor benigno, no metastatiza pero, tras su extirpación, presenta un elevado riesgo de recurrencia (61-75%), con manifestación rápida de la recidiva a los meses de la intervención, por lo que se aconseja actitud expectante.

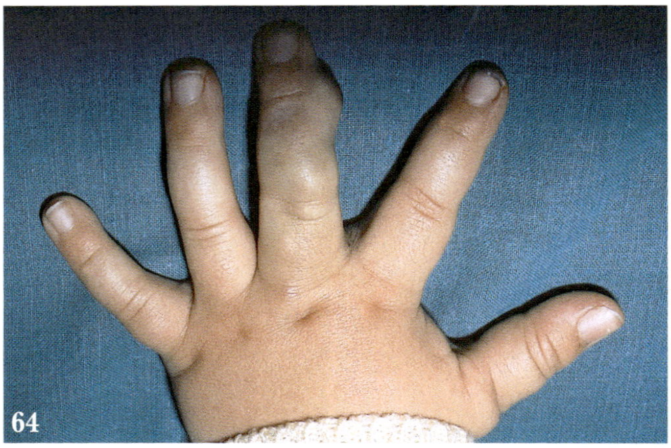
64

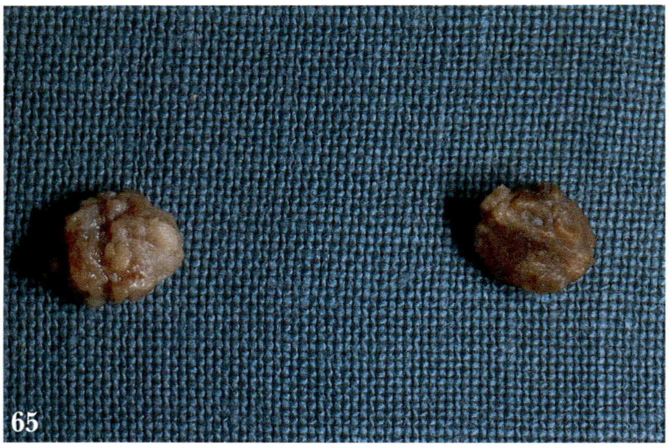
65

Diagnóstico

La edad, localización y características clínicas solo permiten un diagnóstico clínico de sospecha. El diagnóstico es anatomopatológico, su histología característica permite diferenciarlo de otras fibromatosis y tumores pediátricos de tejidos blandos.

Diagnóstico diferencial

Clínicamente la lesión se asemeja al: *fibroma, leiomioma, angiofibroma* y *dedo accesorio.*

- Laskin WB, Miettinen M, Fetsch JF. Infantile digital fibroma/fibromatosis: a clinicopathologic and immunohistochemical study of 69 tumors from 57 patients with long-term follow-up. Am J Surg Pathol. 2009; 33: 1-13.
- Heymann WR. Infantil digital fibromatosis. J Am Acad Dermatol. 2008; 59: 122-3.
- Beckett JH, Jacobs AH. Recurring digital fibrous tumors of chilhood: a review. Pediatrics. 1977; 59: 401-6.

Quiste dermoide

Los quistes dermoides son quistes subcutáneos congénitos, debidos al secuestro de la piel a lo largo de las líneas de fusión embrionarias, por eso contienen un revestimiento epitelial, glándulas sebáceas, glándulas sudoríparas ecrinas y folículo piloso. Un quiste dermoide es una neoplasia benigna derivada del ectodermo y mesodermo.

Cuadro clínico

Los quistes dermoides están presentes al nacimiento, aunque puedan no apreciarse al principio; se localizan preferentemente en cabeza y cuello; sobre todo en región periorbitaria (quiste de cola de ceja) (Fig. 66). Son tumores firmes, no dolorosos, entre 1-4 cm de diámetro, cubiertos de piel normal y contienen un material muy característico queratinoso, grasoso (Fig. 67). Alrededor de un 3% se localizan en línea media nasal. Las masas congénitas en línea media nasal no solo pueden ser dermoides, sino también encefaloceles, gliomas, hemangiomas u otro tipo de neoplasias o malformaciones menos comunes. Estas masas localizadas en la línea media facial, raíz nasal, necesitan una atención especial por el posible riesgo de conexión intracraneal, hecho que siempre debe ser confirmado o descartado mediante las oportunas exploraciones de imagen (RM, TC). Sin tratamiento, tienden a persistir y crecen al compás del crecimiento del niño, excepcionalmente pueden presentar degeneración maligna. Los quistes dermoides intraabdominales (ovario, testes), aunque reciben el mismo nombre de dermoides, en realidad son teratomas, ya que contienen derivados (hueso, pelos, dientes, músculo, tejido nervioso, etc.) de las tres láminas germinativas.

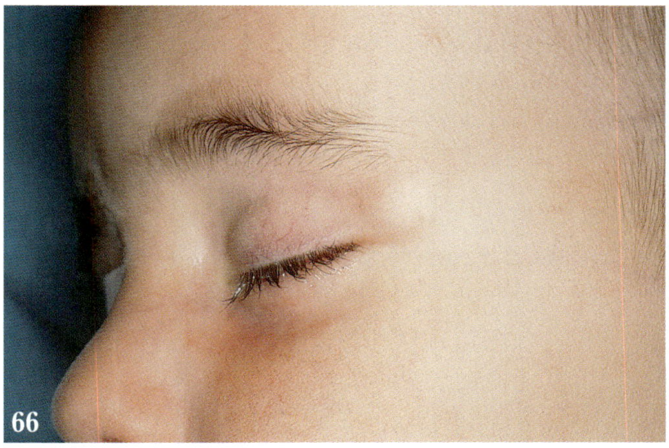

66

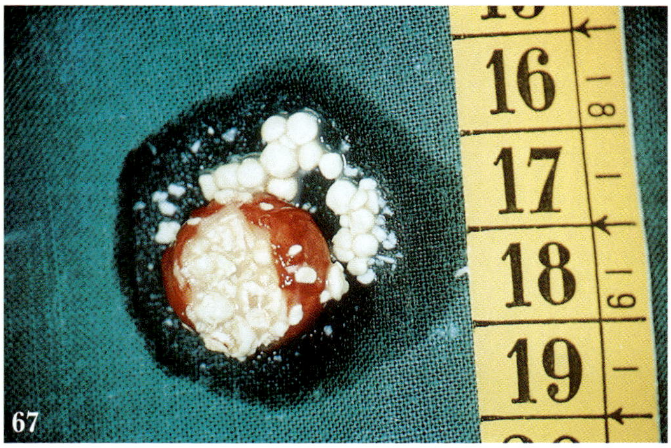

67

Diagnóstico

El diagnóstico clínico del quiste dermoide, por sus características y localización, es un diagnóstico de sospecha. Los quistes dermoides de la cabeza a menudo están adheridos firmemente al periostio. El diagnóstico del quiste dermoide es un diagnóstico anatomopatológico.

Diagnóstico diferencial

El diagnóstico diferencial incluye: *quiste epidermoide, glioma, encefalocele, quiste conducto tirogloso, quiste hendidura branquial* y *linfadenopatía benigna*. Los quistes dermoides de línea media nasal deben diferenciarse de los *gliomas* y *encefaloceles*.

Quiste epidermoide: sus características clínicas y de localización no permiten diferenciarlos de los quistes dermoides, se necesita para ello estudio anatomopatológico.

Quiste branquial: es una masa lateral, no medial, característicamente localizado a lo largo del borde anterior del esternocleidomastoideo o cerca del ángulo de la mandíbula, en el caso más frecuente que derive de la hendidura del segundo arco branquial.

- Denoyelle F, Ducroz V, Roger G, Garabedian EN. Nasal dermoid sinus cysts in children. Laryngoscope. 1997; 107: 795-800.
- Pryor SG, Lewis JE, Weaver AL, Orvidas LJ. Pediatric dermoid cysts of the head and neck. Otolaryngol Head Neck Surg. 2005; 132: 938-42.
- Howard R. Cutaneous markers of congenital malformations: diagnosis and management. Adv Dermatol. 1999; 15: 1-30.

TUMORES DE LA GRASA

Lipoma

El lipoma solitario es uno de los tumores benignos más frecuente, está compuesto de adipocitos maduros. Representa del 25 al 50% de todas las masas de los tejidos blandos. Está formado por nódulos de células grasas maduras, de aspecto normal, envueltos por una delgada cápsula de tejido conjuntivo. Puede estar presente a cualquier edad, pero es raro en las dos primeras décadas de la vida, con máxima aparición entre los 30-60 años.

Cuadro clínico

De acuerdo con su localización, se dividen en superficiales o lipomas cutáneos, de los que nos ocuparemos, y lipomas localizados profundamente.

Los lipomas superficiales se presentan, como una masa subcutánea, no dolorosa, de crecimiento lento, de 2-10 cm de diámetro, aunque puede alcanzar mayor tamaño. Clásicamente, es un tumor blando, elástico, compresible, de consistencia similar a la goma, que se desliza libremente de la piel normal que lo recubre. El lipoma puede ser simple o múltiple. La lesión aparece, predominantemente, en el tejido subcutáneo del cuello, hombros, espalda y pared abdominal y con mucha menos frecuencia en órganos internos. El *lipoma congénito lumbosacro* (cap. 3) puede ser un marcador de disrafismo espinal oculto, hecho que debe ser descartado.

Lesiones múltiples se presentan ocasionalmente en el síndrome de Gardner. La lipomatosis congénita puede ser una manifestación del síndrome de Proteus. Síndromes con lipomas como un componente del cuadro son: síndrome de Bannayan-Riley-Ruvalcaba, lipomatosis encefalocraneocutanea y el síndrome del bebé Michelin.

Diagnóstico

Los hallazgos clínicos habitualmente son suficientes para hacer el diagnóstico de los lipomas subcutáneos. En caso de duda, nos puede ayudar una eco Doppler (para excluir tumor vascular) y la RM (presencia de grasa). Si la localización de la masa no es la habitual o asienta en la línea media, es necesario descartar la posibilidad de comunicación interna. Figs. 68, 69: niña de 11 años de edad, con tumoración blanda subcutánea de crecimiento lento; la RM descartó la posibilidad de meningocele.

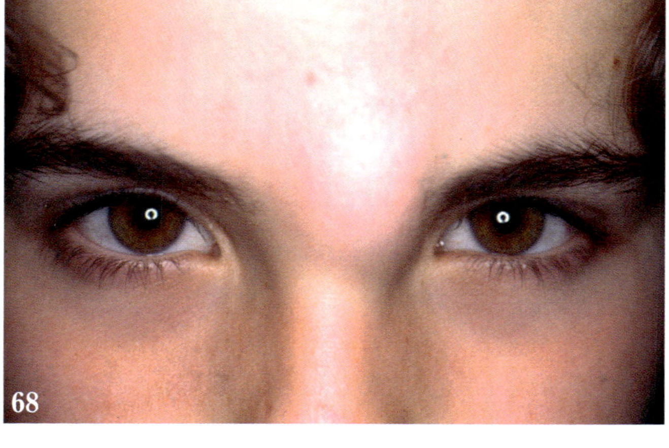
68

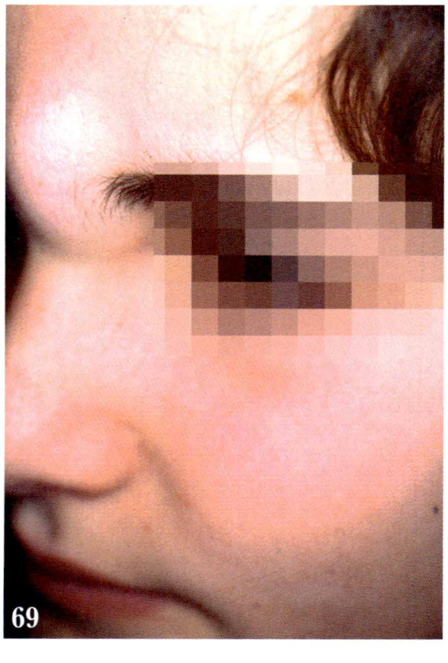
69

Si el niño presenta un lipoma inusual por su número, tamaño o forma, debemos ser cautos y descartar la posibilidad de síndromes asociados.

Diagnóstico diferencial

Los *quistes epiteliales, neurofibromas* y otros nódulos cutáneos pueden simular un lipoma, pero la habilidad para deslizarse bajo la piel normal que lo recubre ayuda a confirmar la localización subcutánea profunda de los lipomas.

- Lacour M. Disorders of fat tissue. En: Harper J, Oranje A, Prose N, eds. Textbook of Pediatric Dermatology. Oxford, United Kingdom: Blackwell; 2000. p. 1397-411.

10 Enfermedades vasculares infantiles

La identificación y clasificación de las anomalías vasculares ha sido históricamente entorpecida por el uso de una nomenclatura confusa. De acuerdo con la clasificación aceptada por la Sociedad Internacional para el estudio de las Anomalías Vasculares en 1996, las marcas de nacimiento vasculares se dividen en *tumores* vasculares, que comúnmente aparecen en el primer o segundo mes de la vida y *malformaciones* vasculares, que están presentes al nacimiento. Esta clasificación es útil para el manejo de los pacientes y proporciona un marco para el estudio de estas lesiones.

Tumores vasculares: dentro de los tumores vasculares, los hemangiomas proliferativos o hemangiomas infantiles comunes son, con diferencia, los más frecuentes. Son neoplasias benignas, no presentes al nacimiento, compuestos de epitelio vascular en proliferación, que crecen con rapidez durante etapas tempranas de la lactancia, más tarde se estabilizan y posteriormente sufren un proceso de involución. En la tabla I se recogen las diferencias entre los hemangiomas y las malformaciones vasculares infantiles.

TABLA I. Diferencias hemangiomas/malformaciones vasculares infantiles.

Hemangiomas infantiles	Malformaciones vasculares
Tumor de células endoteliales	Anomalía del desarrollo
Variable su presencia al nacimiento (20%)	Habitualmente presente al nacimiento
Relación (niña/niño) 3-9: 1	Relación (niña/niño) 1: 1
Experimentan un crecimiento rápido	Crecimiento estable
Sufren siempre regresión	Nunca sufren regresión

Malformaciones vasculares: la malformación vascular es un hamartoma, compuesto de células endoteliales maduras que no proliferan ni involucionan. Es una anomalía estructural, compuesta de vasos displásicos, que está presente, aunque pueda no manifestarse, al nacimiento. La malformación vascular muestra un crecimiento proporcionado con el niño. Los cambios físicos externos pueden explicarse por influencias exteriores, hemodinámicas u hormonales.

Las malformaciones vasculares se subdividen en diferentes categorías según las características de su flujo y el tipo de vaso anómalo predominante. De flujo lento (capilar, venoso, linfático) o rápido (arterial, fístula arterio-venosa).

La malformación vascular puede ser simple, con un único tipo de vaso anómalo (capilar, venoso, arterial, linfático) o combinado, con más de un tipo anómalo de vaso, pudiendo darse todo tipo de combinaciones complejas. Algunas de estas malformaciones son conocidas por su correspondiente epónimo, como el síndrome de Klippel-Trenaunay (malformación capilar-venosa-linfática).

TUMORES VASCULARES

Hemangioma infantil común o proliferativo

Es el tumor vascular benigno más frecuente de los niños. El término *hemangioma*, sin embargo, todavía es a veces motivo de confusión, al ser utilizado para describir anomalías vasculares con características clínicas y biológicas diferentes. Su frecuencia aproximada es del 20% en los prematuros, 2-3% en los recién nacidos y alcanza el 10% para los 12 meses de edad. La mayor parte de los hemangiomas (80%) no están presentes al nacimiento, o solo es visible una marca premonitoria del tipo mancha telangiectásica rodeada de un halo pálido, mácula pálida, mácula eritematosa o telangiectasias agrupadas. La mayor parte de los hemangiomas proliferativos se desarrollan dentro de las 5 primeras semanas de la vida. Más de la mitad de los hemangiomas asientan en cara y cuello.

Según la localización en la piel de los hemangiomas infantiles, se clasifican en superficiales, profundos y mixtos cuando el hemangioma contiene los dos componentes, superficial y profundo. Los hemangiomas superficiales aproximadamente representan el 62%, los profundos el 15% y los mixtos el 22% de los casos.

El hemangioma infantil común *superficial* asienta en la dermis superficial y se presenta como una placa o nódulo de color rojo vivo o escarlata, abruptamente limitado que puede aparecer en cualquier localización; su aspecto recuerda a una fresa. Puede ser solitario, como el de la Fig. 1 en un lactante de 4 meses, o el de las Figs. 2, 3, que corresponde a un prematuro de 2 meses, donde el color rojo vivo de la lesión nos indica que está en fase proliferativa.

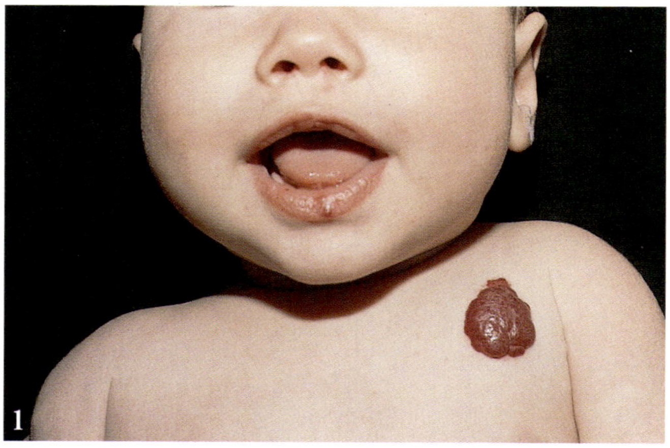

1

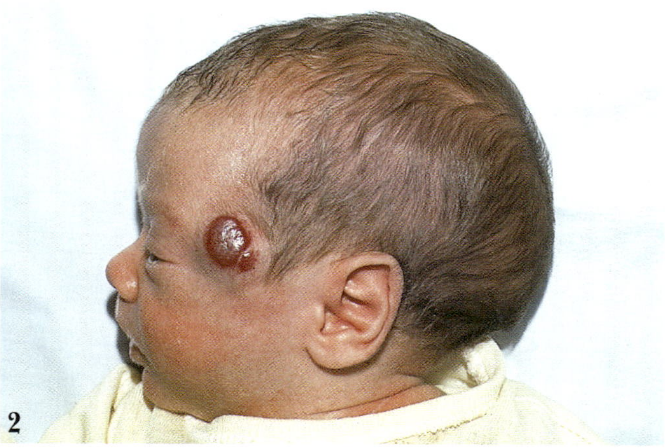

2

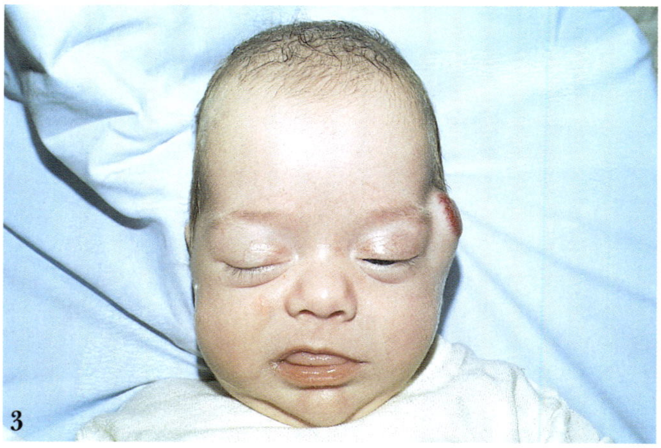

3

Pueden ser múltiples, como en el caso de la niña de 3 meses de edad de la Fig. 4 y podemos seguir su evolución espontánea en la Fig. 5 a los 11 meses y Fig. 6 a los 4 ½ años. El hemangioma proliferativo puede sufrir una ulceración espontánea (Fig. 7) que acelera su involución. En algún caso, sobre todo si es de mayor tamaño, puede dejar como secuela una zona de piel atrófica, tipo piel de naranja.

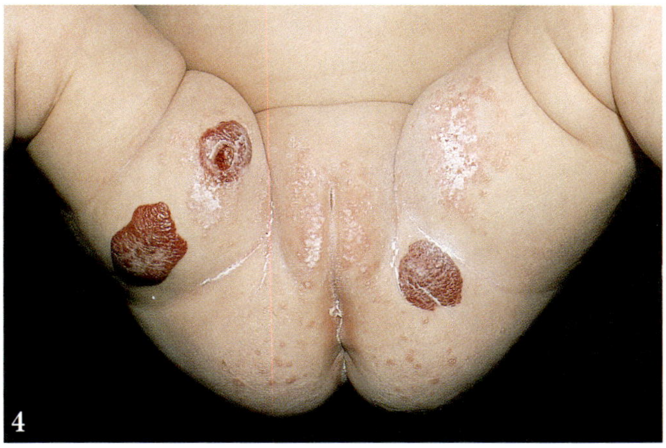

4

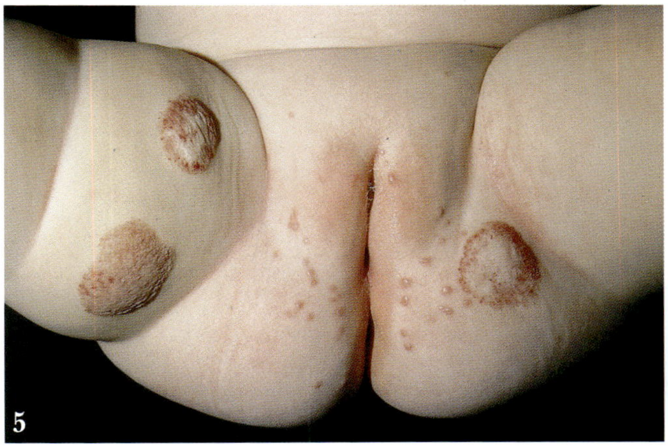

5

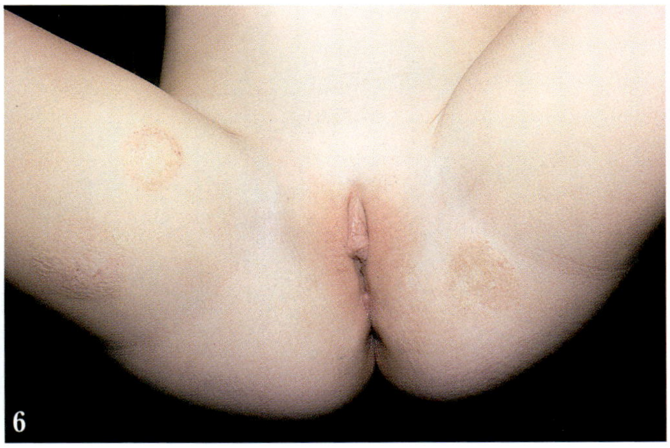

6

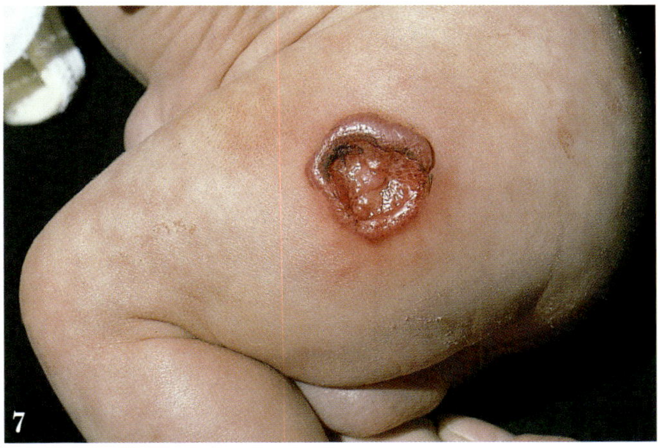

7

Fig. 8: lactante de 5 meses con hemangioma de 8 x 7 cm dejado a su evolución espontánea, (Fig. 9) a los 7 años y (Fig. 10) a los 14 años con aspecto similar, resta como secuela, una zona de piel atrófica con pequeñas dilataciones vasculares.

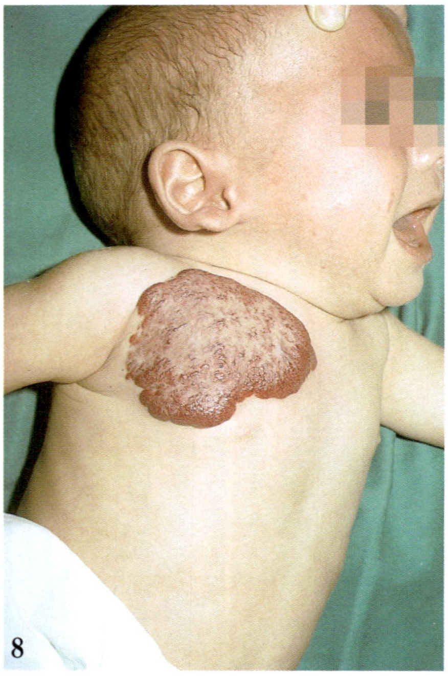

8

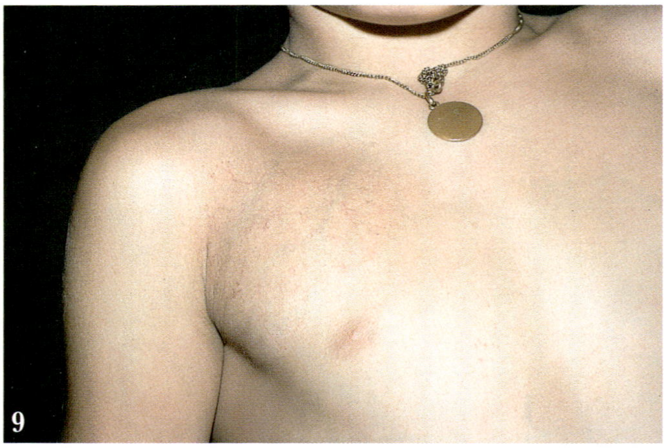

9

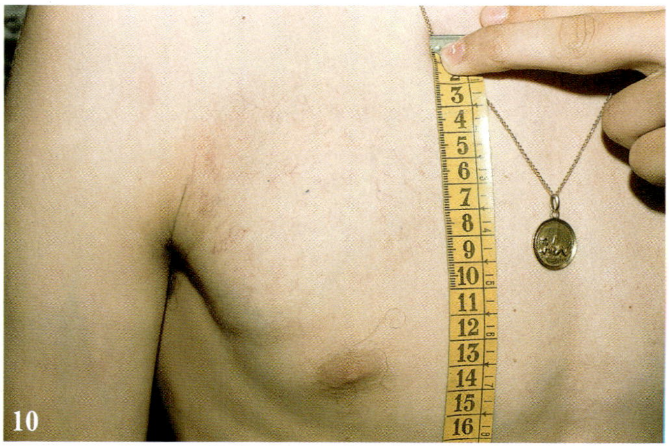

10

Los hemangiomas *profundos* están localizados más profundamente, afectando la dermis y tejido celular subcutáneo. Se aprecian como masas rojo azuladas, más difusas, con bordes no tan bien definidos y consistencia elástica; puede notarse un aumento de la temperatura local. Estas lesiones pueden estar cubiertas por piel normal, (Figs. 11, 12) a la edad de 1 mes y 10 meses, respectivamente, donde se aprecia su excelente evolución.

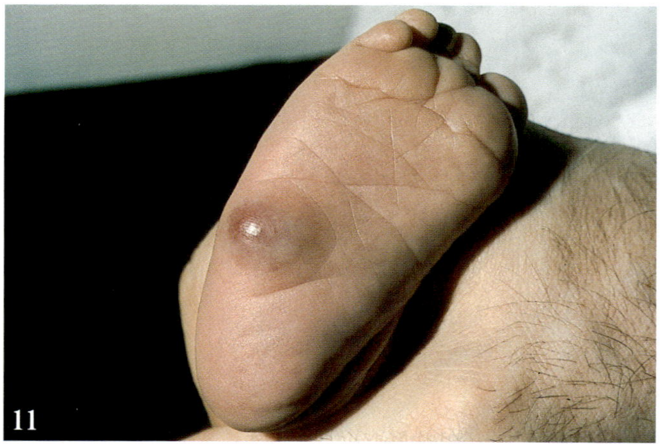

11

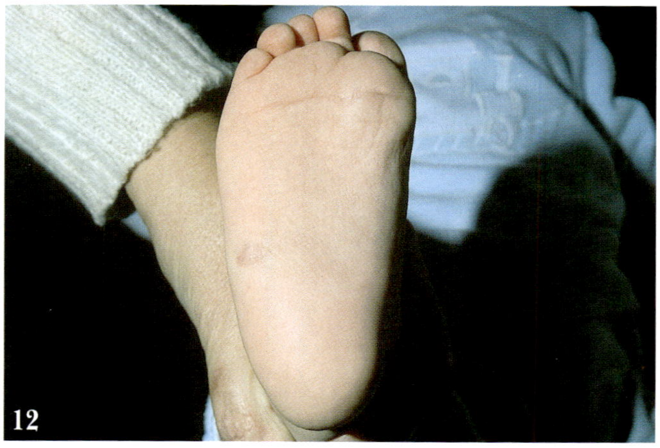

12

O la piel que cubre al hemangioma puede tener un tono azulado y/o pequeñas dilataciones vasculares que ayudan al diagnóstico (Figs. 13, 14).

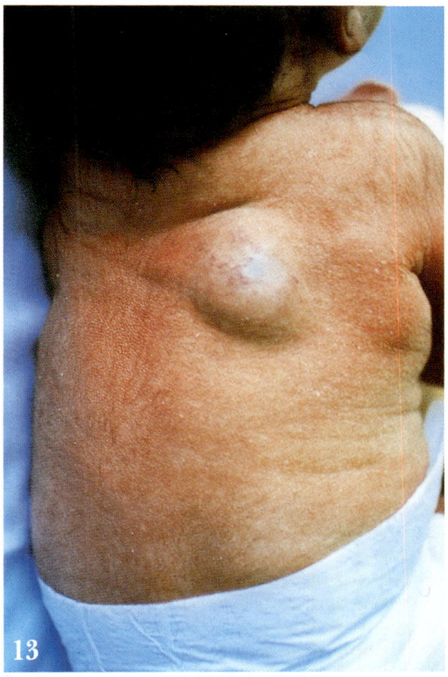
13

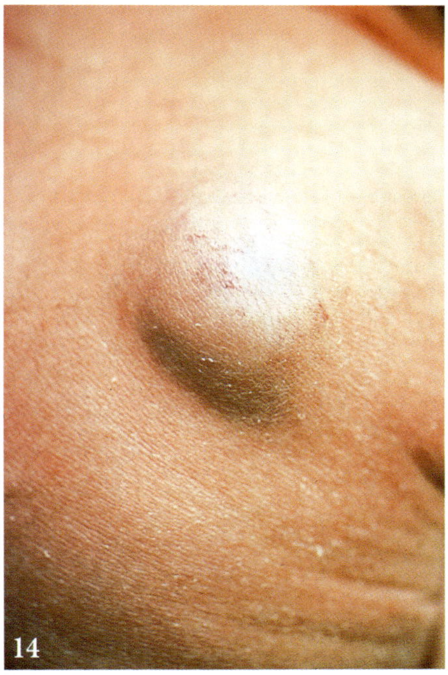
14

El hemangioma *mixto* es el subtipo de hemangioma más frecuente, es una tumoración más o menos abultada y su componente superficial de color rojo intenso suele aparecer antes que su componente profundo, responsable del volumen de la lesión. Figs. 15, 16: lactante de 3 ½ meses de edad con hemangioma mixto; apareció al mes de edad.

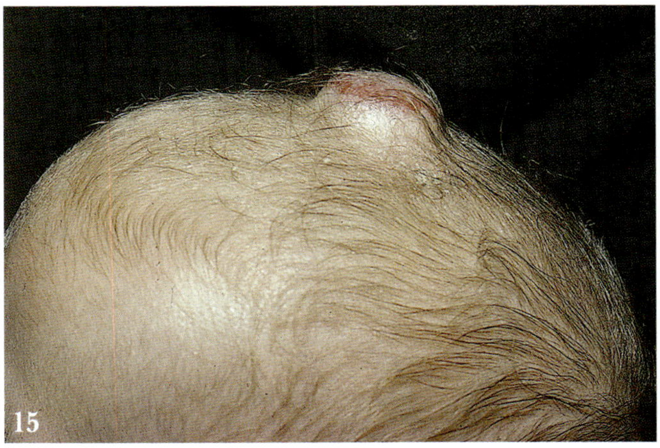
15

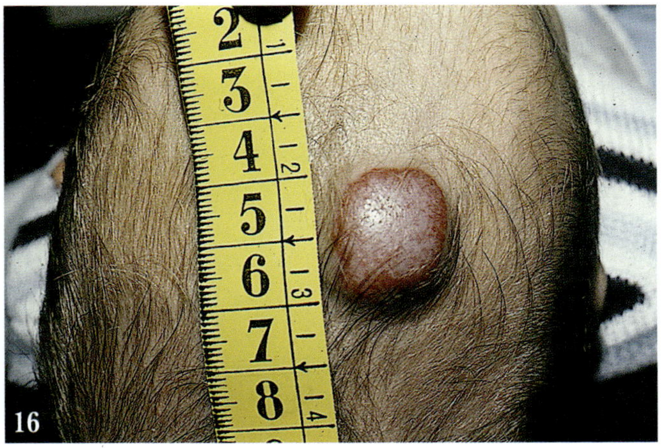
16

Evolución: clásicamente, la evolución de los hemangiomas se divide en fases: *proliferativa, reposo, involución*. *Fase proliferativa*: esta fase de crecimiento rápido se presenta desde 1-2 meses de edad hasta los 6-9 meses. Esta fase de rápido crecimiento es una característica de los hemangiomas infantiles comunes. *Fase de estabilización o reposo*: posteriormente el crecimiento se ralentiza y se equilibra con el crecimiento del lactante, de forma que el hemangioma infantil alcanza su máximo tamaño aproximadamente, para los 9-12 meses. No obstante, es extremadamente difícil predecir el crecimiento de un hemangioma en particular, debido a que un pequeño porcentaje pueden crecer hasta el año o incluso más, excepcionalmente hasta los 18-24 meses. *Fase de involución*: de forma similar, el comienzo de la fase involutiva puede ser impredecible, aunque comúnmente tiene lugar a partir de los 12-18 meses. En los hemangiomas superficiales la involución es anunciada por un cambio de color, del rojo brillante a un tono más apagado. El proceso característicamente se inicia por el centro y se extiende hacia la periferia. Las lesiones profundas se vuelven menos azuladas y calientes.

La involución completa se estima a un ritmo del 10% por año, para los 5 años, aproximadamente han involucionado el 50%, el 70% para los siete años y el 90% a los nueve años. Involución no es sinónimo de resolución total con piel normal. Hasta un 50% de los casos pueden dejar lesiones residuales menores como telangiectasias, piel atrófica o de coloración amarillenta (piel de naranja) o cambios más significativos, como piel redundante o cicatriz, especialmente si se produjo ulceración. La involución espontánea no se correlaciona ni con el tamaño ni con el lugar de localización.

Siempre que el diagnóstico sea correcto y se trate de verdaderos hemangiomas infantiles proliferativos, a pesar de su tamaño, los resultados estéticos, habitualmente suelen ser aceptables, controlando bien con propranolol o corticoides la fase de brote, haciendo bueno el viejo dicho "el mejor cirujano es la naturaleza". En el varón de las Figs. 17- 20, a los 4 meses de edad, 1 año, 2 años y 7,5 años, respectivamente, se aprecia la favorable evolución, salvo la piel atrófica, redundante, utilizando corticoides durante cortos períodos, en su fase proliferativa.

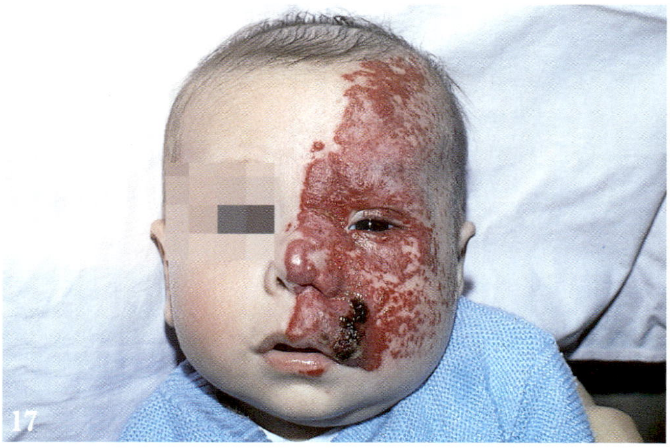
17

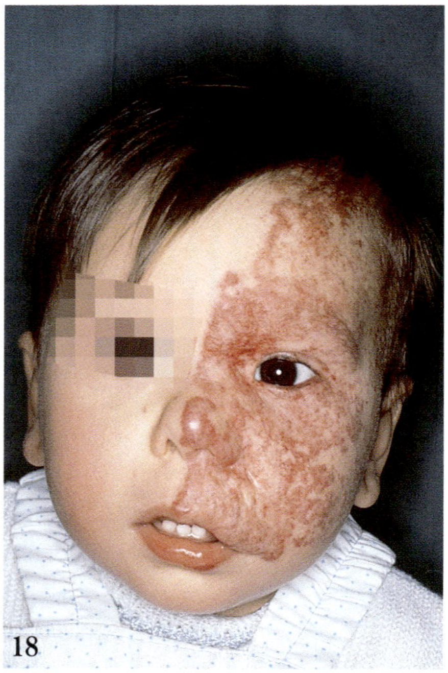
18

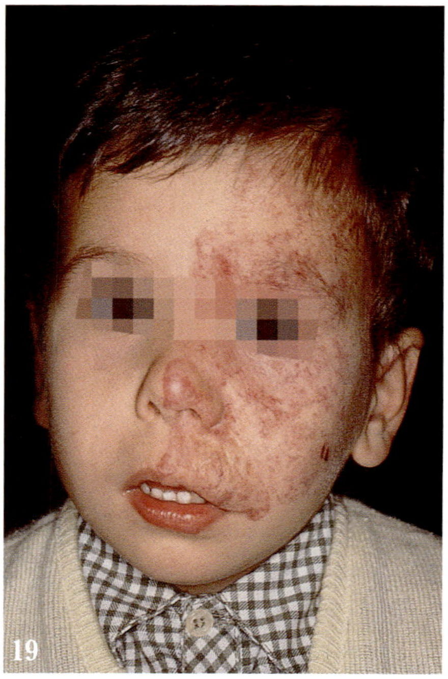
19

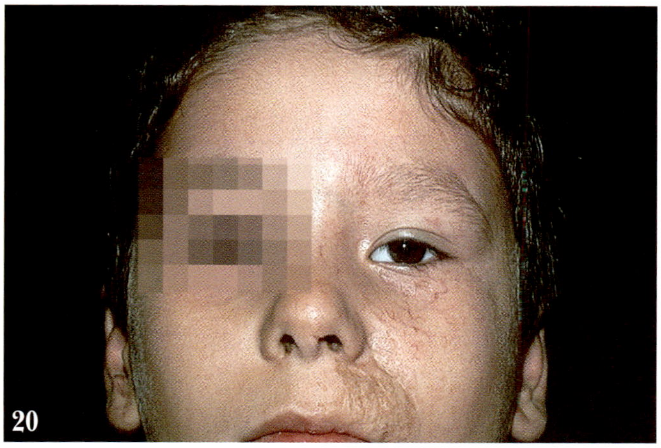
20

El riesgo en cuanto a hacer un pronóstico demasiado optimista a la familia es que en el período neonatal confundamos una malformación vascular, con su impredecible evolución, con un hemangioma proliferativo, como se aprecia en las Figs. 21, 22, que muestran a un lactante de 2 meses con extensa ulceración y pérdida del pabellón auricular izquierdo.

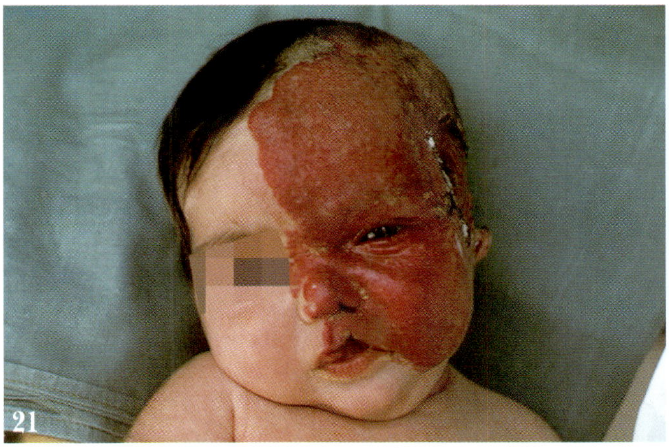

21

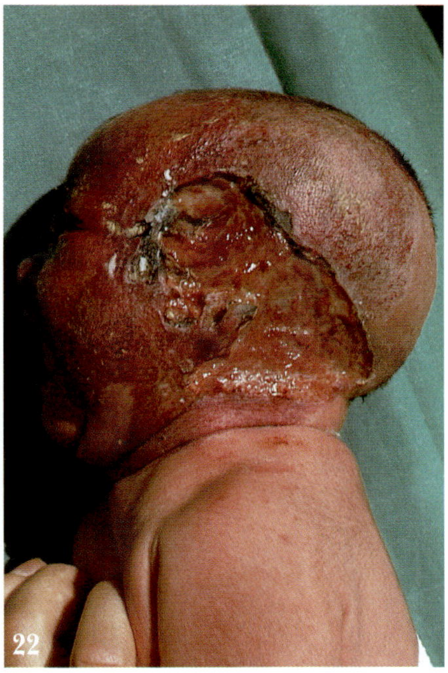

22

Hemangiomas que requieren especial atención

Por su localización y/o morfología hay hemangiomas proliferativos que requieren una vigilancia y/o actitud especial. Si asienta en la nariz, el hemangioma proliferativo puede producir deformidades estéticas que aconsejen tratamiento precoz farmacológico. Fig. 23: lactante con hemangioma en la punta de la nariz (nariz de Cyrano).

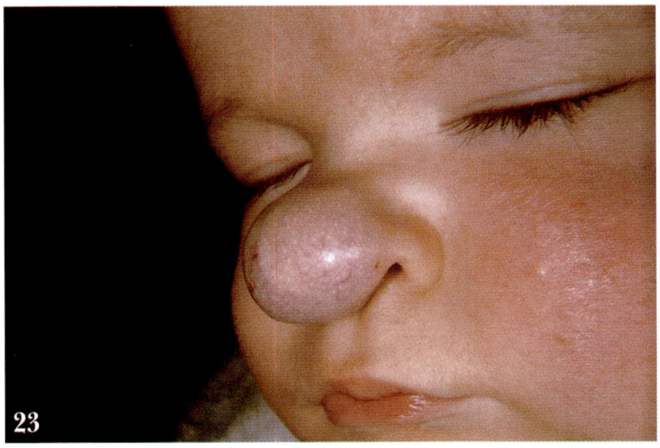

23

Los hemangiomas *periorbitarios* requieren especial atención en su evolución con una conducta más intervencionista. El riesgo estriba en la posibilidad de que el hemangioma produzca una oclusión parcial o completa de la hendidura palpebral, la cual, de producirse en estas primeras semanas de la vida, es devastadora para la visión futura. Si el hemangioma asienta en el párpado superior hay mayor riesgo de secuelas. La ambliopía, o visión reducida del ojo afecto por deprivación visual, puede alcanzar según las series hasta el 43-60% de los niños, pero probablemente este porcentaje sobreestime la realidad, debido a la selección de los pacientes. El hemangioma puede producir astigmatismo debido a la presión que ejerce el crecimiento del tumor sobre el globo ocular, haciendo que la curvatura de la córnea sea irregular. Para prevenir la potencial pérdida de visión, todo niño con un hemangioma periorbitario que obstruya el eje visual, debe ser referido a un oftalmólogo con experiencia en estos cuadros. Fig. 24: lactante de 6 meses de edad en tratamiento con corticoides orales para control de su hemangioma, posteriormente fue necesario intervenirlo quirúrgicamente a los 4 años (Fig. 25), con excelente resultado estético, aspecto a los 7 años (Fig. 26).

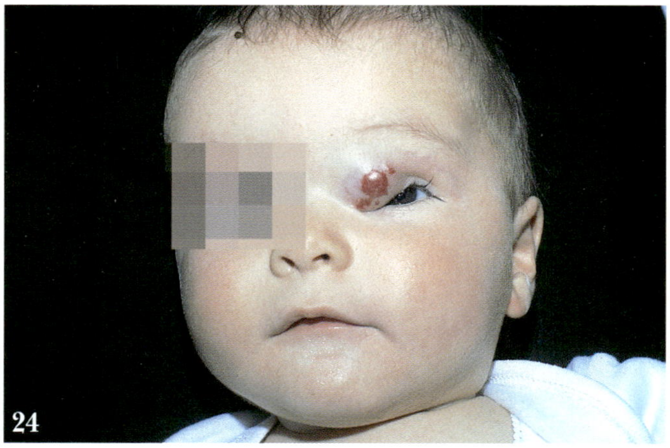
24

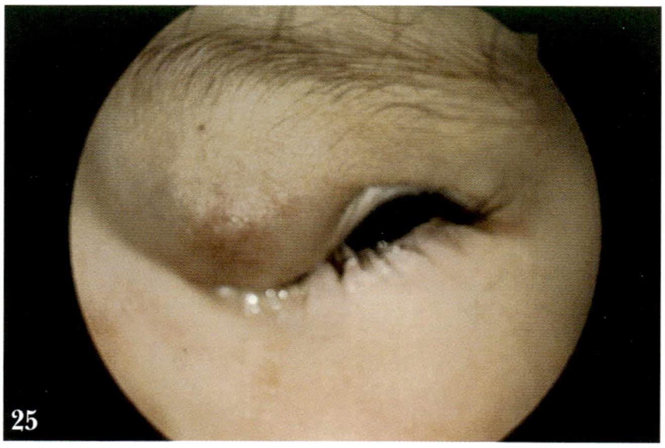
25

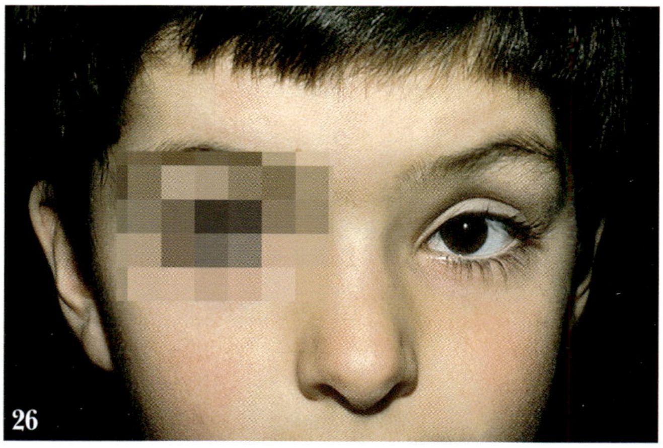
26

La presencia de un hemangioma en la *región lumbosacra* debe alertar al médico de la posibilidad de disrafismo espinal o anomalías genitourinarias. La piel que recubre la región lumbosacra tiene un desarrollo íntimamente ligado con el tubo neural. Este hemangioma es uno de los marcadores cutáneos asociado a disrafismo espinal oculto (cap. 3). El 51% de los pacientes con hemangioma en línea media lumbosacra evaluado por RM (técnica de elección) presentaban anomalías espinales (hemangioma o lipoma intraespinal, malformación estructural de la médula o médula anclada) y de ellos, en el 35% el hemagioma lumbosacro era el único signo de disrafismo. Otras anomalías asociadas incluyen anomalías anorrectales, del tracto urinario o de los genitales externos, malformaciones que pueden ser evidentes al nacimiento.

Los hemangiomas proliferativos de la *vía aérea* son raros, pero suponen un riesgo vital por la posibilidad de obstrucción de la vía aérea. Pueden ser aislados pero al menos el 50% cursan asociados con lesiones cutáneas. Existe un mayor riesgo de afectación de la vía aérea, en el lactante con un hemangioma proliferativo tipo placa localizado en la región mandibular y cuello (distribución tipo "barba") (Figs. 27, 28). Estos lactantes necesitan una estrecha vigilancia, sobre todo los 3-4 primeros meses de la vida, para detectar posibles signos de *distress* respiratorio.

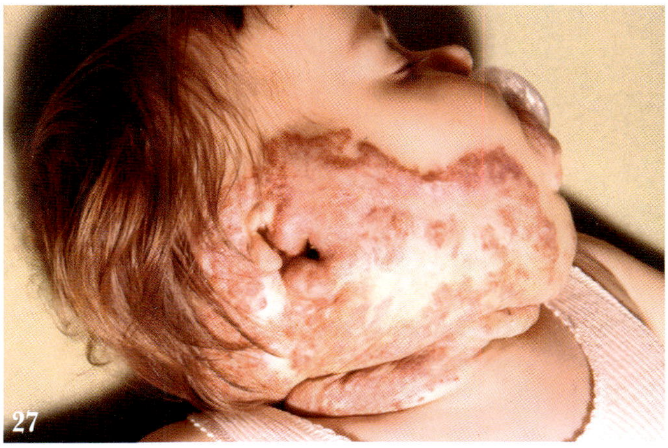

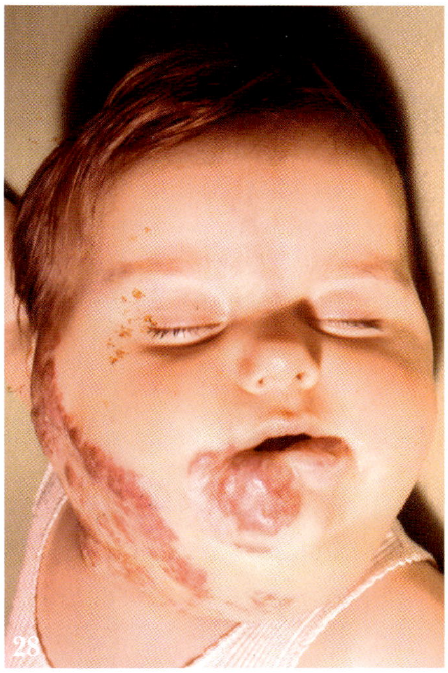

Diagnóstico

Los hemangiomas infantiles comunes superficiales habitualmente son sencillos de diagnosticar y es difícil confundirlos con otro tipo de lesiones. Su aspecto clínico, su característica aparición al poco de nacer y su rápido crecimiento durante las primeras semanas, suele ser suficiente para establecer el diagnóstico.

El diagnóstico de los hemangiomas infantiles depende en gran medida del tiempo de evolución del mismo en el momento de la consulta. Puede ser difícil de establecer en la primera visita, si el paciente consulta muy pronto y es necesario esperar unas semanas para ver la evolución de su crecimiento.

Los hemangiomas infantiles profundos pueden ser particularmente difíciles de diferenciar de otros tumores o malformaciones vasculares. Más del 90% de las anomalías vasculares se pueden clasificar como hemangiomas o malformaciones vasculares basándonos exclusivamente en la historia y exploración clínica. En una minoría de casos el diagnóstico puede quedar en cuestión, la observación clínica de su evolución puede ayudarnos a distinguir el hemangioma proliferativo de otros procesos más estáticos. La mayor dificultad para el diagnóstico diferencial de los hemangiomas infantiles se presenta con procesos que están presentes al nacimiento

En la actualidad disponemos de un marcador inmunohistoquímico específico de los hemangiomas proliferativos, la proteína transportadora de la glucosa (GLUT-1). Este marcador nos permite diferenciar a los hemangiomas proliferativos (GLUT-1 positivos), del resto de las anomalías vasculares y tumores vasculares de la infancia que son GLUT-1 negativos

Diagnóstico diferencial

Malformación vascular telengiectásica: puede confundirse fácilmente con un hemangioma infantil de presentación telangiectásica. Una observación prolongada en el tiempo nos despejará las dudas.

Malformación linfática: los hemangiomas infantiles profundos pueden confundirse con malformaciones linfáticas. Su evolución temporal nos aclarará el diagnóstico.

Miofibromatosis infantil: puede simular un tumor vascular, pero es firme a la palpación y se diferencia por su histopatología.

Rabdomiosarcoma: es el sarcoma más frecuente de la temprana infancia, puede presentarse en el recién nacido como una masa cutánea de color rojo que crece rápidamente, localizada habitualmente en cabeza y cuello. Puede ser muy difícil diferenciarlo clínicamente de un hemangioma profundo

Glioma nasal: lesión congénita compuesta de tejido cerebral extracraneal y meninges que habitualmente emerge en la región glabelar como un nódulo eritematoso grisáceo.

- Chiller KG, Passaro D, Frieden IJ. Hemangiomas of infancy: clinical characteristics, morphologic subtypes, and their relationship to race, ethnicity, and sex. Arch Dermatol. 2002; 138: 1567-76.
- Bruckner AL, Frieden IJ. Hemangiomas of infancy. J Am Acad Dermatol. 2003; 48: 477-93.
- Bruckner AL, Frieden IJ. Infantile hemangiomas. J Am Acad Dermatol. 2006; 55: 671-82.
- Holland KE, Drolet BA. Infantile hemangioma. Pediatr Clin N Am. 2010; 57: 1069-83.
- Baselga E. Protocolo de actuación diagnóstica de los angiomas en la infancia. Piel. 2008; 23: 249-57.
- North PE, Waner M, Mizeracki A, Mrak RE, Nicholas R, Kincannon J, et al. A unique microvascular phenotype shared by juvenile hemangiomas and human placenta. Arch Dermatol. 2001; 137: 559-70.
- López Gutiérrez JC, Tovar JA, Patrón M. Impacto de la aplicación del marcador GLUT-1 en el diagnóstico y tratamiento de las anomalías vasculares congénitas. Cir Pediatr. 2005; 18: 113-20.

Hemangioma facial. Síndrome de PHACE

Phace es un acrónimo acuñado para describir un síndrome neurocutáneo que engloba las siguientes manifestaciones (***p****osterior fossa defects,* ***h****emangiomas,* ***a****rterial anomaly,* ***c****ardiac defects,* ***c****oarctation aorta,* ***e****ye anomalies,* ***s****ternal defect*). Se desconoce su mecanismo patogénico, pero se cree que el error del desarrollo debe producirse al inicio de la gestación lo que explicaría la coexistencia de anomalías de la piel, corazón y SNC.

Cuadro clínico

Se conoce como síndrome de PHACE la presencia de un hemangioma facial, grande, tipo placa, de distribución segmentaria asociado con alguna de las anomalías que componen el acrónimo. Es el mismo cuadro descrito con anterioridad por Pascual-Castroviejo (síndrome de Pascual-Castroviejo tipo II). Es llamativa la preponderancia femenina (90%) de los casos y el 70% de los pacientes solo presentan una anomalía asociada, la cual suele ser ipsilateral con el hemangioma, siendo la malformación estructural más frecuente la de Dandy-Walker. De los pacientes con hemangiomas faciales segmentarios que cumplen los criterios descritos, el 20% están afectos de un síndrome de PHACE, siendo la anomalía más frecuente las alteraciones de los vasos cerebrales. Estos hemangiomas son GLUT-1 positivos.

Figs. 29, 30: niña de 2 meses con hemangioma tipo placa en región fronto-temporal asociado a coartación de la aorta (síndrome de Phace). Fig. 31: a los 7 años. En la actualidad se piensa que este síndrome puede ser tan frecuente como el Sturge-Weber. Si el hemangioma es de localización frontonasal, el mayor riesgo es la asociación de anomalías estructurales cerebrales y anomalías cerebrovasculares. Si asienta en el segmento mandibular el riesgo cerebral es bajo, siendo la asociación de defectos cardiacos, del arco aórtico y de la vía aérea, los principales riesgos.

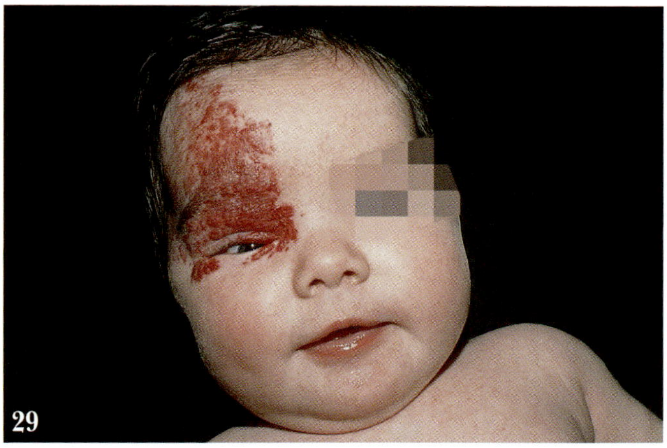

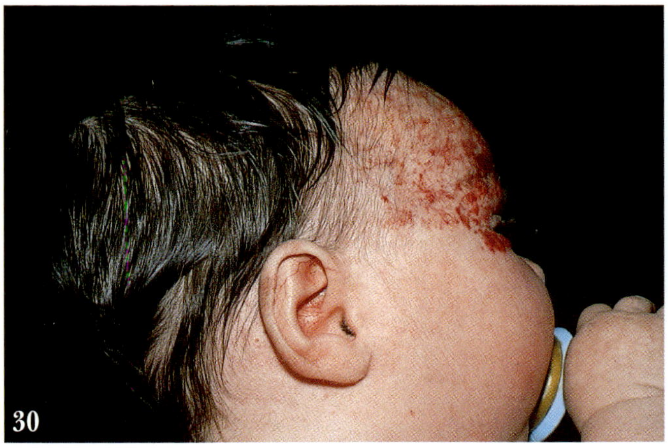

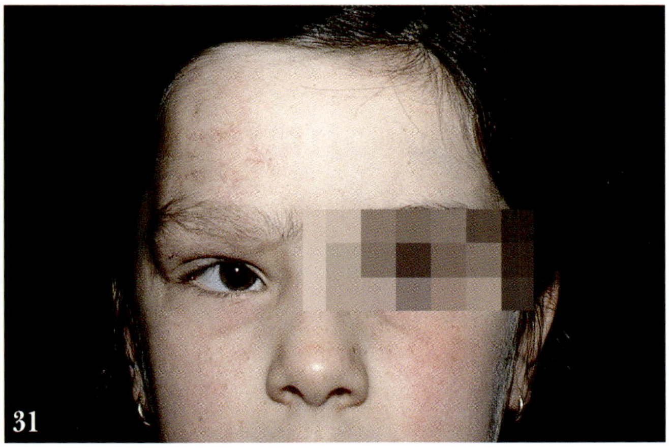

Se debe practicar, una valoración completa (oftalmológica, cardiaca y neurológica) de todo hemangioma infantil con aspecto de placa, que ocupe gran extensión de la cara por el temor de que se trate de un síndrome de PHACE. Se aconseja la práctica de una RM craneal a los 3 meses de edad o al ser visto por primera vez si es mayor de esta edad y la posibilidad de realizar una RM torácica para descartar anomalías del arco aórtico.

Diagnóstico

Un panel de expertos en 2009, aconseja los siguientes criterios diagnósticos, recogidos en la tabla II, para el síndrome de PHACE.

El diagnóstico de síndrome de PHACE exige la presencia de un hemangioma segmentario o hemangioma en la cabeza (cara, cuero cabelludo) superior a 5 cm^2. más 1 criterio mayor o 2 criterios menores.

Posible síndrome de PHACE: hemangioma facial > 5 cm de diámetro más 1 criterio menor, hemangioma del cuello o zona superior del torso más 1 criterio mayor o 2 criterios menores; o no hemangioma más 2 criterios mayores.

Es importante señalar que, a efectos diagnósticos, ≥ 1 anomalías en un órgano se contabiliza como un único criterio.

TABLA II. Criterios diagnósticos del síndrome de PHACE.

Órgano	Criterios mayores	Criterios menores
Cerebrovascular	Anomalía de las arterias cerebrales mayores	Persistencia arteria embrionaria diferente de la arteria trigeminal
Estructura cerebral	Anomalía fosa posterior	Intensificación lesión extra-axial con hechos consistentes con hemangioma intracraneal
Cardiovascular	Anomalía arco aórtico	Defecto septo ventricular
Ojo	Anomalía segmento posterior	Anomalía segmento anterior
Ventral o línea media	Defecto esternón	Hipopituitarismo Ectopia tiroidea

- Metry DW, Dowd CF, Barkovich AJ, Frieden IJ. The many faces of PHACE syndrome. J Pediatr. 2001; 139: 117-23.
- Metry DW, Garzon MC, Drolet BA, Frommelt P, Haggstrom A, Hall J, et al. PHACE syndrome: current knowledge, future directions. Pediatric Dermatol. 2009; 26: 381-98.
- Metry D, Heyer G, Hess C, Garzón M, Haggstrom A, Frommelt P, et al. Consensus statement on diagnostic criteria for PHACE syndrome. Pediatrics. 2009, 124: 1447-56.
- Pascual-Castroviejo. Síndrome de Pascual-Castroviejo tipo II (SP-CII) vs. PHACE. Piel. 2010; 25: 421-32.

Hemangioma congénito

Por definición, esta solitaria lesión vascular está presente al nacimiento. El hemangioma congénito es un tumor vascular cuya fase proliferativa se produce en la época prenatal, presentando un completo desarrollo al nacimiento. Representa una entidad distinta del clásico hemangioma proliferativo infantil, el hemangioma congénito es GLUT-1 negativo y puede ser detectado mediante ecografía de alta resolución, tan precozmente como en el 2º trimestre de gestación. Se distinguen dos variedades clínicas con diferente historia natural: los rápidamente involutivos y los no involutivos.

Cuadro clínico

Hemangioma congénito rápidamente involutivo (RICH) (*rapid involuting congenital hemangioma*) definido por su rápida involución y regresión completa espontánea para el año de edad; puede dejar como secuela una zona de piel redundante o atrófica. Su localización predilecta es en las extremidades, cabeza o cuello. Suelen presentarse como tumoraciones exofíticas de superficie aplanada con telangiectasias en ella y a veces ulceración central, o bien como un tumor rosado-violáceo, firme, rodeado de un halo pálido, con frecuencia localizado en una extremidad inferior como los dos casos recogidos en los recién nacidos de las Figs. 32-35. En la Fig. 36 tomada a los 18 meses de edad, se aprecia la práctica involución total, espontánea del tumor del recién nacido de las Figs. 34, 35.

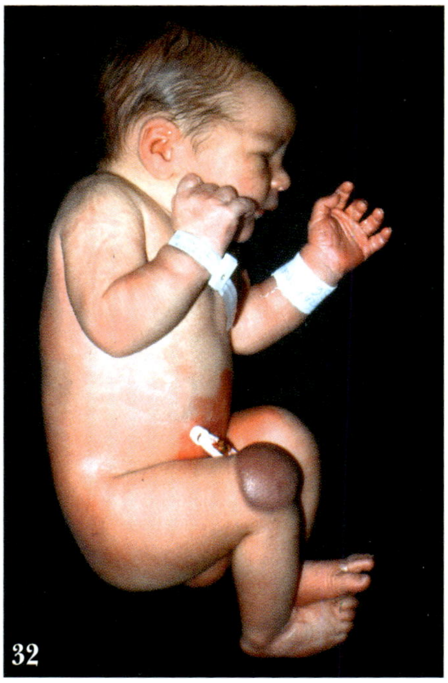

32

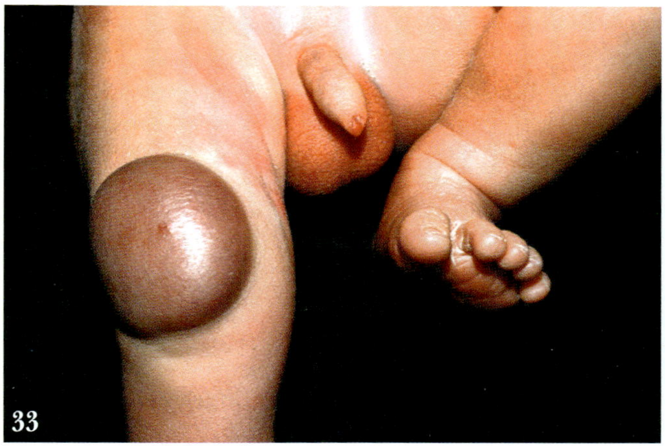
33

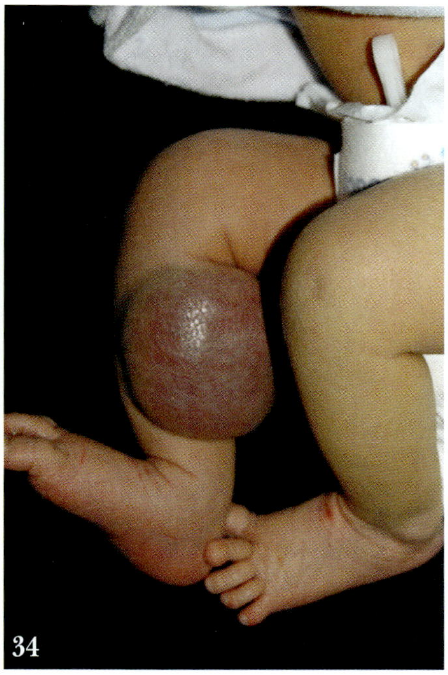
34

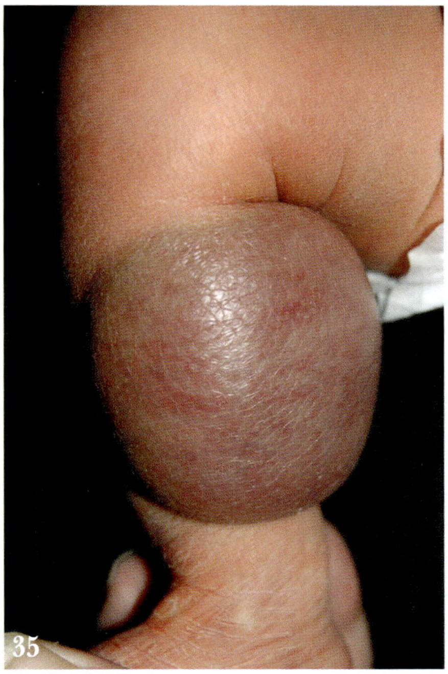
35

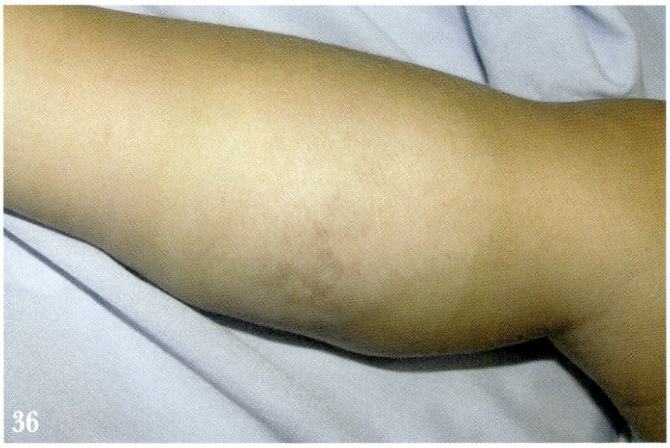
36

Hemangioma congénito no involutivo (NICH) (*no involuting congenital hemangioma*): el hemangioma del nacimiento crece al compás del crecimiento del niño y no involuciona espontáneamente. Clínicamente se presenta como una placa o tumoración redonda u oval, poco elevada, de color rosa-azul-violeta, con gruesas telangiectasias centrales y palidez periférica. La lesión es más caliente que la piel que la circunda y en ocasiones se aprecian gruesas venas de drenaje en su periferia.

Las exploraciones complementarias recomendadas para los hemagiomas congénitos son: a) eco-Doppler, en la que tanto los RICH como los NICH aparecen como lesiones heterogéneas de flujo elevado, con vasos visibles, en ocasiones se detectan calcificaciones, especialmente en los RICH; en los NICH no es infrecuente detectar *shunts* arterio-venosos; y b) tomografía computarizada y resonancia magnética, en las que la imagen puede ser muy similar a la de los hemangiomas comunes de la infancia, pero más heterogénea y con vasos que dan vacío de señal de mayor tamaño.

El seguimiento clínico del tumor vascular nos dirá la última palabra sobre a qué tipo de hemangioma congénito pertenece.

Diagnóstico

El diagnóstico de los hemangiomas congénitos se basa en la clínica, con el sostén de los hallazgos ecográficos y de la RM. Inicialmente puede ser suficiente como técnica de imagen, una eco-Doppler, sobre todo si se detectan vasos (especialmente venas) y calcificaciones.

Diagnóstico diferencial

Fibrosarcoma/Miofibromatosis infantil: se requiere biopsia para diferenciar los hemangiomas congénitos de otras neoplasias, como *fibrosarcoma* y *miofibromatosis infantil*.

- Browning JC, Metry DW. Rapidly involuting congenital hemangioma: case report and review of the literature. Dermatol Online J. 2008; 14(4): 11.
- Stein JA, Heidary N, Pulitzer M, Schaffer JV, North P. Noninvoluting congenital hemangioma. Dermatol Online J. 2008; 14(5): 7.
- North PE, Waner M, James CA, Mizeracki A, Frieden IL, Mihm Mc. Congenital non progressive hemangioma: a distinct clinicopathologic entity unlike infantile hemangioma. Arch Dermatol. 2001; 137: 1607-20.

Granuloma piógeno

Es un tumor vascular benigno, relativamente común de la piel y mucosas cuyo preciso mecanismo de desarrollo se desconoce. Representa aproximadamente el 5% de los nódulos cutáneos de los niños. Su cuadro histopatológico es muy característico, es un hemangioma capilar lobular, formado por capilares dilatados y abundante estroma rico en mucina. Su nombre es equívoco ya que ni es piogénico (infección bacteriana purulenta) ni granulomatoso, se trata de una proliferación benigna capilar con una característica disposición lobular.

Cuadro clínico

Se presenta como una lesión solitaria, pápulo-nodular, sésil o pedunculada, friable, de color rojo brillante, de 5 mm-1 o 2 cm de diámetro, que sangra con facilidad al menor traumatismo. Más del 75% son menores de 1 cm de diámetro. Algunas veces se aprecia un collarete de hiperqueratosis en el lugar de su unión con la piel sana. Con frecuencia presenta erosión, ulceración, hemorragia o formación de costras. Su superficie puede ser exudativa y costrosa o estar completamente epitelizada. Las hemorragias son muy frecuentes e incluso en lesiones pequeñas pueden ser severas y sin respuesta a la presión o cauterización. El granuloma piógeno, habitualmente, crece rápidamente alcanzando su máximo tamaño en unas pocas semanas. Son relativamente frecuentes en los niños, la mayor parte de ellos aparecen antes de los 5 años y el 12,4% antes del año de edad. Aunque pueden aparecer en cualquier lugar de la superficie cutánea, los 2/3 de las lesiones asientan en cara y cuello, sobre todo en la mejilla. La mayoría (88,2%) asientan en la piel y el resto en la mucosa de la cavidad oral y en la conjuntiva. La mayor parte de los pacientes (72,4%) no tienen historia de alteración cutánea preexistente o trauma. Fig. 37: pápula de color rojo, de superficie lisa, brillante, que sangra con facilidad. Desde el punto de vista clínico se asemejan a los hemangiomas pequeños.

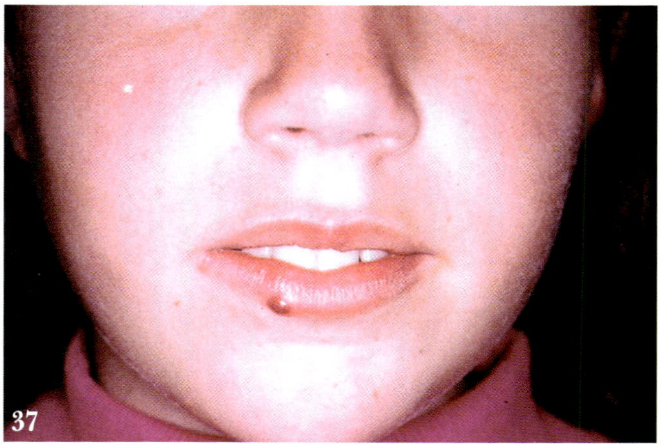
37

Fig. 38: nódulo firme, de color rojo oscuro, solitario, de 1 cm de diámetro, superficie lisa y brillante, que sangra con facilidad (Fig. 39). Puede presentarse, con aspecto de nódulo ligeramente pedunculado de color rojo en el ombligo de un lactante (Fig. 40).

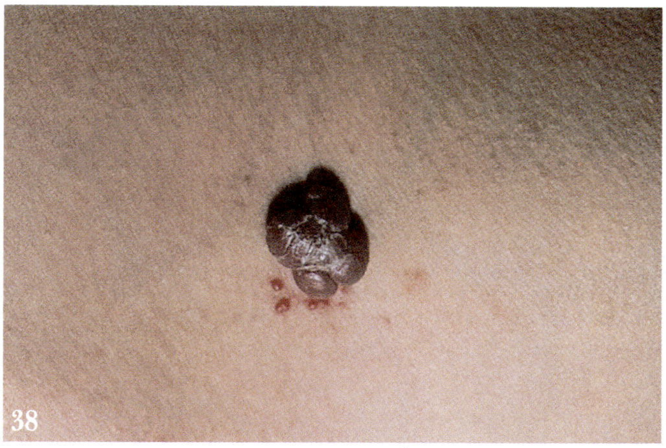
38

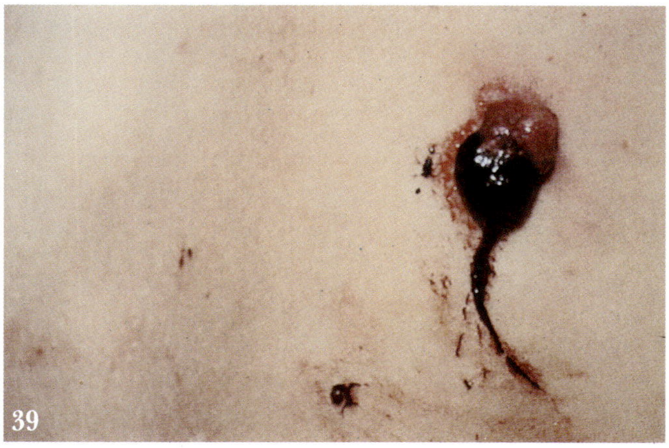
39

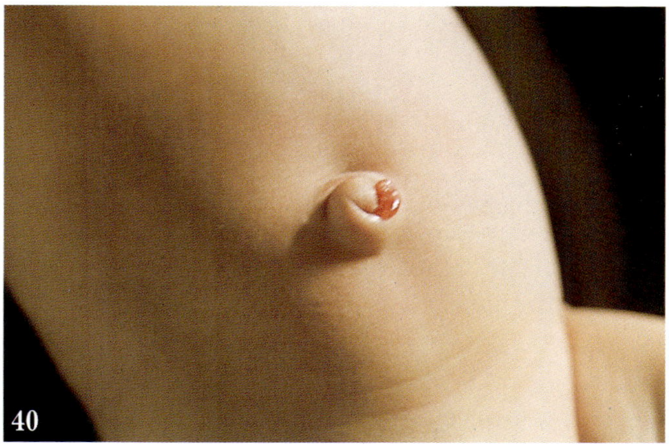
40

Figs. 41, 42: tumoración sólida, excrecente, circunscrita, de 2,5 cm de diámetro, de color rojo, superficie epitelizada y collarete de hiperqueratosis en su unión con la piel sana.

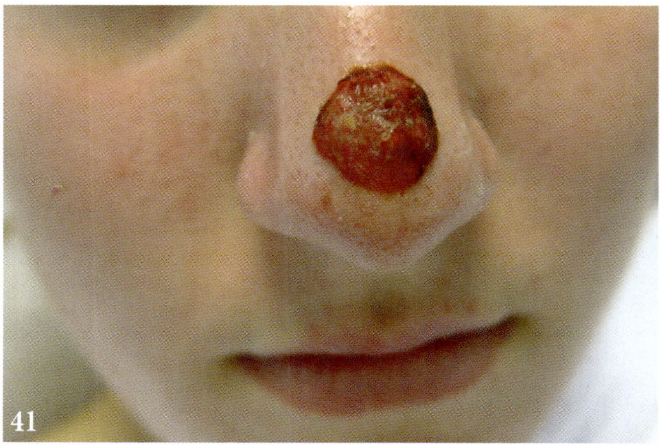
41

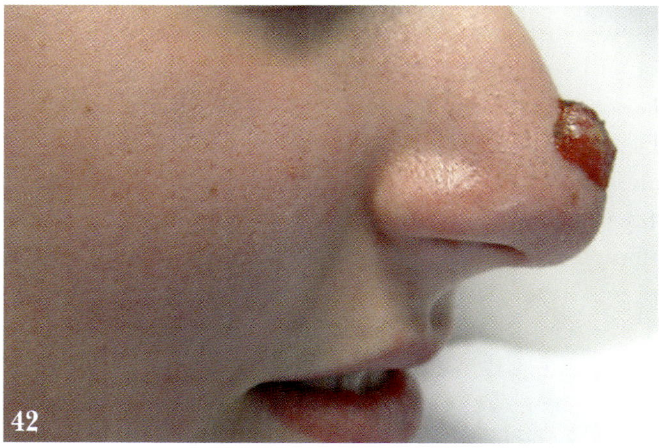
42

Diagnóstico

El diagnóstico clínico es sencillo, se basa en la historia y hallazgos físicos característicos. Pápula cupuliforme o pedunculada, de color rojo, que se desarrolla rápidamente y sangra con facilidad.

Diagnóstico diferencial

Hemangioma infantil común o proliferativo: es con lo que con más frecuencia se confunde. Los dos procesos aparecen temprano en la infancia como masas vasculares de crecimiento rápido. Sin embargo, las hemorragias repetidas y significativas en los hemangiomas infantiles comunes son raras y, en general, dichas hemorragias se detienen mediante presión fija en 5-10 minutos, en contraste con la dificultad de cohibir la hemorragia en el granuloma piógeno. Además, los granulomas piógenos no suelen presentar involución espontánea.

Pólipos onfalomesentéricos: el granuloma piógeno umbilical debe distinguirse de los pólipos onfalomesentéricos o del uraco, explorando la posibilidad de la persistencia de los citados conductos (cap. 3).

- Patrice SJ, Wis K, Mulliken JB. Pyogenic granuloma (capillary lobular hemangioma) a clinicopathologic study of 178 cases. Pediatr Dermatol. 1991; 8: 267-76.
- Frieden IJ, Esterly NB. Pyogenic granulomas in infancy masquerading as strawberry hemangiomas Pediatrics. 1992; 90: 989-91.
- Pagliai KA, Cohen BA. Pyogenic granuloma in children. Pediatr Dermatol. 2004; 21: 10-3.

Síndrome de Kasabach-Merrit

El síndrome de Kasabach-Merrit (SKM) consiste en una combinación de tumor vascular complejo con coagulopatía intravascular diseminada, desencadenada por trombocitopenia secundaria al secuestro plaquetario en el interior de la anomalía vascular. La plaquetopenia es el signo distintivo del proceso. Se presenta habitualmente en el lactante o niño pequeño y es un síndrome con elevado riesgo vital con una mortalidad del 10-30%. La anomalía vascular que desencadena el SKM no es el hemangioma infantil común, habitualmente se trata de un hemangioendotelioma kaposiforme o un angioma de células en penacho.

Cuadro clínico

Aproximadamente, el 50% de los casos de SKM está asociado a un tumor vascular diagnosticado al nacimiento y el 90% de los casos de SKM publicados han sido diagnosticados dentro del primer año de vida. Ambos sexos son igualmente afectados. Antes del desarrollo del SKM, la presentación clínica del tumor vascular es muy variable. Puede tener un aspecto similar a una placa de color rojo, azulado o amarillento, a menudo congénita o aparecida al poco tiempo del nacimiento o encontrarnos con una historia de tumor prenatal detectado por ecografía, que requiere de estudio histopatológico para su identificación. La mayor parte de estos tumores afectan al tejido celular subcutáneo y estructuras profundas y son localmente invasivos. La piel que lo recubre se describe como de color rojo oscuro a púrpura con un anillo equimótico en progresión. El tumor, a menudo, es caliente y con sensación de piel curtida y nodular al tacto La lesión vascular habitualmente es cutánea, raramente se localiza en una víscera. El paciente tipo es un lactante o niño pequeño que inicialmente presenta una lesión tumoral cutánea sensible de color rojo oscuro o azulado y que bruscamente ha sufrido un aumento súbito del volumen del tumor que adquiere una consistencia leñosa con coloración hemorrágica de la piel que lo cubre. Los signos clínicos que deben alertar al médico de la posibilidad de una coagulación intravascular diseminada son, la palidez debida a la anemia secundaria a la hemorragia y anemia hemolítica microangiopática, aparición espontánea de petequias y equimosis, hematuria, epistaxis. Inicialmente las lesiones hemorrágicas están restringidas al área del tumor pero posteriormente se hacen más generalizadas. Curado su proceso hematológico el tumor se reduce, pero persisten restos del tumor vascular en una fase de inactividad. El aspecto de estos resto tumorales varía desde una mancha pseudo vino de Oporto con áreas infiltradas, pápulas y nódulos a una placa mal delimitada de aspecto fibrótico.

Figs. 43, 44: lactante de 3 meses, a su ingreso, con tumoración vascular mal definida, localizada en región del omoplato y hombro derechos; la tumoración ha experimentado un cambio súbito, aumento de volumen, consistencia leñosa con expansión de la superficie cutánea que presenta una coloración rojo oscura con zonas equimóticas y hemorrágicas. Figs. 45, 46: a los 6 días del ingreso, la zona cutánea de color rojo oscuro, equimótica, llega a ocupar la cara anterior del tórax y parte del abdomen y cara.

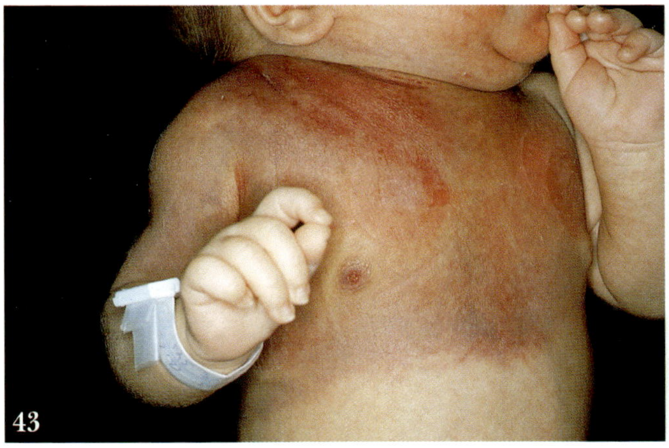
43

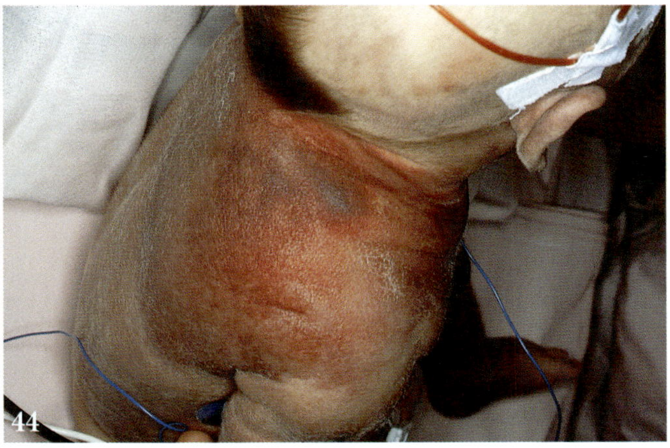
44

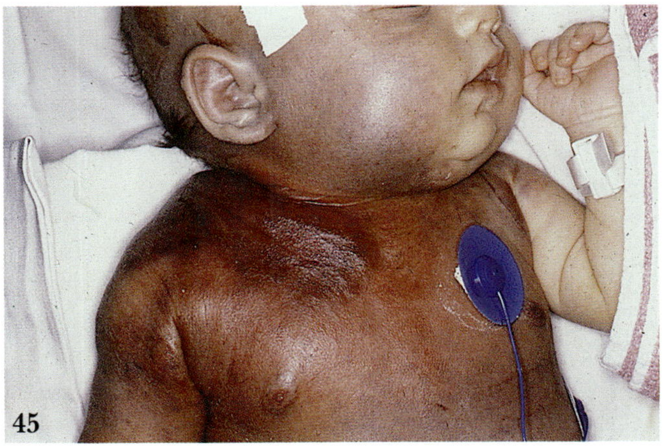
45

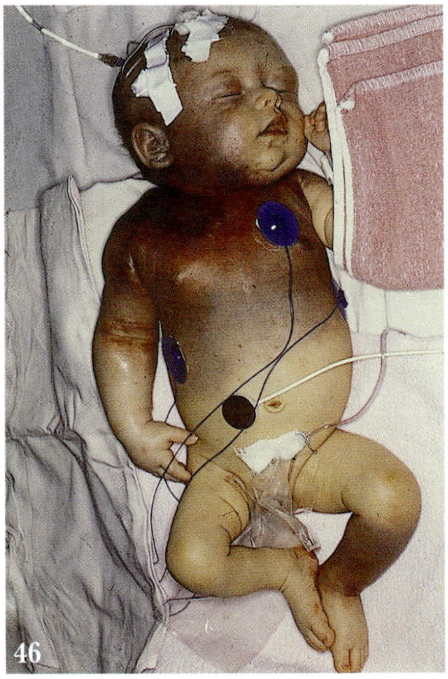
46

Fig. 47: al año de evolución presenta un voluminoso tumor vascular de límites más precisos, de coloración rojo pálido y pequeñas dilataciones vasculares superficiales. Figs. 48, 49: a los 8 años de edad, restan como secuelas, atrofia cutánea y fibrosis de partes blandas del hombro derecho; se aprecia cicatriz de traqueotomía.

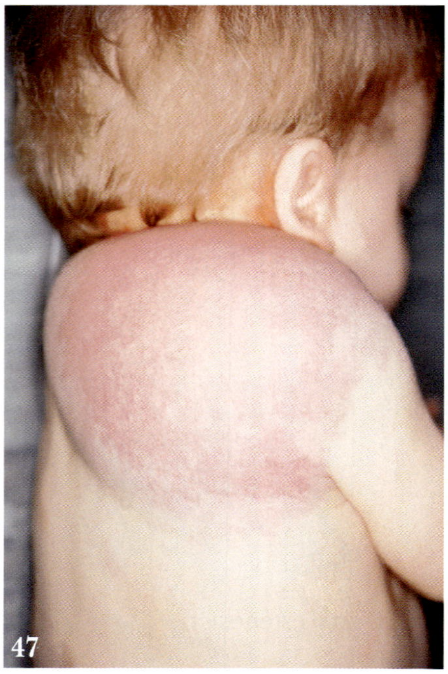
47

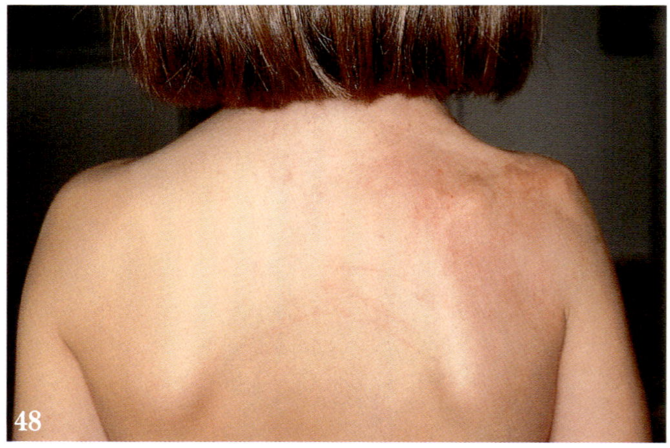
48

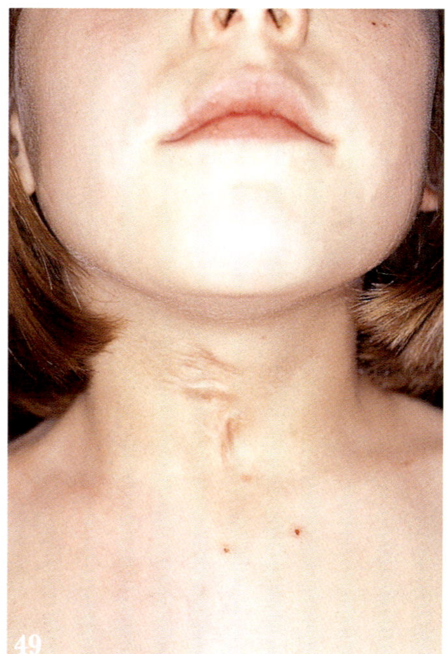
49

- Enjolras O, Wassef M, Mazoyer E, Frieden IL, Rieu P, Drouet L, et al. Infants with Kasabach-Merritt syndrome do not have "true" hemangiomas. J Pediatr. 1997; 130: 631-40.
- Kelly M. Kasabach-Merritt phenomenon. Pediatr Clin N Am. 2001; 48: 1085-9.

MALFORMACIONES VASCULARES

Malformaciones vasculares: las malformaciones vasculares son errores de la morfogénesis que puede afectar a cualquier rama vascular del neonato (capilar, arterial, venosa, linfática). Las malformaciones vasculares están presentes, aunque puedan no manifestarse, al nacimiento. No pasan por una fase proliferativa, ni tienen tendencia involutiva espontánea, sino que muestran un crecimiento proporcionado con el desarrollo del niño y se clasifican de acuerdo con las características del flujo vascular y tipo de vaso predominante (Tabla III). El tipo de vaso principal determina las características del flujo y la localización, profundidad, volumen y saturación de la hemoglobina determina muchas de las características físicas de la malformación vascular. Como los capilares son vasos diminutos con mínimo volumen y flujo sanguíneo lento, clínicamente las malformaciones capilares son característicamente planas, manchas o parches de tono rosado con mínimos cambios epidérmicos. En contraste con las fístulas arterio-venosas, que tienen un flujo sanguíneo más elevado con vasos de mayor volumen y que característicamente se manifiestan como masa elevadas rojo-azuladas que pueden ser pulsátiles. La malformación vascular puede ser simple, con un único tipo de vaso anómalo (capilar, venoso, arterial, linfático) o combinado, con más de un tipo anómalo de vaso, pudiendo darse todo tipo de combinaciones complejas. Algunas de estas malformaciones son conocidas por su correspondiente epónimo, como el síndrome de Klippel-Trenaunay (malformación capilar-venosa-linfática).

TABLA III. Malformaciones vasculares.

Flujo	Tipo tisular	Ejemplo enfermedad
Lento	Capilar Venoso Linfático	Mancha en vino de Oporto Síndrome Klippel-Trenaunay Higroma quístico
Rápido	Arterial Arteriovenoso	Aneurisma y estenosis Malformación arteriovenosa
Complejo	Mixto	Angiodisplasia hemolinfática

- Dohill MA, Baugh WP, Eichenfield LF. Vascular and pigmented birthmarks. Pediatr Clin N Am. 2000; 47: 783-812.
- Garzon MC, Huang JT, Enjolras O, Frieden IJ. Vascular malformations Part I. J Am Acad Dermatol. 2007; 56: 353-70.
- Garzon MC, Huang JT, Enjolras O, Frieden IJ. Vascular malformations. Part II: Associated syndromes. J Am Acad Dermatol. 2007; 56: 541-64.

Nevus *flammeus*. Mancha en vino de Oporto

Es una malformación vascular capilar de flujo lento, esporádica, presente al nacimiento. Afecta aproximadamente a 3-5/1.000 recién nacidos. Consiste en capilares dérmicos maduros dilatados. La lesión es una mancha, de límites bien marcados, de color rosa a púrpura y muy variable de tamaño. Las mucosas pueden estar afectadas y la mayor parte de las lesiones son unilaterales. Tiene predilección por localizarse en la región de la cabeza y cuello. Crece al compás del crecimiento del niño y, si no es tratada, persiste a lo largo de la vida del sujeto. Conforme el niño se va transformando en adulto, la mancha en vino de Oporto se va haciendo más oscura, de consistencia más firme, engrosada "en empedrado" y, ocasionalmente, con desarrollo progresivo de nódulos y pequeñas pápulas angiomatosas que pueden sangrar espontáneamente. El engrosamiento es el resultado de la progresiva ectasia vascular y los nódulos son angiomas y granulomas piogénicos superpuestos en la mancha en vino de Oporto.

Puede ser aislada, formar parte de diferentes síndromes de malformación vascular o cursar asociada con anomalías pigmentarias formando parte de cuadros de facomatosis pigmentovascular.

Figs. 50, 51: gran mancha de color rojo púrpura, que afecta a hemitronco y brazo izquierdos, sin pasar la línea media. Los pacientes con manchas en vino de Oporto faciales con frecuencia presentan manifestaciones orodentales: aumento de tamaño del labio (53%), encía "manchada" (46%), maloclusión dentaria (30%) y hemorragia espontánea gingival (26%).

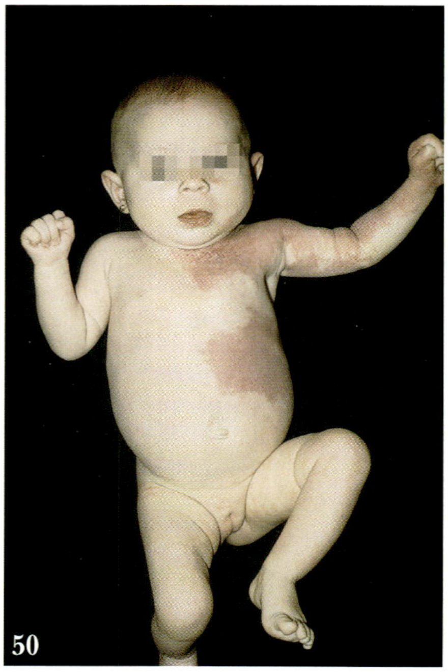
50

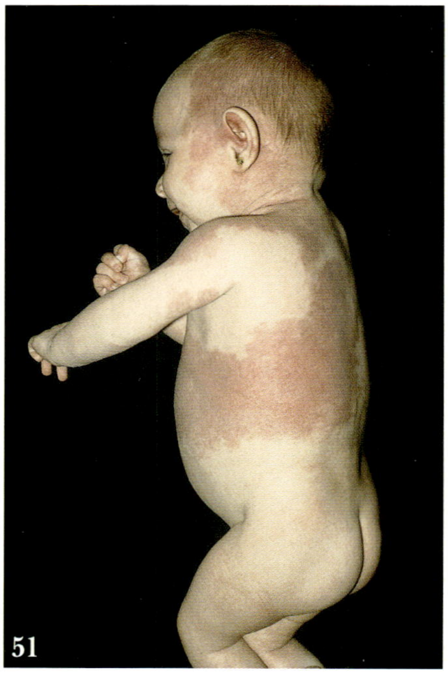
51

- Klapman MH, Yao JF. Thickening and nodules in port-wine stains. J Am Acad Dermatol. 2001; 44: 300-2.
- Dowling MB, Zhao Y, Darrow DH. Orodental manifestations of facial port-wine stains. J Am Acad Dermatol. 2012; 67: 687-93.

Síndrome de Sturge-Weber

Es un trastorno congénito esporádico caracterizado por malformación vascular capilar dérmica (mancha en vino de Oporto), localizada en la zona de distribución de la rama oftálmica (V1) del nervio trigémino, en asociación con anomalía vascular, ipsilateral, leptomeníngea y del ojo. Los principales síntomas extracutáneos incluyen: epilepsia, convulsiones, retraso mental y glaucoma. La incidencia de epilepsia es del 75-90% y las convulsiones se presentan, en la mayoría de los casos, en el primer año de la vida. La anomalía vascular leptomeníngea asienta con predilección sobre los lóbulos occipitales. El glaucoma es debido a la malformación vascular ipsilateral de los vasos coroideos del ojo.

El síndrome de Sturge-Weber (SSW) se cree que es debido a un desarrollo anormal del lecho vascular embrionario en etapas tempranas del desarrollo facial y cerebral.

Está bien documentada la existencia de cuadros de angioma facial y malformación vascular leptomeníngea sin afectación ocular y de mancha en vino de Oporto (MVO) y glaucoma sin afectación del SNC, lo que podríamos denominar SSW incompleto.

La escala de Roach distingue tres tipos, de acuerdo con la afectación del cerebro y cara.

- Tipo I: angiomas facial y leptomeníngeo; puede tener glaucoma
- Tipo II: solo angioma facial (no afectación SNC); puede tener glaucoma.
- Tipo III: angioma leptomeníngeo aislado; habitualmente no hay angioma.

Las tres ramas sensitivas del nervio trigémino son la oftálmica (V1), maxilar (V2) y mandibular (V3) (Fig. 52). El párpado superior está inervado por la V1 y el inferior por la V2, pero hay una variabilidad anatómica en la inervación de la zona límite entre V1 y V2.

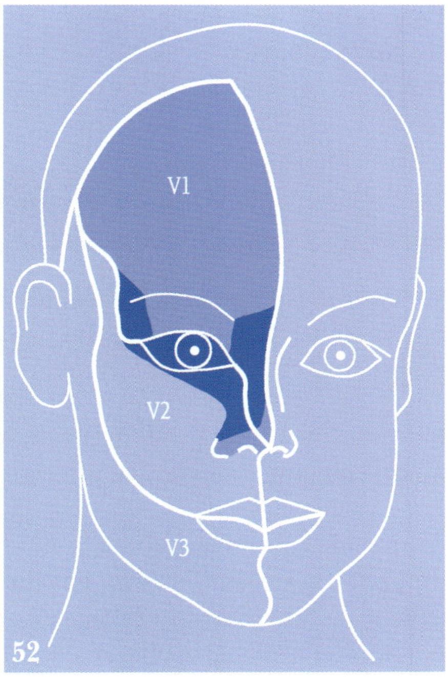

52

Existe un riesgo de padecer un SSW si la MVO, aunque no sea extensa, afecta el territorio de la rama oftálmica, como acontece con el paciente de la Fig. 53. La TAC (Fig. 54) pone de manifiesto la calcificación de la malformación vascular y atrofia cortical.

La revisión de Tallman y cols. sobre 310 pacientes con MVO nos muestra el siguiente hallazgo en la relación entre la topografía de la MVO y el riesgo de padecer SSW. Los pacientes con MVO de distribución trigeminal bilateral tienen un riesgo de padecer SSW del 24% (Fig. 55) frente al 6% si es unilateral. Por otro lado, extrae dos conclusiones: a) todos los que sufren SSW tienen MVO distribuida por los párpados, en el 91% la MVO afecta a ambos párpados y en el 9% solo al párpado inferior (nuestro paciente de la Fig. 53 con SSW no cumple esta conclusión); b) ninguno de los pacientes con MVO localizada exclusivamente en el párpado superior tenía complicaciones oculares y/o del SNC. El mayor porcentaje, respecto a revisiones anteriores, de enfermos de SSW con afectación cutánea exclusiva del párpado inferior (V2) probablemente se deba a la variabilidad anatómica de la inervación de la llamada “zona divisoria” entre V1 y V2 (señalada azul oscuro en la Fig. 52), de forma que esa zona de los párpados superior e inferior pueda estar inervada bien por V1 o V2.

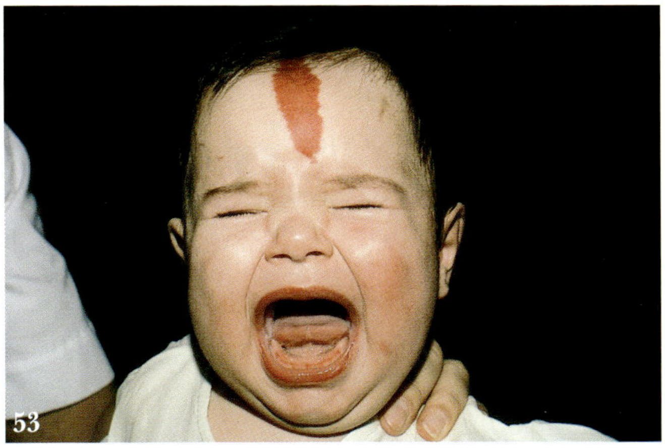
53

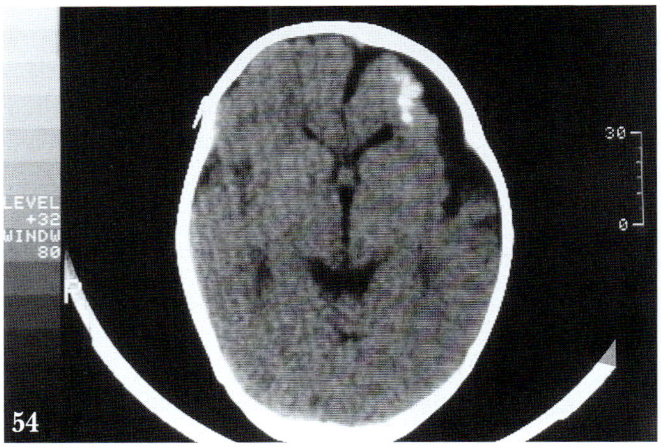

54

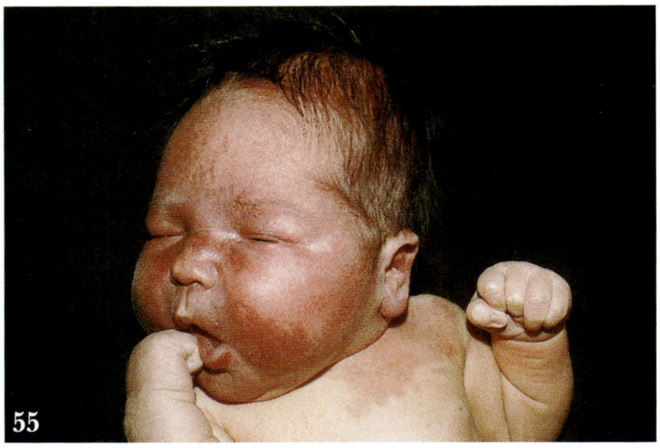
55

Diagnóstico

El SSW debe sospecharse en todo paciente con malformación vascular capilar localizada en el dermatoma de la V1, teniendo en cuenta la "zona divisoria" del nervio trigémino. Todo paciente con malformación vascular que afecte a los párpados debe ser evaluado periódicamente por el riesgo de glaucoma.

La RM craneal es el método de elección para detectar el angioma leptomeníngeo en el SSW.

La TAC craneal a partir del primer año de vida puede detectar calcificaciones intracraneales, no visibles en la radiografía.

Evaluación oftalmológica: es necesario una evaluación oftalmológica para detectar el glaucoma.

El conocimiento de la topografía de la MVO facial con riesgo de anomalía ocular y/o neurológica, permite un diagnóstico temprano de SSW y evita exploraciones innecesarias y costosas.

Teniendo en cuenta que todos los pacientes con SSW muestran afectación del área cutánea de V1, Piram y cols proponen la siguiente pauta de manejo de la MVO facial en el recién nacido. Si la MVO respeta el territorio de V1, se ha de tranquilizar a la familia. Si afecta al territorio de V1, se le practicará un examen oftalmológico. Se añadirán estudios de neuroimagen si la MVO del territorio de V1 se asocia, al menos con uno de los siguientes hechos: anomalías oculares o neurológicas o extensión de la mancha al párpado superior, al territorio de V2 o V3, o al lado contralateral de la cara.

- Tallman B, Tan OT, Morelli JG. Location of port-wine stains and the likelihood of ophthalmic and/or central nervous system complications. Pediatrics. 1991; 87: 323-7.
- Piram M, Lorette G, Sirinelli D, Hebreteau D, Giraudeau B, Maruani AL. Sturge-Weber Syndrome in patients with facial Port-Wine stain. Pediatr Dermatol. 2012; 29: 32-7.

Síndrome de Klippel-Trenaunay

Es un término que se utiliza para describir la asociación de malformación capilar de la extremidad afectada, hipertrofia del hueso y tejidos blandos subyacentes, y varicosidad venosa y/o malformación venosa (con o sin anomalía de las venas profundas). En algunos casos se añade malformación linfática asociada. Es una malformación capilar, venosa, linfática de flujo lento. Es el ejemplo más representativo de malformación vascular combinada. Algunos casos presentan defectos genéticos de factores angiogénicos. Es un proceso congénito de baja incidencia (< 10.000), con afectación similar en ambos sexos. En el 85% de los casos la afectación es unilateral de la extremidad inferior y bilateral en el 12,5%.

Cuadro clínico

Característicamente, la mancha vascular, nevus *flammeus,* está presente al nacimiento y, aunque es grande, siempre respeta alguna zona de piel de la extremidad afectada que casi siempre es la inferior. Recientemente, algunos autores distinguen dos tipos de nevus *flammeus: geográfico* o *moteado/segmentario*; es importante esta distinción clínica, debido a que la presencia del tipo geográfico predice riesgo asociado de malformación linfática y complicaciones. Venas atípicas varicosas o venas laterales anómalas y malformación venosa se observan en el 72% de los pacientes de SKT, pero no siempre son apreciables al nacimiento, éstas se van haciendo más evidentes cuando el niño comienza a caminar y se aprecian con más frecuencia en la cara anterolateral y medial de la pantorrilla y muslo. Asociado a las mismas el paciente presenta síntomas variables (dolor, tromboflebitis, celulitis, úlceras). La presencia de flebolitos, dolor matutino y disminución por compresión, son características de las malformaciones venosas.

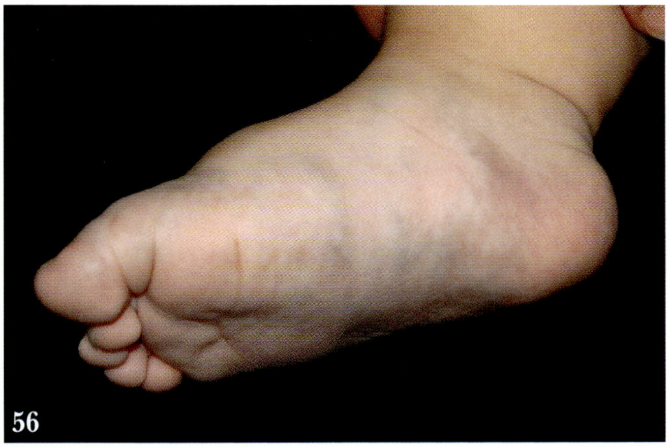

56

Fig. 56: varicosidades venosas en un lactante de 18 meses que se quejaba de dolor al andar. La hipertrofia del miembro es debida a la hipertrofia de los huesos y tejidos blandos. Cuando se asocia malformación linfática, esta contribuye al gigantismo del miembro. La hipoplasia linfática está presente en más del 50% de los pacientes y se asocia con linfedema y macroquistes linfáticos en pelvis o tronco y microquistes en pared abdominal, región glútea y miembros distales. Conforme el paciente crece la discrepancia entre la longitud de los miembros se hace más aparente, pero sin que su progresión sea predecible. Se han publicado casos con afectación de las cuatro extremidades.

El examen físico de estos enfermos incluye la auscultación y palpación del área afecta en busca de *shunts* arteriovenosos. Si se asocia una malformación arteriovenosa, el síndrome debe denominarse síndrome de Parkes-Weber. Se debe sospechar un componente arterial en la malformación vascular si el miembro afectado está inusualmente caliente o es doloroso.

En la actualidad se distinguen clínicamente dos tipos de síndrome de Klippel-Trenaunay (SKT): simple y compuesto.

SKT simple: la mancha en vino de Oporto (MVO) es de tipo moteado/segmentario y es el SKT de mejor pronóstico.

SKT complejo: MVO de tipo geográfico, con frecuencia incluye aplasia o hipoplasia del sistema venoso profundo y tiene un elevado riesgo de afectación linfática; es un cuadro con gran número de complicaciones. Figs. 57, 58: recién nacido con nevus *flammeus* en hemitronco derecho, nalgas y ambos miembros inferiores, afecto de SKT.

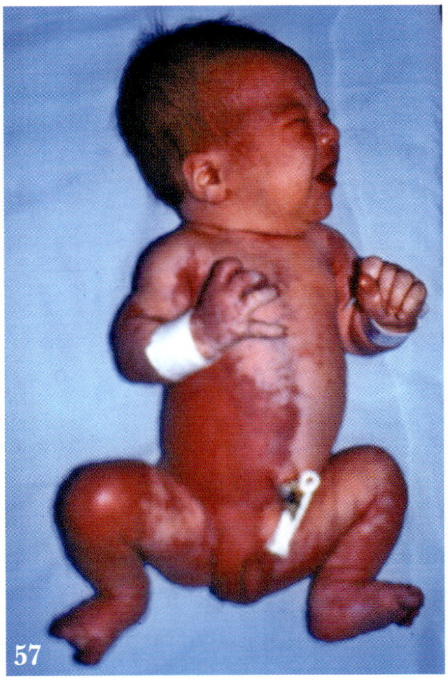

57

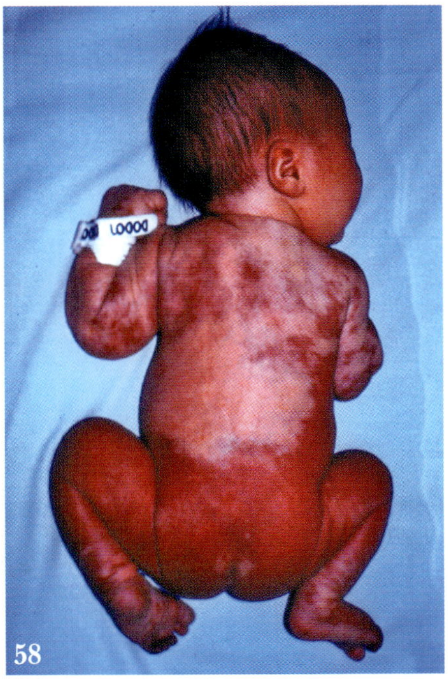

58

Marcada atenuación de la coloración del nevus *flammeus* a los 2 meses (Figs. 59, 60). A los 3 ½ años (Figs. 61, 62), la mancha capilar se percibe muy tenuemente y se aprecia la hipertrofia del muslo derecho y dedos del pie derecho.

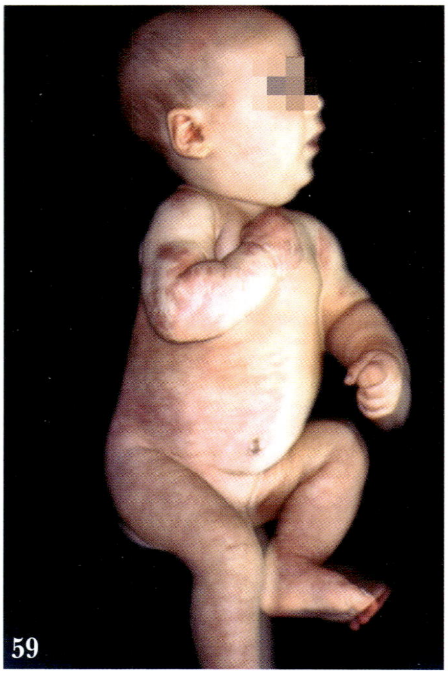

59

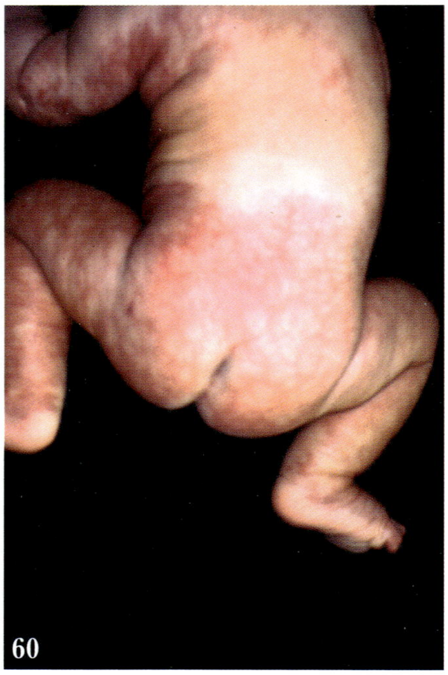

60

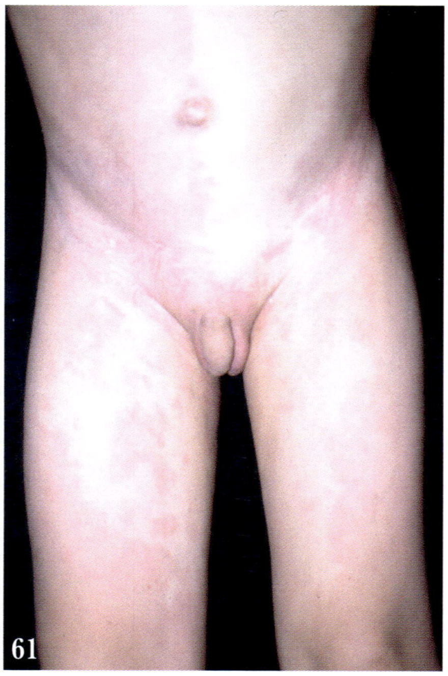

61

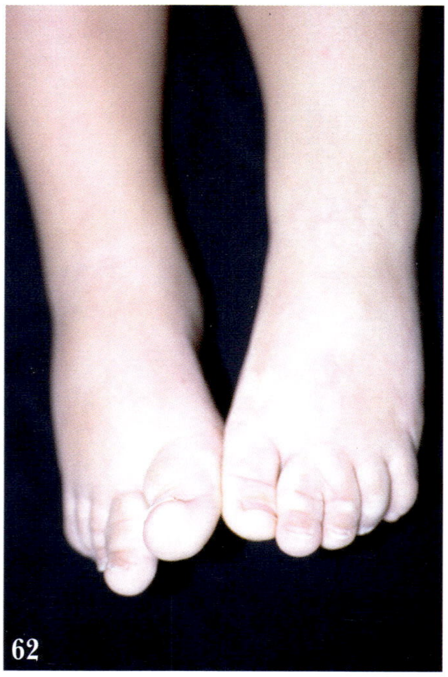

62

Diagnóstico

El SKT debe sospecharse ante todo lactante con mancha capilar que afecta a un miembro. Se puede diagnosticar de SKT si solo están presentes dos de los tres hechos clínicos precitados. En series amplias la tríada está completa en el 63% de los pacientes y dos hechos clínicos en el 37% restante. El diagnóstico de presunción se hace habitualmente, en el plano clínico pero son necesarias las modernas técnicas de imagen vascular para delinear los defectos vasculares, en el niño sobre todo la ecografía Doppler y la RM; la arteriografía, flebografía y linfografía, raramente son necesarias durante la infancia.

Diagnóstico diferencial

El diagnóstico diferencial incluye el *síndrome de Parkes-Weber, síndrome de Servelle-Martorell, síndrome de Proteus, síndrome de Bannayan-Riley-Ruvalcaba* y *síndrome de Maffuci.*

Síndrome de Parkes-Weber: mancha capilar con fístula arteriovenosa y exceso de crecimiento del miembro afecto. Al igual que en el SKT puede asociarse anomalía linfática.

Síndrome de Servelle-Martorell: asociación de mancha capilar, varicosidades venosas y relativo hipocrecimiento del miembro afecto.

Síndrome Proteus: se caracteriza por lipomatosis, macrocefalia, asimetría de miembros (con gigantismo parcial de manos y pies o ambos) y llamativo engrosamiento plantar cerebriforme. En lo referente a las anomalías vasculares acompañantes, es la entidad más difícil de diferenciar del SKT.

Síndrome de Bannayan-Riley-Ruvalcaba: enfermedad autosómica dominante, macrocefalia, retraso del desarrollo, pseudoedema papilar, máculas pigmentadas en el glande, hamartomas y malformación venosa (capilar y malformación combinada).

Síndrome de Maffuci: exóstosis óseas, encondromas y malformaciones venosas. Habitualmente el cuadro no está presente al nacimiento. Las lesiones óseas aparecen en la infancia, las vasculares más tardíamente.

- Redondo P, Aguado L, Martinez-Cuesta A. Diagnosis and management of extensive vascular malformations of the lower limb. Part I. Clinical diagnosis. J Am Acad Dermatol. 2011; 65: 893-906.
- Garzon MC, Huang JT, Enjolras O, Frieden IJ. Vascular malformations. Part II: Associated syndromes J Am Acad Dermatol. 2007; 56: 541-64.
- Kihiczak GG, Meine JG, Schwartz RA, Janniger CK. Klippel-Trenaunay syndrome: A multisystem disorder possibly resulting from a pathogenic gene for vascular and tissue overgrowth. Int J Dermatol. 2006; 45: 883-90.

Síndrome de Cobb

El síndrome de Cobb es un raro trastorno no hereditario que consiste en la asociación de malformación arteriovenosa del territorio de las meninges de la médula espinal con lesión vascular cutánea congénita en el mismo dermatoma. La lesión vascular cutánea no es una verdadera malformación capilar (mancha en vino de Oporto) sino una malformación arteriovenosa quiescente en estadio I de Schobinger. La importancia de este síndrome reside en reconocer que la lesión vascular cutánea puede indicar la existencia de malformación arteriovenosa en la médula espinal con sus posibles complicaciones neurológicas inherentes.

Figs. 63-65: niña de 12 años con mancha vascular cutánea congénita similar a la mancha en vino de Oporto, de bordes irregulares e hipertrofia de la extremidad superior izquierda; consultó por debilidad muscular del miembro, la RM de columna puso de manifiesto la existencia de una malformación arteriovenosa meníngeo espinal segmentaria de C_3-C_6.

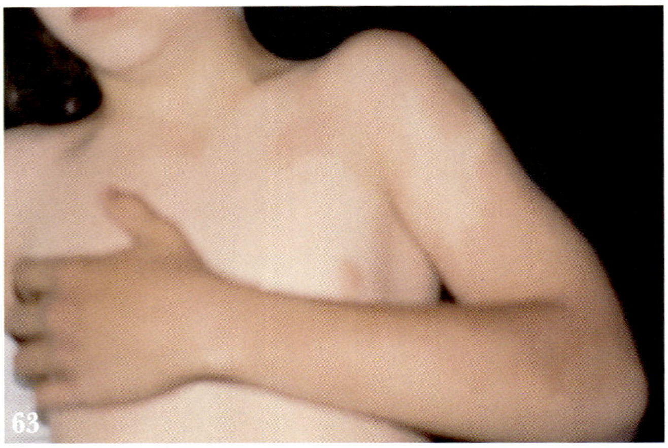

63

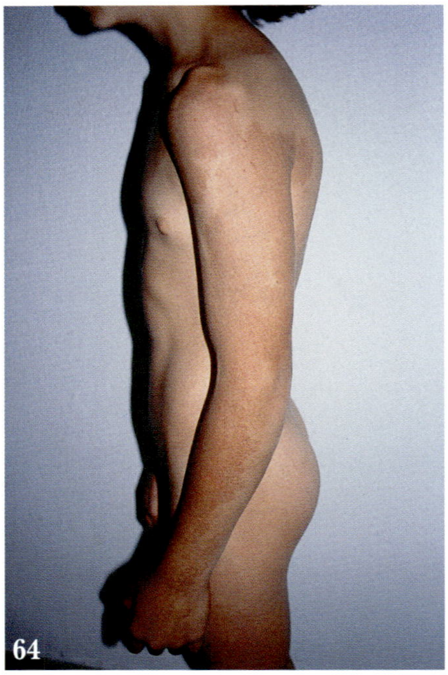

64

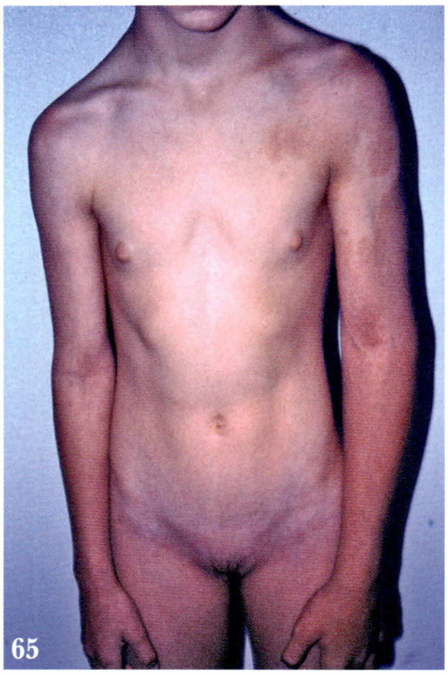

65

- Garzon MC, Huang JT, Enjolras O, Frieden IJ. Vascular malformations Part II: Associated syndromes. J Am Acad Dermatol. 2007; 56: 541-64.
- Huang JT, Lyang MG. Vascular malformations. Pediatr Clin N Am. 2010; 57: 1091-110.

ANGIOQUERATOMAS

Los angioqueratomas son malformaciones vasculares de los vasos de la dermis papilar con engrosamiento e hiperqueratosis de la epidermis que los cubre. Los angioqueratomas deben considerarse como una anomalía mixta de los vasos y de la epidermis. Se describen cinco tipos diferentes de angioqueratomas.Se presentan como pápulas hiperqueratósicas de color negro o rojo oscuro a púrpura, de 1-10 mm de diámetro. Se distinguen las formas extensas, el angioqueratoma *corporis diffusum,* habitualmente asociado a un error congénito del metabolismo y las formas localizadas: angioqueratoma solitario, angioqueratoma de Fordyce, angioqueratoma circunscrito y el angioqueratoma de Mibelli. Solo el angioqueratoma circunscrito es congénito. Aunque son enfermedades raras, la aparición de numerosos angioqueratomas a una edad temprana debe alertar al médico sobre la posibilidad de una enfermedad de Fabry o de una *alfa*-fucosidosis.

- Schiller PI, Itin PH. Angiokeratomas: an update. Dermatology. 1996; 193: 275-82.
- Del Pozo J, Sacristán F, Tellado MG. Angioqueratomas: un patrón clínico en el que subyacen malformaciones vasculares de diferente naturaleza. J Vasc Anom. 2011; 1: 8-17.

Angioqueratoma solitario

Aparecen tras traumas, al inicio como un área de telangiectasia, seguida de hiperqueratosis y formación del angioqueratoma. Son lesiones adquiridas como resultado de la injuria de los vasos papilares con dilatación y alteración de la contractibilidad de la pared capilar. Generalmente se localizan en las extremidades inferiores. Un angioqueratoma solitario puede ser confundido con un nevus o un melanoma maligno, de los que se diferencia mediante estudio histopatológico.

Fig. 66: niña de 12 años que presenta un nódulo de 1,5 cm de coloración irregular con puntos negros sobre fondo azulado, localizado en región genital, que puede ser confundido con un melanoma maligno y requerir examen histológico para su diferenciación. En la Fig. 67 se recoge la imagen de la pieza extirpada.

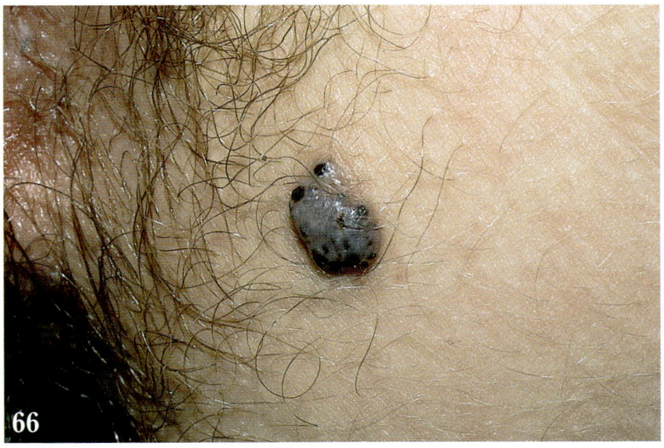

66

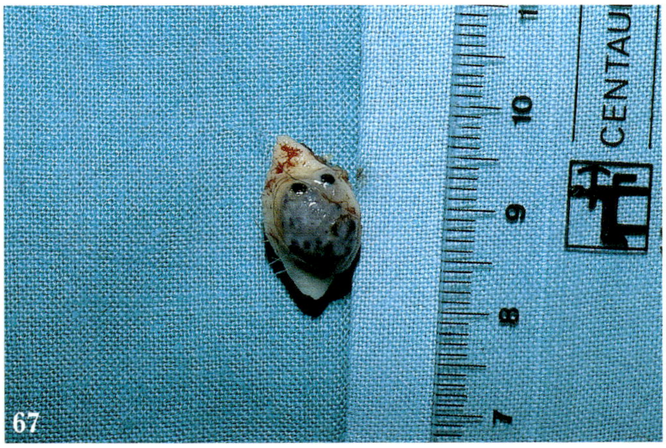

67

Angioqueratoma circunscrito

Es un trastorno raro de patogenia desconocida. Es la única forma de angioqueratoma que puede apreciarse al nacimiento. Consiste en una lesión única o lesiones múltiples y su aspecto se asemeja a un hemangioma plano con una superficie irregular, verrugosa, habitualmente como un nódulo o placa hiperqueratósica, solitaria, grande. Las lesiones se aprecian como pápulas púrpura y nódulos quísticos rellenos de sangre de color rojo oscuro o negro azuladas, que gradualmente se van haciendo verrugosas y por coalescencia forman placas. La lesión es unilateral y su distribución, a menudo, es en líneas o bandas con una superficie desigual verrugosa. Son lesiones que sangran con facilidad ante traumas y no tienen tendencia a la mejoría espontánea. Normalmente son evidentes al nacer o se constituyen en los primeros años de vida, con una frecuencia tres veces superior en el sexo femenino. La localización más típica son las nalgas y extremidades inferiores, aunque puede asentar en espalda y hombro. En ocasiones cursan asociados a otras malformaciones vasculares, como el síndrome de Klippel-Trenaunay, síndrome de Cobb, linfangiomas, angiomas planos, etc. y en estas circunstancias puede ser difícil diferenciarlo de los auténticos hemangiomas verrugosos. Fig. 68: recién nacido que presenta, en nalga derecha, una placa eritematosa, bien delimitada de contorno irregular en la que asientan pápulas de color vinoso de 1-2 mm de diámetro con hiperqueratosis. Los angioqueratomas circunscritos crecen al compás del desarrollo del niño, su superficie se torna queratósica y gruesa de forma progresiva, sangran con facilidad y no tienen tendencia a la involución espontánea. Fig. 69: aspecto del angioqueratoma a la edad de 18 meses.

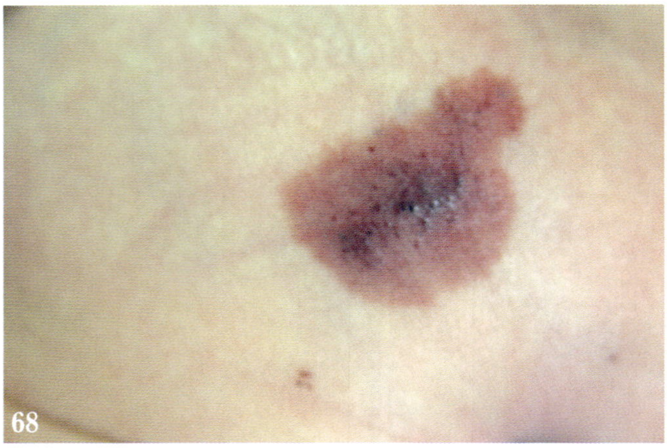
68

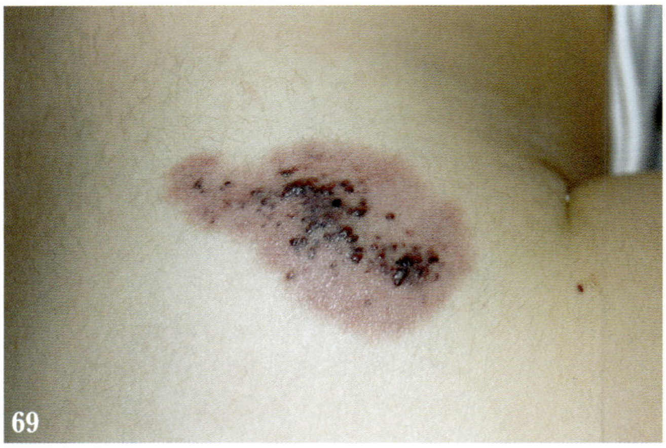
69

Diagnóstico

El diagnóstico es fundamentalmente histopatológico, aunque una correcta sospecha clínica facilitará la obtención de una muestra profunda para biopsia y descartar el hemangioma verrugoso.

Diagnóstico diferencial

El diagnóstico diferencial debe establecerse con el *hemangioma verrugoso, síndrome de Cobb, angioma serpiginoso* y *linfangioma circunscrito.*

Síndrome de Cobb: disposición dermometamérica en el tronco, a menudo con una eventual paresia o parálisis flácida del miembro.

Angioma serpiginoso: se presenta como puntos de color rojo-violáceo de distribución serpiginosa, sin hiperqueratosis en su superficie.

Linfangioma circunscrito: se diferencia por el contenido proteináceo de sus espacios vasculares, pero si en él se han derramado eritrocitos, la diferenciación puede ser dificultosa. El aspecto clínico claro de las vesículas puede en ocasiones servirnos de ayuda

- Ruiz R, Blasco J, Alonso MJ, Díez F. Angioqueratoma *corporis* circunscrito (enfermedad de Fabry tipo II). An Pediatr (Barc). 2004; 60: 479-80.
- Mittal R, Aggarwal A, Srivastava G. Angiokeratoma circumscriptum: a case report and review of the literature. Int J Dermatol. 2005; 44: 1031-4.

TELANGIECTASIAS

Nevus aracneo. Araña vascular

Es una malformación vascular capilar de flujo lento. Las arañas vasculares están formadas por una arteria nutricia central, ligeramente elevada, de color rojo más vivo, con múltiples vasos radiales dilatados y una zona periférica eritematosa circundante de unos mm a varios cm de diámetro. La lesión puede ser solitaria o múltiple y su prevalencia aumenta con la edad, 15% en preescolares y 45% de escolares. A menudo, la lesión regresa tras la pubertad. La aplicación de presión con un porta (diascopia) origina una obliteración temporal con blanqueamiento, seguido de un relleno a partir de la arteriola central, al ceder la presión. Ocasionalmente se puede apreciar pulsación en el punto central. Fig. 70: araña vascular en mejilla izquierda, se aprecia la arteria nutricia central y los vasos radiales. Los lugares de predilección en los niños son: dorso de la mano, antebrazo, cara y pabellones auriculares. Aunque el hallazgo de *nevus arácneo* en el adulto se relaciona con enfermedad hepática crónica, en el niño la presencia de múltiples (>5) lesiones, en un niño por lo demás normal y con exploración física negativa, puede ser un hallazgo normal y no justifica la práctica de estudios extensos de laboratorio para descartar enfermedad hepática crónica subyacente.

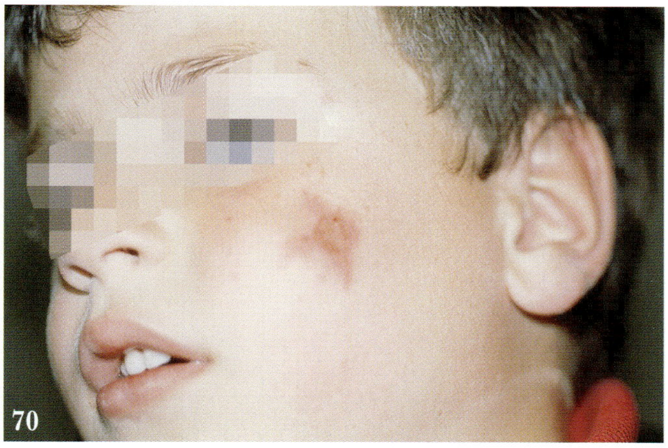
70

Diagnóstico

Se puede confirmar la sospecha clínica diagnóstica mediante diascopia y confirmación de la pulsatilidad del vaso central.

– Finn SM, Rowland M, Lawlor F, Kinsella W, Chan L, Byrne O, et al. The significance of cutaneous spider naevi in children. Arch Dis Child. 2006; 91: 604-5.

Ataxia-telangiectasia (síndrome de Louis Bar)

Enfermedad hereditaria autosómica recesiva, multisistémica, caracterizada por trastorno neurológico progresivo, ataxia cerebelosa, inmunodeficiencia celular y humoral con susceptibilidad a las infecciones sinopulmonares, telangiectasias óculo-cutáneas, hipersensibilidad a las radiaciones ionizantes y predisposición a padecer procesos malignos. Incidencia aproximada de 1/100.000 nacimientos y promedio de vida alrededor de 20 años. Es una enfermedad heterogénea, tanto desde el punto clínico como genético. El gen responsable es el ATM localizado en el cromosoma $11_{q22\text{-}23}$, codifica una proteína que es la llave reguladora de la respuesta celular a roturas del ADN.

Cuadro clínico

La enfermedad comienza a manifestarse en la infancia temprana. La ataxia se hace evidente poco después de que el niño comience a andar y las telangiectasias características aparecen hacia los 3-6 años de edad, en primer lugar en la conjuntiva bulbar y después en zona malar, pabellón auricular y puente nasal. La telangiectasia ocular (91%) es el hecho cardinal de la enfermedad; las telangiectasias cutáneas son menos frecuentes, en pabellón auricular (46,9%), mejillas (12,5%) y nariz (15,6%). Son frecuentes también las anomalías pigmentarias de la piel; manchas de café con leche (84,3%), con un promedio de 3 manchas, y máculas hipopigmentadas (43,7%); un *rash* facial pápulo-escamoso, no pruriginoso en el 40,6% de los casos. Otros hallazgos cutáneos pueden incluir, pérdida de grasa subcutánea, cambios de envejecimiento precoz de la piel y el cabello. Son bastante frecuentes, placas granulomatosas cutáneas, no infecciosas, persistentes, que a menudo se ulceran. No se ha encontrado correlación entre ninguno de los hallazgos cutáneos y el tipo de mutación o severidad de la ataxia. Los marcadores de laboratorio son importantes para el diagnóstico y el pronóstico. Los marcadores más constantes son valores elevados de alfa-fetoproteína (AFP) y antígeno carcinoembrionario (CEA). Disgammaglobulinemia: valores ausentes o bajos de IgA secretora y humoral, normales o bajos de IgG y elevados o normales de IgM. La deficiencia de IgA se confirma en el 70% de los pacientes con ataxia-telangiectasia. Estos enfermos tienen 100 veces más probabilidades de padecer un cáncer que la población general, el 85% son neoplasias del tipo leucemia linfocítica aguda o linfoma. Fig. 71: telangiectasias en la conjuntiva bulbar y pabellón auricular (Fig. 72) en una niña de 3 ½ años afecta de ataxia-telangiectasia.

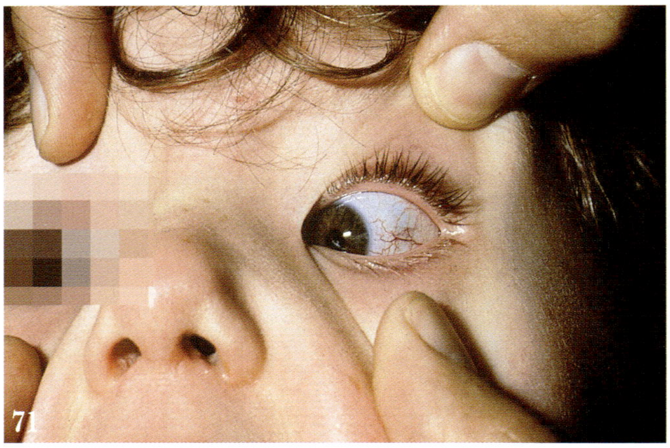

71

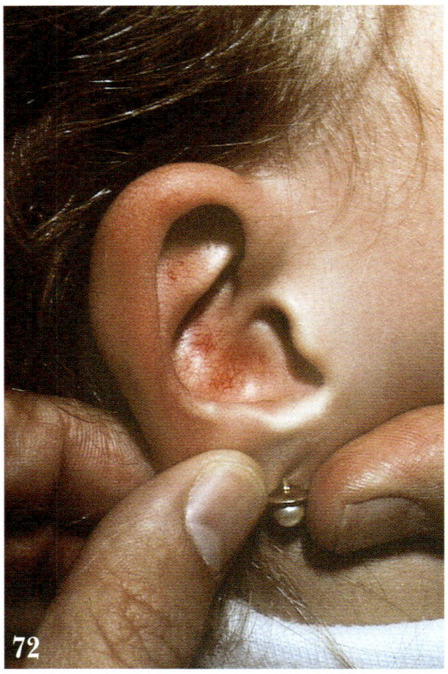

72

Diagnóstico

El diagnostico clínico se basa en los antecedentes familiares y en los signos clínicos y síntomas precitados. La confirmación mediante estudios de laboratorio, incluyendo: α-fetoproteína, antígeno carcinoembrionario, estudios cromosómicos y valoración de la inmunidad celular y humoral.

- Garzon MC, Huang JT, Enjolras O, Frieden IJ. Vascular malformations. Part II: Associated syndromes. J Am Acad Dermatol. 2007; 56: 541-64.
- Greenberger S, Berkun K, Ben-Zeev B. Dermatologic manifestations of ataxia-telangiectasia síndrome. J Am Acad Dermatol. 2013; 68: 932-6.
- Drolet BA, Drolet B, Zvulunov A, et al. Cutaneous granulomas as a presenting sign in ataxia-talangiectasia. Dermatology. 1997; 194: 273-5.

TRASTORNOS DE LOS VASOS LINFÁTICOS

Las malformaciones linfáticas (ML) son anomalías del desarrollo del sistema linfático que alteran el flujo de la linfa. Hoy en día se tiende a defender el concepto de que las ML son errores en el normal desarrollo del sistema linfático, son verdaderas anomalías y no neoplasias con inherente potencial de crecimiento. Las discrepancias en los métodos de clasificación, junto con la falta de comprensión de su patogénesis, ha abocado a una terminología confusa que dificulta la discusión de las malformaciones del sistema linfático.

La ML de la piel y tejidos subcutáneos comprende un grupo de trastornos que pueden ser primarios o secundarios, localizados o difusos. La ML difusa se conoce también con el término de *linfedema*. Las ML congénitas localizadas son denominadas como *linfangiomas*, pudiéndose dividir en lesiones macroquísticas o profundas y microquísticas o superficiales. Otro término con el que se describen las ML microquísticas es el de *linfangioma circumscriptum*.

Los linfangiomas son lesiones raras, vienen a ser el 4% de todos los tumores vasculares de los niños. La distinción entre ML macroquística y microquística es importante por su peso en el pronóstico y tratamiento. Estos dos tipos también pueden combinarse o asociarse con otras malformaciones vasculares.

La clasificación más frecuentemente utilizada, basada en el tamaño y profundidad de localización de los vasos linfáticos anormales, divide a estas lesiones en dos grandes grupos. El linfangioma circumscrito, de vesículas superficiales y el grupo de asiento más profundo que incluye el higroma quístico y el linfangioma cavernoso. Muchos autores consideran al higroma quístico como una variante del linfangioma cavernoso. Los linfangiomas son malformaciones caracterizadas por anastomosis de canales linfáticos con espacios quísticos. Históricamente, el 50% de las ML se diagnostican al nacimiento y el 90% hacia los dos años. Las ML macroquísticas normalmente son visibles al nacimiento y con frecuencia son diagnosticadas prenatalmente por ecografía. Entre el 55% y el 90% de estas lesiones se localizan en el cuello o axila y se designan como *higroma quístico*. Los síntomas son determinados por el tamaño y localización y la mayoría se presentan como masas cervicales quísticas de lento crecimiento.

El diagnóstico de las ML con frecuencia es clínico, se sospecha su presencia por la historia y los hallazgos clínicos, sin embargo los estudios de imagen son importantes para confirmar el diagnóstico y delimitar la extensión del proceso. La ultrasonografía es un excelente método para diferenciar las macroquísticas de las microquísticas. Con el estudio del flujo mediante ecografía Doppler, podemos distinguir las ML (no flujo) de las malformaciones vasculares (flujo lento o rápido). La RM es el método de elección para delimitar la extensión de las lesiones

Linfangioma *circumscriptum*

El linfangioma *circumscriptum* (LC), la forma más común de linfangioma cutáneo, se caracteriza por pequeñas agrupaciones de vesículas de 2-4 mm aproximadamente, translúcidas, persistentes, que, habitualmente contienen fluido linfático claro, a menudo comparadas con huevos de rana. Estas vesículas son dilataciones saculares superficiales, procedentes de los vasos linfáticos subyacentes que ocupan la dermis papilar y empujan hacia arriba contra la epidermis que lo cubre. Cada lesión cutánea varía de tamaño entre una diminuta vesícula a una pequeña ampolla. El contenido claro de las vesículas puede variar, de un tono rosa a oscuro, debido a fluido serosanguíneo o hemorragia. Fig. 73: vesículas pequeñas agrupadas, de contenido claro, translúcidas y algunas con sangre.

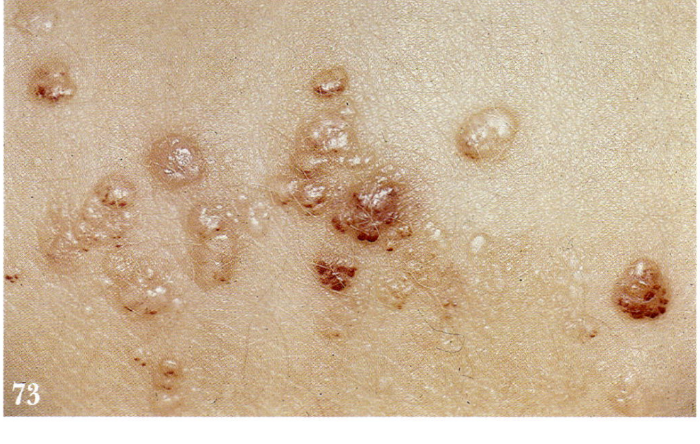
73

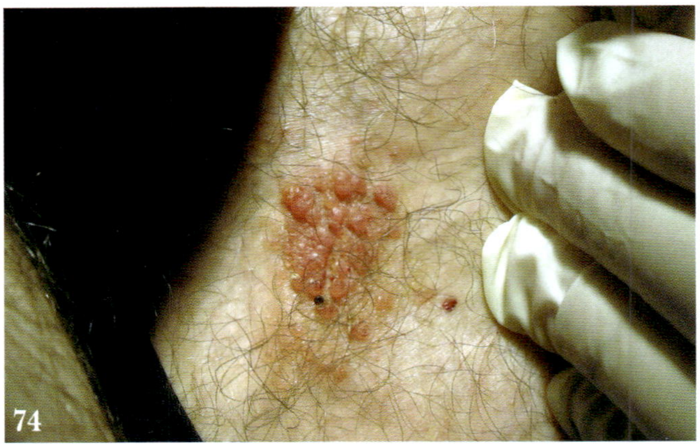

Fig. 74: vesículas agrupadas de contenido ligeramente rojizo, cuyo aspecto en conjunto evoca la imagen de huevos de rana. A menudo estas vesículas cursan con cambios verrugosos, lo que les da aspecto de verrugas. La historia natural del LC es la del recién nacido con un número pequeño de vesículas en la piel, al nacimiento o poco después. En los años posteriores, tiene tendencia a aumentar su número y a expandir el área de piel afectada, pero puede pasar desapercibido hasta varios años después del nacimiento. Habitualmente las lesiones son asintomáticas aunque, ocasionalmente, los pacientes, por rotura de las vesículas, pueden padecer episodios espontáneos de hemorragias pequeñas con abundante drenaje de líquido claro.

En el caso del LC, la lesión subyacente son vasos linfáticos dilatados anormales afectando a la porción superior de la dermis. Aunque puede parecer limitado a la dermis, con frecuencia se extiende más profunda y lateralmente El lugar de predilección son las extremidades proximales, tronco, axila y cavidad oral, especialmente la lengua. La afectación de otras áreas, como el escroto, no es infrecuente.

En el diagnóstico diferencial se tendrán en cuenta las *verrugas, molusco contagioso, herpes simple, herpes zóster* y *nevus epidérmico.* En las lesiones perianales puede ser erróneamente diagnosticado de condiloma anogenital.

Linfedema congénito

Con el término de linfedema nos referimos a un conjunto de entidades que se caracterizan por acumulación de fluido linfático en el espacio intersticial; puede ser primario o secundario. El linfedema primario se relaciona con anomalías anatómicas del sistema linfático (hipoplasia de los vasos, ausencia de válvulas linfáticas) y se localiza preferentemente en la extremidad inferior. El linfedema secundario es debido a una disrupción u obstrucción del sistema linfático y es más frecuente en la extremidad superior.

El linfedema congénito se presenta como un edema, una hinchazón difusa del tejido blando producido por acumulación de linfa debido a un inadecuado drenaje linfático, presente al nacimiento. Figs. 75, 76: recién nacida, afecta de síndrome de Turner 45 X0, con aumento del volumen de las partes blandas del dorso de los pies, dedos "arrosariados", uñas pequeñas, incrustadas. La presencia de un linfedema congénito de pies y/o manos en una recién nacida obliga a la búsqueda de otros hallazgos (*pterigium colli,* hipoplasia de las uñas, bajo peso, escasa talla), ya presentes en el período neonatal, de este síndrome y al estudio cromosómico. Fig. 77: mismo paciente a la edad de 16 meses, el linfedema fue paulatinamente atenuándose hasta desaparecer, persistencia de las alteraciones digitales y ungueales. La enfermedad de *Milroy* es una forma de linfedema congénito, hereditario, habitualmente con patrón autosómico dominante.

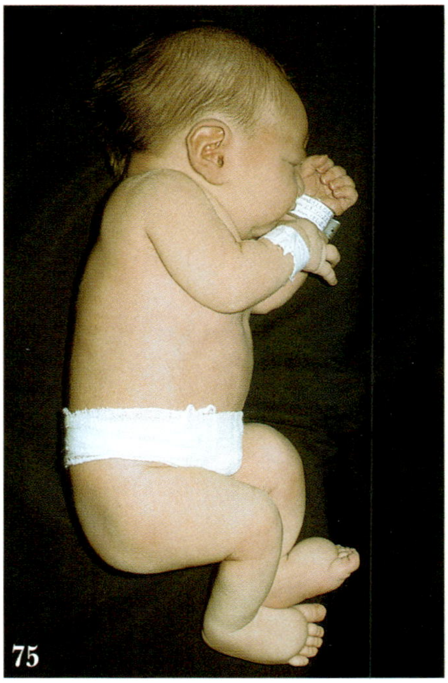

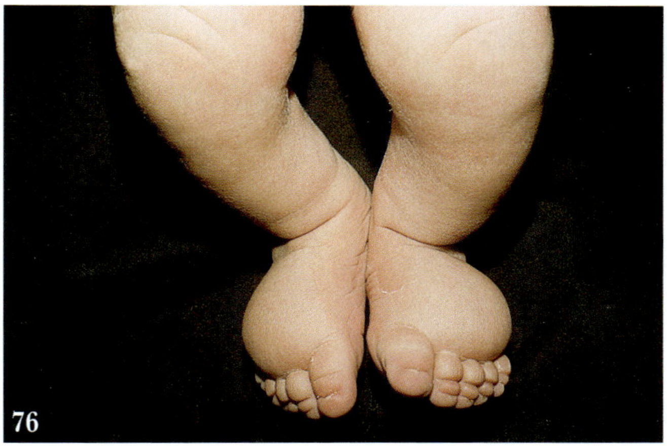

76

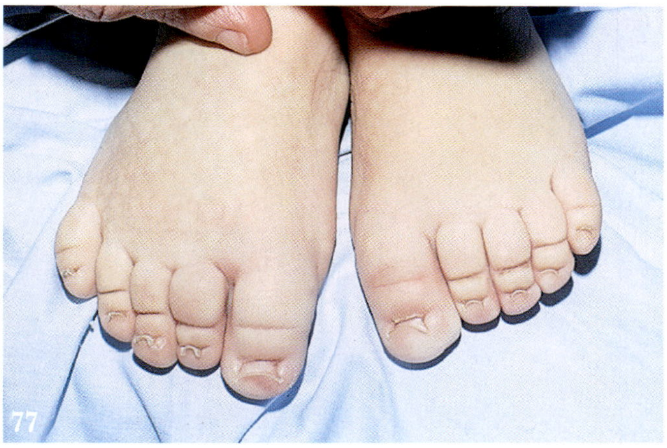

77

Higroma quístico

Los higromas quísticos son lesiones rellenas de líquido, debidos al fallo de los vasos linfáticos yugulares para conectar y drenar en las venas yugulares. Son similares a los linfangiomas cavernosos, aunque los higromas a menudo están encerrados en una cápsula fibrosa. Los higromas quísticos en el 65%-75% están presentes al nacimiento y el resto lo hacen para los dos años de edad. El 55%-90% de estas lesiones se localizan en cuello o axila.

Cuadro clínico

Clínicamente se presentan, en general, como masas subcutáneas aisladas, pobremente delimitadas, principalmente localizadas en cuello o axila, que se expanden con el tiempo conforme los canales anómalos devienen ectásicos. Aunque la mayoría son asintomáticas, algunas de estas lesiones pueden ser sensibles o algo dolorosas. La transiluminación hace evidente el contenido líquido de las lesiones. Fig. 78: recién nacido con tumoración axilar, de consistencia blanda, elástica, cubierto de piel normal. A los 8 meses presenta similar aspecto (Fig. 79). Con frecuencia los linfangiomas tienen componente hemangiomatoso (hemangiolinfangioma), pudiendo experimentar un brusco aumento por hemorragia en los espacios linfáticos.

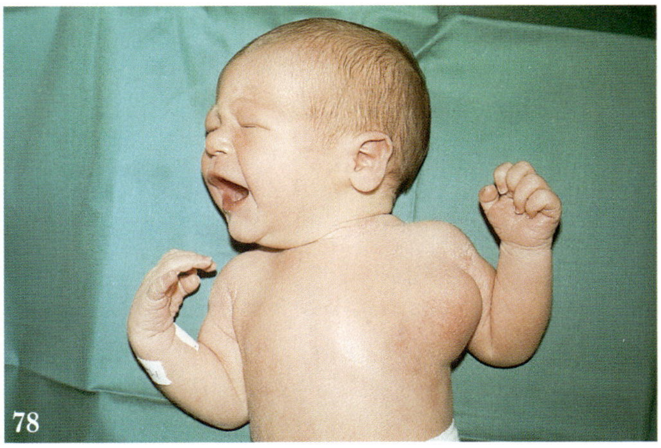

78

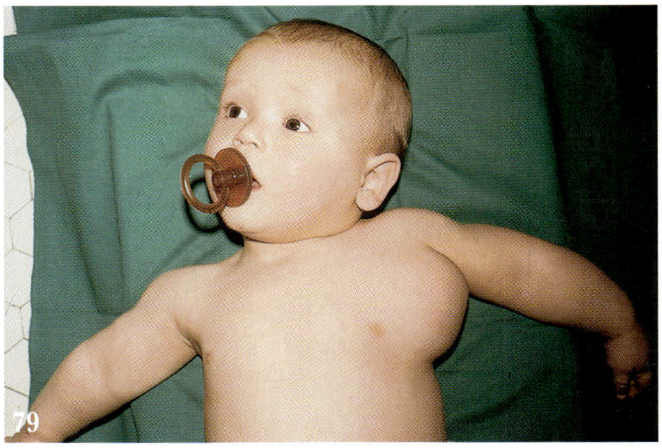

79

Fig. 80: lactante de 6 meses con tumoración en cuello que a los 16 meses experimentó, por hemorragia, un brusco aumento de tamaño (Figs. 81, 82).

Los higromas quísticos con frecuencia están asociados con otros procesos, como el síndrome de Turner, síndrome de Klinefelter y varias trisomías.

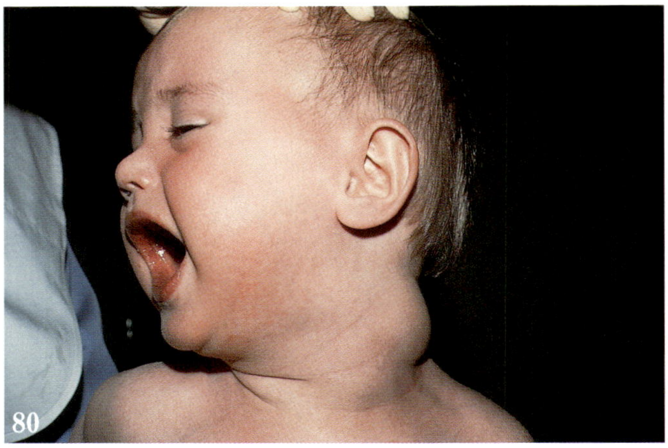
80

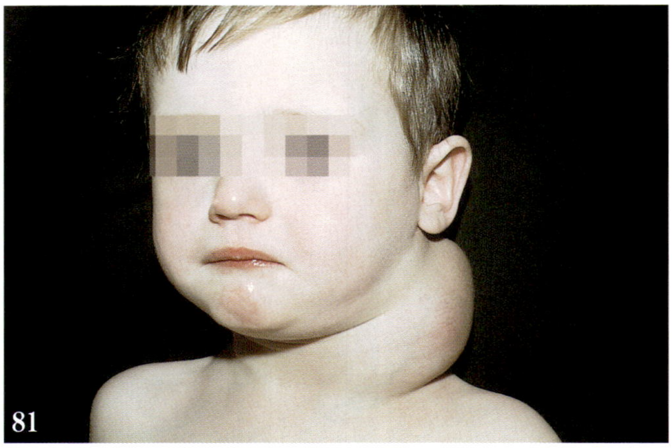
81

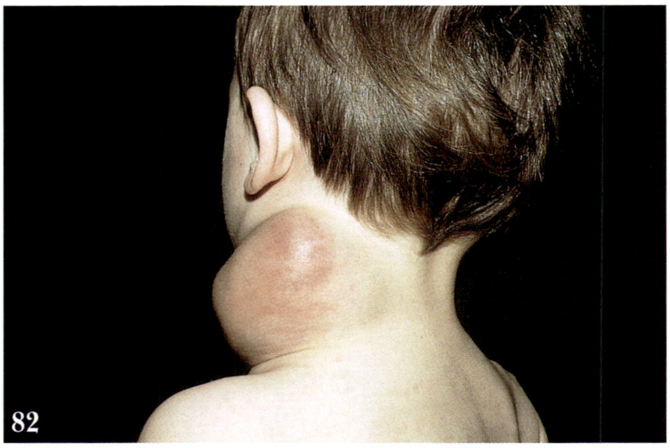
82

Diagnóstico

El diagnóstico clínico puede ser confirmado mediante ultrasonografía o RM. El diagnóstico prenatal es posible mediante ultrasonografía.

Linfangioma cavernoso

Los linfangiomas cavernosos son masas, más grandes que los higromas quísticos, vagamente definidos de tejido blando con dilataciones linfáticas en la dermis, tejido subcutáneo y septos intermusculares. Estas lesiones son mal definidas y pueden afectar grandes áreas. Clásicamente, aparecen como nódulos subcutáneos, de consistencia elástica, sin alteración de la piel que los recubre. De tamaño variable, de 1 cm a varios cm de diámetro o pueden llegar a afectar todo un miembro. A menudo los linfangiomas cavernosos profundos no son evidentes al examen superficial. A la inspección y palpación pueden ser confundidos con quistes y lipomas. La localización más común es en cabeza y cuello y con menor frecuencia en extremidades. Las complicaciones dependen del tamaño y localización de la lesión. Las de mayor tamaño asientan en la región cérvico-facial, pudiendo obstruir la vía aérea y ser incompatibles con la vida. Figs. 83, 84: recién nacido con enorme tumoración cérvico facial presente al nacimiento. Fig. 85: aspecto de la tumoración en el acto quirúrgico, donde se aprecian los espacios quísticos tabicados. Fig. 86: recién nacido con linfangioma cavernoso que obstruye la vía aérea. Ambos casos incompatibles con la vida.

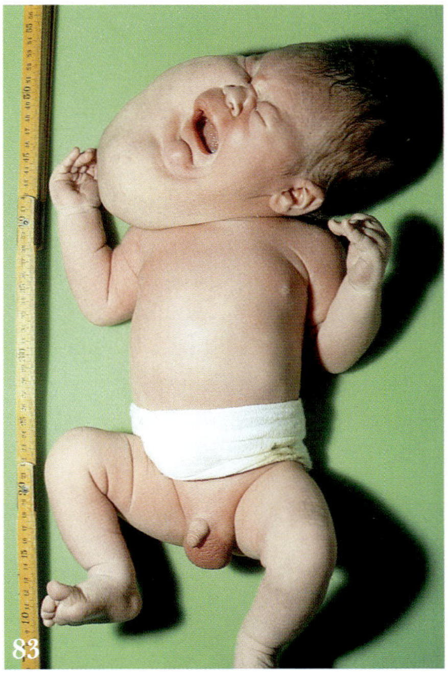

83

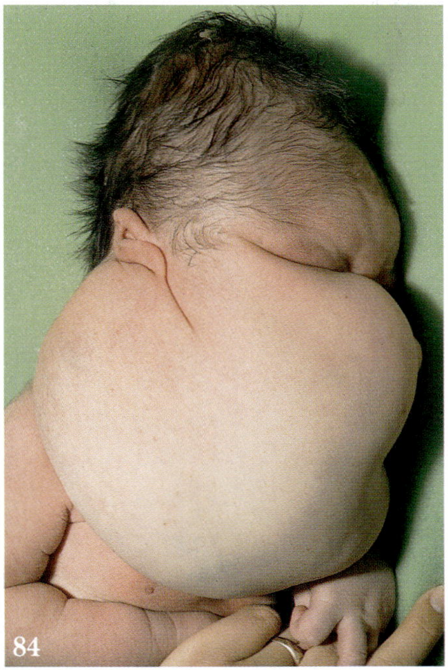

84

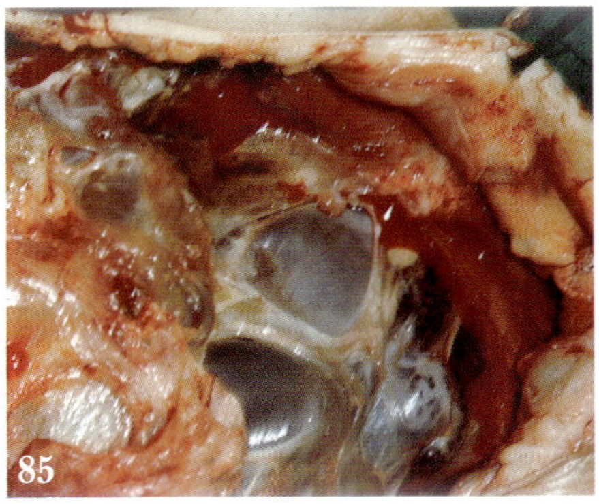

85

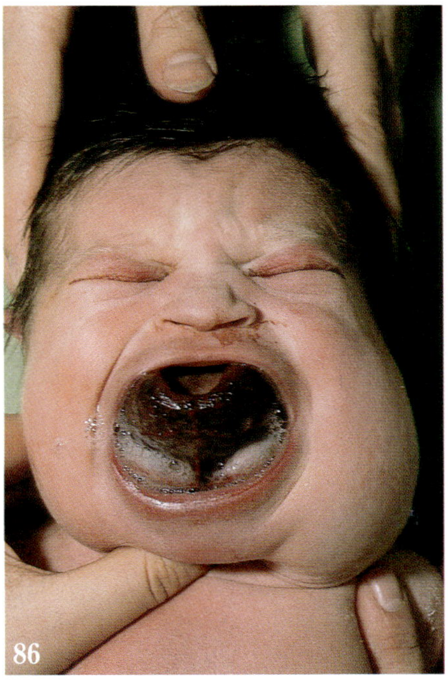

86

- Redondo P. Classification of vascular anomalies (tumours and malformations). Clinical characteristics and natural history. An Sist Sanit Navar. 2004; 27(Suppl 1): 9-25.
- Radhakrishnan K, Rockson SG. The clinical spectrum of lymphatic disease. Ann N Y Acad Sci. 2008; 1131: 155-84.
- Gallagher PG, Mahoney MJ, Gosche JR. Cystic hygroma in the fetus and newborn. Semin Perinatol. 1999, 23: 341-56.
- Ng EH, Shah VS, Armstrong DC, et al. Cavernous lymphangioma. J Pediatr. 2001; 138: 146.
- Darmstadt GL. Perianal lymphangioma circumscriptum mistaken for genital warts. Pediatrics. 1996; 98: 461-3.

PÚRPURA *FULMINANS*

La púrpura *fulminans* (PF) es la manifestación cutánea de un síndrome dramático de elevada morbilidad y mortalidad de coagulación intravascular diseminada (CID). Es un síndrome raro de trombosis intravascular, CID e infarto hemorrágico de la piel, rápidamente progresivo. Habitualmente se produce en los niños.

Principalmente se presenta en tres situaciones clínicas: 1) en el período neonatal por déficit hereditario de anticoagulantes naturales como la proteína C (cuadro más frecuente), la proteína S; 2) tras un período de latencia de 7-10 días del inicio de un proceso infeccioso, relativamente benigno, habitualmente afectando a la piel; en más del 90% de los casos se trata de la varicela o de una infección estreptocócica idiopática o postinfecciosa; 3) o la forma más frecuente de presentación, dentro del contexto de un proceso infeccioso agudo, particularmente de una sepsis meningocócica. El mecanismo patogénico reside en la liberación masiva de tromboplastina tisular, depósitos de fibrina en los vasos sanguíneos, consumo de los factores de la coagulación y, en consecuencia, hemorragias secundarias.

Cuadro clínico

En el contexto de un cuadro infeccioso con fiebre elevada, primero se establece un malestar cutáneo, seguido del desarrollo de un eritema con o sin edema y petequias. Las lesiones evolucionan rápidamente, se hacen dolorosas, induradas con pápulas y placas purpúricas, bien delimitadas, de bordes irregulares, rodeadas de un fino borde eritematoso en progresión. Más tarde aparecen vesículas y ampollas en las áreas de necrosis, indicando el desarrollo de necrosis hemorrágicas y, finalmente, escaras firmes que más tarde se desprenderán. La necrosis gangrenosa a menudo se extiende al tejido subcutáneo.

Las lesiones son similares independientemente de los factores precipitantes. En las PF infecciosas, a menudo las extremidades distales son las más severamente afectadas y por lo general de forma simétrica. En las PF idiopáticas o postinfecciosas, clásicamente las lesiones se inician en la piel de los muslos, piernas y nalgas. Fig. 87: lesiones en nalga, muslo izquierdo (Fig. 88) y muslo derecho (Fig. 89), por déficit transitorio de proteína S; área extensa de eritema, de bordes irregulares, distribución simétrica en muslos, conteniendo en su interior zonas de color negro, indicativas de inicio de necrosis, como se confirma en la Fig. 90, obtenida 48 horas más tarde, donde se aprecian zonas con necrosis central, vesiculación, circundado de eritema.

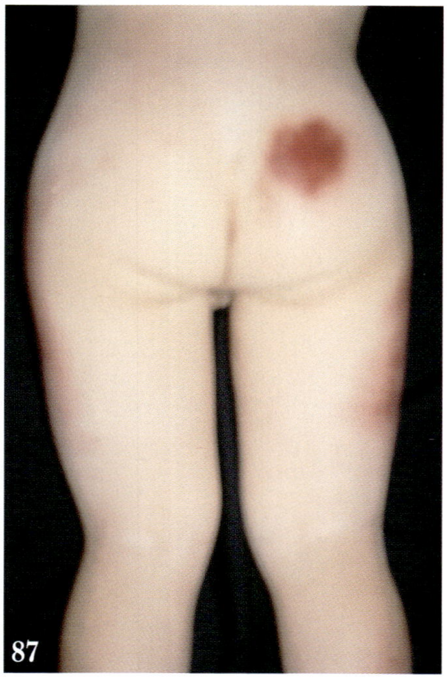
87

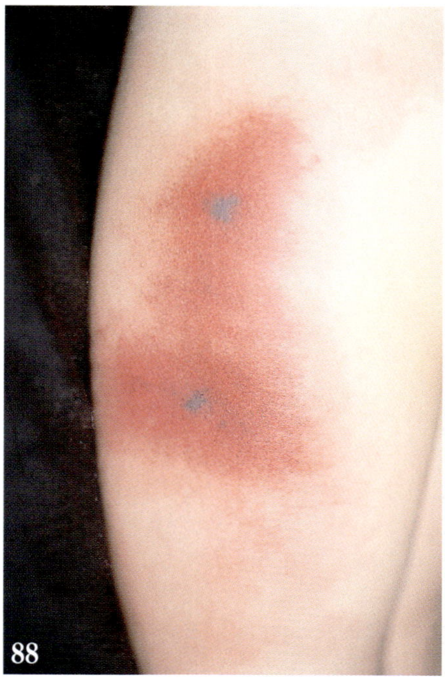
88

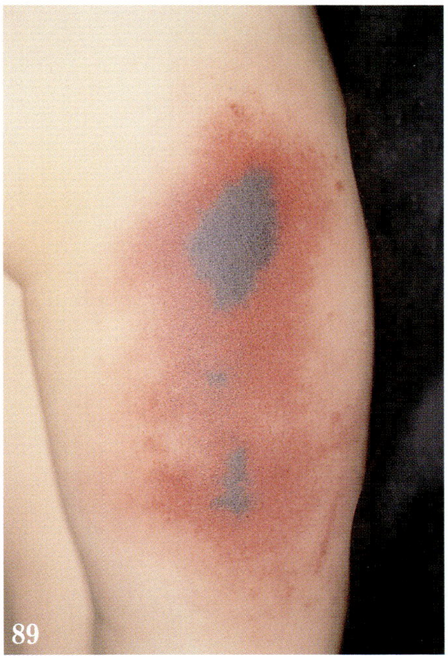

89

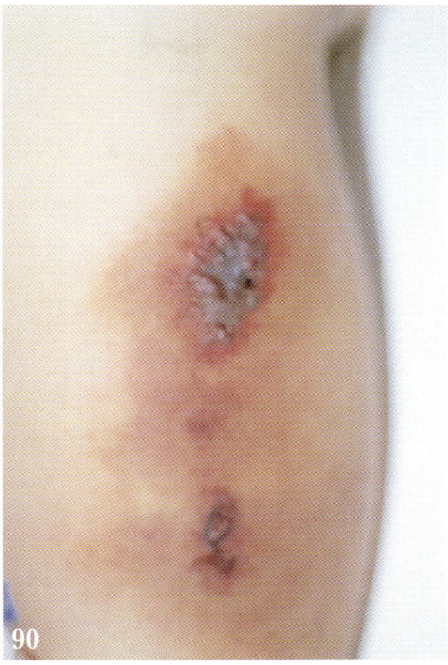

90

Fig. 91: lactante afecto de déficit de proteína C, extensa área de trombosis, de color vinoso, con bordes bien delimitados, que afecta a los cinco dedos del pie izquierdo. Fig. 92: planta del mismo pie con ampollas de contenido hemorrágico. Fig. 93: pequeña área oscura de inicio de necrosis rodeada de halo eritematoso en el pie derecho.

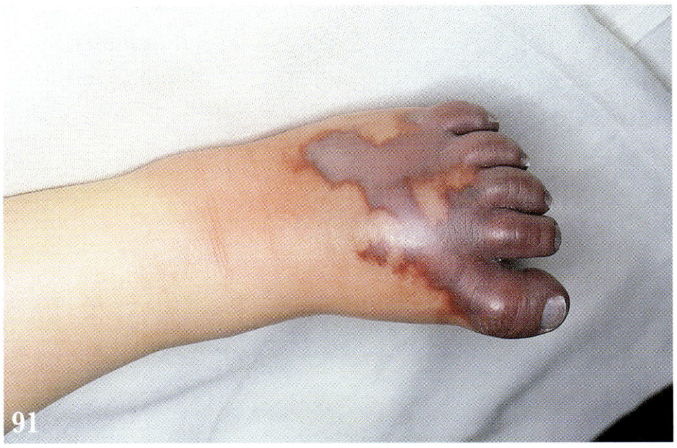

91

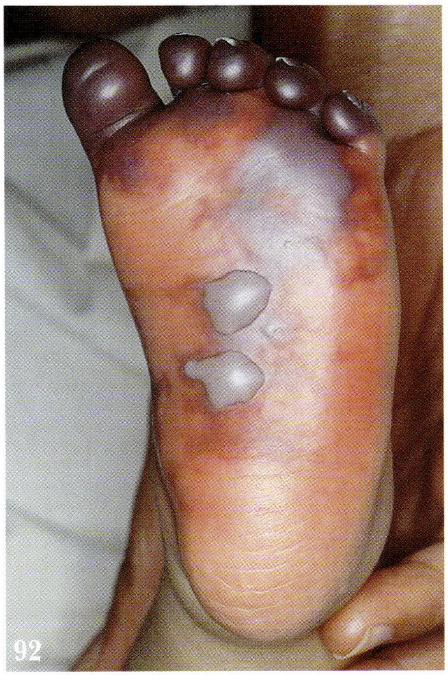

92

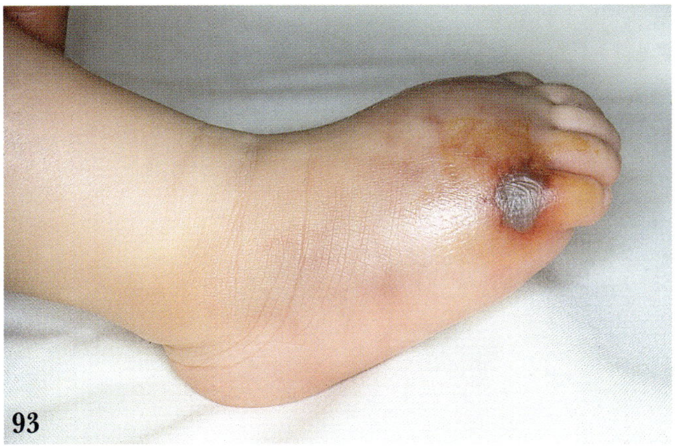

93

Diagnóstico

Las amplias lesiones purpúricas cutáneas son tan características y diferentes que no suelen ser confundidas con otros cuadros purpúricos.

- Gurgey A, Aytac S, Kanrak G, Secmeer G, Ceyhan M, Altay C. Outcome in children with purpura fulminans: report on 16 patients. Am J Hematol. 2005; 80: 20-5.
- Darmstadt GL. Purpura fulminans: pathogenesis and medical management. Pediatr Dermatol. 1998; 15: 169-83.
- Baselga E, Drolet BA, Esterly NB. Purpura in infants and children. J Am Acad Dermatol. 1997; 37: 673-705.

ERUPCIONES PURPÚRICAS PIGMENTADAS

Púrpura pigmentada crónica. Enfermedad de Schamberg

Las púrpuras pigmentadas son un grupo de dermatosis de etiología desconocida, definidas por la presencia, en el examen microscópico, de capilaritis acompañada de una extravasación discreta de hematíes y depósito extravascular de hemosiderina. La púrpura de Schamberg (PS) es una forma de púrpura pigmentada crónica, debida a una capilaritis benigna, generalmente asintomática, de evolución crónica y etiología desconocida. Aunque es poco frecuente, la PS es el tipo más común de púrpura pigmentada en el niño, con predominio en varones. Puede acaecer al final de la niñez, aunque generalmente se presenta en el adolescente y adulto joven. Aunque la etiología no ha sido del todo aclarada, se cree que el mecanismo patogénico es una reacción de hipersensibilidad de tipo III. Se le ha relacionado con la ingesta de medicamentos: aspirina, paracetamol, meprobamato, etc. Los estudios analíticos no muestran ninguna alteración ni en el número y función de las células sanguíneas de las plaquetas, ni trastorno de la coagulación o de la trombosis.

Cuadro clínico

Las lesiones cutáneas típicas son manchas hiperpigmentadas de color rojizo marrón, en las que bajo inspección ocular próxima se aprecia en sus bordes como un salpicado de petequias que, por la similitud de su aspecto, se describe como púrpura en *pimienta de cayena* (Fig. 94). Este aspecto es debido a la deposición de gránulos de hemosiderina derivados de los hematíes extravasados. El tamaño y forma de las lesiones es variable. Las lesiones más antiguas tienden a ser de color marrón más oscuro (Fig. 95) y pueden presentar atrofia en su centro.

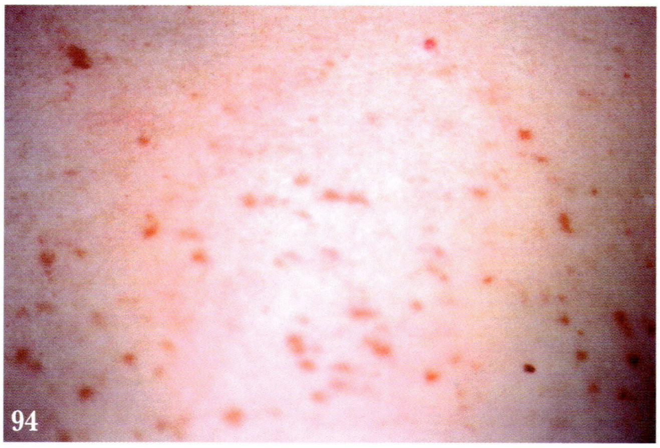

94

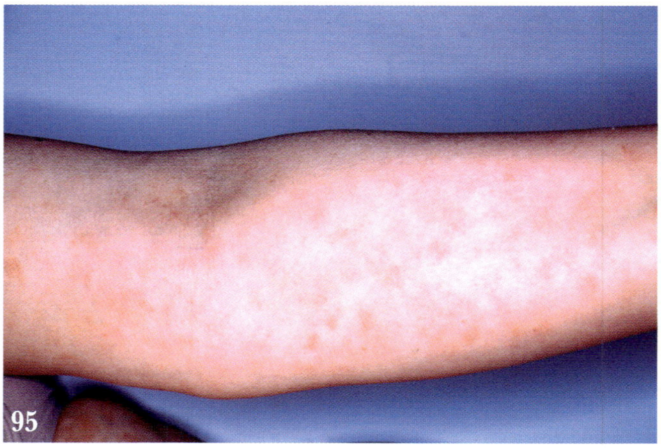

95

La PS tiene un inicio insidioso y las agrupaciones petequiales progresan lentamente. Se trata de una púrpura no palpable, aunque la piel que recubre las lesiones puede presentar un cierto grado de liquenificación, descamación o atrofia. Las lesiones habitualmente son bilaterales, simétricas, predominando en la región tibial (Fig. 96), pero pueden ser unilaterales o extenderse a muslos, nalgas y extremidad superior. El paciente no presenta síntomas sistémicos asociados, ni se queja de picor o éste es moderado. El curso clínico es crónico con períodos de mejoría y de empeoramiento y puede desaparecer al cabo de meses o años.

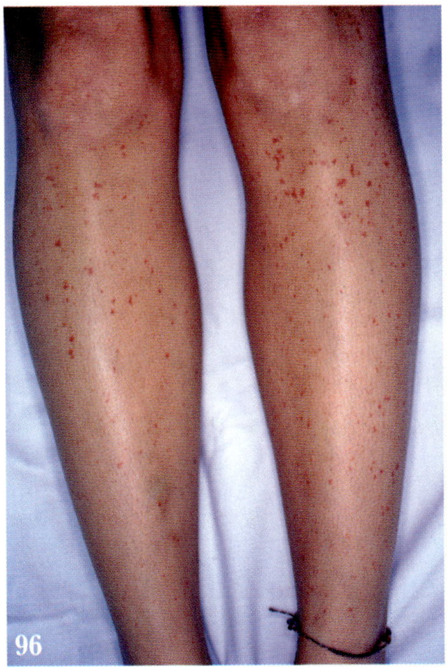

96

Diagnóstico

El diagnóstico es clínico, las lesiones con sus agrupaciones de petequias de diferentes tiempos evolutivos son tan características que evocan el diagnóstico; pocas veces se confunden con otros trastornos. Confirmación por el estudio histológico de la biopsia cutánea.

Diagnóstico diferencial

Ocasionalmente puede hacernos sospechar que se trate de una *púrpura facticia,* de *maltrato infantil* o *un trastorno hemorrágico leve.* El "sello" histológico de todas las púrpuras pigmentadas es la *capilaritis* de los vasos de la dermis superior.

Los otros cuadros de púrpura pigmentada (*Majocchi, Gougerot-Blum, Doucas* y *Kapetanakis*), aparecen en adultos pero no en niños. El *Liquen aureus* ha sido comunicado en niños, especialmente en preadolescentes con distribución uni o bilateral, alguna vez por dermatomas, las lesiones son menos numerosas, asimétricas, fijas, persistentes y doradas e histológicamente diferentes.

- Torrelo A, Requena C, Mediero IG, Zambrano A. Schamberg's purpura in children: A review of 13 cases. J Am Acad Dermatol. 2003; 48: 31-3.
- Baselga E, Drolet BA, Esterly NB. Purpura in infants and children. J Am Acad Dermatol. 1997; 37: 673-705.

11 Infecciones bacterianas

IMPÉTIGO

Es una infección cutánea superficial, común, producida por el *Staphylococcus aureus* o el *Streptococcus pyogenes*. Es la tercera enfermedad cutánea infantil más frecuente, tras la dermatitis atópica y las verrugas, con un pico de incidencia entre los 2-6 años de edad. Representa el 9-10% de las consultas dermatológicas en la práctica pediátrica. El impétigo se presenta en dos formas clínicas clásicas: *no ampollosa* o *vesículo-pustular* y *ampollosa*. El impétigo ampolloso es debido al *Staphylococcus aureus* productor de toxinas.

Forma no ampollosa o vesículo-pustular

Se le conoce también como impétigo contagioso, es la forma más común de impétigo, supone hasta el 70% de los casos. El agente causal más frecuente es el *Staphylococcus aureus* y en algunos casos el *Streptococcus pyogenes*. El *S. aureus* es un patógeno común que coloniza la piel a partir de un estado de portador nasal, en contraste con el estreptococo que coloniza primero la piel, unos 10 días antes de la aparición del impétigo y posteriormente a su desarrollo colonizará la nasofaringe.

Cuadro clínico

La presentación típica se inicia con la aparición de una mácula eritematosa, de 2-4 mm con rápida transformación en una vesícula delicada que se rompe con facilidad, liberando un exudado característico "color de miel", turbio amarillento, que secundariamente se seca, dando lugar a la formación de la denominada costra melicérica, gruesa, blanda (Fig. 1). Al remover la costra deja al descubierto una superficie erosionada, exudativa, lisa, enrojecida, húmeda y brillante que, rápidamente se cubre de nuevo con una costra (Fig. 2).

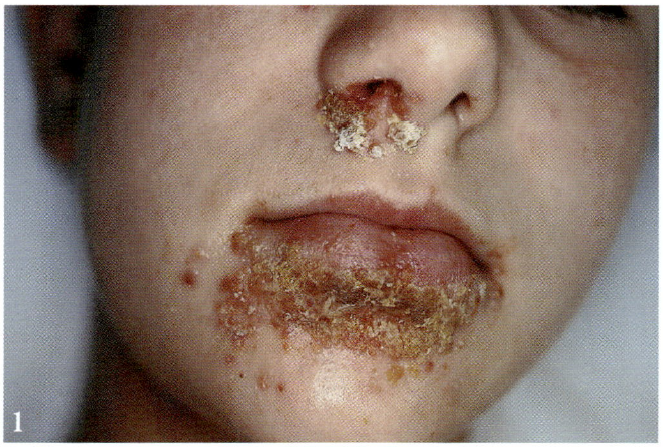
1

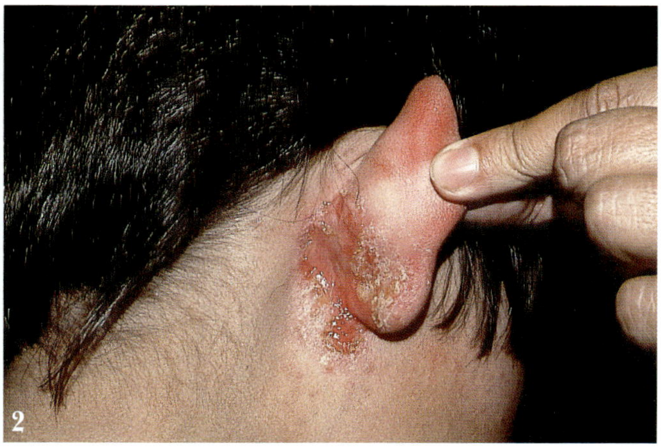
2

Las lesiones, habitualmente, se localizan en la cara y extremidades y se diseminan con rapidez por autoinoculación (Fig. 3); no hallaremos lesiones donde no llegan los dedos del niño. Individualmente, estas lesiones en algunos casos se expanden por su borde periférico, con curación central, dando lugar a formas anulares, circinadas, que pueden simular el aspecto de una infección por hongos, como en las Figs. 4, 5. Las lesiones no van acompañadas de síntomas generales, ni eritema circundante y en un 90% se aprecia adenopatía regional. Sin tratamiento, la mayor parte de los casos se resuelve espontáneamente dentro de las 2 semanas sin dejar cicatriz. Por coalescencia pueden las costras cubrir una superficie extensa, como puede ser la cara.

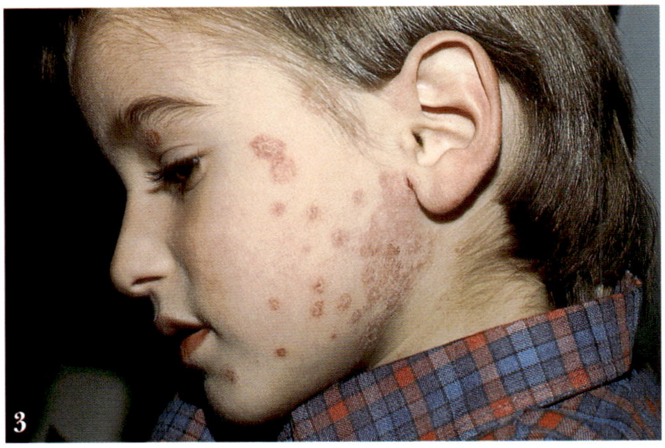
3

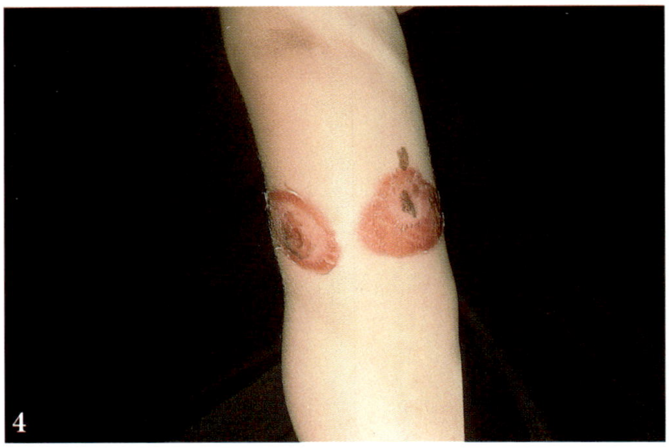
4

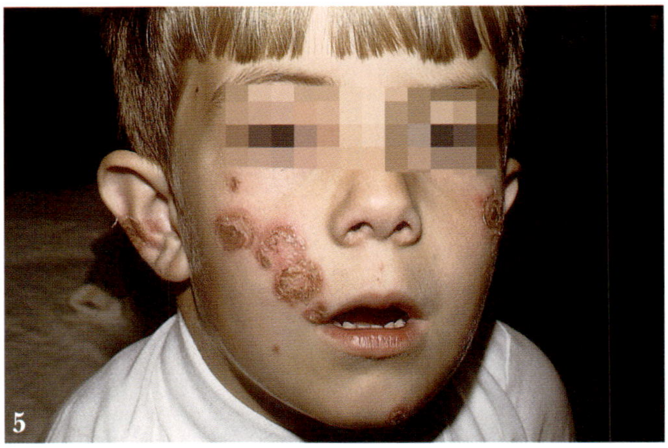
5

Fig. 6: costras cubriendo gran parte de la cara, el color oscuro de las costras es debido a la aplicación de compresas con sulfato de cobre. Como el tratamiento es sencillo y de efectos rápidos, tras el descostrado, a los cinco días la niña presentaba el aspecto recogido en la Fig. 7.

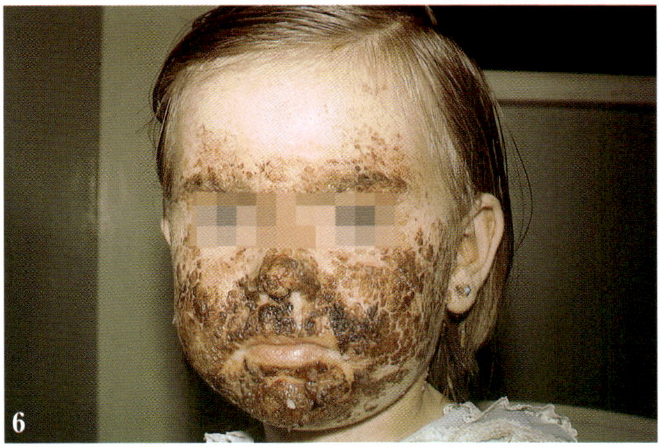
6

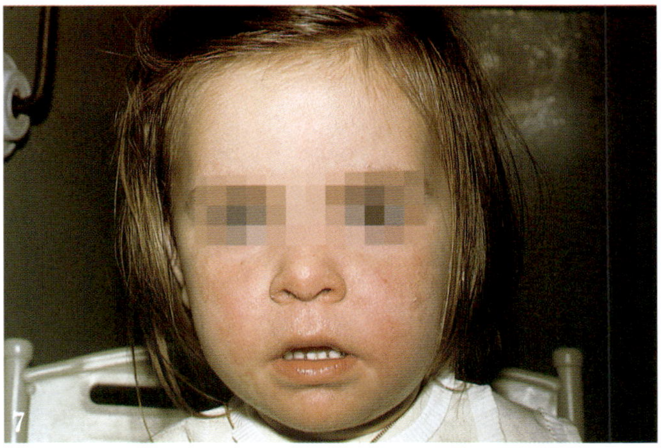
7

En el *impétigo estreptocócico* (Fig. 8) la infección cutánea se extiende más profundamente. La lesión desarrollada consiste en una ulceración con reacción eritematosa a su alrededor, cubierta de una costra de color más oscuro debido a la facilidad con que sangra, a consecuencia de la extensión más profunda del proceso. La diferente profundidad de la infección es un dato clínico importante para intuir su etiología, aunque este signo con frecuencia no será apreciado hasta remover la costra. No obstante, recordar que clínicamente no se puede distinguir un impétigo no ampolloso estafilocócico, de uno estreptocócico. El eritema asociado en el impétigo estreptocócico, es debido a la acción de las enzimas estreptocócicas y no es raro que vaya acompañado de adenopatía regional. En general, el impétigo estreptocócico asienta sobre una piel previamente dañada (rascado, picadura de insecto) y su localización típica son las extremidades inferiores. El impétigo estafilocócico asienta sobre piel anteriormente sana. Los estreptococos productores de impétigo son diferentes de los que anidan en el tracto respiratorio, habitualmente no se elevan las ASLO, pero como complicación puede dar lugar a una glomerulonefritis aunque jamás fiebre reumática.

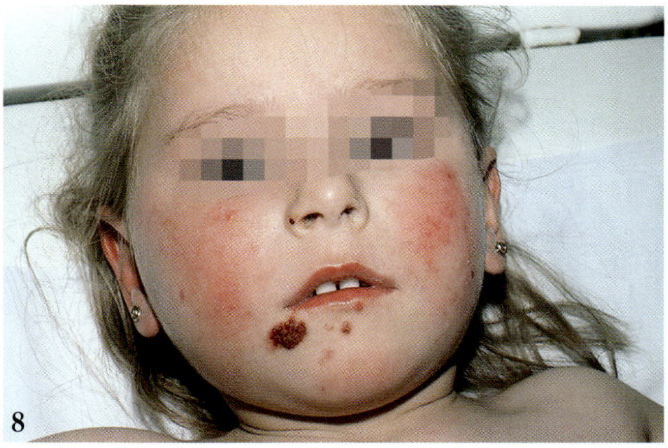

8

Aunque solo por la clínica no se puede diferenciar la etiología del impétigo no ampolloso, en la tabla I se recogen algunos datos útiles con esta finalidad.

TABLA I. Diferenciación clínica de la etiología del impétigo no ampolloso.

	Estafilococo	Estreptococo
Localización	Cara	Extremidades inferiores
Lesión primaria	Vesícula	Pústula
Costra	Melicérica	Melicérica/oscura
Profundidad	Superficial	Profunda
Eritema	No/mínimo	Moderado/marcado
Aspecto con costra removida	Erosión superficial	Úlcera

Diagnóstico

El diagnóstico es sencillo, a primera vista, basado en las características clínicas del cuadro descrito.

Diagnóstico diferencial

Tener presente al *herpes simple, varicela-zóster, tiña corporis* y *sarna*. Todos ellos pueden sufrir una impetiginización secundaria.

Herpes simple: cuando no se localiza en los labios, es el cuadro que más se confunde con el impétigo. Sospechar herpes simple si el paciente, previo a la lesión, ha tenido sensación de ardor o quemazón y/o hay antecedentes de recurrencias en ese mismo lugar. Casi siempre se pueden apreciar vesículas menudas, agrupadas sobre una base muy eritematosa.

Forma ampollosa

El agente causal siempre es el *S. aureus*, por cepas productoras de toxinas exfoliativas, (las mismas que producen el síndrome de piel escaldada), la toxina hidroliza la desmogleína 1 dando lugar a vesículas subcorneales, intraepidérmicas. El proceso es más frecuente en lactantes y niños pequeños.

Cuadro clínico

El cuadro se caracteriza por la aparición de vesículas y ampollas flácidas rellenas de líquido de localización intraepidérmica por lo que se rompen con facilidad, motivo por el que los hallazgos clínicos, con frecuencia, se limitan a unas erosiones superficiales cubiertas por una delgada costra que recuerda al barniz (Fig. 9). O podemos apreciar un "collar" de epidermis enrollada que bordea la superficie eritematosa, erosiva, base donde asentaba la ampolla rota (Fig. 10). Fig. 11: lesiones en diferentes estadios evolutivos, ampollas, zonas erosivas y costras.

El impétigo ampolloso se desarrolla sobre piel sana y generalmente no va acompañado de adenopatía regional. En la actualidad se considera como una manifestación localizada del síndrome de escaldadura por estafilococo.

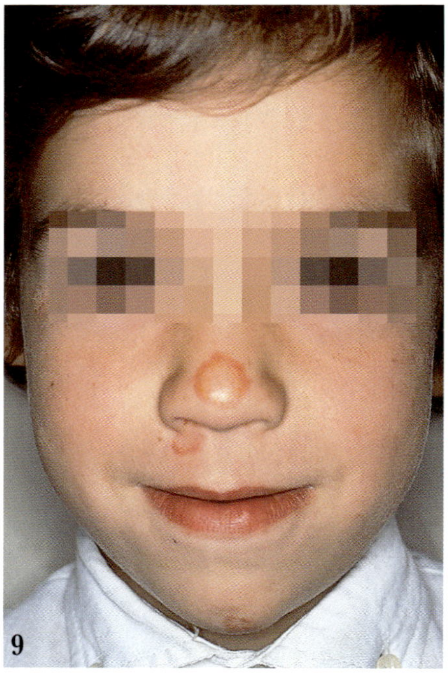
9

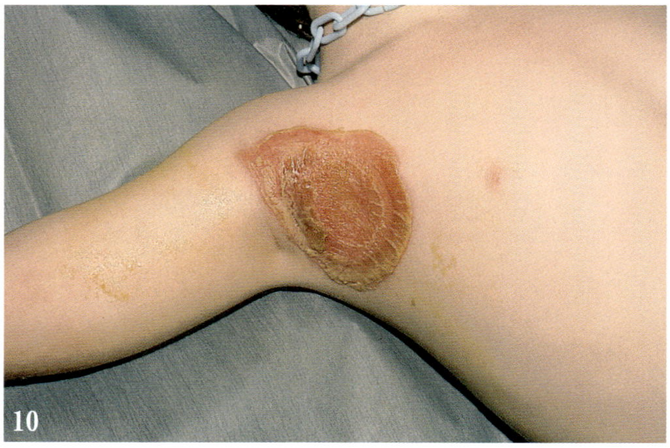
10

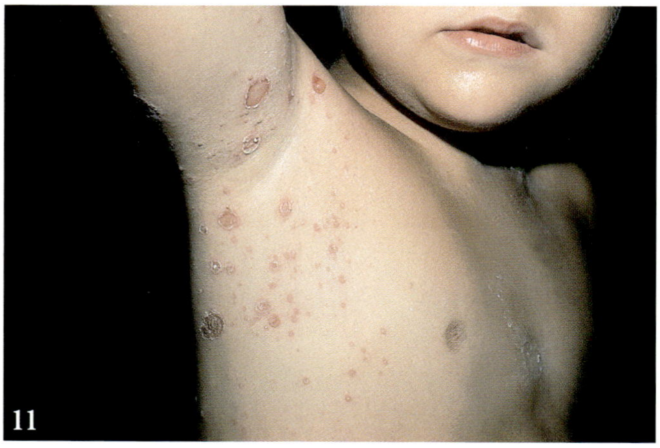
11

Diagnóstico diferencial

El diagnóstico diferencial del impétigo ampolloso en el recién nacido incluye: *epidermólisis ampollosa, mastocitosis ampollosa* e *infección herpética.*

En el niño mayor, sobre todo si no responde a la terapia antiestafilocócica, descartar: *dermatitis alérgica de contacto, dermatosis IgA lineal, eritema multiforme, pénfigo.*

- Lookingbill DP. Impetigo. Pediatr Rev. 1985; 7: 177-81.
- Darmstadt G, Lane A. Impetigo: an overview. Pediatr Dermatol. 1994; 11: 293-303.
- Sladden MJ, Johnston GA. Common skin infections in children. Br Med J. 2004; 329: 95-9.
- Brown J, Shriner DL, Schwartz RA, Janniger CK. Impetigo: an update. Int J Dermatol. 2003; 42: 251-5.

FOLICULITIS

El término foliculitis se refiere a la infección del folículo piloso. La expresión clínica varía de acuerdo con la localización y la profundidad de la infección folicular. El agente causal más habitual es el *S. aureus,* pero puede ser causada por gérmenes gran negativos: *Klebsiella, E. coli, Enterobacter* o *P. aeruginosa.* Se puede identificar el agente causal de la foliculitis mediante tinción al Gram y cultivo del material obtenido del orificio folicular. La foliculitis superficial estafilocócica es conocida como *impétigo de Bockhart.* El *forúnculo* y el *ántrax* son foliculitis profundas.

Impétigo de Bockhart: es la infección del *ostium* del folículo piloso por el *S. aureus.* Cursa con pústulas pequeñas, amarillentas, de paredes delgadas, en forma de cúpula, a menudo con un pequeño círculo de eritema alrededor y con una raíz de pelo en el centro. Fig. 12: costras amarillentas con pelos en su interior y pequeños círculos de eritema alrededor de algunos folículos pilosos.

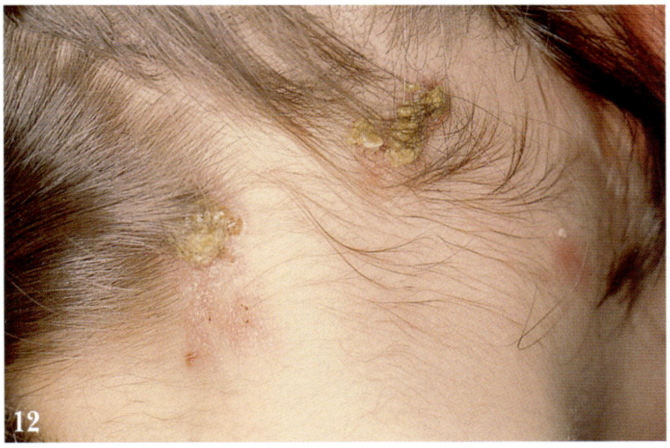
12

Forúnculo: el forúnculo representa la afectación más profunda del folículo piloso, en la que la infección, habitualmente debida al *S. aureus,* se extiende al tejido subcutáneo, donde forma pequeños abscesos. El forúnculo consiste en un nódulo inflamatorio, doloroso a la presión, coronado por una pústula a través de la cual emerge el pelo. La lesión tiene tendencia a la necrosis y supuración.

Ántrax: es el resultado de la confluencia de varios forúnculos adyacentes, dando lugar a una placa inflamatoria, infiltrada, de consistencia firme, con pus drenando de múltiples puntos de supuración correspondientes a los folículos pilosos necrosados. Fig. 13: placa inflamatoria con dos puntos de necrosis y supuración. Es una lesión muy dolorosa y el paciente puede presentar signos de afectación del estado general.

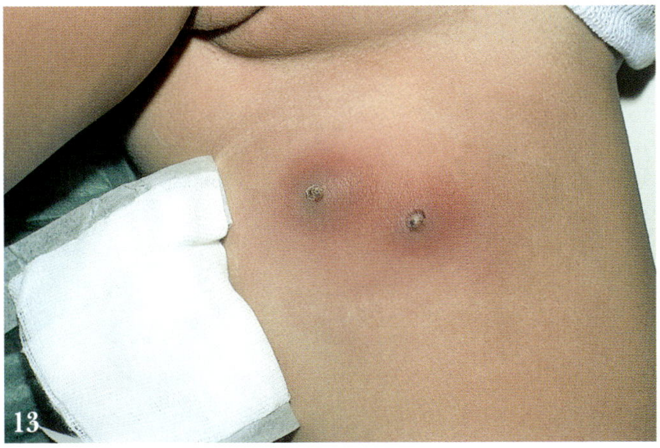
13

ECTIMA

Es una piodermitis profunda de tipo ulcerativo casi siempre localizada en las extremidades inferiores y nalgas. El proceso suele iniciarse como el impétigo, a menudo tras una picadura de mosquito o pequeño trauma, infectados por rascado. El agente causal, habitualmente, es un estreptococo β-hemolítico del grupo A; el *S. aureus*, que a menudo se cultiva de las lesiones, probablemente es un patógeno secundario.

Cuadro clínico

La lesión inicial es una vesícula o vesículo-pústula de base eritematosa rodeada de un halo inflamatorio (Fig. 14), que horada la epidermis y penetra en la dermis formado una úlcera. Más tarde, esta úlcera de márgenes elevados se cubrirá con una costra, oscura, seca, firmemente adherida que facilita la persistencia de la infección (Fig. 15). La remoción de la costra pone al descubierto la profundidad de la úlcera (Fig. 16). Es una lesión dolorosa, de crecimiento lento y crónico. Fig. 17: aspecto de la úlcera, con su tejido de granulación a los 16 días de evolución. Como complicación puede presentar, linfangitis, celulitis y excepcionalmente glomerulonefritis post-estreptocócica.

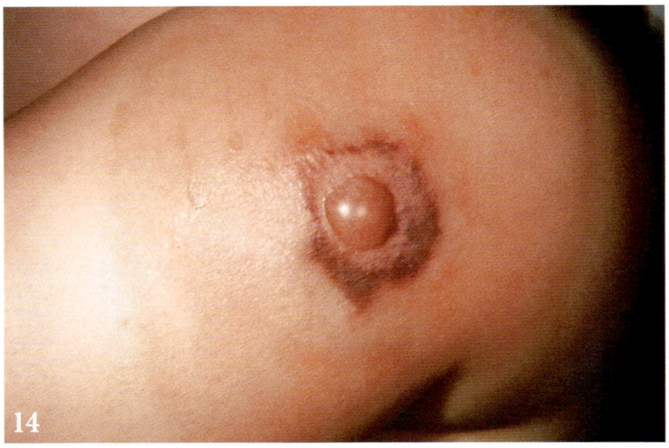
14

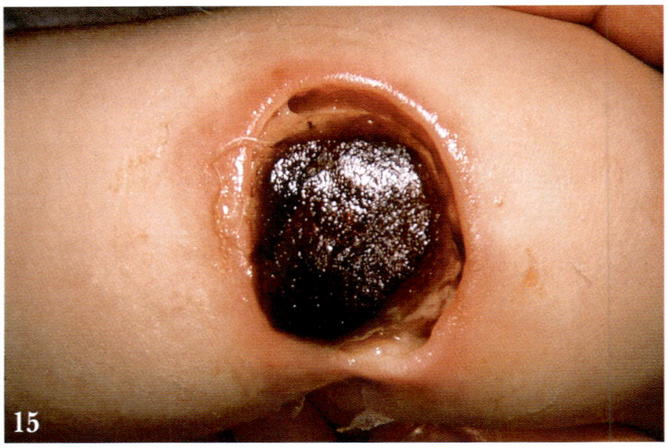
15

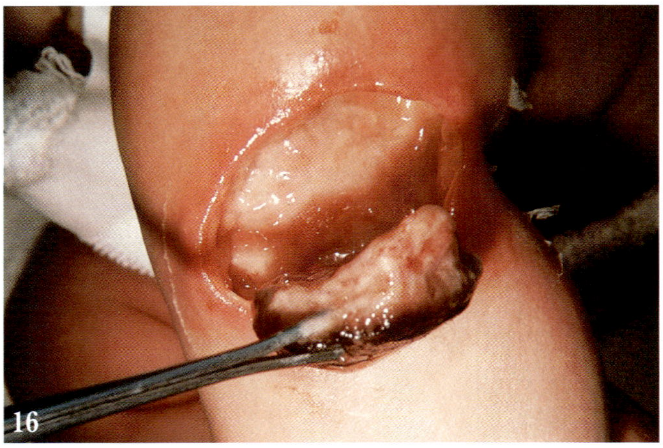
16

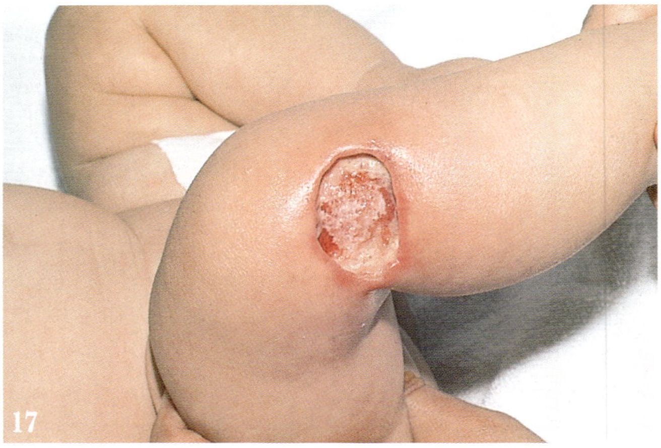
17

ERISIPELA

La erisipela es una infección aguda de la piel de etiología estreptocócica (estreptococo β-hemolítico grupo A) que afecta a la porción superficial de la dermis y vasos linfáticos dérmicos. La infección se produce por inoculación directa a través de una rotura de la piel. Los niños, ancianos e inmunocomprometidos son los grupos de mayor riesgo. Se caracteriza por un llamativo eritema con un borde firme, indurado, en progresión.

Cuadro clínico

El comienzo suele ser brusco y con frecuencia presenta síntomas prodrómicos (malestar, escalofríos, fiebre) de infección sistémica, antes de la aparición de la lesión cutánea. La lesión inicial comienza como una pequeña área de enrojecimiento, que gradualmente va aumentando hasta transformase en una característica placa infiltrativa, tensa, caliente, sensible, de color rojo vivo, de bordes bien delimitados y elevados. La lesión sigue extendiéndose con los días, sin que se observe involución central. Existe una clara delimitación entre la piel afectada y la sana. A veces se proyectan, fuera de los márgenes de la lesión, estrías enrojecidas de linfangitis. Clásicamente, la localización predilecta era en la cara, pero en la actualidad, la localización más frecuente es en las piernas. Figs. 18, 19: placa tensa, caliente, de color rojo, de límites muy marcados y elevados; se aprecia la puerta de entrada en la rodilla. En algunos casos se forman ampollas superficiales (Fig. 20).

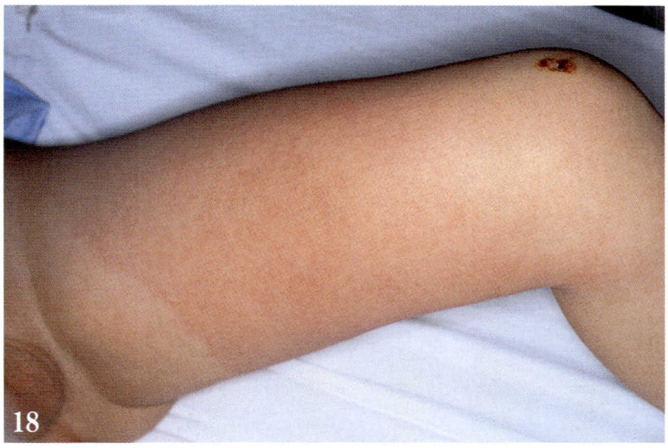
18

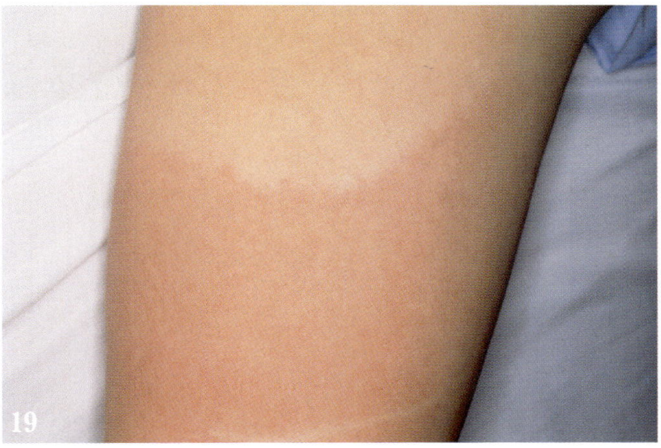
19

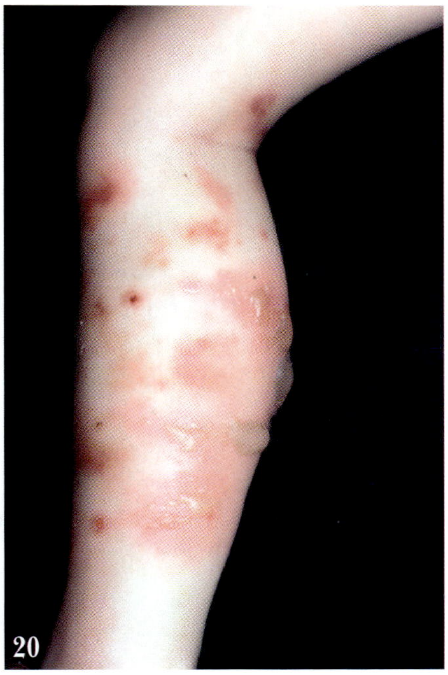
20

Diagnóstico

El diagnóstico es clínico. La erisipela se distingue clínicamente de otras formas de infección cutánea por dos hechos: la lesión está elevada respecto al nivel de la piel de la vecindad y por la existencia de una clara demarcación entre el tejido afectado y el sano. La rápida respuesta a la terapia antibacteriana apoya el diagnóstico. Dentro de las 24-72 h desaparece la fiebre, se atenúa el dolor y los signos cutáneos, disminuye el tamaño y espesor de la placa. En la forma clásica no es necesario ayuda del laboratorio para su diagnóstico, sin embargo en niños con escalofríos, fiebre elevada o signos tóxicos, está indicada la práctica de un hemocultivo.

Diagnóstico diferencial

La principal entidad a diferenciar es la *celulitis*.

Celulitis: en los casos típicos la distinción entre la erisipela y la celulitis es clara pero en algunos casos su distinción clínica es sutil y dada la etiología predominante estreptocócica, muchos expertos las consideran como presentaciones diferentes de una misma enfermedad.

- Bonnetblanc JM, Bedane C. Erysipelas: recognition and management. Am J Clin Dermatol. 2003; 4: 157-63.

ERISIPELOIDE

Es una rara piodermitis, causada por la inoculación traumática de una bacteria gram positiva, el *Erysipelothrix rhusiopathiae* a partir de animales (principalmente, el cerdo) o productos contaminados. La bacteria se introduce en el organismo a través de abrasiones de la piel. Período de incubación de 2-7 días. Es una enfermedad ocupacional (veterinarios, carniceros, cocineros), los casos pediátricos son extremadamente raros.

Cuadro clínico

Clásicamente se reconocen 3 formas de infección: cutánea localizada, cutánea diseminada e infección generalizada.

Forma cutánea localizada: es el cuadro de presentación clínica más frecuente de esta infección. Aproximadamente, a la semana de la infección, aparece una placa inflamatoria, dura, de bordes muy definidos y elevados, de color rojo púrpura vivo y superficie lisa, brillante, en el lugar de la infección. Lesiones vesiculares, ampollosas y erosivas también pueden estar presentes. La lesión tiende a extenderse centrífugamente, algunos casos adoptan una forma de erisipeloide "anular". Figs. 21, 22: placas eritematosas de color rojo oscuro, límites netos y disposición anular, como en ondas en expansión a partir del punto de inoculación, localizado prácticamente en el centro de la cara anterior de la rodilla.

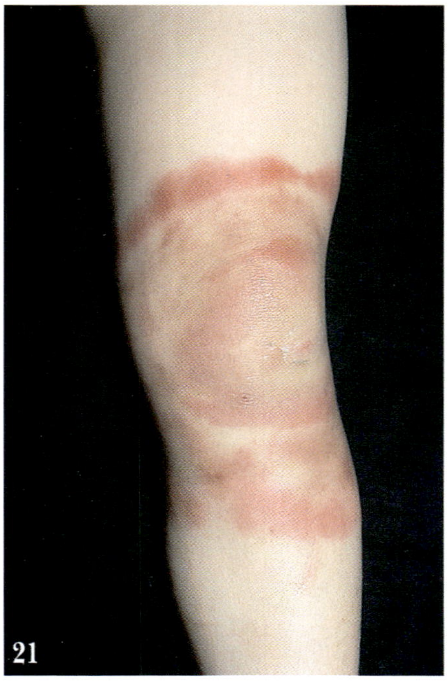

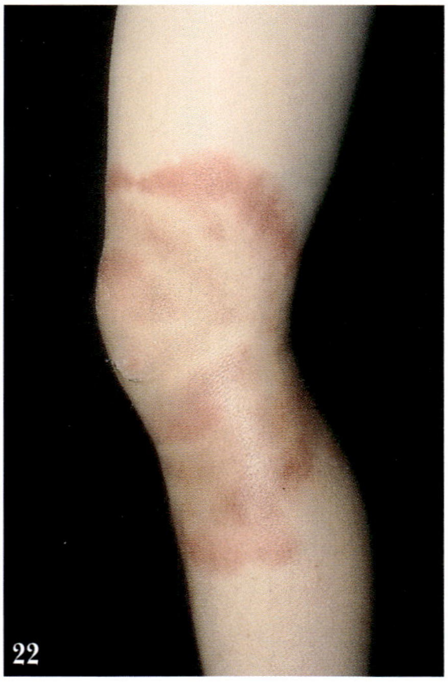

La localización más frecuente es en dorso de la mano y/o dedos, raramente se localiza en la palma, antebrazo, cara o piernas. La lesión puede ser asintomática o se acompaña de ardor local, prurito moderado y dolor. Unos pocos pacientes desarrollan linfangitis o síntomas constitucionales. La forma localizada habitualmente es autolimitada y puede irse atenuando espontáneamente.

Las formas cutáneas diseminadas y las infecciones generalizadas con bacteriemia y endocarditis son muy poco frecuentes.

Diagnóstico

El diagnóstico se basa: en la ocupación del paciente, contacto traumático con animales infectados o su carne, por la clínica (lesión cutánea típica localizada en el dorso de la mano y/o dedos, sin síntomas sistémicos) y rápida remisión con tratamiento específico. El diagnóstico se puede confirmar mediante envío al laboratorio de una muestra de piel obtenida mediante raspado del borde externo de la zona afecta para realizar cultivo.

Diagnóstico diferencial

En el diagnóstico diferencial clínico se incluye la *erisipela* y la *dermatitis alérgica de contacto.*

Erisipela: clínicamente, lesión de aspecto agudo, eritematoso, edematoso, habitualmente localizada en cara o piernas, a menudo acompañada de dolor, fiebre y malestar general.

Dermatitis alérgica de contacto o irritativa: la dermatitis a menudo se presenta en ambas manos como lesión eritematosa, vesicular y pruritica. La evolución es con frecuencia crónica y recurrente.

- Veraldi S, Girgenti V, Dassoni F, Gianotti R. Erysipeloid: a review. Clin Exp Dermatol. 2009; 34: 859-62.
- Barnett JH, Estes SA, Wirman JA, Morris RE, Staneck JL. Erysipeloid. J Am Acad Dermatol. 1983; 9: 116-23.

CELULITIS

La celulitis es una inflamación aguda de la dermis profunda y del tejido celular subcutáneo de bordes pobremente delimitados. Su localización más frecuente es en los miembros inferiores, aunque puede afectar a cualquier parte del cuerpo. El patógeno primario más frecuente es el *Streptococcus pyogenes,* seguido del *Staphylococcus aureus;* la incidencia del *Haemophilus influenzae* tipo b, agente a tener en cuenta, sobre todo en lactantes, ha declinado desde la instauración de su vacunación. Muchos otros agentes infecciosos pueden causar celulitis, pero solo en circunstancias especiales (mordedura de perro, gato, paciente inmunodeprimido). Habitualmente, se presenta como complicación de una herida, picadura o trauma previos.

Cuadro clínico

Se caracteriza por la presencia de una placa eritematosa, caliente, dolorosa, de límites difusos con hinchazón y edema. Con frecuencia cursa con linfadenopatía regional y fiebre. En contraste con la erisipela, sus bordes no son elevados ni de límites precisos, sino difuminados debido a que afecta al tejido celular subcutáneo. La bacteriemia en la celulitis es muy poco frecuente, los hemocultivos son positivos en el 4%. En la piel inflamada pueden desarrollarse vesículas y/o ampollas rellenas de líquido claro, petequias y equimosis. Las manifestaciones generales (fiebre, taquicardia, hipotensión, leucocitosis) habitualmente son moderadas, en algunos casos pueden aparecer horas antes de que afloren las anomalías cutáneas.

En general, las infecciones debidas al *S. aureus* tienden a ser más localizadas y supurativas; la presencia de erisipela, linfangitis y rápida diseminación sugieren etiología estreptocócica.

Celulitis periorbitaria: la celulitis periorbitaria o preseptal es la inflamación de los párpados y tejidos periorbitarios (Fig. 23), sin signos de auténtica afectación orbitaria, como proptosis o limitación de los movimientos oculares. Se debe a traumatismos o heridas infectadas o abscesos palpebrales o de la región periorbitaria.

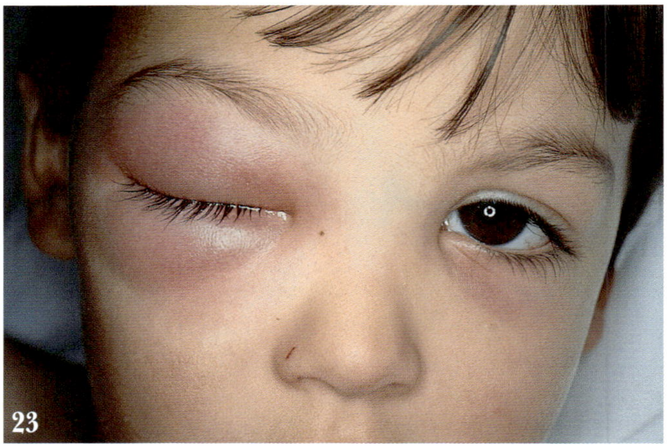
23

Celulitis orbitaria: es la inflamación de los tejidos de la órbita, cursa con proptosis, disminución de los movimientos oculares, edema conjuntival (quemosis) e inflamación y tumefacción palpebral. Los pacientes se encuentran mal, con síntomas de toxicidad sistémica, fiebre elevada y leucocitosis. La causa más común de este trastorno en la infancia es la sinusitis paranasal. La celulitis orbitaria es una auténtica urgencia médica por sus potenciales complicaciones: disminución de la motilidad ocular, de la agudeza visual y trombosis del seno cavernoso. Para su rápida detección, necesitaremos recurrir a técnicas de imagen (RM, TAC, Rx). Figs. 24, 25: niña de 11 años con gran edema eritematoso y formación abscesiforme que impide visión ojo izquierdo. Fig. 26: en la TAC orbitaria se aprecia ocupación del seno maxilar y celdillas etmoidales izquierdas, con zonas de erosión ósea en tabiques de celdillas etmoidales y pared inferior externa de la órbita izquierda.

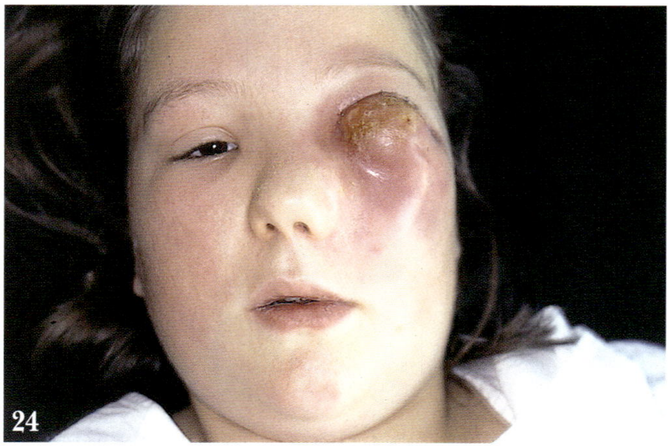
24

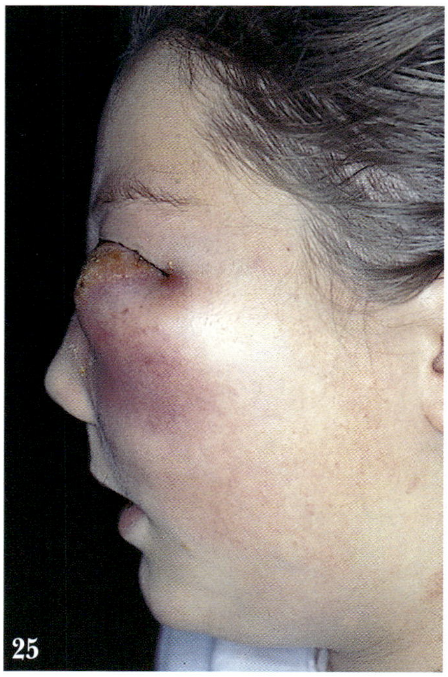
25

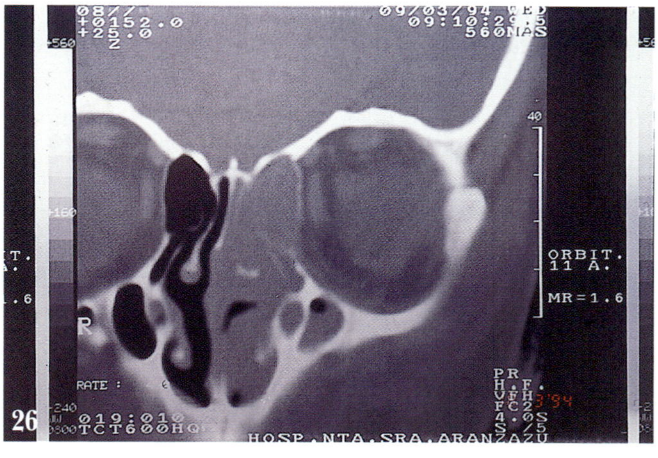

26

Diagnóstico

El diagnóstico de celulitis generalmente se realiza basándose en las características morfológicas de la lesión y en el contexto clínico, pero si se presentan dudas para diferenciar la celulitis de la fascitis necrotizante, la práctica de una resonancia magnética puede ser útil.

Diagnóstico diferencial

En el diagnóstico diferencial las dos entidades principales a tener en cuenta son: *erisipela* y *fascitis necrotizante;* otro proceso a tener en cuenta es la *dermatitis alérgica de contacto.*

Erisipela: en la celulitis falta la clara diferencia que se da en la erisipela entre la piel afectada y la sana. La placa inflamatoria de la erisipela tiene unos bordes bien delimitados y elevados.

Fascitis necrotizante: al inicio puede ser difícil su diferenciación. Diversos hechos clínicos sugieren la posibilidad de que estemos ante una fascitis necrotizante: dolor severo y constante, edema amplio que sobrepasa el área de eritema, aparición de ampollas de contenido hemorrágico, exfoliación cutánea, gas en tejidos blandos detectado por palpación o imagen, anestesia cutánea, necrosis cutánea y síntomas tóxicos sistémicos.

Dermatitis alérgica de contacto: las lesiones con frecuencia son bilaterales o multifocales, no dolorosas a la palpación, a menudo se observan lesiones lineales, no linfangitis, ni leucocitosis.

- Bisno AL, Stevens DL. Streptococcal infections in skin and soft tissues. N Engl J Med. 1996; 334: 240-5.
- Lio PA. The many faces of cellulitis. Arch Dis Child Edu Pract Ed. 2009; 94: 50-4.
- Swartz MN. Clinical practice. Cellulitis. N Engl J Med. 2004; 350: 904-12.

FASCITIS NECROTIZANTE

La fascitis necrotizante (FN) es una, relativamente rara, infección aguda del tejido celular subcutáneo que afecta a la capa profunda de la fascia superficial. La FN es con frecuencia de etiología polimicrobiana, bacilos gram-negativos, enterococos, estreptococos, *S. aureus* y anaerobios. La localización más frecuente del proceso es el abdomen, extremidades y zona perineal. Como factores iniciales se recogen en la historia pequeñas injurias en la piel, heridas quirúrgicas, traumáticas, onfalitis o varicela. Cuando se asocia a varicela, se inicia el cuadro a los 3-4 días del brote del exantema.

Cuadro clínico

Las manifestaciones clínicas tienen lugar aproximadamente a la semana del factor inicial. Su inicio es brusco, caracterizado por eritema, edema, dolor y calor local, su presentación es como una celulitis. Se acompaña de fiebre y aumento de sensibilidad en la zona afectada con un marcado contraste entre los signos cutáneos no alarmantes y la severidad de los síntomas sistémicos. La infección se extiende a lo largo de la fascia superficial e inicialmente, la pobre entidad de los signos cutáneos no nos advierte de la extensión y gravedad de la necrosis que se está desarrollando en el tejido subcutáneo. Los cambios cutáneos aparecen a las 24-48 h cuando se ha producido la trombosis de los vasos e isquemia cutánea. Son signos cutáneos precoces, que nos deben poner en alerta, la presencia de un eritema cutáneo mal definido con edema que sobrepasa el área del eritema. Otro signo adicional es la aparición de ampollas de contenido pajizo que más tarde se tornan azuladas o hemorrágicas, mientras los tejidos afectados adquieren una coloración purpúrica o violácea. Como contraste se atenúa el dolor cutáneo debido a la destrucción de los nervios cutáneos. Finalmente, a consecuencia de la isquemia y la necrosis, se produce gangrena tisular y esfacelos. Todo ello, con frecuencia dentro de un contexto de severa toxicidad sistémica y fallo multiórgano. La gravedad del cuadro exige un diagnóstico clínico rápido, de él puede depender la vida; la dificultad estriba en diferenciar en su inicio entre una celulitis y una fascitis necrotizante. La distinción, sin embargo, es crucial; la FN requerirá desbridamiento quirúrgico de los tejidos necróticos en adicción a la terapia antibiótica. Sin un diagnóstico precoz y tratamiento agresivo, este proceso puede ser rápidamente fatal. Fig. 27: área de celulitis, enrojecimiento, edema, lesiones erosivas en nalgas con zona de necrosis y ulceración en muslo derecho. Edema intenso con fóvea en muslo derecho (Fig. 28).

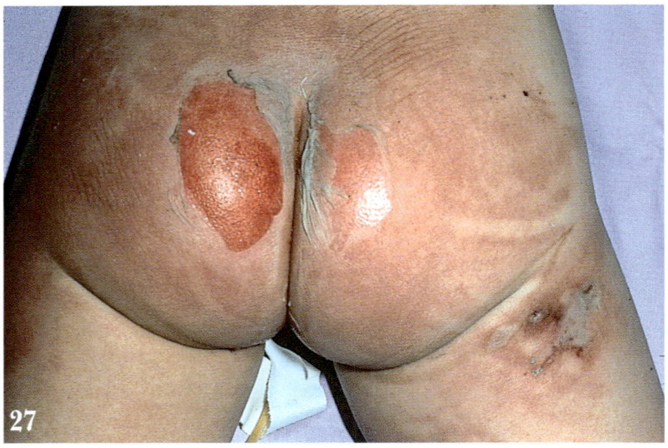
27

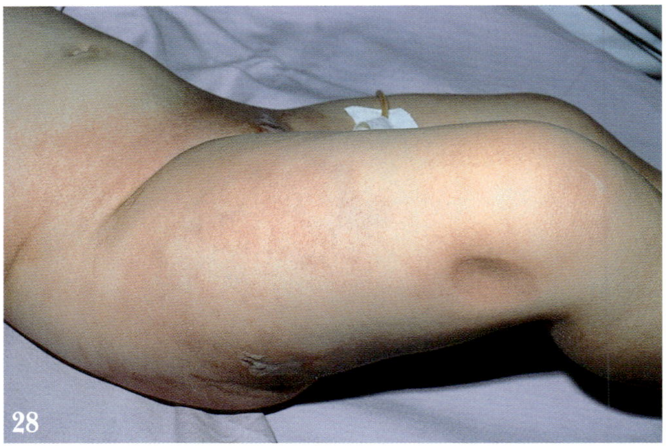
28

En los niños, las infecciones de los tejidos blandos de la pared abdominal son raras, pero pueden ser rápidamente destructivas y letales. En el recién nacido, la asociación más frecuente con la FN de la pared abdominal es la onfalitis. La onfalitis no debe ser nunca infravalorada. La celulitis periumbilical debe diferenciarse de la FN; si la celulitis periumbilical persiste a pesar de la antibioterapia, debe investigarse la posibilidad de un foco infeccioso subyacente, como pueden ser unos restos de uraco. La FN de la pared abdominal se manifiesta con eritema, marcado edema de la piel y áreas irregulares de alteraciones de color o gangrena, periumbilicales. Figs. 29, 30: recién nacido, aspecto a su ingreso, onfalitis, gran área cutánea que abarca el hemiabdomen inferior con eritema, marcado edema y áreas irregulares de alteración de color. Exitus a las 48 h.

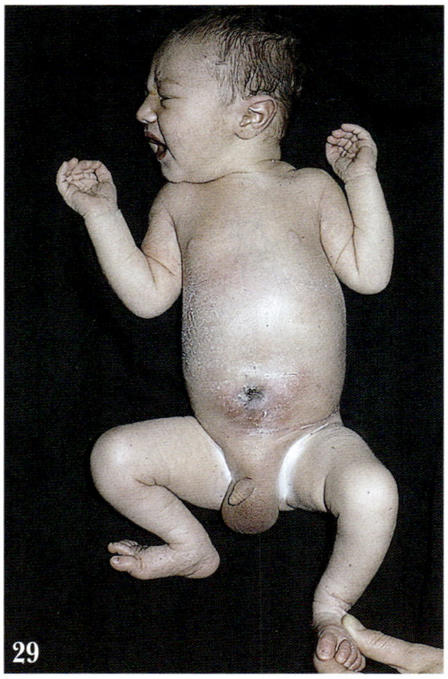
29

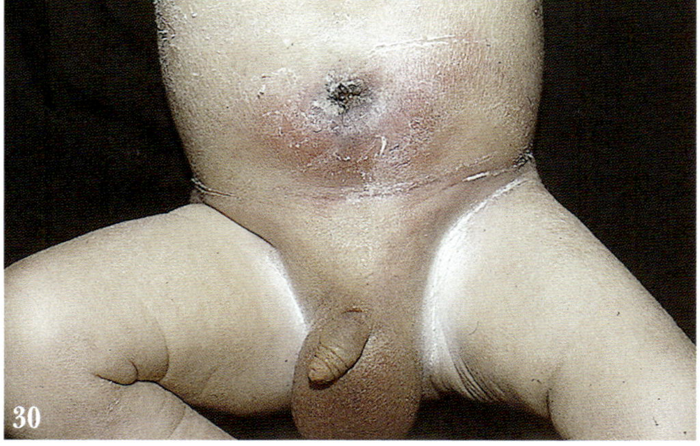
30

Diagnóstico

El juicio clínico es la principal herramienta diagnóstica, pero los retrasos en el diagnóstico son frecuentes y el éxito del tratamiento depende de la precocidad diagnóstica. El diagnóstico en la primera visita puede no ser posible debido a la frecuente presencia de una celulitis superpuesta. Desgraciadamente, los cambios cutáneos se hacen evidentes solo cuando se ha producido la isquemia cutánea, habitualmente en etapa tardía del proceso. Los siguientes hechos sugieren la afectación de tejidos más profundos: fallo inicial a la terapia antibiótica; la sensación dura, leñosa del tejido subcutáneo que se extiende bajo la piel aparentemente afectada; toxicidad sistémica, a menudo con alteración del estado mental; las lesiones ampollosas de contenido hemorrágico y la equimosis y necrosis cutánea. La resonancia magnética puede ser útil para la detección, evaluación de la extensión de la infección de la fascia y tejidos subcutáneos profundos y aclarar el diagnóstico. La "regla de oro" para el diagnóstico más rápido, definitivo, sigue siendo la exploración quirúrgica.

Diagnóstico diferencial

Celulitis: al inicio del cuadro la FN puede simular una celulitis, pero la rápida evolución de la FN ayuda a diferenciarlas. En la celulitis no hay signos de toxicidad sistémica.

- Stevens DL, Bisno AL, Chambers HF, Everret ED, Dellinger P, Goldstein EJC, et al. Practice guidelines for the diagnosis and management of skin and soft tissue infections. Clin Infect Dis. 2005; 41: 1373-406.
- Sarani B, Strong M, Pascual J, Schwab CW. Necrotizing fasciitis: current concepts and review of the literature. J Am Coll Surg. 2009; 208: 279-88.
- Kosloske AM, Cushing AH, Borden TA, Woodside JR, Klein MD, Kulasinghe H, et al. Cellulitis and necrotizing fascitis of the abdominal wall in pediatric patients. J Pediatr Surg. 1981; 16: 246-51.
- Fustes-Morales A, Gutierrez-Castrellon P, Duran-Mckinster C, Orozco-Covarrubias L, Tamayo-Sanches L, Ruiz-Maldonado R. Necrotizing fasciitis: report of 39 pediatric cases. Arch Dermatol. 2002; 138: 893-9.
- Brogan TV, Nizet V, Waldhausen JH, Rubens CE, Clarke WR. Group A streptococcal necrotizing fasciitis complicating primary varicella: a series of fourteen patients. Pediatr Infect Dis J. 1996; 15: 556-7.
- Zittergruen M, Grose C. Magnetic resonance imaging for early diagnosis of necrotizing fasciitis. Pediatr Emerg Care. 1993; 9: 26-8.

FOLICULITIS PUSTULOSA EOSINOFÍLICA

La foliculitis pustulosa eosinofílica (FPE), conocida también como enfermedad de Ofuji, es una enfermedad folicular inflamatoria, no infecciosa, de etiología desconocida, caracterizada por infiltración eosinofílica de los folículos pilosos. Aunque no es bacteriana, la incluimos en este capítulo como otra forma de foliculitis. La mayor parte de las teorías existentes invocan mecanismos inmunitarios en el inicio de las lesiones. Se reconocen 3 variantes: FPE clásica y la FPE asociada a inmunosupresión (principalmente, SIDA) y la FPE infantil, indistinguibles ambas, histológicamente, de la forma clásica. En adultos y niños se debería contemplarla como posible signo cutáneo de inmunosupresión. El 90% de los casos infantiles se presenta en menores de 2 años, con mayor frecuencia en varones (4,8: 1).

Cuadro clínico

Clásicamente se inicia a las pocas semanas de vida. El carácter más distintivo de la enfermedad, es la aparición súbita de brotes de pápulas foliculares y pústulas, pruriginosas, estériles, localizadas preferentemente en cuero cabelludo con posterior extensión a la cara, tronco y superficie de extensión de las extremidades. Las pústulas de 1-3 mm de diámetro asientan sobre una base eritematosa, desapareciendo en un plazo que varía, entre unos 7-10 días y un mes.

La afectación destacada del cuero cabelludo y la no formación de lesiones en anillo, serpiginosas o policíclicas propias del adulto son las características clínicas que diferencia la forma infantil de la del adulto. Habitualmente es autolimitada, pero, como en la forma clásica del adulto, los brotes pueden ser recurrentes y reproducirse durante meses o años. Fig. 31: varias lesiones máculo-papulosas, eritematosas en zona próxima al vértex. Fig. 32: numerosas máculas eritematosas con pápula central en el tórax del lactante. Figs. 33, 34: lesiones erosivas en sacabocado, de bordes muy eritematosos, muchas con pérdida de la costra facilitada por el rascado. Las lesiones curan sin dejar escaras. En sangre periférica se observa leucocitosis con eosinofilia, sobre todo al inicio de los brotes. Dadas las diferencias clínicas e histológicas de la enfermedad entre adultos y niños, no está claro todavía, si se trata de una misma entidad. La forma infantil es la menos caracterizada de las tres y no disponemos de criterios uniformes para su diagnóstico; incluso se ha cuestionado si la forma infantil es una diferente enfermedad inflamatoria de la piel.

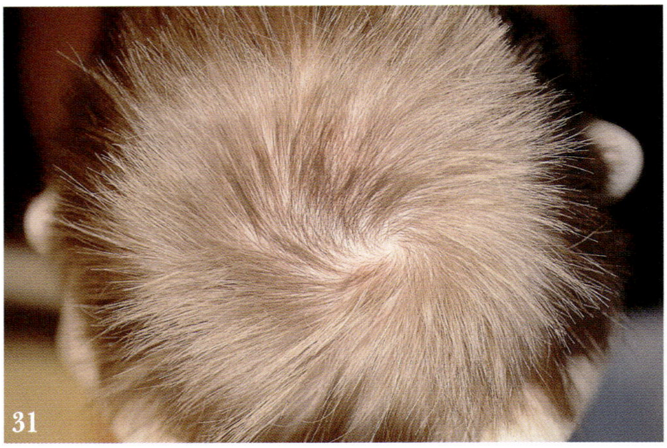
31

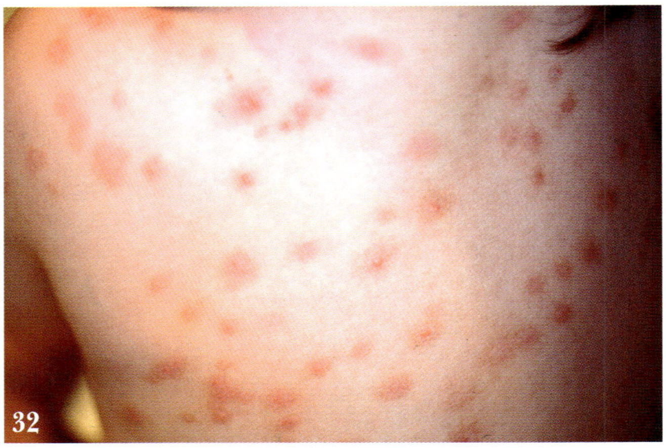
32

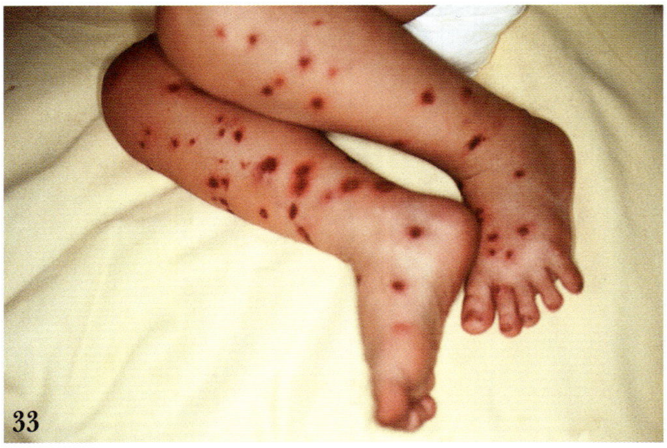
33

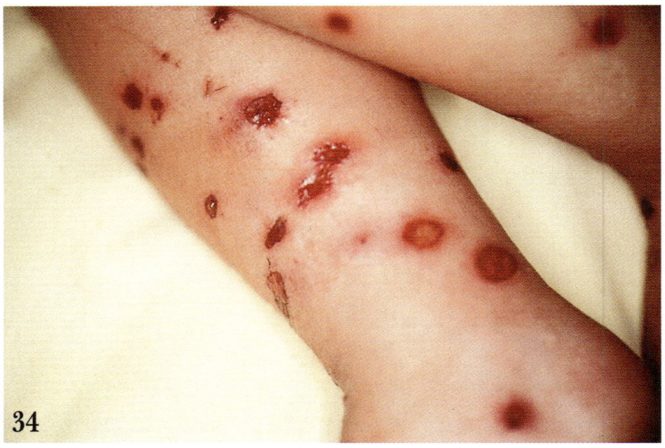
34

Diagnóstico

El diagnóstico se basa en la clínica y estudio histológico; no obstante, no hay criterios claros para su diagnóstico.

Diagnóstico diferencial

En el diagnóstico diferencial hay que tener en cuenta los procesos que cursan en el recién nacido, lactante y niño pequeño, con lesiones vésico-pustulosas: *eritema tóxico neonatal, acropustulosis infantil, incontinentia pigmenti* y *foliculitis pustular*.

Eritema tóxico neonatal: no persiste más allá del período neonatal, no es recurrente ni tiene predilección por el cuero cabelludo.

Acropustulosis infantil: las lesiones respetan el cuero cabelludo, afectan principalmente palmas y plantas, no son perifoliculares y el infiltrado habitualmente está compuesto de neutrófilos.

Incontinencia pigmenti: su distinción se simplifica cuando el estadío vesicular da paso a las lesiones verrugosas o liquenoides dentro de las primeras semanas de vida.

Foliculitis pustular: el cultivo y la tinción al Gram de las lesiones revelarán la presencia del estafilococo dorado.

- Lucky AW, Esterly NB, Heskel N. Eosinophilic pustular folliculitis in infancy. Pediatr Dermatol. 1984; 1: 202-6.
- Nervi SJ, Schwartz RA, Dmochowski M. Eosinophilic pustular folliculitis: a 40 year retrospect. J Am Acad Dermatol. 2006; 55: 285-9.
- Ziemer M, Boer A. Eosinophilic pustular folliculitis in infancy: not a distinctive inflammatory disease of the skin. Am J Dermatopathol. 2005; 27: 443-55.

CELULITIS PERIANAL ESTREPTOCÓCICA

La celulitis perianal estreptocócica (CPE) es una infección de la mucosa y piel perianal por estreptococos β-hemolíticos del grupo A. Es una enfermedad predominantemente pediátrica; grupo de edad más afectado entre 6 meses y 10 años, con predominio masculino (3/1). Como vía de contagio se baraja la contaminación digital a partir de un foco orofaríngeo o cutáneo. Sabouraud nos recuerda que el estreptococo "ama los pliegues". Como no se trata de una verdadera celulitis, parece más apropiado denominar al proceso *enfermedad perianal estreptocócica*.

Cuadro clínico

El cuadro, en su inicio, se presenta como un *rash* eritematoso, confluente, superficial, en forma de corona circular alrededor del ano, de 2-4 cm de ancho, de bordes muy precisos, delimitando perfectamente la lesión de la piel sana (Fig. 35). El *rash* al inicio puede ser seco y de tono rosado pero en esta fase aguda la erupción tiende a hacerse más húmeda de color rojo vivo y la zona afectada se vuelve muy sensible al tacto, pero sin que exista induración, edema o linfangitis. Con menor frecuencia puede cursar como un eritema perianal con fisuras dolorosas y descarga mucosa de la piel perianal o como una erupción perianal de color rojo vivo, psoriasiforme con costra superficial amarillenta en su borde periférico. Si el diagnóstico se retrasa, el proceso se va cronificando, la defecación se vuelve dolorosa con estreñimiento y retención fecal, aparecen fisuras anales, deposiciones con estrías de sangre o franca hemorragia rectal con los bordes de la lesión ribeteados de costras (Fig. 36).

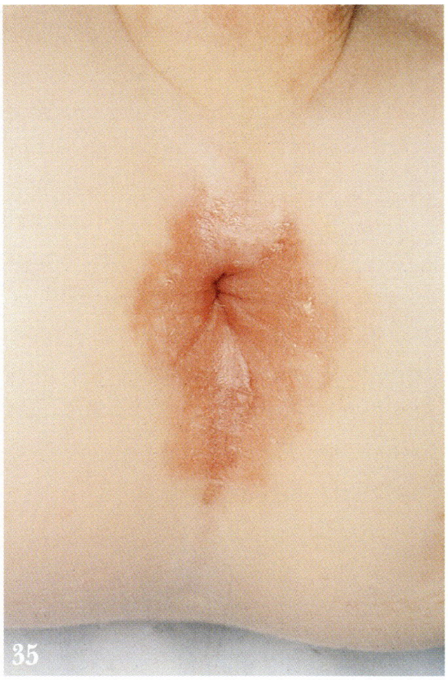

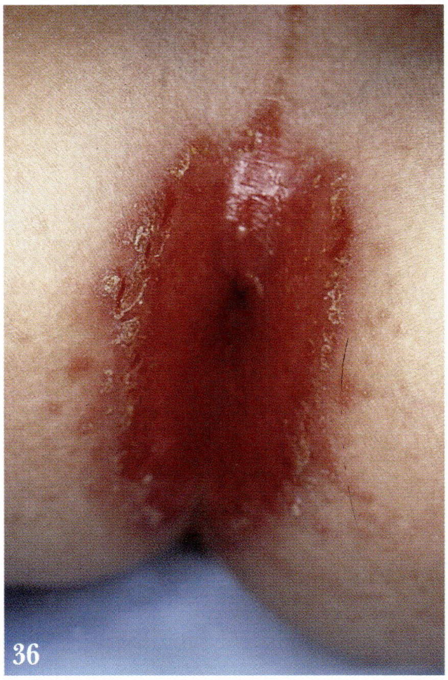

La infección perianal no se resuelve espontáneamente y los síntomas pueden persistir durante meses, como sucedió en este paciente, y si se desconoce la enfermedad, el enfermo es sometido a todo tipo de exploraciones diagnósticas innecesarias. El lugar común de afectación parece ser el canal anal y la sintomatología es secundaria a la proctitis, que invariablemente está presente. Por otro lado, el paciente no presenta fiebre ni ningún otro signo o síntoma sistémico. En los niños puede cursar, en algún caso, con balanitis asociada y en las niñas, aunque con mucha menor frecuencia con vulvovaginitis. Debido a estas asociaciones, se ha propuesto englobarlas bajo el término de "enfermedad perineal estreptocócica"

Diagnóstico

El diagnóstico es clínico y no debe ofrecer mayor dificultad, aunque en la práctica sigue siendo, con frecuencia, tardío. Se confirma mediante el cultivo de un frotis perianal. Conviene indicar al laboratorio nuestra sospecha etiológica, dado el universal crecimiento de organismos entéricos en tomas efectuadas en la zona perianal.

Diagnóstico diferencial

Tener presente los siguientes cuadros para su exclusión: *psoriasis, dermatitis seborroide, oxiuriasis, candidiasis* y *abuso sexual*

- Kokx NP, Comstock JA, Facklam RR. Streptococcal perianal disease in children. Pediatrics. 1987; 8: 659-63.
- Krol AL. Perianal streptococcal dermatitis. Ped Dermatol. 1990; 7: 97-100.
- Herbst R. Perineal streptococcal dermatitis/disease: recognition and management. Am J Clin Dermatol. 2003; 4: 555-60.
- Mogielnicki NP, Schwartzman JD, Elliott JA. Perineal group A streptococcal disease in a pediatric practice. Pediatrics. 2000; 10: 276-81.

MENINGOCOCEMIA

La piel puede verse afectada en cuadros de sepsis por muy diversos agentes patógenos, algunos de ellos, como el meningococo, tienden a dar lesiones características de gran interés diagnóstico. Aproximadamente 2/3 partes de los pacientes con meningococemia o meningitis meningocócica desarrollan lesiones cutáneas. Lo llamativo de estas lesiones o lo que nos debe hacer pensar en ellas es la presencia de lesiones petequiales o lesiones purpúricas. Estas lesiones cutáneas son debidas a daño directo a los capilares y a las vénulas postcapilares. La púrpura es debida a una vasculitis aguda. Tradicionalmente se ha insistido en ese color tipo rojo vinoso de las lesiones purpúricas, que junto con el contexto de la enfermedad al pediatra le deben hacer pensar en ello.

Lo más clásico es un *rash* petequial de la piel y membranas mucosas. Las petequias habitualmente son pequeñas, estrelladas, con bordes elevados y centro ligeramente deprimido vesicular o pustular. Los lugares de predilección son el tronco y extremidades inferiores mientras que la cabeza, palmas y plantas tienden a estar respetadas. Lesiones hemorrágicas más extensas se ven en las formas fulminantes de infección meningococémica con progresiva aparición de lesiones en todo el cuerpo, que por coalescencia pueden dar lugar a grandes placas de bordes abruptamente marginados. Más tarde pueden progresar con formación de ampollas, necrosis y formación de escaras. Se denomina *purpura fulminans* al cuadro progresivo de hemorragias y necrosis secundario a la coagulopatía de consumo que se establece en estas formas de riesgo vital.

Fig. 37: petequias y manchas purpúricas de borde rojos y centro color gris pálido. Fig. 38: manchas purpúricas de color vino de Rioja con zona de necrosis central y mínimo halo de color rojo más claro. Fig. 39: aspecto de las ulceraciones, una vez eliminada la zona de necrosis. Lesiones extensas hemorrágicas se presentan en los casos de meningococemias fulminantes con grandes áreas equimóticas, llegando a la necrosis isquémica y gangrena. Fig. 40: múltiples lesiones purpúricas y *shock* séptico en el primer día de la enfermedad.

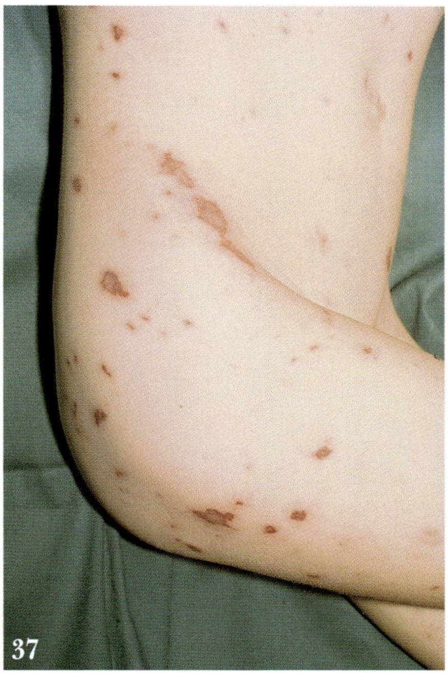

37

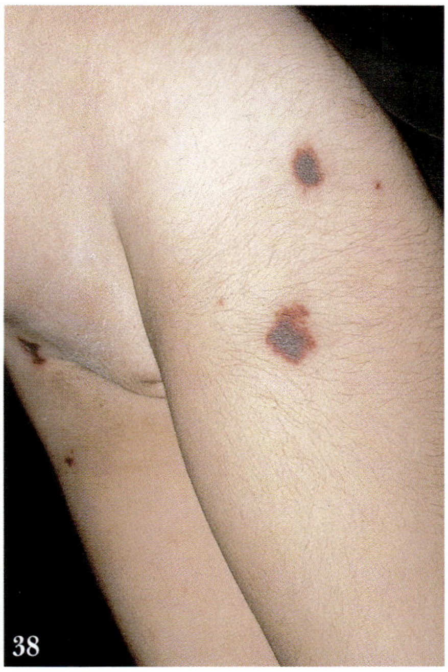

38

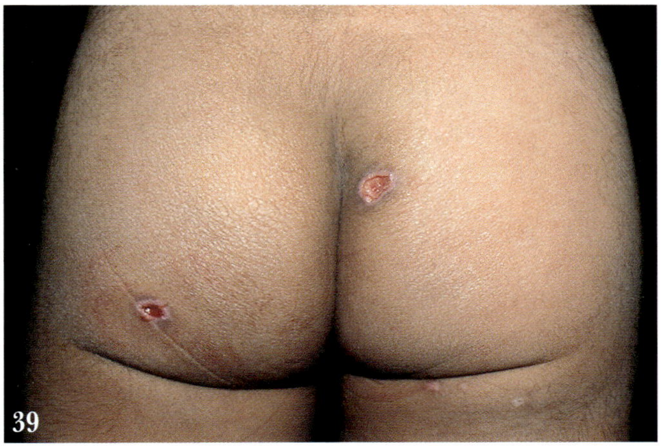

39

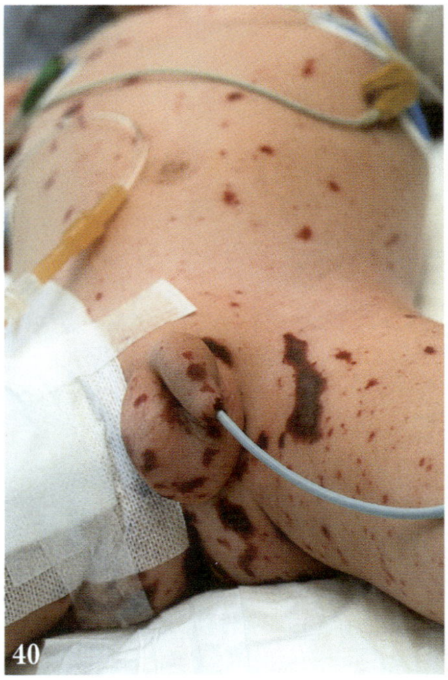

40

Fig. 41: extensas áreas de afectación cutánea con formación de ampollas, hipoperfusión digital, por coagulopatía de consumo; mayor afectación del pie derecho. Fig. 42: 7 semanas más tarde, necrosis del antepié derecho, buena recuperación del izquierdo salvo pequeñas zonas de necrosis en falange distal del 1er y 3er dedos.

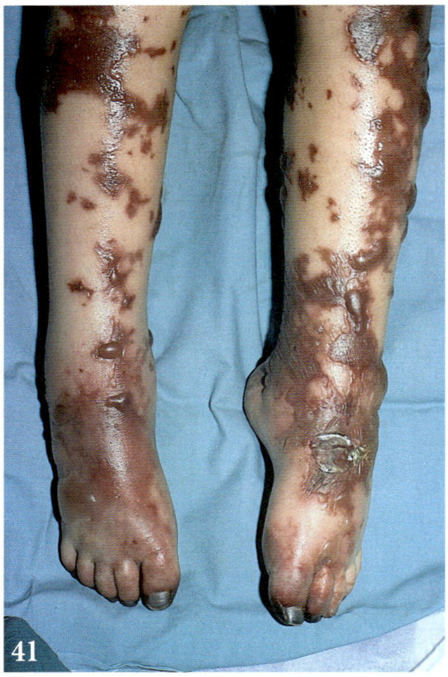

41

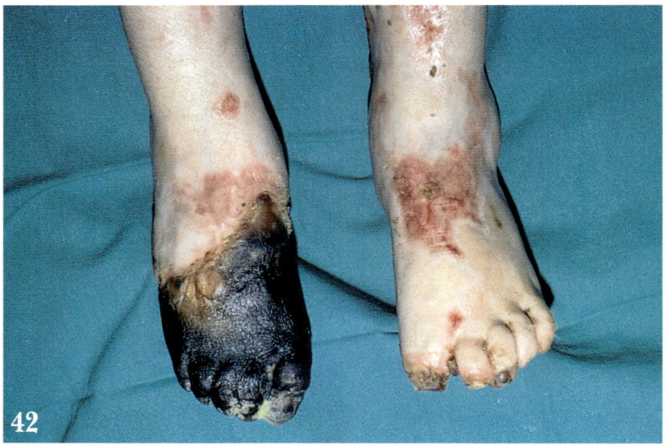

42

- Baselga E, Drolet BA, Esterly NB. Purpura in infants and children. J Am Acad Dermatol 1997; 37: 673-705.
- Salzman MB, Rubin LG. Meningococcemia. Infect Dis Clin N Am 1996; 10: 709-725.

SÍNDROME DE PIEL ESCALDADA POR ESTAFILOCOCO

Con el término de síndrome de piel escaldada por estafilococo (SPEE) nos referimos a un grupo de enfermedades ampollosas, con un amplio gradiente de afectación clínica. Estos cuadros son debidos a la acción de la toxina estafilocócica *exfoliatina*, elaborada por particulares cepas de estafilococos *aureus* en su mayoría pertenecientes a los fagos grupo II. Se conocen dos tipos A y B de esta exotoxina epidermolítica. La enfermedad afecta principalmente a recién nacidos, lactantes y niños pequeños, generalmente menores de 5 años, es muy rara por encima de esta edad. En el recién nacido se la conoce como enfermedad de Ritter (Cap. 3). La exotoxina actúa a la altura de la capa granulosa de la epidermis, produciendo una excisión del complejo desmogleína 1, importante proteína desmosomal, dando lugar a un despegamiento intraepidérmico que explica la formación de las ampollas, la rapidez en la curación de las lesiones y la ausencia de cicatrizaciones residuales. Es llamativo lo específico de la acción de la exfoliatina, solo actúa sobre el epitelio queratinizado, *respetando las mucosas*, hecho de gran interés para el diagnóstico clínico. La sintomatología de la enfermedad es secundaria a la exfoliatina circulante, no hay invasión por el estafilococo, lo que explica la negatividad del hemocultivo.

Cuadro clínico

Parece existir una relación entre la cantidad de toxina producida, extensión de la enfermedad, capacidad de su depuración renal y de si la liberación es local o sistémica. En consecuencia, nos podemos encontrar con grados muy diversos de afectación; formas localizadas, intermedias y generalizadas, y las tres fases con que se describió clásicamente la enfermedad, solo la apreciaremos en las formas generalizadas. El cuadro puede ser tan leve como el caso del lactante que presenta una mancha eritematosa que, en cuestión de horas, se transforma en ampolla, cuya rotura deja al descubierto una superficie denudada con un cerco eritematoso, muy llamativo, de bordes bien definidos que se extiende como mancha de aceite (Figs. 43, 44). Tratado con cloxacilina, a las 48 h ha desaparecido el área de eritema iniciándose la epitelización (Fig. 45).

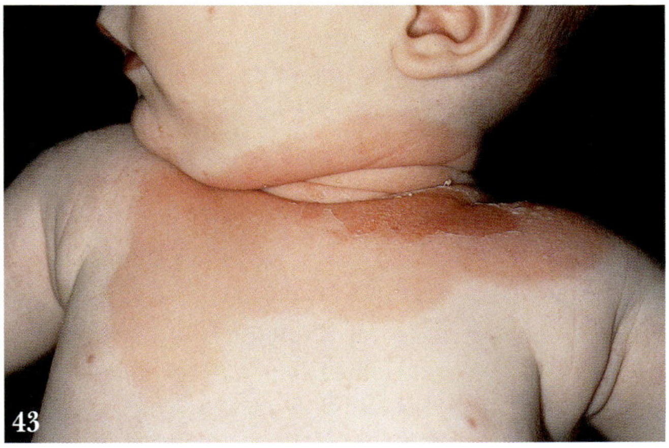

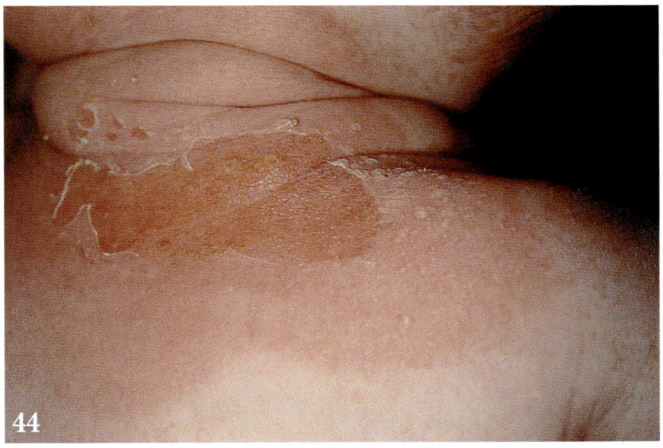

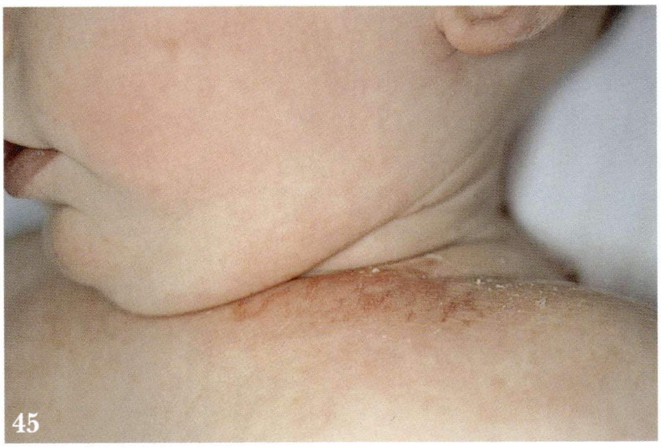

Clínicamente se distinguen 3 fases: eritematosa, exfoliativa y descamativa.

Fase eritematosa: de comienzo brusco, precedido 2-3 días antes por una conjuntivitis o rinitis purulenta, aparición de un eritema peribucal y periorbitario, extendiéndose posteriormente a tronco y extremidades (Fig. 46). La piel se vuelve dolorosa e hipersensible.

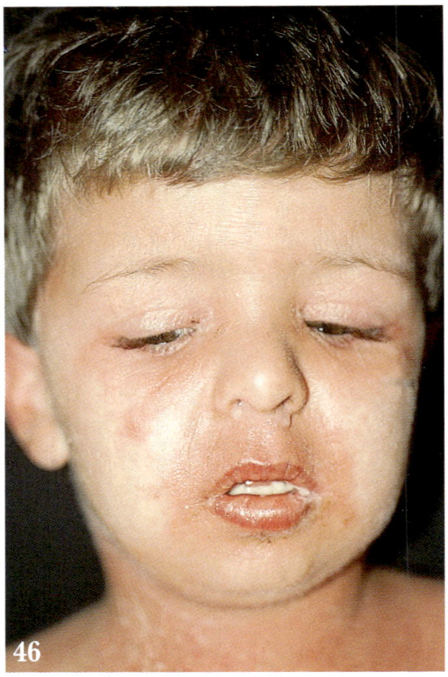
46

Fase exfoliativa: se presenta a las 24-48 h con la aparición a las 48 h de fiebre, malestar y manchas eritematosas extremadamente sensibles en cara, cuello, axila, tórax, espalda y prácticamente todo el organismo, con desarrollo, en estas áreas eritematosas, de grandes ampollas flácidas. Una suave fricción digital sobre la piel, hace que se despegue la capa superior de la epidermis (Fig. 47), *signo de Nikolsky* positivo. Las ampollas aumentan de tamaño, se rompen con facilidad dejando al descubierto una base eritematosa, húmeda, dando al enfermo un aspecto de "escaldado", origen de la denominación del proceso. Las mucosas están respetadas. Esta fase exfoliativa puede quedar detenida en su inicio (formas leves/moderadas), presentando la cara del paciente, costras y fisuras radiales peribucales; este aspecto de la cara es característico y evoca el diagnóstico. Fig. 48: aspecto de la cara del niño de la Fig.46 al día siguiente, inicio de descamación peribucal y lateral del cuello, sin haber llegado a desarrollar signo de Nikolsky positivo.

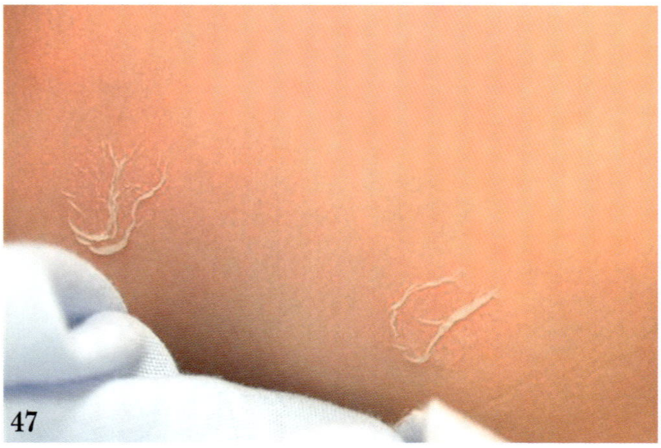
47

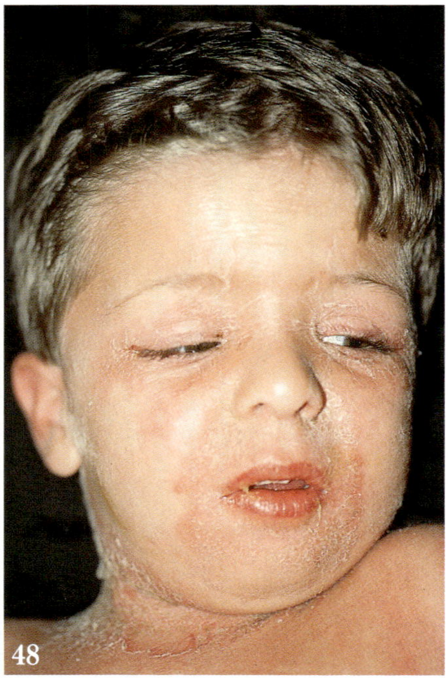
48

En las Figs. 49, 50 se recoge su evolución clínica a los 3 y 6 días, respectivamente. De forma que en estos casos leves/moderados y/o con tratamiento precoz, se puede pasar directamente de la fase eritematosa a la fase descamativa sin prácticamente pasar por la fase exfoliativa.

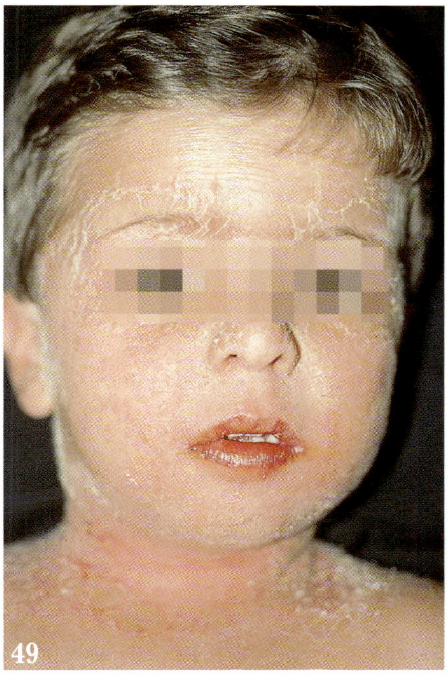

49

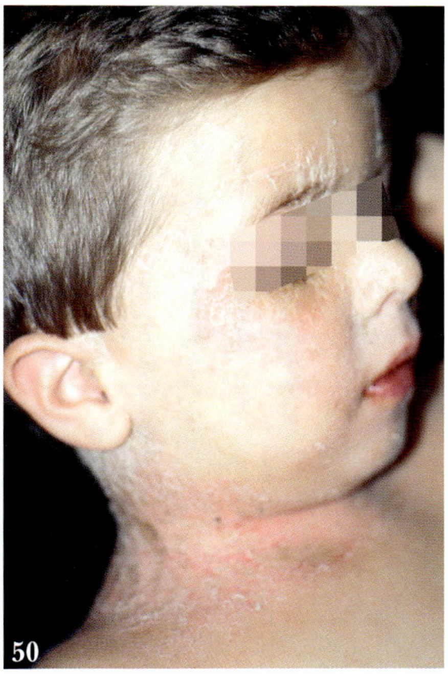

50

Un gradiente de mayor afectación, donde ya se aprecia, aunque no en toda su intensidad, la fase exfoliativa, lo vemos en el paciente de las Figs. 51, 52: niña de 2 años a su ingreso, descarga purulenta nasal, eritema peribucal y exfoliación epidérmica limitada a cara, brazos, tórax y espalda.

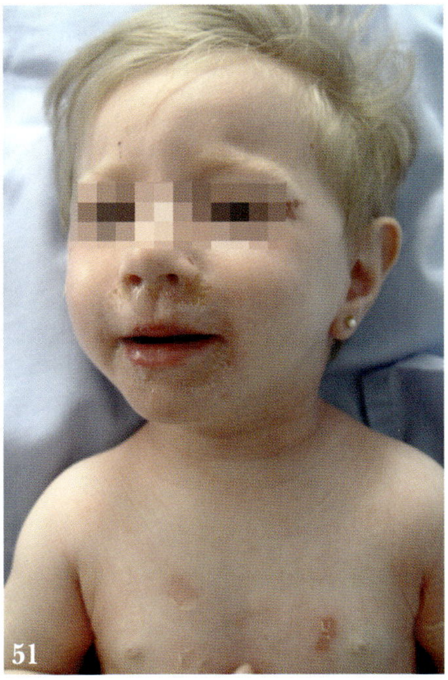

51

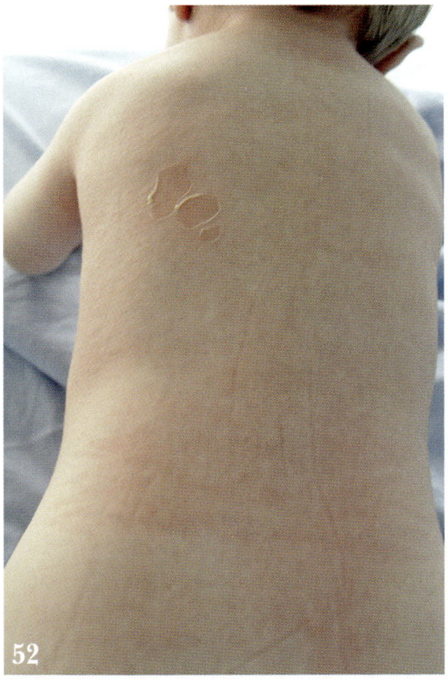

52

Las 3 fases (eritematosa, exfoliativa, descamativa) se pueden apreciar en los formas generalizadas. Figs. 53-55: aspecto general al ingreso, piel con máculo-pápulas eritematosas, rojizas, confluentes, que ocupan prácticamente toda la superficie cutánea con formación de ampollas e integridad de las mucosas, desprendiéndose la capa superior de la epidermis espontáneamente o a la mínima presión, signo de Nikolsky positivo. A las 48 horas, Figs. 56, 57: gran ampolla en mano izquierda y exfoliación en grandes láminas, tipo papel de fumar, de la epidermis del pie.

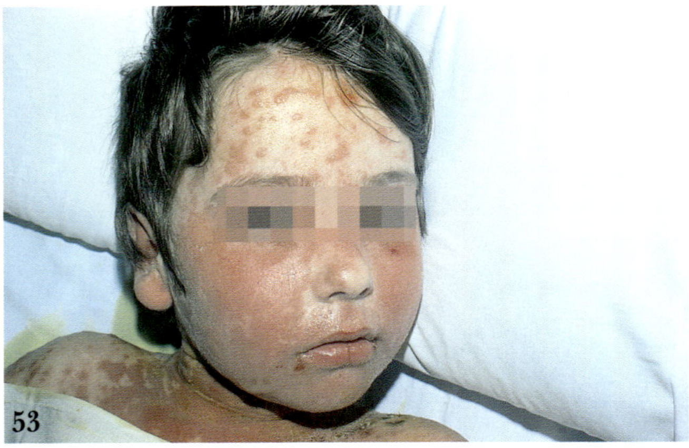
53

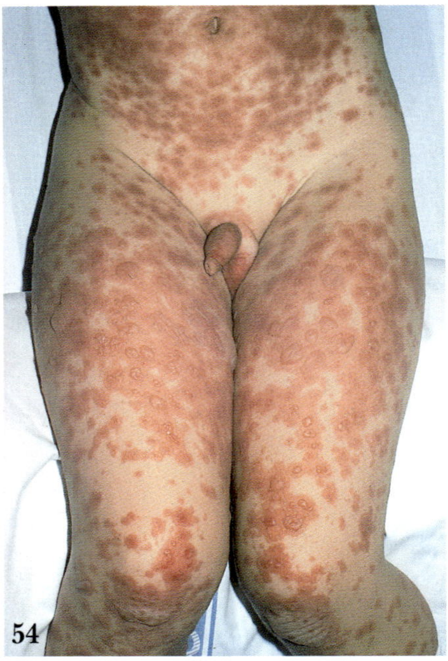
54

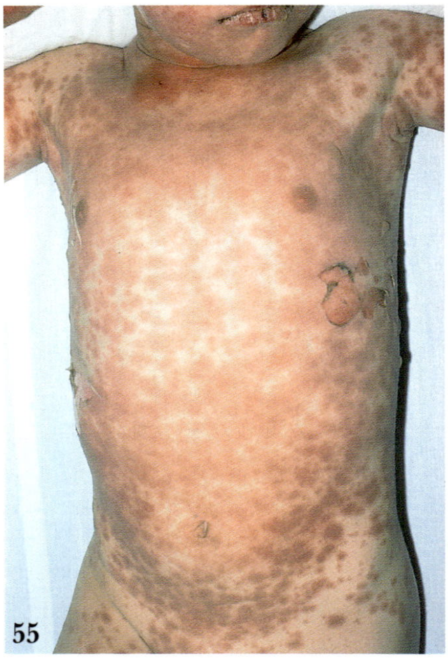
55

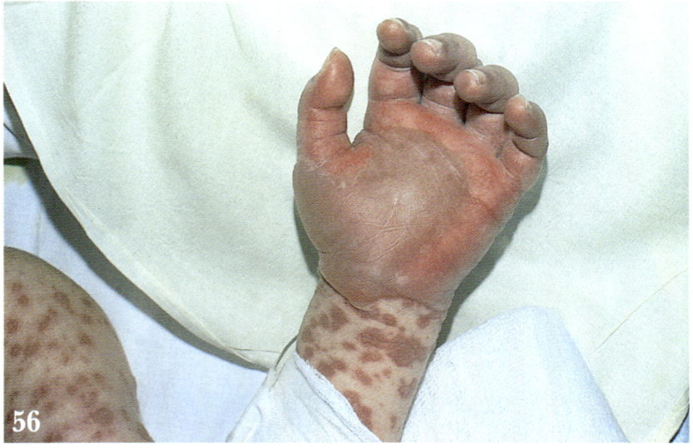
56

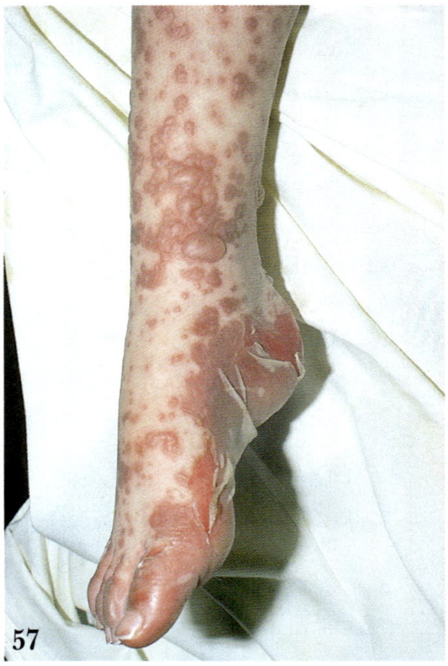
57

El médico, ante estos pacientes, se encuentra con la paradoja que supone el contraste entre su aspecto cutáneo atemorizador y la escasez de sus síntomas generales. Muchas veces, su única queja es la extraordinaria sensibilidad de su piel.

Fase descamativa: posteriormente sobreviene la fase descamativa, donde literalmente va a mudar de epidermis. Figs. 58, 59: aspecto a los diez días del ingreso con recuperación cutánea completa, sin secuelas, piel normal enrojecida en palmas y plantas con descamación generalizada.

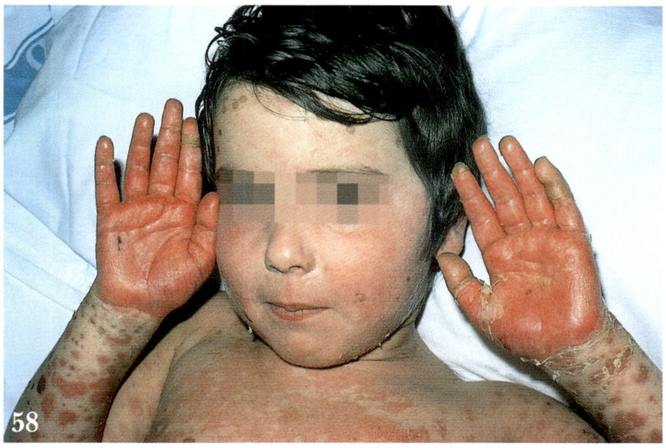

58

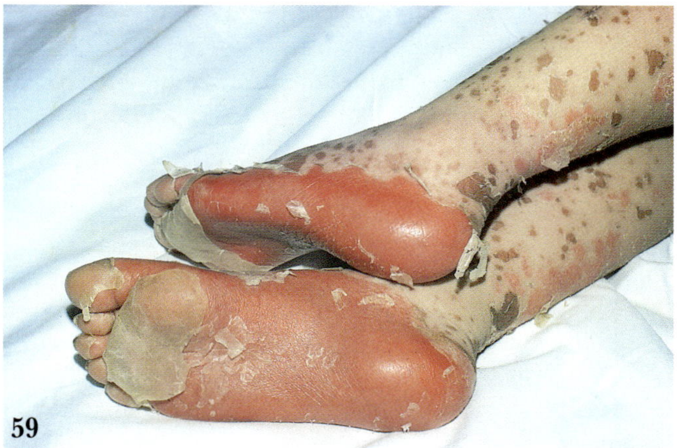

59

Diagnóstico

El diagnóstico es clínico, basado en la edad y riqueza de sus manifestaciones cutáneas (patrón clínico de gran sensibilidad/dolor de la piel, eritema, descamación o formación de ampollas). El estudio histológico pondrá en evidencia la rotura intraepidérmica a través de la capa granulosa.

Diagnóstico diferencial

Las principal entidad a considerar en el diagnóstico diferencial es la *necroepidermólisis tóxica*; otras entidades, más raras, a tener en cuenta son la *epidermólisis ampollosa congénita* y la *mastocitosis cutánea difusa*.

Necroepidermólisis tóxica o *enfermedad de Lyell:* es el cuadro que nos presenta mayor dificultad para su diferenciación. Para el clínico es útil recordar que la edad inferior a 5 años, una exfoliación dramática, rápida, que respeta las mucosas, con su aspecto típico de cara y ausencia de lesiones en iris o diana, son argumentos sólidos a favor de la etiología estafilocócica. En la necroepidermólisis tóxica, los pacientes habitualmente tienen más de 5 años, presentan lesiones en iris o diana y al menos 2 mucosas afectadas, con erosiones extensas de la mucosa orofaríngea, conjuntiva, genitales, ano, esófago, etc. Histológicamente, en la escaldadura por estafilococo la rotura es intraepidérmica a través de la capa granulosa sin necrosis epidérmica y con pocas células inflamatorias; en la necroepidermólisis la fractura es subepidémica, con necrosis de todo el espesor de la epidermis.

- Farrell AM. Staphilococcal scalded-skin syndrome. Lancet. 1999; 354: 880-881.
- Hansen RC. Staphylococcal scalded skin syndrome, toxic shock syndrome, and Kawasaki disease. Pediatr Clin N Am. 1983; 30: 533-44.
- Ladhani S. Recent developments in staphylococcal scalded skin syndrome. Clin Microbiol Infect. 2001; 7: 301-7.
- Melish ME, Glasgow LA. Staphylococcal scalded skin syndrome: the expanded clinical syndrome. J Pediatr. 1971; 78: 958-67.
- Patel GK, Finlay AY. Staphylococcal scalded skin syndrome: diagnosis and management. Am J Clin Dermatol. 2003; 4: 165-75.
- Lowy FD. Staphylococcus aureus infections. N Engl J Med. 1998; 339: 520-32.

- Hubiche T, Bes M, Roudiere L, Langlaude F, Etienne J, Del Giudice P. Mild staphylococcal scalded skin syndrome: an underdiagnosed clinical disorder. Br J Dermatol. 2012; 166: 213-5.
- Stanley JR, Amagai A. Pemphigus, bullous impetigo, and the staphylococcal scalded skin syndrome. N Engl J Med. 2006; 355: 1800-10.

SÍNDROME ESCARLATINIFORME POR ESTAFILOCOCO

El síndrome escarlatiniforme por estafilococo (SEE) recibe su nombre por su similitud clínica con la escarlatina y se ha considerado como una variante del síndrome de escaldadura por estafilococo. Sin embargo, se ha comunicado que el SEE con más frecuencia va ligado con la toxina estafilocócica TSST-1 (productora del síndrome tóxico por estafilococo) o con alguna de las enterotoxinas y más raramente con las exfoliatinas, por lo que se ha propuesto sea considerado como una forma abortiva del síndrome del *shock* tóxico por estafilococo o una enfermedad diferente. Afecta sobre todo a niños en edad escolar.

Cuadro clínico

El *rash* inicial es clínicamente indistinguible de la escarlatina, con un eritema generalizado, de tono tipo quemadura solar, más intenso en pliegues, que al tacto produce una sensación de piel áspera, de lija. Muchos pacientes están febriles e irritables en el acmé del *rash*. Sin embargo, no presentan enantema en el paladar, lengua de fresa, ni tonsilitis exudativa. La resolución del *rash* difiere marcadamente de la escarlatina, tras 1-2 días de eritema aparecen roturas, fisuras de la superficie de la piel, particularmente periorales y perioculares, desprendiéndose, más tarde, escamas, láminas de piel seca a lo largo de toda la superficie cutánea. Tras 4-5 días, las escamas desprendidas permiten apreciar la regeneración íntegra de la piel. Figs. 60-62: niña de 9 años de edad con eritema generalizado, más intenso en cuello y pliegues axilares e inguinales.

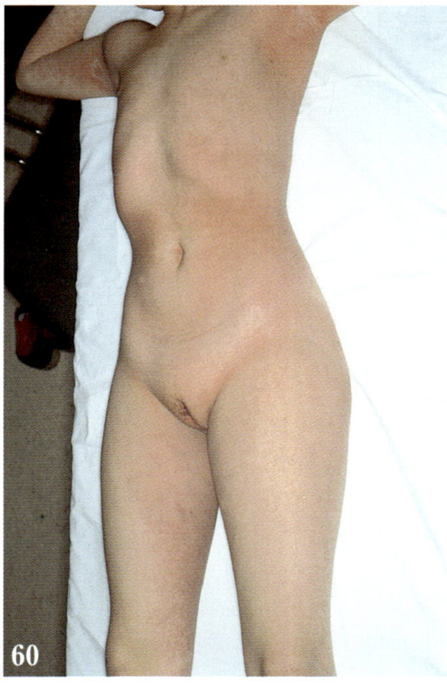
60

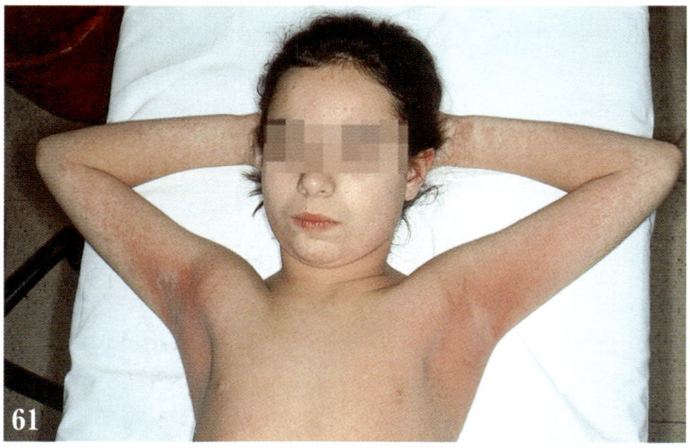
61

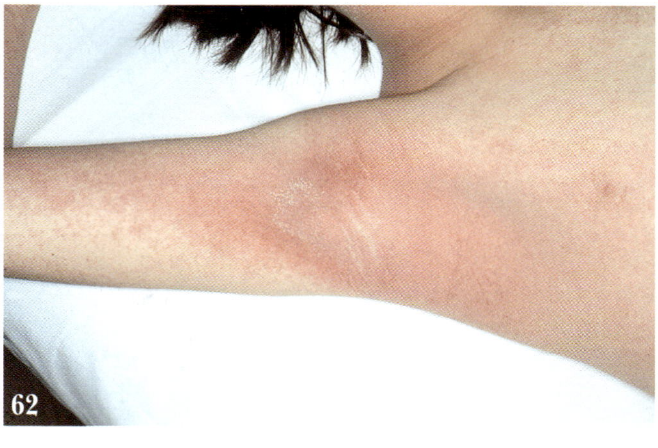
62

Fig. 63: al 4º día, descamación fina en salvado en zona lateral del cuello. Fig. 64: niño de 6 años con descarga purulenta nasal, conjuntival y *rash* eritematoso generalizado, más intenso en axilas, genitales y pliegues inguinales. Fig. 65: al 4º día de tratamiento se aprecia la descamación en axilas.

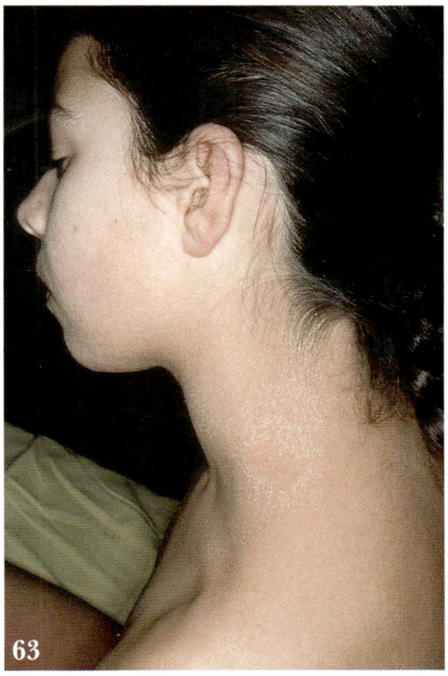

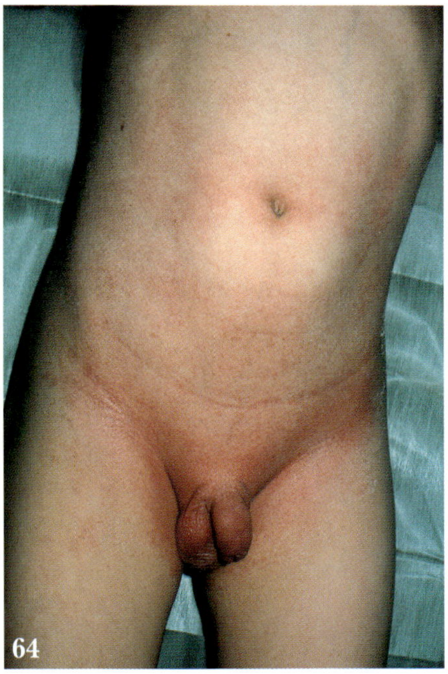

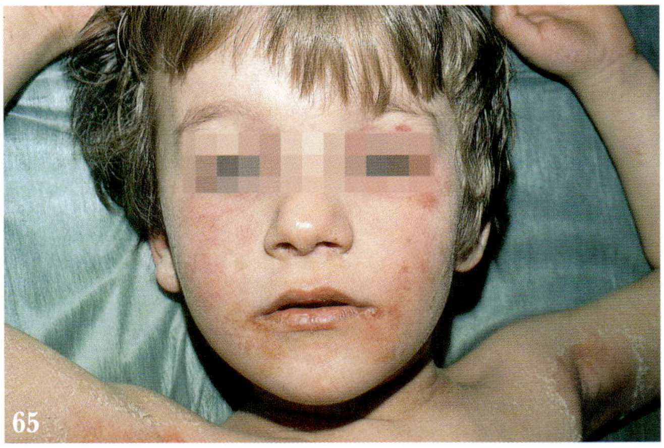

Diagnóstico

El diagnóstico es fundamentalmente clínico. Cultivo secreciones nasales, conjuntivales y frotis faríngeo para aislamiento del germen.

Diagnóstico diferencial

El principal diagnóstico diferencial es con la *escarlatina.*

Escarlatina: mejillas eritematosas en contraste con la palidez perioral; la lengua, al inicio saburral, se torna más tarde rojiza con las papilas prominentes (*lengua de fresa);* faringitis-amigdalitis; punteado petequial en el paladar; descamación tardía, nunca en la primera semana.

- Lina G, Gillet Y, Vandenesch F, Jones ME, Floret D, Etienne J. Toxin involvement in staphylococcal scalded skin syndrome. Clin Infect Dis. 1997; 25: 1369-73.
- Feldman CA. Staphyloccocal scarlet fever. N Engl J Med. 1962; 267: 877-8.

SÍNDROME DEL *SHOCK* TÓXICO POR ESTAFILOCOCO/ESTREPTOCOCO

El síndrome del *shock* tóxico por estafilococo/estreptococo (SST) es una enfermedad de riesgo vital, poco frecuente en pediatría, mediada por toxinas de cepas del *S. aureus* pertenecientes al fago grupo I, productoras de la toxina SST-1 y otras enterotoxinas o debido a estreptococo (toxinas eritrogénicas A,B y C). La principal toxina responsable del SST por estafilococo es la SST-1, con menor frecuencia la enterotoxina B y los restantes casos por alguna de las otras enterotoxinas. Estas toxinas actúan como superantígenos estimulando los linfocitos T, provocando una liberación masiva de citocinas proinflamatorias, responsables de la clínica que presentan estos enfermos. Aunque los primeros casos se describieron en lactantes y niños, la enfermedad se relacionó, más tarde, con los tampones vaginales, sobre todo en adolescentes. En la actualidad el 50% de los casos no están relacionados con la menstruación. Otras causas etiológicas son: quemaduras, abscesos profundos, cirugía de nariz con tapones absorbentes, heridas quirúrgicas, férulas, fascitis. Las vaginitis (tampones) van a favor del estafilococo como agente etiológico y las infecciones de los tejidos blandos (fascitis) del estreptococo. Se caracteriza por fiebre elevada, *rash*, hipotensión, fallo mutiorgánico (3 o más sistemas) y a 1-2 semanas del inicio de la enfermedad descamación típica de palmas y plantas. El síndrome clínico incluye también mialgia severa, vómitos, diarrea, cefalea y anomalías neurológicas sin focalidad.

Cuadro clínico

El *shock* tóxico es un cuadro de instauración rápida. Tiene un comienzo brusco, con fiebre elevada, afectación severa del estado general (Fig. 66), mialgia, hipotensión, *shock*, hiperemia conjuntival, y eritrodermia escarlatiniforme difusa, generalizada, con hinchazón de manos y pies (Figs. 67-69).

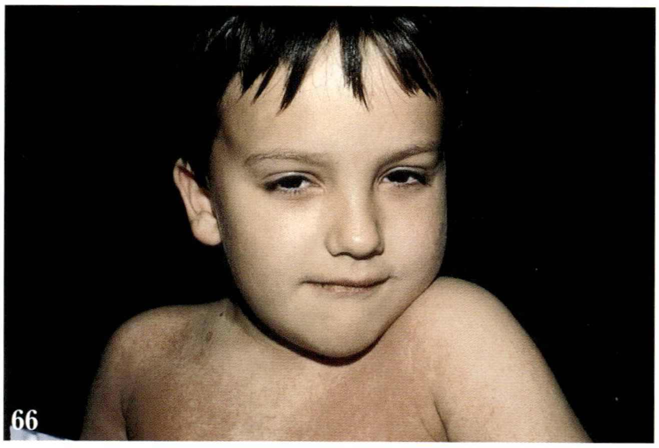
66

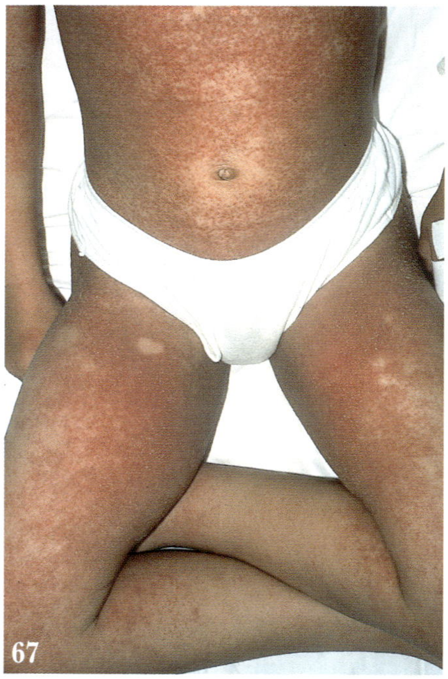
67

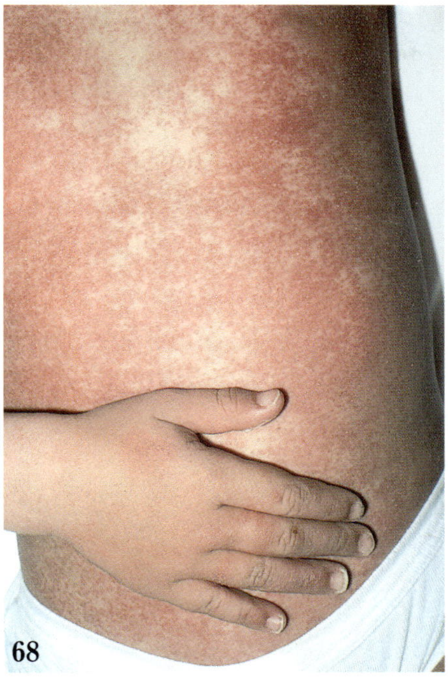

68

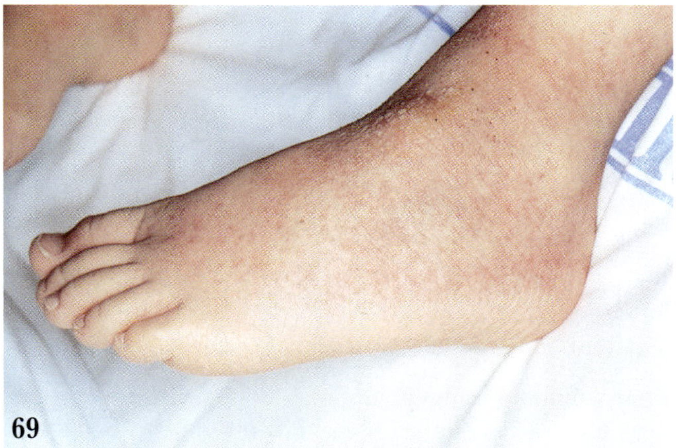

69

La fiebre siempre está presente en el momento del ingreso, con unas 48 horas de promedio y viene a ceder a los 3 o 4 días. La hipotensión arterial se presenta pronto, en las formas postquirúrgicas para las 48 horas. Durante la primera semana existe siempre un *rash* de aparición dentro de las 24 h del comienzo de la fiebre, se trata de una eritrodermia maculosa generalizada, escarlatiniforme, no pruriginosa, que regresa en algunos días. En algún caso se presentan vesículas y ampollas. Entre los días 3º-5º aparece la afectación mucosa, que es de gravedad variable desde un simple eritema hasta erosiones severas. Las localizaciones más frecuentes son conjuntivales (hemorragia subconjuntival) y orofaríngeas. Fig. 70: hemorragia subconjuntival. Durante la 2ª y 3ª semana puede presentarse en el 50% de los casos, un eritema urticarial, pruriginoso, generalizado de patogenia desconocida. La descamación característica viene a presentarse a los 10-21 días tras el debut de la enfermedad y predomina a menudo a nivel de las extremidades, en manos y pies, con descamación en láminas, de las puntas de los dedos, similar a la que se produce en el síndrome de Kawasaki (Fig. 71). Tardíamente, puede producirse entre las 2 semanas y los 3 meses pérdida del cabello y de las uñas que son reversibles en 5 a 6 meses.

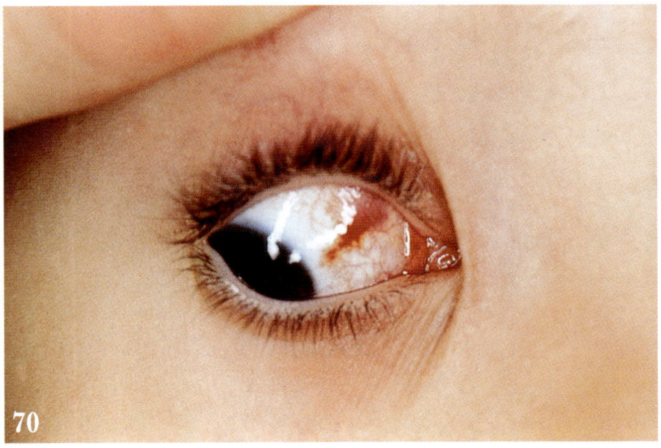

70

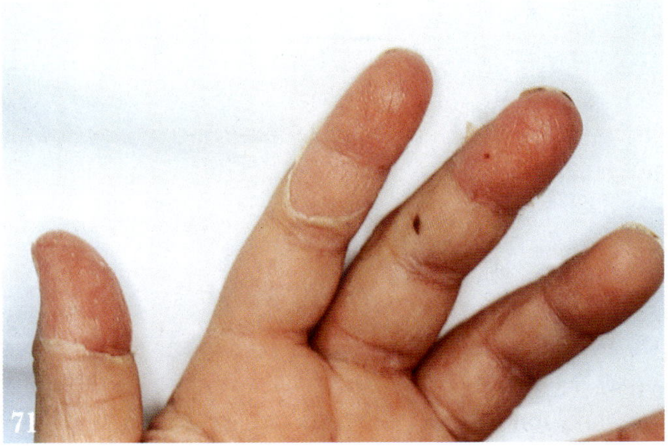

71

Diagnóstico

El diagnóstico es clínico, basado en los criterios dictados por el *Center for Disease Control* (CDC) recogidos en la tabla II, para el SST por estafilococo. Se exige como criterios diagnósticos, la presencia de fiebre, exantema, descamación, hipotensión (inferior al P5 para su edad) y al menos la afectación de 3 sistemas. Los criterios diagnósticos para el SST por estreptococo son los mismos que para el SST por estafilococo, al que se añade la evidencia de un estreptococo β-hemolítico del grupo A (puerta de entrada, foco infeccioso o sangre).

TABLA II. Criterios diagnósticos del síndrome del *shock* tóxico por estafilococo (CDC).
Fiebre alta/*rash* (eritrodermia difusa): 100%
Hiperemia faringea y conjuntival: 60%
Lengua de fresa: 50%
Hipotensión (inferior a P5 para su edad)
Afectación de 3 o más sistemas: – Gastrointestinal (vómitos, diarreas al comienzo) – Muscular: mialgia severa o CPK ≥ 2 veces valor normal – Mucosas: hiperemia (boca, conjuntiva, vagina) – Hepático: bilirrubina, SGOT, SGPT > 2 veces valor normal – Hematológico: plaquetas ≤ 100.000 – Renal: creatinina ≥ 2 veces valor normal sedimento > 5 leucocitos en ausencia de inf. urinaria – SNC: desorientación, alteración de la conciencia en ausencia de hipotensión o fiebre
Resultados negativos de las siguientes pruebas microbiológicas – Hemocultivo (puede ser positivo a estafilococo), frotis faríngeo, L.C.R. – Serologías a rickettsiosis, sarampión y leptospiras

Diagnóstico diferencial

El diagnóstico diferencial se debe establecer con todas aquellas entidades que cursan con fiebre, exantema, hipotensión y fallo multiorgánico. El principal diagnóstico diferencial es con la *enfermedad de Kawasaki;* otros cuadros a tener en cuenta son la *meningococemia, síndrome de escaldadura por estafilococo* y *exantemas febriles.*

Enfermedad de Kawasaki: el SST se da sobre todo en niñas menstruantes o en pacientes de más edad que el Kawasaki (menores de 5 años) y con los antecedentes precitados. En el Kawasaki la evolución es más subaguda, la fiebre persiste más de una semana (en el SST menos de 5 días), no hay hipotensión, ni atentado multiorgánico pero sí linfadenopatía cervical (70%) y, dato importante, una trombocitosis en la 2ª semana en contraste con la trombopenia precoz del SST.

Meningococemia: la erupción cutánea consiste en lesiones petequiales, purpúricas y por coalescencia equimosis. Hemocultivo.

Síndrome de escaldadura por estafilococo: sobre todo en menores de 5 años puede ser evocado en su inicio de erupción cutánea en un cuadro febril. El contraste entre su aspecto cutáneo atemorizador y escasez de síntomas generales, la descamación completa, la presencia de dolor cutáneo y signo de Nikolsky positivo, va a favor del síndrome de escaldadura por estafilococo.

Exantemas febriles: sarampión grave, leptospirosis son en general fáciles a descartar en el contexto epidémico y con la ayuda de la serología.

- Manders SM. Toxin-mediated streptococcal and staphylococcal disease. J Am Acad Dermatol. 1998; 39: 383-98.
- Todd J, Fishaut M, Kapral F, Welch T. Toxic-shock syndrome associated with phage-group-1 staphylococci. Lancet 1978; 2: 1116-18.
- Martinot A, Hue V, Leclerc F, Closset M, Flurin V. Les síndromes de choc toxique staphylococcique et streptococcique chez L'enfant. Arch Fr Pediatr. 1992; 49: 917-25.
- Hansen RC. Staphylococcal scalded skin syndrome, toxic shock syndrome, and Kawasaki disease. Pediatr Clin N Am. 1983; 30: 533-44.

ERITEMA PERINEAL RECIDIVANTE INDUCIDO POR TOXINAS

El eritema perineal recidivante (EPR) es una enfermedad cutánea mediada por superantígenos estafilocócicos y estreptocócicos descrita por primera vez por Manders en 1996. Estos superantígenos estimulan la proliferación de linfocitos T no específicos, pudiendo activar hasta un 20-30% de los linfocitos circulantes, dando lugar a una liberación masiva de citocinas, responsables de los signos clínicos del proceso. El EPR es uno de los cuadros del amplio espectro de enfermedades debidas a superantígenos.

Cuadro clínico

Se caracteriza clínicamente por la aparición brusca de un eritema asintomático de color rojo-salmón, rápidamente descamativo que afecta a la región perineal. El eritema se inicia de 2-7 días después de un proceso de faringo-amigdalitis o enfermedad febril de breve duración. En sus antecedentes pueden encontrarse episodios similares. El paciente presenta un buen estado general sin fiebre ni artralgias. En el examen físico se aprecia un eritema simétrico, bien marginado, moderadamente edematoso con descamación precoz periférica, localizado en el área perineal, región inferior del abdomen y superior de los muslos. Algunos pacientes presentan labios enrojecidos con lengua aframbuesada o el eritema y la descamación puede presentarse también, en los pliegues axilares o en manos y pies. Con frecuencia el frotis de garganta es positivo para el estreptococo β-hemolítico del grupo A y el ECG y la ecocardiografía son normales. El proceso es benigno e incluso autorresolutivo, siendo suficiente la antibioterapia oral. Niño de 5 años y 2 meses con antecedente de episodio similar dos años antes, a las 48 h. de un cuadro de faringo-amigdalitis, aparición brusca de un eritema perineal (Fig. 72), bien delimitado, de color salmón donde ya se insinúa el inicio de la descamación (Fig. 73).

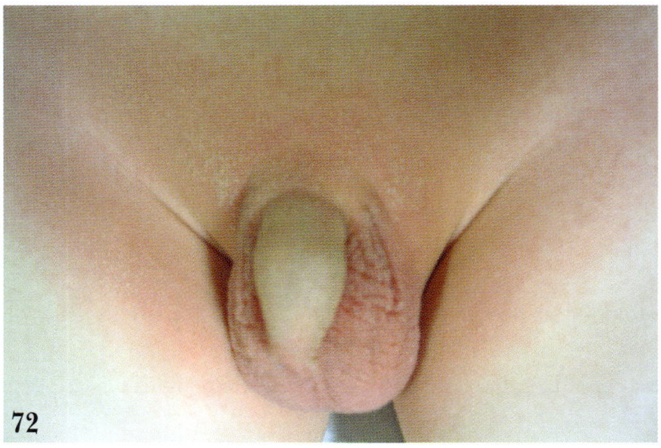

72

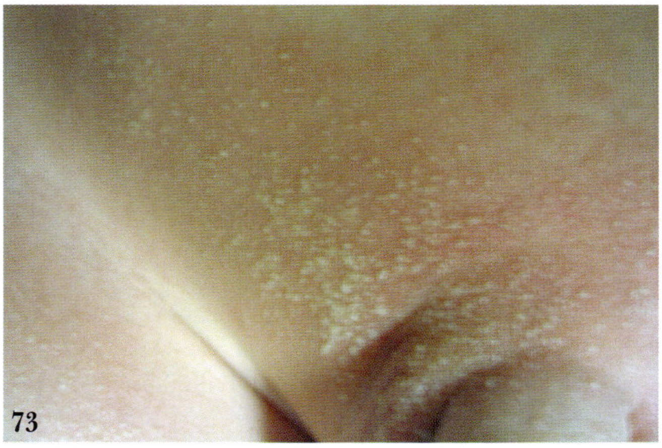

73

Afebril, buen estado general, labios rojos (Fig. 74), frotis garganta positivo a estreptococo β-hemolítico grupo A.

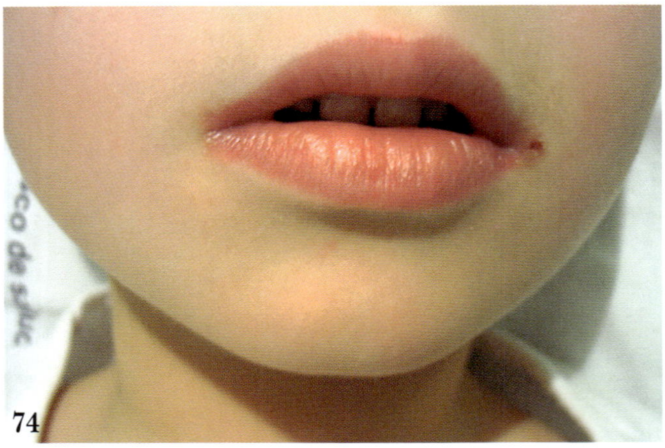

74

Aspecto del eritema perineal a los 6 días de evolución (Figs. 75, 76) con su eritema color salmón y descamación en sus bordes. Diez meses más tarde fue visto con otro episodio similar.

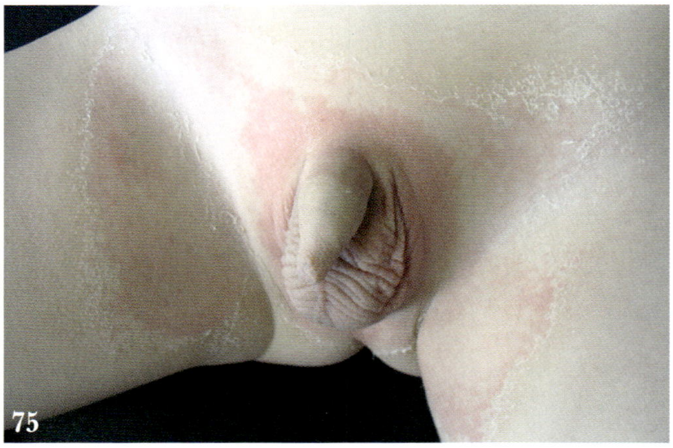

75

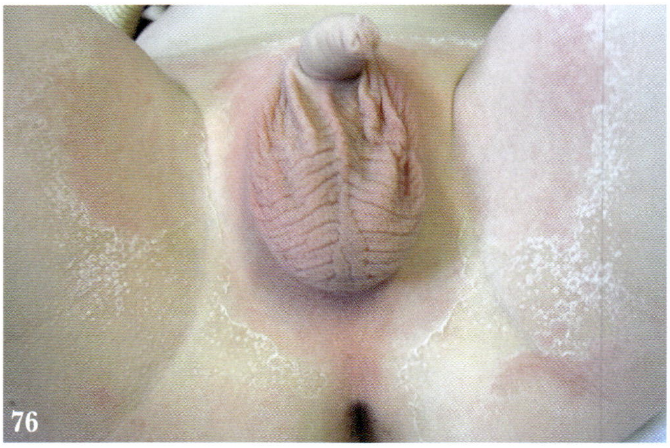

76

Diagnóstico

El diagnóstico basado en la historia y hallazgos clínicos solo puede ser hipotético, ya que para su confirmación es necesario el aislamiento e identificación de la toxina culpable, hecho fuera del alcance de nuestros medios.

Diagnóstico diferencial

El diagnóstico a descartar es la *enfermedad de Kawasaki*. El paciente afecto de EPR es mayor de 3 años, presenta un buen estado general, sin fiebre ni inyección conjuntival, ni adenopatía cervical, ecocardiografía normal y en sus antecedentes puede recogerse un episodio similar.

- Manders SM, Heymann WR, Atillasoy E, et al. Recurrent toxin-mediated perineal erythema. Arch Dermatol. 1996; 132: 57-60.
- Patrizi A, Raone B, Savoia F, Ricci G, Neri I. Recurrent toxin-mediated perineal erythema: eleven pediatric cases. Arch Dermatol. 2008; 144: 239-43.

ENFERMEDAD GRANULOMATOSA CRÓNICA

La enfermedad granulomatosa crónica (EGC) es una rara enfermedad hereditaria en la que las células fagocíticas (neutrófilos y monocitos), debido a su incapacidad de generar aniones de superóxido (O^{2-}) bactericidas, no son capaces de destruir los microorganismos, una vez fagocitados, si estos son catalasa positivos. Esto conduce a que los enfermos sean presa de infecciones recurrentes por bacterias y hongos que ponen en riesgo su vida. El nombre de la enfermedad deriva de los característicos granulomas que desarrolla en respuesta a la inflamación crónica. La incidencia aproximada es 2-4/1.000.000 habitantes. En todas las formas de EGC está reducida la función del complejo oxidasa NADPH responsable de la generación de O^{2-}. Conocemos dos formas de herencia de la enfermedad. La EGC de herencia ligada al sexo es la más común, 50-70% de los casos; se debe a una mutación en el gen CYBB, localizado en el cromosoma X que codifica gp91. Se conocen más de 350 mutaciones en el gen CYBB y del estudio de los portadores se deduce que, aproximadamente las mutaciones de *novo* son el 10%. La segunda forma más frecuente (20-40%) se transmite de forma autosómica recesiva y la causa es una mutación en el gen NCF1 (cromosoma 7). Otra forma, más rara (< 10%), también de herencia autosómica recesiva se debe a mutaciones en los genes NCF2 y CYBA. La morbilidad y mortalidad son más elevadas en la forma ligada al sexo.

Cuadro clínico

La principal característica de la EGC es el comienzo temprano de *infecciones recurrentes* por bacterias y hongos. En el 75% debuta la enfermedad para los 5 años. Con frecuencia las lesiones más tempranas son las infecciones estafilocócicas de la piel, primero localizadas, más tarde con linfadenopatía regional y formación de granulomas y abscesos. Las neumonías y los abscesos subcutáneos son las manifestaciones más frecuentes de la enfermedad. La segunda característica de la EGC es el desarrollo de *granulomas* en la piel, tracto gastrointestinal y genitourinario. La incapacidad para destruir los microorganismos fagocitados hace que las infecciones se cronifiquen desarrollando granulomas y abscesos. Los órganos extracutáneos más afectados son, los ganglios linfáticos, pulmón, hígado, bazo y tracto gastrointestinal. En una revisión sobre 140 pacientes (89% forma ligada a X), el 33% tenían afectación del tracto gastrointestinal y de estos el 70% lo presentaron en la primera década de la vida. Actualmente, debido al mejor conocimiento, reconocimiento y tratamiento más precoz, es menos común el cuadro de linfadenopatía, hepatoesplenomegalia, falta de medro y estigma de infección crónica de la piel con que se describía a estos enfermos. Los pacientes con frecuencia presentan leucocitosis, anemia, VS elevada e hipergamaglobulinemia. En la actualidad, el tipo de patógeno ha variado, el *S. aureus* sigue siendo un patógeno importante pero el *Aspergillus* es ahora el preeminente.

Figs. 77, 78: niño de 4 años de edad, con neumonías de repetición, numerosos granulomas cutáneos diseminados por cara, tórax, espalda y miembros superiores, linfadenopatías cervicales derechas. Fig. 79: piodermitis aguda por *S. aureus*, numerosas pústulas agrupadas sobre una amplia base inflamatoria a los 10 días de suspender la tanda de antibioterapia.

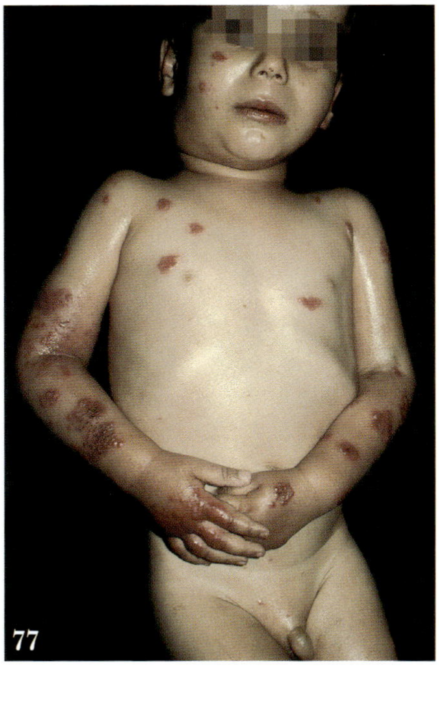

77

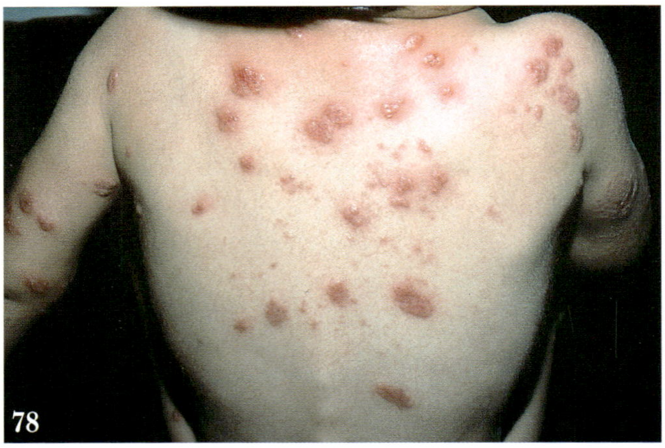

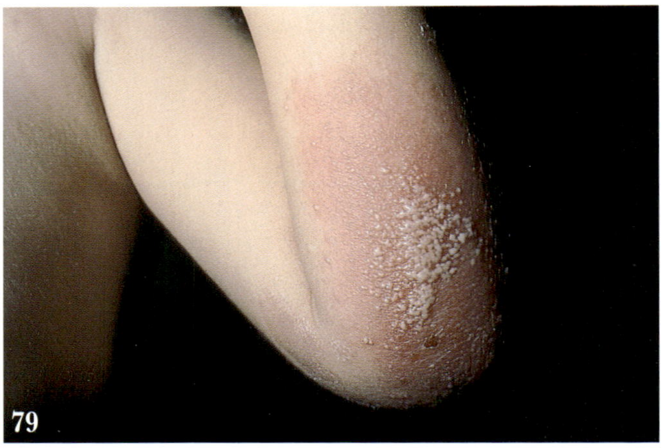

Diagnóstico

La formación de granulomas cutáneos y los numerosos procesos inflamatorios despiertan la sospecha del proceso. Todavía se usa como *screening* la prueba del nitroazul de tetrazolio (NBT). En estos pacientes está disminuida la habilidad de reducir al NBT; tornar la forma oxidada (amarilla) del NBT a la forma reducida (azul).

- Winkelstein JA, Marino MC, Johnston RB Jr, Boyle J, Curnutte J, Gallin JI, et al. Chronic granulomatous disease. Report on a national registry of 368 patients. Medicine. 2000; 79: 155-69.
- Segal BH, Leto TL, Gallin JI, Malech Hl, Holland SM. Genetic, biochemical, and clinical features of chronic granulomatous disease. Medicine. 2000; 79: 170-200.
- Marciano BE, Rosenzweig SD, Kleiner DE, AndersonVL, Darnell DN, Anaya-O´Brien S, et al. Gastrointestinal involvement in chronic granulomatous disease. Pediatrics. 2004; 114: 462-8
- Johnston RB. Clinical aspects of chronic granulomatous disease. Curr Op Hematol. 2001; 8: 17-22.

ENFERMEDAD POR ARAÑAZO DE GATO

La enfermedad por arañazo de gato (EAG), es una enfermedad infecciosa, aguda, habitualmente benigna, autolimitada, frecuente, propia de niños y adultos jóvenes, causada por el bacilo gran negativo *Bartonella henselae*. Es la causa más frecuente de linfadenopatía crónica de duración superior a 3 semanas en niños y adolescentes. Se transmite a partir de la inoculación cutánea, casi siempre, por crías de gato menores de 6 meses. En más del 50% de los casos, se halla el antecedente claro de un arañazo o mordedura de gato. Debido a la amplitud del espectro clínico relacionado con la infección por *B. henselae*, limitaremos el término de EAG al cuadro clínico de linfoadenopatía aislada. Los cuadros debidos a la propagación sistémica del B. *henselae* (15-20% de pacientes con EAG), con afectación orgánica (síndrome óculo-glandular de Parinaud, encefalopatía, severa enfermedad sistémica, etc.) que han sido descritos, anteriormente, en la literatura médica como "manifestaciones clínicas atípicas de la EAG", quedan fuera de la óptica de este trabajo.

Cuadro clínico

Tras un período de incubación entre 3-30 días, en el lugar de inoculación aparece una mácula roja o rosada que progresa pasando por una fase vesicular, vesícula rellena de líquido estéril, opaco, con formación de costra tras romperse. Todos estos cambios se producen en pocos días y pasan desapercibidos, pero la pápula resultante, de pocos mm a 1 cm permanece por semanas. Esta pápula se identifica en el 60-90% de los casos, aunque por su pequeño tamaño puede pasar desapercibida. Dada la tendencia a tener a los gatos en brazos, la pápula de inoculación asienta principalmente en la cabeza y miembros superiores. Figs. 80, 81: lesión de inoculación, pápula eritematosa en el dorso de la muñeca. Al cabo de 1-4 semanas se desarrolla el signo distintivo de la enfermedad, una *linfadenitis regional crónica*, localizada en la zona de drenaje de la vía de entrada. Las adenopatías, en general, son moderadamente sensibles y la piel que las recubre se vuelve eritematosa, caliente e indurada. Las adenopatías varían de tamaño entre 1 y 8 cm, persisten de 4-8 semanas y el 10% aproximadamente de las mismas supuran. Por orden de frecuencia, las adenopatías se localizan en extremidades superiores 46% (axilares, epitrocleares); cuello y región maxilar 26% (cervicales, submandibulares); ingle (17,5%) y regiones preauricular (7%) y clavicular (2%). Fig. 82: lesión de inoculación en la muñeca y sutura quirúrgica donde asentaba la adenopatía supraclavicular derecha. Fig. 83: pápula de inoculación en el borde del antebrazo con adenopatía en región epitroclear. Los niños habitualmente se encuentran bien, con síntomas menores inespecíficos y un 30% aproximadamente presentan fiebre moderada. La linfadenopatía habitualmente se resuelve dentro de las 9 semanas, dependiendo de la severidad de la enfermedad, es raro que perdure hasta los 6-12 meses. Alrededor del 5% de los casos puede presentar un *rash* macular, maculopapular, morbiliforme o petequial, que se resuelve espontáneamente en días o semanas.

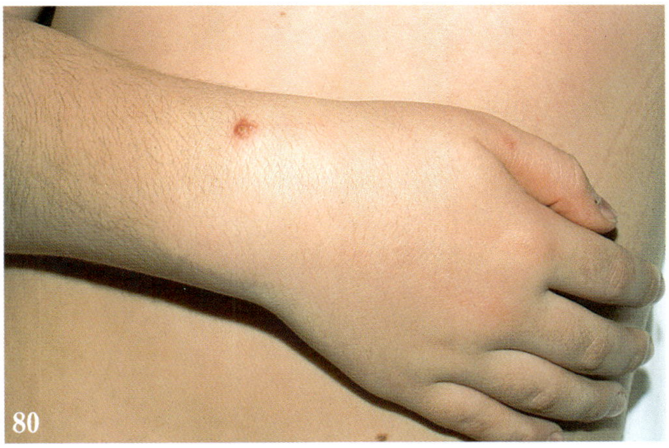
80

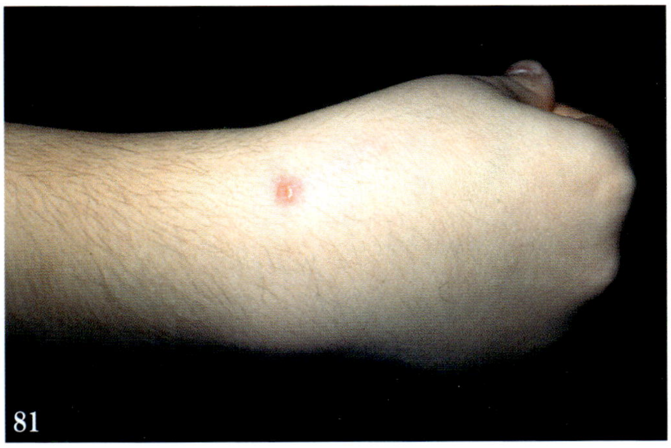
81

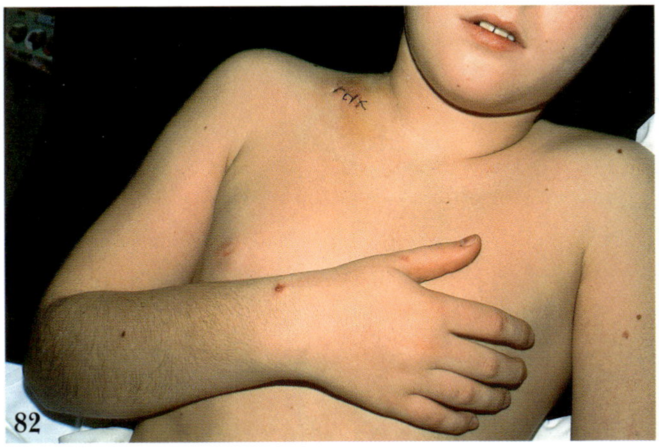
82

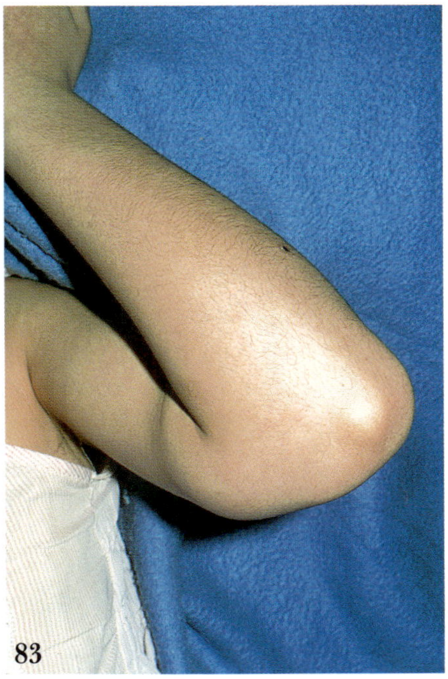
83

Diagnóstico

El diagnóstico clínico habitualmente presenta pocas dificultades. En la mayor parte de los casos (90%), la adenopatía regional, aspecto saludable, historia de exposición y/o arañazos de gato, y presencia de la lesión de inoculación conduce al diagnóstico. En realidad el diagnóstico primario surge de dilucidar la causa del aumento de tamaño de ese nódulo linfático.

La reacción en cadena de la polimerasa (PCR) sobre tejido obtenido (punción/biopsia), es el método más sensible, nos permite detectar el ADN de *Bartonella* e incluso precisar la especie causal.

Serología por inmunofluorescencia indirecta (IFI). La Ig M es poco sensible, la positividad confirma el proceso, pero su negatividad no lo descarta. Es más útil la IgG; confirma la enfermedad la seroconversión o la determinación de títulos altos, teniendo en cuenta que la seroconversión suele ser tardía (1-3 meses).

Diagnóstico diferencial

El diagnóstico diferencial incluye prácticamente todas las causas de linfadenopatía. Aunque la lista de adenopatías crónicas es extensa, la mayor parte de ellas pueden ser descartadas inmediatamente o tras unos días de observación, mediante una anamnesis cuidadosa y contrastar su historia con la de la EAG. La segunda causa (15%) de linfadenopatía crónica en el niño, es por *micobacterias* (tuberculosa y no tuberculosa). Las adenitis por micobacterias tienen de 4-5 veces más tendencia a supurar que la EAG.

Adenitis piogénicas: el aumento de la sensibilidad en el ganglio afecto, además de en la EAG, se presenta en las adenitis piogénicas debidas a infección por el estafilococo o estreptococo.

Otras causas infecciosas de linfadenopatía crónica en el niño incluye: *mononucleosis infecciosa, toxoplasmosis, citomegalovirus;* cursan con linfadenopatías más generalizadas. Si la anamnesis, exploración y la clínica no lo aclaran, podemos recurrir a la serología selectiva.

Descartar causas no infecciosas de adenopatía crónica, especialmente si está localizada en el área cervical (*quistes adquiridos o congénitos, neoplasias*).

Sarcoidosis: la sarcoidosis es una rara causa de adenopatía regional en el niño, en ausencia de otros hallazgos clínicos o de laboratorio.

- Massei F, Geri L, Macchia P, Maggiore G. The expanded spectrum of bartollenosis in children. Infect Dis Clin North Am. 2005; 19: 691-711.
- Carithers HA. Cat-scratch disease. An overview based on a study of 1,200 patients. Am J Dis Child. 1985; 139: 1124-33.
- Margileth AM. Dermatologic manifestations and update of cat scratch disease. Pediatr Dermatol. 1988; 5: 1-9.
- Klein JD. Cat scratch disease. Pediatr Rev. 1994; 15: 348-55.
- Margolis B, Kuzu I, Herrmann M, Raible MD, Hsi E, Alkan S. Rapid polymerase chain reaction-based confirmation of cat scratch disease and Bartonella henselae infection. Arch Pathol Lab Med. 2003; 127: 706-10.

TUBERCULOSIS PRIMARIA CUTÁNEA. CHANCRO TUBERCULOSO

La tuberculosis primaria cutánea (chancro tuberculoso) se produce por inoculación del bacilo tuberculoso (*Mycobacterium tuberculosis,* con menor frecuencia *Mycobacterium bovis*) a través de la piel o de las mucosas, en el individuo previamente no sensibilizado. El chancro tuberculoso cutáneo infantil es una forma de tuberculosis de la piel, extremadamente rara incluso en países asiáticos con elevada endemia tuberculosa. El complejo primario tuberculoso de la piel está constituido por el chancro tuberculoso con su linfadenopatía regional afectada. La respuesta del organismo es análoga al complejo de Ghon en el pulmón, excepto en que la puerta de entrada es en la piel.

Cuadro clínico

La lesión se desarrolla en el lugar de inoculación del organismo, habitualmente a través de una pequeña herida o abrasión de la piel. La localización de predilección en el niño es en la cara y los miembros. La lesión cutánea se inicia alrededor de las 4 semanas de la inoculación, como una pápula o nódulo asintomático, marrón rojizo que rápidamente se ulcera. La úlcera habitualmente es poco profunda, de base granulomatosa, con márgenes azulados socavados, más tarde indurados, pudiéndose formar una costra gruesa adherente. La linfadenopatía regional se desarrolla entre las 3-8 semanas de la infección. La curación de la úlcera generalmente se produce tras varias semanas, aunque la linfadenopatía regional persiste durante mucho más tiempo. Sin tratar, la lesión cura dentro del plazo de 1 año, con cicatriz residual, aunque más tarde el proceso puede reactivarse. Niño de 2 ½ años herido en la pantorrilla derecha con la punta de un palo. Fig. 84: pequeña ulceración cubierta de costra, rodeada de una corona circular de tejido eritematoso indurado con descamación en collarete (chancro de inoculación) en pierna derecha. Fig. 85: adenopatía satélite regional, bien delimitada, fluctuante, cubierta de piel atrófica brillante, con descamación.

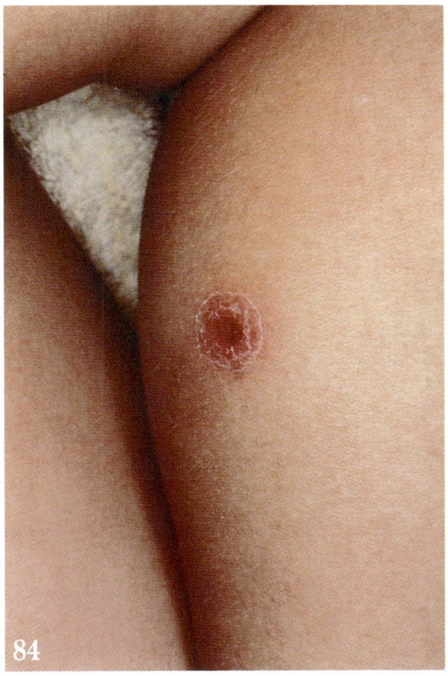

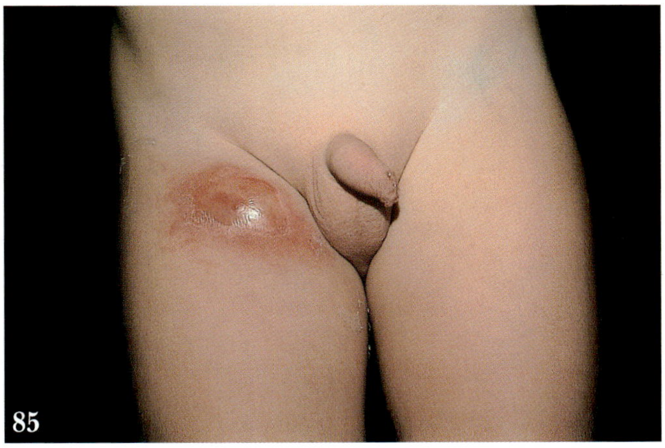

Diagnóstico

En el niño, cualquier úlcera indolora, con adenopatía regional que no termina de curarse, debe suscitar su sospecha. El criterio estándar para el diagnóstico es el aislamiento del microorganismo de la biopsia o del material aspirado de la adenopatía. Puede ser de utilidad el empleo de la PCR, aunque sus resultados son controvertidos.

- Sethuraman G, Ramesh V. Cutaneous tuberculosis in children. Pediatr Dermatol. 2013; 30: 7-16.
- Mataix J, Botella R, Herrero A, Lucas A. Tuberculous primary complex of the skin. Int J Dermatol. 2008; 47: 479-81.
- Ara M, Seral C, Baselga C, Navarro M, Grasa P, Carapeto FJ. Primary tuberculous chancre caused by Mycobacterium bovis after goring with a bull's horn. J Am Acad Dermatol. 2000; 43: 535=7.

INFECCIÓN IDIOPÁTICA DISEMINADA POR EL BACILO DE CALMETTE-GUÉRIN

Se considera que la infección diseminada por el bacilo de Calmette-Guérin (BCG) después de la inoculación de la vacuna viva se puede producir si el recién nacido receptor padece algún déficit inmunitario. La infección diseminada se da en cuatro cuadros inmunológicos bien definidos: inmunodeficiencia combinada grave, síndrome de Di George completo, enfermedad granulomatosa crónica y síndrome de inmunodeficiencia adquirida (Sida). Sin embargo, en la mitad de los casos no se observa un cuadro de inmunodeficiencia bien definido, considerando dichos casos como idiopáticos. En estos casos, la infección probablemente es consecuencia de un cuadro de inmunodeficiencia determinado genéticamente, aún desconocido, que altera la función de aniquilamiento de las bacterias intracelulares, como el BCG. La infección idiopática diseminada es extraordinariamente rara, en Francia tiene una frecuencia de 0,59 casos por millón de vacunados y con frecuencia es mortal.

Cuadro clínico

Las características clínicas incluyen fiebre, caquexia e infección diseminada por el BCG afectando, por orden de frecuencia, a los ganglios linfáticos, piel, tejidos blandos, pulmón, bazo, hígado y huesos. Figs. 86, 87: lactante de 4 meses, aspecto a su ingreso, con un cuadro de fiebre alta de 48 horas y exantema máculo papuloso generalizado, de color vinoso aparecido hace una semana, vómitos aislados y afectación del estado general; no se pudo etiquetar un cuadro de inmunodeficiencia y la necropsia confirmó que se trataba de una infección diseminada por BCG.

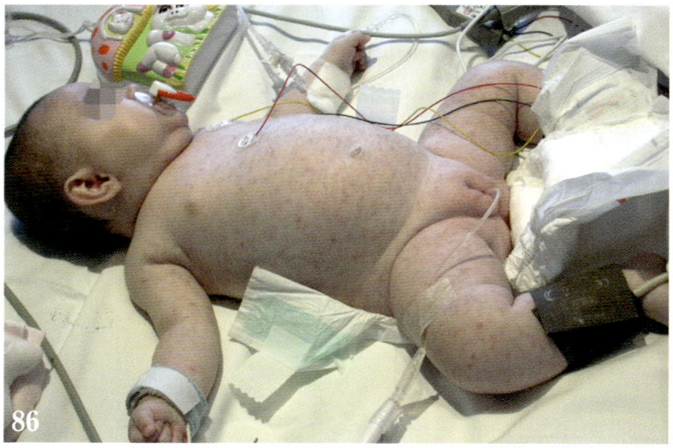
86

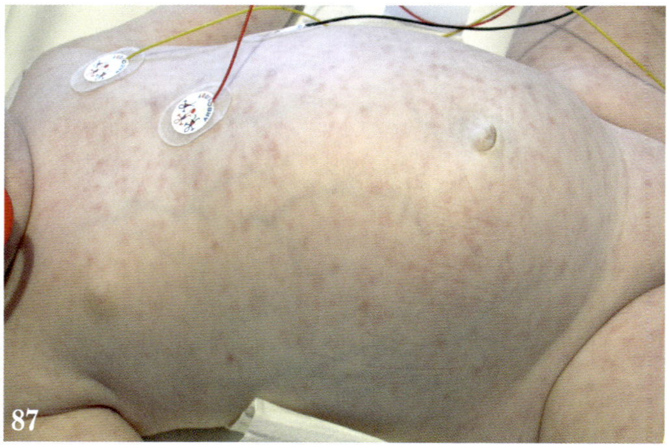
87

- Casanova JL, Blanche S, Emile JF, Jouanguy E, Lamhamedi S, Altare F, et al. Idiopathic disseminated bacillus Calmette-Guérin infection: A French National retrospective study. Pediatrics. 1996; 98: 774-8.
- Casanova JL, Jouanguy E, Lamhamedi S, Blanche S, Fisher A. Immunological conditions of children with disseminated BCG infection. Lancet. 1995; 346: 581.

INFECCIÓN POR ESPIROQUETAS

Enfermedad de Lyme

La enfermedad de Lyme (EL) es una enfermedad multisistémica producida en EE.UU. por la *Borrelia burgdorferi* (en sentido estricto) y en Europa por la *B. afzelii o B. garinii*. Estas tres espiroquetas, estrechamente relacionadas, son denominadas colectivamente como *Borrelia burgdorferi* (en sentido amplio). La EL es una zoonosis transmitida al ser humano a través de la picadura de una garrapata de la especie *Ixodes*. El artrópodo vector de la EL tiene un ciclo vital (larva, ninfa, adulto) de 2 años. La mayor parte de los casos se presenta en los meses de verano y tiene una distribución bimodal en función de la edad con picos entre los 5-19 años y 55-69 años. Las manifestaciones de la enfermedad se desarrollan en 3 estadios clínicos con períodos asintomáticos: *enfermedad temprana localizada, temprana diseminada* y *tardía*. En la primera fase la enfermedad se limita a la piel, posteriormente la espiroquetemia dará lugar a una afectación multiorgánica. Sin tratamiento, el paciente puede presentar progresivamente síntomas clínicos de cada fase o signos de enfermedad precoz diseminada o de enfermedad tardía, sin síntomas previos aparentes, de los estadios más precoces. No todos los pacientes desarrollan el espectro completo en cada fase e incluso existen diferencias clínicas entre los pacientes infectado por la *B. burgdorferi* y los debidos a *B. afzelii* o *B. garinii*. Centraremos nuestra atención en la fase temprana de la enfermedad, donde son más prominentes los signos dermatológicos y el diagnóstico cobra todo su valor para evitar las complicaciones.

Enfermedad temprana localizada: un enrojecimiento puede aparecer inmediatamente en el lugar de la picadura de la garrapata. Esta reacción temprana es < 5 cm de diámetro y se desvanece en 1-3 días sin terapia. La primera manifestación clínica de la fase precoz localizada es el exantema anular típico, denominado *eritema migratorio,* que es el "sello" de la enfermedad, presente en el 90% de los casos infantiles (50% en adultos). Aparece en el lugar de la picadura, a los 7-14 días, aunque el intervalo puede oscilar entre 3 y 32 días, y puede ir acompañado de manifestaciones sistémicas como fiebre, mialgias, cefalea o malestar general. El eritema migratorio es una mancha o pápula roja, presente en el 60-80% de los casos, que si no se trata, se expande centrífugamente a lo largo de días o semanas, de ahí la denominación de migratorio, hasta formar una lesión anular, grande, roja, semejante a una placa. Para considerar como eritema migratorio, la lesión debe alcanzar como mínimo un tamaño de 5 cm de diámetro. En su mayor amplitud, el anillo alcanza un promedio de 15 cm de diámetro. Esta forma de expansión, presumiblemente, está relacionada con la diseminación local, centrífuga en la piel, de los organismos a partir del punto de inoculación. El eritema migratorio en el niño se presenta como eritema homogéneo (59%), con eritema central (30%), con centro aclarado (9%) y púrpura central (2%) y se localiza en cabeza y cuello (26%), brazos y piernas (25%), espalda (24%), abdomen (9%), axila (8%), ingle (5%) y tórax (3%). La lesión habitualmente es plana, no escamosa y escasas veces caliente. Aunque puede ser pruriginosa con sensación de quemazón o hiperestésica, rara vez es dolorosa. En el niño con EM se asocia fiebre (24%), fatiga (58%), cefalea (42%) y artralgias (33%). El eritema migratorio puede ser uniformemente eritematoso o aparecer como una lesión en diana con aclaramiento central, permanece plano, se blanquea a la presión y habitualmente no presenta descamación, ni vesiculación en su periferia. Figs. 88, 89: niña de 12 años de edad, que presenta en la espalda una mancha eritematosa anular, bien delimitada, diámetro 10 x10 cm, con una zona en forma de corona circular más pálida entre el centro y la periferia.

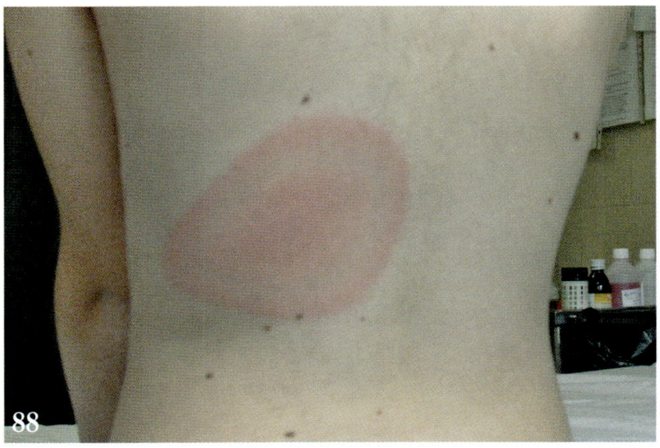
88

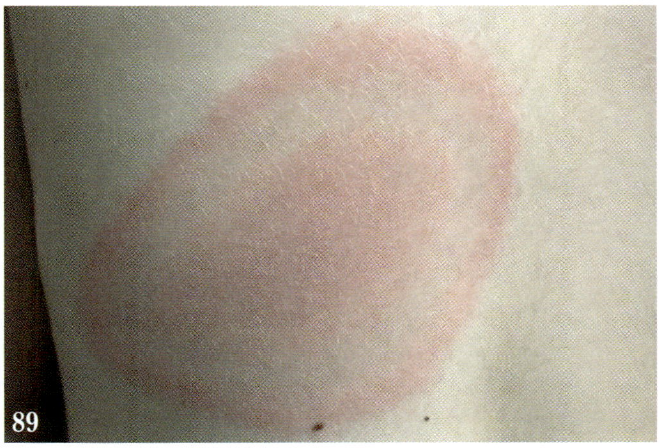
89

La lesión se inició a los 17 días de pasar una noche de verano, de acampada escolar en el Pirineo; se ha ido expandiendo y se queja solo de sensación de calor. El borde externo del eritema migratorio es aproximadamente de 1-3 cm de ancho, intensamente eritematoso, moderadamente edematoso o aplanado, de color rojo o rosa y sin cambios epidérmicos (Fig. 90), ocasionalmente, pequeños anillos dentro de la lesión original puede sugerir el diagnóstico de eritema multiforme. La lesión, habitualmente es asintomática, pero se puede apreciar calor al tacto y en ocasiones es pruriginosa o dolorosa. Aunque el eritema migratorio puede asentar en cualquier lugar de la superficie cutánea, los lugares de predilección son los muslos, ingles y axilas. En un 25% de los casos pueden apreciarse lesiones anulares secundarias en otras áreas del cuerpo. Estas lesiones secundarias son de menor tamaño que la lesión anular inicial, no presentan induración central y crecen y menguan en un período más corto de tiempo e independientemente de la lesión inicial. Sin tratamiento, el eritema migratorio desaparece dentro de los 2 meses, motivo por el que el término de eritema migratorio es más adecuado que el de eritema crónico migratorio, con el que también fue descrito. Fig. 91: al 7º día de tratamiento persiste la mancha pero con un tono muy apagado, en su borde se aprecia la toma de biopsia. La positividad de la PCR en el tejido obtenido del borde la lesión, donde es mayor la riqueza numérica de espiroquetas, confirmó la sospecha clínica

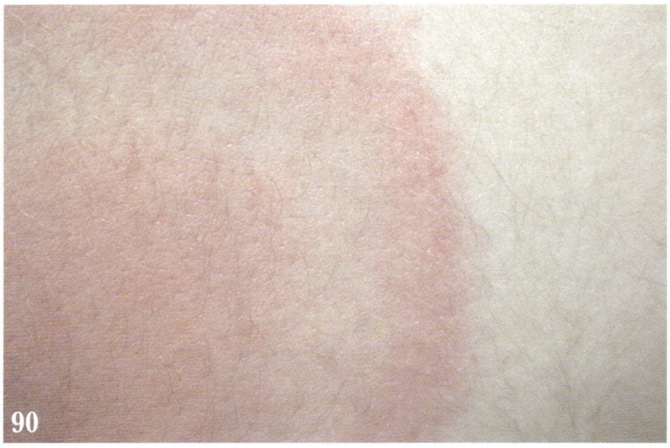

90

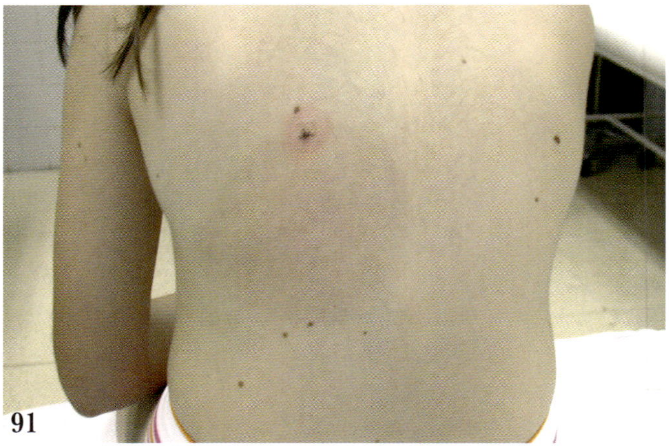

91

Enfermedad temprana diseminada: la infección puede progresar a esta segunda fase que corresponde a la amplia diseminación de la espiroqueta en el huésped (espiroquetemia, diseminación cutánea), cursa con múltiples EM y signos de afectación multiorgánica, particularmente neurológica y cardiaca. El inicio de la diseminación es variable, entre 1 semana a meses de la infección inicial; períodos asintomáticos son habituales. La manifestación más frecuente es el eritema migratorio múltiple. Aparece de tres a cinco semanas después de la picadura y consiste en lesiones eritematosas secundarias similares, pero más pequeñas que la lesión primaria y pueden aparecer simultáneamente o tras la desaparición del eritema migratorio primario. Sin embargo, un pequeño porcentaje de pacientes tienen espiroquetemia en ausencia de eritemas migratorios múltiples. El eritema migratorio puede persistir debido al desarrollo de un linfocitoma cutis (LC) o linfadenosis benigna cutis, sobre todo en Europa. Se presenta como un nódulo de 1-5 cm, solitario, no sensible, color rojo-azulado, localizado en los niños, en el pabellón auricular o en el escroto. El LC raramente se presenta en el lugar de inoculación como un componente de la fase temprana, probablemente su localización, aunque puede reflejar el lugar de la inoculación, también puede representar áreas de baja temperatura corporal, donde las diseminadas *Borrelia* prefieren permanecer. Aproximadamente del 15-20% de niños o adultos no tratados desarrollaran síntomas neurológicos del sistema nervioso central y periférico, la manifestación más frecuente en el niño es la parálisis facial, seguido de la parálisis del VI par y la meningitis linfocitaria. Aunque las neuropatías periféricas, radiculopatías y síndrome de Bannwarth (meningitis linfocitaria, dolor radicular y neuropatía periférica y craneal) se presenta en adultos, son raras en el niño. El pronóstico de la enfermedad neurológica del Lyme es excelente, la parálisis facial se resuelve en más del 95% de los casos pediátricos. La carditis es poco frecuente (5%) en el niño, siendo el bloqueo atrioventricular la manifestación más común.

Enfermedad tardía: esta tercera fase habitualmente se presenta a los años de la infección inicial, con artritis severa erosiva (adultos) y neuroborreliosis extensa. El 60% aproximadamente de los niños con EM no tratado desarrollarán *artritis* entre 2 semanas y 2 años (promedio 6 meses) de la infección. La inflamación de la artritis del Lyme, comúnmente es breve y afecta a una única gran articulación, rodilla en más del 90% de los casos. La artritis habitualmente es menos severa en niños que en adultos y su pronóstico es excelente.

Diagnóstico

En la etapa inicial de la enfermedad el diagnóstico es clínico y es sencillo. La presencia del eritema migratorio en su forma típica es un signo clínico suficiente para hacer el diagnóstico de la enfermedad de Lyme sin necesidad de tener que confirmarlo por laboratorio. El eritema migratorio es "patognomónico", siendo la expansión del mismo la "llave" para su reconocimiento. Para aumentar la especificidad del diagnóstico clínico el Centro para el Control y Prevención de Enfermedades (CDC) exige que el mínimo tamaño del EM sea al menos de 5 cm (en su diámetro más largo). Los anticuerpos frente a la *B. burgdorferi* no se detectan en esta fase temprana localizada de la enfermedad, cuando es el eritema migratorio el que reclama la atención médica, y lo mismo ocurre si el paciente es rápidamente tratado de forma adecuada, hecho que impide el desarrollo de los anticuerpos. Los estudios serológicos en niños con una única lesión cutánea, generalmente, no están indicados debido a que en esta etapa temprana de la enfermedad la serología puede ser negativa. La detección del ADN de la *Borrelia* mediante la reacción en cadena de la polimerasa (PCR) es positiva hasta en un 90% en la muestra obtenida por biopsia del borde del eritema migratorio, lo que permite una rápida confirmación de la EL.

Diagnóstico diferencial

El diagnóstico diferencial del eritema migratorio puede ser amplio, debido a que sus variantes atípicas no son raras. Se tendrá en cuenta a los siguientes procesos: *hipersensibilidad a la picadura de insectos, tiña corporis, granuloma anular, celulitis, urticaria* y *reacción fija a drogas*. Algunos se pueden excluir valorando: antecedente de picadura de garrapata, época del año y presencia de una placa anular eritematosa en expansión.

Hipersensibilidad a la picadura de insectos: la mayor parte de los casos se manifiestan rápidamente, dentro de las 24-48 h del ataque, eritema pequeño de varios cm, evoluciona en poco más de unos días y a menudo pruriginoso.

Tiña corporis: lesión anular o policíclica, solitaria o múltiple, con aclaramiento central, de bordes elevados, escamosos, papulosos o microvesiculares, de expansión variable a lo largo de días o semanas.

Granuloma anular: tendencia a descamación periférica, puede tener aclaramiento central, localización acral (especialmente, dorso de manos y pies), tamaño de 1-5 cm, fijo (o escaso crecimiento) en meses o años.

Celulitis: eritema habitualmente homogéneo, sensible y caliente al tacto, de aparición repentina, evolucionando en horas y adoptando más una forma tipo banda que anular u oval, de localización acral típica, tamaño variable, en pocos casos grande, que característicamente crece en su aparición más rápido que el eritema migratorio. Clásicamente se asocia con fiebre, leucocitosis y en ocasiones aspecto tóxico, lo cual es muy raro en el eritema migratorio.

Urticaria: lesiones anulares, múltiples, elevadas, pruriginosas, de localización y tamaño variable, que crecen y menguan en cuestión de horas.

Reacción fija a drogas: placa profunda de color violáceo, de bordes bien definidos, localizada, a menudo, en genitales, manos, pies o cara, de tamaño variable pero fijo, a menudo con sensación de quemazón.

- Bhate CH, MD, Schwartz R A, Lyme disease. Part I. Advances and perspectives. J Am Acad Dermatol. 2011; 64: 619-36.
- Bhate CH, MD, Schwartz R A, Lyme disease. Part II. Management and prevention. J Am Acad Dermatol. 2011; 64: 639-53.
- Feder HM Jr. Lyme disease in children. Infect Dis Clin N Am. 2008; 22: 315-26.
- Tibbles CD, Edlow JA. Does this patient have erythema migrans? JAMA. 2007; 297: 2617-27.
- Dandache P, Nadelman RB. Erythema migrans. Infect Dis Clin N Am. 2008; 22: 235-60.
- Stanek G, Strle F. Lyme disease - European perspective. Infect Dis Clin N Am. 2008; 22: 327-39.

12 Infecciones víricas

INFECCIONES POR HERPES SIMPLE

Más de 80 herpesvirus han sido identificados, 8 de ellos [herpes simple tipo 1 (VHS-1), herpes simple tipo 2 (VHS-2), varicela-zóster, citomegalovirus, Epstein-Barr, herpesvirus humano tipo 6, 7, 8] son patógenos humanos. Estos patógenos humanos tienen una característica biológica única, su capacidad para permanecer en estado latente en los ganglios sensoriales, durante toda la vida del huésped tras su primoinfección.

El VHS-1 y el VHS-2 son causa de una serie de enfermedades, variables en función del asiento anatómico de la infección, del estado inmunitario del huésped y de si se trata de una infección primaria o recurrente por activación del virus latente. El VHS-1 se asocia principalmente con infecciones de la boca, faringe, cara, ojo y sistema nervioso central y el VHS-2 con infecciones de la región anogenital, aunque ambos serotipos pueden infectar cualquier área. Como norma práctica, no exenta de excepciones, las infecciones debidas al VHS-1 afectan sobre todo a la cara y a la piel por encima de la cintura y las causadas por el VHS-2 generalmente asientan en los genitales y en la piel por debajo de la cintura, en adolescentes activos sexualmente. Sin embargo, el VHS-2 puede ser transmitido de la madre al niño durante la gestación con una incidencia de 1/3.000-20.000 recién nacidos vivos. Las infecciones tienden a ser moderadas y autolimitadas, excepto en los niños inmunocomprometidos y en el recién nacido, donde los procesos pueden ser severos con riesgo vital. Globalmente la prevalencia del VHS-1 se incrementa con la edad, alcanzando el 40% para la edad de 15 años. La infección primaria de VHS-1 o VHS-2 tiene habitualmente un período de incubación aproximado de 4 días, pero puede variar entre 2-12 días.

El "sello" característico de las lesiones cutáneas del herpes simple son pequeñas vesículas, agrupadas, de 2-4 mm de diámetro sobre una base eritematosa. En las membranas mucosas, el techo de la vesícula se desprende con facilidad dejando al descubierto su base, una pequeña ulceración que más tarde se cubrirá de una membrana grisácea (afta).

Laboratorio: para la confirmación de la sospecha clínica o el diagnóstico de los casos atípicos, se puede recurrir a métodos de laboratorio. Test de inmunofluorescencia directa (IFD): método rápido, sensible, de bajo coste, selectivo, con el que se pueden diferenciar los dos tipos VHS-1 y VHS-2 (además del virus varicela-zóster) mediante anticuerpos monoclonales específicos para detectar los antígenos virales. Se realiza, como en el test de Tzanc, sobre una preparación citológica obtenida mediante frotis de una vesícula recién abierta. La PCR es el método más sensible y específico, detecta el ADN viral y diferencia los citados 3 virus. El test de IFD actúa sobre material celular, con la PCR podemos actuar sobre el material celular o directamente sobre el fluido vesicular obtenido con aguja fina.

Gingivoestomatitis aftosa

Es la forma más común de presentación clínica de la primoinfección por VHS-1, aunque lo habitual es que la primoinfección curse de forma inaparente. Su edad de aparición más frecuente es entre 1 y 5 años de edad. Los lactantes están protegidos pasivamente por los anticuerpos maternos durante los primeros 6 meses de vida.

Cuadro clínico

Tras 3-4 días de fiebre progresivamente más elevada, debuta la afección, que es muy dolorosa. Tiene un comienzo brusco con fiebre alta, malestar, llanto, irritabilidad, dolor en la cavidad oral con babeo y rechazo de los alimentos, con linfadenopatías submandibulares, submaxilares y cervicales, muy marcadas. Uno o dos días más tarde aparecen alrededor de la boca y en la mucosa oral vesículas, que rápidamente se transforman en pequeñas ulceraciones de 1-3 mm de color grisáceo sobre una base eritematosa (aftas). Fig. 1: niño de 3 años de edad con llanto por el dolor, aparición de las primeras vesículas peribucales. Al mismo tiempo se aprecia aumento de tamaño de las encías (gingivitis) (Fig. 2). Esta *gingivitis* es un signo clínico importante para su reconocimiento y diferenciación de otras enfermedades que cursan también con aftas bucales. Las vesículas tienen una distribución más extensa, en encías, lengua, paladar, amígdalas y piel perioral, de las que se aprecian en la herpangina. Fig. 3: aftas en encías, lengua y paladar. La deglución se vuelve dolorosa, de ahí su saliveo constante, dificultando su alimentación. Solo en contadas ocasiones y en lactantes, es necesario recurrir a la alimentación por sonda. Fig. 4: niño de 2 años de edad, numerosas lesiones erosivas, muy eritematosas en la cara y región perioral, negativa pertinaz a alimentarse. Con frecuencia el paciente exhala un aliento fétido debido al sobrecrecimiento de la flora anaerobia bucal. A pesar de lo aparatoso del cuadro, se resuelve sin tratamiento en 7-14 días, pudiendo persistir las adenopatías varias semanas.

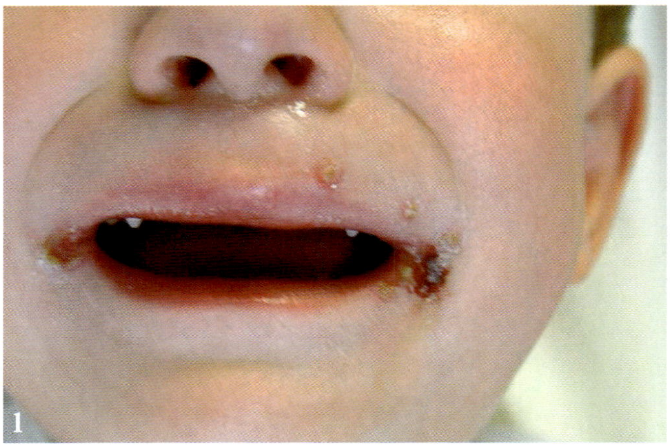
1

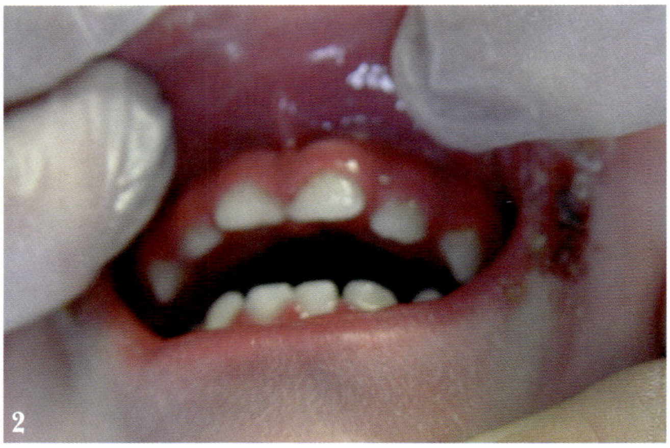
2

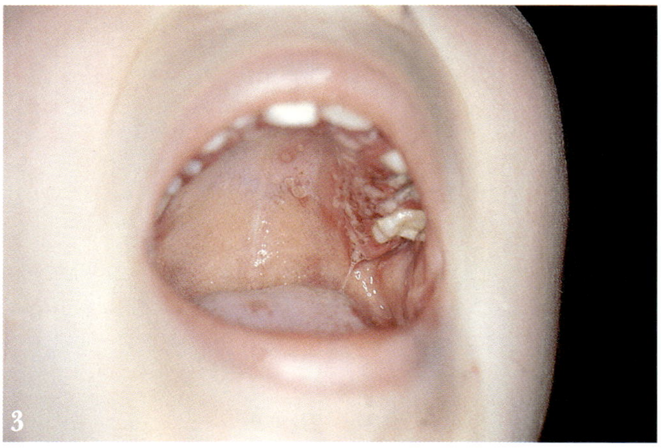
3

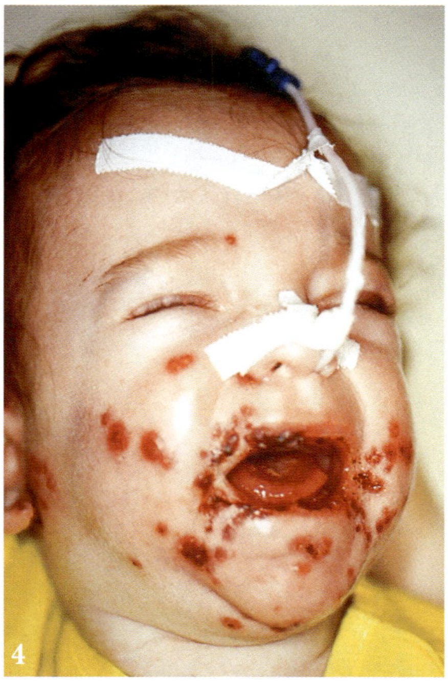
4

Excepcionalmente, la primoinfección herpética puede cursar con un cuadro de gingivoestomatitis aftosa acompañada de un exantema máculo-papuloso con componente purpúrico. Varón de 7 años de edad con cuadro febril de 5 días, gingivitis (Fig. 5), aftas en lengua y pilares del paladar (Fig. 6) y exantema máculo-papuloso con componente purpúrico (Fig. 7); al 4º día mejoría sensible de su cuadro clínico, casi asintomático, con exacerbación del componente purpúrico del exantema (Fig. 8). La conversión serológica frente al VHS-1 confirmó la hipótesis clínica diagnóstica.

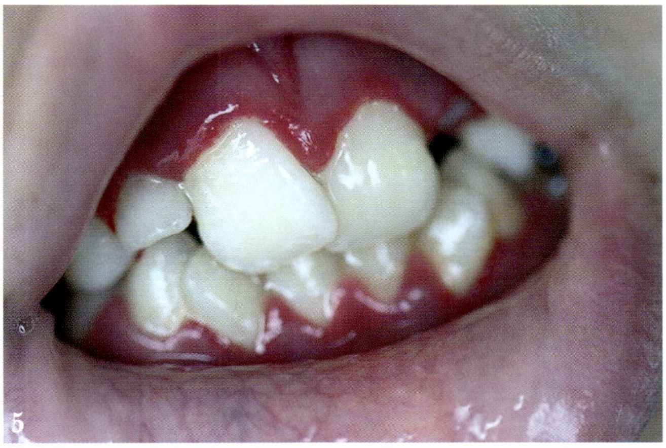

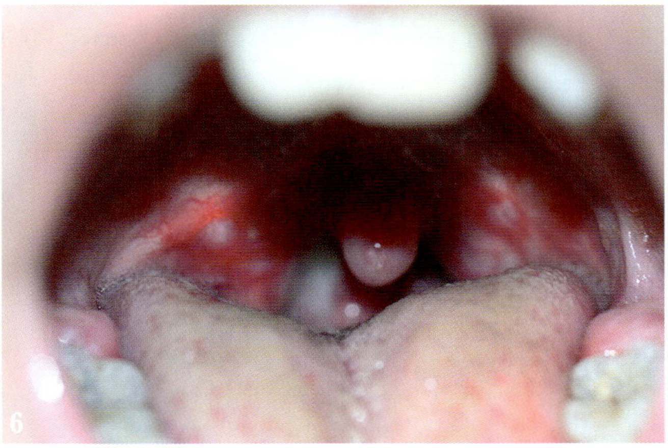

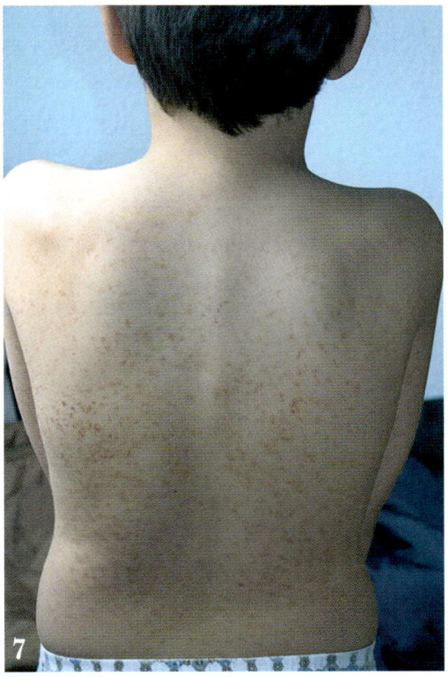

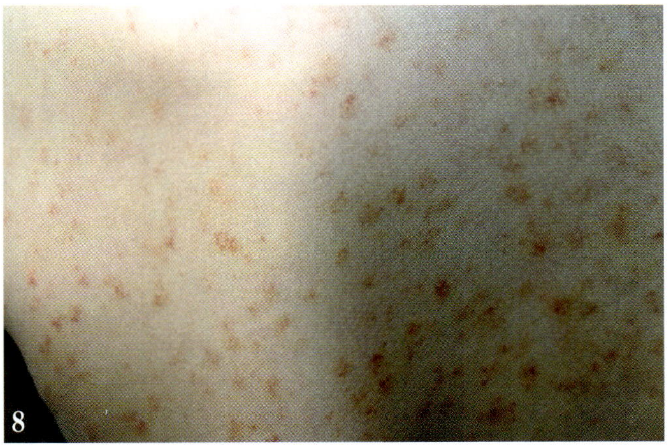

Diagnóstico

El diagnóstico clínico en el niño habitualmente no presenta dificultades. La presencia de múltiples ulceraciones orales, redondas, superficiales con gingivitis generalizada en el examen clínico es muy evocador del diagnóstico.

Diagnóstico diferencial

El diagnóstico diferencial debe establecerse con las *aftas bucales* y la *herpangina*.

Aftas bucales: son ulceraciones recidivantes, superficiales, irregulares, en la mucosa oral pero con encías no inflamadas y sin el cortejo sintomático acompañante propio de la gingivoestomatitis aftosa.

Herpangina: moderados síntomas sistémicos, las úlceras se localizan en la parte posterior de la cavidad oral, sobre todo en los pilares anteriores de las amígdalas.

INFECCIONES CUTÁNEAS POR VHS-1

Las infecciones cutáneas generalmente son el resultado de traumas de la piel con macro o microabrasiones y exposición a secreciones infecciosas. La lesión cutánea por VHS-1 puede asentar en cualquier lugar de la superficie de la piel. Como ocurre con otras infecciones por herpesvirus, una infección cutánea inicial por el VHS-1 da lugar a una infección latente que más tarde puede manifestarse como infección recurrente en el mismo lugar o próximo a la infección inicial.

Inoculación por beso

En el niño pequeño, lo más frecuente es la inoculación del virus herpético a través de una microinjuria de la piel, por el hábito de depositar un beso, por la persona que lo cuida, en el lugar donde el niño señala que se ha hecho daño, tras una pequeña caída, "enfermedad del besito que cura". De inoculaciones por esta vía del beso, son los tres casos siguientes. Fig. 9: mejilla con numerosas vesículas agrupadas, aspecto de panal, sobre una base muy inflamatoria; el paciente se queja de fuerte sensación de quemazón. Fig. 10: agrupación de numerosas vesículas menudas, con reacción inflamatoria subyacente. Fig. 11: lactante de 8 meses de edad, intertrigo, pliegue del cuello, la presencia de numerosas vesículas menudas, algunas umbilicadas, en la periferia de la lesión permiten aventurar la etiología herpética de la misma.

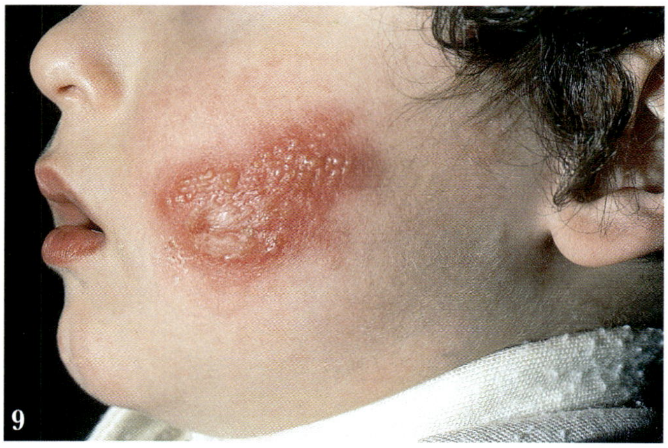
9

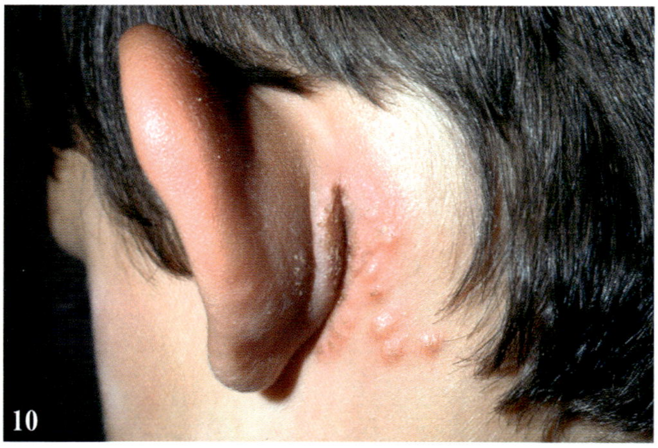
10

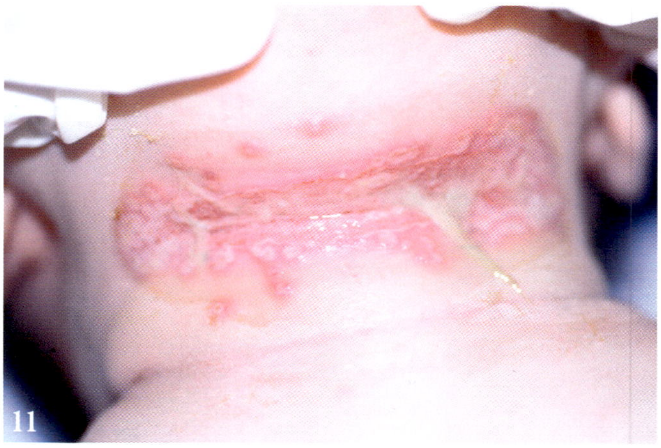
11

Si el paciente es visto muy precozmente, puede confundirse con una celulitis bacteriana, como en el caso de la niña de la Fig. 12: placa roja, elevada, de bordes bien delimitados. Figs.13, 14: a las 48 horas, su aspecto ha cambiado substancialmente, lesión erosiva en sacabocados en el centro de la placa inflamatoria.

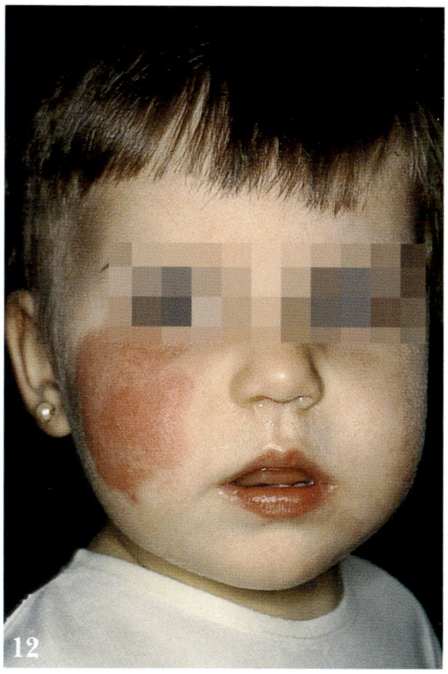

12

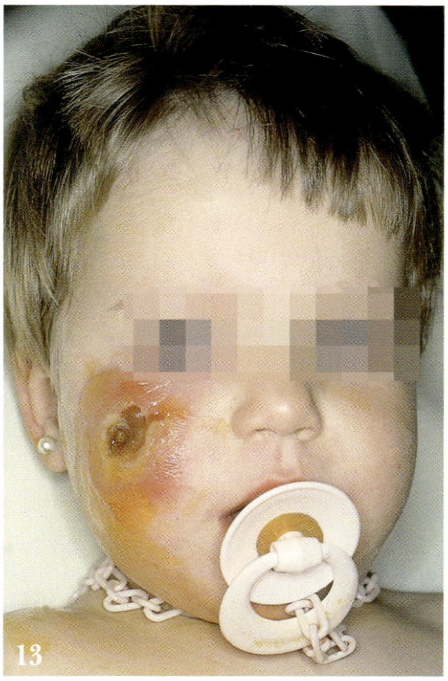

13

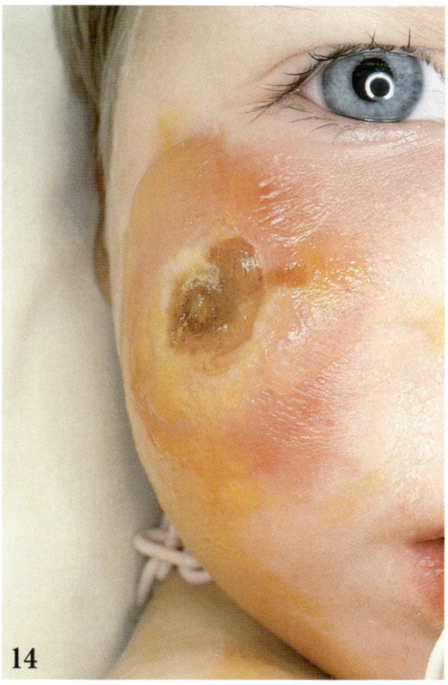

14

Panadizo herpético

Es una forma especial de inoculación cutánea del herpes que se presenta, sobre todo, en el niño pequeño y lactante con infección oral por VHS-1 con hábito de chuparse el pulgar o los dedos. En los niños el contacto dígito/oral es la causa más común del panadizo herpético.

Cuadro clínico

El virus es inoculado, a través de la piel, en uno o más dedos, produciendo una erupción vesicular no purulenta con hinchazón, sobre una base eritematosa de aspecto muy inflamatorio, con dolor severo local, en la pulpa de las falanges distales de la mano. Debido al mayor espesor del estrato córneo de los dedos, las vesículas son de pared más gruesa y simulan ser más profundas de lo que corresponde a su localización epidérmica. Fig. 15: numerosas vesículo-pústulas de paredes gruesas con edema inflamatorio, donde se aprecia el dibujo de la piel. Por su aspecto de fuerte inflamación no es raro que se etiquete el cuadro como una infección de etiología bacteriana. Fig. 16: ampolla sobre base inflamatoria en el dedo meñique de un niño con herpes labial. Las infecciones herpéticas de los dedos curan en 3-4 semanas pero pueden recurrir. En contraste con otras infecciones recurrentes, el panadizo herpético recidivante puede ser tan doloroso como la infección primaria pero de más corta duración.

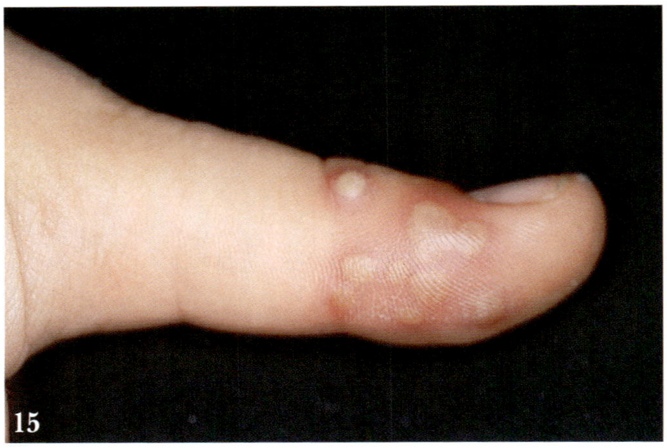
15

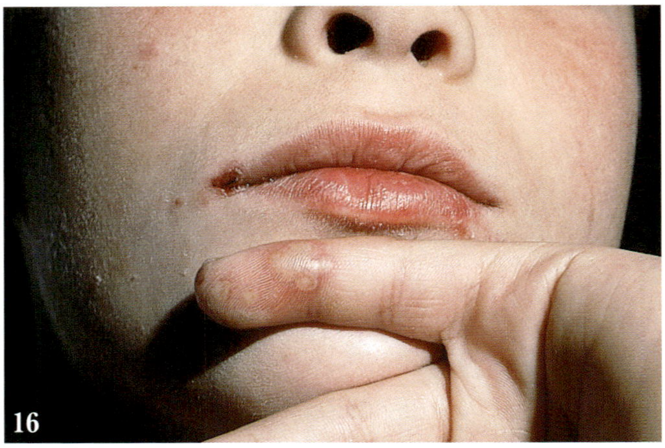
16

Diagnóstico

El diagnóstico es clínico, basado en el dolor prodrómico y presencia de vesículas.

Diagnóstico diferencial

Considerar en el diagnóstico diferencial al *panadizo bacteriano* o *paroniquia, dactilitis ampollosa* e *impétigo.*

Paroniquia candidiásica: no es dolorosa, en contraste con el panadizo herpético.

INFECCIONES RECURRENTES POR VHS-1

Tras la infección primaria el VHS-1 permanece en estado latente en los ganglios sensoriales durante toda la vida del huésped, pudiendo luego ser reactivado, periódicamente, por estímulos inespecíficos como la fiebre, radiación solar o trauma, dando lugar a cuadros recurrentes. Reactivado el virus, éste se propaga a través de las neuronas sensoriales a la zona mucocutánea inervada, se replica y da lugar a la formación de un conjunto de vesículas agrupadas en la vecindad del inicial lugar anatómico de exposición que es lo que constituye la infección recurrente. La infección recurrente no es una reinfestación sino el resultado de una reactivación periódica viral. Sin embargo, una vez manifestada la lesión cutánea recurrente, esta es contagiosa y puede transmitirse a otras áreas de la piel o a otras personas. Comparado con las infecciones primarias, los episodios recurrentes son más moderados y cortos de duración con mínima afectación sistémica, siendo la queja principal la sensación urente local. Son muy frecuentes las infecciones recurrentes asintomáticas, aunque el paciente no experimenta ningún trastorno físico, es contagioso y puede transmitir el virus a individuos susceptibles. Aproximadamente entre el 1-5% de los individuos con infección por el VHS-1 se hallan en esta situación, lo que contribuye a la propagación de la enfermedad.

Herpes labial

Es la manifestación más frecuente de infección recurrente por VHS-1. Como la mayor parte de las primoinfecciones son asintomáticas y por lo tanto pasan desapercibidas, el herpes recurrente orofacial, comúnmente denominado "calentura", clásicamente es la manifestación clínica inicial de la infección en los niños. Típicamente afecta el borde externo de la mucosa labial y región cutánea adyacente.

Cuadro clínico

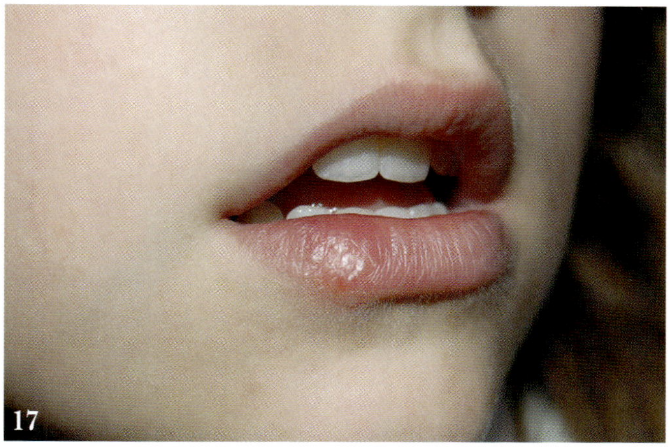
17

Hasta en un 60% de los casos, la lesión viene precedida por sensación de dolor local, quemazón, prurito en el lugar de la futura lesión. Estos síntomas prodrómicos duran unas 6 horas y representan la replicación precoz viral localizada en la terminación de los nervios sensoriales que inervan los dermatomas mucocutáneos. Casi un 25% de recurrencias abortan en este período prodrómico. Fig. 17: herpes labial recidivante en su fase prodrómica, sensación de quemazón, hinchazón labial localizada. En el cuadro clásico, dentro de las 24 h brota un pequeño número de pápulas eritematosas que en horas se transforman en vesículas menudas de pared delgada, agrupadas sobre una base eritematosa, localizadas sobre una zona del labio, generalmente tras un proceso febril o tras exposición intensa al sol. Estas vesículas dan lugar a pequeñas ulceraciones o se transforman en pústulas. Finalmente, las ulceraciones se secan y forman costras. El dolor y la incomodidad aumentan durante los primeros días y las lesiones curan sin secuela en menos de 2 semanas. Sin embargo, la diseminación del virus continúa 3-5 días tras la resolución de las lesiones. Todo el proceso con regeneración completa tiene lugar en 6-10 días. Algunos pacientes presentan adenopatía local. En algún caso se puede desarrollar una infección bacteriana secundaria (estafilococo, estreptococo) formándose una costra melicérica sobre el techo de las clásicas lesiones herpéticas. Fig. 18: numerosas vesículas y vesículo-pústulas en labio superior, estas vesículas tienen gran tendencia a la rotura y formación de costra. Fig. 19: se aprecia claramente la umbilicación de las vesículas, hallazgo clínico propio de las infecciones por virus del grupo herpes.

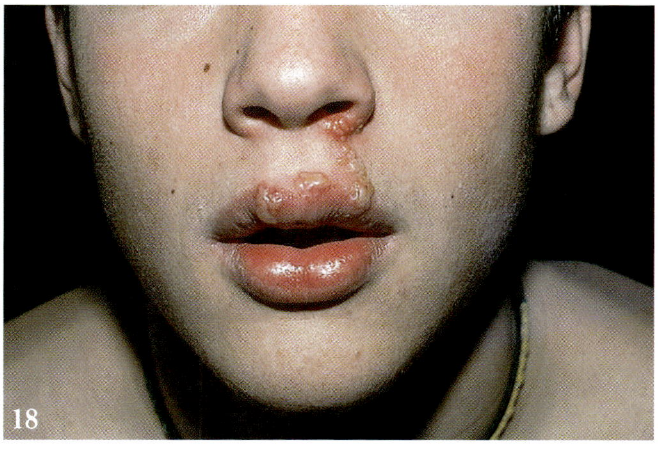
18

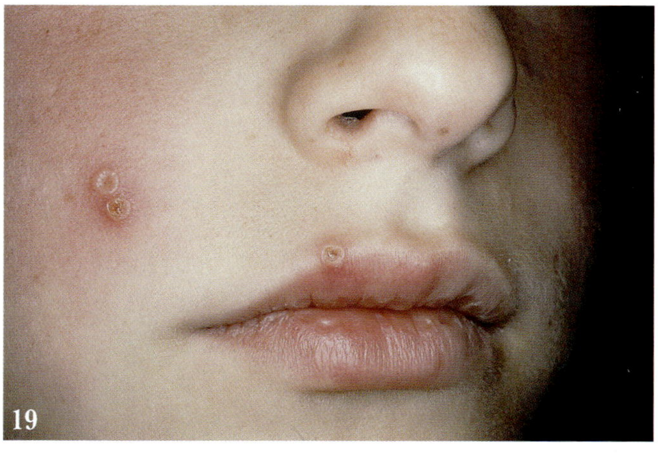
19

Otra localización frecuente de las infecciones recurrentes es la mejilla. Fig. 20: infección recidivante con numerosas vesículas menudas estrechamente agrupadas, sobre una base roja, edematosa, dolorosa, con lesión secundaria erosiva central. Si las lesiones son periorbitarias, como en el caso de la Fig. 21, con vesículas y costras en ambos párpados, es necesario descartar la posibilidad de queratitis herpética.

En procesos infecciosos graves la reactivación del virus da lugar a lesiones más virulentas. Fig. 22: numerosas vesículas con componente hemorrágico sobre un dedo con claros signos de inflamación aguda en un niño con meningitis meningocócica.

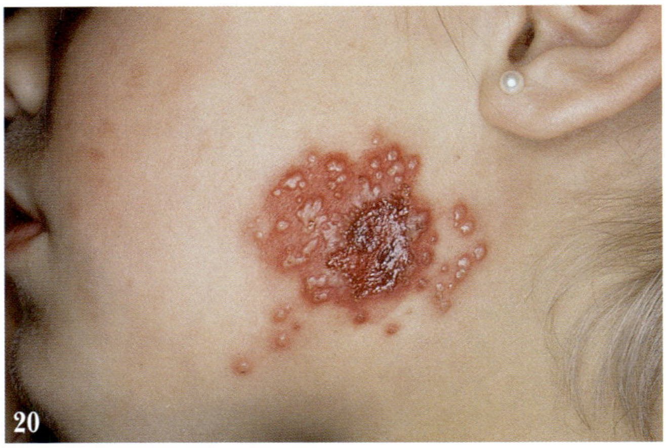

20

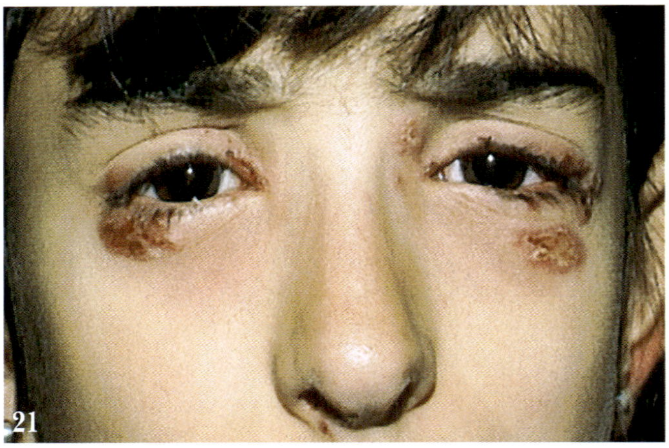

21

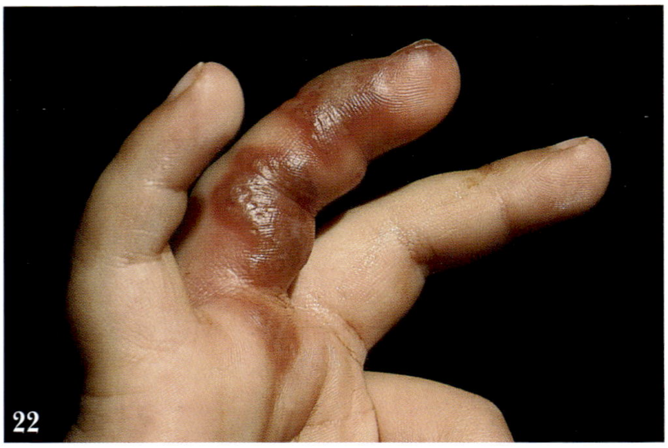

22

Diagnóstico

El diagnóstico clínico del herpes labial es sencillo; cuando está cubierto de costras con frecuencia es confundido con el impétigo.

Diagnóstico diferencial

En el diagnóstico diferencial los procesos a considerar son el *impétigo* y el *eczema variceliforme de Kaposi*.

Impétigo: en algún caso el impétigo puede simular un herpes labial. La tinción al Gram y el cultivo bacteriano de las lesiones dilucidará el dilema.

ECZEMA VARICELIFORME DE KAPOSI

Los lactantes y niños con dermatitis atópica, quemaduras u otros trastornos que van acompañados de amplia rotura de la barrera epidérmica, están más expuestos a sufrir una infección cutánea por herpes simple (eczema herpético), cuya gravedad dependerá, entre otros factores, de la extensión de la piel afectada. Fig. 23: niña de 4 años con eczema atópico, con las características clínicas de infección por virus herpes simple, numerosas vesículas, umbilicadas y agrupadas.

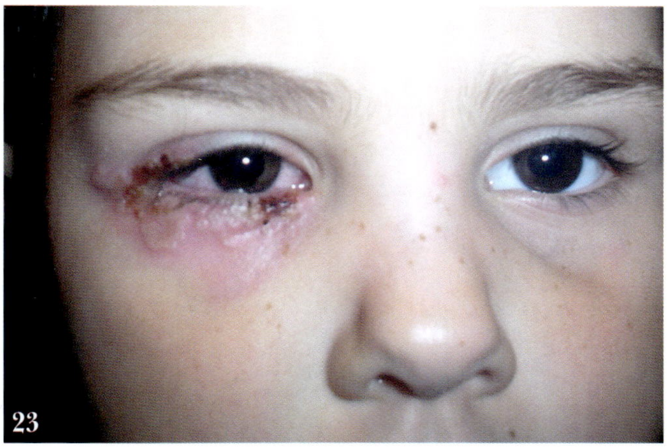
23

Si la infección abarca una gran área cutánea, el cuadro se conoce como eczema variceliforme de Kaposi (EVK).

Cuadro clínico

El proceso se caracteriza por fiebre alta y brote de incontables vesículas cutáneas diseminadas, con afectación del estado general que en algún caso puede poner en riesgo la vida del niño. El cuadro cutáneo consiste en la aparición brusca de vesículas umbilicadas, distribuidas principalmente por las áreas de dermatitis. Las lesiones tienen tendencia a fusionarse dando lugar a erosiones grandes, superficiales. Figs. 24, 25: vesículas, la mayor parte de ellas ya han sido sustituidas por cientos de pequeñas lesiones erosivas que al confluir, hacen que la mayor parte de la superficie cutánea aparezca denudada. Fig. 26: se aprecia la umbilicación de algunas vesículas que todavía se conservan intactas.

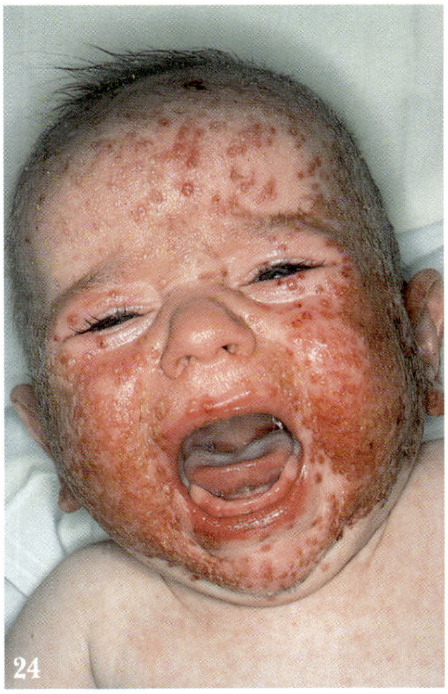
24

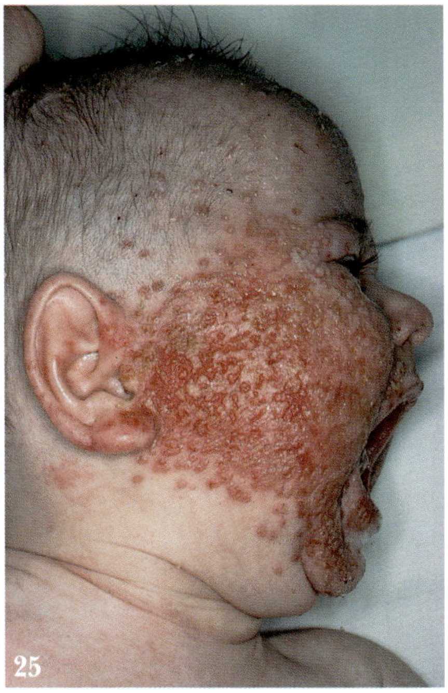
25

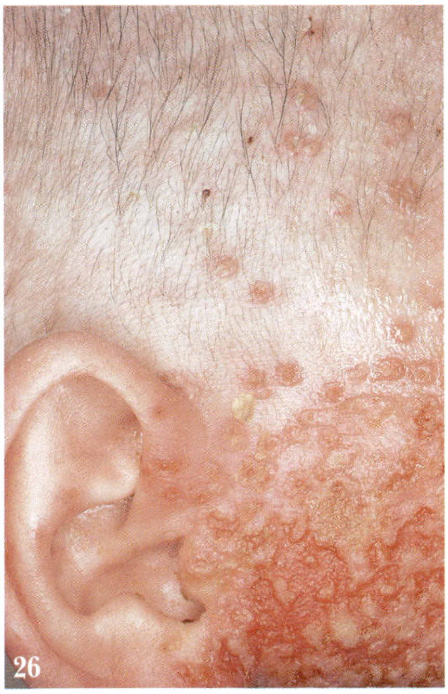
26

Figs. 27, 28: incontables pequeñas erosiones diseminadas por tronco y brazo que sangran con facilidad. Las lesiones cutáneas pueden no parecer tan características como las clásicas vesículas agrupadas sobre fondo eritematoso y ser dificultoso el diferenciarlo de un eczema impetiginizado. Dada la gravedad del cuadro, para su rápido y correcto diagnóstico, es necesario un elevado índice de sospecha de infección herpética ante un niño con dermatitis atópica no bien controlada y recurrir con presteza a las pruebas de laboratorio.

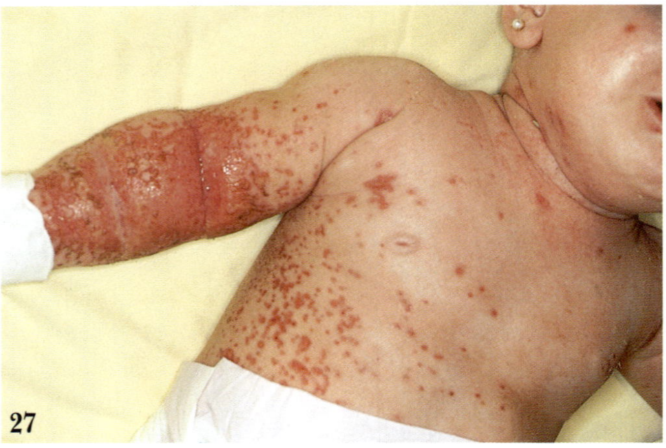
27

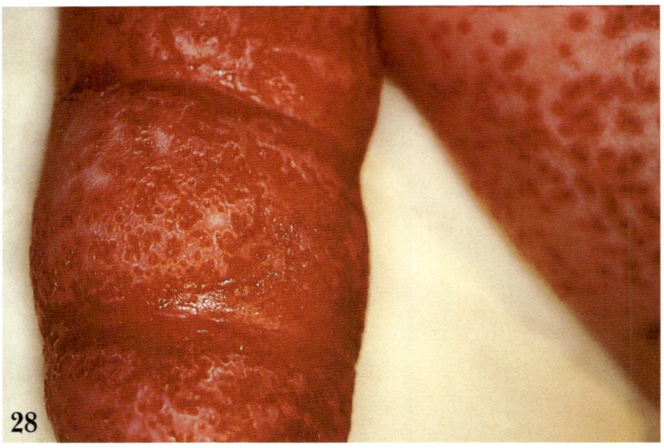
28

En el EVK el virus se disemina directamente por la región cutánea enferma o irritada. Como esta diseminación no es una verdadera inoculación, al no restar virus en estado latente en los ganglios sensoriales, no es esperable recurrencias clínicas. La formación de costras y curación tiene lugar en un período aproximado de 1 mes.

Diagnóstico

El diagnóstico clínico, dada la gravedad del cuadro, debe ser confirmado con la detección del ADN viral mediante la reacción en cadena de la polimerasa (PCR).

- Chayavichitsilp P, Buckwalter JV, Krakowski AC, Friedlander SF. Herpes simplex. Pediatr Rev. 2009; 30: 119-30.
- Fatahzadeh M, Schwartz RA. Human herpes simplex virus infections: epidemiology, pathogenesis, symptomatology, diagnosis, and management. J Am Acad Dermatol. 2007; 57: 737-63.
- Frisch S, Siegfried EC. The clinical spectrum and therapeutic challenge of eczema herpeticum. Pediatr Dermatol. 2011; 28: 46-52.
- American Academy of Pediatrics. Herpes simplex. En: Pickering LK, ed. Red Book: 2006 Report of the Committee on Infectious Diseases. 27th ed. Elk Grove Village, Ill: American Academy of Pediatrics; 2006. p. 361-71.
- Amir J, Harel L, Smetana Z, Varsano I. The natural history of primary herpes simplex type I gingivostomatitis in children. Pediatr Dermatol. 1999; 16: 259-63.
- Szinnai G, Schadad UB, Heininger U. Multiple herpetic whitlow lesions in a 4-year-old girl: Case report and review of the literature. Eur J Pediatr. 2001; 160: 528-33.

HERPES ZÓSTER

Es una infección aguda de la piel producida por el virus varicela-zóster. Tras pasar el niño la varicela, el virus varicela-zóster (VVZ) permanece acantonado en los ganglios sensoriales de las raíces dorsales espinales o en los ganglios de los nervios craneales, hasta su reactivación y subsiguiente propagación. El virus se propaga a lo largo del nervio hasta alcanzar la piel, dando lugar a la característica lesión de vesículas agrupadas sobre una base eritematosa que conocemos bajo el término de herpes zóster (HZ). El HZ puede presentarse a cualquier edad tras padecer o ser vacunado de varicela; su incidencia se incrementa con la edad. El HZ es mucho menos contagioso que la varicela pero puede propagar el virus directamente por contacto con sus lesiones cutáneas. No se considera contagioso el paciente, si lleva cubiertas sus lesiones con la ropa o un apósito.

Cuadro clínico

El HZ se caracteriza por una erupción pápulo-vesicular, unilateral, segmentaria, sobre base inflamatoria distribuida en forma de banda continua o interrumpida a lo largo del dermatoma cutáneo inervado por el nervio sensorial o nervio craneal afectado, con grado variable de hiperestesia y dolor. Con menos frecuencia puede distribuirse por 2 dermatomas adyacentes. El *rash* aparece próximamente y luego se extiende distalmente a lo largo del dermatoma afectado. Las lesiones iniciales se manifiestan como pápulas eritematosas que se convierten en vesículas en un intervalo de 12-24 h. Nuevas lesiones aparecen durante no más de 3-7 días, la duración se correlaciona con la edad, a más edad, mayor duración y localización de la infección (las de la cara curan más rápidamente). Las vesículas se transforman en pústulas en aproximadamente 3 días, con formación de costras 7-10 días más tarde. El virus persiste en las lesiones solo unos días y se propaga cutáneamente con poca frecuencia, salvo en el paciente inmunodeprimido. En el niño, en el 60% de los casos se afecta el segmento torácico. El brote del *rash,* a menudo, viene precedido por una fase prodrómica, 4 días a 2 semanas antes de la erupción, el paciente puede experimentar sensaciones anormales (estremecimiento, picor) o quejarse de parestesias y dolor en la zona del dermatoma donde aparecerán las lesiones. El dolor puede ser intermitente o continuo, de grado variable descrito como punzante, lancinante, de quemazón. Con frecuencia el dolor se incrementa conforme se desarrolla la erupción y declina cuando inicia su curación.

En el prepúber, en contraste con el adulto, aunque morfológicamente las lesiones son similares, la sintomatología es más leve y de curso más corto. El *rash* es moderado con nuevas lesiones apareciendo durante unos pocos días, la resolución se produce en 1-2 semanas sin neuralgia postherpética. La enfermedad en general es más moderada en el niño que en el adulto. Fig. 29: múltiples vesículas agrupadas sobre base escasamente inflamatoria, distribuidas en banda interrumpida con pobre sintomatología acompañante. Aproximadamente, un 4% de la población sufre un segundo episodio de HZ; 3 o más episodios son raros.

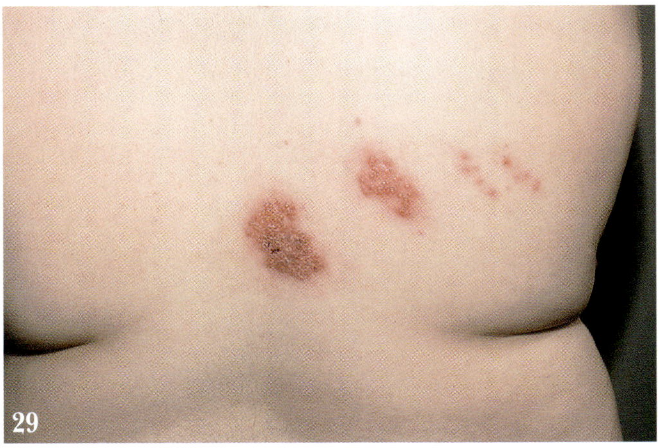

29

El HZ puede presentarse en la edad infantil y su incidencia se incrementa hasta 20 veces más, en aquellos niños que padecieron varicela, adquirida intraútero o antes de la edad de 2 años. Posiblemente la causa reside en la respuesta inmune inmadura del lactante frente al VVZ. Sin embargo, el hallazgo del menor riesgo de HZ en niños con leucemia vacunados de varicela frente a los niños con leucemia y antecedente de enfermedad de varicela sugiere que el virus de la vacuna de varicela se reactiva con menor frecuencia que el virus salvaje. El riesgo de HZ en niños sanos vacunados parece ser menor que en los que han pasado la enfermedad, aunque todavía son necesarios más años de seguimiento para su confirmación. Figs. 30-32: HZ severo, erupción formada por numerosas vesículas agrupadas sobre una base muy inflamatoria, con zonas con costra y ulceración, bien limitada por la línea media corporal, en un lactante de 15 meses de edad con antecedente de varicela a los 8 meses. El niño inmunocomprometido puede experimentar cuadros más severos similares al adulto con neuralgia postherpética incluida. Los procesos malignos pediátricos más comúnmente asociados con el herpes zóster son las leucemias y los linfomas tipo Hodgkin. El HZ no precede a las manifestaciones clínicas de los procesos malignos, pero en cambio se asocia con la quimioterapia y las recidivas. Fig. 33: numerosas vesículas sobre base eritematosa, inflamatoria, distribuidas en banda continua en un varón de 6 años en tratamiento por tumor de Wilms.

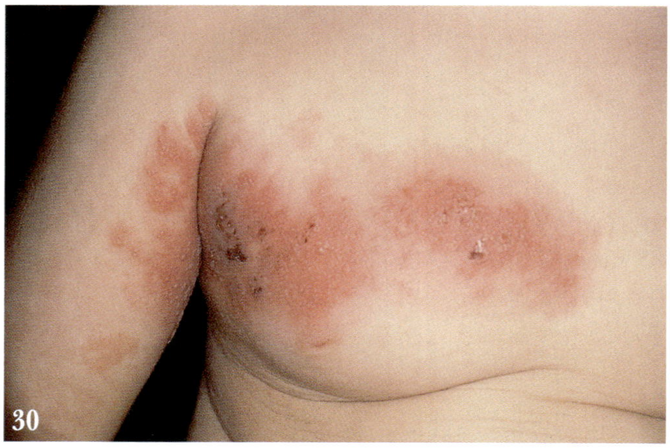
30

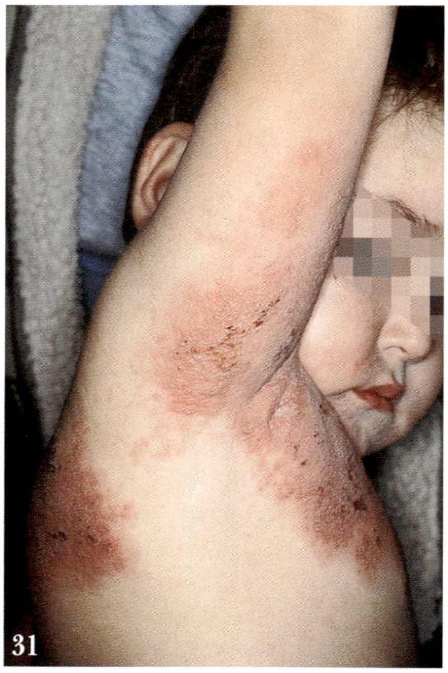
31

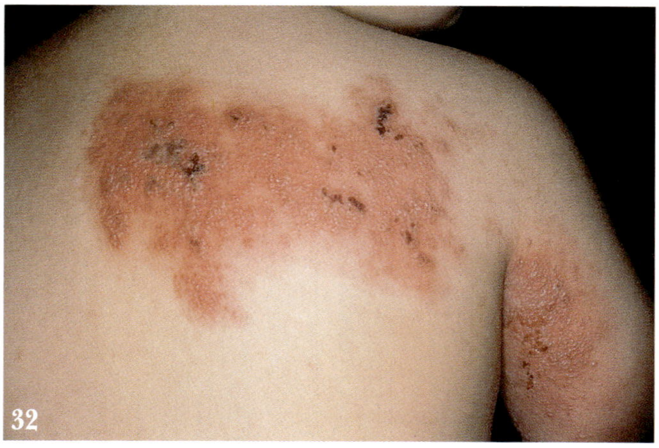
32

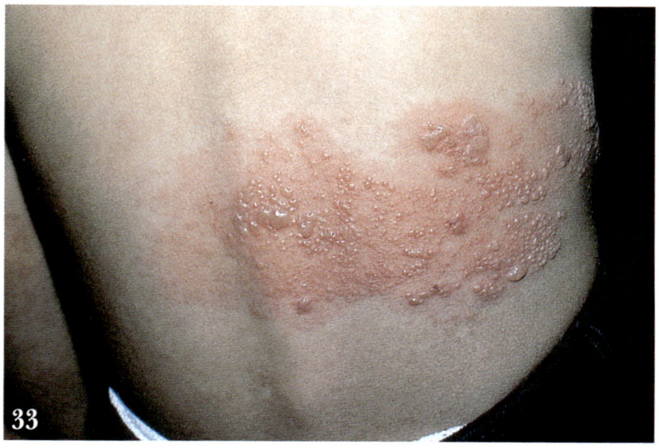
33

Zóster oftálmico: las infecciones asociadas con la rama oftálmica del trigémino pueden producir queratitis y uveítis con riesgo posterior de secuelas permanentes. El zóster oftálmico se produce cuando hay afectación de la rama nasociliar del oftálmico, presentando el paciente lesiones cutáneas localizadas en la nariz (signo de Hutchinson), como el paciente de la Fig. 34: severa reacción cutánea inflamatoria con vesículas, pústulas, ulceración, edema de párpados, imposibilidad de abrir el ojo y afectación ocular. Figs. 35-38: herpes zóster cuyas lesiones siguen la trayectoria del oftálmico, pero sin afectación ocular, en un niño de 2 ½ años, cuya madre enfermó de varicela a los 6 meses de gestación.

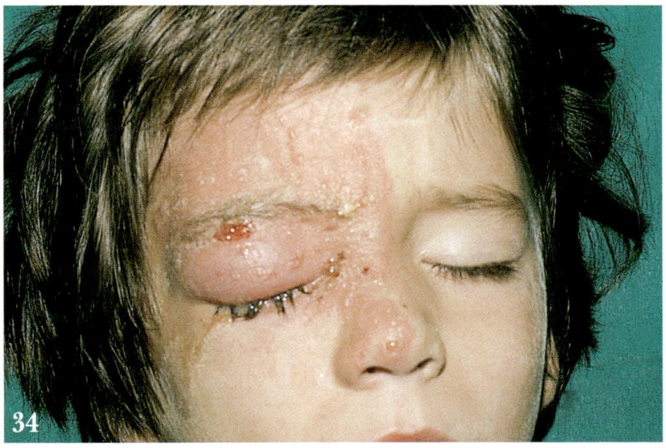

34

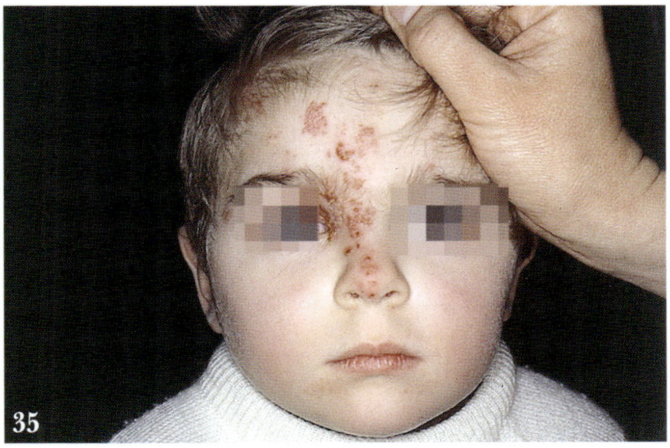

35

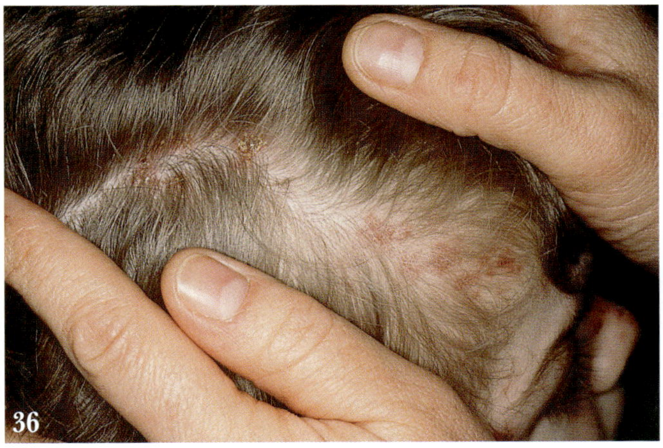

36

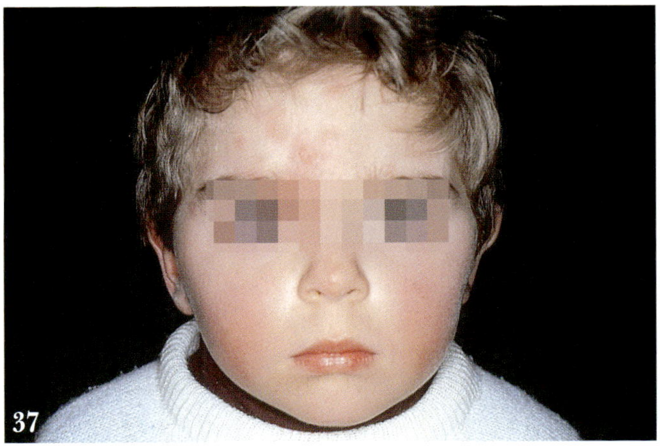

37

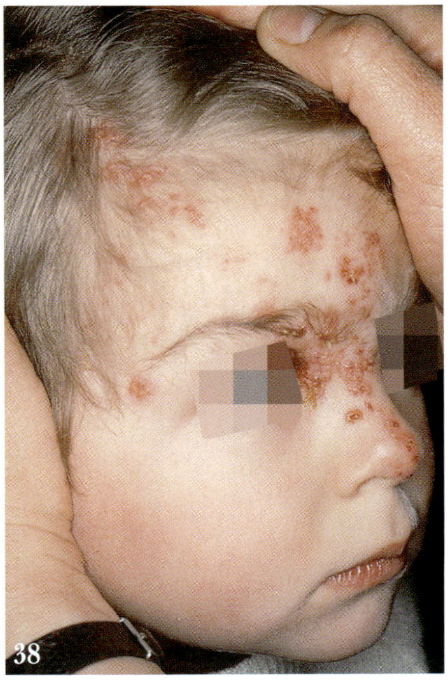

38

Zóster bilateral: se denomina así al HZ que se manifiesta a ambos lados de la línea media corporal, su incidencia es baja, inferior al 0,5% de los casos, y obliga al clínico a descartar alteración inmunológica subyacente. En las Figs. 39-41: la afectación facial de los dermatomas correspondientes a la rama maxilar y mandibular del trigémino izquierdo y en la extremidad inferior derecha del dermatoma L5.

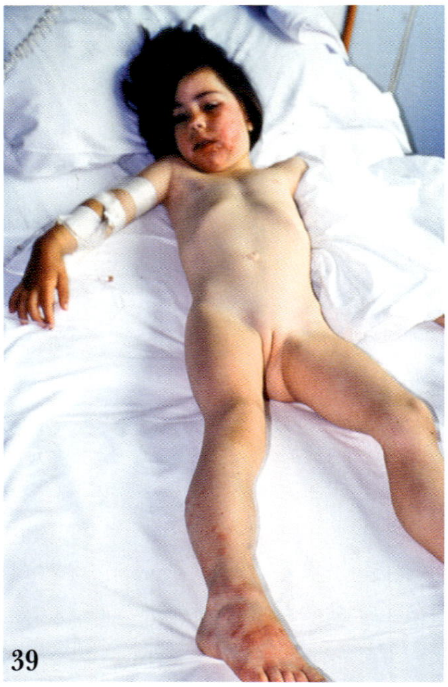
39

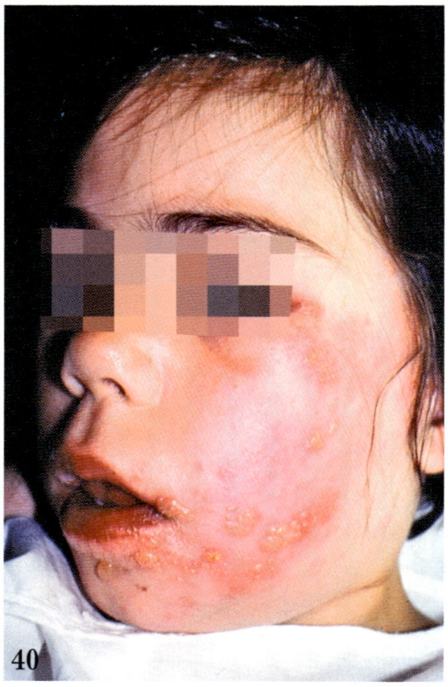
40

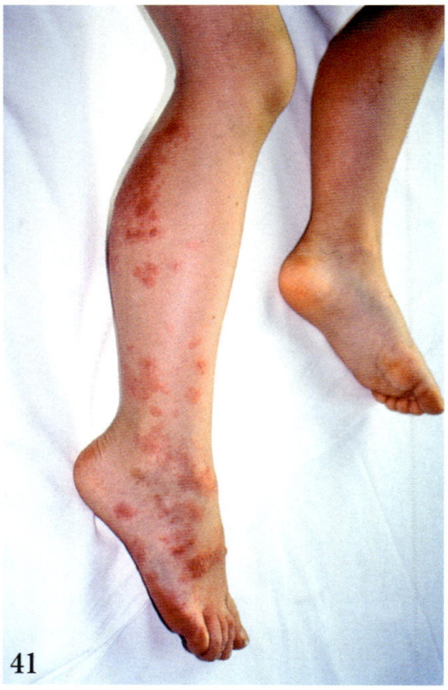
41

Diagnóstico

El diagnóstico es clínico, basado en el reconocimiento de las vesículas agrupadas sobre una base eritematosa y su distribución, unilateral, a lo largo del dermatoma correspondiente. Para su confirmación o en casos dudosos, se puede recurrir al laboratorio, dada la fácil accesibilidad al virus en las lesiones cutáneas superficiales. Demostración de los antígenos específicos virales mediante test de inmunofluorescencia directa o del ADN viral mediante reacción en cadena de la polimerasa (PCR).

Diagnóstico diferencial

El diagnóstico diferencial debe establecerse con el *herpes simple*

Herpes simple: las infecciones cutáneas locales por el virus del herpes simple tipo 1 (VHS-1) pueden simular un herpes zóster. La historia de lesiones similares en el mismo lugar y la presencia de un único grupo de lesiones abogan a favor de la infección por VHS-1; en el herpes zóster se aprecian 3-4 racimos de vesículas agrupadas a lo largo del dermatoma. En algún caso puede ser necesario recurrir a pruebas de inmunofluorescencia directa del raspado de las vesículas o PCR para diferenciarlos.

- Gershon AA. Varicela-zoster virus infections. Pediatr Rev. 2008; 29: 5-11.
- Weinberg JM. Herpes zoster: Epidemiology, natural history, and common complications. J Am Acad Dermatol. 2007; 57: S130-5.
- Kurlan Jg, Conelly BL, Lucky AW. Herpes zoster in the first year of life following postnatal exposure to varicella zoster virus: four case reports and review of infantile herpes zoster. Arch Dermatol. 2004; 140: 1268-72.

- Feder Jr HM, Hoss DM. Herpes zoster in otherwise healthy children. Pediatr Infect Dis J. 2004; 23: 451-7.
- Civen R, Chaves SS, Jumaan A, Wu H, Mascola L, Gargiullo P, et al. The incidence and clinical characteristics of herpes zoster among children and adolescents after implementation of varicella vaccination. Pediatr Infect Dis J. 2009; 28: 954-9.
- Liang MG, Heidelberg KA, Jacobson RM, McEvoy MT. Herpes zoster after varicella immunization. J Am Acad Dermatol. 1998; 38: 761-3.
- Kakourou T, Theodoridou M, Mostrou G, Synopolou V, Papadogeorgaki H, Constantopoulos A. Herpes zoster in children. J Am Acad Dermatol. 1998; 39: 207-10.

INFECCIONES POR EL VIRUS DEL PAPILOMA HUMANO

Las infecciones por los virus del papiloma humano (VPH) habitualmente son transitorias y tienden a desaparecer espontáneamente, pero los VPH pueden originar una variedad de lesiones proliferativas cutáneas y mucosas, como las verrugas comunes de la piel, lesiones benignas y malignas del tracto anogenital y papilomas de la vía respiratoria. En general los tumores benignos de la piel y otros tejidos epiteliales producidos por la infección del VPH se denominan verrugas o papilomas.

Se han identificado más de 200 serotipos de VPH. Las verrugas cutáneas causadas por los tipos 1, 2, 3, 4, 7 y 10 se presentan hasta en el 10-20% de los niños con un pico de incidencia entre los 12-16 años. Los tipos 6 y 11 son responsables hasta el 75-90% de las infecciones genitales y son los tipos hallados con más frecuencia en las lesiones orales. Los VPH 16 y 18 también son causa de infección del tracto genital y son los agentes causales de aproximadamente dos tercios de los cánceres del cuello uterino, así como de muchos cánceres del pene, anales, vulvares y orales de origen epitelial. La transmisión presumiblemente es persona a persona, disponemos de escasas evidencias que apoyen la transmisión a través de fómites. Los ambientes que incrementan la humedad de la piel muy probablemente favorecen la transmisión viral. El VPH es extremadamente difícil de erradicar de las superficies. El VPH generalmente penetra en la piel a través de una abrasión, permitiendo al virus alcanzar la capa basal, donde estimula la proliferación celular y promueve un incremento del flujo sanguíneo local, para mantener el acelerado crecimiento epitelial. El VPH se localiza en el interior del núcleo del queratinocito, pero no lo destruye sino que induce su proliferación. Clínicamente estas acciones dan como resultado lesiones hiperqueratósicas o verrugosas. La manifestación de la infección tiene lugar, aproximadamente, al mes de la inoculación y su aspecto clínico depende del tipo de virus infectante, localización anatómica y respuesta del huésped. La manifestación más común de la infección por el VPH es la infección latente, definida como la detección del ADN del VPH en ausencia de cualquier lesión asociada al mismo. Las verrugas en las extremidades representan la lesión típica más frecuente y son los niños los principales afectados.

- Sinclair KA, Woods CR, Sinal SH. Venereal warts in children. Pediatr Rev. 2011; 32: 115-21.
- San Clemente G, Gill DK. Human papillomavirus molecular biology and pathogenesis. J Eur Acad Dermatol Venereol. 2002; 16: 231-40.
- Silverberg NB. Human papillomavirus infections in children. Curr Op Pediatr. 2004; 16: 402-9.

Verrugas

Las verrugas son tumores intraepidérmicos benignos inducidos por VPH. Asientan en la piel o en las superficies mucosas y son muy comunes en los niños. Es uno de los diagnósticos más frecuentes, tras el acné vulgar y el eczema, en la práctica dermatológica pediátrica. Habitualmente se definen por su morfología, localización y respuesta del huésped. Clínicamente hay 4 tipos básicos de presentación: verruga vulgar o común, verruga plana, verruga plantar y verruga genital (condiloma acuminado).

Verruga vulgar

La verruga vulgar o común está causada, habitualmente, por los VPH tipo 2 y 4 y se desarrollan en el 5-10% de los niños. Su prevalencia se incrementa durante la etapa infantil con pico en la adolescencia. Aunque puede aparecer en cualquier lugar, son más frecuentes en los dedos y dorso de las manos, cara, rodillas y codos. La prevalencia de verrugas visibles a los 11 años es del 3,9% y del 4,9% a los 16 años; sin diferencia entre sexos. En el niño sano se resuelven espontáneamente, el 30% lo hacen en 6 meses, 2/3 de los casos a los 2 años de la infección y 3/4 a los 3 años. El 93% de los niños de 11 años con verrugas presentan resolución para los 16 años.

Cuadro clínico

En su inicio son pápulas redondas, puntiformes, de color carne y al cabo de semanas o meses, crecen convirtiéndose en pápulas bien delimitadas, de color amarillento, marrón o grisáceo y alcanzan un tamaño que puede sobrepasar un cm de diámetro. Desarrollan en su evolución una característica superficie queratósica, gruesa, irregular y rugosa, con ausencia de los dermatoglifos normales de la piel. Fig. 42: numerosas verrugas vulgares de tono gris amarillento y superficie rugosa queratósica. Si eliminamos esta superficie, con frecuencia se aprecian unos puntos negros que corresponden a asas capilares dérmicas trombosadas, como los que se aprecian en la verruga del dedo pulgar de la Fig. 43 y en el dedo pequeño del pie (Fig. 44). Este hallazgo clínico es muy útil para diferenciar en el pie una verruga de un callo. La superficie de la verruga vulgar está condicionada por su localización corporal; en la manos, debido al roce, las irregularidades de su superficie son poco profundas, en los pies, debido a la presión del peso, la superficie es plana y lisa.

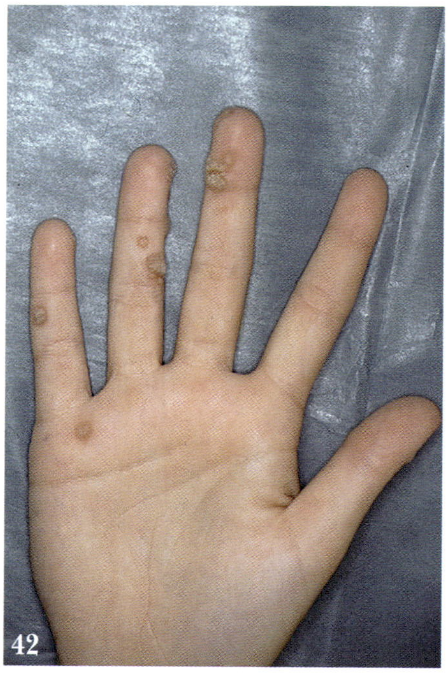
42

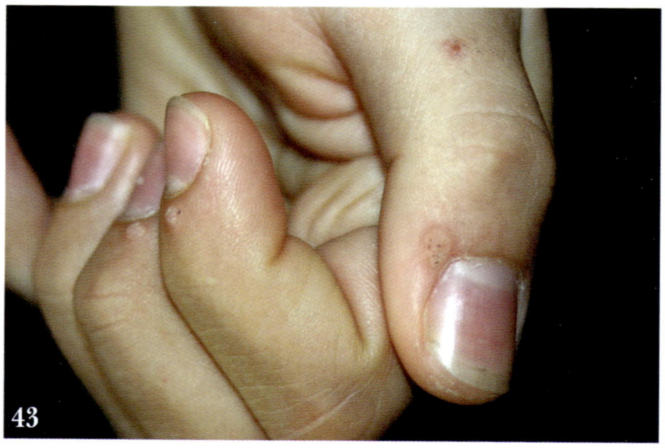
43

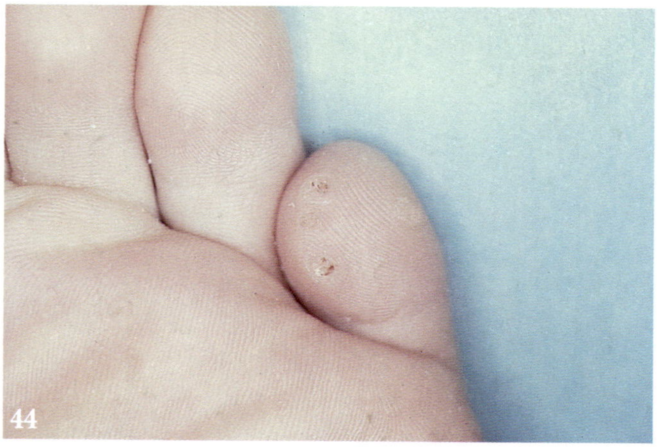
44

Si no son irritadas, tienden a crecer a partir de la superficie de la piel como proyecciones digitales, finas, con una base carnosa, tallo estrecho y superficie delicadamente cornificada, conocidas como verrugas digitales o filiformes. Estas verrugas se localizan generalmente alrededor de la boca, labios (Fig. 45), ala de la nariz (Fig. 46) y párpados, coexistiendo con frecuencia con verrugas en las manos, su presumible fuente de infección. Las verrugas periungueales (Fig. 47) aparecen alrededor de las cutículas de los dedos de las manos o de los pies y con frecuencia son dolorosas y pueden propagarse bajo la placa ungueal, separándola de su lecho (Fig. 48). Las verrugas en las mucosas son infrecuentes (Fig. 49) aunque pueden aparecer en la cara interna del labio o en la lengua.

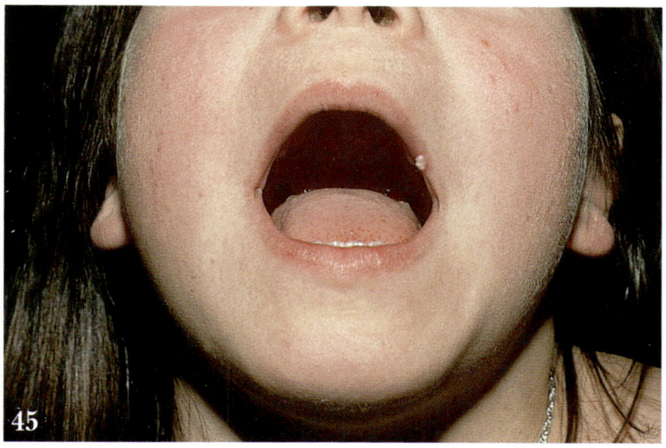
45

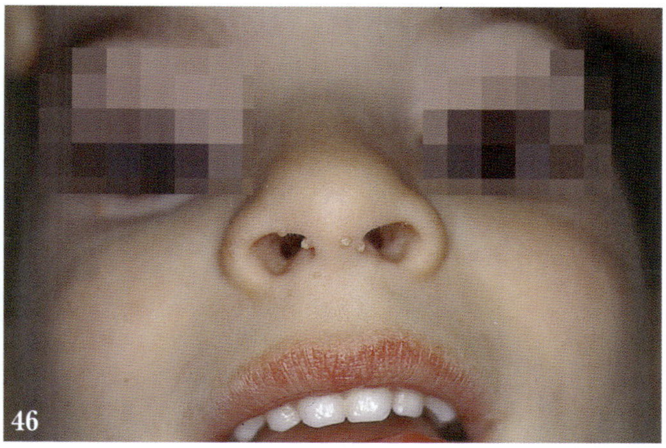
46

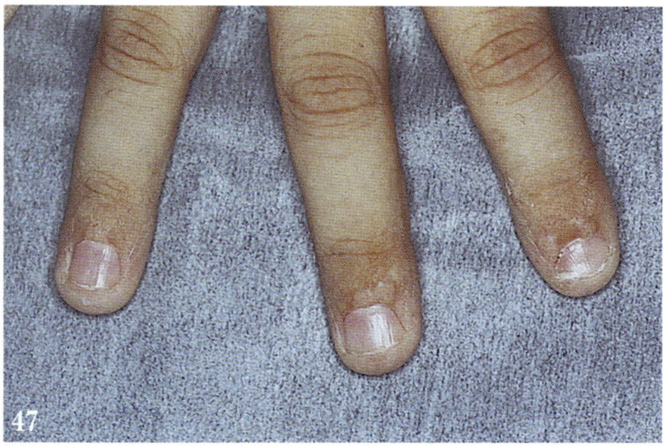
47

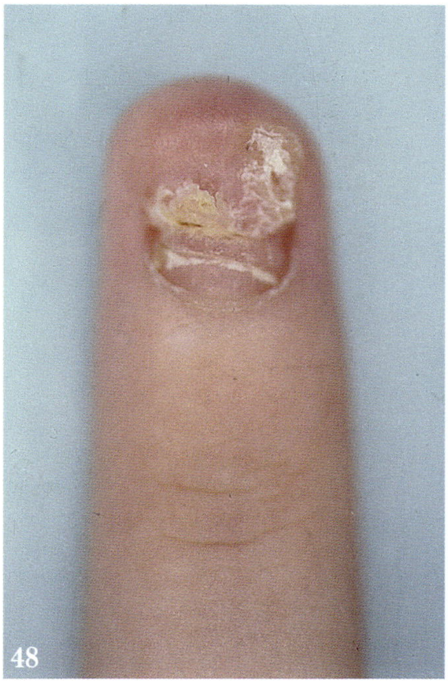
48

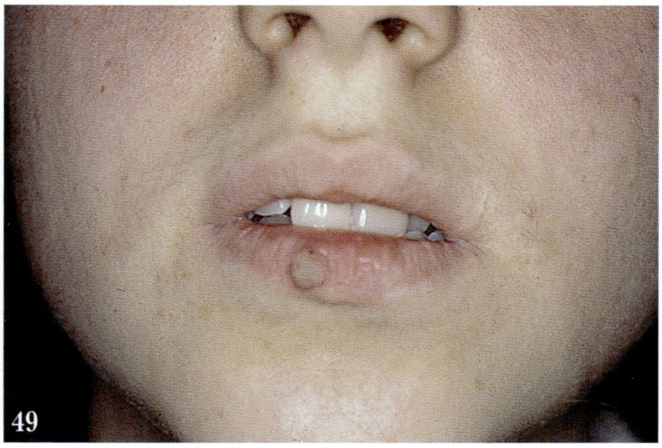
49

Diagnóstico

El diagnóstico de la verruga vulgar y la filiforme es clínico, dado lo característico del cuadro, no presenta dificultades. Los principales hechos son la ausencia de dermatoglifos en su superficie y la presencia de los puntos hemorrágicos. El diagnóstico de la verruga vulgar se puede confirmar fácilmente, mediante el raspado cuidadoso de su superficie con una hoja quirúrgica del nº 15, que revelará los característicos *puntos negros* correspondientes a los capilares trombosados.

Diagnóstico diferencial

Las verrugas comunes pueden ser confundidas con el *molusco contagioso*. Una inspección cuidadosa revelará la característica umbilicación central del molusco contagioso.

- Williams HC, Pottier A, Strachan D. The descriptive epidemiology of warts in British schoolchildren. Br J Dermatol. 1993; 128: 504-11.
- Bellew SG, Quartarolo N, Janniger CK. Childhood warts: An update. Cutis. 2004; 73: 379-84.
- Lio P. Warts, molluscum and things that go bump on the skin: a practical guide. Arch Dis Child Educ Pract Ed. 2007; 92: 119-24.

Verruga plana

Las verrugas planas están asociadas con el VPH tipo 28. Se presentan como pápulas moderadamente elevadas, de 2-5 mm de diámetro, de techo plano y superficie suave, lisa, color carne o ligeramente marrón o bronceado, asentadas sobre una base redonda o poligonal. Aunque su número puede ser muy variable, tienden a ser múltiples y, habitualmente, aparecen agrupadas, en zonas de traumatismo cutáneo, sobre todo en la cara y extremidades. Fig. 50: numerosas verrugas planas de base redonda, la de mayor tamaño de base poligonal. Es característica la presencia de una serie de lesiones en disposición lineal debido al fenómeno de Koebner. Fig. 51: múltiples pápulas, menudas, de superficie lisa, color carne, diseminadas por la cara, entre el labio y la nariz presentan una cierta distribución lineal. Fig. 52: numerosas pápulas de techo plano, liso, del color de la piel, la unión de varias de ellas, por vecindad, da lugar a una lesión similar a una placa.

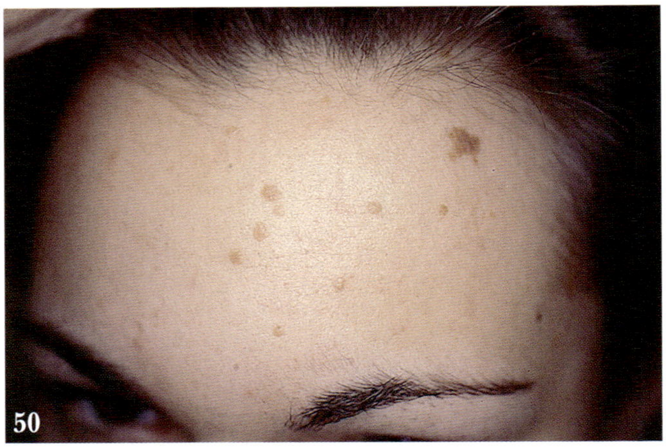

50

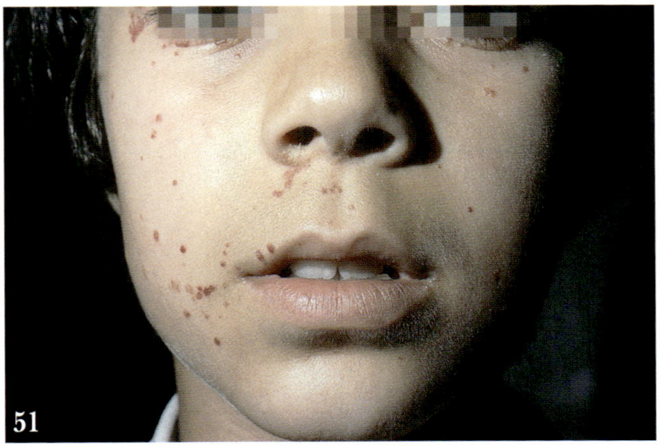

51

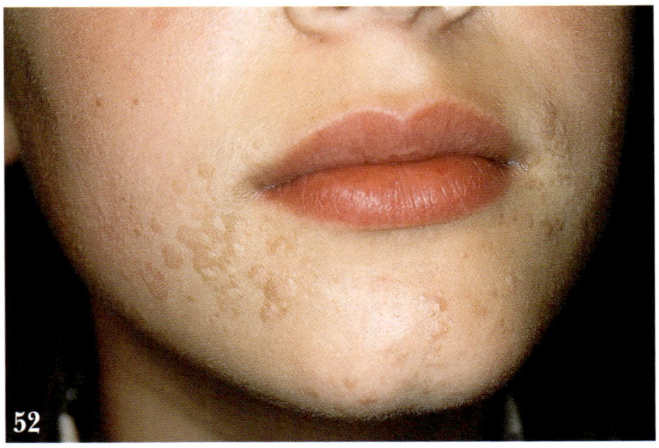

52

Diagnóstico

El diagnóstico es clínico. Verrugas planas hiperpigmentadas pueden simular efélides o lentigo.

Diagnóstico diferencial

Las verrugas planas pueden ser diagnosticadas erróneamente como *liquen plano, liquen nítido o siringoma*. La distribución de numerosas lesiones a lo largo de una línea de trauma cutáneo es un dato útil para su diagnóstico. Rara vez se necesita la biopsia o tipificación molecular del VPH para confirmar el diagnóstico. El diagnóstico de las verrugas sigue siendo clínico.

Verruga plantar

Es una verruga común localizada en zona de carga del pie debida a la infección por el VPH tipo 1. Las verrugas plantares aparecen como pápulas de superficie áspera que interrumpen las líneas de la piel. La pápula, al ser presionada por el peso del sujeto, protruye muy ligeramente sobre la superficie cutánea de forma que su techo queratósico se sitúa prácticamente a su nivel. Con frecuencia son dolorosas al caminar. La verruga está bien delimitada y a menudo está rodeada de un anillo de queratina. Fig. 53: verruga plantar, la coloración blanquecina es debida al tratamiento previo. El término de *verruga en mosaico* se refiere a la fusión de numerosas verrugas plantares próximas formando una gruesa placa queratósica. (Fig. 54)

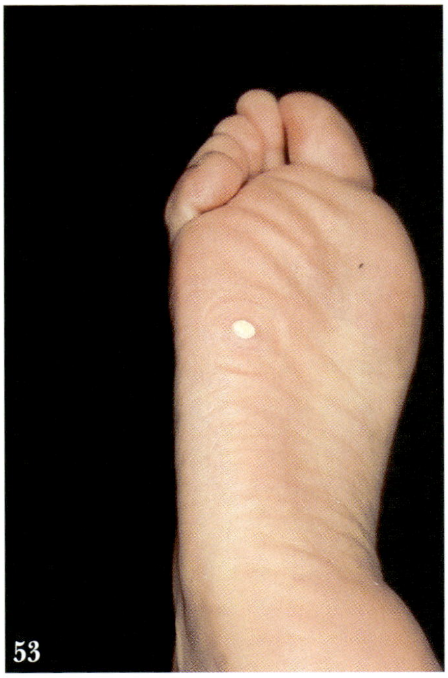
53

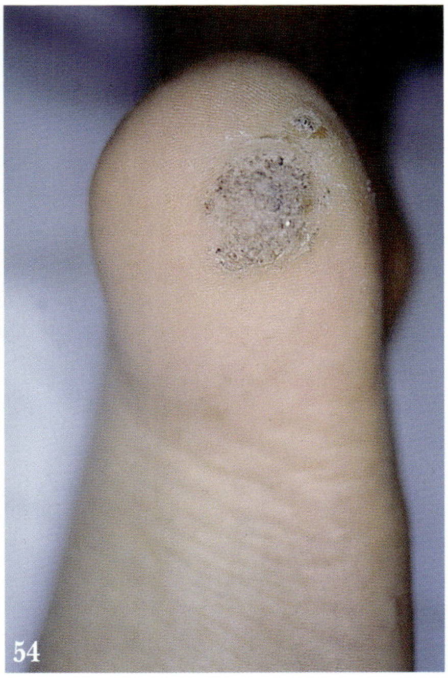
54

Diagnóstico

El diagnóstico es clínico. El raspado suave de la superficie de las lesiones sospechosas con una hoja quirúrgica nº 15, permite diferenciar a la verruga plantar de los *callos* y del *talón negro*.

Diagnóstico diferencial

Callo: se diferencia de la verruga plantar, por su característico centro duro, semiopaco, ser más doloroso a la presión central que a la lateral, ausencia de capilares trombosados y superficie suave con el dibujo normal de las líneas de la piel en contraste con la superficie irregular y sin dibujo de la verruga.

Talón negro: agrupación de hemorragias petequiales, puntiformes, marrones, azules o negras, localizadas en la capa córnea del dorso o lados del talón, secundarias a roturas de los capilares de la papila por ejercicio físico violento.

– Sladden MJ, Johnston GA. Common skin infections in children. Br Med J. 2004; 329: 95-9.

Verruga anogenital. Condiloma acuminado

El tipo común de verruga anogenital (VAG) es el condiloma acuminado, debido a la infección por el VPH 6 y 11. El período de incubación aproximado es de 1-6 meses y puede asentar no solo en el exterior de los genitales, sino también en la superficie mucosa de la uretra y vagina. La infección a menudo es asintomática. La edad promedio de presentación en el prepúber de las VAG es de 3,75-4 años.

Las verrugas genitales en los niños pueden presentarse tras inoculación al nacimiento al pasar a través del canal del parto infectado, por abuso sexual o por extensión accidental a partir de verrugas cutáneas. Una significativa proporción de verrugas genitales en niños son debidas a tipos de VPH, generalmente aislados en verrugas cutáneas. No obstante, no se puede identificar con seguridad, en el niño, si la vía de transmisión ha sido sexual o no basándose en el tipo de VPH, ni en las características clínicas. Los condilomas en niños menores de 3 años se cree que habitualmente son transmitidos verticalmente, al pasar por el tracto genital infectado o por cuidadores con verrugas en sus manos. No obstante, se hará siempre una cuidadosa historia social y examen físico para detectar signos de abuso. Descifrar la verdadera ruta de su transmisión al niño puede convertirse en un formidable reto para el médico. Pensar en transmisión no venérea, si el niño es menor de 3 años, no presenta signos de abuso, las lesiones están a cierta distancia del introito o del ano, si la madre tiene verrugas o el niño era menor de 9 meses cuando le aparecieron por primera vez.

Grandes series recientes han mostrado que la mayor parte de los niños pequeños que presentan VAG, no tienen evidencias físicas o forenses de abuso sexual, con porcentajes de 3-10% de haber padecido abuso sexual. La posibilidad de abuso sexual se incrementa con la edad. Los niños de 4-8 años y los mayores de 8 años, sufren 2,9 y 12,1 veces más abuso sexual, respectivamente, que los menores de 4 años. Las VAG de los menores de 4 años, característicamente son adquiridas por vía de transmisión no sexual. No obstante, debe considerarse la posibilidad de abuso sexual en cualquier niño con VAG; a mayor edad mayor posibilidad de abuso sexual.

Cuadro clínico

En su inicio las VAG o condilomas acuminados se presentan como pápulas pequeñas, color carne o ligeramente pigmentadas, localizadas en el área perianal, vestíbulo, himen o área vulvar, alrededor de la uretra en niñas y con menor frecuencia en el cuerpo y glande del pene. Tras un período de meses o más precozmente, las lesiones se desarrollan agrupadas y se hacen papilomatosas, carnosas, húmedas, friables. En algunos pacientes, sobre todo mujeres jóvenes, si no se tratan estos condilomas pueden proliferar, crecer y confluir formando masas en forma de coliflor.

Fig. 55: pápulas blandas, numerosas, ligeramente pigmentadas, agrupadas y unidas cubriendo los labios menores. Fig. 56: excrecencias grandes, blandas, de aspecto carnoso, alrededor del ano. Las verrugas de la piel del pene, escroto, labios y área perianal, tienden a ser más planas, brillantes y menos verrugosas.

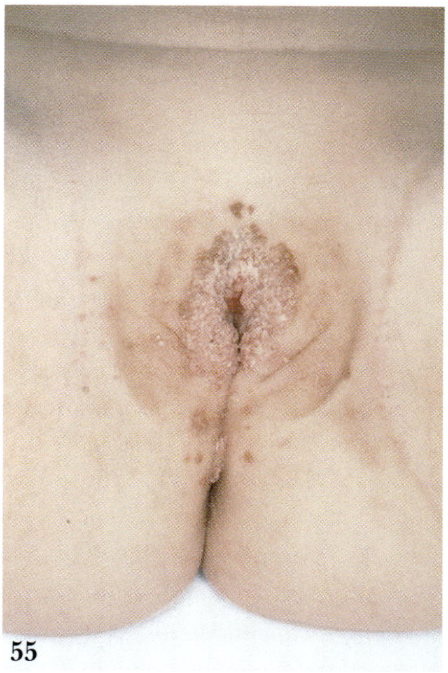

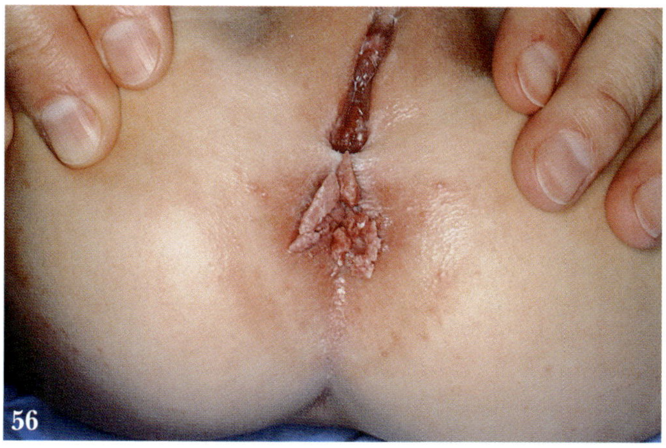

La localización de las lesiones difiere en el niño respecto al adulto. En el niño, 77% de localización perianal frente al 8% del adulto. En la niña un 16% de afectación labial, en la mujer adulta > 30%.

Los *papilomas laríngeos* están causados por los mismos tipos de VPH que las VAG. Se acepta que el niño adquiere la infección durante el parto al aspirar material infectado.

La infección del *cérvix* por el VPH es un factor de riesgo mayor de desarrollo de carcinoma de cuello uterino.

Diagnóstico

El diagnóstico se hace primariamente por su aspecto clínico, rara vez es dificultoso.

Al niño evaluado por sospecha de abuso sexual, se le practicarán múltiples test de laboratorio, específicos *(sífilis, gonorrea, Chlamydia, Trichomonas, Herpes simplex, VIH)*, para descartarlos.

Diagnóstico diferencial

Los condilomas acuminados se asemejan a los condilomas planos de la *sífilis secundaria.*

- Sinclair KA, Woods CR, Kirse DJ, Sinal SH. Anogenital and respiratory tract human papillomavirus infections among children: age, gender, and potential transmission through sexual abuse. Pediatrics. 2005; 116: 815-25.
- Silverberg NB. Human papillomavirus infections in children. Curr Op Pediatr. 2004; 16: 402-9.
- Boyd AS. Condylomata acuminata in the pediatric population. Am J Dis Child. 1990; 144: 817-24.
- Siegfried E, Rasnick-Conley J, Cook S, Leonardi C, Monteleone J. Human papillomavirus screening in pediatric victims of sexual abuse. Pediatrics. 1998; 101: 43-7.

- Marcoux D, Nadeau K, McCuaig C, Powell J, Oligny LL. Pediatric anogenital warts: a 7-year review of children referred to a tertiary-care hospital in Montreal, Canada. Pediatr Dermatol. 2006; 23: 199-207.
- Siegfried EC, Frasier LD. The spectrum of anogenital diseases in children. Curr Prob Dermatol. 1997; 9: 33-80.
- Allen AL, Siegfried EC. The natural history of condyloma in children. J Am Acad Dermatol. 1998; 39: 951-5.

MOLUSCO CONTAGIOSO

Es una enfermedad cutánea común, benigna, autolimitada, que puede ser causada por cuatro tipos de poxvirus. El tipo 1 es habitualmente el responsable de las infecciones en la edad infantil. La replicación del virus tiene lugar en el estrato espinoso epidérmico e induce una replicación anormal de las células epiteliales. La enfermedad se transmite por contacto directo con persona infectada o con fómites (esponjas, toallas de baño) y se extiende por autoinoculación. El período de incubación es entre 2 semanas a 6 meses. La mayor parte de las infecciones son subclínicas y se calcula que menos del 5% de niños presentan manifestaciones clínicas. El molusco contagioso (MC) es raro el primer año de vida, probablemente por la inmunidad pasiva materna y su prolongado período de incubación. La mayor incidencia se da en la edad escolar. La historia natural de la infección, en la mayor parte de los niños, es su resolución espontánea en 2-4 años.

Cuadro clínico

En su inicio el MC debuta como pápulas, pequeñas, 1-2 mm de diámetro, "perladas", blancas o de color carne, lisas, cupuliformes, con umbilicación central (Figs. 57, 58). La umbilicación se hace más manifiesta conforme aumenta el tamaño de la lesión, que es variable, hasta 1,5 cm de diámetro. Fig. 59: en el molusco de mayor tamaño, en el escroto, se insinúa la umbilicación central.

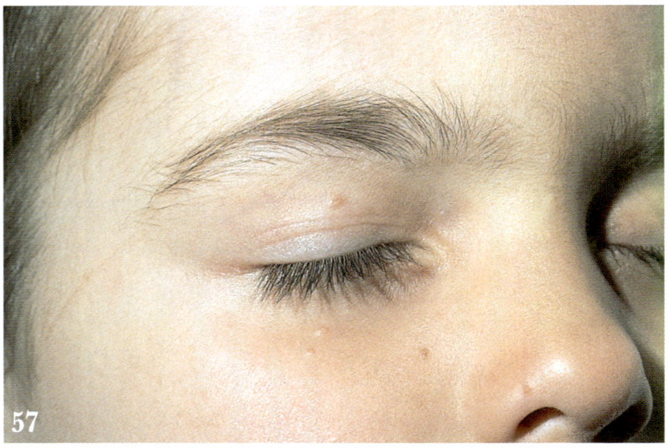

57

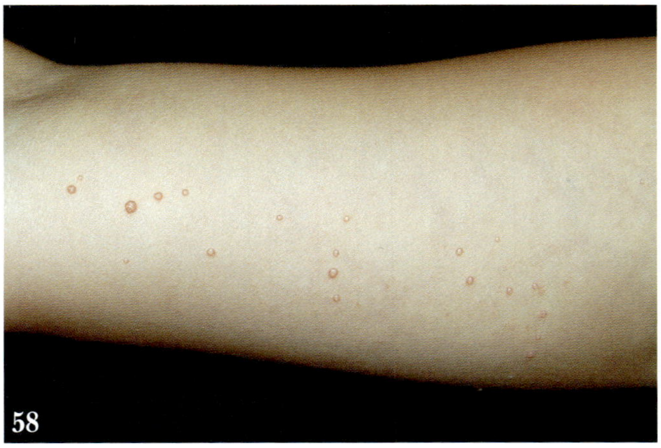

58

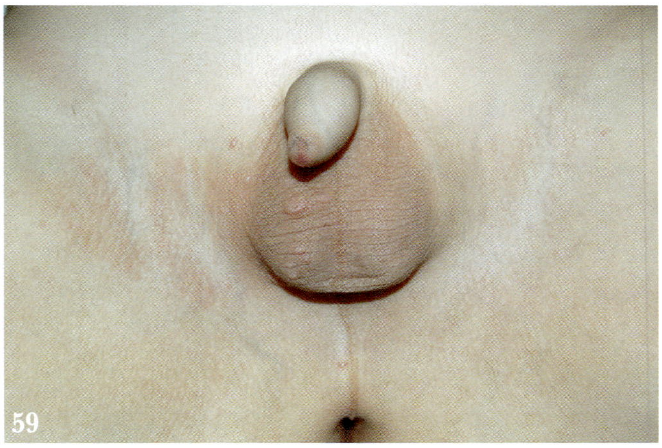

59

Habitualmente, cuando las lesiones son detectadas por primera vez por el paciente, miden de 3-5 mm de diámetro, a menudo acompañadas de lesiones más pequeñas. En el niño, el 98,5% de las lesiones son inferiores a 10 mm de diámetro. Las pápulas pueden localizarse en cualquier lugar del organismo, aunque los sitios de predilección son la cara, cuello, axilas, tronco, fosa antecubital y poplítea. El número de lesiones es muy variable, desde unas pocas a decenas y la mayor parte de ellas son asintomáticas. El proceso es más frecuente y de afectación más extensa en el niño con dermatitis atópica, pudiendo presentar desde docenas a cientos de lesiones. Fig. 60: numerosos moluscos, muchos de ellos con halo inflamatorio, llamativamente agrupados, probablemente por autoinoculación, en un niño atópico de 23 meses de edad. En pacientes inmunocompetentes las lesiones pueden persistir 6-8 semanas, la duración media de todo el proceso es como mínimo de 8 meses, debido a las nuevas lesiones por autoinoculación. Las lesiones habitualmente están restringidas a la piel, aunque pueden aparecer en áreas mucosas, sobre todo en mucosa genital y conjuntiva. Hasta en el 10% de los pacientes algunas lesiones pueden presentar pequeño halo inflamatorio alrededor de la lesión, debido a una reacción de hipersensibilidad retardada al antígeno viral, como se puede apreciar en las dos de la frente recogidas en la Fig. 61. La lesión, al principio, es firme y sólida, con el tiempo se hace más blanda, se umbilica centralmente, su contenido adquiere un aspecto similar a la cuajada y puede exteriorizarse a través de la umbilicación central.

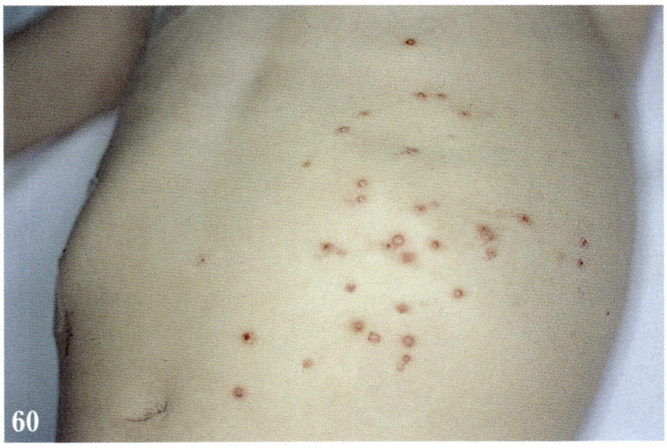
60

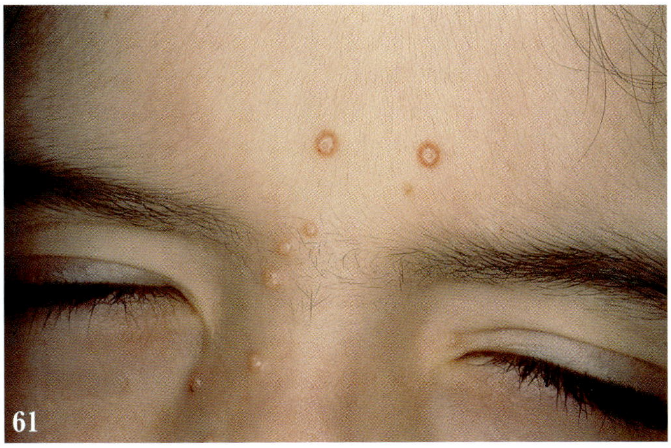
61

Fig. 62: material blanco grisáceo expulsado espontáneamente de una lesión de MC, con fuerte reacción inflamatoria, desarrollada en el pezón de un niño. Fig. 63: el aspecto extraño de la lesión superior es debido a que se está desarrollando sobre un nevus melanocítico adquirido, en la lesión inferior se aprecia un halo inflamatorio.

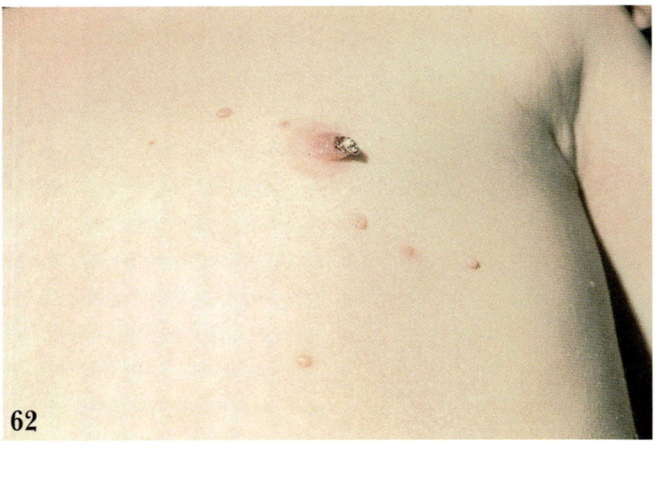
62

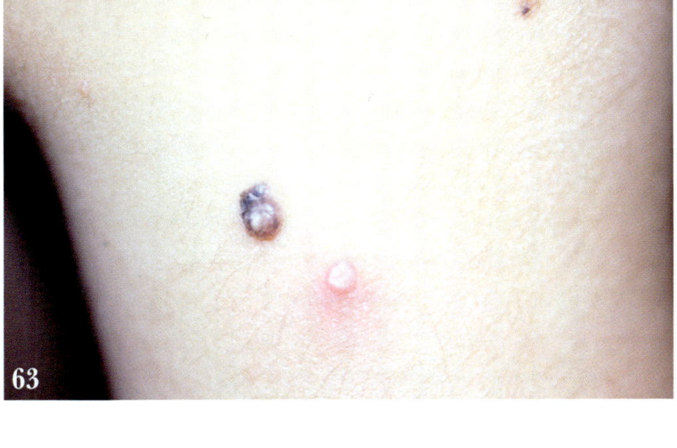
63

Fig. 64: fenómeno de Koebner, respuesta isomórfica, a lo largo de la lesión, en un caso de MC. La resolución es, a menudo, precedida de inflamación, curando las lesiones no complicadas, sin secuela.

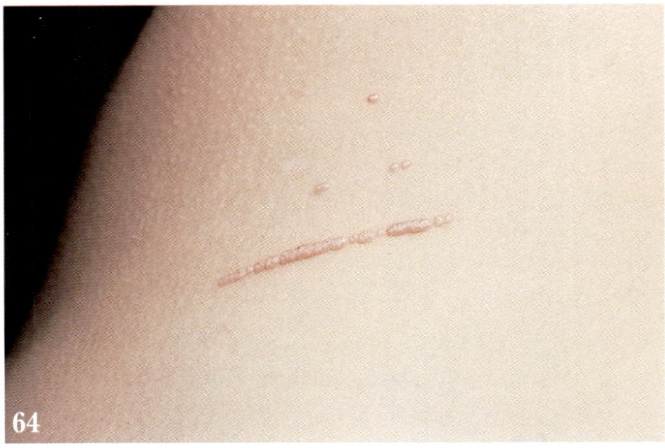

Diagnóstico

El diagnóstico es clínico y habitualmente no ofrece dificultades. El examen con lente de aumento facilita la detección de la umbilicación central. En casos extremos el estudio histopatológico es definitivo.

Diagnóstico diferencial

Las *verrugas*, los *comedones cerrados*, el *tricoepitelioma* y el *siringoma* pueden simular un MC. Sin embargo, una inspección cuidadosa revelará la característica umbilicación central del MC.

- Braue A, Ross G, Varigos G, Kelly H. Epidemiology and impact of childhood molluscum contagiosum: A case series and critical review of the literature. Pediatr Dermatol. 2005; 22: 287-94.
- Brown J, Janniger CK, Schwartz RA, Silverberg NB. Chilhood molluscum contagiosum. Int J Dermatol. 2006; 45: 93-9.
- Laxmisha C, Thappa DM, Jaisankar TJ. Clinical profile of molluscum contagiosum in children versus adults. Dermatol Online J. 2003; 9: 1.
- Dohil MA, Lin P, Lee J et al. The epidemiology of molluscum contagiosum in children. J Am Acad Dermatol. 2006; 54: 47-54.
- Silverger NB. Warts and molluscum in children. Adv Dermatol. 2004; 20: 23-73.

13 Enfermedades exantemáticas de la infancia

EXANTEMAS

Se denomina exantema a la erupción cutánea generalizada asociada a una enfermedad sistémica, habitualmente de causa infecciosa. La aparición de un exantema, a menudo acompañado de fiebre, es un proceso frecuente, casi siempre banal, pero que despierta la alarma familiar y motiva, prácticamente en todos los casos, la consulta médica. Se conocen más de 50 agentes infecciosos (virus, toxinas bacterianas), numerosos medicamentos y varias enfermedades inflamatorias como responsables de la producción de erupciones febriles en el niño. Aunque no se conocen todos los mecanismos capaces de desencadenar las lesiones, se acepta la intervención de diferentes procesos desencadenantes, tales como el daño directo celular por los organismos patógenos o por sus toxinas y la respuesta inmunitaria del paciente frente a la agresión. Debido a que la piel tiene un repertorio limitado de respuestas a la enfermedad y a las agresiones; no existe ninguna lesión cutánea aislada cuya morfología sea patognomónica de una particular enfermedad infecciosa. Por lo tanto el exantema no puede ser considerado como una entidad separada, sino como un componente de la enfermedad. Esta multiplicidad de causas posibles y la ausencia de especificidad de los caracteres de la erupción, explican la dificultad de hacer un diagnóstico previo, hecho importante porque en algunos casos puede tratarse de un proceso severo.

El diagnóstico inicial se va a basar en la historia clínica y en los hallazgos clínicos en la gran mayoría de los casos. A pesar de la importancia de los estudios adecuados de laboratorio, a menudo no son de utilidad en la fase aguda del proceso, sino para corroborar o descartar, más tarde, nuestro hipotético diagnóstico inicial.

Teniendo presente las salvedades precitadas, la finalidad de este capítulo, sin ánimo de ser exhaustivos, es proporcionar al médico, una metódica útil que le ayude a elaborar una hipótesis diagnóstica, ante un niño que presenta un exantema febril. Para ello, el médico debe disciplinarse y seguir una serie de pasos sistemáticos, sin caer en el error de pretender hacer un diagnóstico *de visu* por el exclusivo aspecto morfológico del exantema. En primer lugar hacer una historia clínica, recogiendo información sobre: inmunizaciones previas, enfermedades pasadas, noción de posibles contagios, síntomas generales, medicaciones administradas. En segundo lugar, examinar al niño completamente desnudo y comprobar si además de exantema presenta enantema. Recoger del exantema, el tipo de lesión primaria para su clasificación morfológica, hecho de gran valor para dilucidar su etiología; la distribución del mismo (simetría o asimetría, predominio en tronco o extremidades, palmas y plantas y/o cuero cabelludo); forma de la lesión (anular, lineal, en encaje, iris o diana); color y evolución del mismo.

Clasificación morfológica de los exantemas

En función del tipo de lesión primaria cutánea diferenciamos 7 tipos de exantemas que nos servirán de ayuda para orientarnos sobre su posible etiología. El tipo morfológico de exantema nos va a servir de auténtica *pista dermatológica,* de forma que, nosotros nos plantearemos el diagnóstico diferencial entre los procesos que con mayor frecuencia, cursan con el tipo morfológico de exantema que presenta el paciente.

TABLA I. Clasificación morfológica de los exantemas.

1. Exantema máculo-papuloso
2. Exantema escarlatiniforme
3. Exantema pápulo-vesiculoso
4. Exantema ampolloso
5. Exantema purpúrico
6. Exantema urticariforme
7. Exantema tipo eritema multiforme

Diagnóstico diferencial de los exantemas infantiles según su tipo morfológico

Aunque no conocemos con precisión su frecuencia, la valoración de un exantema es un reto frecuente en la práctica pediátrica.

Dentro de los exantemas, distinguimos los *exantemas clásicos* de la infancia (sarampión, rubéola, escarlatina, eritema infeccioso, exantema súbito y varicela) y los *exantemas atípicos*. Los exantemas clásicos son bien conocidos y, dadas sus características clínicas, no plantean habitualmente dificultades diagnósticas. Por otro lado, la cobertura vacunal ha hecho desaparecer, prácticamente, el sarampión y la rubéola y lo mismo ocurrirá con la varicela cuando su vacunación se universalice. Los exantemas atípicos son los que nos plantean, con frecuencia, un verdadero reto diagnóstico. Hay que tener presente que, tras un estudio y análisis exhaustivos, solo se llega a conocer la etiología del cuadro entre un 48-77% de los casos. Los análisis rutinarios de laboratorio no son de utilidad para hacer el diagnóstico, salvo el título de antiestreptolisinas y los test de función hepática en caso de infecciones por el virus de la hepatitis A, Epstein-Barr o citomegalovirus.

De un reciente trabajo de diagnóstico de los exantemas atípicos (108 niños/152 adultos) en base al tipo morfológico del exantema, se extraen las siguientes conclusiones prácticas:

- La etiología en los niños fue infecciosa en el 70% de los casos (56 viral, 19 bacteriana, 1 parasitaria) y iatrogénica en el 11%.
- El patrón de exantema eritematoso-vesicular (niños y adultos en conjunto) se asoció significativamente (91%) con la presencia de *enantema*. Se constató *enantema* en el 26% de los niños y en el 88% de los casos; la causa fue un agente infeccioso.
- En primavera y verano, se comprobó (niños y adultos en conjunto) la prevalencia de los enterovirus no polio (Coxsackie A, B, Echovirus y enterovirus numerados) como agentes etiológicos.
- El patrón morfológico del exantema, su aparición estacional y el enantema son claves diagnósticas para el diagnóstico etiológico de los exantemas atípicos.

Trataremos de sistematizar el diagnóstico de los exantemas infantiles, desarrollando un algoritmo para cada uno de los tipos morfológicos de exantema.

1º Exantemas máculo-papulosos. *Rash* morbiliforme

La erupción está constituida por máculas eritematosas, menores de 1 cm de diámetro, que desaparecen a la vitropresión, con tendencia a confluir pero respetando zonas de piel sana, de distribución centrífuga. Toma su nombre, morbiliforme, por su parecido al exantema del sarampión. La erupción está constituida, básicamente, por vasodilatación sin componente epidérmico.

Son los exantemas más frecuentes, casi siempre, ligados a procesos virales: sarampión, rubéola (ambos convertidos en una rareza gracias a la vacunación), exantema súbito, eritema infeccioso, mononucleosis infecciosa, infecciones por enterovirus, adenovirus, citomegalovirus, parvovirus B 19.

En algún caso, el exantema máculo-papuloso puede ser secundario a una *toxicodermia medicamentosa*. El exantema máculo-papuloso por medicamento, puede ser morbiliforme o escarlatiniforme y es indistinguible clínicamente de un exantema vírico. Son datos a favor de causa iatrogénica, la presencia de prurito, eosinofilia, aparición repentina del *rash* entre la primera y la tercera semana tras la exposición al medicamento y cursa acompañado de fiebre, artralgias y malestar, ausencia de *enantema*, manchas de tono más oscuro y rápida resolución tras la retirada del fármaco; por el contrario, la presencia de esplenomegalia, linfadenopatías, linfopenia y linfomonocitosis va a favor de viriasis. En la práctica, los medicamentos más sospechosos son los que se han introducido 1-3 semanas antes de la erupción, sobre todo si son conocidos inductores de toxicodermias. Los medicamentos con riesgo superior al 3% de reacción adversa al mismo son: cefaclor, ampicilina, amoxicilina, penicilina, sulfametoxazol/trimetoprim, rifampicina, fenitoína, carbamazepina, otras cefalosporinas.

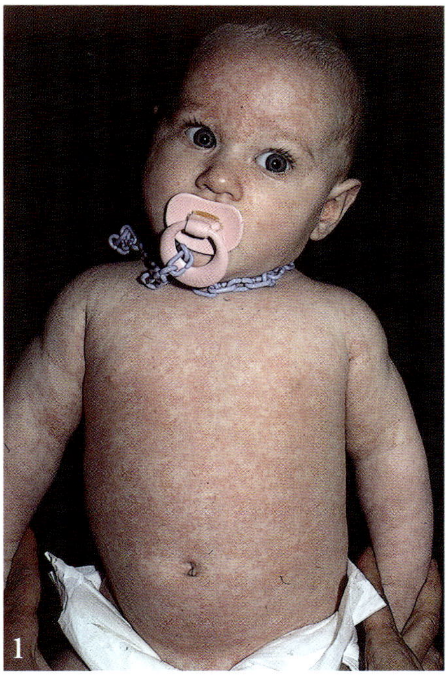

1

Si un niño, afecto de un proceso respiratorio de vías altas, presenta a los 2-4 días de haber recibido un antibiótico, un exantema máculo-papuloso; antes de etiquetar inmediatamente de alergia al medicamento y retirar el mismo, considerar la posibilidad de que el mismo agente viral, responsable del proceso respiratorio, sea el culpable del exantema. Quizás más razonable es continuar con la medicación, bajo adecuado control clínico, y comprobar cómo el exantema desaparece a los días, evitando diagnósticos erróneos de alergias a medicamentos. Por supuesto, hay que retirar inmediatamente el medicamento si el exantema es de tipo urticarial, presenta algún otro signo de alergia, como sibilancias, o hay participación de mucosas. Fig. 1: exantema máculo-papuloso por amoxicilina.

Excepcionalmente la causa del exantema máculo-papuloso será debido a infección bacteriana (meningococo, rickettsiosis).

2º Exantemas escarlatiniformes

Caracterizados por un *rash* cutáneo eritematoso, difuso, sin intervalo de piel sana, pudiendo ocupar la totalidad de la piel o limitarse a grandes zonas con asiento preferente a nivel de los pliegues. El diagnóstico a evocar con prioridad, es la infección por estreptococo β-hemolítico del grupo A (EHGA). Teniendo en cuenta la existencia de cuadros clínicos en que se solapan los dos tipos de exantema, el máculo-papuloso y el escarlatiniforme, que la edad juega el principal papel como criterio diferencial en la posible etiología del cuadro y, en consecuencia, en la analítica a solicitar, consideramos más práctico la utilización de un algoritmo diagnóstico común para las dos entidades (Algoritmo A). La edad y la presencia o ausencia de angina nos indicarán la ruta correcta dentro del algoritmo.

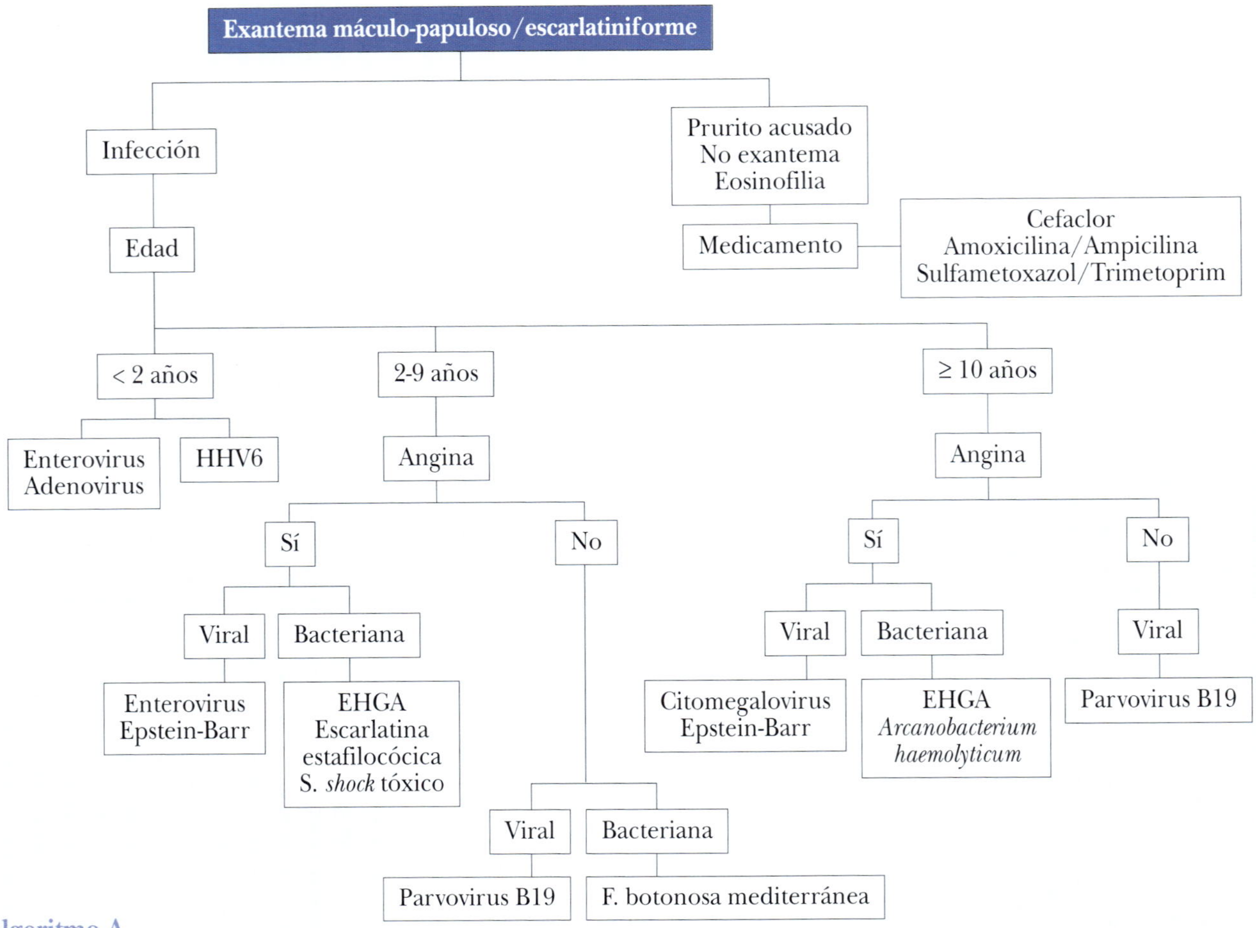

Algoritmo A

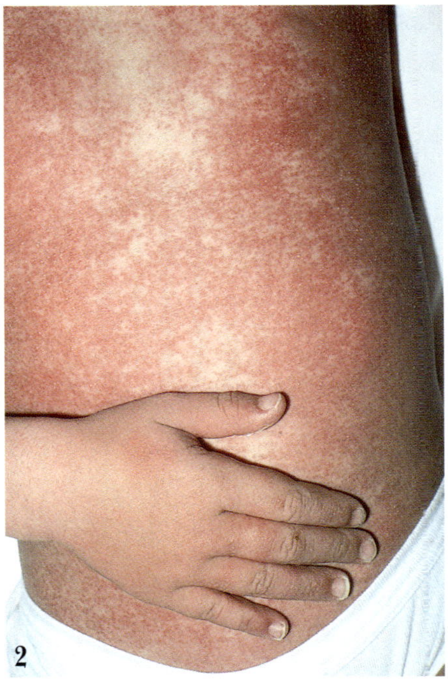

Fig. 2: exantema tipo escarlatiniforme.

Si la edad es menor de 2 años, la etiología más frecuente es: exantema súbito (HHV6) (por encima de 2 años, no hay prácticamente primoinfecciones por el HHV6), seguido de enterovirus, adenovirus, estreptococo C.

Si la edad es de 2-9 años: los agentes más frecuentes y prácticamente en la misma proporción; son el estreptococo β-hemolítico grupo A (EHGA) y el parvovirus B19. En los mayores de 2 años, de forma sistemática se pedirá frotis de garganta y título de antiestreptolisinas.

Mayores de 10 años: parvovirus B. Si nos encontramos con un paciente mayor de 10 años con un cuadro de faringoamigdalitis y/o *rash* escarlatiniforme con frotis faríngeo negativo para estreptococo, pensar en la posibilidad de que se trate de una infección por *Arcanobacterium haemolyticum* y comunicar nuestra sospecha al laboratorio, al solicitar el frotis de garganta para su adecuado cultivo.

3º Exantemas pápulo-vesiculosos

Las erupciones pápulo-vesiculosas están dominadas por las infecciones virales, en particular del grupo herpes, los enterovirus y la enfermedad de Gianotti-Crosti (Algoritmo B). Las debidas al grupo herpes son muy evocadoras de una infección viral si analizamos cuidadosamente la lesión elemental. Se trata de una vesícula, de asiento variable, que se umbilica rápidamente en su centro y que en el curso de la erupción apreciamos elementos en distinto estadio evolutivo. Como signos acompañantes valiosos para identificar clínicamente el virus responsable: localización particular de las lesiones (cuero cabelludo, dermatomérica, partes acras, mano-pie-boca o inespecífica), agrupamiento de las lesiones, predominio en primavera y verano (enterovirus), terreno propicio (atopia) y noción de contagio.

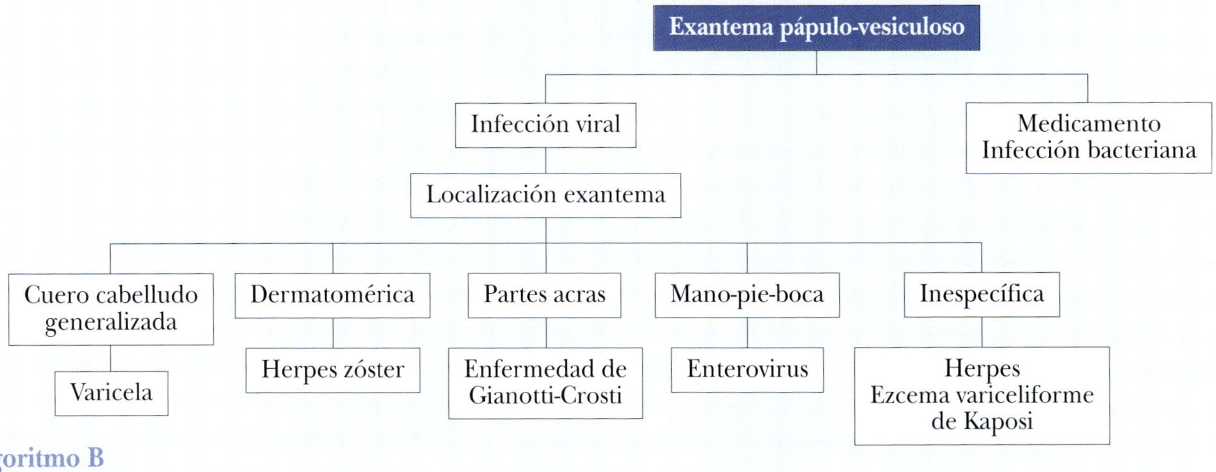

Algoritmo B

4º Exantemas ampollosos

Ante un exantema ampolloso, lo primero es valorar si hay o no participación de las mucosas (Algoritmo C). Sin participación de las mucosas ni lesiones en diana: impétigo, síndrome de escaldadura por estafilococo, mastocitosis ampollosa (raro si > 2-3 años). Con participación de las mucosas y lesiones en diana: eritema multiforme, síndrome de Stevens-Johnson. Con participación de las mucosas y sin lesiones en diana: necroepidermólisis tóxica, síndrome de Lyell.

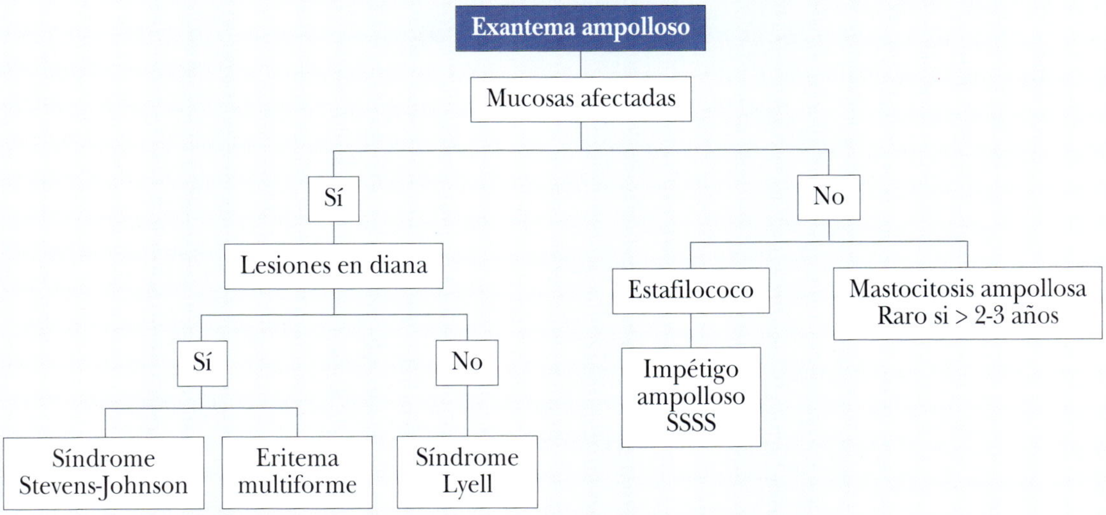

Algoritmo C

5º Exantemas purpúricos

Los exantemas purpúricos se caracterizan por un eritema más o menos pronunciado, de color rojo vivo o violáceo, que no desaparece a la vitropresión al ser la púrpura consecuencia de una extravasación hemática (Algoritmo D).

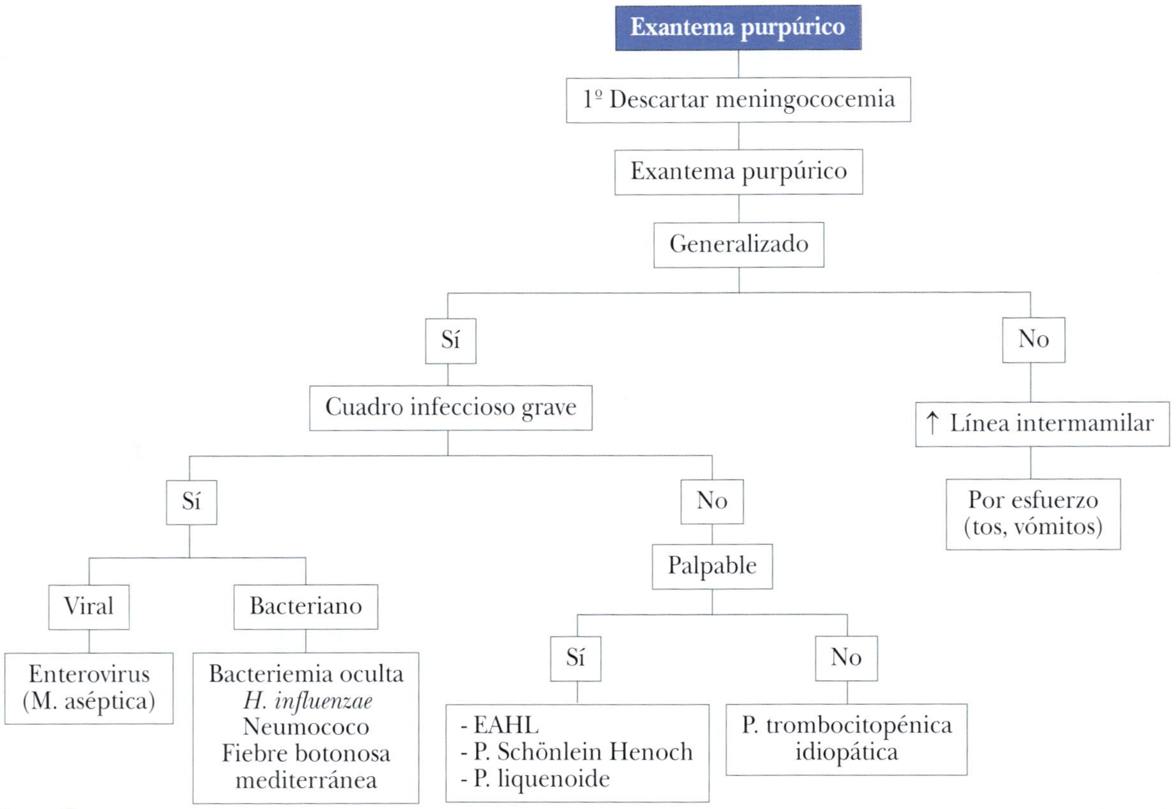

Algoritmo D

Todo exantema purpúrico debe ser considerado de entrada como una urgencia médica dominada por el temor a una infección meningocócica. Fig. 3: petequias y manchas purpúricas palpables, de distribución simétrica, de bordes rojos y centro color gris pálido de tono general rojo vinoso.

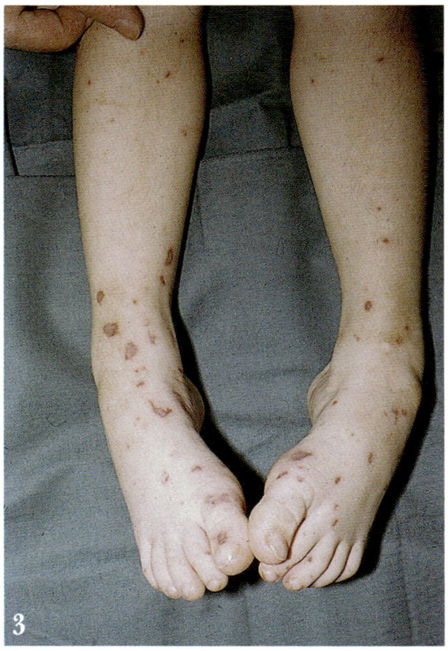

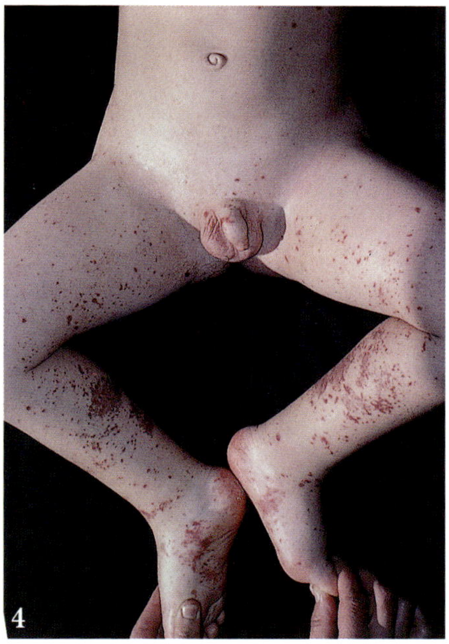
4

Fig. 4: incontables petequias y numerosas lesiones purpúricas palpables, simétricas, con llamativa predilección por los miembros inferiores en contraste con el abdomen, de color rojo vinoso, en el debut de una sepsis meningocócica. En consecuencia, la primera medida es descartar que estamos en el umbral de un cuadro de *púrpura fulminans*, por lo que es necesario que el médico preste atención al menor signo indirecto que pueda significar una alteración del equilibrio hemodinámico, (prolongación del tiempo de recoloración cutáneo superior a 3 segundos, extremidades frías o cianóticas, cianosis labial, polipnea superficial) o de signos neurológicos (obnubilación, trastornos del comportamiento, convulsiones) que nos obligaría a la hospitalización inmediata del niño. Por desgracia, la púrpura, elemento característico del cuadro, se presenta a veces tras una erupción morbiliforme previamente achacada a un proceso viral. Hay que ser muy prudente ante todo cuadro en que las petequias se localizan por debajo de la línea intermamilar o de entrada tienen un aspecto violáceo.

Comprobar si la púrpura es *palpable*; en caso afirmativo, indica que es secundaria a una inflamación de la pared de los vasos sanguíneos dérmicos, es decir, se trata de una vasculitis leucocitoclástica (púrpura reumatoidea de Schönlein-Henoch, edema agudo hemorrágico del lactante, pitiriasis liquenoide). Por el contrario, si la púrpura es simple, es decir, no palpable, indica que es secundaria a un proceso plaquetario o de fragilidad vascular, adoptando el aspecto de petequias, víbices o placas equimóticas.

Púrpura mecánica: es fácilmente reconocible cuando se dan todas las circunstancias del cuadro. Lesiones petequiales localizadas exclusivamente por encima de la línea intermamilar, de aparición brusca en un solo brote tras un episodio de fuertes esfuerzos por vómitos o ataque de tos, en un niño que, por lo demás, no parece enfermo. Fig. 5: innumerables petequias en la cara, aparecidas bruscamente hace 48 horas, tras un episodio intenso de tos.

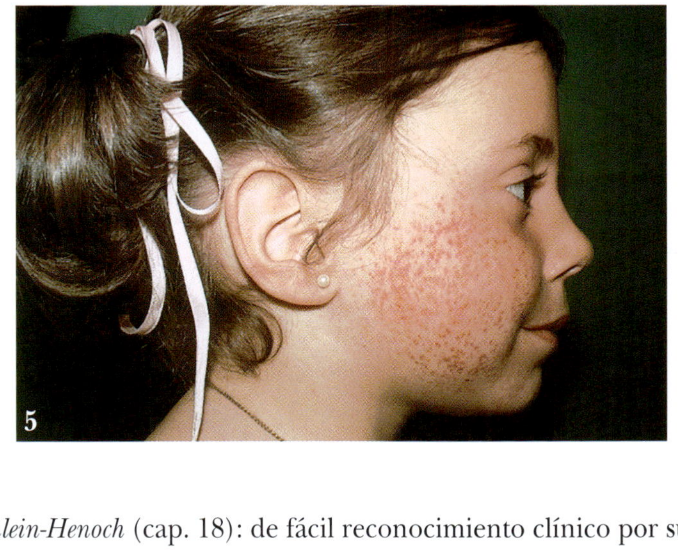
5

Púrpura reumatoidea de Schönlein-Henoch (cap. 18): de fácil reconocimiento clínico por su cuadro característico en el 80% de los casos, asociando manifestaciones articulares, digestivas, renales y cutáneas. Se trata de lesiones purpúricas palpables, polimorfas, con componente urticarial, distribución simétrica y aparición por brotes influenciadas en su localización por el ortostatismo. Es necesaria una búsqueda sistemática del posible atentado renal que nos certificaría el proceso.

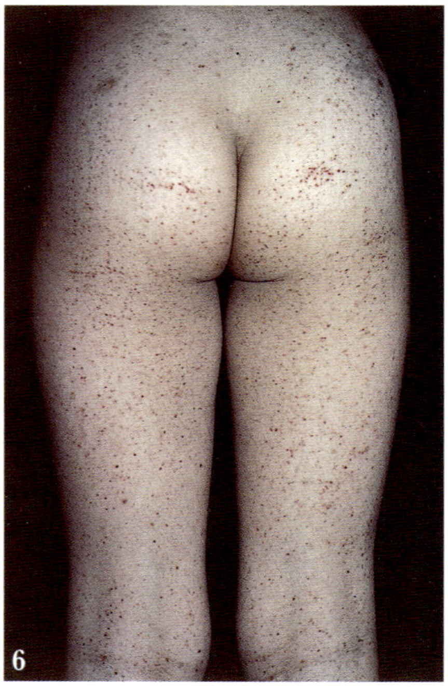

Púrpura trombocitopénica: ante la aparición brusca de un cuadro de petequias generalizadas y púrpura en un niño, previamente sano, de 1-4 años, lo habitual es que se trate de una púrpura trombocitopénica postinfecciosa. En más de la mitad de los casos se recoge el antecedente de una infección viral 1-4 semanas antes. Sin embargo, la presencia de hepatoesplenomegalia, adenopatías, dolores óseos, fórmula leucocitaria anormal o anemia inexplicada, nos obliga a realizar un aspirado de médula ósea para descartar procesos hematológicos graves. Fig. 6: púrpura trombocitopénica idiopática; niño de 7 años con exantema purpúrico, incontables petequias en nalgas y miembros inferiores de aparición brusca, a las 2 semanas de un proceso viral.

Si nos encontramos delante de un niño de corta edad, con púrpura febril y cuadro infeccioso severo y sin elementos de orientación etiológica, es necesario recordar que las bacteriemias ocultas son frecuentes en esta situación. Se ha estimado entre un 8-20% la frecuencia de bacteriemias ocultas en las púrpuras febriles infantiles; las infecciones meningocócicas representan alrededor del 50% de estas infecciones documentadas. Los otros gérmenes más frecuentes son el *Haemophilus influenzae* y el neumococo. O el agente causal puede ser viral, los enterovirus no polio dan cuadros febriles de aparición brusca con malestar general que pueden cursar asociados con una amplia variedad de manifestaciones cutáneas, cuya frecuencia guarda relación inversa con la edad. El cuadro exantemático es muy variable, macular, máculo papular, urticarial, vesicular y también petequial.

6º Exantema urticariforme

Es una erupción constituida por habones, placas eritematosas, edematosas, fugaces, migratorias, fijas, no duran más de 24 horas, que se acompañan de prurito más o menos intenso. Pueden o no cursar con fiebre. Con frecuencia, se observa una disposición anular de las lesiones debida a su progresión centrífuga. Su carácter edematoso es, a veces, responsable de las lesiones de angioedema a nivel de mucosas, labios, etc. La existencia de artralgias en el curso de una urticaria es un hecho banal, sin relación con un atentado articular específico.

La edad, es un factor fundamental a la hora de buscar la etiología del cuadro. La primera bifurcación discriminatoria es en función de si el paciente es menor o mayor de 6 meses (Algoritmo E).

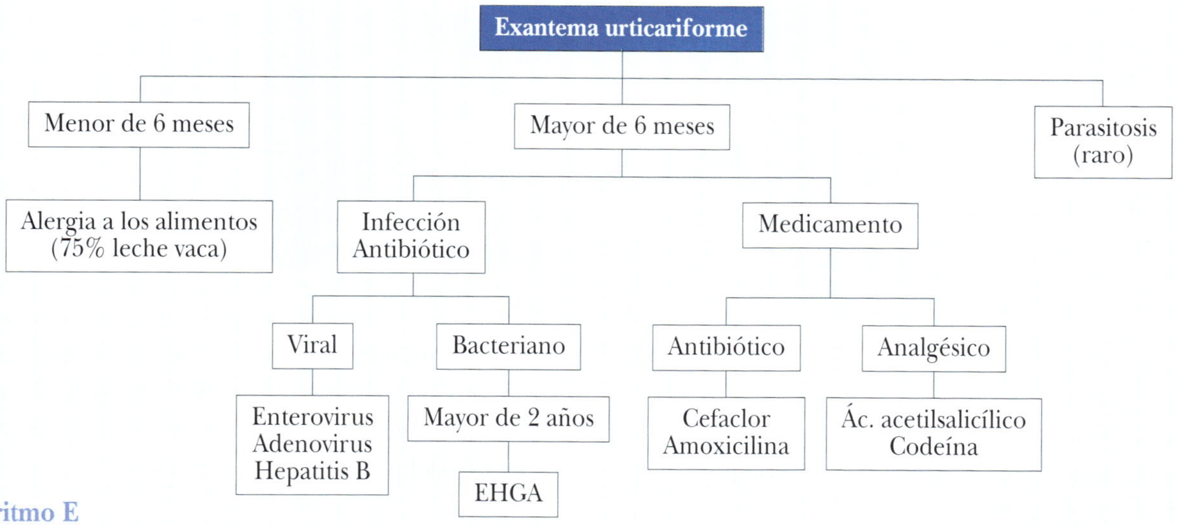

Algoritmo E

Si es menor de 6 meses, el 75% de los cuadros son debidos a alergia a la leche de vaca. Fig. 7: lactante con exantema urticariforme por alergia a la leche de vaca.

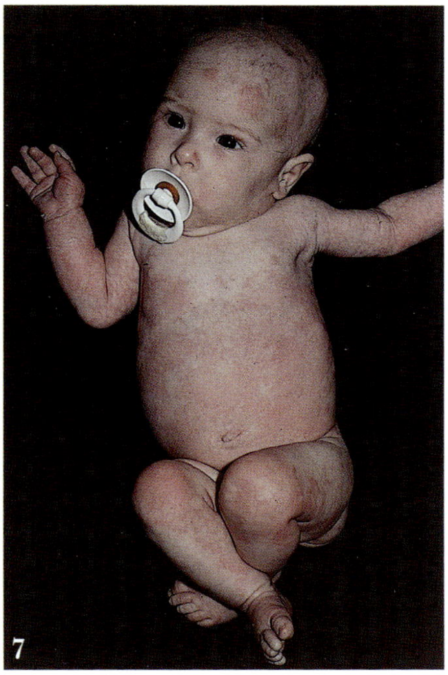

En el niño mayor de 2 años la infección por estreptococo β-hemolítico del grupo A (EHGA) es causa frecuente de urticaria aguda.

En el niño más mayorcito se presenta en el curso de infecciones virales (adenovirus, enterovirus) solas o asociadas a la administración de antibióticos o analgésicos; en esta situación, no siendo posible discernir la verdadera causa se debe retirar el medicamento. Ciertas hepatitis virales (A, B, C) pueden acompañarse de cuadros urticariformes que preceden con frecuencia a la hepatitis y cuyo diagnóstico es tributario de los correspondientes análisis serológicos. La responsabilidad de las parasitosis (*toxocara canis*, toxoplasma, giardias) pensamos está sobrestimada (considerarlo en áreas endémicas, pacientes con eosinofilia en sangre e IgE elevada).

7º Exantema tipo eritema multiforme

Este tipo de exantema se caracteriza por una erupción cutánea constituida por elementos máculo-papulosos, que toman un aspecto característico, pero inconstante en *iris* o *diana*. La lesión primaria del eritema multiforme es una mácula eritematosa redonda de color rojo que evoluciona en pocas horas a una pápula roja. Al menos en alguna, y a menudo en numerosas lesiones, la pápula eritematosa se expande y su parte central se oscurece permaneciendo rojo el borde externo dando lugar a la lesión en diana o iris, el centro puede evolucionar hasta formar una ampolla, o un punto necrótico. Fig. 8: pápulas rojas, simétricas; en nalgas algunas lesiones comienzan a mostrar un punto central más oscuro, preludio de su transformación en lesión en diana. La erupción es simétrica y puede afectar a cualquier parte del cuerpo aunque tiene predilección por las palmas y plantas. Conforme progresan las lesiones, se extiende al tronco, cara y cuello. Son pruriginosas. Todas las lesiones aparecen de forma simultánea en un plazo máximo de 3-5 días y permanecen en la misma localización durante un mínimo de 7 días. Para distinguirlas de las lesiones de urticaria es buena práctica señalizar los límites de la lesión; si en 24 horas ha desaparecido o se ha modificado la lesión, descartamos que se trate de un eritema multiforme (Algoritmo F). Valorar si hay afectación o no de al menos 2 mucosas. Si no hay alteración de las mucosas o solo afectación de la mucosa oral, se trata del *eritema multiforme menor* y su etiología, casi siempre, es infecciosa viral (herpes simple, *Mycoplasma pneumoniae*, Epstein-Barr). Si hay afectación de 2 o más mucosas y tiene lesiones en diana lo más probable es que se trate del *síndrome de Stevens-Johnson* prácticamente siempre debido a reacción adversa a medicamentos. Si hay afectación de dos o más mucosas y no tiene lesiones en diana se trata de la *necroepidermólisis tóxica* o *síndrome de Lyell*, forma extrema de la reacción adversa a drogas.

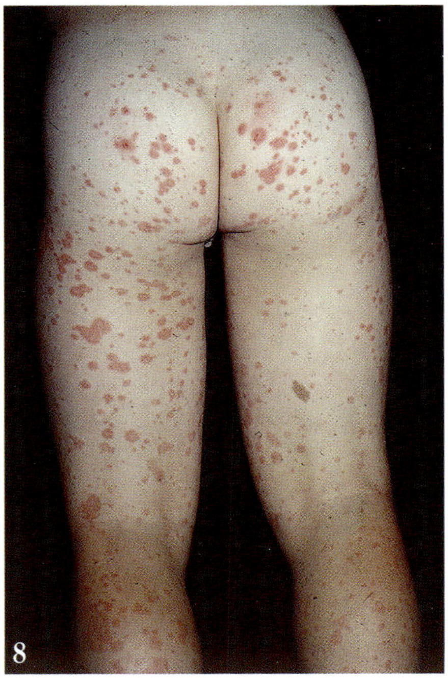

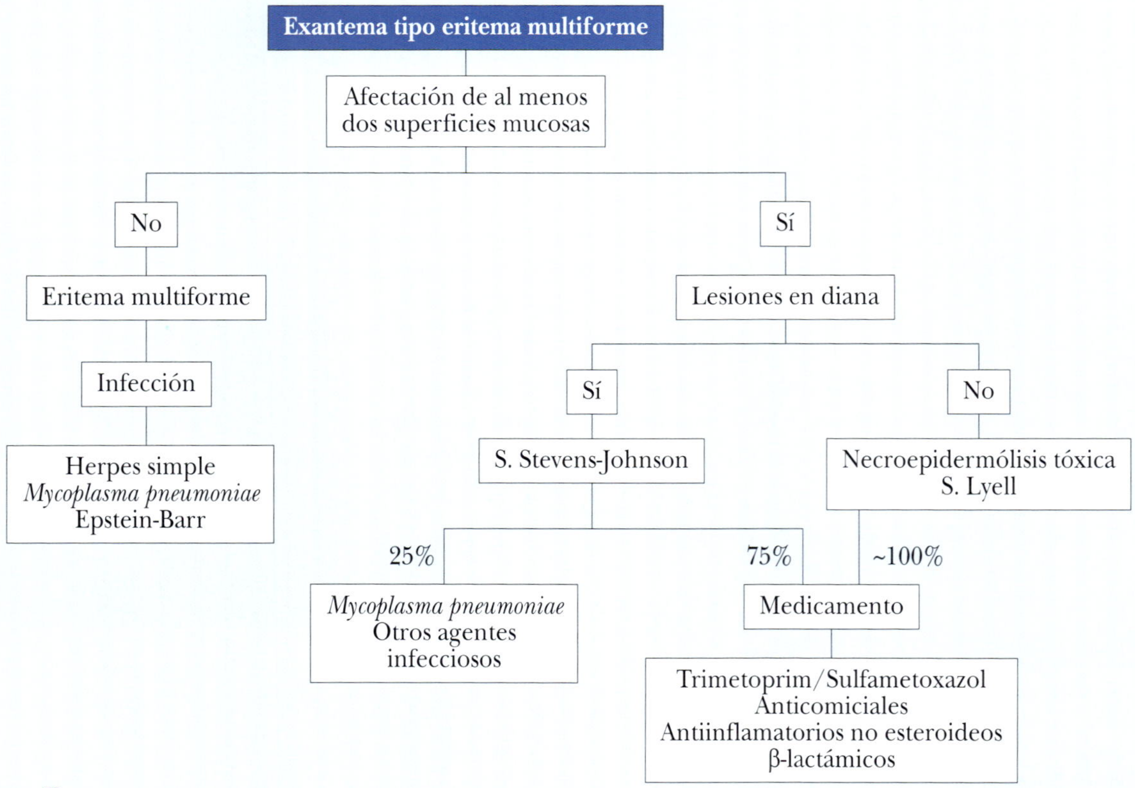

Algoritmo F

- Drago F, Paolino S, Rebora A, Broccolo F, Drago F, Cardo P, et al. The challenge of diagnosing atypical exanthems: A clinico-laboratory study. J Am Acad Dermatol. 2012; 67: 1282-8.
- Aractingi S, Roujeau JC. Diagnostic d´une éruption maculo-papuleuse. Ann Dermatol Venérelo. 1992; 119: 307-11.
- Bialecki C, Feder HM Jr, Grant-Kels JM. The six classic childhood exanthems: a review and update. J Am Acad Dermatol. 1989; 21: 891-903.
- Martínez Roig A. Diagnóstico diferencial de los exantemas en la infancia. Pediatr Integral. 2006; 10: 123-36.
- Gaston DA, Zurowski SM. Arcanobacterium haemolyticum pharyngitis and exanthem. Three case reports and literature review. Arch Dermatol. 1996; 132: 61-4.
- Scott LA, Stone MS. Viral exanthems. Dermatol Online J. 2003; 9(3): 4.
- Hartley AH, Rasmussen JE. Infectiuos exanthems. Pediatr Rev. 1988; 9: 321-9.
- Ramsay M, Reacher M, O'Flynn C, Buttery R, Hadden F, Cohen B, et al. Causes of morbilliform rash in a highly immunized English population. Arch Dis Child. 2002; 87: 202-6.
- Drago F, Rampini P, Rampini E, Rebora A. Atypical exanthems: morphology and laboratory investigations may lead to an etiological diagnosis in about 70% of cases. Br J Dermatol. 2002; 147: 255-260.
- Hogan PA, Morelli JG, Weston WL. Viral exanthems. Curr Probl Dermatol. 1992; 2: 35-94
- Forman ML, Cherry JD. Enanthems associated with uncommon viral syndromes. Pediatrics. 1968; 41: 873-82.
- Hansen RC. Staphylococcal scalded skin syndrome, toxic shock syndrome, and Kawasaki syndrome. Pediatr Clin N Am. 1983; 30: 533-44.
- Cherry JD. Viral exanthems. Curr Probl Pediatr. 1983; 13: 1-44.
- Cherry JD. Contemporary infectious exanthems. Clin Infect Dis. 1993; 16: 199-205.
- Horstmann DM. Viral exanthems and enanthems. Pediatrics. 1968; 41: 867-70.
- Goodyear HM, Laidler PW, Price EH, Kenny PA, Harper JI. Acute infectious erythemas in children: clinic-microbiological study. Br J Dermatol. 1991; 124: 433-8.
- Caputo R. Gianotti-Crosti syndrome: retrospective analysis of 388 cases. J Am Acad Dermatol. 1992; 26: 207-10.

- Floret D. Clinical aspects of streptococcal and staphylococcal toxinic diseases. Arch Pédiatr. 2001; 8 Suppl 4: 762-8.
- Shin HT, Chang MW. Drug eruptions in children. Curr Probl Pediatr. 2001; 31: 207-34.
- Frieden IJ, Resnick SD. Childhood exanthems. Old and new. Pediatr Clin N Am. 1991; 38: 859-87.
- Larrégue M, Vabres P, Auriol F. Toxidermies fébriles de l'enfant. Rev Prat. 1997; 47: 1452-62.
- Plantin P, Guillet G. Sémiologie cutanée des eruptions fébriles de l'enfant. Rev Prat. 1997; 47: 1414-21.
- Gillet Y, Floret D. Purpuras fébriles de L'enfant. Rev Prat. 1997; 47: 1428-32
- Mancini AJ. Exanthems in childhood: an update. Pediatr Ann. 1998; 27: 163-70.
- Ibia EO, Schwartz RH, Wiedermann BL. Antibiotic rashes in children: A survey in a private practice setting. Arch Dermatol. 2000; 136: 849-54.
- Bligard CA, Millikan LE. Acute exanthems in children. Clues to differential diagnosis of viral disease. Postgrad Med. 1986; 79: 150-4, 159-67.
- Gaudelus J. Skin eruptions in children. Rev Prat. 2004; 54: 1343-50.

ENFERMEDADES EXANTEMÁTICAS DE LA INFANCIA

Sarampión

Es una enfermedad viral, aguda, muy contagiosa, caracterizada por fiebre, tos, coriza, conjuntivitis, exantema maculo-papular eritematoso y enantema "patognomónico" (*manchas de Koplik*). La infección se adquiere por vía respiratoria y ocasionalmente a través de la conjuntiva. El sarampión es la causa más frecuente de muerte infantil evitable mediante vacunación preventiva.

Cuadro clínico

Tras un período de incubación de 8-12 días, la enfermedad debuta con un severo cuadro catarral que dura de 3-5 días y se caracteriza por presentar fiebre, lagrimeo, fotofobia, conjuntivitis, abundante secreción nasal y tos seca rebelde. Este cuadro catarral se va exacerbando y coincidiendo con el acmé del cuadro catarral y de la fiebre, hacia el 4º día del inicio de la enfermedad, brota el exantema. Fig. 9: cara de padecer proceso catarral agudo, ojos llorosos y abundante secreción nasal en vísperas del brote exantemático. Aproximadamente, a los dos días del inicio febril y dos días antes del brote del exantema, aparece un enantema que consiste en unas discretas máculas rojas, asentadas en la mucosa oral a la altura de la cara interna de las mejillas con diminutas manchas blancas en su centro, sobre todo a nivel del primer molar inferior, las denominadas *manchas de Koplik.* Estas manchas son patognomónicas del sarampión y aparecen y desaparecen en 24-36 horas (Fig. 10).

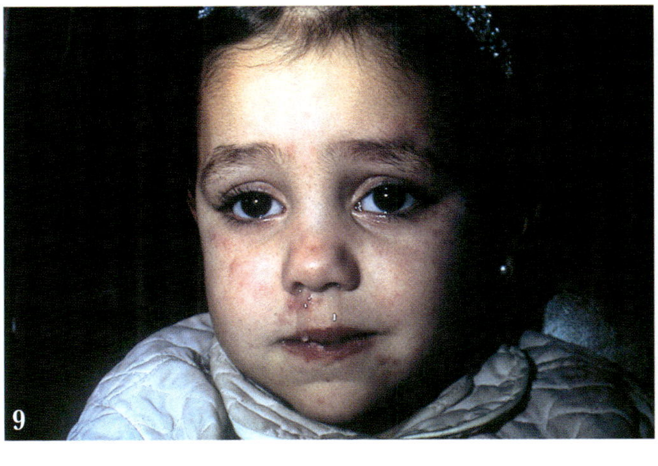

9

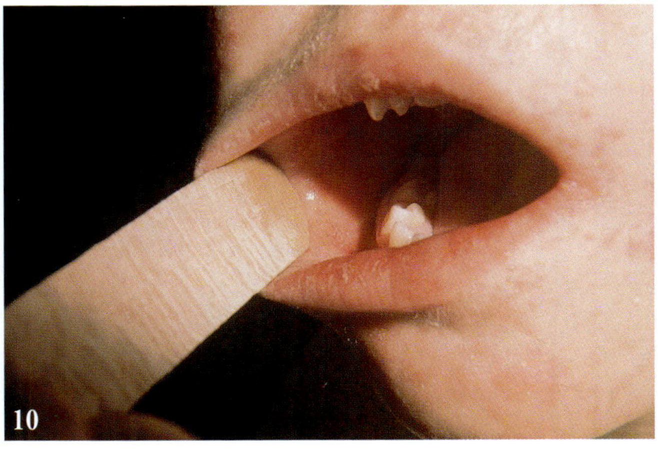

10

El enantema puede extenderse a las encías y mucosa del paladar. Hacia el cuarto día de enfermedad y coincidiendo con un aumento brusco de la temperatura brota el exantema. Se trata de un exantema máculo-papuloso que se inicia detrás de las orejas, en las mejillas y se extiende al tronco y extremidades de arriba abajo en 3 días; alcanzando palmas y plantas hasta en un 50% de los casos. Este exantema con frecuencia se hace confluente en la cara y parte superior del tronco. Fig. 11: se aprecia el inicio del exantema máculo-papuloso en la cara con persistencia, todavía, de las manchas de Koplik. Fig. 12: al día siguiente, el exantema máculo-papuloso se ha extendido por el tronco, haciéndose confluente en la cara. Figs.13-15: exantema que cubre la práctica totalidad del cuerpo con fuerte componente purpúrico, más acusado en el cuello en evidente contraste con su buen estado general. No confundirlo con el excepcional cuadro de sarampión hemorrágico, a menudo mortal. Tras la aparición del exantema los síntomas se van atenuando y el *rash* difuminando a lo largo de unos 7 días, siguiendo el mismo camino que su progresión; en algunos casos con una leve descamación.

La tos es el síntoma que más persiste, unos 10 días. En los casos más severos se puede apreciar una linfadenopatía generalizada, con mayor afectación de los ganglios cervicales y occipitales.

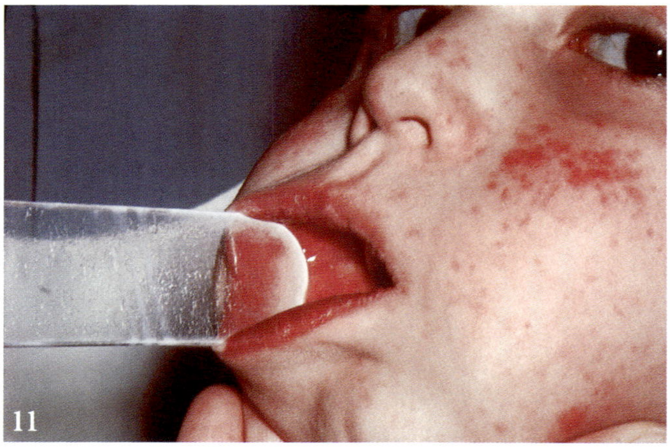
11

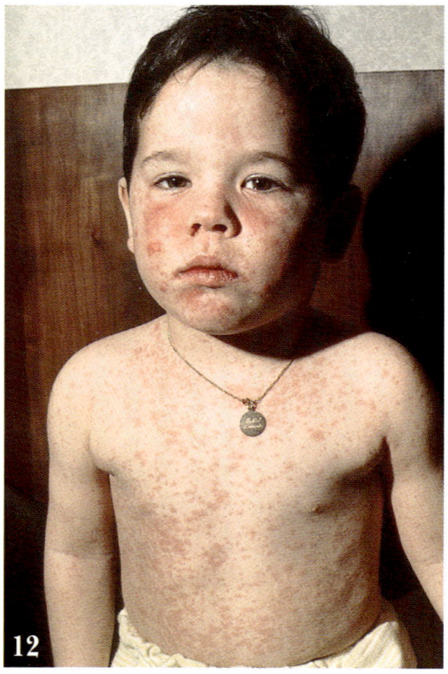
12

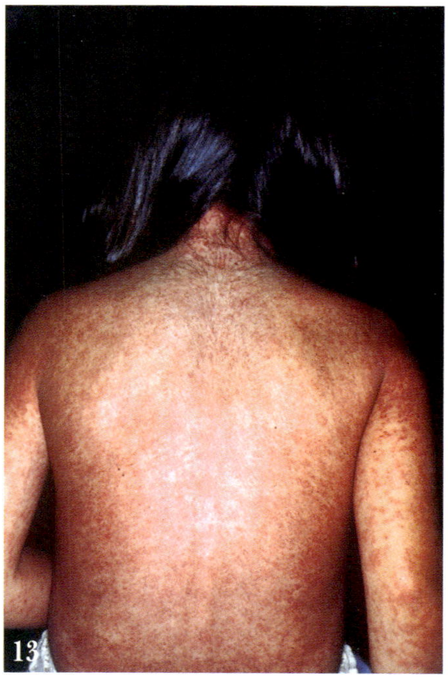
13

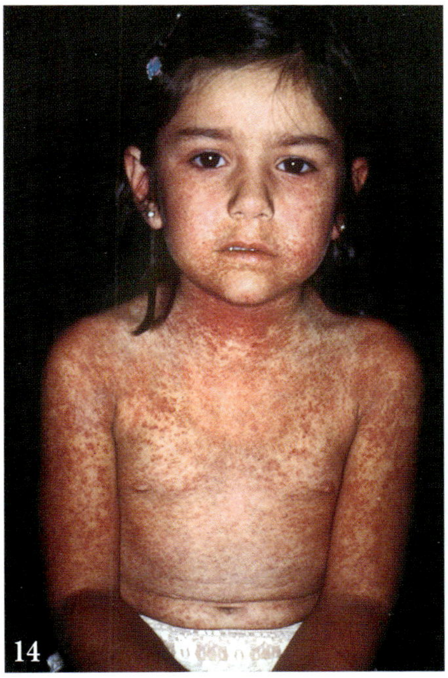

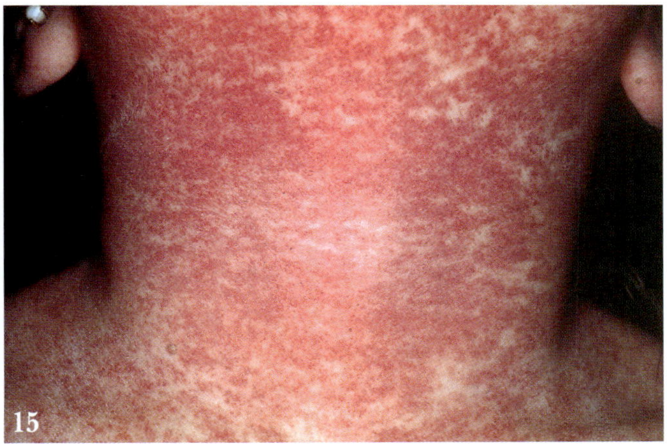

Diagnóstico

El diagnóstico no ofrece dificultades, se basa en su característico cuadro clínico, un cuadro catarral febril, *in crescendo* con aparición de la erupción en su acmé, en un niño mayor de 6-9 meses de edad y sin antecedente de vacunación. No obstante, en ausencia de brote epidémico es aconsejable su confirmación serológica. La IgM específica está presente desde 1-2 días, tras la aparición del exantema y permanece detectable aproximadamente 1 mes. La sensibilidad de la prueba puede disminuir durante los tres primeros días de la erupción (para evitarlo se aconseja practicar la prueba a partir del 4º día del exantema); si la prueba es negativa y el cuadro clínico es compatible con la sospecha diagnóstica, se repetirá la prueba.

Diagnóstico diferencial

Los cuadros típicos son difíciles de confundir con otros procesos y menos si tiene manchas de Koplik, aunque para apreciarlas es necesario cierta práctica y una adecuada iluminación.

Si el paciente es visto en una fase tardía de la enfermedad, se puede confundir con otros procesos exantemáticos como: *rubéola, exantema súbito, mononucleosis infecciosa* y *enterovirus*. Valorar siempre estado vacunal del paciente.

Rubéola: adenopatías (retroauriculares, occipitales, cervicales posteriores) preceden al exantema que brota tras un cuadro catarral leve; exantema discreto de tono salmón o rosa pálido que conforme se extiende de la cara a la extremidades inferiores, se extingue (exantema de los 3 días).

Escarlatina: aspecto característico de la cara (mejillas eritematosas con palidez perioral), punteado petequial en el paladar, el exantema es muy confluente, de color escarlata, micropapuloso, se atenúa en 3-4 días seguido de una descamación fina (uno de los hechos característicos de la escarlatina). Hoy en día prácticamente no se ve la descamación en grandes láminas de manos y pies a los 7-10 días.

- Perry RT, Halsey NA. The clinical significance of measles: A review. Clin Infect Dis 2004; 189(Suppl 1): S4-16.
- Measles (rubeola). En: Krugman S, Katz SL, Gershon AA,Wilfert CM, eds. Infectious disease of children. 9th ed. St. Louis: Mosby Year Book; 1992; p. 223-45.
- Duke T, Mgone CS. Measles: not just another exanthem. Lancet. 2003; 361: 763-73.

Rubéola

Es una enfermedad infecciosa de etiología viral, leve sobre todo en lactantes y niños, caracterizada por una erupción cutánea maculopapular eritematosa generalizada con adenopatías retroauriculares, cervicales y occipitales. Su gran importancia clínica reside en la posibilidad de infección transplacentaria con afectación fetal; síndrome de rubéola congénita (cap. 2).

Cuadro clínico

El período de incubación es de 14-21 días y tras ligeros síntomas prodrómicos (cuadro catarral leve, febrícula, astenia) o en ausencia de ellos y precedido por la presencia de adenopatías retro-auriculares, occipitales y cervicales posteriores, aparece un exantema de tipo morbiliforme, muy variable y poco característico. Esta fase prodrómica catarral es más leve y breve que la del sarampión. La erupción está compuesta de innumerables máculo-pápulas, menudas, discretas, de color salmón, rosa pálido, en contraste con el color rojo más vivo de las del sarampión y menos confluentes. El exantema se inicia en la cara y al mismo tiempo que se extiende en sentido caudal, se va extinguiendo, alcanzando las extremidades inferiores al 3er día, cuando ya ha desaparecido de la cara y hombros, de ahí su denominación de *exantema de los 3 días*, en relación a su duración cronológica. El hecho más notable de esta erupción es su rápido cambio de aspecto, a veces en cuestión de unas pocas horas. El signo más característico son las adenopatías retroauriculares, cervicales y occipitales. Figs. 16, 17: aspecto clásico de la rubéola con exantema maculoso, tenue, de pequeños elementos, color asalmonado y adenopatías. Fig. 18: exantema maculoso confluente de color rojo vivo, limitado a la cara.

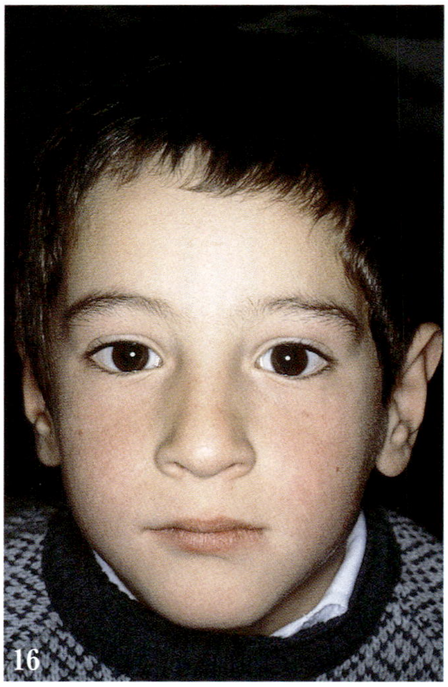

16

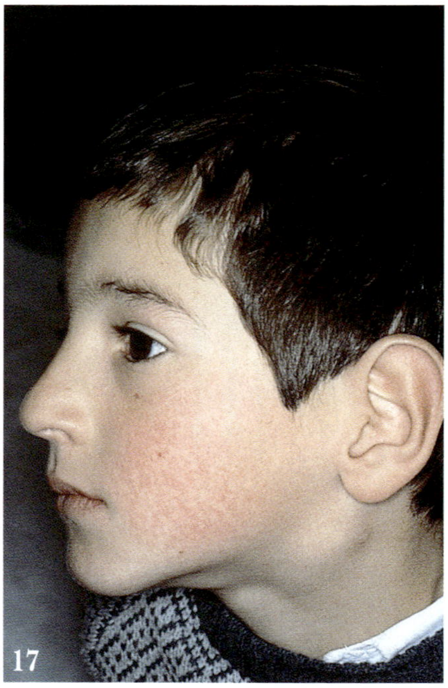

17

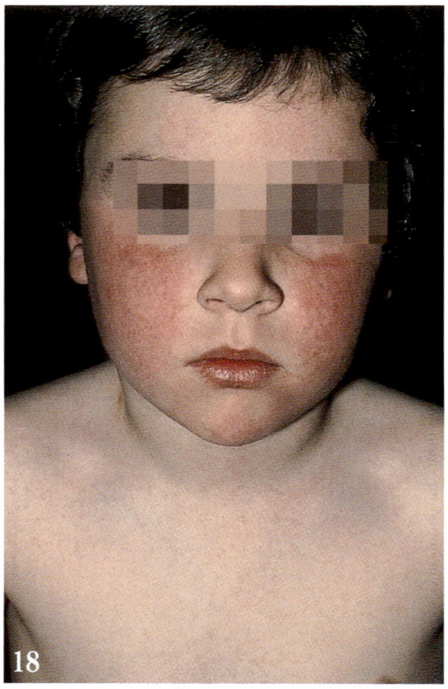

18

Al día siguiente (Fig. 19), exantema maculoso, de elementos menudos, numerosos, de color rojo tenue que ocupa toda la espalda. El exantema puede ser indistinguible del exantema del sarampión, como en el caso de las (Figs. 20, 21) pero sin ir acompañado de los marcados signos catarrales propios del mismo. Las infecciones subclínicas son frecuentes, hasta un 25-40% de niños pueden no presentar erupción cutánea.

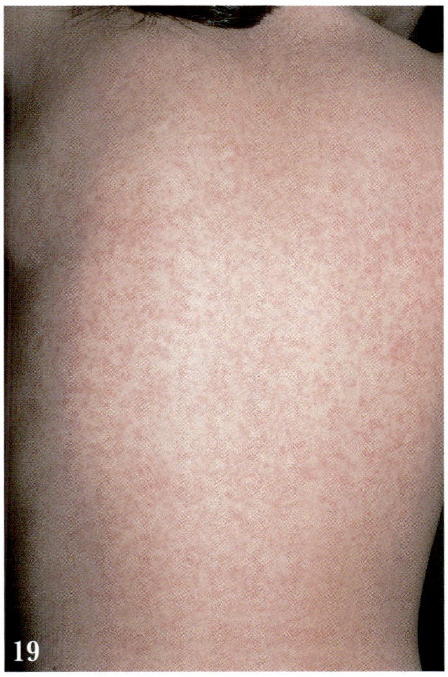
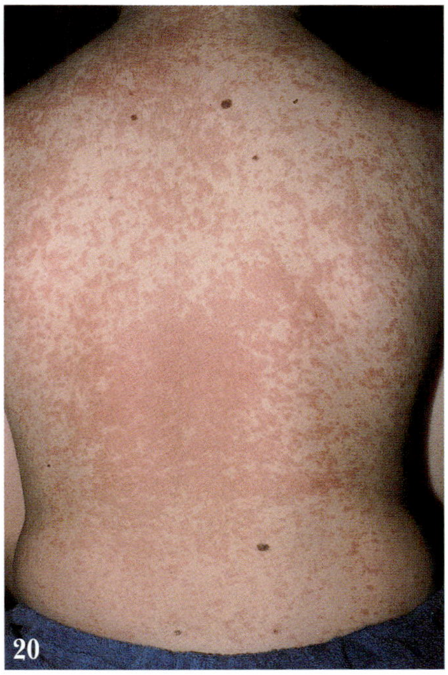
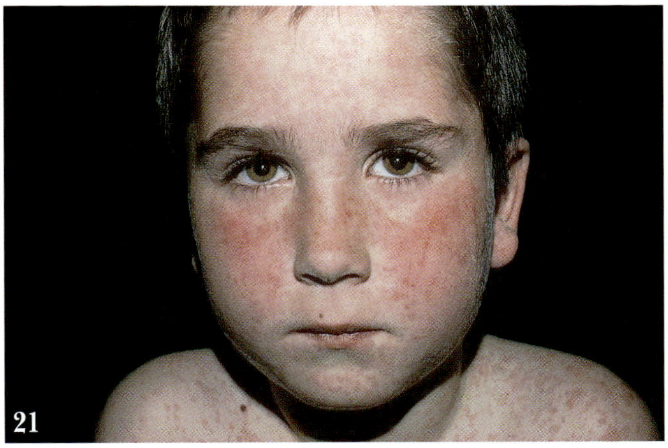

Diagnóstico

En la rubéola clásica el diagnóstico clínico puede ser sencillo. Adenopatías (retroauriculares, occipitales, cervicales posteriores) preceden al exantema que brota tras un cuadro catarral leve; exantema discreto de tono salmón o rosa pálido que conforme se extiende de la cara a la extremidades inferiores, se extingue (exantema de los 3 días).

No obstante, dada la gran variabilidad de la expresividad clínica de la rubéola, no es posible, en muchas ocasiones, realizar un diagnóstico clínico firme, siendo preciso recurrir a la serología.

El diagnóstico es especialmente importante en la mujer embarazada y para la confirmación de la rubéola congénita. El test más común es la determinación de la IgM específica. La positividad de la IgM específica para la rubéola indica infección postnatal reciente o infección congénita en un recién nacido, pero hay resultados tanto falsos positivos como falsos negativos. La mayoría de los casos postnatales son IgM positivos a los 5 días del comienzo de los síntomas y la mayor parte de los casos congénitos son IgM positivos en el momento del nacimiento o al mes de vida.

Diagnóstico diferencial

Valorar siempre el estado vacunal del paciente.

Sarampión: cuadro catarral febril llamativo, brote de exantema al 4º día de la fiebre, manchas de Koplik, exantema de grandes manchas que se extiende y persiste hasta cubrir todo el cuerpo.

Exantema súbito: casi exclusivamente en menores de 3 años, cuadro clínico característico de fiebre alta de 5 días, llamativamente bien tolerada coincidiendo su desaparición con el brote del exantema

Otras enfermedades que con frecuencia pueden confundirse con la rubéola son la *mononucleosis infecciosa, eritema infeccioso* y las infecciones producidas por *enterovirus* y *Mycoplasma pneumoniae.*

- Banatvala JE, Brown DWG. Rubella. Lancet. 2004; 363: 1127-37.
- Drutz JE. Rubella. Pediatr Rev. 2010; 31: 129-30.
- Rubella Virus. Cherry JD. En: Feigin RD, Cherry JD, Demmler-Harrison GJ, Kaplan SL, eds. Feigin & Cherry's Textbook of Pediatric Infectious Diseases. 6th ed. Philadelphia, Pa: Saunders Elsevier; 2009. p. 2271-99.

Exantema súbito. Roséola infantil

Es una enfermedad viral, febril, exantemática casi exclusiva del menor de 3 años de edad; 90% de los casos cursan en menores de 2 años. Es el exantema máculo-papuloso más frecuente del lactante. Su agente causal es el herpesvirus humano 6 (HH-V6) y con menor frecuencia el HH-V7.

Cuadro clínico

Cursa con un cuadro clínico característico que permite su diagnóstico. Tras 3-5 días de fiebre alta, que llama la atención por lo bien que es tolerada, y coincidiendo con la desaparición brusca de la misma, brota el exantema. La erupción esta constituida por máculo-pápulas de 2-3 mm de diámetro, de color rosado, habitualmente no confluentes. El *rash* característicamente se inicia en el tronco, donde es más manifiesto y a veces se extiende al cuello y extremidades. El exantema permanece de 1-3 días. Figs. 22, 23: exantema máculo-papuloso discreto, generalizado, de pequeños elementos, confluente en tronco, que brotó coincidiendo con la defervescencia, tras cuatro días de fiebre bien tolerada.

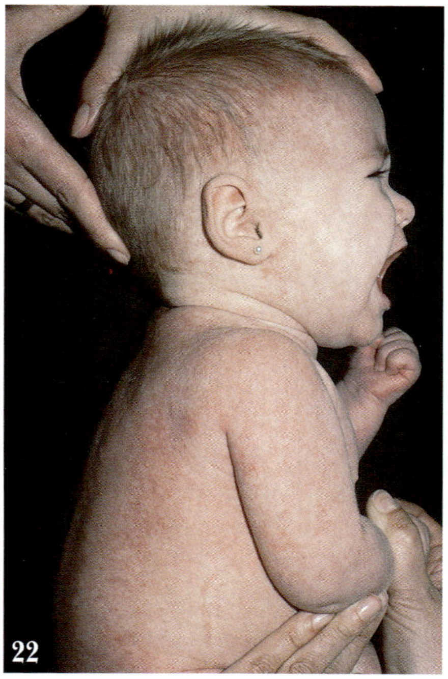

22

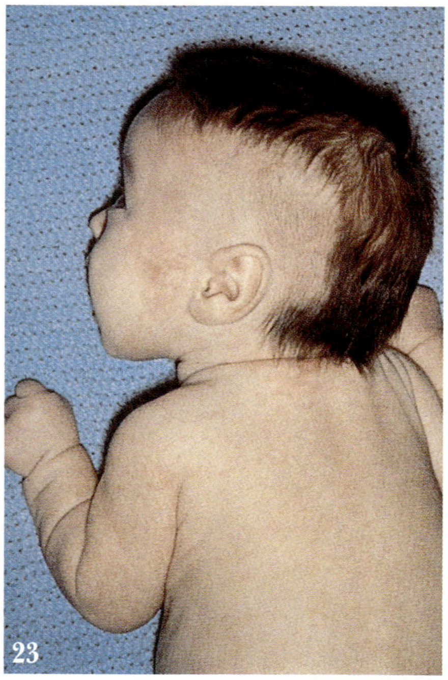

23

Otros síntomas y signos asociados pueden ser irritabilidad, diarrea moderada y edema de párpados. El edema periorbitario es lo bastante frecuente para que, si está presente en un lactante con fiebre elevada bien tolerada, sea considerado una pista diagnóstica útil en el período preexantemático. En 2/3 de los casos se aprecia un enantema formado por pápulas eritematosas (*manchas de Nagayama*) localizadas en el paladar blando y úvula.

Entre el 5-10% de los enfermos puede presentar un cuadro convulsivo durante la fase febril.

Diagnóstico

El diagnóstico se puede establecer basándose en la edad, historia y en el cuadro clínico característico de fiebre alta de-5 días llamativamente bien tolerada coincidiendo su desaparición con el brote del exantema.

La elevación de 3-4 veces el título de IgG específica en dos muestras de suero obtenidas con 2-3 semanas de intervalo,no indica necesariamente infección nueva, porque también puede elevarse el título en caso de reactivación o asociación con otras infecciones. Sin embargo, la seroconversión de negativa a positiva en dos muestras obtenidas con intervalo de 2-3 semanas es una buena evidencia de infección primaria reciente.

Diagnóstico diferencial

Rubéola: la linfadenopatía occipìtal y retroauricular forma parte invariable del cuadro, en el exantema súbito es mucho menos frecuente. El exantema es más extenso y su salida coincide con fiebre de grado moderado.

Hipersensibilidad a fármacos: con frecuencia se prescriben a los niños antibióticos en la fase febril de un proceso, presentándonos un dilema diagnóstico la aparición de un exantema. Pensar en causa iatrogénica si cursa con prurito, eosinofilia, ausencia de enantema, si el medicamento administrado es conocido inductor de toxicodermias (riesgo superior al 3%); rápida resolución tras la retirada del fármaco.

- Suga S, Suzuki K, Ihira M, Yoshikawa T, Kajita Y, Ozaki T, et al. Clinical characteristics of febrile convulsions during primary HHV-6 infection. Arch Dis Child. 2000, 82: 62-6.
- Asano Y, Yoshikawa T, Suga S, Kobayashi I, Kakashima T, Yazaki T, et al. Clinical features of infants with primary human herpesvirus 6 infection exanthem subitum, roseola infantum. Pediatrics. 1994; 93: 104-8.
- Leach CT. Human herpesvirus-6 and -7 infections in children: Agents of roseola and other syndromes. Curr Op Pediatr. 2000; 12: 269-74.
- Ward KN. Human herpesviruses-6 and -7 infections. Curr Op Infect Dis. 2005; 18: 247-52.
- Zerr DM, Meier AS, Selke SS, Frenkel LM, Huang ML, Wald A, et al. A population-based study of primary human herpesvirus 6 infection. N Engl J Med. 2005; 352: 768-76.

Eritema infeccioso

La manifestación más frecuente de la infección por el Parvovirus B 19 es el eritema infeccioso (EI), conocido también como quinta enfermedad o *megaloeritema*. Es el único parvovirus patógeno para la especie humana. Aunque la principal vía de transmisión es la respiratoria, también se puede producir por la sangre o hemoderivados. El período de incubación fluctúa entre 4 y 21 días. La diana patogénica del parvovirus B19 es la línea celular eritroidea; el virus se replica solo en precursores de los eritrocitos humanos. La susceptibilidad a la infección se ha relacionado con la presencia del antígeno P del eritrocito, diana receptora del parvovirus B19, su ausencia protege al individuo de la infección.

Cuadro clínico

La erupción clásica se inicia bruscamente, en un niño de 3-14 años, previamente asintomático o con escasos síntomas, con la aparición de un enrojecimiento intenso y confluente en ambas mejillas que, debido a su similitud, es conocido como *exantema en bofetada*, apreciable en un 75% de los casos (Figs. 24, 25). Su presencia, en un paciente sin o con escasos síntomas es casi patognomónica. En los días siguientes, puede presentar una erupción máculo-papulosa en la superficie de extensión de las extremidades y con menor frecuencia en abdomen y nalgas, respetando palmas y plantas. Las manchas pronto experimentan un aclaramiento central adquiriendo el *rash* un aspecto *reticulado* o *festoneado,* muy característico de esta enfermedad (Fig. 26). El exantema de la cara permanece de días a tres semanas y es llamativa su tendencia a desaparecer y reaparecer como respuesta a estímulos irritativos cutáneos como: fricciones, baños en agua caliente o exposición al sol. Hasta un 20% de las infecciones son inaparentes.

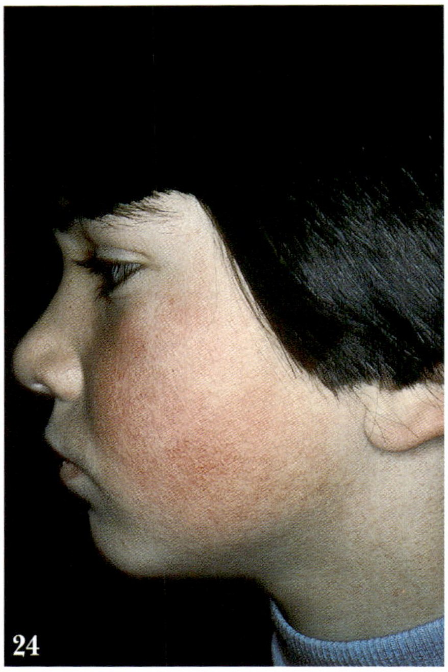
24

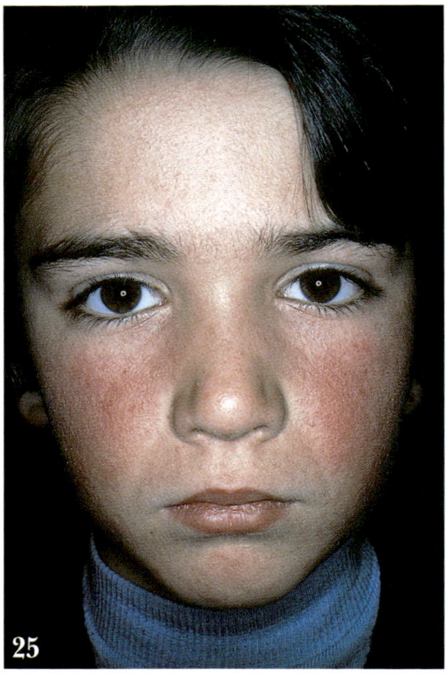
25

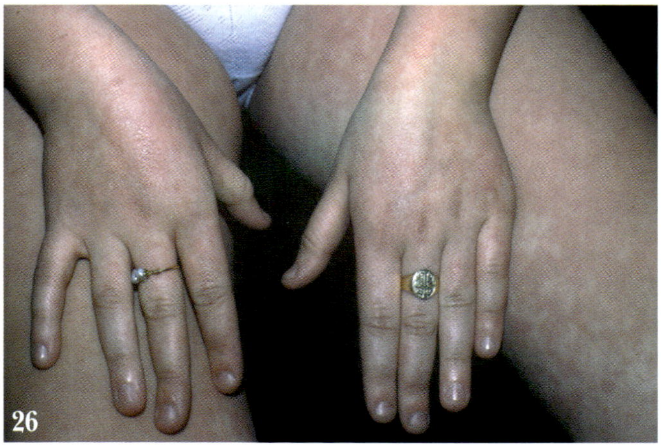
26

Se ha descrito una variedad de erupciones cutáneas atípicas debidas al parvovirus B19, la mayoría de ellas de tipo petequial o purpúrico. Dentro de estos exantemas está bien reconocido y establecido el *síndrome pápulo-purpúrico en guantes y calcetines* (SPPGC). La erupción se caracteriza por eritema y edema simétrico de manos y pies que progresa a pápulas y máculas purpúricas y petequiales seguidas de una fina descamación. Es característica la abrupta delimitación del exantema a nivel de muñecas y tobillos; es rara su extensión fuera de las zonas acras. La erupción puede ser ocasionalmente dolorosa o pruriginosa. El *rash* puede ir acompañado de 2-4 días de mialgias, artralgias, anorexia, fatiga y linfadenopatía. En la mayoría de los pacientes se halla asociado un enantema polimorfo con hiperemia difusa, aftas, petequias y erosiones a menudo presentes, que asientan en paladar, faringe, lengua y cara interior de los labios. El SPPGC se resuelve espontáneamente en 1-2 semanas sin secuelas. El SPPGC es un cuadro raro, más frecuente en adultos jóvenes pero también se da en los niños, habitualmente se diagnostica durante los meses de primavera y verano. Una distinción importante es que en el EI los signos cutáneos aparecen tras el aclaramiento de la viremia y en el SPPGC, la respuesta inmune aparece más tarde, tras el brote de la erupción cutánea, de ahí el posible papel infectante de los pacientes con SPPGC con lesiones activas. El parvovirus B19 es uno de los agentes etiológicos del SPPGC, pero otros agentes virales (sarampión, citomegalovirus, Coxsackie B6, Epstein-Barr y el herpes tipo 6, se han documentado como causantes del mismo. Probablemente el SPPGC representa una manifestación inespecífica frente a infecciones de diversos virus.

El parvovirus B19 puede causar otras manifestaciones. Los cuadros de artralgias y artritis son muy raros en los niños infectados, pero frecuentes en adultos, sobre todo en mujeres. Crisis aplásicas. Miocarditis.

Aunque la mayor parte de las infecciones durante el embarazo terminan con el alumbramiento de un niño sano, la infección puede causar *hydrops* fetal y muerte. El riesgo de muerte fetal varía entre el 2 y el 6%, siendo mayor el riesgo durante la primera mitad de la gestación.

Diagnóstico

El diagnóstico habitualmente es clínico, basado en lo característico de su erupción cutánea, la aparición de un enrojecimiento difuso en las mejillas (exantema en bofetada) en un niño prácticamente asintomático. Disponemos de test serológicos para su confirmación. La detección de la IgM específica contra parvovirus B19 es el mejor marcador de infección reciente, su positividad indica que la infección probablemente haya tenido lugar dentro de los 2-4 meses previos.

Diagnóstico diferencial

Para el diagnóstico diferencial hay que considerar las erupciones por *hipersensibilidad a fármacos* y otras causas de exantemas morbiliformes: *sarampión* y *rubéola.*

El SPPGC debe diferenciarse de otros exantemas petequiales como las infecciones por *enterovirus* u otras causas no infecciosas de púrpura.

- Messina MF, Ruggeri C, Rosana M, Carcione L, Crisafulli G, Musolino C. Purpuric gloves and socks syndrome caused by parvovirus B19 infection. Pediatr Infect Dis J. 2003; 22: 755-6.
- Young NS, Brown KE. Parvovirus B19. N Engl J Med. 2004; 350: 586-97.
- Hsieh MY, Huang PH. The juvenile variant of papular–purpuric gloves and socks syndrome and its association with viral infections. Br J Dermatol. 2004; 151: 201-6.
- Katta R. Parvovirus B19: a review. Dermatol Clin. 2002; 20: 333-42.
- Scott LA, Stone MS. Viral exanthems. Dermatol Online J. 2003; 9(3): 4.

Mononucleosis infecciosa

De los cuadros producidos por la infección por el virus de Epstein-Barr (VEB), el mejor conocido es la mononucleosis infecciosa (MI). Su nombre deriva de la linfocitosis mononuclear con linfocitos de aspecto atípico que acompaña a la enfermedad. Entre el 5-10% de los cuadros de mononucleosis, el agente causal no es el VEB, sino otros agentes infecciosos (citomegalovirus, *T. gondii*, adenovirus y posiblemente virus de la rubéola). El período de incubación es de 30-50 días en el adolescente y más breve en el niño. La mayor parte de las infecciones primarias por VEB en lactantes y niños pequeños son asintomáticas. Consideraremos las principales manifestaciones dermatológicas ligadas al VEB, excluyendo el tema de las enfermedades linfoproliferativas.

Cuadro clínico

La enfermedad se va instaurando de una forma progresiva con la aparición de fatiga, síntoma constante, linfadenopatía (90%), fiebre (85%), faringo-amigdalitis exudativa (70%), y esplenomegalia (50%). La linfadenopatía asienta con mayor frecuencia en los ganglios cervicales anteriores y posteriores. La linfadenopatía epitroclear es particularmente sugestiva de mononucleosis infecciosa. Se presenta ictericia y hepatomegalia hasta en un 25% de los pacientes. En el 10-15% de los casos, con mayor frecuencia en el niño pequeño, aparece una erupción característica, máculo-papulosa rojo-rosada, que en algunos casos se acompaña de edema periorbitario, petequias en los párpados y en la unión del paladar blando con el duro. El exantema aparece hacia el 4º-7º día de enfermedad, se extiende por tronco y extremidades y dura de 3 a 5 días. Figs. 27, 28: exantema máculo-papuloso más confluente en la cara, de color rojo-rosado distribuido por todo el organismo.

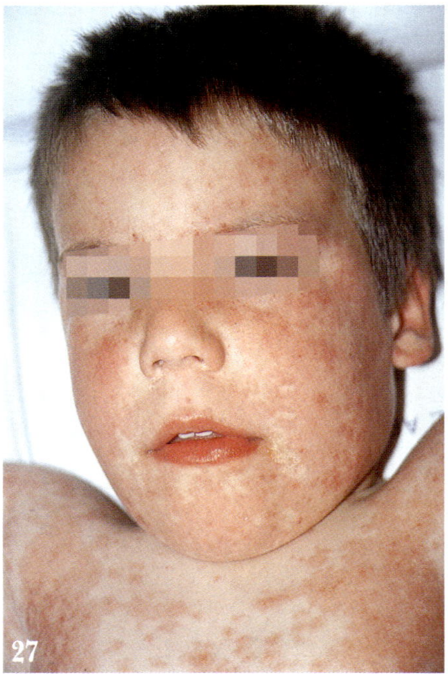

27

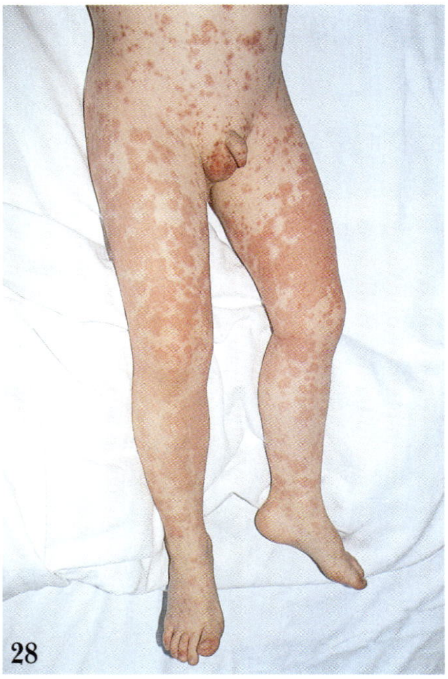

28

El exantema puede ser morbiliforme, escarlatiniforme, urticarial, vesicular o purpúrico. La administración de ampicilina o amoxicilina, prescrita erróneamente a menudo para tratar una presumible infección bacteriana, desencadena, hasta en un 80% de los casos, la aparición de un exantema más rojo y florido, que ocupa prácticamente toda la superficie cutánea. Se trata de una reacción cutánea de hipersensibilidad de aparición entre 7-10 días de la administración del antibiótico.

Figs. 29-32: exantema máculo-papuloso de color rojo que, por coalescencia, forma grandes manchas, ocupando la práctica totalidad de la superficie cutánea, en una niña con MI tratada con ampicilina por su angina.

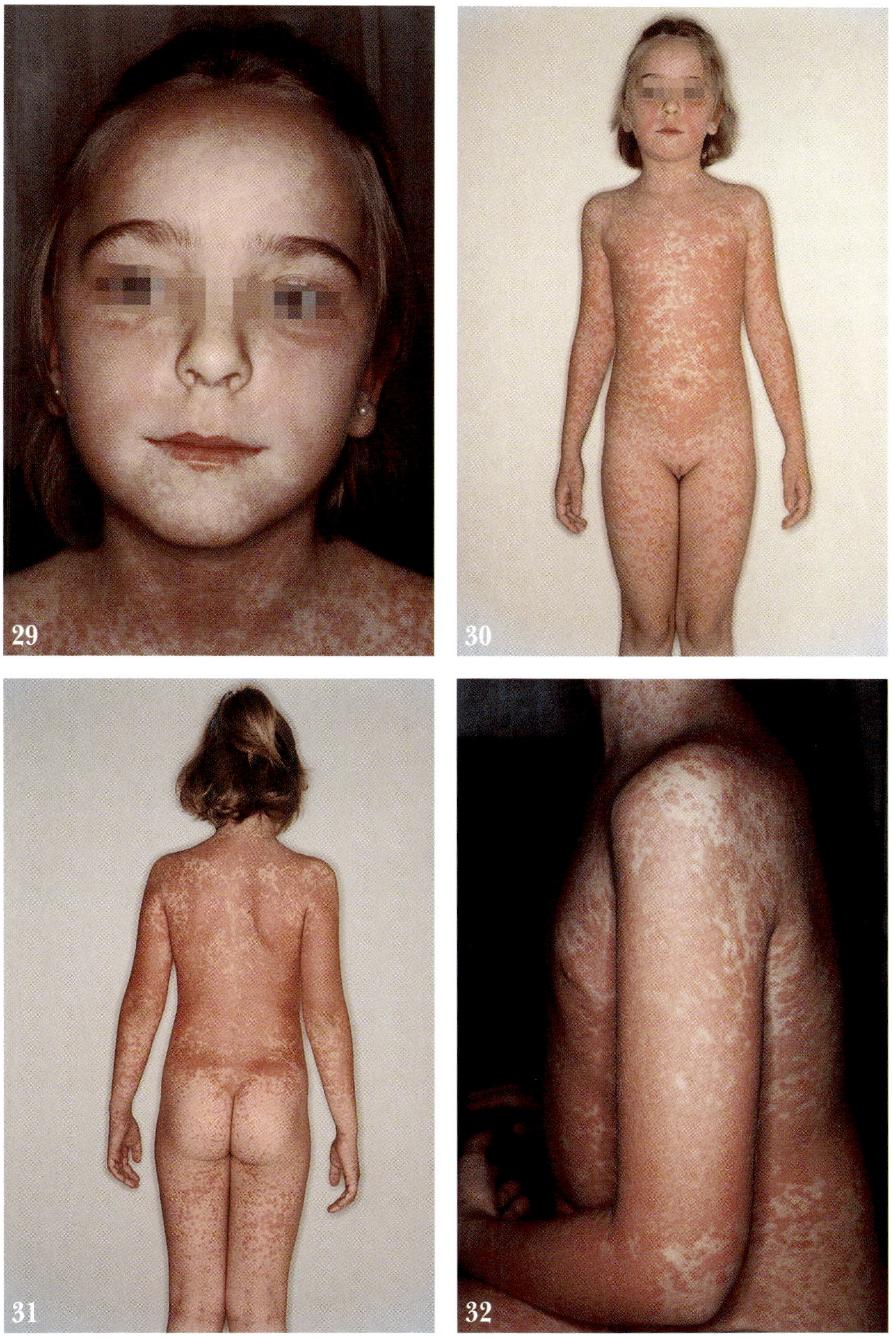

El VEB también está asociado a otras manifestaciones cutáneas menos comunes. El VEB es uno de los agentes infecciosos que con más frecuencia da lugar a un *síndrome de Gianotti-Crosti* (cap. 5), considerado como una reacción cutánea inespecífica en respuesta a varios agentes infecciosos, particularmente virus. También es responsable de algunos cuadros de *úlcera genital aguda no relacionada con actividad sexual* (úlceras de Lipschütz), proceso que cursa con una o varias úlceras aftosas que pueden observarse en los labios menores de niñas prepúberes y adolescentes, sin actividad sexual, precedidas por un cuadro sistémico (fiebre, astenia, mialgia, faringoamidalitis, cefalea) (cap. 23).

Otras manifestaciones cutáneas del VEB, aunque raras, son: *eritema multiforme, linfohistiocitosis hemofagocítica y síndrome de hipersensibilidad inducido por drogas.*

Diagnóstico

La sospecha clínica debe confirmarse mediante la reacción de Paul-Bunnell, esta prueba solo es positiva en la MI debida al VEB. En los menores de 4 años, dada la frecuente negatividad de esta prueba, a pesar de que el niño padezca la enfermedad, nos obliga a recurrir a la determinación de los anticuerpos específicos contra el VEB. La positividad a los antígenos de la cápside (IgG VCA, IgM VCA) con negatividad frente a los nucleares (EBNA), es patrón de infección reciente. Probablemente es suficiente la presencia de la IgM anti VCA para hacer el diagnóstico de infección reciente, ya que dura solo 1-2 meses o incluso menos en el niño pequeño.

Diagnóstico diferencial

Citomegalovirus: los cuadros de mononucleosis debidos a citomegalovirus son clínicamente indistinguibles de los producidos por el VEB, siendo necesario para su diferenciación, recurrir a la serología. De media, los pacientes con citomegalovirus son de más edad, presentan como manifestaciones principales fiebre y malestar, y la faringitis y la linfadenomegalia son menos comunes que en el enfermo por VEB.

Faringitis estreptocócica: el enrojecimiento de la garganta, la amigdalitis pultácea y la linfadenopatía cervical pueden ser indistinguibles del causado por la MI, aunque no se asocia hepatomegalia. La falta de respuesta al tratamiento en 48-72 h, de un cuadro de faringitis estreptocócica nos evocará la posibilidad de la MI.

Leucemia: solo en casos excepcionales con valores muy elevados o muy bajos de leucocitos, moderada trombopenia y anemia, puede surgir en una primera valoración esta sospecha. En la leucosis hay un monomorfismo de las células blásticas en sangre periférica. Recurrir, si persiste la duda, a examen de la médula ósea.

- Di Lernia V, Mansouri Y. Epstein–Barr virus and skin manifestations in childhood. Int J Dermatol. 2013, 52: 1177-84.
- Ikediobi NI, Tyring SK. Cutaneous manifestations of Epstein-Barr virus infection. Dermatol Clin. 2002; 20: 283-9.
- Peter J, Ray CG. Infectious mononucleosis. Pediatr Rev. 1998; 19: 276-9.
- Hickey SM, Strasburger VC. What every pediatrician should know about infectious mononucleosis in adolescents. Pediatr Clin N Am. 1997; 44: 1541-56.
- Sumaya CV, Ench Y. Epstein-Barr virus infectious mononucleosis in children. Clinical and general laboratory findings. Pediatrics. 1985; 75: 1003-10.

Escarlatina

La escarlatina es una infección del tracto respiratorio superior asociada a un *rash* característico. El agente causal es un estreptococo β-hemolítico del grupo A (EHGA) productor de exotoxinas pirogénicas (A, B, C), que son las responsables de las manifestaciones cutáneas. El modo de transmisión, edad de distribución y otros factores epidemiológicos son similares a los cuadros de faringitis debidos a EHGA. La escarlatina es más frecuente en los niños de 5-15 años y actualmente es un proceso menos virulento que en el pasado.

Cuadro clínico

La enfermedad debuta bruscamente con fiebre, dolor de garganta, cefalea, vómitos y amígdalas enrojecidas y aumentadas de tamaño (*no hay escarlatina sin angina*). En menos del 10% de los casos de faringitis estreptocócica se produce la aparición del exantema. El exantema aparece al segundo día del comienzo de los síntomas y su tono escarlata da nombre a la enfermedad. Se trata de un exantema eritematoso, difuso, sin intervalo de piel sana, que se blanquea a la presión, con minúsculas pápulas en su superficie, lo que al tacto da una sensación áspera (Figs. 33-35). El exantema se inicia en cara y cuello y se va extendiendo en sentido descendente a tronco y extremidades, respetando palmas y plantas. El aspecto de su cara es característico con las mejillas eritematosas en contraste con la palidez perioral, los primeros días, la lengua presenta un aspecto saburral (Fig. 36), tornándose a los pocos días rojiza, con las papilas prominentes, lo que se conoce como *lengua de fresa*. La exploración faríngea pone de manifiesto los mismos hallazgos que en la faringitis-amigdalitis por EHGA. El reconocimiento de un punteado petequial en el paladar (Fig. 37) dentro de un contexto compatible, es un hallazgo muy sugestivo de escarlatina.

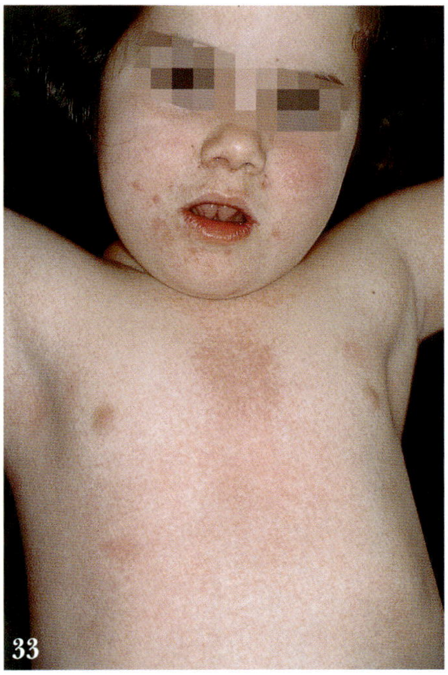
33

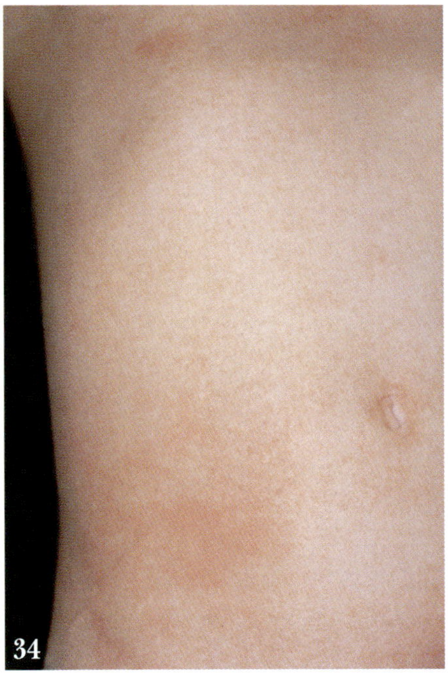
34

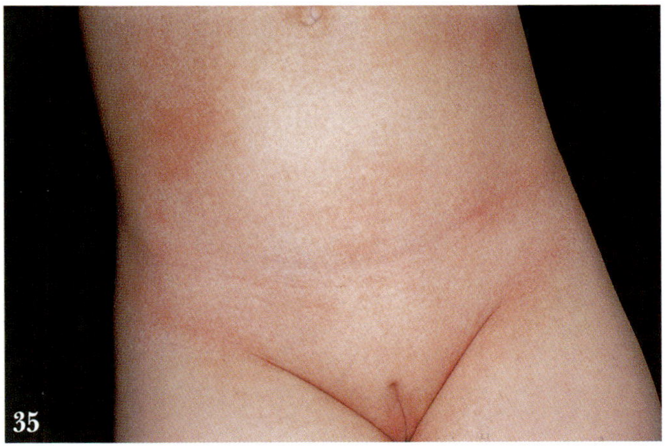
35

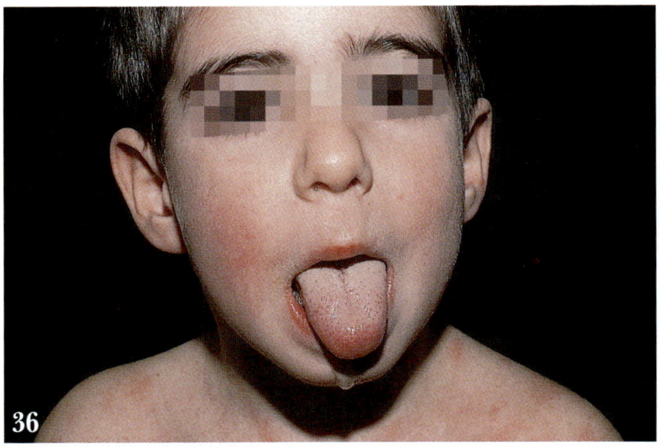
36

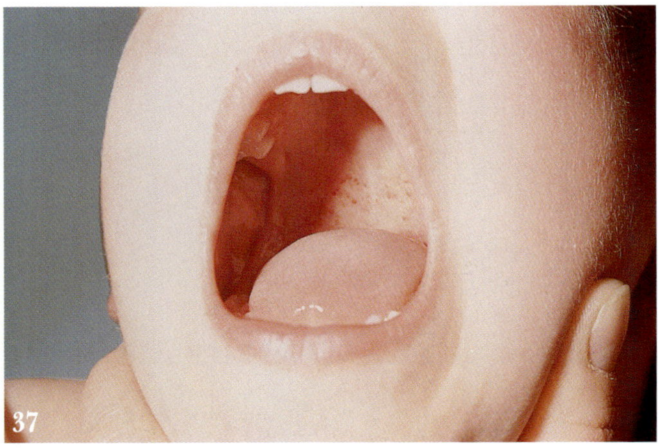
37

A los 3-4 días de su aparición, el exantema se va atenuando, seguido de una descamación fina, uno de los hechos distintivos de la escarlatina. En algunos casos, a los 7-10 días de la extinción del exantema se presenta una fase de descamación característica en láminas, en palmas, plantas y márgenes libres periungueales. La duración y extensión de esta fase está en relación directa con la severidad de la erupción. Hoy en día no vemos esta descamación en láminas.

Habitualmente la replicación de los EHGA tiene lugar en la faringe y amígdalas, pero un cuadro de escarlatina, indistinguible clínicamente, se puede desencadenar por infecciones de EHGA de la piel y tejidos blandos.

La infección por EHGA, en algún caso, puede cursar con un cuadro febril de faringitis-amigdalitis y exantema, no de tipo escarlatiniforme, sino morbiliforme. Varón de 3 ½ años de edad con fiebre, faringo-amigdalitis, sin conjuntivitis (Fig. 38) y exantema morbiliforme que afecta todo el cuerpo, incluyendo palmas y plantas (Figs. 39-41). La serología y el frotis y cultivo de garganta confirmó la etiología estreptocócica del cuadro.

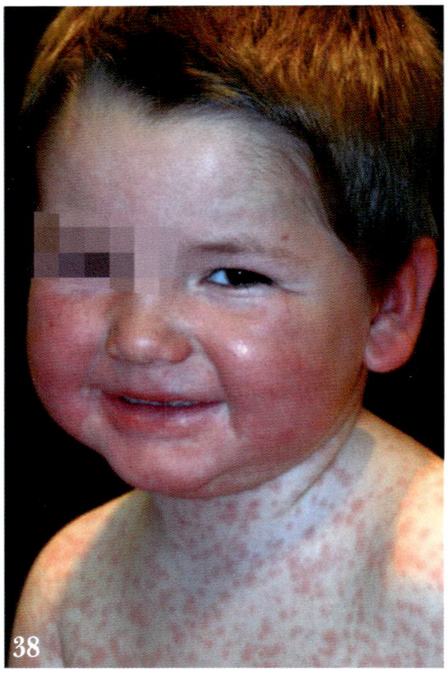
38

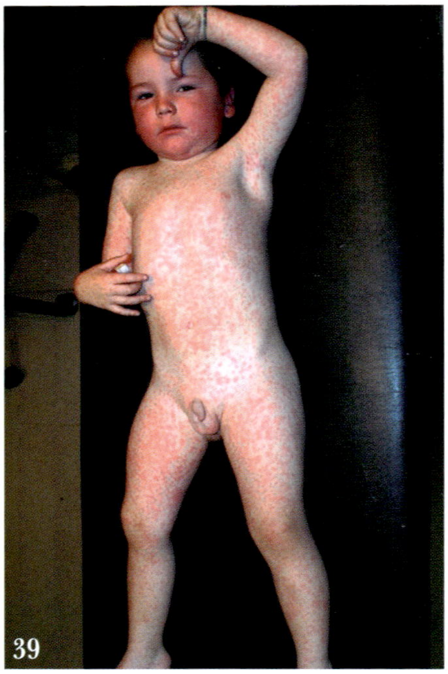
39

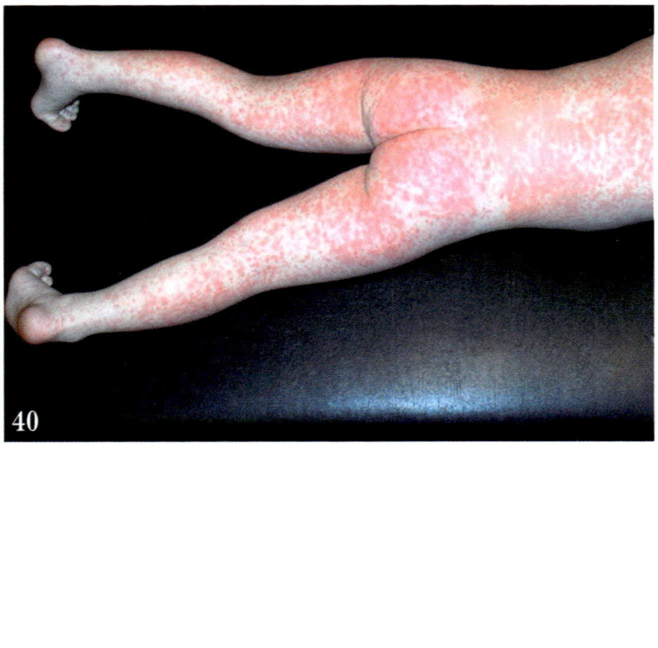
40

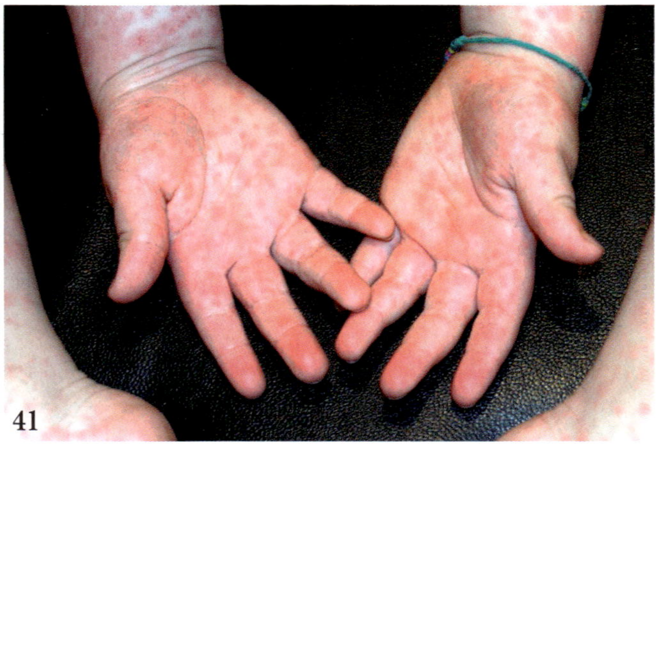
41

Diagnóstico

El diagnóstico es clínico y habitualmente no ofrece dificultades. No obstante, no siempre es posible, basándonos exclusivamente en la clínica, diferenciar una faringitis por EHGA de una faringitis viral, por lo que se recomienda en los niños la confirmación por el laboratorio de la etiología estreptocócica, realizada mediante frotis faríngeo y cultivo. Si se realiza con la técnica adecuada y personal capacitado, se observan menos del 10% de resultados falsos negativos. Sin embargo, la recuperación de EHGA de la faringe no distingue a los pacientes con verdadera infección estreptocócica (definida por una respuesta serológica de anticuerpos) de los portadores de estreptococos que cursan una faringitis viral intercurrente; un título de antiestreptolisinas elevado o su elevación comparativa ayudará a su diferenciación.

Se dispone de pruebas comerciales diagnósticas rápidas para faringitis por EHGA; son muy específicas pero de sensibilidad variable.

Diagnóstico diferencial

Erupciones escarlatiniformes se pueden observar en otras enfermedades infecciosas, como el *sarampión* y la *rubéola*. En la *mononucleosis infecciosa* el aspecto de las amígdalas puede inducir a error.

Erupciones medicamentosas: las erupciones por fármacos cursan con prurito, eosinofilia, ausencia de enantema, comprobar si el fármaco administrado es conocido inductor de toxicodermías (riesgo superior al 3%), resolución rápida tras la retirada del fármaco.

- American Academy of Pediatrics. Estreptococos del grupo A, infecciones. En: Pickering LK, Baker CJ, Kimberlin DW, Long SS, dirs. Red Book*:* Enfermedades Infecciosas en Pediatría, 28º ed. México: Editorial Médica Panamericana; 2011. p. 334-46.
- Pichichero ME. Group A beta-hemolytic streptococcal infections. Pediatr Rev. 1998; 19: 291-302.
- Gerber MA, Shulman ST. Rapid diagnosis of pharyngitis caused by group A streptococci, table of contents. Clin Microbiol Rev. 2004; 17: 571-80.
- Gerber MA, Baltimore RS, Eaton CB, Gewitz M, Rowley AH, Sulman ST, et al. Prevention of rheumatic fever and diagnosis and treatment of acute Streptococcal pharyngitis: a scientific statement from the American Heart Association Rheumatic Fever, Endocarditis, and Kawasaki Disease Committee of the Council on Cardiovascular Disease in the Young, the Interdisciplinary Council on Functional Genomics and Translational Biology, and the Interdisciplinary Council on Quality of Care and Outcomes Research: endorsed by the American Academy of Pediatrics. Circulation. 2009; 119: 1541-51.

Varicela

Es una enfermedad infecciosa, aguda, muy contagiosa, producida por la primoinfección del virus varicela-zóster (VVZ) y que hasta la introducción de su vacuna, prácticamente, afectaba a todas las personas. La varicela subclínica es rara. El VVZ se propaga principalmente a partir de las vesículas cutáneas de los pacientes con varicela o con herpes zóster al tracto respiratorio de personas susceptibles. El VVZ presente en las vesículas cutáneas es lo suficientemente pequeño para ser aerotransportado. La diseminación respiratoria es difícil descartarla por completo, pero durante la enfermedad es raro aislar el virus de la garganta, aunque es común aislarlo de las vesículas cutáneas. El virus se propaga por vía aérea y requiere exposición directa con un enfermo para su transmisión. Habitualmente es un proceso autolimitado, aunque puede asociarse a complicaciones severas (sobreinfecciones, neumonía, encefalitis, infecciones congénitas y perinatales con riesgo vital). Período de incubación de 10-21 días, aunque lo habitual es que aparezca a los 14-16 días de la exposición al contagio.

Cuadro clínico

Tras un período prodrómico de 24-48 h con fiebre, malestar, anorexia y cefalea, brota bruscamente un exantema altamente característico. Consiste en una erupción, vesiculosa, pruriginosa, más manifiesta en la espalda, constituida inicialmente por máculas rosadas sobre las que, rápidamente, se forma una vesícula (Fig. 42), se enturbia su contenido, se umbilica (Fig. 43) y deseca, formándose una costra (Fig. 44). Toda esta evolución descrita tiene lugar en cuestión de horas. Mientras las lesiones iniciales están ya en fase de costra, nuevos brotes sucesivos de lesiones aparecen en los siguientes 2-5 días, de forma que, podemos apreciarlas simultáneamente en distintos estadios de evolución; este hecho es característico de la varicela (Fig. 45). El número de lesiones es muy variable, siendo éstas más numerosas y presentando más brotes y durante más tiempo en el niño mayor y en los casos de contagio secundario intrafamiliar. La extensión de la erupción puede ser mucho más extensa, si el niño previamente padece algún trastorno de la piel, como el eczema. La distribución del *rash* es de tipo centrípeto, más florido en el tronco que en las extremidades. El exantema respeta habitualmente a las mucosas, aunque su atentado no es excepcional con pequeñas erosiones redondeadas, localizadas en mucosa bucal o genital.

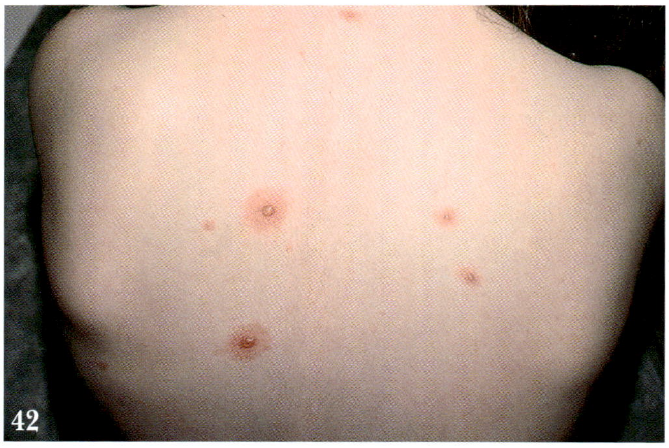
42

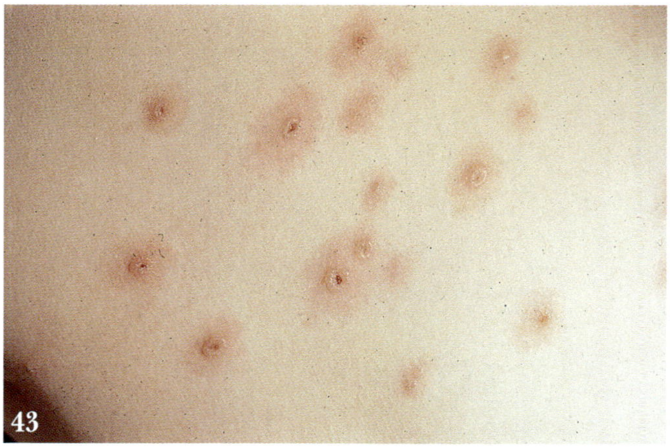
43

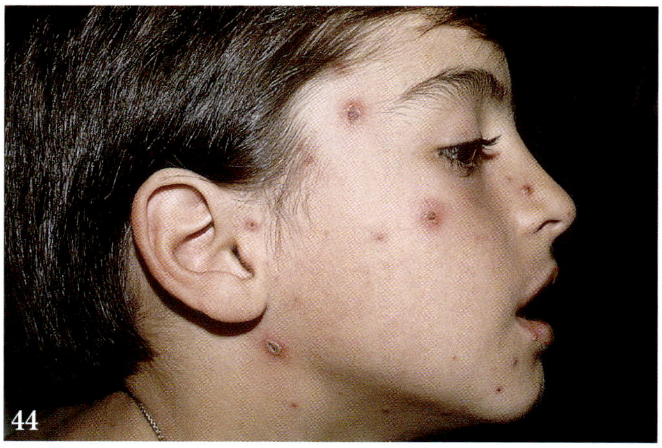
44

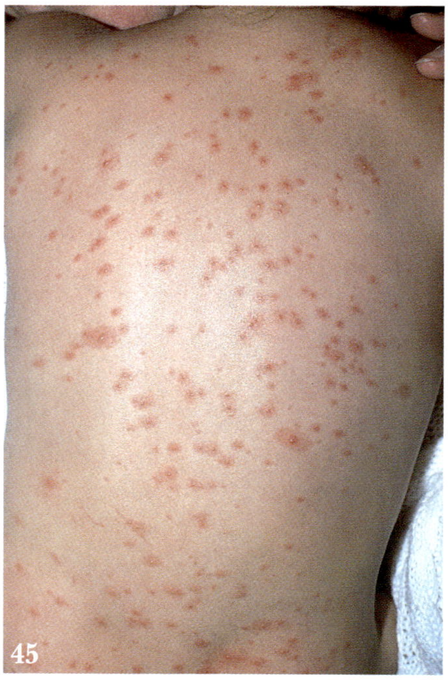
45

No respeta al cuero cabelludo (Fig. 46). En el inmunodeprimido, la enfermedad se manifiesta con especial virulencia, como en esta niña afecta de leucemia linfoblástica aguda (Figs. 47, 48). Las lesiones de varicela pueden infectarse secundariamente, casi siempre por el estreptococo o el estafilococo; este último da lugar a unas lesiones ampollosas que sugieren su posible etiología, el cuadro se conoce como *varicela ampollosa*. Figs. 49, 50: elementos varicelosos en diferentes estadios evolutivos, con numerosas ampollas de contenido amarillo marrón, algunas íntegras, otras fláci-das o rotas, con denudación limitada a la epidermis. Puede persistir ligera hipo o hiperpigmentación durante días o semanas en el lugar donde asentaron las lesiones; salvo en los casos de infección secundaria, es inusual la cicatriz como secuela. La enfermedad es altamente contagiosa desde 1-2 días antes del brote de la erupción cutánea hasta 5-6 días después y su duración total es de 7-10 días.

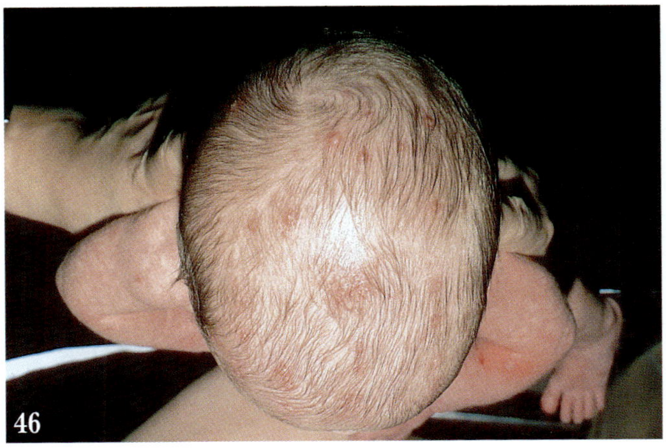
46

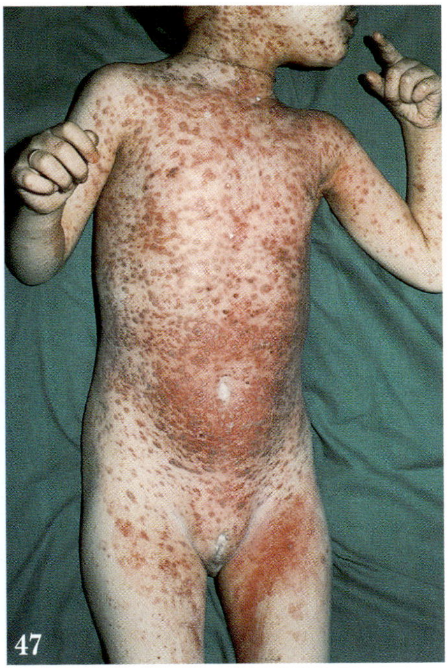
47

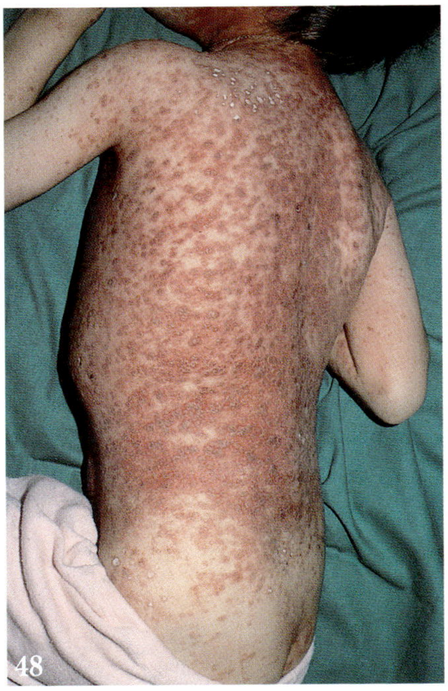
48

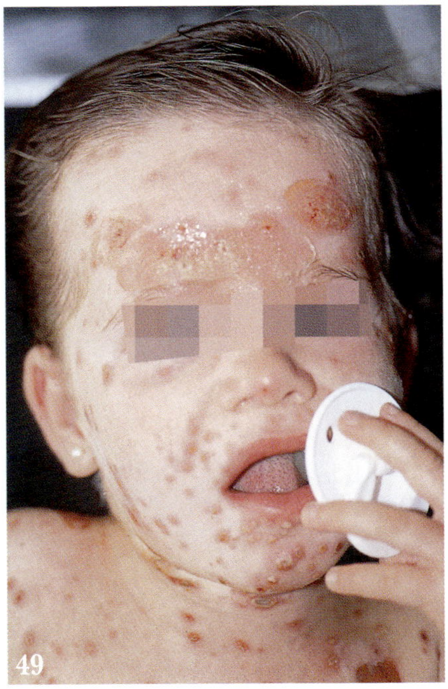
49

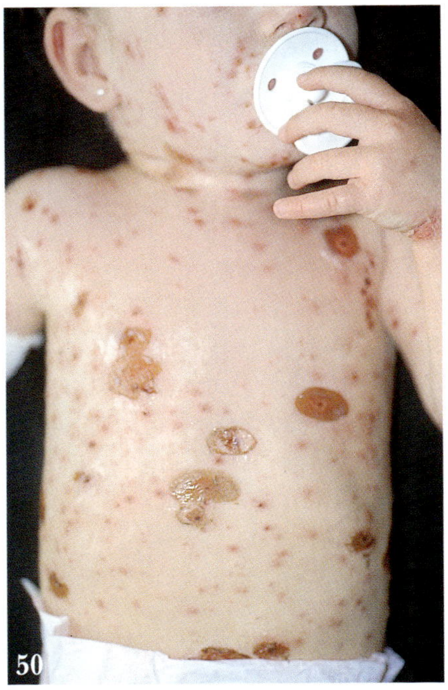
50

Diagnóstico

El diagnóstico es clínico, basado en lo característico de su exantema y en su distribución así como historia de su exposición al contagio y ausencia de antecedente de varicela. En caso de duda, el diagnóstico se puede hacer, con la demostración de antígenos específicos virales mediante PCR, en un frotis de la piel; método altamente sensible y rápido.

Diagnóstico diferencial

En el diagnóstico diferencial se incluyen los exantemas vesiculosos causados por otros agentes infecciosos, *herpes virus simple, enterovirus, reacción a medicamentos* y *dermatitis de contacto.*

Mano-pie-boca: en su fase vesicular puede confundirse con la varicela, pero la limitación de las lesiones a las áreas acras, la no afectación del cuero cabelludo, la ausencia de prurito y el contorno oval de las lesiones permiten su diferenciación.

Urticaria papulosa (reacción a picaduras de insectos): en estos casos habitualmente en la historia clínica se recoge el antecedente de picaduras.

Pitiriasis liquenoide: la similitud con la varicela es debida a que se producen brotes con lesiones en diferente estadio evolutivo, pero lo habitual es que se trate de pápulas con componente purpúrico central, siendo escasas las vesículas.

- LaRussa PS, Marin M. Varicella-zoster virus. En: Kliegman RM, Stanton B, Geme JS, Nina Schor, Behrman RE, eds. Nelson Textbook of Pediatrics. 19th ed. Philadelphia, PA: Saunders; 2011. p. 1104-10.
- Berkoff MC, Brown WD. Varicella after the perinatal period. Pediatr Rev. 2013; 34: 537-8.
- Gershon AA. Varicella-zoster virus infections. Pediatr Rev. 2008; 29: 5-11.
- Heininger U, Seward JF. Varicella. Lancet. 2006; 368: 1365-76.

Enfermedad mano-pie-boca

Enfermedad producida por la infección de ciertos enterovirus del grupo Coxsackie A, B y enterovirus. Las epidemias casi siempre están causadas por el Coxsackie A16 o el enterovirus 71, pero puede ser debida a otros virus Coxsackie.

Cuadro clínico

Tras un breve periodo prodrómico con anorexia, dolor de garganta y ligero malestar, debuta con fiebre que dura de 2 a 3 días y aparición del complejo *enantema-exantema* característico. El enantema es de tipo vesicular, las lesiones se inician en forma de pequeñas manchas rojizas que se transforman en pequeñas vesículas de 2 a 3 mm a 1 cm de diámetro sobre una base eritematosa; finalmente se ulceran y se resuelven sin tratamiento en 5-7 días. Estas lesiones asientan en paladar duro, blando, encías, lengua y mucosa bucal y están presentes en la mayoría de los enfermos. De 1/4 a 2/3 de pacientes presentan, además, un exantema constituido por lesiones vesiculosas de base eritematosa, de aspecto característico y con llamativa predilección a localizarse en las palmas, borde lateral de las manos y cara dorsal y borde lateral de los pies. Las vesículas son superficiales, de pared delgada, uniloculadas, de contenido claro, tamaño variable entre 3-7 mm de diámetro y frecuentemente de forma *elíptica* característica con su eje mayor en el sentido de las líneas de la piel. Las vesículas se clarean en 2-7 días y solo ocasionalmente son dolorosas o pruriginosas o pueden romperse formando costras.

La frecuencia conque la enfermedad presenta su expresión clínica completa con su enantema y exantema, está en relación inversa a la edad del paciente. Cerca del 100% en el lactante, 38% en el escolar y 11% en el adulto.

Característicamente esta enfermedad afecta sobre todo al niño menor de 10 años. Figs. 51, 52: lesiones vesiculosas, superficiales, de pared delgada, uniloculadas, de contenido claro, menores de 1 cm de diámetro, ovaladas, sobre una base eritematosa, localizadas en palmas y 1er, 2° y 3er dedos del pie. Fig. 53: enantema, manchas rojas menudas en el paladar, que se transforman en pequeñas vesículas de 2 a 3 mm de diámetro sobre una base eritematosa que finalmente se ulceran. Fig. 54: vesícula en la mucosa del labio inferior con encías sanas en contraste con la afectación de las mismas en la gingivoestomatitis aftosa.

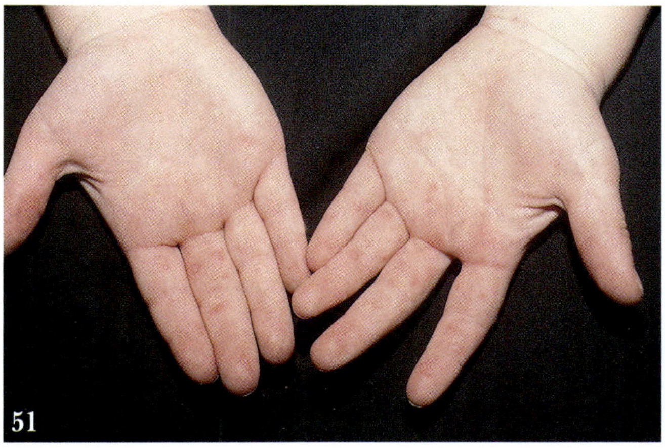
51

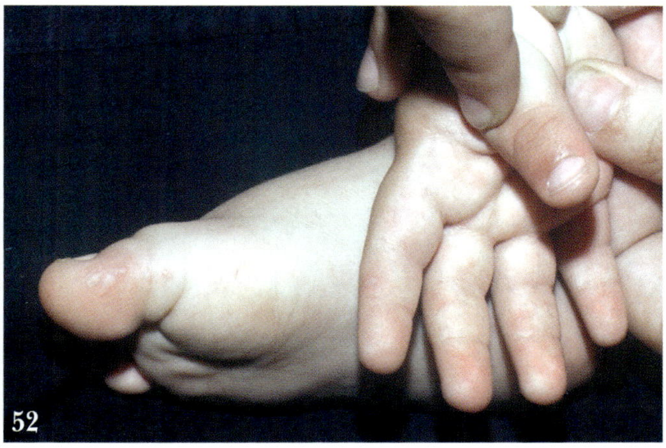
52

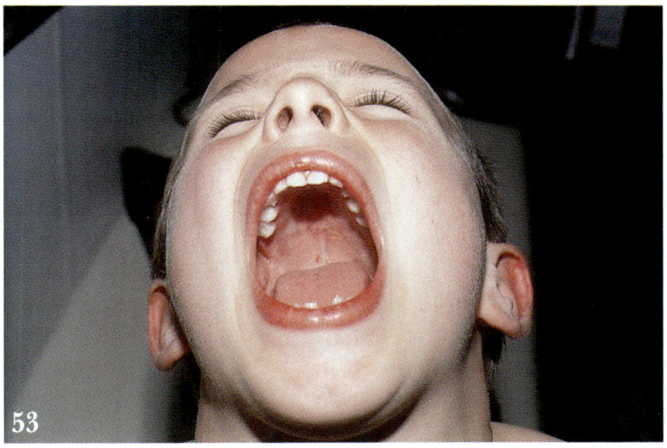
53

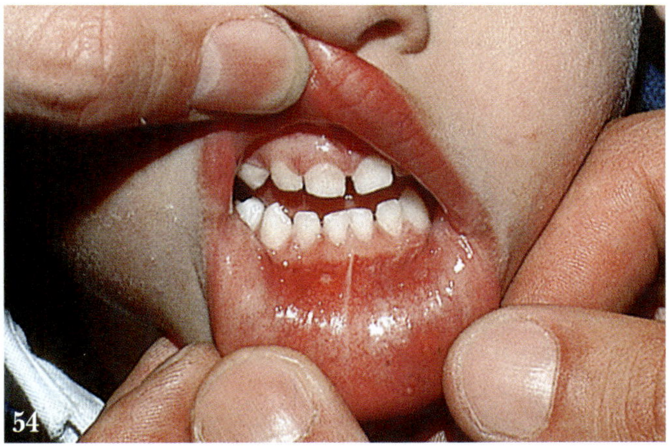
54

Recientemente se han publicado casos de enfermedad mano-pie-boca, con un cuadro más severo, debidos a infección por Coxsackie A6, con manifestaciones atípicas como la predilección de las lesiones por las áreas afectadas de dermatitis atópica y acuñado el término "eczema por Coxsackie", dada su similitud con la erupción variceliforme de Kaposi.

Aunque la gran mayoría de los casos se resuelven sin complicaciones, la infección en el primer trimestre del embarazo puede acarrear aborto espontáneo o retraso del crecimiento intrauterino. Epidemias recientes de la enfermedad mano-pie-boca debidas al enterovirus 71 se han asociado con complicaciones neurológicas.

Diagnóstico

El diagnóstico es clínico, basado en lo característico de su cuadro clínico.

Para confirmar si la infección ha sido por un enterovirus, la técnica de elección se basa en la amplificación de la secuencia del ARN común a todos los serotipos mediante la PCR. Se puede aplicar a cualquier tipo de muestra (lo ideal sobre frotis faríngeo que ofrece los mejores resultados), ha demostrado sensibilidad y especificidad muy elevadas y el resultado se ofrece en pocas horas. Aunque no puede determinar el serotipo concreto de enterovirus, esto en la práctica clínica diaria no tiene mucho interés. En la actualidad se dispone, en caso necesario, de PCR dirigido a otras regiones del genoma viral que nos permiten etiquetar el serotipo específico.

Diagnóstico diferencial

Varicela: en la etapa vesicular puede confundirse con la enfermedad mano-pie-boca, pero su distribución centrípeta, la afectación del cuero cabelludo, la presencia simultánea de lesiones en distinto estadio evolutivo permiten su diferenciación.

- Lott JP, Ba KL, Landry ML, Nix A, Oberste Ms, Bolognia J, et al. Atypical hand-foot-and-mouth disease associated with coxsackie virus A6 infection. J Am Acad Dermatol. 2013; 69: 736-41.
- Stalkup JR, Chilukuri S. Enterovirus infections. A review of clinical presentation, diagnosis and treatment. Dermatol Clin. 2002; 20: 217-23.
- Scott LA, Stone MS. Viral exanthems. Dermatol Online J. 2003; 9(3): 4.

Fiebre exantemática mediterránea (fiebre botonosa mediterránea)

La fiebre exantemática mediterránea (FEM) es una enfermedad infecciosa aguda febril, benigna, producida por la *Rickettsia conorii* transmitida por picadura de la garrapata de perro (*Riphicephalus sanguineus*), que actúa al mismo tiempo como reservorio habitual. El niño adquiere la enfermedad por vía cutánea debido a la picadura por garrapatas infectadas. Los brotes de la enfermedad se presentan en verano y otoño coincidiendo con el ciclo biológico de la garrapata.

Cuadro clínico

El período de incubación varía entre 8 y 12 días. Las manifestaciones clínicas se inician de forma brusca con cuadro de tipo gripal (fiebre elevada, afectación del estado general, cefalea) y a los 3-5 días de fiebre, aparición de un exantema característico, máculo-papuloso de elementos redondeados, las máculas iniciales se van elevando y haciéndose palpables (botonosa), de 1-2 mm de diámetro, no pruriginosas, adquieren un color oscuro, raramente purpúrico. Figs. 55-57: máculas en cara y máculo-pápulas de color rojo vinoso, de aspecto botonoso, en muslos y brazo. La erupción generalmente se inicia en las extremidades, va apareciendo por brotes, de ahí que se aprecien las lesiones en distintos estadios evolutivos y se va generalizando, afectando incluso, palmas, plantas (Fig. 58).

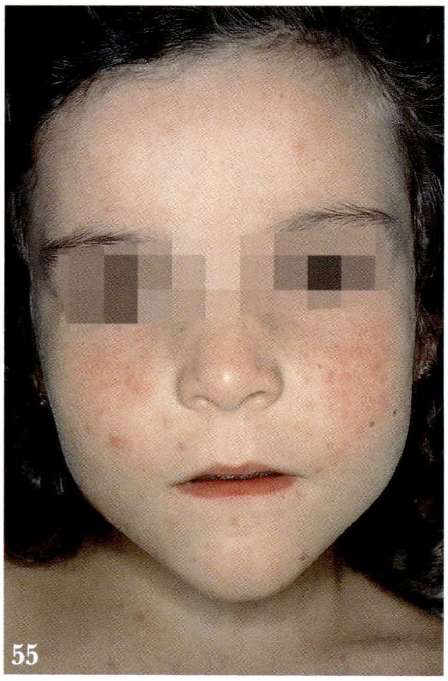

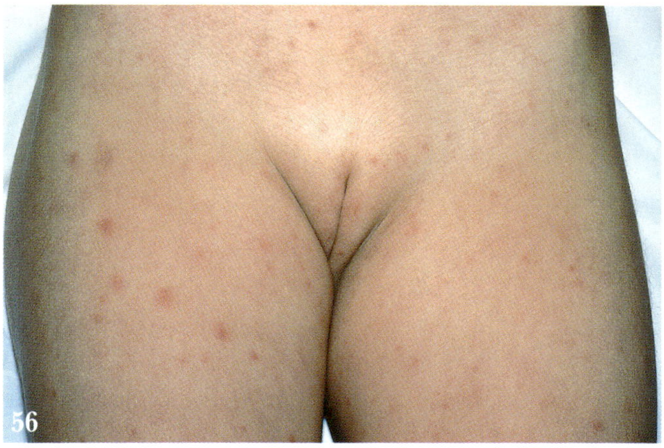

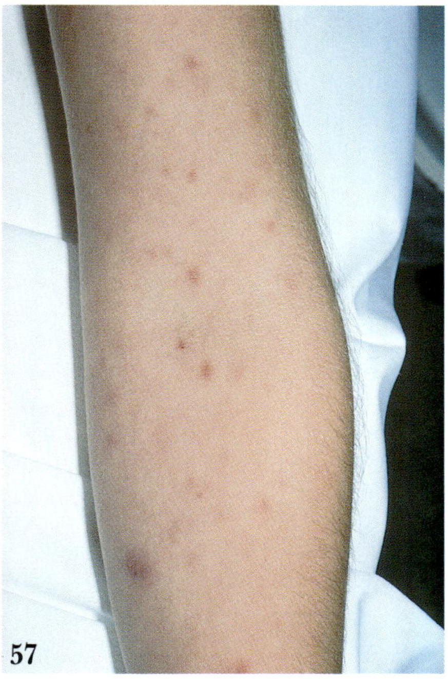

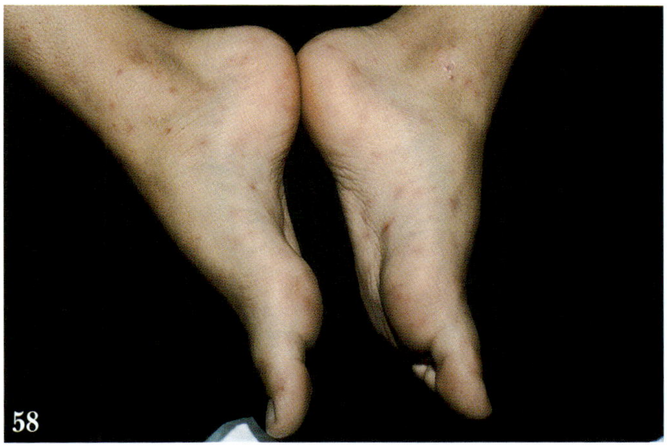

En el 75% de los casos se aprecia, en el lugar de la picadura de la garrapata, el chancro de inoculación, lesión típica conocida como la *tache noire* (mancha negra). Se trata de una pápula indurada, única, indolora, de 2-10 mm de diámetro, que se ulcera formándose una escara cubierta de una costra negra, de bordes netos y aréola eritematosa que perdura unos 7 días. Escara negra de inoculación localizada en el cuero cabelludo (Fig. 59) y cuello (Fig. 60).

Las complicaciones son poco frecuentes, en especial en la infancia, y el pronóstico, salvo excepciones, es benigno.

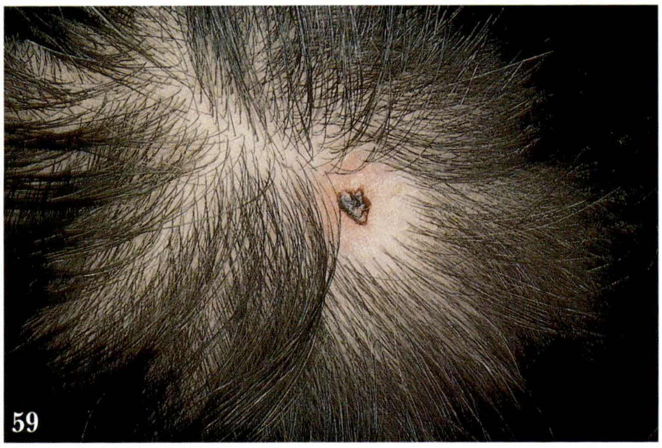

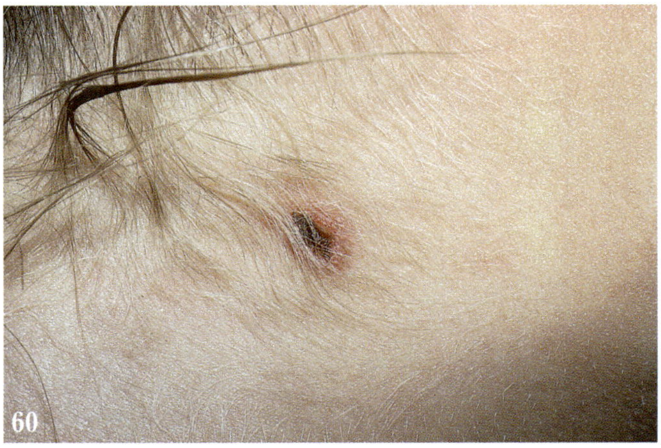

Diagnóstico

La sospecha diagnóstica se puede confirmar mediante análisis serológico. La cuadruplicación o más del título de anticuerpos específicos entre muestras de suero del estadio agudo y de convalecencia tomadas con 2-3 semanas de intervalo, es diagnóstica de rickettsiosis del grupo de las fiebres manchadas. Análisis de PCR en ADN de sangre entera o de biopsia de piel permiten la identificación exacta del agente etiológico.

Diagnóstico diferencial

En la fase inicial solo los antecedentes epidemiológicos, su aparición estival y el hallazgo de la mancha negra nos puede orientar al diagnóstico. Una vez brotado el exantema de la FEM, las entidades de mayor interés a tener en cuenta para su diferenciación, son: la *meningococemia, lúes secundaria, vasculitis leucocitoblástica* y *toxicodermias.*

- Antón E, Font B, Muñoz T, San Feliu I, Segura F. Clinical and laboratory characteristics of 144 patients with mediterranean spotted fever. Eur J Clin Microbiol Infect Dis. 2003; 22: 126-8.
- Segura F, Pachón J. Infecciones por Rickettsias. En: Ausina V, Moreno S (eds). Tratado SEIMC de enfermedades infecciosas y microbiología clínica. Madrid: Médica Panamericana; 2006. p. 579-89.

Exantema latero-torácico unilateral

El exantema látero-torácico unilateral (ELT), término aplicado a esta afección por sus características clínicas, es un proceso raro, autolimitado, propio de la edad infantil (excepcional en la etapa adulta), de etiología desconocida. Se sospecha una etiología infecciosa en base a su aparición estacional y a la presencia de síntomas prodrómicos. La mayor parte de los pacientes presenta fiebre, inflamación de la garganta, conjuntivitis, rinofaringitis o diarrea.

Cuadro clínico

Se caracteriza por una erupción cutánea unilateral que se inicia en la vecindad de la axila, con menor frecuencia en el pliegue inguinal, y se extiende en dos tiempos. En primer lugar hacia la cara interna del brazo y a lo largo del tórax, posteriormente hacia el 10º día, se generaliza afectando el lado contralateral haciéndose bilateral, pero siempre con predominio en uno de los lados del tórax. Respeta las mucosas, la cara, palmas y plantas. Las lesiones consisten en pápulas de pequeño tamaño de 2-4 mm de diámetro, eritematosas, que confluyen en placas, las cuales con el tiempo se van eczematizando. Se presenta entre los 4 meses y 5 años de edad, con pico máximo a los 2 años y predominio femenino (2: 1). La erupción tiene una duración media de 5 semanas con resolución espontánea y puede ir acompañada de fiebre (40%), tos y adenopatías locorregionales (70%). Los pacientes presentan prurito ligero en el 62% y la descamación tardía se aprecia prácticamente en todos los casos.

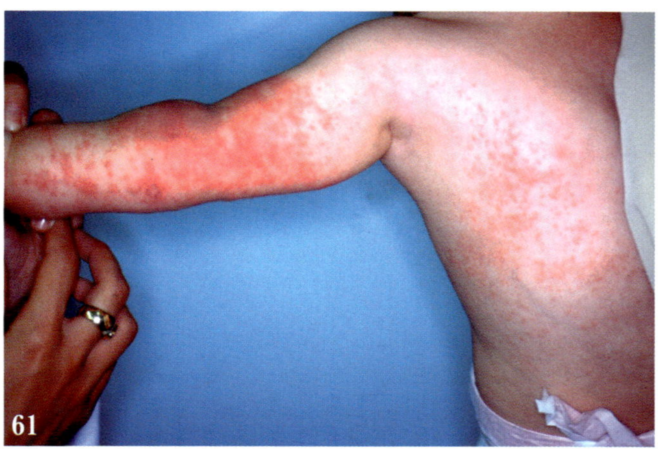

61

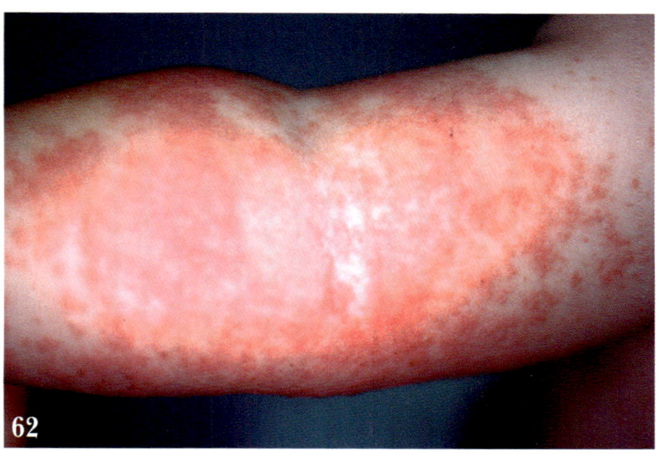

62

Se han descrito algunas variantes clínicas con afectación de la cara (7%), genitales (4%) y pies (3%). No se ha comprobado transmisión interhumana. Figs. 61, 62: lactante de 7 meses con placa eritematosa eczematizada en brazo derecho, axila respetada y exantema máculo-papuloso en hemitórax derecho. Fig. 63: vista más próxima del exantema de su hemitórax. Figs. 64, 65: varón de 5 años con placa eritematosa unilateral con pequeñas pápulas eritematosas aisladas en su periferia, cara respetada.

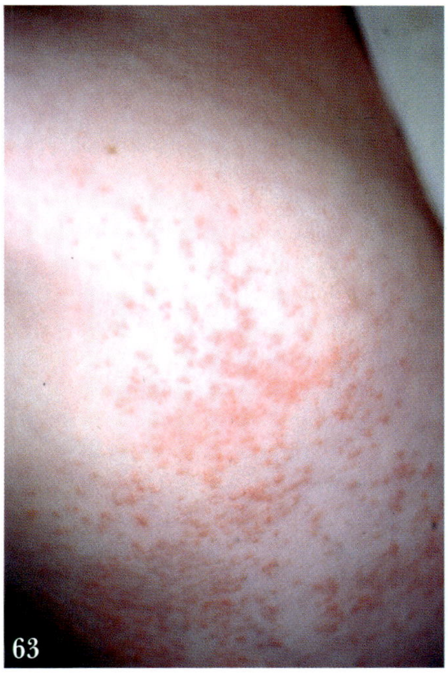

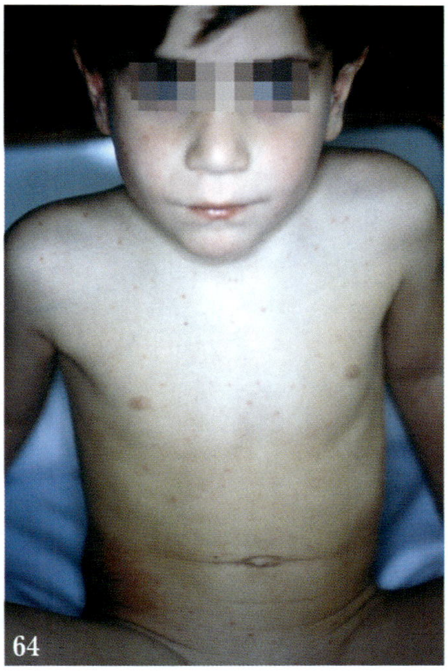

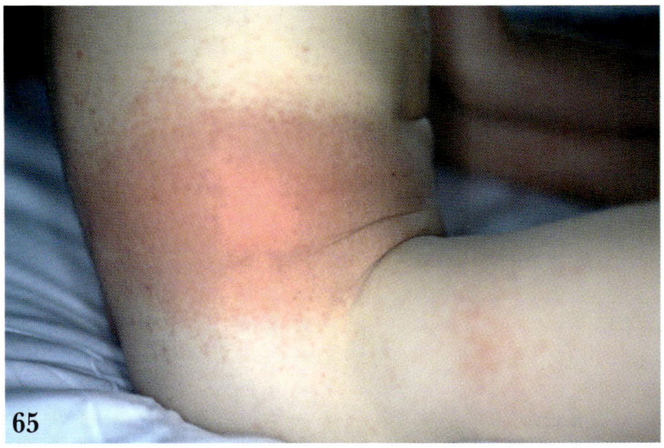

Diagnóstico

El diagnóstico es clínico, siendo importante para el mismo el carácter unilateral de su inicio. El diagnóstico diferencial incluye a la *pitiriasis rosada de Gibert* y a la *enfermedad de Gianotti-Crosti.*

Pitiriasis rosada de Gibert: máculo-pápulas ovaladas con borde fino escamoso "en collarete" localizadas en el tronco, distribuidas en árbol de navidad.

Enfermedad de Gianotti-Crosti: pápulas monoformas, aplanadas, bilaterales, acrolocalizadas, con tronco respetado.

- Bodemer C, de Prost Y. Unilateral laterothoracic exanthem in children: A new disease? J Am Acad Dermatol. 1992; 27: 693-6.
- Coustou D, Leaute-Labreze C, Bioulac-Sage P, Labbe L, Taïeb A. Asymmetric periflexural exanthem of childhood. Arch Dermatol. 1999; 135: 799-803.
- McCuaig C, Russo P, Powell J, Pedneault L, Lebel P, Marcoux D. Unilateral laterothoracic exanthem. J Am Acad Dermatol. 1996; 34: 979-84.

14 Infecciones por hongos

Los hongos están constituidos por células eucariotas, tienen un verdadero núcleo con membrana nuclear y pueden ser uni o multicelulares. No disponen de clorofila, por lo que no pueden, por fotosíntesis, anabolizar los hidratos de carbono y tienen que adoptar una vida saprofita o parasitaria. Clásicamente se diferencian dos grandes grupos: los mohos (hongos filamentosos) y las levaduras. Los mohos están constituidos por filamentos multinucleados denominados hifas, que se reproducen continuamente por sus extremos y con frecuencia se arborizan. Las levaduras se reproducen por gemación y ocasionalmente pueden formar filamentos o pseudohifas. Se han identificado más de 100.000 especies aunque solo unas docenas tienen interés patógeno para el hombre. Las enfermedades causadas por hongos se conocen como micosis. Las micosis de dividen en infecciones superficiales y profundas. Las infecciones superficiales son las que se limitan a la piel, pelo, uñas y mucosas.

MICOSIS SUPERFICIALES

Dermatofitosis

Se conoce con el nombre de dermatofitosis a las infecciones superficiales de la piel y anejos cutáneos causadas por dermatofitos. Los dermatofitos son un grupo de hongos filamentosos taxonómicamente similares, caracterizados por su especial apetencia por los tejidos queratinizados del hombre y de los animales. Estas infecciones se denominan, también, tiñas, acompañadas del vocablo latino que indica la zona afecta (tiña *capitis*, *pedis*, etc.). Las dermatofitosis, por su frecuencia, son un grupo importante de patologías en nuestro medio, aunque es difícil conocer su incidencia exacta.

Los dermatofitos se clasifican en tres géneros anamórficos (reproducción asexual): *Microsporum*, *Trichophyton* y *Epidermophyton*. Se han identificado más de 40 especies, pero solo 11 especies de *Microsporum*, 16 de *Trichophyton* y 1 de *Epidermophyton* son patógenas para el hombre. Los tres géneros, presentan especiales apetencias en su colonización.

1. *Microsporum*: afecta fundamentalmente al cabello, alguna vez a la piel pero nunca a las uñas.
2. *Trichophyton*: afecta toda área queratinizada (pelos, uñas, piel).
3. *Epidermophyton*: afecta a la piel, sobre todo a los pliegues, uñas y nunca al pelo.

Según su hábitat natural y huésped preferente, los dermatofitos se clasifican en antropofílicos, zoofílicos y geofílicos (Tabla I).

- Dermatofitos geofílicos: viven en el suelo, pero pueden infectar al hombre y al animal.
- Dermatofitos zoofílicos: aunque el animal es su primer huésped, infectan al hombre y al animal: *Trichophyton mentagrophytes. Microsporum canis.*
- Dermatofitos antropofílicos: el hombre es el huésped y raramente infectan a los animales; los más importantes, el *T. mentagrophytes. T. schoenleini* y *M. audouini.*

TABLA I. Ecología de los principales dermatofitos patógenos para el hombre.

Antropofílicos	Zoofílicos	Geofílicos
E. floccosum	*M. canis*	*M. gypseum*
M. audouinii	*M. gallinae*	*M.fulvum*
T. mentagrophytes var interdigitale	*M. nanum*	*M. nanum*
T. rubrum	*T. mentagrophytes var mentagrophytes*	*T. ajelloi*
T. schoenleinii	*T. verrucosum*	*T. terrestre*
T. tonsurans	*T. equinum*	

El conocimiento del nicho ecológico de los diferentes dermatofitos es importante desde el punto de vista epidemiológico ya que permite conocer la fuente de infección. Algunos dermatofitos, principalmente, las especies zoofílicas y geofílicas de *Microsporum* y *Trichophyton* conservan la capacidad de reproducción sexuada (teleomorfa) y se clasifican en el género *Arthroderma.*

En general los dermatofitos zoofílicos y geofílicos tienden a producir lesiones más inflamatorias y con mayor tendencia a la curación espontánea que las infecciones producidas por antropofílicos.

Las dermatofitosis cutáneas generalmente responden al tratamiento tópico, en cambio las que afectan a las uñas o al cabello requieren tratamiento sistémico.

Patogenia

La infección por dermatofitos se limita al estrato córneo de la epidermis. Los dermatofitos invaden la capa córnea merced a sus fermentos queratinolíticos, pero no son capaces de penetrar más profundamente en la epidermis, por la acción de un factor sérico antimicótico que impide su crecimiento. En la tiña del cuerpo, tras la invasión de la piel, le sigue una diseminación centrífuga de la misma, a través de la capa córnea de la epidermis, dando lugar al patrón anular característico.

Los dermatofitos, como hongos filamentosos que son, tienen un crecimiento radial. El centro de las lesiones cutáneas alberga el material más antiguo y menos viable, motivo por el que se elige, para su recogida diagnóstica, material cercano a los bordes de la lesión.

Dermatofítides

Llamadas reacciones *ide*, son reacciones de hipersensibilidad a un antígeno del hongo (p.ej., tricofitina), que se presentan en las tiñas inflamatorias y a distancia de la lesión primaria. Son lesiones estériles, su cultivo siempre es negativo, pruriginosas, secundarias a la liberación del antígeno causante de la hipersensibilidad. La liberación del antígeno puede ser espontánea o como consecuencia de la administración de las primeras dosis de medicación. Son lesiones que van a curar al mismo tiempo que la lesión principal y se acompañan de una intensa reacción intradérmica al antígeno causante. La reacción típicamente se inicia en la cara y luego se extiende al tronco. Su forma clínica de presentación es polimorfa, puede ser de tipo urticarial, máculo-papular, vesicular, pustular o similar al eritema nodoso. Se debe evitar su confusión con una reacción al medicamento que se le está administrando.

Diagnóstico de las dermatofitosis

La clínica depende, muchas veces, más de la localización que del agente, aunque acabamos de exponer sus preferencias. La sospecha clínica debe ser confirmada. Para ello disponemos de tres procedimientos: examen con luz de Wood, examen con hidróxido de potasio (KOH) y cultivo fúngico.

1. Examen con luz de Wood

La lámpara de Wood emite luz ultravioleta de onda larga (UV 320-400 nm), principalmente de una longitud de onda de 365 nm. El examen se realiza en un cuarto oscuro, manteniendo la lámpara a una distancia de 10-15 cm del cuero cabelludo o de la zona de piel a estudiar buscando algún cambio de color. Este examen es útil para detectar manchas hipopigmentadas en la piel e infecciones fúngicas superficiales, tiñas del cuero cabelludo. Se detecta fluorescencia azul verdosa en los pelos cuyo tallo ha sufrido una invasión tipo *ectothrix* y en alguna infección tipo *endothrix*. El *M. canis* presenta fluorescencia, pero no la presenta la tiña de cuero cabelludo producida por el *T. tonsurans*, por lo tanto el examen con luz de Wood no puede utilizarse para excluir el diagnóstico de tiña del cuero cabelludo. La tiña *corporis* no presenta fluorescencia, sin embargo las manchas de la tiña versicolor presentan una fluorescencia dorada bajo la lámpara de Wood.

2. Examen con hidróxido de potasio

Es un método simple, rápido y seguro para detectar dermatofitos y levaduras, aunque para su interpretación se necesita de cierta práctica. Se puede preparar una visión directa mediante la obtención de escamas del borde de la lesión (raspar horizontalmente con una hoja quirúrgica nº 15) o de pelos de la periferia de la lesión o de los detritus de la uña. Colocar el material sobre un porta, añadir 1- 2 gotas de hidróxido de potasio (KOH) en 40% de dimetilsulfóxido, colocar encima la laminilla y observar la preparación al microscopio con luz reducida, dentro de los 30 minutos, si no las hifas se disuelven. De esta forma se aprecian las hifas y excepcionalmente las conidias. Tanto si el test es positivo como negativo, siempre debe cultivarse.

3. Cultivo fúngico

El cultivo fúngico es la prueba más fiable para el diagnóstico de la tiña del cuero cabelludo y se debe realizar de rutina en todo niño sospechoso de padecerla. El cultivo se simplifica utilizando como medio el DTM (*dermatophyte test medium*) basado en el agar dextrosa de Sabouraud que, entre otros componentes añadidos, lleva rojo fenol como indicador del pH. Para hacer la siembra, los pelos rotos o raspados obtenidos con una cureta estéril o mediante un aplicador húmedo de punta de algodón se inoculan hasta romper la superficie del agar y se deja la botella a temperatura ambiente para su cultivo. Si crece un dermatofito origina una reacción alcalina y virará el indicador de rojo fenol de amarillo a rojo. El cambio de color puede iniciarse para las 24-48 horas pero no adquiere el color completo hasta los 3-7 días. Se valora a los 10 días. A pesar de que es un excelente método, para la correcta identificación de los hongos es necesario su cultivo en agar dextrosa de Sabouraud. Mycosel® es un medio quizás más selectivo y preferente para el cultivo de dermatofitos.

Identificación de los hongos

Desde el año 1860 se catalogan los dermatofitos a partir de la morfología de la colonia. El estándar es el cultivo en agar dextrosa de Sabouraud. Para el estudio de la morfología de la colonia, se valora, entre otros parámetros, el tamaño, color, superficie (plana, elevada), textura, patrones de los pliegues (plicados, cerebriformes); no obstante, para la definitiva identificación del hongo es necesario, además de la morfología de la colonia, el estudio microscópico de las conídeas y de las hifas obtenidas a partir de las colonias que han crecido en el agar dextrosa de Sabouraud.

- Elewski BE, Hazen PG. The superficial mycoses and the dermatophytes. J Am Acad Dermatol. 1989; 21: 655-73.
- Weitzman I. The dermatophytes. Clin Microbiol Rev.1995; 8: 240-59.
- Kelly BP. Superficial fungal infections. Pediatr Rev. 2012; 33: e22-e37.

INFECCIONES POR DERMATOFITOS

Tiña *capitis*

Es la infección del cabello producida por dermatofitos del género *Trichopyton* (*T. tonsurans*) y *Microsporum (M. canis)*. La gran mayoría de los casos son debidos al *T. tonsurans*. La tiña *capitis* (TC) es un proceso limitado prácticamente al prepúber; la causa de la resistencia a desarrollar TC después de la pubertad es desconocida. El tipo de invasión y proliferación en el pelo de las esporas del hongo, puede ser de dos tipos principales: las especies del género *Microsporum* invaden el exterior del pelo (*ectothrix*), produciendo destrucción de su cutícula y con frecuencia dan fluorescencia a la luz de Wood; por el contrario, las esporas de las especies de *Trichophyton* habitualmente invaden el interior del pelo (*endothrix*), causando una gran fragilidad del mismo y no dan fluorescencia a la lámpara de Wood. El cuadro clínico de la TC es muy variable dependiendo de la especie del patógeno y de la respuesta del huésped. No obstante por su cuadro clínico no podemos deducir su etiología. El hecho clínico cardinal de la TC es una combinación de inflamación del cuero cabelludo, con rotura y pérdida de pelo. Dos grandes patrones clínicos pueden presentarse: inflamatorio y no inflamatorio.

A. Tiña *capitis*, forma no inflamatoria

La TC forma no inflamatoria puede cursar con varios tipos de patrones clínicos. Tipo dermatitis seborroide con caspa, de "*black dot*" y patrón tipo alopecia *areata*.

Cuadro clínico

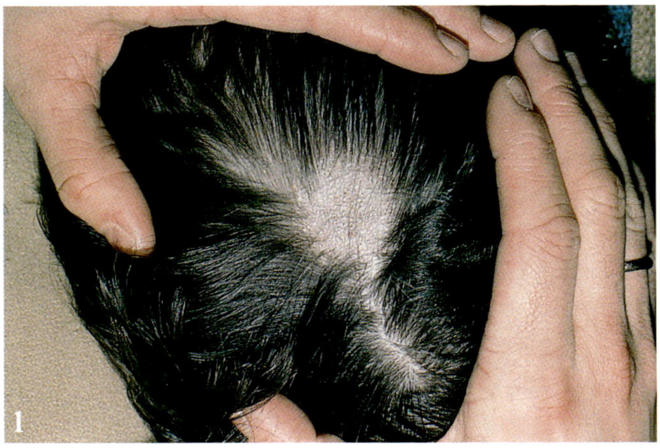
1

La TC por *T. tonsurans*, parasitización tipo *endothrix*, puede manifestarse de varias formas clínicas. De una forma sutil, con un cuadro que remeda al de la dermatitis seborroide, con presencia de una caspa difusa o en parches formada por unas escamas finas, blancas y adherentes al cuero cabelludo. El mensaje es que entre los 6 meses y la adolescencia los niños no tienen escamas, es decir, caspa en el cuero cabelludo. Por lo tanto, ante todo niño que presente una descamación que recuerde a la caspa, el médico tiene la obligación de pensar que está ante una tiña y debe hacer cultivo de esas escamas. La infección por *T. tonsurans* también puede manifestarse con áreas de alopecia bien marcadas, con presencia de pelos rotos a nivel del orificio folicular, que emergen del mismo 1-3 mm, dando un patrón "patognomónico" conocido como de *puntos negros*, "*black-dot*" (Fig. 1).

El *T. tonsurans* es altamente contagioso, creando pequeñas epidemias escolares. Se contagia directamente de persona a persona y a través de fómites (peines, cepillos, toallas). El estado de portador en la infección por *T. tonsurans,* se refiere al individuo con cultivo positivo, sin signos ni síntomas de infección del cuero cabelludo. Los portadores clásicos son adultos que han estado expuestos a niños infectados. Estos portadores diseminan el hongo y son contagiosos, en consecuencia, algunos expertos abogan por el tratamiento de todos los portadores.

La TC forma microspórica (*M. canis, M. audouinii*) es una infección *ectothrix* (artroconidias alrededor de la vaina del pelo). Se manifiesta por la presencia de *parches de alopecia,* con o sin eritema, de base escamosa, de color blanco grisáceo de márgenes difusos, no desprovista del todo de pelo sino cubierta por deslustrados y distorsionados pelos rotos de 1-3 mm de tamaño emergiendo del cuero cabelludo (el hongo no afecta ni al bulbo piloso ni a la matriz del pelo, por eso el pelo siempre crece algo). Las lesiones aisladas pueden medir de 1-6 cm y con frecuencia se hallan múltiples manchas alopécicas; el cuadro se conoce como tiña en *placas grises.*

La alopecia con o sin descamación es la forma más común de presentación de la TC no inflamatoria. La presencia de *adenopatía cervical u occipital* marcada en todos los pacientes de TC es una importante pista clínica para el correcto diagnóstico de la enfermedad que nos permite diferenciar la TC de otras enfermedades del cuero cabelludo que cursan con alopecia; sin adenopatía se debe cuestionar el diagnóstico de TC

Diagnóstico

Para hacer el diagnóstico de la TC se requiere un elevado índice de sospecha. La sospecha requiere confirmación diagnóstica mediante el examen microscópico en fresco con KOH del pelo infectado. En la infección por *T. tonsurans* muestra numerosas artroconidias dentro del tallo del cabello; en la infección por *Microsporum,* las esporas rodean el tallo del pelo. El examen con lámpara de Wood del cabello del paciente con infección por *Microsporum* da una fluorescencia verde brillante; si está infectado por *T. tonsurans* no apreciaremos fluorescencia. El diagnóstico final, se realiza mediante cultivo en DTM de pelos infectados y para su precisa identificación se requiere cultivo en medio de Sabouraud.

Diagnóstico diferencial

La *alopecia areata* y la *tricotilomanía* son las dos entidades de mayor interés a tener en cuenta en el niño, en el diagnóstico diferencial de la TC no inflamatoria.

Alopecia areata: total ausencia de pelo en una placa bien delimitada sin ningún otro signo asociado en el cuero cabelludo.

Tricotilomanía: las zonas de pérdida de pelo tienen un patrón mal definido de forma irregular, con cabellos rotos de longitudes diferentes, petequias perifoliculares y excoriaciones del cuero cabelludo. No signos de inflamación, ni descamación, a diferencia de la TC.

B. Tiña *capitis*, forma inflamatoria (*querion*)

El vocablo griego *querion,* que significa "panal de miel", es un término utilizado para designar a la tiña *capitis* inflamatoria. Los agentes más frecuentes son el *M. canis* y *T. tonsurans.*

Cuadro clínico

Después de un período de varias semanas tras la infección, aparece progresivamente la lesión. Su aspecto clínico típico es la presencia de una placa prominente de bordes elevados, bien delimitados que hace protrusión sobre el tejido de la vecindad, que puede alcanzar 10-15 cm de diámetro, con una superficie de aspecto inflamatorio, granulomatoso, húmedo, que exuda espontáneamente o al ejercer presión, un líquido seropurulento, a través de los numerosos folículos abiertos que presenta (Figs. 2, 3). La lesión está desprovista de pelos o éstos se desprenden a la más mínima tracción. Se acepta que el pus que mana por las boquillas es estéril, aunque en algunos casos se aíslan bacterias piógenas que no parecen jugar papel patógeno en el desarrollo del proceso. En más de la mitad de los casos, se aprecia adenopatía satélite regional. Llama la atención el "fuerte contraste" entre su aspecto antracoide y el hecho de que la lesión curse sin dolor y sin repercusión sobre el estado general. Este dato es útil para diferenciarlo de los procesos piógenos del cuero cabelludo.

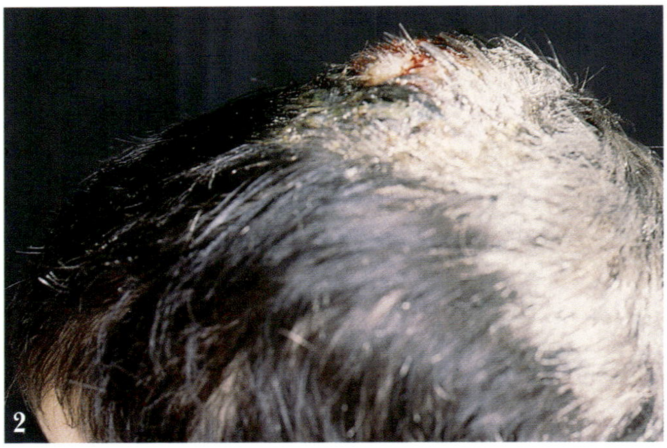
2

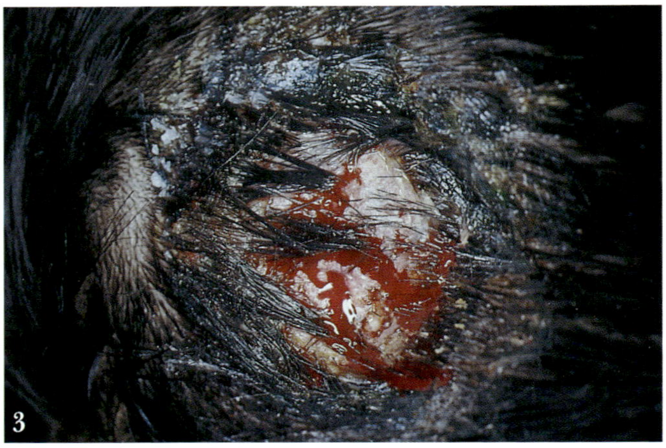
3

Con cierta frecuencia es confundido con un absceso del cuero cabelludo, siendo sometido el niño a tratamientos antibióticos innecesarios e incluso a desbridamientos quirúrgicos, retrasando el diagnóstico y exponiendo al paciente a lesiones de alopecia irreversible (Figs. 4, 5).

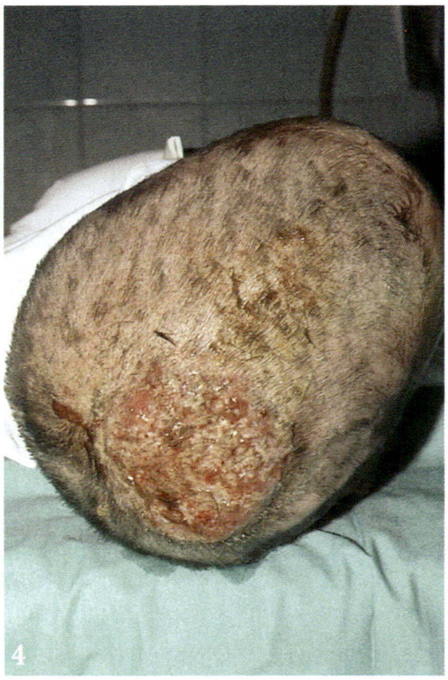
4

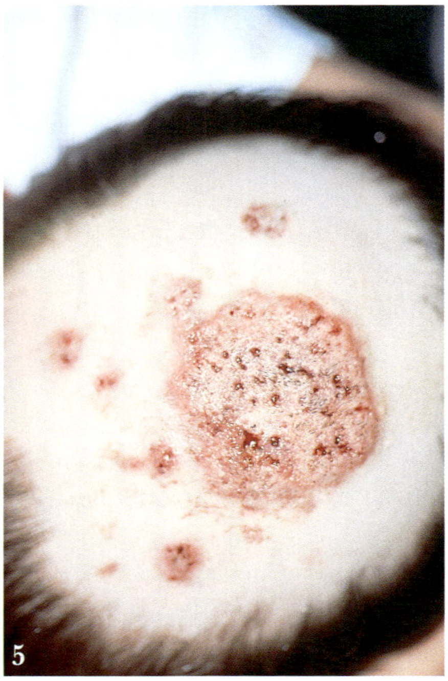
5

Evolución de un paciente con tiña inflamatoria por *T. mentagrophytes* (Figs. 6, 7), al mes (Fig. 8), 5 meses (Fig. 9) y 23 meses (Figs. 10, 11) donde se aprecian las secuelas de la lesión con un cuero cabelludo apergaminado y alopécico. La intensa respuesta inflamatoria presente en el *querion* es debida a una reacción de hipersensibilidad retardada celular tipo IV de Coombs y Gell frente a los antígenos del hongo y es la responsable de la destrucción de los folículos pilosos. Este hecho puede evitarse asociando a la medicación antifúngica, prednisona oral 1-2 mg/kg/día durante 1-2 semanas.

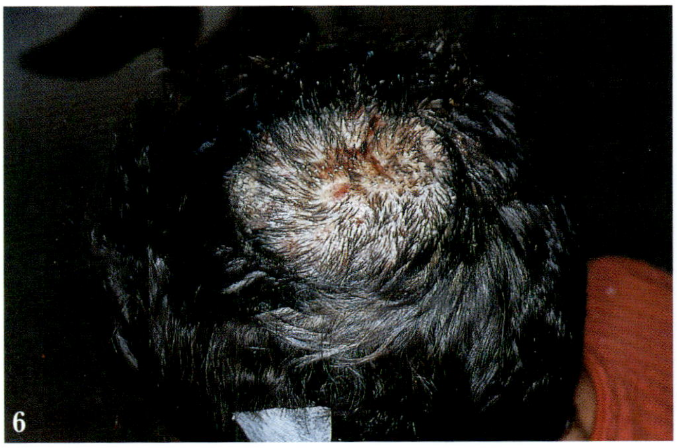
6

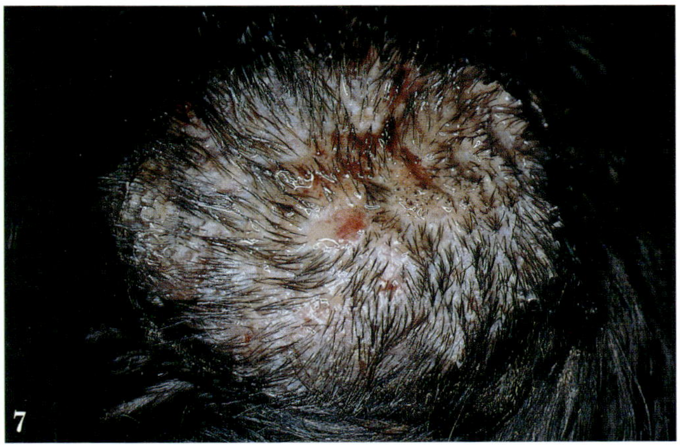
7

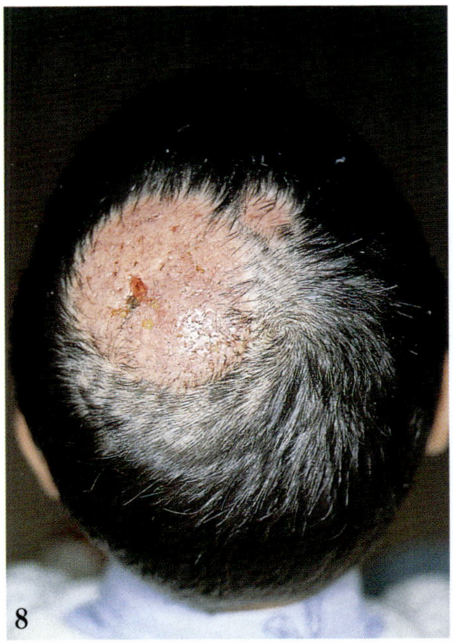
8

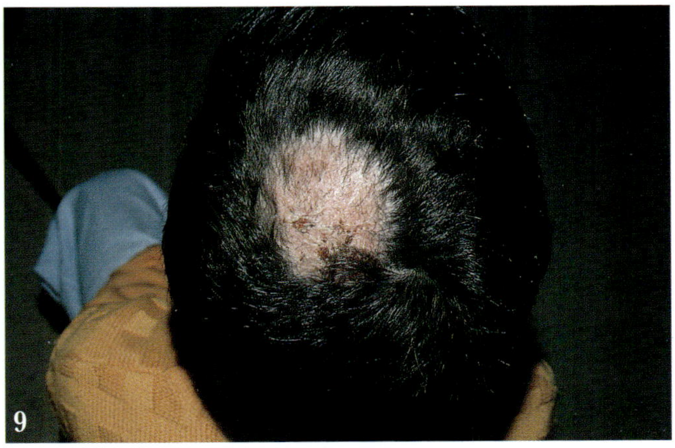
9

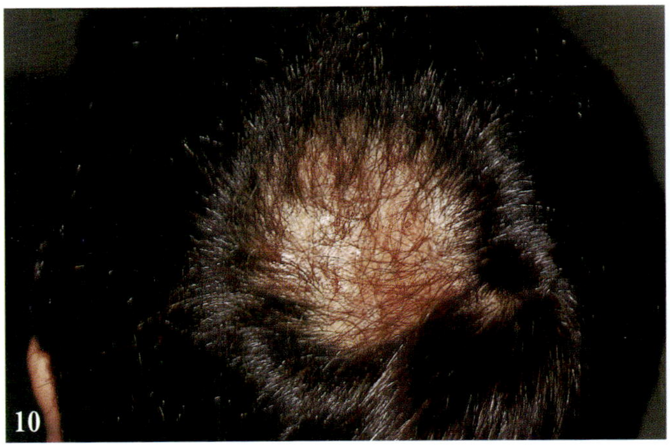
10

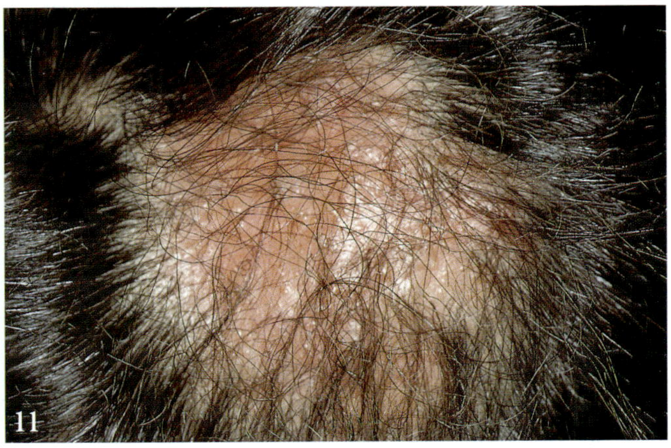
11

El paciente puede presentar, sobre todo al inicio del tratamiento, otras manifestaciones cutáneas debidas a esta reacción celular retardada, son las llamadas *dermatofítides*. Consiste en la aparición de un exantema formado por lesiones variables en extensión y morfología (urticarial, máculo-papular, pápulo-folicular, vesicular o pustular). Son lesiones pruriginosas, estériles, y se resuelven espontáneamente. Figs. 12-14: erupción generalizada, pápulo- vesiculosa, las lesiones con costra son debidas a una varicela reciente. Fig. 15: lesión eritemato escamosa, anular, bien delimitada, con vesículas y pústulas en su borde, de aparición a la tercera semana de tratamiento en un paciente afecto de *querion*; dermatofítide.

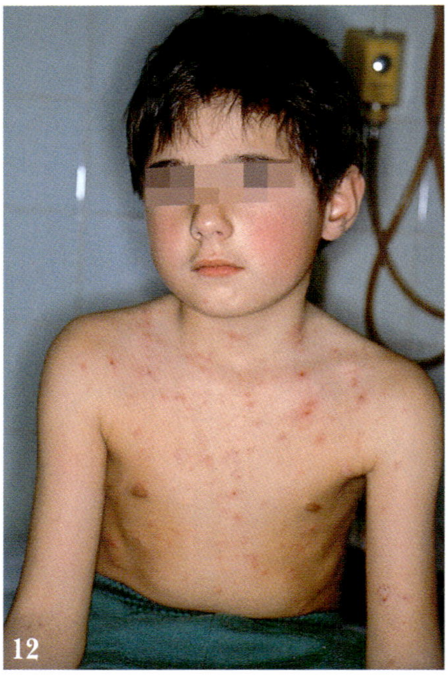
12

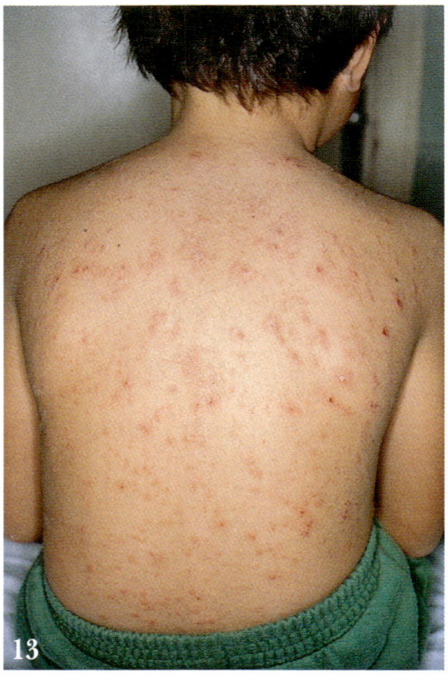
13

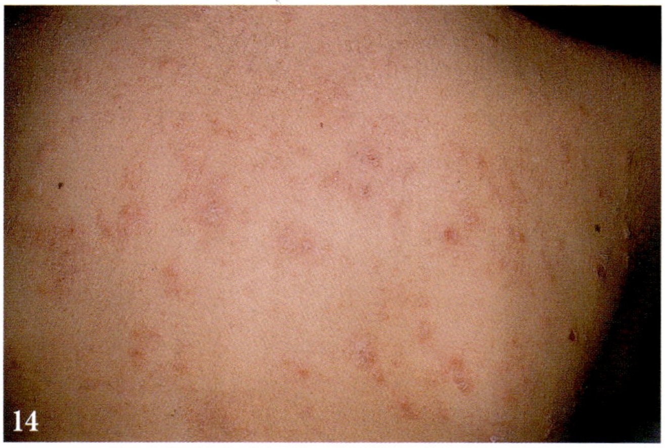
14

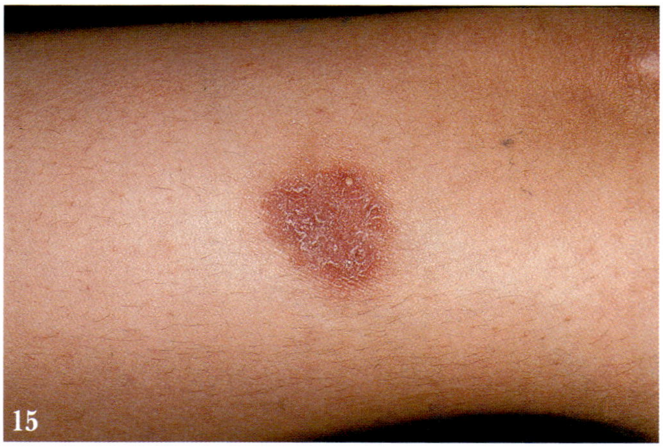
15

Diagnóstico

Es sencillo si el médico piensa en él, ante el cuadro clínico evocador descrito. La sospecha clínica debe ser confirmada mediante el examen con KOH y el cultivo en DTM y cuando sea necesario en agar dextrosa de Sabouraud.

Diagnóstico diferencial

Debido a la inflamación y al pus, puede ser confundido con una infección primaria bacteriana, como el *impétigo, forúnculo* o *absceso.*

Impétigo: gran número de elementos, no superiores a 2 cm, con costra melicérica, los cabellos quedan englobados en la costra pero cuesta arrancarlos. En general en el impétigo no hay pérdida de cabello. En el *querion,* los cabellos salen solos, se quedan en la mano y es llamativo el contraste entre el aspecto clínico de la lesión, su buen estado general y la ausencia de síntomas.

- Rippon JW, Lucky AW, Herbert AA, et al. Tinea capitis: Current concepts. Pediatr Dermatol. 1985; 2: 224-37.
- Elewski BE. Tinea capitis: A current perspective. J Am Acad Dermatol. 2000; 42: 1-20.
- Stein DH. Tineas. Superficial dermatophyte Infections. Pediatr Rev. 1998; 19: 368-72.
- Shy R. Tinea corporis and tinea capitis. Pediatr Rev. 2007; 28: 164-74

Tiña del cuerpo

Bajo esta denominación se engloban las lesiones dermatofíticas superficiales de la piel del tronco, extremidades y partes de la cara desprovistas de pelo. La tiña del cuerpo tiene un aspecto similar, virtualmente en cualquier lugar del cuerpo, aunque ligeras variaciones regionales han abocado a la utilización de términos especializados para la infección de ciertas regiones corporales, como *T. pedis* (pies) y *T. cruris* (área inguinal).

En el niño, el agente causal más frecuente es el *M. canis,* transmitido por el perro y/o gato; ocasionalmente el culpable es el *T. mentagrophytes* o el *T. rubrum.* El período de incubación típico es de 1-3 semanas. Un importante factor de transmisión son los animales domésticos, las mascotas de los niños; otros factores de riesgo son el contacto estrecho con persona o ropa infectada y la práctica de deportes de contacto. La infección se disemina centrífugamente a partir del punto de invasión de la piel, dando lugar a las clásicas lesiones anulares.

Cuadro clínico

Clínicamente se caracteriza por la aparición de una o varias manchas eritematosas, nítidamente circunscritas, de forma anular y bordes escamosos ligeramente elevados. Figs. 16, 17: tiña del cuerpo por *M. canis.*

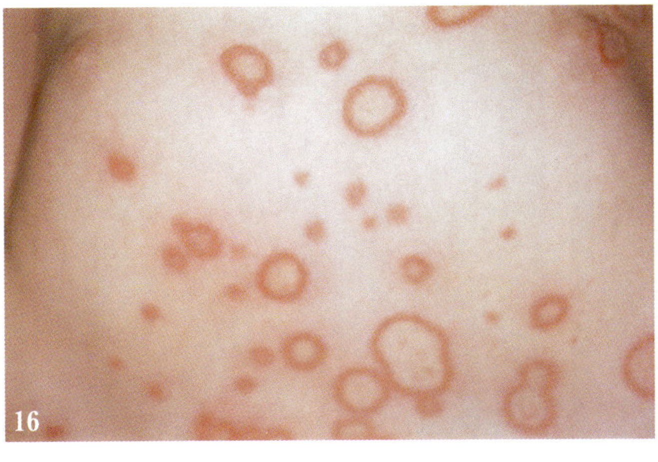
16

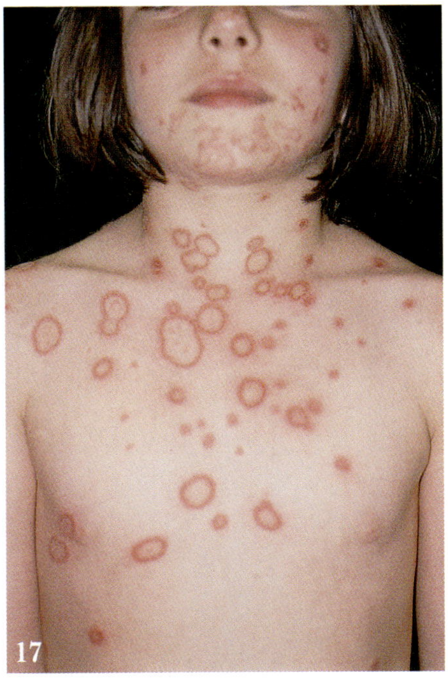
17

O presentar forma policíclica por confluencia de varias lesiones o formas caprichosas con anillos concéntricos en su interior dando un aspecto llamativo y evocador (Figs. 18, 19). Conforme la lesión progresa, los bordes se van expandiendo lentamente en dirección centrífuga mientras el centro presenta una tendencia espontánea a la curación, adquiriendo un tono más rosado y menos escamoso.

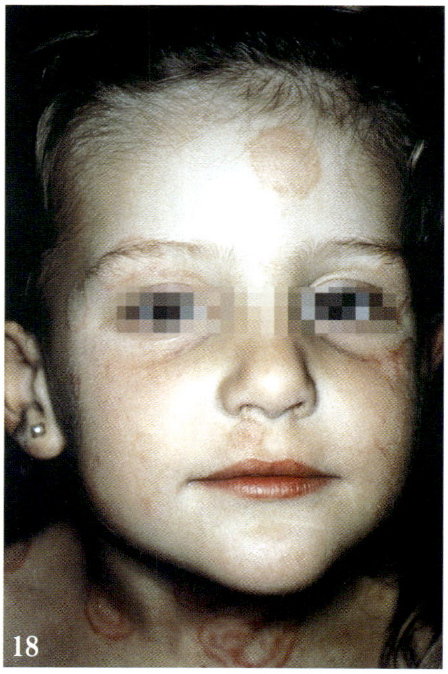

18

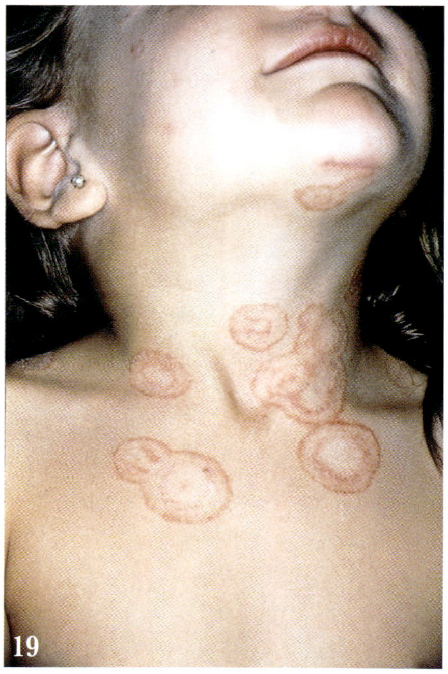

19

Los bordes pueden ser escamosos, papulosos, microvesiculares o pustulosos. Fig. 20: lesión anular con aclaración central y borde elevado pápulo-vesicular circinado. Fig. 21: lesión anular con borde elevado escamoso. Las lesiones debidas al *M.canis*, asientan en miembros superiores, cuello o cara por ser las zonas de mayor contacto del niño con sus animales de compañía. En general, los dermatofitos del género *Trichophyton* suelen dar lugar a lesiones únicas que pueden afectar grandes áreas y los del género *Microsporum*, lesiones múltiples de pequeño tamaño. La distribución asimétrica de las lesiones y la lenta expansión de sus bordes son rasgos diagnósticos de ayuda. El niño puede estar completamente asintomático o quejarse de ligero picor o inflamación en el área afecta. El médico debe pensar en tiña ante toda erupción eritematosa escamosa, localizada en cualquier parte de la superficie corporal.

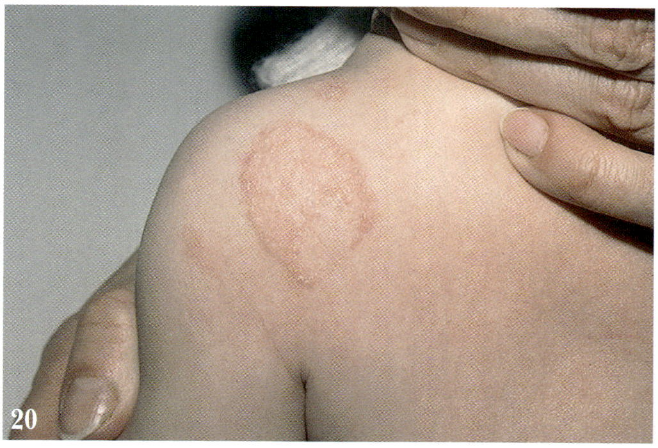

20

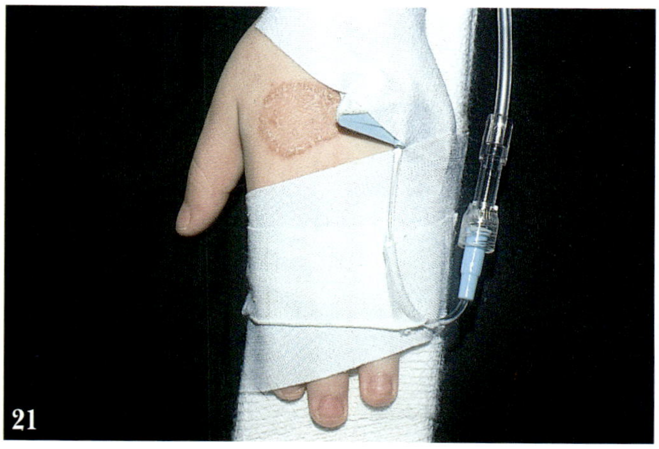

21

La aplicación tópica de corticoides o de inhibidores de la calcineurina (pimecrolimus, tacrolimus), en casos mal diagnosticados, puede enmascarar el cuadro, mejorando sus signos y síntomas pero persistiendo la infección, dando como resultado procesos de presentación clínica inusual, que no recuerdan a la tiña, dificultando el diagnóstico. Se ha sugerido la utilización del término *tiña incognito* para describir este estado. Fig. 22: placa eritematosa, discontinua, de bordes elevados con pápulas, vesículas y pústulas, tratada con antibióticos y corticoides tópicos (tiña *incognito*). Fig. 23: gran placa eritematosa, con pápulas, bordes irregulares, no elevados, sin descamación, en la cara de una niña tratada con corticoides tópicos (tiña *incognito*). Es interesante resaltar que, a pesar de la falta de inflamación en la tiña *incognito*, la posibilidad de visualización de las hifas al microscopio es muy elevada.

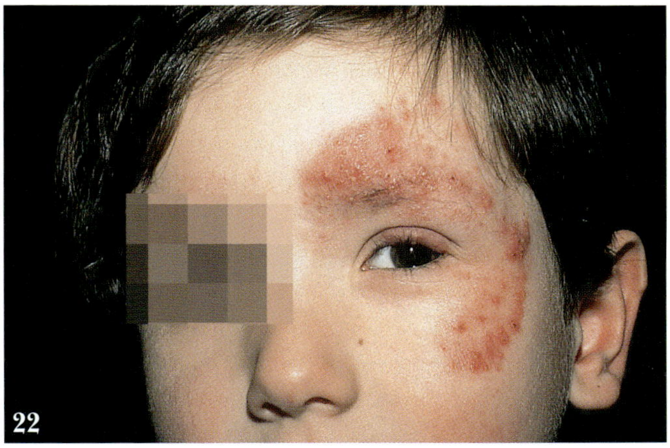

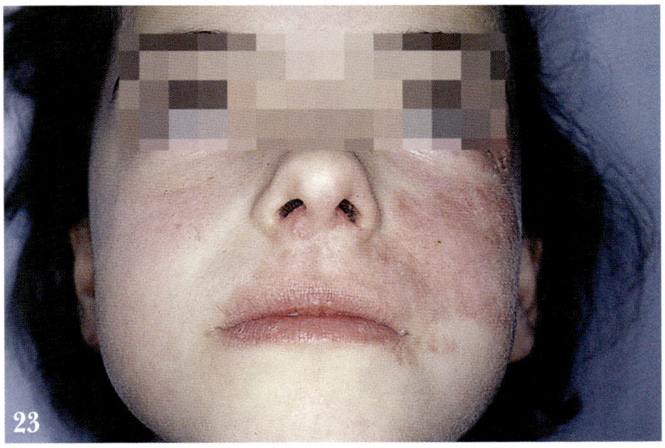

Diagnóstico

Si presenta el aspecto clínico descrito, su diagnóstico es fácil, pero las presentaciones atípicas crean dificultades. El médico debe pensar en tiña ante toda erupción eritemato-escamosa en cualquier parte del cuerpo. Se requiere confirmación mediante examen microscópico directo con KOH y/o cultivo de hongos.

Diagnóstico diferencial

La tiña *corporis* puede ser imitada por diferentes dermatosis como el *impétigo, pitiriasis rosada, psoriasis, granuloma anular* y *eritema anular centrífugo.*

Impétigo: aunque puede presentar imágenes policíclicas con el borde más elevado, el aspecto costroso y melicérico de las lesiones es suficientemente característico.

Pitiriasis rosada: proceso poco frecuente en menores de 5 años; puede plantear dudas cuando solo está presente la lesión heraldo (anunciadora) que imita a la tiña del cuerpo. Con la aparición, al cabo de 1-3 semanas, de una erupción de pápulas y placas de color rosa asalmonado, rodeadas de un "collar de escamas" y forma ovalada en el sentido de las líneas de la piel, el diagnóstico clínico no presenta problemas.

Psoriasis: las lesiones, por lo común, presentan patrón simétrico bilateral, las escamas son plateadas como la mica, más adheridas al centro que a la periferia de la lesión y su remoción da lugar a la aparición de un fino punteado hemorrágico (signo de Auspitz) altamente característico.

Granuloma anular: pápulas firmes, lisas, no descamativas, sin pérdida de la integridad cutánea, agrupadas en forma anular. La presentación clásica es la aparición subaguda de una placa anular, sin descamación ni prurito, lisa, de color carne con predilección a localizarse en el dorso de mano o pie (aunque puede presentarse en cualquier lugar del cuerpo). El 85% de los pacientes presentan una única lesión. La lesión se expande con lentitud periféricamente y a menudo desarrolla una zona central aclarada con un borde elevado, moderadamente eritematoso similar a la tiña del cuerpo. La llave para su distinción es la ausencia de cambios epidérmicos en el granuloma anular.

Eritema anular centrífugo: predilección por las extremidades inferiores, la forma superficial presenta prurito y descamación en su borde y la forma profunda, borde indurado, firme, sin descamación.

- Kelly BP. Superficial fungal infections. Pediatr Rev. 2012; 33: e22-e37.
- Shy R. Tinea corporis and tinea capitis. Pediatr Rev. 2007; 28: 164-74.

Tiña del pie

La tiña del pie (TP) o pie de atleta es la forma más común de dermatofitosis. Es rara en el niño, la mayor parte de los casos se presentan después de la pubertad. Aunque el prepúber no es completamente inmune a este proceso, la mayor parte de las veces se trata de casos mal diagnosticados de eczema del pie, dermatitis del calzado u otras dermatosis. Los agentes responsables de la mayoría de los casos son el T. *rubrum* (60%) y el T. *mentagrophytes* (25%). El factor más importante que favorece la adquisición de la TP es la exposición a un ambiente húmedo y la maceración de la piel. El uso de piscinas y baños comunitarios proporciona la vía principal de infección de TP en los atletas.

Cuadro clínico

La TP se presenta en tres formas clínicas: *interdigital, vesículo-bullosa* y *tipo mocasín*. La forma *interdigital* es la más frecuente; placas moderadamente eritematosas con maceración, formación de fisuras y descamación generalmente localizada en el tercer (73,3%) y cuarto (70%) espacio interdigital. La zona dorsal de los dedos y del pie es respetada, al contrario de lo que ocurre en el eczema del pie. Las lesiones *vesículo-bullosas* o vesículo-pustulosas, generalmente son debidas al *T. mentagrophytes*. Las lesiones pueden afectar a cualquier zona del área del pie, pero normalmente se distribuyen en parches con predilección por la mitad anterior plantar o el empeine. Esta forma muy pruriginosa puede acompañarse de exudado purulento por infección secundaria por estafilococo o estreptococo. La denominada *tipo mocasín* se presenta como placas con descamación fina, en polvo, con una base moderadamente eritematosa, localizadas en los talones, planta y lateral del pie.

Fig. 24: tiña tipo mocasín en un adolescente, zona central eritematosa con bordes activos y descamación, en localización característica, zona lateral del pie. Esta forma es muy resistente al tratamiento. Las tres formas clínicas respetan el dorso del pie y pueden producir prurito e hiperhidrosis.

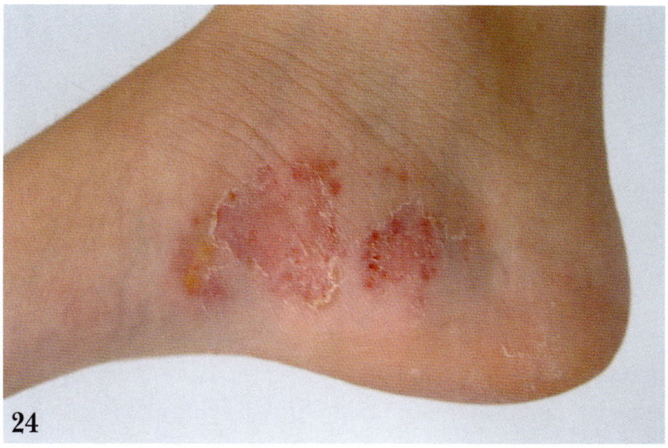
24

Diagnóstico

La confirmación de la sospecha clínica se realiza mediante examen microscópico del material obtenido por raspado del borde activo de la lesión o del techo de una vesícula tratado con KOH y cultivo para identificación del organismo.

Diagnóstico diferencial

Los procesos que simulan TP en los niños son la *dermatitis de contacto* y, ocasionalmente, la *dermatitis atópica*. En general, estas dermatitis respetan, al contrario que la TP, las áreas intertriginosas.

Eczema: historia personal y familiar de atopia; el eczema se caracteriza por eritema, descamación y ocasionalmente vesiculación plantar; el proceso crónico se asocia con liquenificación, cambio de la pigmentación y fisuras dolorosas. En el eczema la erupción es simétrica. En la TP, al contrario que en el eczema del pie, suele estar respetada la superficie del dorso de los dedos y del pie.

Dermatitis alérgica de contacto: afectación de la superficie dorsal del pie, con manchas o parches rojos, bien delimitados, que contienen vesículas diminutas.

Psoriasis: puede afectar al pie, pero las placas gruesas, escamosas, normalmente respetan los espacios interdigitales.

- Field Leslie A, Adams Brian B. Tinea pedis in athletes. Int J Dermatol 2008; 47:485-492.
- McBride A, Cohen BA. Tinea pedis in children. Am J Dis Child 1992; 146: 844–847.

PITIRIASIS VERSICOLOR

La pitiriasis versicolor (PV) (antigua tiña versicolor) es una infección micótica, frecuente, inocua, crónica, no contagiosa, producida por levaduras del género *Malassezia.* Dada la lipofilia de estas levaduras, es una enfermedad sobre todo del adolescente y adulto joven (máxima frecuencia entre los 15-35 años), período de máxima producción de sebo, y rara en el niño (el 4,9% se presenta en el menor de 14 años).

La infección es causada por el cambio a la fase de micelio de levaduras del género *Malassezia*, típicas de la flora cutánea que coloniza el estrato córneo. Estas levaduras lipofílicas dimórficas se encuentran en las regiones corporales ricas en lípidos sebáceos (cabeza, tronco, espalda). El género *Malassezia* fue previamente denominado como *Pityrosporum* y las especies *P. ovale* y *P. orbiculare* se identificaron por métodos micromorfológicos. Desde 1996, con el uso de nuevos criterios moleculares, serológicos y morfológicos, se ha comprobado que las levaduras etiquetadas anteriormente como *Malassezia furfur*, en realidad pertenecen a 6 especies diferentes (*M. furfur, M. globosa, M. sympodalis, M. slooffiae, M. restricta, M. obtusa*). La *M. globosa, M. sympodalis* y *M. furfur* son las especies más comunes y la causa más probable de la tiña versicolor. Tres nuevas especies (*M. dermitis, M. nana* y *M. japonica*) se han descrito empleando secuencias de ADN ribosómico.

La infección se localiza en las áreas de piel rica en glándulas sebáceas como: tórax, espalda y cara. Son factores predisponentes, entre otros, el ambiente cálido y húmedo, el exceso de sudoración, la oclusión y la predisposición genética.

Cuadro clínico

Con frecuencia el paciente consulta por presentar una descamación asintomática y discoloración de su piel; el prurito raramente está presente. Los pacientes con PV habitualmente presentan numerosas manchas y/o parches de contornos irregulares, moderadamente escamosos, generalmente cubriendo grandes áreas corporales, separados por pequeñas zonas de piel sana. La descamación se hace más evidente tras el raspado superficial de la lesión, se conoce como *signo de la uñada* (Fig. 25), de interés diagnóstico. Otro método para hacer más evidente la descamación es el *signo de la escama*, se colocan dos dedos a los lados de una mancha y se estira la piel, al liberarla, instantáneamente, se hace más visible la descamación en la superficie. Fig. 26: imagen tomada tangencialmente, pone de manifiesto la descamación. Las lesiones individuales son manchas pequeñas, redondas u ovales con una escama fina y su superficie puede ser lisa, brillante o mate.

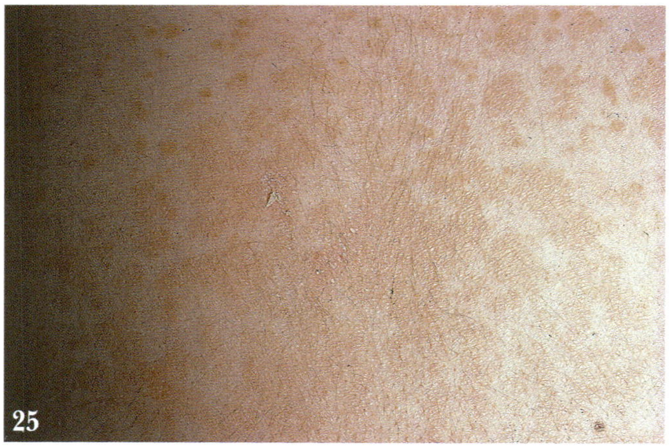
25

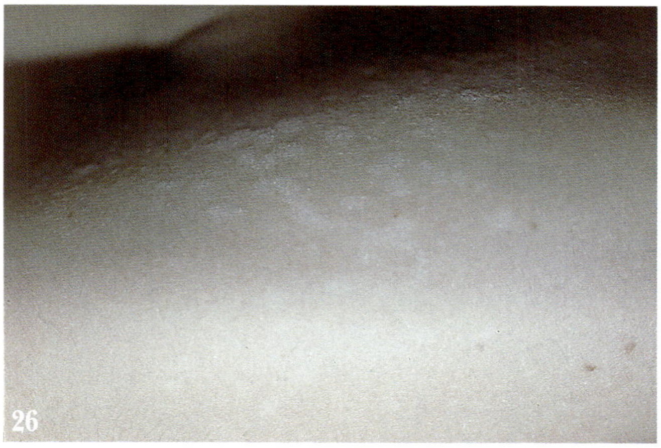
26

Las manchas pueden ser blancas, rosadas, bronceadas, marrones, toda una tenue escala de tonos. La discromía cutánea, el contraste entre las lesiones hipopigmentadas si son numerosas y la piel sana pueden dar al conjunto un aspecto conocido, por su similitud, como *tablero de damas*. Figs. 27, 28: numerosas manchas de color blanco mate, de bordes irregulares ligeramente escamosos, separadas por intervalos de piel sana, aspecto en tablero de damas.

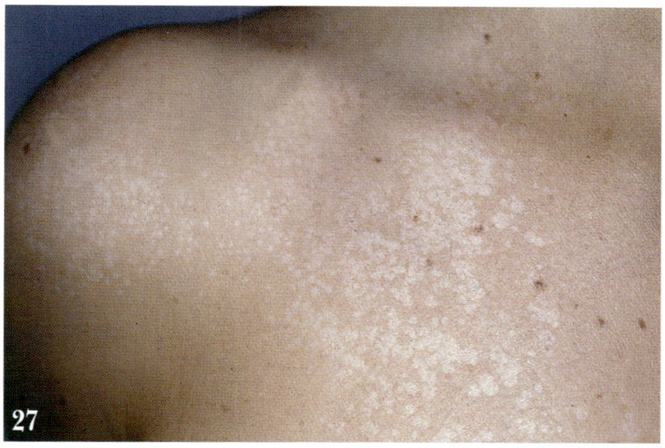

27

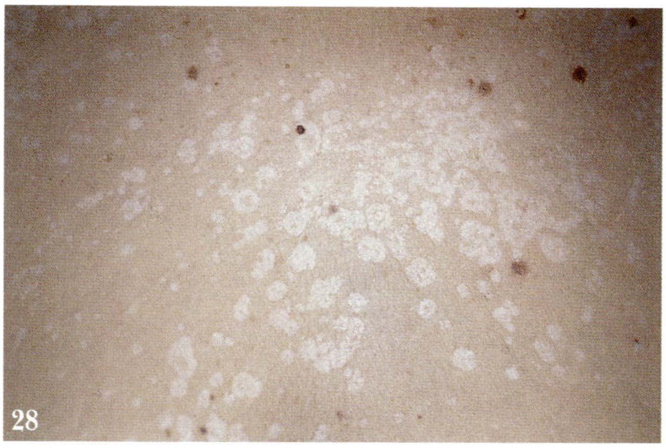

28

Las lesiones pueden por coalescencia formar grandes manchas que cubren la porción superior posterior de los hombros. La distribución de las manchas o parches, generalmente corresponde con las zonas corporales más ricas de glándulas sebáceas (pecho, espalda, cuello); las manchas habitualmente son más numerosas en la espalda. Las manchas faciales son más frecuentes en los niños (32-47,4%) en marcado contraste con la rareza de esta localización en el adulto. La afectación facial más común es en la frente, con manchas evidentes acrómicas o hipopigmentadas, escamosas, de menor tamaño que los parches del tronco. En verano, por la acción solar se acentúa la discromía cutánea, mientras la piel enferma no logra broncearse, la piel sana sí. Figs. 29, 30: numerosas manchas hipopigmentadas, redondas y ovales más manifiestas por el bronceado de la piel sana.

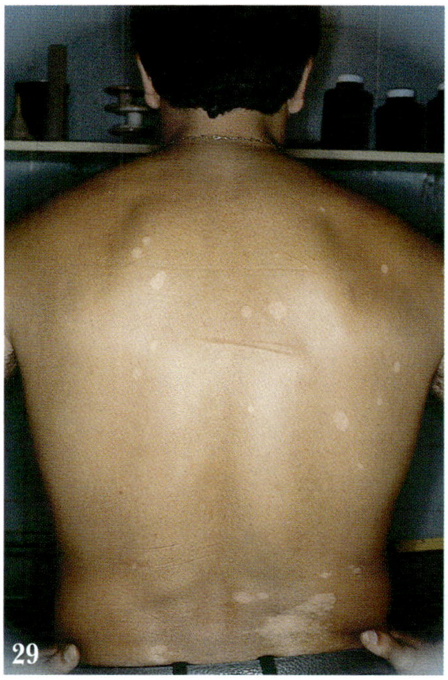

29

30

En invierno, por el contrario, las lesiones se muestran más pigmentadas que la piel de la vecindad; de ahí el término de versicolor. Fig. 31: manchas hiperpigmentadas, marrones, de diferente tamaño, bien delimitadas con intervalos de piel sana, en una niña de 13 años. Generalmente es un proceso crónico asintomático, siendo la queja principal del paciente, la alteración cosmética que presenta. La infección tiende a ser persistente. Aunque las manchas hipopigmentadas, se hacen, por contraste, más llamativas tras la acción solar, también se han observado en lactantes que no han sido expuestos al sol. Recientemente se ha publicado que pigmentos producidos por *M. furfur* son potentes filtros ultravioletas. La discoloración de las lesiones hiperpigmentadas, probablemente es debida a la inflamación y al incremento de la producción de melanina.

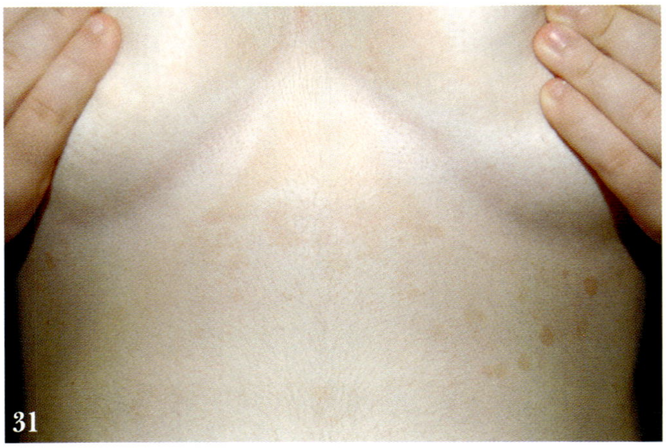

31

Diagnóstico

El diagnóstico clínico es relativamente sencillo de hacer. Signos clínicos útiles para su diagnóstico son el *signo de la uñada y el signo de la escama,* para diferenciar a la PV de otros procesos dermatológicos con alteración de la pigmentación. En caso de duda confirmarlo mediante examen microscópico del raspado de las lesiones con KOH. Los numerosos agregados de esporas redondas de pared gruesa, como uvas, e hifas anguladas cortas, componen una imagen clásica conocida como de *espaguetis y albóndigas* (Fig. 32). Se puede, también, obtener material adecuado para su examen microscópico mediante una cinta transparente adhesiva, método especialmente adecuado para niños.

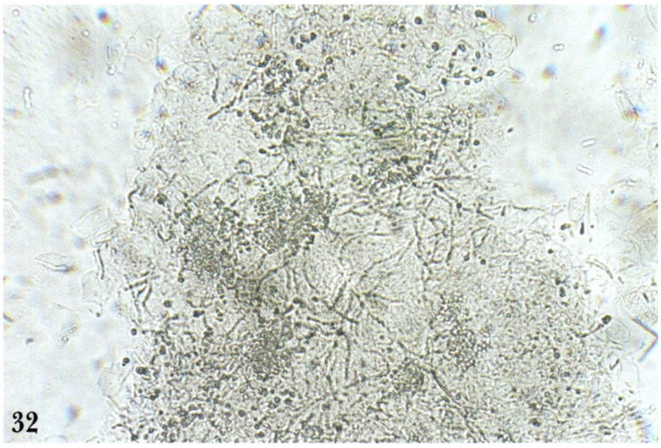

32

La lámpara de Wood también es útil para confirmar el diagnóstico y detectar lesiones subclínicas. Sin embargo, este método diagnóstico es positivo en menos de la mitad de los casos, probablemente debido a la infección por especies no fluorescentes; solo el *M. furfur* ha sido asociado a la fluorescencia. La tiña versicolor da una fluorescencia amarilla o amarillo-verdosa, hecho de interés práctico para asegurar la curación tras el tratamiento.

Diagnóstico diferencial

Considerar en el diagnóstico diferencial sobre todo la *hipopigmentación postinflamatoria, vitíligo* y *pitiriasis rosácea.* En la etapa infantil el error más frecuente es confundirlo con la *pitiriasis alba.*

Pitiriasis alba: manchas hipopigmentadas, pobremente definidas, sin escamas y habitualmente limitadas a la cara, en un paciente con dermatitis atópica.

Vitíligo: despigmentación total, color blanco marfil, sin descamación, con localización más habitual en las regiones periorificiales.

Pitiriasis rosada: presencia de la lesión anunciadora, máculo-pápulas eritematosas, ovaladas con el diámetro mayor en el sentido de las líneas de la piel, con su borde característico escamoso en *collarete,* de distribución en "árbol de Navidad", Duración del cuadro clásico aproximadamente 45 días. En caso de duda examen microscópico del raspado de las lesiones con KOH.

- Schwartz RA. Superficial fungal infections. Lancet. 2004; 364: 1173-82.
- Gupta AK, Bluhm R, Summerbell R. Pityriasis versicolor. J Eur Acad Dermatol Venereol. 2002; 16: 19-33.
- Shi VS, Lio PA. Diagnosis of pityriasis versicolor in paediatrics: the evoked scale sign. Arch Dis Child. 2011; 96: 372-3.
- Lio PA. Little white spots: an approach to hypopigmented macules. Arch Dis Child Educ Pract Ed. 2008; 93: 98-102.
- Truong A, Friedlander SF. Superficial fungal infections in adolescence. Adolescent Med. 2001; 12: 213-27.

15 Infestaciones por parásitos y picaduras de animales

SARNA

Es una enfermedad epidémica producida por la hembra del ácaro *sarcoptes escabiei* variedad *hominis*, extremadamente contagiosa y caracterizada por producir picor severo. La especie humana es el reservorio de la sarna y es rara la infestación de los niños por ácaros de animales (perro, gato).

La transmisión se produce por contacto directo con una persona infectada; aunque posible, el contagio por fómites es raro, debido a que el ácaro hembra sobrevive solo 2-3 días fuera del cuerpo humano. La hembra vive en la epidermis todo su ciclo vital entero de 30 días; una vez fecundada, excava su madriguera en forma de túnel a través del estrato córneo donde deposita de uno a tres huevos al día y numerosas bolitas de heces marrones. Fig. 1: biopsia cutánea, al examen microscópico se aprecia la madriguera donde se aloja una hembra adulta de *sarcoptes escabiei*, en el estrato córneo. Fig. 2: en el examen microscópico de los restos epiteliales obtenidos mediante raspado, se aprecia el ácaro de la sarna junto con huevos y material fecal (test de Müller). El ácaro elige zonas pobres en folículos pilosebáceos y de estrato córneo delgado, lo que explica la desigual distribución de las lesiones entre niños y adultos. Tras la infestación inicial, hay un período aproximado de 4-6 semanas hasta la aparición de los signos y síntomas de la infestación. Este retraso, clínicamente latente, es responsable de contagios indetectados a sus próximos y es debido al tiempo que tarda en desarrollar un cuadro de hipersensibilidad retardada tipo IV, frente al ácaro y sus productos; sin embargo, en caso de reinfestación, el picor puede presentarse en cuestión de horas.

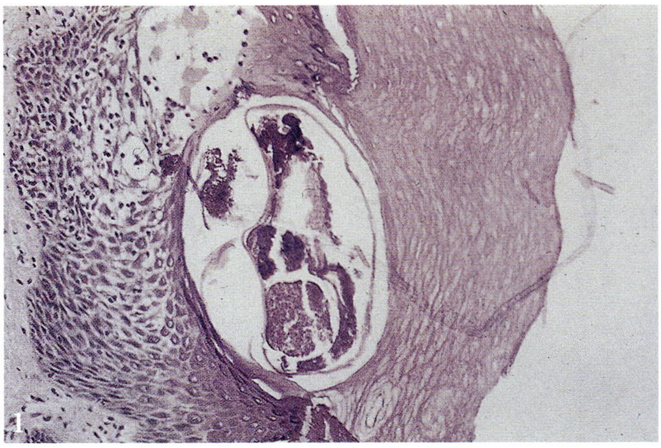
1

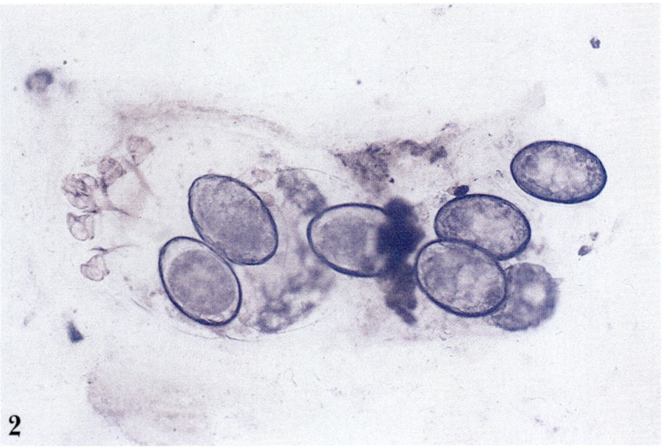
2

Cuadro clínico

Los síntomas más llamativos de la sarna son el *rash* y el *picor*. Se trata de un picor intratable, severo, debido a una reacción de hipersensibilidad a los componentes de la saliva, huevos y material fecal del parásito, que típicamente empeora por la noche e impide un sueño normal. La erupción de la sarna se presenta con un cuadro clínico característico constituido por pápulas, vesículas, pústulas pruriginosas y surcos o túneles lineales, aunque con frecuencia el paciente no presenta este cuadro puro. El lactante suele presentar un cuadro abigarrado de dermatitis aguda con gran número de lesiones, caracterizado por pápulas eritematosas, excoriaciones, costras y pústulas (Figs. 3-6).

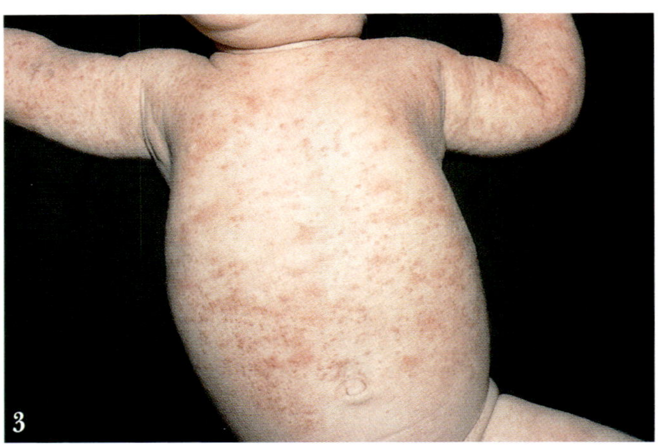
3

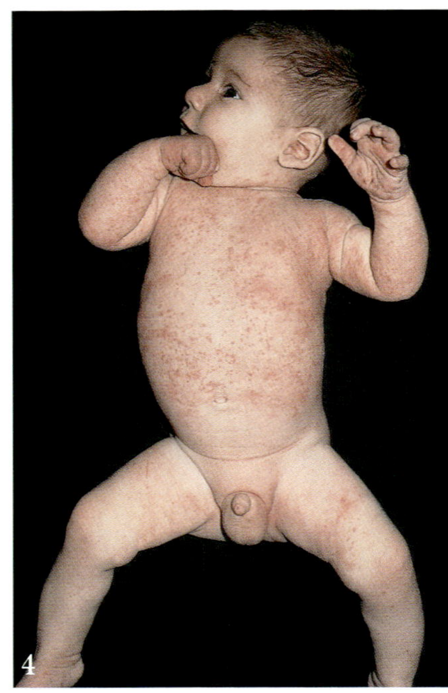
4

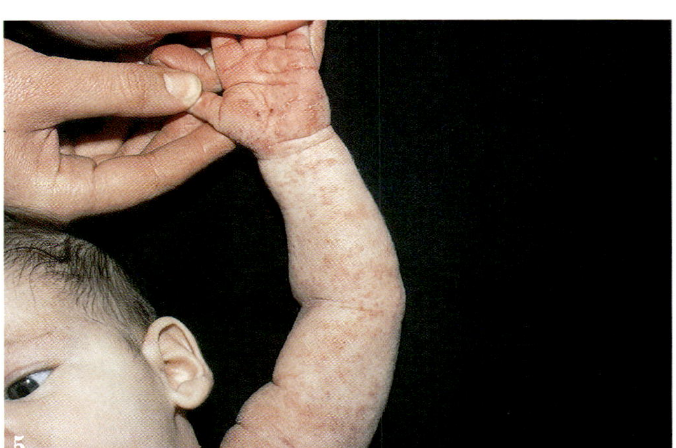
5

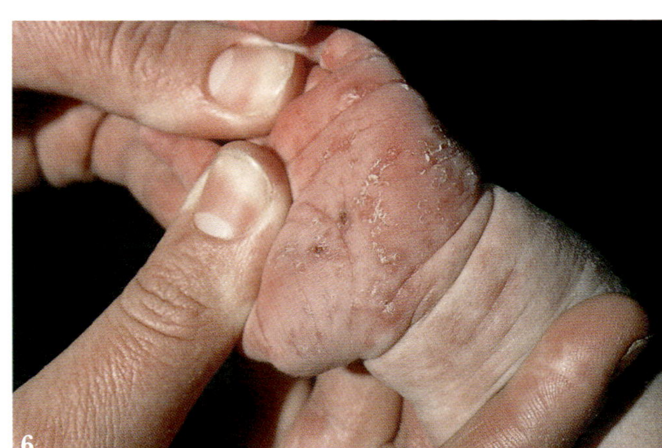
6

Puede añadirse eczematización (Fig. 7), siendo frecuente la impetiginización secundaria. Los surcos, que corresponden a los *túneles*, son "patognomónicos". Se presentan como líneas tortuosas, eritematosas, grisáceas o del color de la piel (Figs. 8, 9) de 0,3-0,5 mm por 10 mm de longitud, en número variable En el niño, éste signo es poco útil como herramienta diagnóstica, debido a que con frecuencia los surcos son eliminados por la higiene vigorosa, rascado o infección secundaria. La lesión no alterada de la sarna es una pápula enrojecida que corresponde a la galería del estrato córneo donde se halla alojada la hembra grávida. Fig. 10: numerosas pápulas enrojecidas en la zona superior de la espalda. La sarna en un lactante habitualmente significa, estrecho contacto con un adulto enfermo, fuente de su infección. En la Fig. 11: se observan lesiones nodulares análogas en el brazo de la madre del niño de la Fig. 10. Las pápulas parecen ser debidas a la invasión temporal por las larvas del parásito y las vesículas a la sensibilización del huésped.

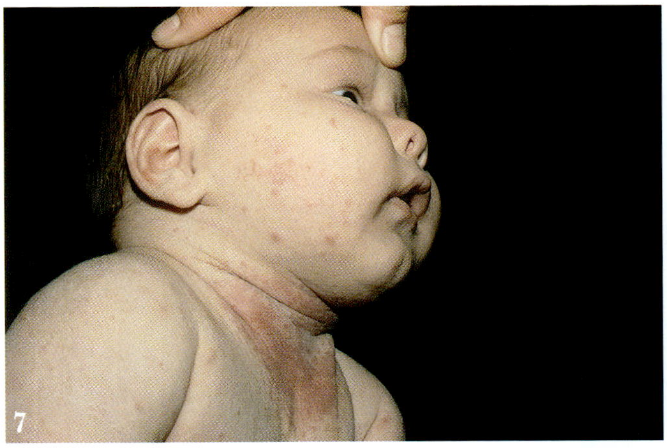
7

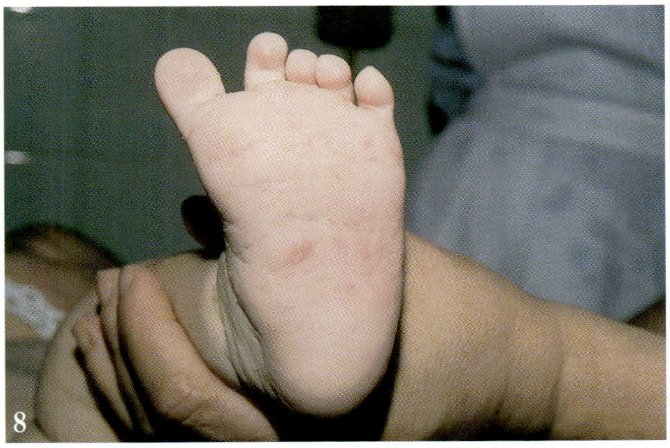
8

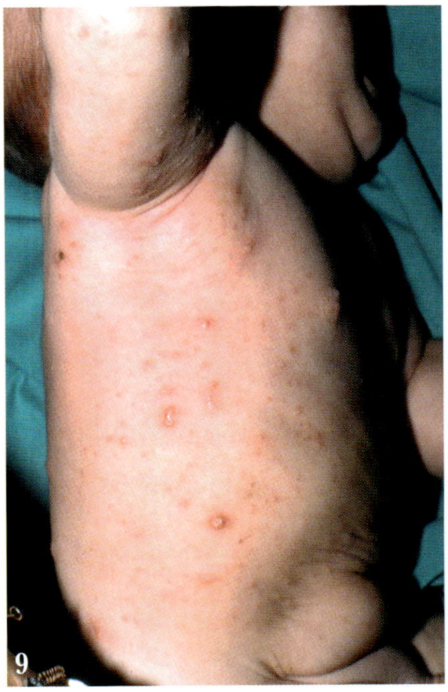
9

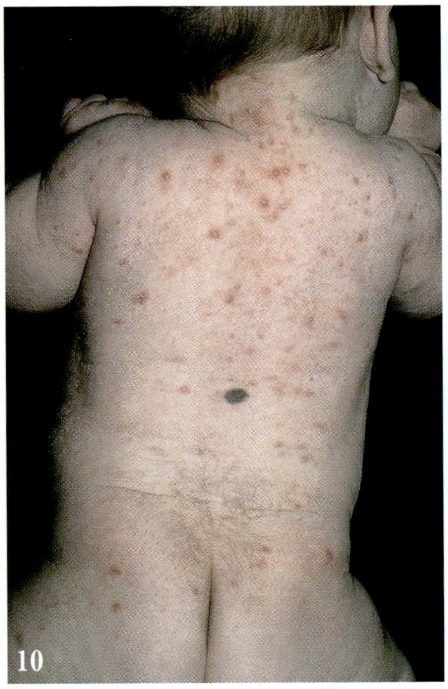
10

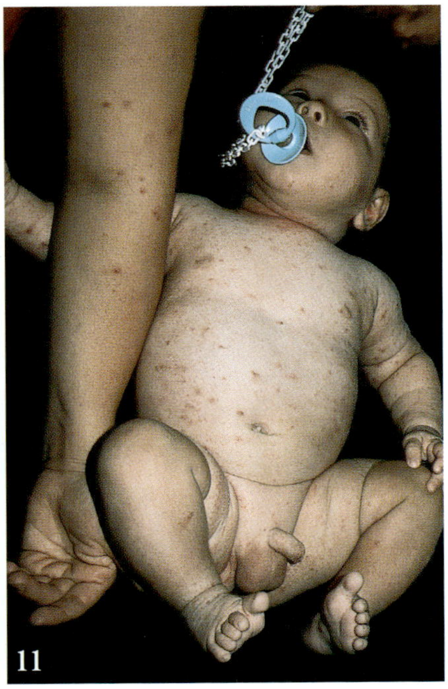
11

La localización de las lesiones en el niño mayor es similar a la del adulto, tiene lugar en los espacios interdigitales, flexura de los brazos, muñecas, axilas, parte inferior del abdomen y muslos (Figs. 12, 13). Probablemente esta localización es debida a la preferencia del parásito por áreas de baja concentración de glándulas sebáceas y estrato córneo delgado. La propagación del proceso es muy rápida, hecho que se puede comprobar por el gran incremento del número de lesiones en las axilas (Fig. 14), al cabo de unos días de la toma de la Fig. 12.

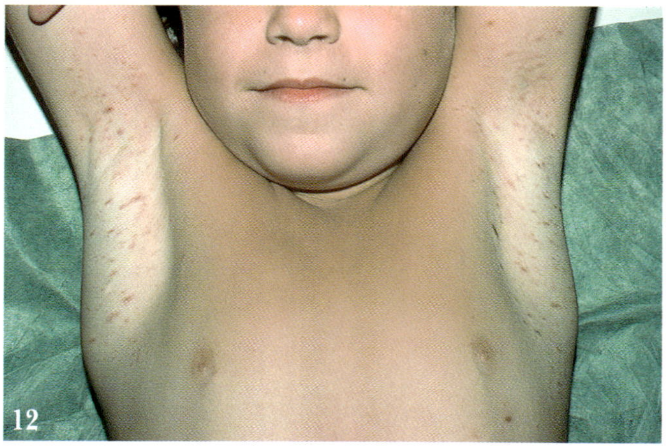

12

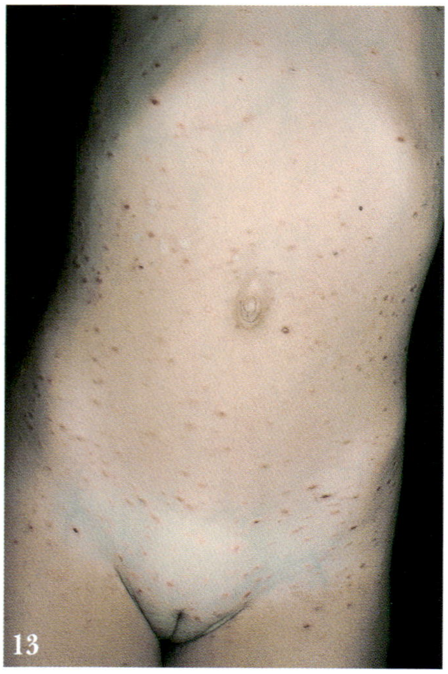

13

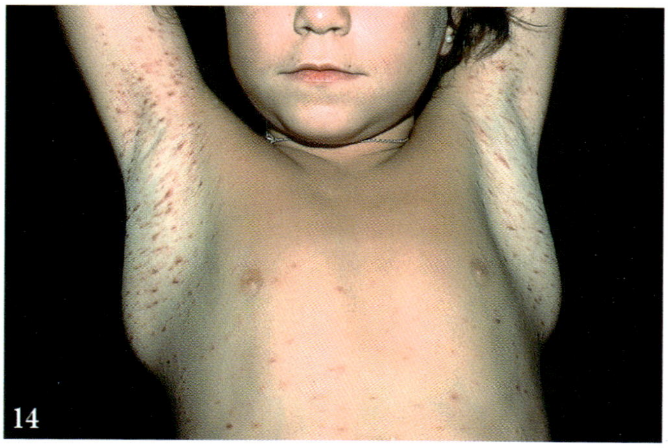

14

En el lactante y niño pequeño la localización de las lesiones es diferente a la del niño y adulto. Mientras la localización de las lesiones de la sarna por encima del cuello es poco común en niños y adultos, en el lactante y niño pequeño la localización incluye cabeza, cuero cabelludo (Fig. 15), cuello, palmas (Fig. 16) y plantas (Fig. 17).

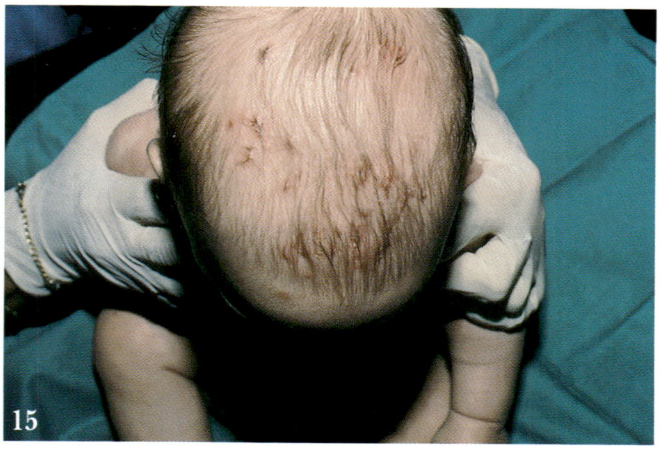

15

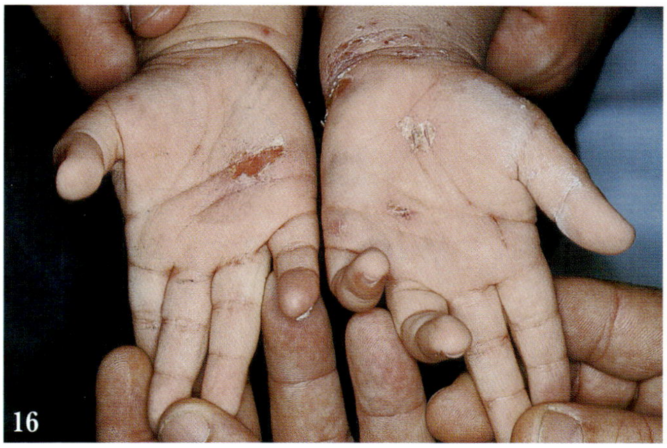

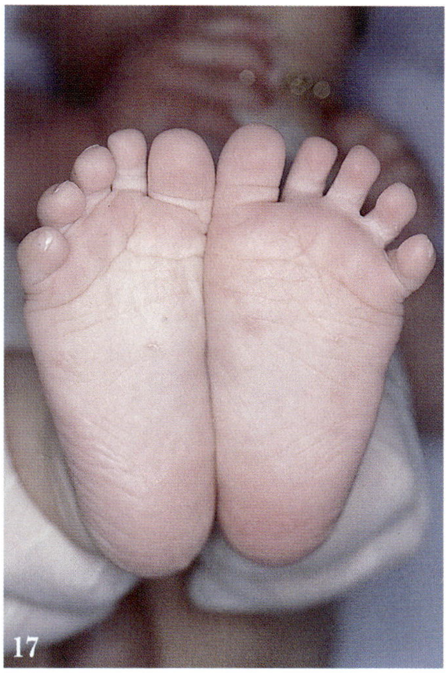

Diagnóstico

Se debe mantener un elevado índice de sospecha de sarna, en todo lactante con dermatitis y picor severo. Es necesario realizar una inspección cuidadosa en busca de surcos y explorar a los familiares con historia de prurito que conviven con el niño. Los túneles son prácticamente "patognomónicos" de escabiosis humana. El diagnóstico debe basarse en la historia clínica de picor, distribución de las lesiones, reconocimiento de las lesiones primarias, particularmente de los surcos en el supuesto de que estén presentes, elevado índice de sospecha y presencia de la enfermedad en familiares o personas al cuidado del niño. No obstante, es necesario confirmarlo mediante la visualización e identificación del ácaro o los huevos, por examen microscópico de los restos epiteliales obtenidos mediante raspado en preparación con hidróxido potásico (KOH). El hallazgo aislado de escíbalos no debe considerarse diagnóstico, puede tener otro origen. El raspado es más rentable si se obtiene de los túneles, de pápulas recientes o de lesiones eczematosas. El método consiste en aplicar una gota de aceite mineral en la lesión seleccionada, rasparla con una hoja de bisturí del nº 15 y transferir el raspado a un porta de vidrio.

Otros métodos alternativos, buenos, pero sin la especificidad de la preparación con KOH, son la dermatoscopia o la utilización de la fotografía digital magnificada de alta resolución.

La sarna en los niños, con frecuencia no se diagnostica hasta que personas de su entorno familiar más próximo presentan síntomas similares. Recordar que en el niño las lesiones cutáneas asientan con más frecuencia en áreas del cuerpo (cuero cabelludo, cara, palmas, plantas y zonas intertriginosas) que tradicionalmente son respetadas en el adulto.

Sigue vigente la afirmación de que la sarna es una de las afecciones más fáciles y a la vez más difíciles de diagnosticar en dermatología. Se sospechará escabiosis en todo lactante que presenta una dermatitis de comienzo agudo sin historia previa de dermatitis atópica.

Diagnóstico diferencial

Considerar en el diagnóstico diferencial a casi todas las dermatosis pruriginosas, teniendo en cuenta la edad, lugar de residencia y tipo de lesiones del paciente.

Las lesiones pápulo-vesiculosas pueden confundirse con: *urticaria papular, varicela* y *foliculitis.*

Prurigo simple o urticaria papular: habitualmente afecta a niños de 2-10 años, se manifiesta como pápulas dispersas, excoriadas y urticariales en las partes expuestas. Las lesiones se localizan principalmente en miembros inferiores y brazos. Ausencia de casos de picor familiar tan característico de la sarna.

Las lesiones eczematosas pueden simular: *dermatitis atópica* y *dermatitis seborroide.*

Dermatitis atópica: se caracteriza por el picor y la erupción pápulo-vesicular predominantemente en los pliegues. En los pacientes crónicos observaremos liquenificación y excoriaciones.

Diferenciar la sarna de otros trastornos muy pruriginosos (*dermatitis atópica, dermatitis herpetiforme, liquen plano*).

Liquen plano: proceso pruriginoso, poco frecuente en los niños, erupción papular de techo plano, poligonal, color violáceo. Ocasionalmente, se puede apreciar en la superficie de las pápulas unas escamas finas, adherentes y líneas delgadas de color blanco-grisáceo, las *estrías de Wickham.* Puede tener lesiones en la cavidad oral; la enfermedad no se asemeja a la sarna.

Dermatitis herpetiforme: erupción pápulo-vesicular y en ocasiones ampollosa, muy pruriginosa, agrupada simétricamente, localizada en la superficie extensora de extremidades superiores e inferiores. El picor es persistente y presente durante todo el día.

Histiocitosis a células de Langerhans: los niños con sarna costrosa pueden ser diagnosticados erróneamente de histiocitosis a células de Langerhans (HCL). Los hallazgos cutáneos típicos en la HCL son pequeñas pápulas, eritematosas, escamosas que pueden exhibir petequias y pequeñas erosiones y costras. En la sarna no hay componente hemorrágico que sí está presente en la HCL. Es importante examinar, por la posibilidad de sarna, a todo niño pequeño con hallazgos cutáneos consistentes con HCL sin afectación sistémica, incluso si la biopsia inicial ha sido interpretada como compatible con HCL.

- Chosidow O. Scabies. N Engl J Med. 2006; 354: 1718-27.
- Heukelbach J, Feldmeier H. Scabies. Lancet. 2006; 367: 1767-74.
- Burch JM, Krol A, Weston WL. Sarcopteis scabies infections misdiagnosed and treated as Langerhans cell histiocytosis. Ped Dermatol. 2004; 21: 58-62.
- Golant AK, Levitt JO. Scabies: A Review of diagnosis and management based on mite biology. Pediatr Rev. 2012; 33: e48-e59.
- Johnston G, Sladden M. Scabies: diagnosis and treatment. BMJ. 2005; 331: 619-22.
- Karthikeyan K. Scabies in children. Arch Dis Child. 2007; 92: ep65-ep69.

PEDICULOSIS *CAPITIS*

Se conoce como pediculosis *capitis* la infestación del cuero cabelludo por el piojo de la cabeza (*Pediculus humanus capitis*). Es una infestación frecuente en nuestro medio, en los niños que acuden a guarderías y colegios, afecta a todos los grupos socioeconómicos y no supone un riesgo para la salud porque el piojo, aunque se alimenta de sangre humana, no transmite ninguna enfermedad. Es más frecuente entre los 5-11 años de edad y en las niñas. La transmisión se produce por contacto directo con el cuero cabelludo de una persona infectada y, menos frecuentemente, por contacto con sus pertenencias (peines, cepillos, sombreros). El período de incubación desde la puesta de los huevos hasta la salida de la primera ninfa es de 6-10 días y no alcanzan la madurez reproductora hasta 2-3 semanas después. El tamaño de los piojos adultos de la cabeza es de 2-3 mm de longitud, la hembra deposita de 50-150 huevos a lo largo de su vida de 16 días de promedio y solo sobreviven 1-2 días fuera del cuero cabelludo.

Cuadro clínico

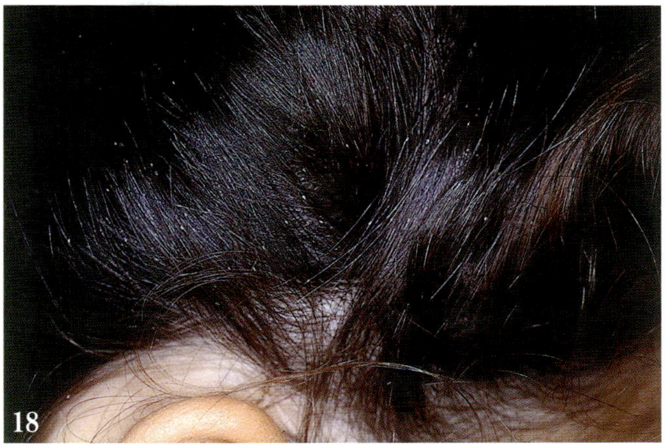

El *prurito* es el síntoma más frecuente de la infestación por piojos de la cabeza, aunque muchos niños están asintomáticos. Los piojos depositan sus huevos (liendres) de 0,5 mm, en la porción proximal del tallo del pelo a 1-2 mm del cuero cabelludo. Las liendres aparecen como cuerpos ovoides, blancos, gelatinosos, fuertemente adheridos a un lado del tallo del pelo y no pueden ser removidas con los dedos. Si recordamos que el cabello crece a una velocidad aproximada de 1 cm por mes, se puede calcular la antigüedad de la infestación, conociendo la distancia de la liendre al cuero cabelludo. Los piojos no siempre son visibles, en contraste con las liendres, que son detectables en el cabello, en general cerca de la nuca y detrás de las orejas. Fig. 18: innumerables liendres, blanquecinas, bien visibles por su contraste con el tono capilar. El paciente puede presentar piodermitis, por infección bacteriana secundaria al rascado, con costras y excoriaciones, a menudo con linfadenopatía regional. En algún caso, particularmente en el tronco, puede brotar una reacción tipo *ide* en forma de mácula o placa eritematosa.

Diagnóstico

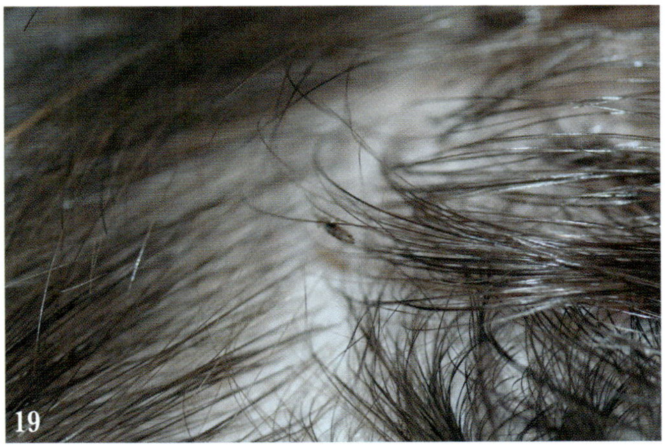

Es posible a simple vista o con ayuda de una lente de aumento, identificar las liendres y los piojos. La regla de oro para el diagnóstico es el hallazgo de piojos vivos en la cabeza (Fig. 19), pero esto es difícil porque los piojos adultos se mueven y ocultan con rapidez. El hallazgo de liendres, no indica obligatoriamente una infestación activa, debido a que las liendres pueden persistir durante meses tras un tratamiento efectivo. Es importante no confundir con liendres la caspa u otros desechos del cabello.

De acuerdo con las recomendaciones del Centro para el Control y Prevención de la Enfermedad (CDC), el diagnóstico puede basarse en el hallazgo de "muchas liendres dentro de la distancia de 6,5 mm al cuero cabelludo", pero se ha comprobado, que esto lleva a tratar innecesariamente a 7 de cada 10 niños.

Otras autoridades sugieren que el diagnóstico solo debe basarse en el hallazgo de piojos vivos. Se aconseja la siguiente técnica: tras haber peinado previamente el cabello para deshacer los enredos, repasar el cabello desde su misma raíz, con un peine fino de plástico cuyas púas tengan una separación de 0,2-0,3 mm para poder atrapar los piojos. Este método es cuatro veces más efectivo y consume la mitad de tiempo, que el examen visual directo para el diagnóstico de la infestación del cuero cabelludo por el piojo de la cabeza.

- Roberts RJ. Head lice. N Engl J Med. 2002; 346: 1645-50.
- Ko CJ, Elston DM. Pediculosis. J Am Acad Dermatol. 2004; 5: 1-12.
- Williams LK, Reichert A, MacKenzie WR, Hightower AW, Blake PA. Lice, nits, and school policy. Pediatrics. 2001; 107: 1011-5.

- Mumcuoglu KY, Friger M, Ioffe-Uspensky I, Ben-Ishai F, Miller J. Louse comb versus direct visual examination for the diagnosis of head louse infestation. Pediatr Dermatol. 2001; 18: 9-12.
- Frankowski BL, Bocchini Jr JA. Council on School Health and Committee on Infectious Diseases: Clinical report: head lice. Pediatrics. 2010; 126: 392-403.
- Jahnke C, Bauer E, Hengge UR, Feldmeir H. Accuracy of diagnosis of pediculosis capitis. Arch Dermatol. 2009; 145: 309-13.

PEDICULOSIS *PUBIS*

El *Phthirus pubis* o piojo del pubis o ladilla es un piojo de aproximadamente 0,8-1,2 mm de longitud, redondo, con cuatro de sus seis patas terminadas en garras como las de los cangrejos (Fig. 20). El piojo adulto vive alrededor de 2 semanas y durante ese tiempo la hembra deposita unos 25 huevos. Su diseño y tamaño son ideales para asirse o mantenerse en el vello púbico o en cualquier pelo. La infestación habitualmente tiene lugar por contacto sexual y es propia del adulto o adolescente, pero también puede transmitirse por la ropa o pelos infectados. El *phthirus pubis* no se limita a la región púbica y se le puede hallar en otros pelos cortos del cuerpo.

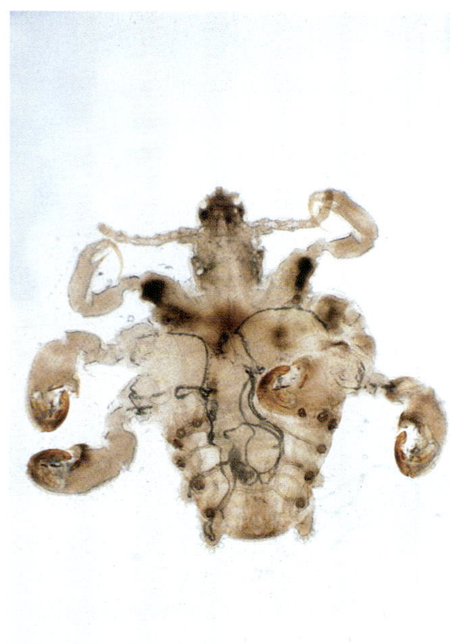

20

Cuadro clínico

En el niño, al no tener vello púbico ni corporal, puede colonizar las pestañas (*pediculosis ciliaris*), cejas e incluso, aunque es raro, los cabellos de la periferia del cuero cabelludo. Clínicamente se manifiesta como manchas costrosas de color azulado o pizarra, grisáceas (*maculae ceruleae*), normalmente menores de 1 cm, que por su aspecto recuerdan a las pecas. Figs. 21, 22: numerosas manchas menudas, de escasos mm, de tono marrón-grisáceo, dispersas en el cuero cabelludo, en la zona superior próxima al pabellón auricular y patilla. La coloración azulada presumiblemente está relacionada con el depósito de hemosiderina depositada en la dermis profunda por las picaduras del piojo.

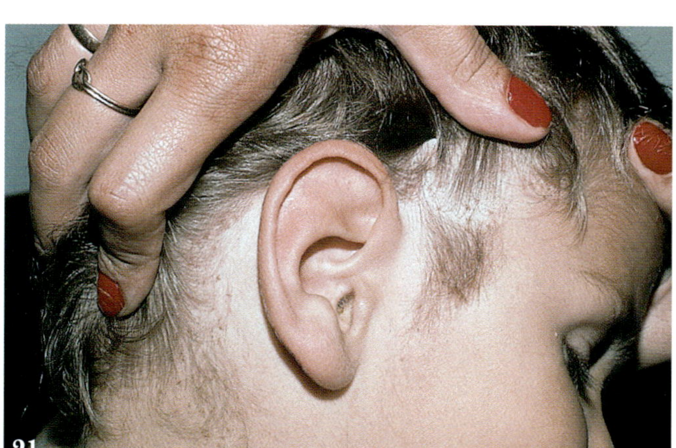

21

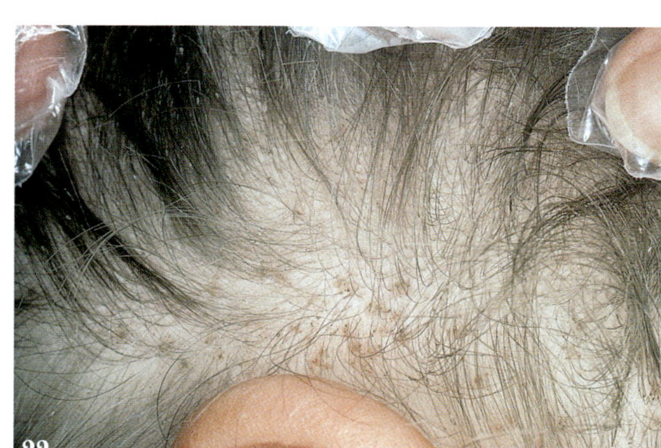

22

Diagnóstico

En el niño el diagnostico exige un elevado índice de sospecha, un interrogatorio riguroso a los padres y tomarse todo el tiempo necesario para examinar estrechamente al niño, de cerca. El diagnóstico se confirma con el hallazgo del parásito con la ayuda de una lente de aumento.

- Ko CJ, Elston DM. Pediculosis. J Am Acad Dermatol. 2004; 5: 1-12.

DERMATITIS POR PROCESIONARIA

La oruga procesionaria del pino, fase larvaria de la mariposa nocturna (*Thaumatopoea pityocampa)* está ampliamente distribuida por nuestro país. Tiene el cuerpo recubierto de espículas y pelos urticantes. Estos pelos pueden ser transportados por el aire y dar lugar a cuadros cutáneos, oculares y con menor frecuencia a sintomatología respiratoria. Los pelos conservan sus propiedades urticantes tiempo después de haberse desprendido de la oruga. Por su mecanismo de propagación aérea puede dar lugar a episodios de proporciones epidémicas en localidades próximas a pinares infectados. Se ha aislado, en los pelos y tegumento de la oruga al responsable de esta acción urticante, una proteína (*thaumetopoeina)*, la cual debe considerarse como importante alérgeno aéreo. Tiene un doble mecanismo de actuación: acción directa, demostrada, no IgE dependiente, en la degranulación de las células plasmáticas, postulándose una segunda vía, IgE dependiente, de activación de las células plasmáticas.

Cuadro clínico

La reacción cutánea varía en severidad desde una dermatitis de contacto, local, caracterizada por lesiones máculo-papulares con discreto prurito y sensación de quemazón, a lesiones papulares localizadas muy pruriginosas, vesiculares o escoriadas, o habones urticariales con vesícula central, o angioedema. Al ser la dermatitis por procesionaria una dermatitis de contacto, aerotransportada, afectará exclusivamente a las partes descubiertas. Figs. 23, 24: dermatitis aguda con incontables máculas y pápulas eritematosas, pruriginosas, cubriendo prácticamente toda la superficie cutánea del cuello. El proceso es autolimitado y se resuelve entre unos días y 2 semanas.

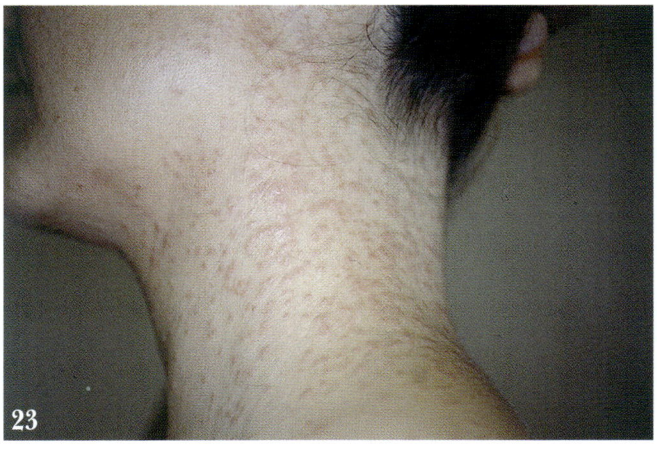

23

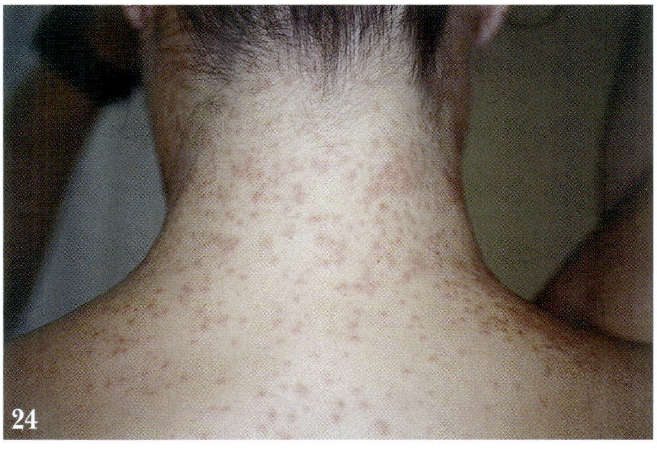

24

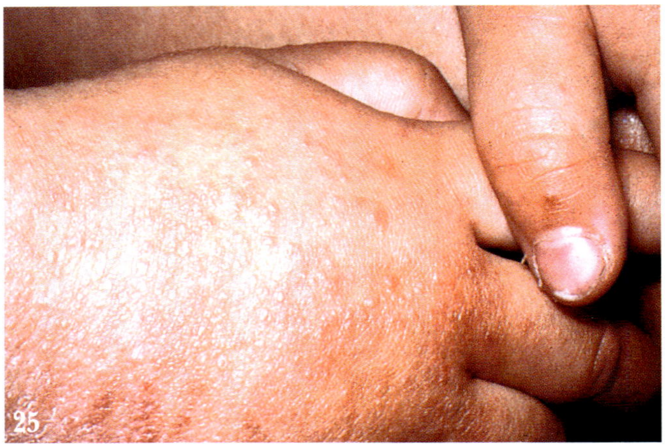

Fig. 25: numerosas pápulas muy pruriginosas y edema del dorso de la mano de un niño, tras pasar el día en un pinar. El contacto de los pelos, aerotransportados o por las manos, con los ojos, pueden dar lugar a una reacción ocular tóxica o alérgica denominada oftalmía nodosa con quemosis inmediata y progresar dando lugar a una reacción granulomatosa tipo cuerpo extraño.

Aunque raros, se han descrito cuadros respiratorios severos por reacción anafiláctica. Los pelos urticantes, aerotransportados, de la procesionaria, deben considerarse, al menos en algunos lugares, como neumoalérgenos estacionales y no solo desde el punto de vista ocupacional.

Diagnóstico

La historia de exposición a los pelos y espículas de la oruga procesionaria del pino es clave para el diagnóstico, teniendo en cuenta que los signos y los hallazgos de la exploración física son, con frecuencia, inespecíficos. Se sospechará el diagnóstico ante lesiones cutáneas, eritematosas, edematosas difusas, muy pruriginosas, localizadas en zonas descubiertas del cuerpo, cara, zonas descubiertas de los brazos y dorso de las manos en un contexto verosímil de exposición a la oruga, teniendo en cuenta la localización geográfica y época del año. El diagnóstico se puede confirmar mediante el examen microscópico, con visualización de los pelos causantes del problema, de una cinta transparente adhesiva aplicada previamente en la zona sospechosa.

- Hossler EW. Caterpillars and moths. Part II. Dermatologic manifestations of encounters with Lepidoptera. J Am Acad Dermatol. 2010; 62: 13-28.
- Werno J, Lamy M, Vincendeau P. Caterpillar hairs as allergens. Lancet. 1993; 342: 936-7.
- Fuentes V, de Barrio M, Rubio M, Rodriguez A, Martinez MI, Zapatero L, et al. Non- occupational allergy caused by the pine processionary caterpillar (Thaumetopoea pityocampa). Allergol Immunopathol. 2004; 32: 69-75.

PICADURA DE MEDUSA

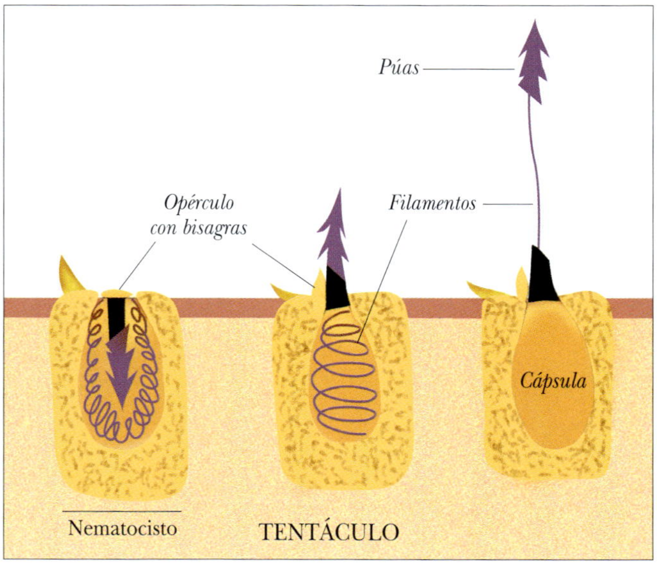

Ilustración A. Nematocisto: mecanismo de inoculación del veneno.

El *Philo cnidaria* contiene unas 10.000 especies de las que aproximadamente 60 tienen interés médico por ser capaces de producir lesiones por inoculación de veneno. Todos los organismos de este grupo se caracterizan por la presencia de una organela común, conocida como nematocisto. Las medusas pertenecen al *Philo cnidaria*, son animales pelágicos de cuerpo gelatinoso en forma de campana, con largos tentáculos cargados de nematocistos. El nematocisto es una cápsula que contiene en su seno un microtúbulo tipo arpón sumamente enrollado, responsable de la inyección del veneno (Ilustración A). Al entrar en contacto con la presa o el ser humano, el microtúbulo es eyectado, a través de la cápsula, a una velocidad inaudita en milisegundos; la velocidad a la que sale el microtúbulo, como un arpón, es una de las más rápidas que nos ofrece la naturaleza. Los microtúbulos penetran en los pequeños capilares dérmicos, inyectando el veneno que ejercerá sus efectos tóxicos. Los nematocistos, aun cuando el animal esté muerto, pueden descargarse al contactar con ellos. La gravedad del envenenamiento depende de la especie (toxicidad del veneno), número de nematocistos descargados, estado previo general de la víctima y sensibilización previa de esta.

Cuadro clínico

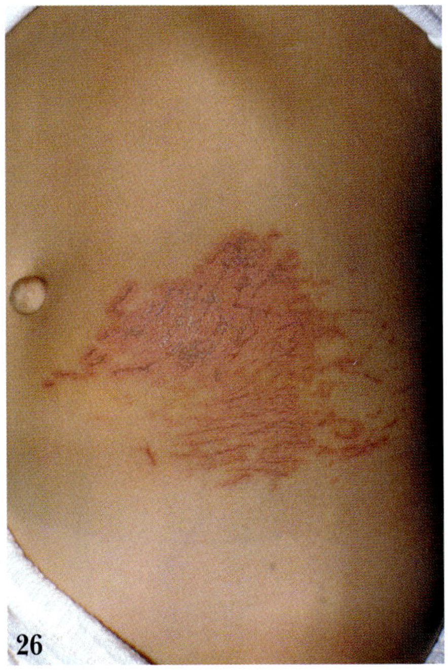
26

El contacto con los tentáculos de las medusas causa lesiones cutáneas y, excepcionalmente, manifestaciones sistémicas. Los efectos locales son inmediatos y consisten en dolor e irritación intensos. La mayor parte de las medusas dan lugar a unas lesiones características, son pápulas urticariformes con disposición lineal, multilineal o serpiginosa, vesiculadas, bien creando la huella impresa de los tentáculos o un patrón tipo latigazos, de tono pardo rojizo, púrpura o de bandas o cintas que se cruzan señalando el patrón preciso de las áreas de la piel que han entrado en contacto con los tentáculos. Estas lesiones pueden necrosarse y ulcerarse antes de cicatrizar y dejar estrías pigmentadas duraderas, persistiendo un tiempo una imagen "tatuada" residual. La evolución normal y espontánea es hacia la remisión de las lesiones cutáneas en pocos días o semanas, aunque el dolor puede persistir más tiempo. Este cuadro local puede ir acompañado de síntomas generales, por lo general leves (mareo, vómitos, calambres). Pueden producirse casos graves, por contacto con la *Physalia physalis, con* reacciones sistémicas y riesgo vital: cefalea, mareos, vómitos, colapso y *shock*. La *Physalia physalis* (carabela portuguesa) tiene unos tentáculos que pueden alcanzar 30 m y albergan centenares de miles de nematocistos. Fig. 26: numerosas líneas finas de dermatitis con reacción eritematosa, en algunas zonas con necrosis epidérmicas puntiformes que, como un calco, dibuja la zona de contacto con los tentáculos de una medusa, a las 48 horas del accidente. Se han descrito reacciones alérgicas graves, tras contactos repetidos. La gravedad de los síntomas depende de la variedad de medusa.

Diagnóstico

El diagnóstico es clínico, se basa fundamentalmente en los datos recogidos en la historia clínica y en el reconocimiento de las características lesiones cutáneas.

- Ottuso P. Aquatic dermatology: encounters with the denizens of the deep (and not so deep) a review. Part I: the invertebrates Int J Dermatol. 2013; 52: 136-52.

PICADURA DE GARRAPATA

De las aproximadamente 800 especies de garrapatas, cerca de 100 especies son capaces de transmitir agentes patógenos (bacterias, virus, protozoos) al hombre. Las garrapatas, en todo el mundo, son importantes vectores de enfermedad sistémica, probablemente son los máximos responsables, más que ningún otro agente. Las picaduras se producen en los niños al jugar o acampar en zonas boscosas o les son transferidas por perros. Las picaduras tienen lugar con mayor frecuencia en primavera y verano de acuerdo con el ciclo vital de la garrapata. Pueden transmitir las siguientes enfermedades: enfermedad de Lyme, ehrlichiosis, babesiosis, fiebre de las Montañas Rocosas, fiebre Q, tularemia y fiebre exantemática mediterránea. Las garrapatas son atraídas por el olor del sudor, el color blanco y el calor corporal. La garrapata no pica inmediatamente que se aloja en una persona, sino que puede emplear hasta 24 h en la búsqueda del lugar más adecuado para alimentarse, posteriormente, de la sangre del sujeto; un pliegue cutáneo o en la línea del pelo. Se fija fuertemente a la piel con su cabeza y se alimenta durante un período variable de 2 h a 7 días.

Cuadro clínico

La picadura no es dolorosa al inocular con su saliva simultáneamente un anestésico y un anticoagulante, pudiendo incluir una neurotoxina responsable del cuadro de parálisis o ataxia. La picadura puede inducir una reacción a cuerpo extraño o de hipersensibilidad. Muy raramente la reacción de hipersensibilidad va acompañada de fiebre, prurito y urticaria. Habitualmente se aprecia en el lugar de la picadura una pápula roja, esta pápula más tarde puede presentar edema y enrojecimiento local, con formación más tardía de una costra oscura central. Fig. 27: costra negra central rodeada por halo inflamatorio de tono eritematoso vivo y linfangitis. Si tras el intento de su extracción queda retenida parte de la cabeza de la garrapata, se produce una reacción granulomatosa a cuerpo extraño, formándose un nódulo que puede ser persistente. Si la picadura tiene lugar en el cuero cabelludo, puede apreciarse el nódulo, en ocasiones rodeado de pérdida de pelo, como se observa en la Fig. 28.

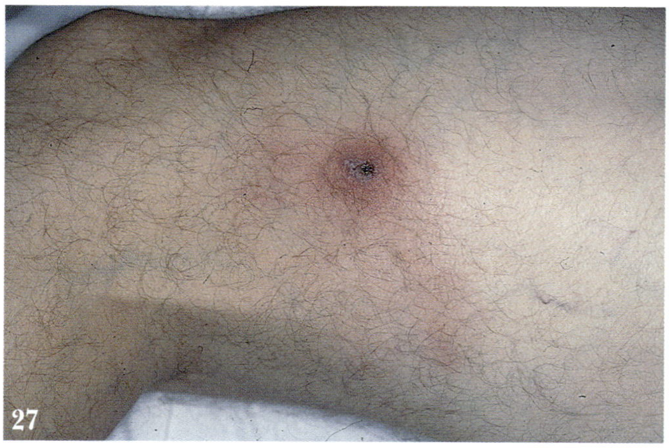
27

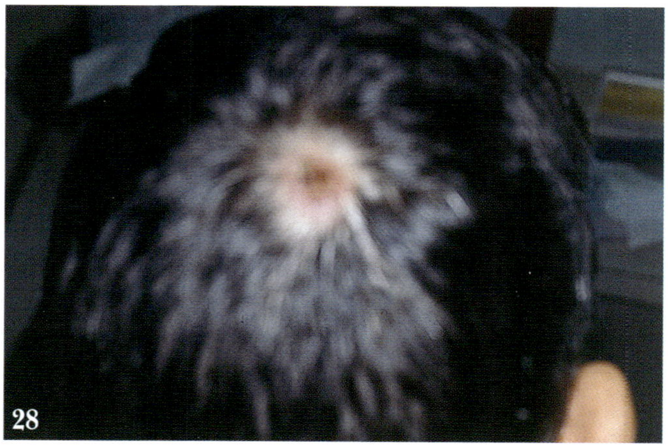
28

En raras ocasiones, se presenta una reacción sistémica con fiebre, cefalea y malestar general o un cuadro neurológico. Los síntomas neurológicos típicos se presentan a los 5-7 días de la fijación de la garrapata, con un cuadro de ataxia o de parálisis ascendente o ambos. La ataxia es el síntoma más común como presentación inicial, que será seguido de manifestaciones de parálisis ascendente, si la garrapata no es detectada y removida pronto. La diferente presentación de ataxia o parálisis depende de la cantidad de toxina inoculada en el cuerpo. El desarrollo de la debilidad muscular en la parálisis por garrapata es más rápida (máxima en horas o días) que en el Guillain-Barré (máxima a las 2-4 semanas).

Diagnóstico

El diagnóstico se realiza con la localización e identificación de la garrapata.

- Steen CJ, Carbonaro PA, Schwartz RA. Arthropods in dermatology. J Am Acad Dermatol. 2004; 50: 819-42.
- Li Z, Turner RP. Pediatric tick paralysis: discussion of two cases and literature review. Pediatr Neurol. 2004; 31: 304-7.

LARVA *MIGRANS* CUTÁNEA

La larva *migrans* cutánea (LMC) es un síndrome caracterizado por la penetración en la piel humana, de larvas de nemátodos de diversos animales, principalmente perros y gatos. Los principales agentes son el *Ancylostoma braziliense* (perro, gato) y el *Ancylostoma caninum* (perro); aunque anquilostomas humanos (*A. duodenale* y *Necator americanus)* también pueden causarlo. La LMC es una de las enfermedades más frecuentes de la piel, en viajeros que retornan de países tropicales. Los anquilostomas adultos liberan huevos en el intestino de los animales parasitizados (perro, gato), que saldrán con las heces contaminando el suelo. Los humanos, los niños igual que los adultos, se convierten en anfitriones fortuitos cuando las larvas penetran a través de la piel, al ponerse ésta, en contacto con suelo contaminado. Las áreas más comúnmente afectadas son las extremidades, (principalmente los pies), nalgas y genitales. El período de incubación puede ser prolongado de semanas a meses. En el ser humano la larva no es capaz de completar su ciclo vital y permanece confinada en los niveles superiores de la piel, vagando sin rumbo, dando lugar al característico cuadro cutáneo. La larva practica un túnel en la epidermis y muy raramente atraviesa la capa basal para alcanzar la dermis.

Cuadro clínico

Tras la penetración de la larva, puede observarse una pápula pruriginosa, edematosa de coloración rojiza. En este estadio puede permanecer durante varios días, después la larva inicia su migración, produciendo un túnel intraepidérmico de trayecto lineal o serpiginoso, eritematoso, de 2-3 mm de ancho, 3-4 cm desde su puerta de entrada, que avanza de 2 mm a 2 cm al día dependiendo del tipo de larva. Fig. 29: trayectoria lineal eritematosa en arco de LCM en cara lateral del pie. La ubicación real de la larva es, característicamente, a 1-2 cm de distancia del trayecto eritematoso. Múltiples larvas pueden ser activas al mismo tiempo, formando bucles desorganizados y túneles tortuosos. Fig. 30: dos trayectorias serpiginosas características, muy eritematosas de dos LCM. Algunas veces se observan lesiones vesículo-ampollosas dentro y alrededor del trazado. El síntoma más frecuente de la LCM es el *prurito,* más acusado de noche; algunos pacientes refieren dolor en la parte afectada. Estas lesiones, debido al rascado, pueden infectarse secundariamente. En infestaciones masivas la LCM puede ir acompañada de un síndrome de Löeffler.

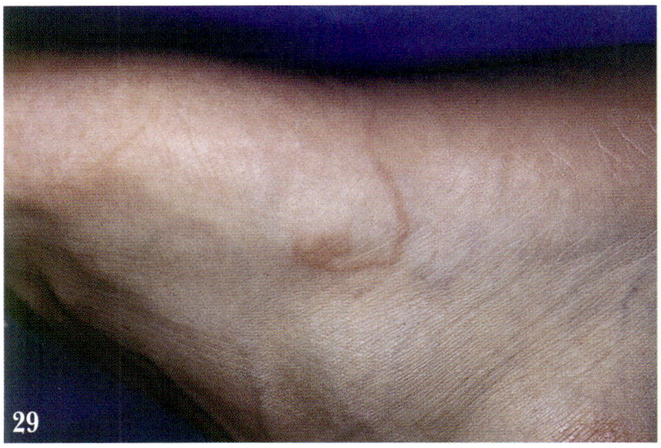

29

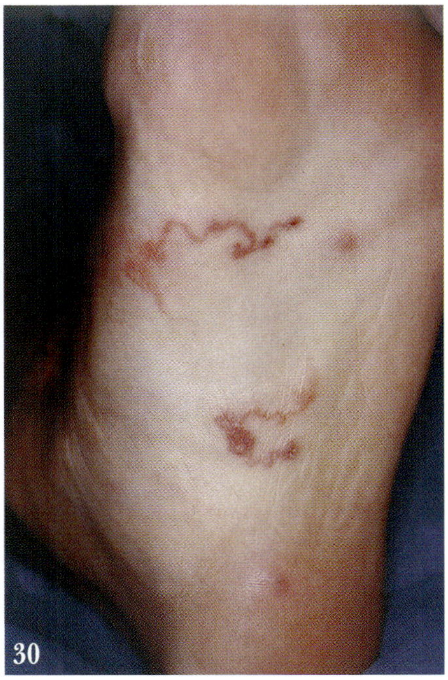

30

La erupción generalmente desaparece en 1-2 meses, pero puede persistir hasta 6 meses o más. Es un proceso autolimitado y la principal complicación son las infecciones bacterianas secundarias.

Diagnóstico

El diagnóstico se basa en los hallazgos clínicos, un túnel cutáneo serpiginoso, progresivo, asociado con severo prurito es casi patognomónico. La captura de la larva generalmente no es posible. Eosinofilia y elevación de la IgE son típicos de la LCM, pero no se da en todos los pacientes. Es posible, mediante microscopía de epiluminiscencia (dermatoscopia), detectar larvas en la LMC y confirmar su diagnóstico.

Diagnóstico diferencial

En la mayor parte de los casos no hay ninguna dificultad para hacer el diagnóstico, dado lo característico de sus manifestaciones clínicas. Otros procesos que evolucionan con configuraciones lineales o serpiginosas (*granuloma anular, poroqueratosis de Mibelli, eritema anular centrífugo)* son fácilmente descartables por la historia, sintomatología y hallazgos morfológicos.

- Alonso FF. Cutaneous larva migrans. En: Harper J, Oranje A, Prose N, eds. Textbook of Pediatric Dermatology. Oxford, United Kingdom: Blackwell; 2000. p. 527-31.
- Criado PR, Belda W Jr, Vasconcellos C, Silva CS. Cutaneous larva migrans: a bad souvenir from the vacation. Dermatol Online J. 2012; 18(6): 11.
- Tan SK, Liu TT. Cutaneous larva migrans complicated by Löffler syndrome. Arch Dermatol. 2010; 146: 210-2.
- American Academy of Pediatrics. Cutaneous Larva Migrans. En: Red Book: 2009 Report of the Committee on Infectious Diseases. 28th ed. Elk Grove Village, IL: American Academy of Pediatrics; 2009. p.
- Elsner E, Thewes M, Worret WI. Cutaneous larva migrans detected by epiluminescent microscopy. Acta Derm Venereol. 1997; 77: 487-8.
- Hotez PJ, Brooker S, Bethony JM, Bottazzi ME, Loukas A, Xiao S. Hookworm infection. N Engl J Med. 2004; 351: 799-807.

16 Trastornos de la pigmentación

HIPOPIGMENTACIÓN

Vitíligo

Es una enfermedad pigmentaria adquirida, común, de etiología desconocida, caracterizada por la aparición de manchas blancas debidas a la pérdida selectiva de melanocitos. Puede presentarse a cualquier edad, rara antes de los 2 años, el 25% de los casos debuta para los 10 años y el 50% para los 20 años. Su prevalencia alcanza al 0,5-1% de la población y afecta por igual a ambos sexos.

Su patogenia sigue siendo objeto de debate. El vitíligo es consecuencia de una compleja interacción de factores inmunológicos sobre una base de predisposición genética. El 80% de los pacientes con enfermedad activa tienen anticuerpos frente a un antígeno de superficie de los melanocitos. En el 15-20% de enfermos con vitíligo generalizado se recogen antecedentes de uno o más familiares de primer grado afectados. La historia natural del vitíligo no está todavía bien documentada.

Cuadro clínico

Las lesiones se presentan como parcial o completamente despigmentadas, acrómicas, son manchas de color blanco marfil, de varios mm a unos cm de diámetro, habitualmente bien delimitadas y con frecuencia con bordes convexos hiperpigmentados. Aunque la localización, tamaño y configuración de las lesiones individuales varía considerablemente, el cuadro en conjunto es característico. Se distinguen dos cuadros clínicos diferentes: *segmentario* (VS) y *no segmentario* (VNS) o generalizado que es el más común. El vitíligo es típicamente asintomático.

Vitíligo segmentario: es una forma de vitíligo localizado en el cual las lesiones se disponen de forma característica, es unilateral, no sobrepasa la línea media y se localiza sobre uno o varios dermatomas. Las manchas pueden tener bordes más irregulares y su despigmentación es menos homogénea que en el VNS. Como hechos característicos diferenciales destacamos: debuta a menudo en la infancia; al inicio tiene un desarrollo rápido y se estabiliza, generalmente, en 1 año; tras su debut afecta pronto al componente piloso y con frecuencia se localiza en la cara. No obstante, puede afectar cualquier lugar de la superficie cutánea.

Figs. 1, 2: numerosas manchas con despigmentación no homogénea, de bordes muy irregulares y localización unilateral. La despigmentación puede progresar con rapidez pero queda limitada a los primeros segmentos, sin que aparezcan nuevas lesiones a partir de los 2 años de evolución. Aunque el VS es más frecuente en los niños (30%) que en los adultos (10-15%), la mayor parte de los pacientes infantiles presentan el patrón de VNS. El VS no se asocia con enfermedades autoinmunitarias.

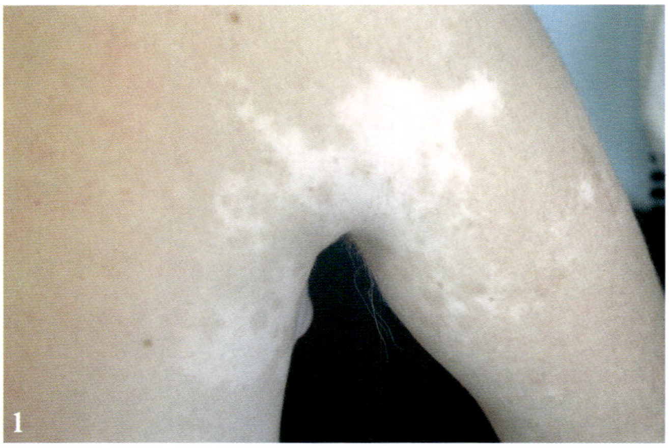

1

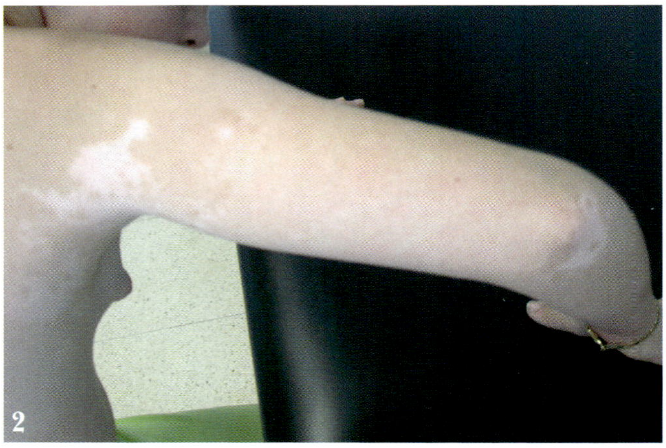

2

Vitíligo no segmentario: representa el 70% de los casos infantiles y el 85-90% de los adultos. Las típicas manchas son homogéneamente despigmentadas, de bordes bien definidos y con frecuencia presentan una distribución llamativamente simétrica. La pérdida del pigmento del pelo se presenta en etapas tardías. Con frecuencia se aprecia, tras exposición solar, un reborde hiperpigmentado en la interfase piel despigmentada-piel normal. Aunque puede afectar cualquier lugar de la superficie cutánea, los lugares de predilección son dedos, muñecas, axilas, pliegue inguinal y zonas periorificiales (ojos, boca, genitales). Las lesiones tienden a aumentar de tamaño y con el paso de los años pueden aparecer nuevas lesiones. Como hechos característicos diferenciales destacamos: puede iniciarse en la niñez pero en general su debut es más tardío; su evolución es progresiva con brotes; la afectación del componente piloso se da en etapas tardías; en general se localiza en lugares sensibles a la presión, fricción y propensos a traumas y se asocia con frecuencia con historia familiar o personal de procesos autoinmunitarios. El cuadro del vitíligo, en conjunto, es característico aunque las lesiones individuales varían considerablemente en tamaño, localización y forma. Su evolución es variable, largos períodos de quietud pueden ser interrumpidos por fases de extensión o mejora parcial. Puede presentarse alguna repigmentación parcial, temporal, durante el verano, sobre todo en niños y en lesiones no más antiguas de 2 años. La afectación de las membranas mucosas se observa con frecuencia en el curso de un vitíligo generalizado. El VNS infantil, aunque se asocia con enfermedades autoinmunitarias en menor frecuencia que el adulto, se acompaña de tiroiditis de Hashimoto con una prevalencia 2,5 veces mayor que en el niño sano y su aparición, característicamente, se demora más de una década del inicio del vitíligo. Evolución de las lesiones de un niño afecto de VNS, a los 2 años (Figs. 3, 4), 4 años (Figs. 5, 6) y 8 años (Figs. 7, 8).

Los estudios epidemiológicos han identificado diferencias significativas entre las características clínicas y la evolución de los pacientes infantiles con VNS y VS. El VNS va asociado a mayor número de lesiones, más extensa superficie cutánea afectada, más elevada frecuencia del fenómeno de Koebner y con mayor frecuencia progresa la enfermedad dentro del 1er año de evolución. Las anomalías autoinmunitarias tiroideas y anillos de hiperpigmentación alrededor de las manchas despigmentadas se dan exclusivamente en el VNS. Sin embargo, en ambos grupos la cara es el lugar más comúnmente afectado y no hay diferencia estadística en la frecuencia de poliosis (mechón blanco, cabello despigmentado).

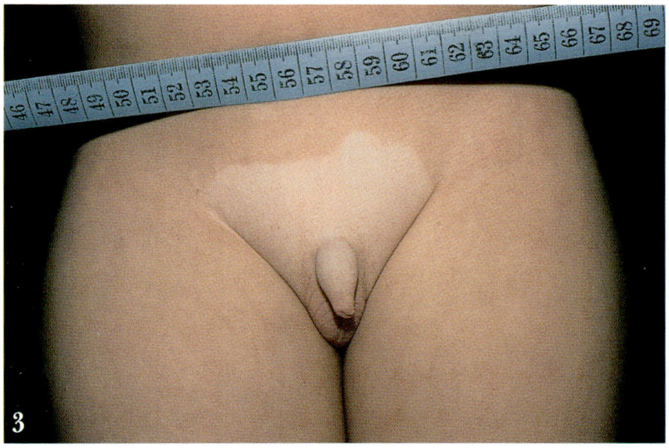

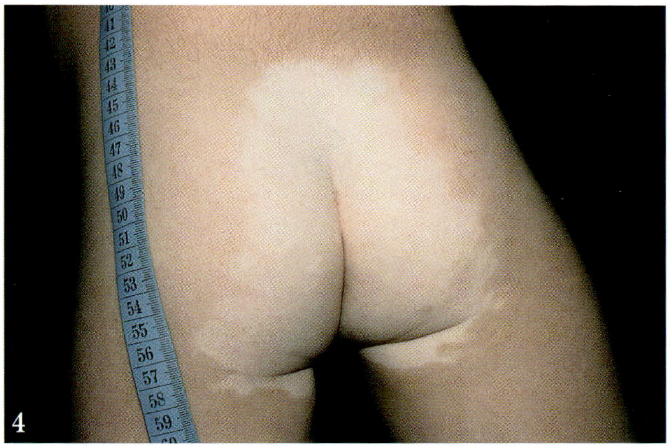

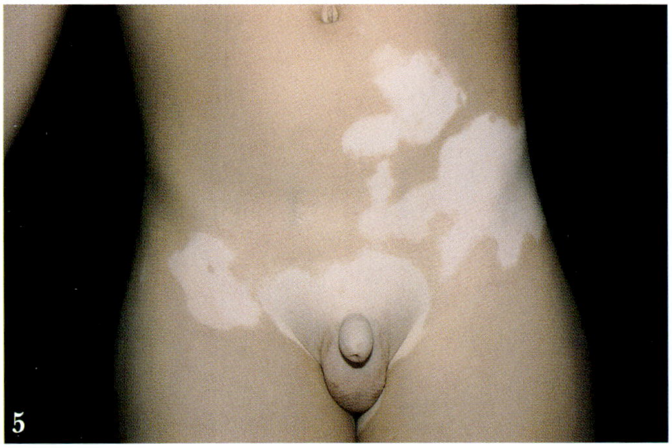

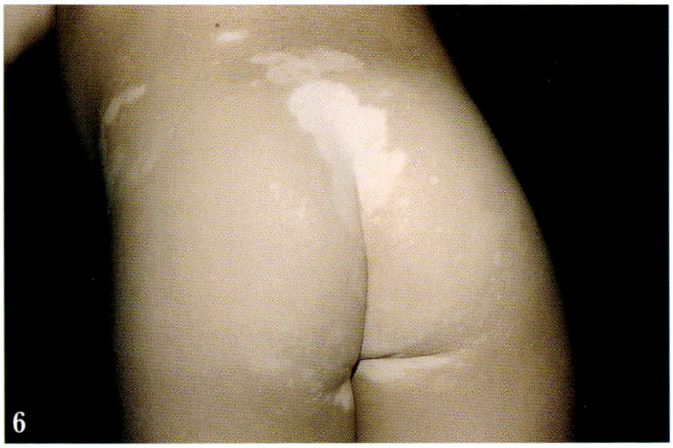

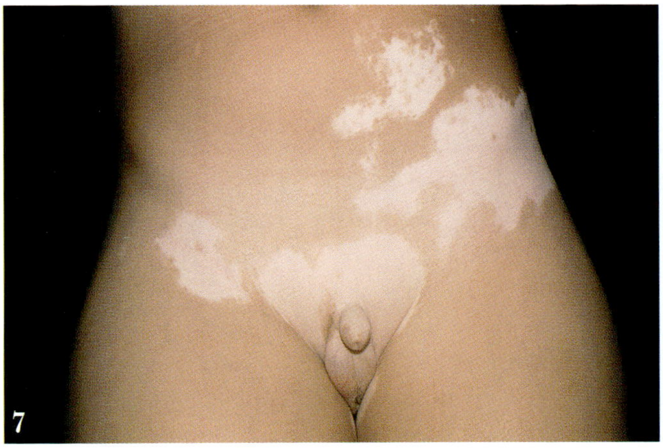

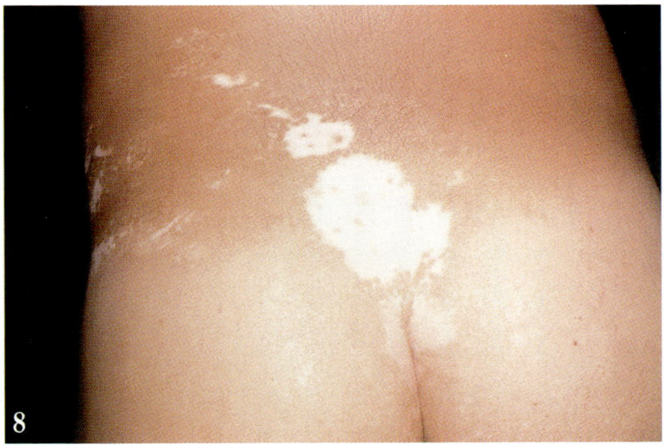

La demostración de claras diferencias entre el VNS y el VS refuerza la hipótesis de que su fisiopatología sea diferente. Recientemente se han comunicado casos de VS que en una segunda etapa han evolucionado a VNS, para los que se ha propuesto el término de vitíligo mixto. Estos casos pueden ser esenciales para comprender la patogénesis del vitíligo.

El infrecuente síndrome de Vogt-Koyanagi-Harada consiste en vitíligo asociado a uveítis, disacusia, meningoencefalitis, despigmentación de la piel, cuero cabelludo, cejas y pestañas.

Diagnóstico

El diagnóstico es clínico y es sencillo, sobre todo si se presenta en su forma clásica bilateral.

Diagnóstico diferencial

Las principales entidades a considerar en el diagnóstico diferencial del vitíligo en el niño incluyen: *tiña versicolor, piebaldismo, hipopigmentación postinflamatoria, pitiriasis alba, esclerosis tuberosa* y *nevus despigmentado.*

Tiña versicolor: infección fúngica superficial de la piel que origina pérdida de pigmentación y se manifiesta como manchas pálidas característicamente localizadas en el torso (pecho y espalda), con una fina escama seca superficial.

Piebaldismo: enfermedad autosómica dominante, con ausencia de melanocitos en las áreas de piel afectadas. Habitualmente se presenta al nacimiento, con áreas despigmentadas, normalmente localizadas en la proximidad de la línea media de la frente, con mechón de pelo blanco incluido.

Hipopigmentación postinflamatoria: las lesiones presentan un aspecto moteado irregular, con áreas tanto de hipopigmentación como de hiperpigmentación.

Pitiriasis alba: por la distribución de las manchas (cara, cuello, brazos), su color rosa pálido y las finas escamas. Las manchas son más hipopigmentadas que despigmentadas.

Esclerosis tuberosa: falta el color característico blanco marfil del vitíligo, las manchas están presentes al nacimiento o en los primeros meses y no cambian con la edad. Aparición más tardía de otros síntomas cutáneos (angiofibromas faciales, placas en papel de lija). Enfermedad autosómica dominante, convulsiones, retraso mental.

Nevus despigmentado: se presenta al nacimiento o a los pocos meses como una placa hipopigmentada, unilateral, localizada, de bordes regulares o irregulares y casi circunscrita a un dermatoma. El VS puede ser difícil diferenciarlo del nevus despigmentado especialmente en los casos de comienzo muy temprano.

- Mazereeuw-Hautier J, Bezio S, Mahe E, Modemer C, Eschard C, Viseux V, et al. Segmental and nonsegmental childhood vitiligo has distinct clinical characteristics: A prospective observational study. J Am Acad Dermatol. 2010; 62: 945-9.
- Taïeb A, Picardo M. Vitiligo. N Engl J Med. 2009; 360: 160-8.
- Alikhan A, Felsten LM, Daly M, Petronic-Rosic V. Vitiligo: A comprehensive overview. Part I. Introduction, epidemiology, quality of life, diagnosis, differential diagnosis, associations, histopathology, etiology, and work-up. J Am Acad Dermatol. 2011; 65: 473-91.
- Ezzedine K, Gauthier Y, Léauté-Labrèze C, Marquez S, Bouchtnei S, Jouary T, et al. Segmental vitiligo associated with generalized vitiligo (mixed vitiligo): a retrospective case series of 19 patients. J Am Acad Dermatol. 2011; 65: 965-71.
- Lio PA. Little white spots: an approach to hypopigmented macules. Arch Dis Child Educ Pract Ed. 2008; 93: 98-102.
- Kakourou T, Kanaka-Gantenbein C, Papadopoulou A, Kaloumenou E, Chrousos GP. Increased prevalence of chronic autoimmune (Hashimoto's) thyroiditis in children and adolescents with vitiligo. J Am Acad Dermatol. 2005; 53: 220-3.
- Dittmar M, Kahaly GJ. Polyglandular autoimmune syndromes: immunogenetics and long-term follow-up. J Clin Endocrinol Metab. 2003; 88: 2983-92.

Piebaldismo. Albinismo parcial

Es una rara enfermedad genética de herencia autosómica dominante, caracterizada por la ausencia congénita de melanocitos en las áreas afectadas de la piel (leucodermia) y el pelo (poliosis) debido a mutaciones del protooncogen KIT. Estas mutaciones alteran la diferenciación y migración de los melanoblastos. Las manifestaciones clínicas y la severidad del fenotipo se correlacionan estrechamente con el lugar de la mutación en el gen.

Cuadro clínico

Clínicamente se caracteriza por la presencia desde el nacimiento de zonas de la piel y pelo, despigmentadas, simétricas, bien delimitadas, de bordes irregulares, localizadas con mayor frecuencia en la región frontal del cuero cabelludo (mechón blanco), zona anterior y central del cuello, tronco, abdomen y áreas medias de las extremidades (codos, rodillas). El hallazgo clínico clásico, único en el 80-90% de los casos, es el mechón blanco frontal de forma triangular con el vértice posterior, o bien está afectada, además del pelo, la piel subyacente (Fig. 9). Las cejas y las pestañas pueden también estar afectadas. Un hallazgo característico, útil para el diagnóstico clínico, es la presencia de islotes con pigmentación normal o hiperpigmentados dentro de las áreas acrómicas. Fig. 10: gran mancha acrómica con algunos islotes de pigmentación normal en su interior, de bordes muy irregulares, presente al nacimiento, localizada en el tronco. En contraste con el vitíligo, el piebaldismo respeta línea media dorsal, manos, pies y áreas periorificiales. Las zonas despigmentadas crecen al compás del crecimiento del individuo y, habitualmente, persisten inalteradas a lo largo de la vida. En algún caso, puede producirse una repigmentación espontánea, parcial o completa, especialmente tras trauma. Las anomalías pigmentarias en el piebaldismo se restringen al pelo y la piel, aunque se ha comunicado afectación de las mucosas en casos severos. No hay hallazgos extracutáneos en el pielbaldismo clásico.

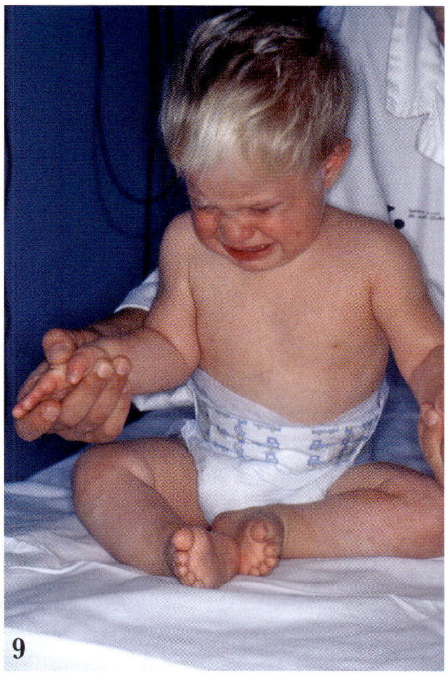
9

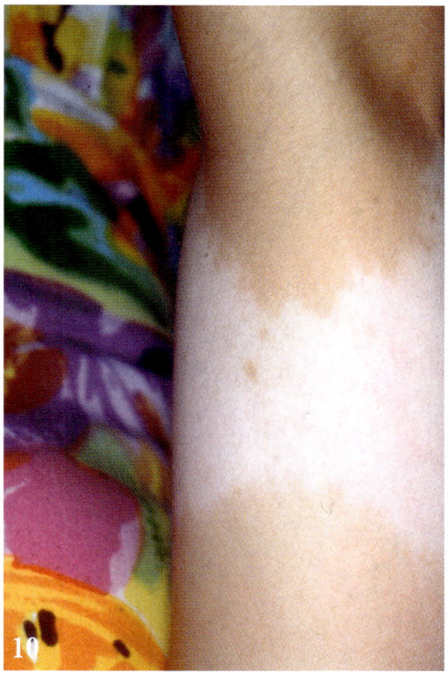
10

Diagnóstico

El diagnóstico clínico es sencillo cuando las lesiones tienen el patrón característico de distribución, están presentes desde el nacimiento y se aprecian manchas con pigmentación normal o hiperpigmentadas en el interior de las zonas despigmentadas.

Diagnóstico diferencial

En el diagnóstico diferencial considerar aquellos cuadros que cursan con lesiones de despigmentación: *síndrome de Waardenburg, síndrome de Wolf, vitíligo, albinismo óculo-cutáneo, hipomelanosis de Ito* y *síndrome de Ziprkowski-Margolis.*

Síndrome de Waardenburg: es la mayor entidad a descartar. En la actualidad, basados en criterios clínicos y genéticos, se distinguen 4 tipos del síndrome de Waardenburg. El examen del paciente debe ser dirigido a la búsqueda de hallazgos propios de este síndrome: dismorfismo facial, heterocromía del iris, raíz prominente nasal, desplazamiento lateral de los cantos internos con distancia interpupilar normal y sordera. El diagnóstico de piebaldismo debe alertar al clínico de la posibilidad de un síndrome de Waardenburg en función de los resultados de los exámenes oculares y de la audición.

Síndrome de Wolf: herencia autosómica recesiva, albinismo circunscrito y sordera, sin los otros hechos clínicos del síndrome de Waardenburg. La audiometría es crucial para afirmar o descartar este diagnóstico.

Vitíligo: no es enfermedad hereditaria, las lesiones no están presentes al nacimiento (solo muy raramente lo están), aparecen más tarde en la vida, se modifican a lo largo de su evolución, asientan con predilección en la áreas de exposición, alrededor de los orificios del organismo y regiones intertriginosas.

Albinismo óculo-cutáneo: herencia autosómica recesiva, iris translúcido, fondo de ojo hipopigmentado, nistagmo asociado, no predilección de las lesiones cutáneas por las áreas centrales.

Hipomelanosis de Ito: bandas lineales o espirales siguiendo las líneas de Blaschko o segmentarias hipopigmentadas sin patrón específico, asociadas con anomalías sistémicas: neurológicas, músculo-esqueléticas, oculares.

Síndrome de Ziprkowski-Margolis: síndrome raro de herencia recesiva ligada a X, caracterizado por sordomudez, heterocromía del iris, hipomelanosis tipo piebaldismo al nacimiento, pero más tarde en la niñez aparición de manchas hiperpigmentadas principalmente en el tronco y extremidades.

- Janiua SA, Khachemoune A, Guidbakke KK. Piebaldism: a case report and a concise review of the literature. Cutis. 2007; 80: 411-414.
- Thomas I, Kihiczak GG, Fox MD, Janniger CK, Schawartz RA. Piebaldism: an up-date. Int J Dermatol. 2004; 43: 716-9.
- Ward KA, Moss C, Sanders DS. Human piebaldism relationship between phenotype and site of kit gene mutation. Br J Dermatol. 1995; 132: 929-35
- Trevino J, Bakos H. A child with hypopigmented patches. J Am Acad Dermatol. 2003; 48: 466-8.

Hipomelanosis de Ito/Mosaicismo pigmentario

La hipomelanosis de Ito (HI) es un término utilizado para etiquetar el fenotipo que consiste en bandas lineales, espirales, en remolino, más claras que el tono de la piel del paciente, extendidas alrededor del tronco y a lo largo del eje de las extremidades. Las lesiones pueden seguir las líneas de Blaschko o ser desiguales sin seguir ningún patrón específico. Este cuadro cutáneo cursa asociado con alteraciones sistémicas (neurológicas, músculo-esqueléticas, oculares, cardiacas). Afecta por igual ambos sexos y se considera esporádico. Es el 3er síndrome neurocutáneo por frecuencia, tras la neurofibromatosis tipo 1 y esclerosis tuberosa. Su prevalencia se estima en 1 de cada 600-700 nuevos pacientes referidos a un servicio de neurología pediátrica. Se ha comunicado, como causa de la enfermedad, mosaicismo en sangre o fibroblastos de la piel en más de la mitad de los pacientes que han sido completamente evaluados. La HI no representa un trastorno específico genético/cromosómico, la HI se achaca a mosaicismos debidos a diferentes alteraciones cromosómicas (translocaciones, aneuploidía, poliploidía, quimerismo, etc.). Para las anomalías asociadas, son menos importantes los cromosomas específicos involucrados que el estado de mosaicismo.

En la actualidad, la HI se considera un término descriptivo y no un diagnóstico definitivo. Recientemente se han reconocido procesos que se asemejan a la HI en todo salvo en el color de las marcas de la piel. En la hipermelanosis nevoide lineal y espiral (HNLE), las lesiones cutáneas son hiperpigmentadas y en algunos pacientes se aprecian bandas hiper e hipopigmentadas. Existe una evidencia creciente de que tanto la HI y procesos relacionados, como la HNLE, son debidos a mosaicismos por una variedad de anomalías cromosómicas. A este grupo de enfermedades es mejor denominarlas *mosaicismo pigmentario*. Dentro del término de mosaicismo pigmentario se incluye a las siguientes enfermedades: hipomelanosis de Ito, HNLE y nevus despigmentado segmentario.

Las lesiones cutáneas que siguen las líneas de Blaschko son reflejo de mosaicismo genético. El mosaicismo pigmentario se evidencia a nivel cutáneo con cinco tipos diferentes de patrones pigmentarios: líneas de Blaschko, tipo tablero de ajedrez, filoides (*philloid:* hoja), parches desiguales sin separación en línea media y lateralizado. El hecho de que solo aproximadamente en la mitad de los casos de mosaicismo pigmentario se demuestre un mosaicismo cromosómico, tiene su explicación. Las líneas de Blaschko son el mapa de ruta de la migración embrionaria de las células ectodérmicas y los análisis citogenéticos habituales se realizan en linfocitos y fibroblastos que no son de origen ectodérmico. Lo ideal, solo al alcance de laboratorios muy especializados, es realizar un cariotipo en queratinocitos o melanocitos para poder demostrar el mosaicismo cromosómico.

Cuadro clínico

Las lesiones cutáneas de la HI generalmente están presentes al nacimiento o se hacen aparentes dentro de los dos primeros años de la vida. Las lesiones cutáneas hipocrómicas ligeras pueden pasar desapercibidas a los padres y al médico hasta que el paciente es expuesto al sol y se hacen más evidentes las lesiones hipocrómicas en contraste con la piel normal bronceada. Las lesiones se asemejan a la imagen en negativo de las que vemos en la *incontinentia pigmenti*. Consisten en manchas hipopigmentadas, raras, estampadas, bien delimitadas, lineales, en bandas o en espiral o remolinos que siguen las líneas de Blaschko o no siguen un patrón específico. La distribución de las lesiones puede ser unilateral o bilateral y puede afectar a cualquier parte del cuerpo. Estos cambios pigmentarios no han sido precedidos por lesiones inflamatorias ni vesiculosas, como sucede en la *incontinentia pigmenti*. Las palmas, plantas y membranas mucosas están respetadas. La hipopigmentación no se modifica durante la etapa infantil pero va desapareciendo durante la vida adulta. El grado de despigmentación varía desde lesiones hipopigmentadas hasta acrómicas. En las lesiones acrómicas los melanocitos están ausentes y en las hipopigmentadas son parcialmente funcionantes. En individuos de piel poco pigmentada la lámpara de Wood puede ser útil para determinar la extensión de las lesiones. Las lesiones afectan a más de 3 segmentos corporales, este hecho es útil para distinguirlo de otras lesiones hipopigmentadas nevoides, sin relación con la HI, las cuales normalmente no afectan a más de un segmento corporal

Anomalías extracutáneas: se acepta una frecuencia aproximada del 30% (varía mucho según los estudios) de anomalías extracutáneas; las más frecuentes afectan al SNC (sobre todo retraso mental y epilepsia) seguido del sistema osteomuscular (hipotonía, hemihipertrofia o hemihipotrofia de una parte o de un lado del cuerpo, escoliosis, deformidad torácica) y con menor frecuencia oculares (nistagmo, estrabismo, catarata) y cardiacas (defectos septales, tertralogía de Fallot). En algunas series, más del 60% cursan con retraso mental severo o moderado, aunque la frecuencia varía según sean las series publicadas por neurólogos (frecuencia más elevada) o por dermatólogos. Habitualmente estas anomalías son obvias y se hacen patentes muy pronto. La extensión y/o severidad de las lesiones cutáneas no predice la existencia de alteraciones a otros niveles.

Se han descrito series de pacientes con lesiones hipopigmentadas siguiendo las líneas de Blaschko pero con muy baja incidencia de afectación extracutánea. Por otro lado, es bien conocida la existencia de pacientes con hipopigmentación lineal siguiendo las líneas de Blaschko, limitadas a una sola línea y que raramente van acompañadas de afectación extracutánea.

Figs. 11, 12: dos bandas estrechas lineales hipopigmentadas siguiendo las líneas de Blaschko a lo largo de la extremidad inferior izquierda, en una niña de 2 años sin patología asociada.

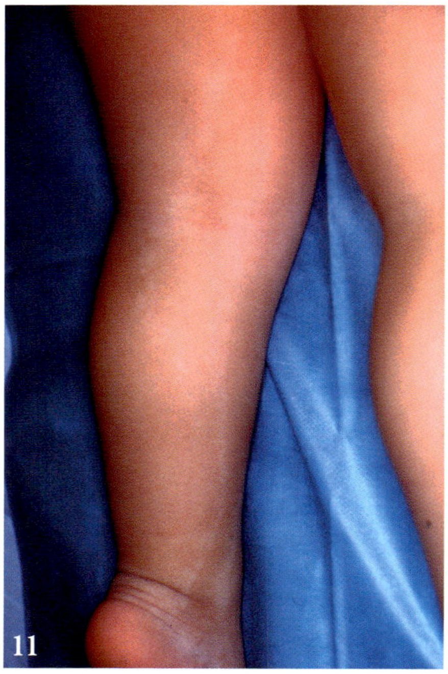
11

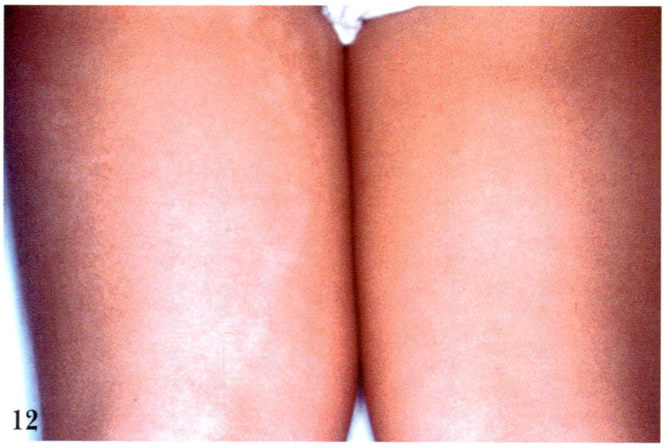
12

Ante un paciente con los fenotipos precitados, además de una exploración física cuidadosa, se practicará un examen neurológico y oftalmológico exhaustivo para descartar las anomalías asociadas más frecuentes y un cariotipo en sangre periférica y si es negativo en fibroblastos.

Existen otras hipopigmentaciones segmentarias o parcheadas que no siguen las líneas de Blaschko, pero que pueden seguir alguno de los otros patrones de mosaicismo cutáneo. Estas lesiones hipopigmentadas segmentarias en cuadrantes, deben ser manejadas bajo el punto de vista médico bajo los mismos parámetros que la hipopigmentación siguiendo las líneas de Blaschko.

Diagnóstico

Los criterios diagnósticos no pueden ser completos hasta que se establezca la etiología de la HI. Para el diagnóstico clínico de debe exigir el hallazgo indispensable de lesiones cutáneas como las descritas y una o más anomalías del SNC y/o músculo-esquelético.

Diagnóstico diferencial

En el diagnóstico diferencial considerar las siguientes entidades: *nevus despigmentado, nevus despigmentado sistematizado* y *síndrome de Goltz.*

Nevus despigmentado: las lesiones están bien delimitadas, presentes al nacimiento, aunque pueden no ser evidentes hasta los primeros años, son estables en tamaño y forma y no van asociadas a alteraciones extracutáneas como las descritas en la HI.

Nevus despigmentado sistematizado: si las lesiones siguen las líneas de Blaschko puede ser artificial pretender distinguirlo de una HI sin manifestaciones sistémicas, dada la similitud patogénica subyacente, en ambos casos se trata de un mosaicismo.

Síndrome de Goltz: trastorno de herencia dominante ligada a X, habitualmente letal para los varones, cuyo hallazgo cutáneo más llamativo es la hipoplasia y aplasia de la piel en patrones que siguen las líneas de Blaschko, asociada con frecuencia a distrofia de uñas y cabello así como anomalías esqueléticas y oftalmológicas.

- Pascual-Castroviejo I, Roche C, Martinez-Bermejo A, Arcas J, Lopez-Martin V, Tendero A, et al. Hypomelanosis of ITO. A study of 76 infantile cases. Brain Dev. 1998; 20: 36-43.
- Nehal KS, PeBenito R, Orlow SJ. Analysis of 54 cases of hypopigmentation and hyperpigmentation along the lines of Blaschko. Arch Dermatol. 1996; 132): 1167-70.
- Ruiz Maldonado R, Toussaint S, Tamayo L, Laterza A, del Castillo V. Hypomelanosis of Ito: diagnostic criteria and report of 41 cases. Ped Derm. 1992; 9: 1-10.
- Taibjee SM, Bennett DC, Moss C. Abnormal pigmentation in hypomelanosis of Ito and pigmentary mosaicism: the role of pigmentary genes. Br J Dermatol. 2004; 151: 269-82.

Nevus anémico

Es un trastorno del desarrollo caracterizado por una mancha circunscrita redonda u oval de piel pálida o moteada que, aunque está presente al nacimiento, puede no ser detectable hasta la primera infancia (Fig. 13). Se aprecia con mayor frecuencia en el tronco, aunque también se encuentra en el cuello y las extremidades. El nevus anémico puede simular una placa de *vitíligo* pero se pueden distinguir con rapidez por su respuesta a la presión o al frotamiento. Esta maniobra provoca una línea eritematosa y un enrojecimiento de la piel normal circundante, mientras la piel del nevus anémico permanece pálida.

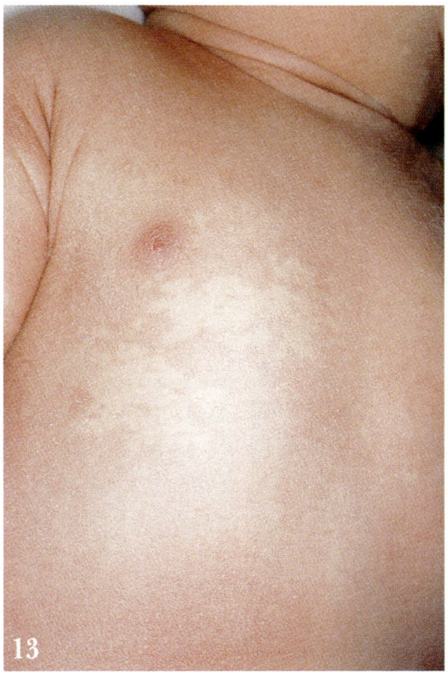

13

Hipopigmentación postinflamatoria

Como consecuencia de una inflamación cutánea puede aparecer tanto hiperpigmentación como hipopigmentación (leucoderma). Los leucodermas postinflamatorios pueden asociarse a una variedad de dermatosis inflamatorias o infecciones. Se ha postulado que la hipopigmentación se produce cuando los queratinocitos afectados por el proceso inflamatorio son temporalmente incapaces de acoger los melanosomas de las dendritas del melanocito. Como el proceso es primariamente epidérmico, es autolimitado y la hipopigmentación mejora con el tiempo. Estas lesiones son más aparentes clínicamente en los niños con pigmentación cutánea más acusada. En niños y adolescentes la dermatitis atópica es una causa frecuente de hipopigmentación postinflamatoria, así como es frecuente en niños la hipopigmentación en zonas de trauma mecánico. Aunque la hipopigmentación postinflamatoria puede persistir semanas y meses, se puede tranquilizar a la familia, asegurándoles que habitualmente es un proceso temporal. Fig. 14: numerosas manchas hipopigmentadas tras varicela.

- Pinto FJ, Bolognia JL. Disorders of hypopigmentation in children. Pediatr Clin N Am. 1991; 38: 991-1017.

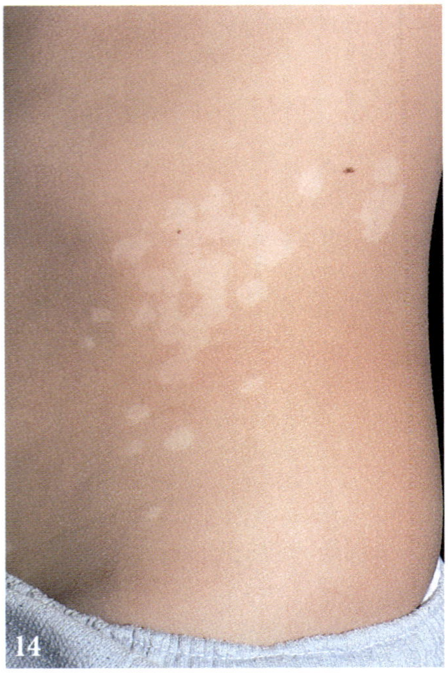
14

HIPERPIGMENTACIÓN

Eritema discrómico *perstans* (dermatosis cenicienta)

El eritema discrómico *perstans* (EDP) es un trastorno pigmentario de naturaleza adquirida y evolución crónica que se caracteriza por una erupción asintomática de manchas hiperpigmentadas de forma oval, policíclica o irregular, de color azul grisáceo. Fue descrita como dermatosis cenicienta (DC) en 1957 y cuatro años más tarde se acuñó el término de EDP al apreciar en la fase aguda un borde eritematoso en las lesiones. Afecta por igual a ambos sexos. El EDP habitualmente aparece en adultos pero se han publicado pequeñas series en niños prepuberales. La etiología sigue siendo desconocida, ocasionalmente se asocia con parasitosis, ingesta de tóxicos, medicaciones y susceptibilidad genética. Considerada inicialmente propia de la población hispanoamericana, se ha descrito posteriormente en personas de muy diferentes orígenes raciales.

Es un proceso controvertido, todavía existe debate sobre si se trata verdaderamente de una entidad individual y existe confusión en la literatura médica por el uso de términos como EDP, liquen plano pigmentoso (LPP) y pigmentación macular eruptiva idiopática (PMEI) para describir pacientes con clínica similar. Recientemente, se ha propuesto una clasificación clínica de las dermatosis cenicientas diferenciando la DC del EDP basado en la falta de borde eritematoso en las lesiones de la DC, con una tercera categoría para las enfermedades que simulan la DC como: variantes del liquen plano (pigmentoso, actínico) e inducidas por medicación.

Cuadro clínico

Clínicamente, se caracteriza por la presencia de múltiples máculas de coloración azul-grisácea o gris ceniza, ovales o circulares, de 0,5-2 cm, simétricamente distribuidas en tronco, cuello, cara y zona proximal de las extremidades, respetando cuero cabelludo, mucosas, palmas y plantas. Las lesiones, en su inicio, son máculas eritematosas que gradualmente adquieren un color ceniza y un característico borde eritematoso, fino, muy ligeramente elevado. El tamaño de las lesiones varía de pocos mm a varios cm de diámetro y por sumación de pequeñas máculas pueden cubrir zonas más extensas. Son asintomáticas o mínimamente pruriginosas. Algunos pacientes, especialmente prepuberales, presentan resolución espontánea, pero en la mayoría persiste la enfermedad durante muchos años. La analítica de rutina (sangre, orina, VS, cultivos, función hepática) es negativa. El EDP tiene una escasa repercusión sobre el paciente, su queja principal es la cosmética. Figs. 15-17: niña de 13 años, asintomática, con manchas ovales de color gris ceniza, desde hace 3 años.

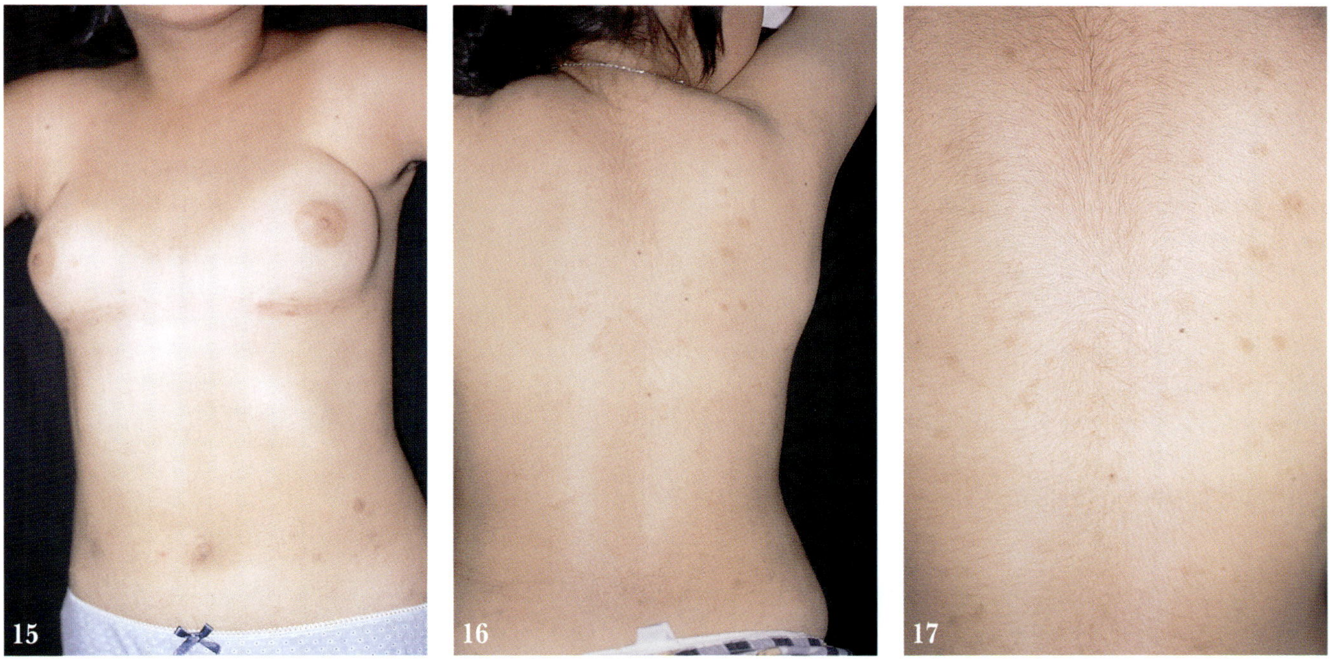

Diagnóstico

El diagnóstico es clínico, basado en el aspecto y distribución de las manchas color gris ceniza, a confirmar por estudio histopatológico.

Diagnóstico diferencial

Debe ser diferenciado de las lesiones hiperpigmentadas postinflamatorias de la *tiña versicolor, pitiriasis rosada, erupción fija a drogas,* las cuales habitualmente son de pigmentación marrón más que gris ceniza, y del *liquen plano pigmentoso.*

Liquen plano pigmentoso (LPP): la diferenciación no siempre es fácil entre estas dos entidades histológicamente indistinguibles. Clínicamente, la LPP presenta manchas o parches negro parduscos, pruriginosos, sin borde activo, en cara y pliegues flexores. La LPP afecta a las mucosas, el EDP no.

- Silverberg NB, Herz J, Wagner A, Paller AS. Erythema dyschromicum perstans in prepubertal children. Pediatr Dermatol. 2003; 20: 398-403.
- Zaynoun S, Rubeiz N, Kibbi AG. Ashy dermatoses–a critical review of the literature and a proposed simplified clinical classification. Int J Dermatol. 2008; 47: 542-4
- Sanz de Galdeano C, Léauté-Labrèze C, Bioulac-Sage P, Nikolic M, Taïeb A. Idiopathic eruptive macular pigmentation: a report of five patients. Pediatr Dermatol. 1996; 13: 274-7.
- Torrelo A, Zaballos P, Colmenero I, et. al. Erythema dyschromicum perstans in children: a report of 14 cases. J Eur Acad Dermatol Venereol. 2005; 19: 422-6.

Síndrome de Allgrove. Síndrome de la triple A

El síndrome de Allgrove (SA) (OMIM 231550) es una rara enfermedad de herencia autosómica recesiva, caracterizada por la tríada clásica de insuficiencia suprarrenal (por resistencia a la ACTH), acalasia y alacrimia. Es debida a la mutación del gen AAAS, localizado en el cromosoma 12q13, que codifica la proteína ALADIN. La enfermedad genéticamente es muy heterogénea.

Cuadro clínico

De la tríada clásica, la alacrimia es el síntoma de aparición más precoz, presente desde los primeros meses de la vida, aunque, con frecuencia, en la primera visita no es reconocida. La insuficiencia suprarrenal se instaura de forma progresiva a partir del nacimiento, limitándose, en la mayor parte de los casos, a la función glucocorticoidea. Como en todo proceso que cursa con elevación del ACTH, se desarrolla una hiperpigmentación cutánea generalizada que, como en el caso que presentamos, puede ser el motivo principal de consulta. Esta hiperpigmentación es un signo llamativo que puede conducir al médico a la pista diagnóstica. Otro síntoma cutáneo del SA es la hiperqueratosis. Niña de 6 años con alacrimia, astenia e hiperpigmentación cutánea que, posteriormente, desarrolló acalasia y la sintomatología propia del síndrome de la triple A. Fig. 18: dorso de manos hiperpigmentadas, contrasta con el tono rosado de las palmas, e hiperqueratosis. Fig. 19: dorso de los pies hiperpigmentados, más acusado en dorso de los dedos e hiperqueratosis. Esta enfermedad se asocia con trastornos neurológicos que tienen un curso progresivo y pueden afectar al sistema nervioso central, periférico o autónomo.

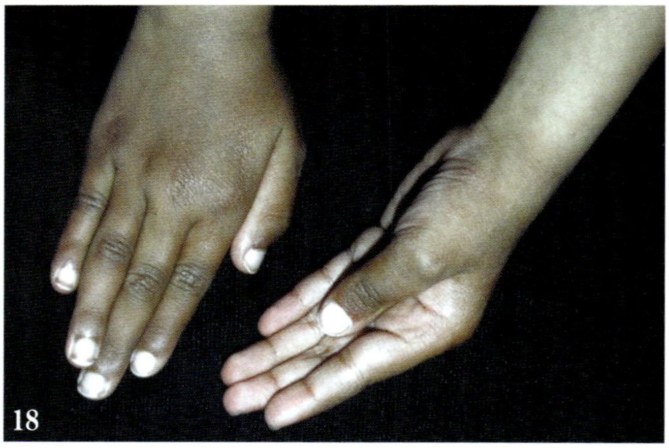

18

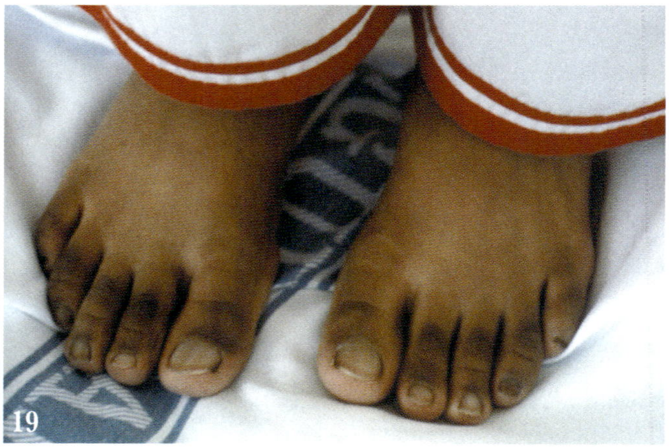

19

- Allgrove J, Clayden GS, Grant DB, Macaulay JC. Familial glucocorticoid deficiency with achalasia of the cardia and deficient tear production. Lancet. 1978; 311: 1284-6.
- Brooks BP, Kleta R, Stuart C, Tuchman M, Jeong A, Stergiopoulos SG, et al. Genotypic heterogeneity and clinical phenotype in triple A syndrome: a review of the NIH experience 2000-2005. Clin Genet. 2005; 68: 215-21.
- Vallet AE, Verschueren A, Petiot P, et al. Neurological features in adult triple-A (Allgrove) syndrome. J Neurol. 2012; 259: 39-46.
- Albisu Y, Artola E, García de Andoín N. Síndrome de Allgrove. En: Gracia R, ed. Endocrinología pediátrica y del adolescente. Madrid: Lilly; 2005. p. 1901-7.

17 Síndromes de hipersensibilidad

URTICARIA AGUDA

La urticaria aguda es un proceso común en el niño. La urticaria aguda es debida a un aumento de la permeabilidad de los capilares y pequeñas vénulas, a menudo producida por una reacción alérgica mediada por IgE. Esta forma de urticaria es un proceso autolimitado que se produce cuando un alérgeno activa los mastocitos de la piel. La histamina liberada por los mastocitos de la piel, entre los diferentes mediadores que intervienen, goza del papel principal. Se considera urticaria aguda si las lesiones cutáneas persisten menos de 6 semanas. La urticaria aguda es un proceso frecuente en los niños y adultos con una prevalencia aproximada, a lo largo de la vida del sujeto, del 15-20% de la población general. La causa más común de las identificadas son las infecciones (40%), sobre todo infecciones virales de la vía respiratoria superior, seguida de los medicamentos, alimentos, picadura de insectos y excepcionalmente por procesos sistémicos. En los lactantes menores de 6 meses la causa principal, 75% de los casos, es la alergia a las proteínas de la leche de vaca.

Cuadro clínico

La lesión cutánea primaria es el *habón*. La urticaria puede ser descrita como una erupción transitoria, *pruriginosa*, de presentación brusca, formada por habones elevados eritematosos, edematosos, dispersos por el organismo. Fig. 1: habones eritematosos de tamaño variable, bien delimitados y formas caprichosas; el edema es más manifiesto en la cara. El habón es una pápula o placa edematosa producida por un aumento transitorio de líquido intersticial en la parte alta de la dermis. Figs. 2, 3: numerosas lesiones anulares, con centro eritematoso y borde elevado pálido, algún elemento de gran tamaño y borde policíclico.

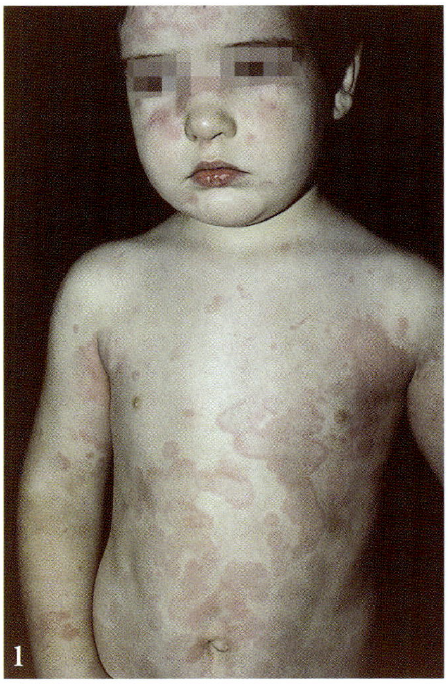
1

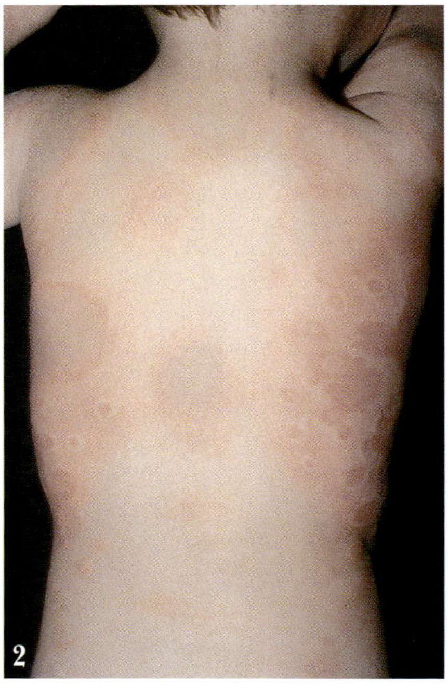
2

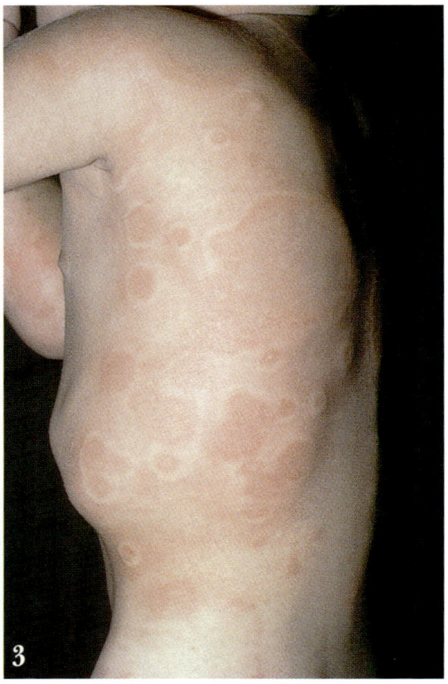
3

Las ronchas suelen estar bien circunscritas, son de tamaño variable, techo aplanado, con un centro pálido edematoso palpable y halo eritematoso. El centro de la roncha puede ser azul oscuro, lo que le da un aspecto en escarapela, que puede ser confundido con el eritema multiforme o con una vasculitis. Este patrón clínico con lesiones hemorrágicas y en escarapela no es infrecuente en el lactante. Figs. 4, 5: habones anulares con centro pálido con piel normal y halo eritematoso; se aprecia coloración oscuro azulada en región poplítea izquierda. El tamaño del habón varía de unos pocos mm a varios cm. Fig. 6: gran habón eritematoso con bordes elevados y más pálidos debido al mayor edema.

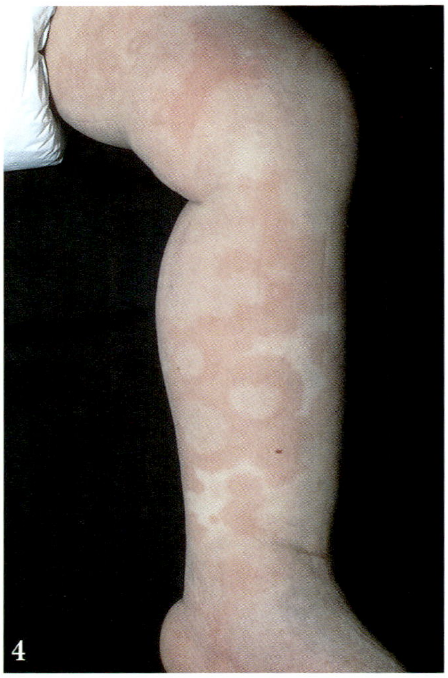
4

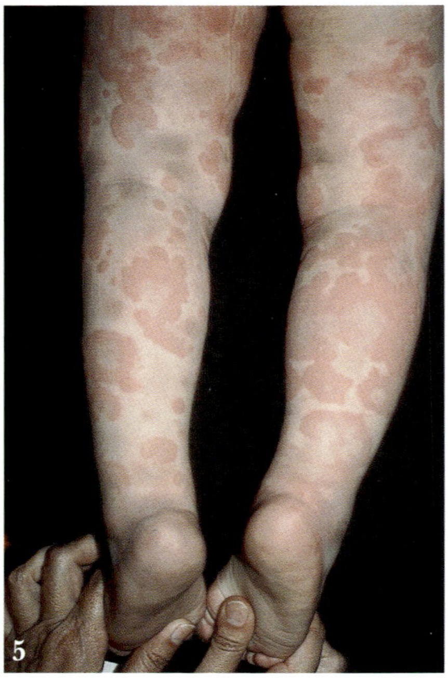
5

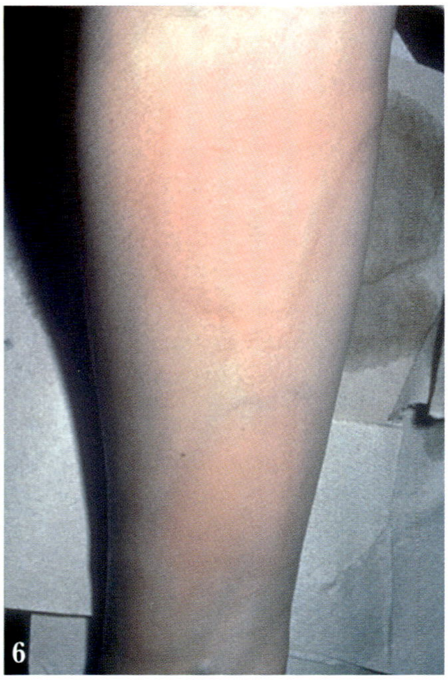
6

El número de habones es variable, de escasos a numerosos, y pueden cubrir una gran extensión de la superficie corporal (Fig. 7). Fig. 8: reacción urticarial similar a la de la enfermedad del suero.

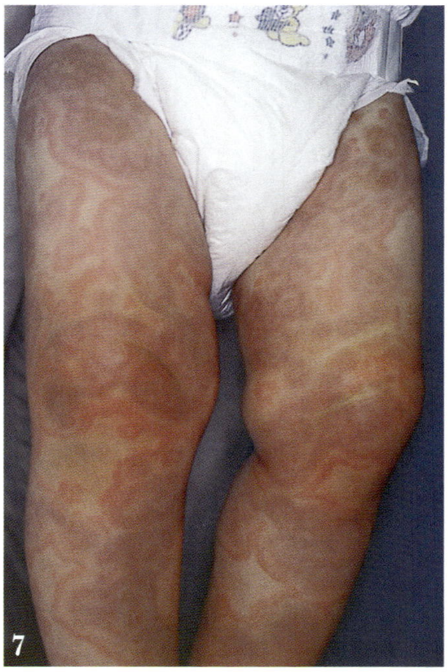
7

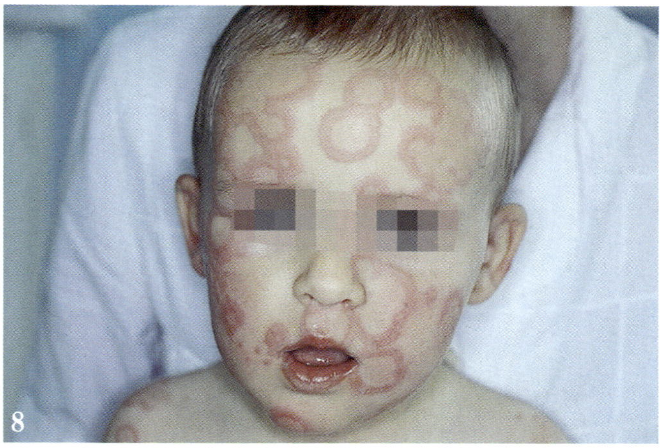
8

Es importante resaltar que su distribución por la superficie cutánea es habitualmente *aleatoria* y *asimétrica*. Los habones persisten entre 20 minutos y 3 horas, desapareciendo y reapareciendo en otras áreas. La naturaleza transitoria de las lesiones individuales de la urticaria aguda las distingue de las lesiones fijas del eritema multiforme, las cuales permanecen en el mismo lugar al menos una semana. En la urticaria aguda, es excepcional que una lesión individual dure más de 24 horas, si lo hace, pensar en vasculitis o eritema multiforme. Como los habones se resuelven o cambian en cuestión de horas, es útil en la práctica clínica perfilar el borde de las lesiones con un bolígrafo, para seguir con seguridad su evolución comprobando si se modifican o desaparecen y así diferenciar la urticaria del eritema multiforme o de la vasculitis con urticaria. Fig. 9: habones eritematosos, destaca la forma caprichosa del habón cuyo silueta ha sido perfilada. Ocasionalmente pueden brotar lesiones urticariales gigantes de hasta 30 cm de diámetro y bordes policíclicos. Figs. 10, 11: habones rosados típicos de la urticaria aguda en resolución.

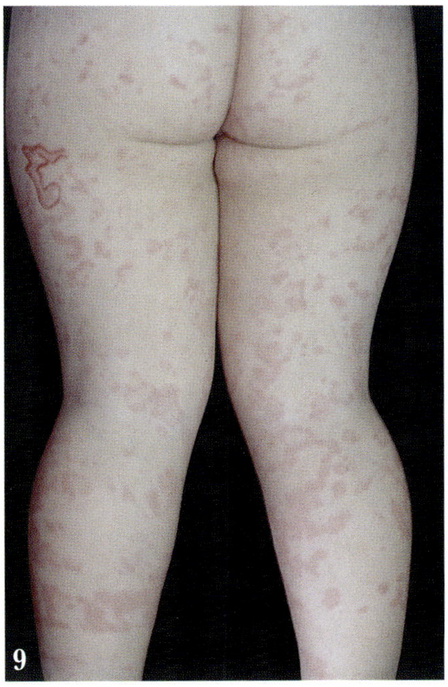
9

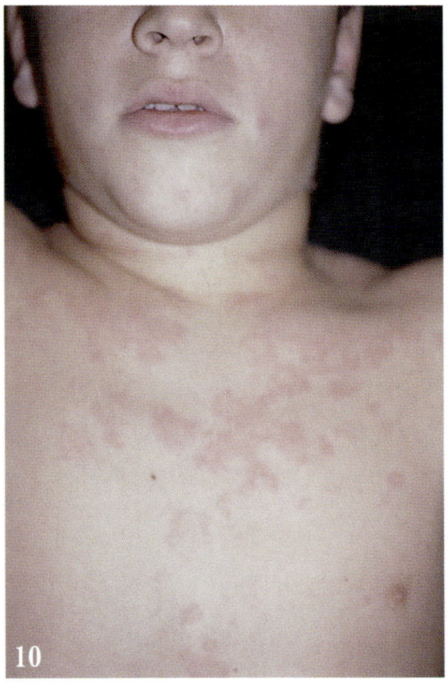
10

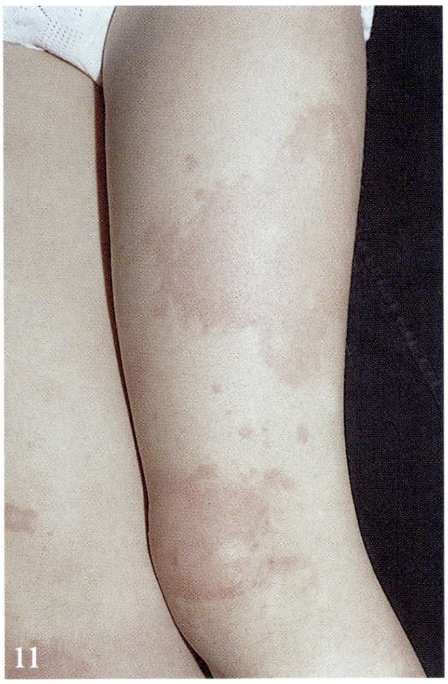
11

Angioedema: aproximadamente en un 40%, la urticaria se asocia con angioedema. El angioedema se define como una hinchazón circunscrita, transitoria, de los tejidos cutáneos y subcutáneos profundos. Por lo tanto, el angioedema no debe ser considerado como una entidad separada, sino que es mejor interpretarlo, en la mayoría de los casos, como una variante clínica de la lesión urticarial, determinado por análogo mecanismo patogénico a diferente profundidad cutánea. El angioedema típicamente aparece como una hinchazón cutánea o mucosa, de bordes mal definidos, de color pálido o del color de la piel y a menudo asociado con aumento de la sensibilidad o dolor más que con prurito. La hinchazón es más persistente que los habones, hasta 72 h. Asienta con mayor frecuencia en la cara, especialmente en labios y párpados, y en las extremidades y área genital. Fig. 12: angioedema del prepucio.

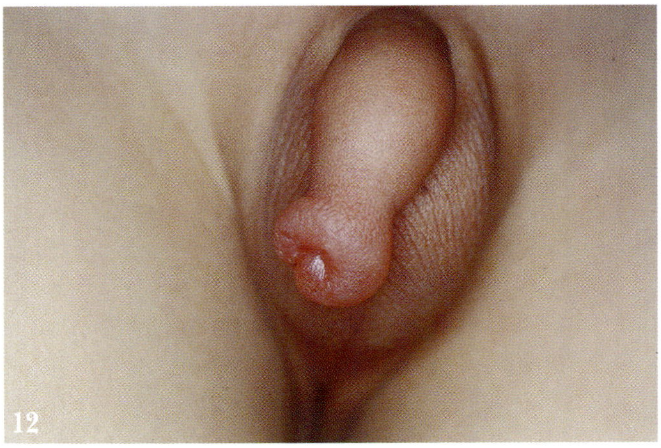
12

Diagnóstico

El diagnóstico es clínico. La urticaria aguda es transitoria, pruriginosa, eritematosa, con habones elevados de techo plano y edema que puede llegar a ser tenso y doloroso. Las lesiones pueden ser anulares o por coalescencia adoptar formas policíclicas o serpiginosas. Las lesiones duran horas, es excepcional que duren más de 24 h y a menudo desaparecen para aparecer en otro lugar.

Diagnóstico diferencial

El diagnóstico diferencial de la urticaria aguda incluye el *eritema multiforme*; en el lactante, el *edema hemorrágico del lactante* y en el niño mayorcito la *púrpura anafilactoide de Schönlein-Henoch*.

Eritema multiforme: las lesiones urticariales pueden blanquearse en su centro, con su halo rojo, dando una imagen de zonas concéntricas con cambio de coloración como se ve en el eritema multiforme. Sin embargo, las lesiones urticariales individuales son transitorias, con frecuencia con una duración inferior a 3 horas, mientras las lesiones del eritema multiforme son fijas al menos 7 días. Además, las lesiones del eritema multiforme son simétricas, con predilección por la superficie de extensión de las extremidades, afectando en muchos casos palmas y plantas, con lesiones en iris o diana, y sin respuesta a los antihistamínicos. En la urticaria aguda, la epidermis de la zona central del anillo está respetada, mientras en el eritema multiforme está dañada con formación de costras o ampollas.

Edema agudo hemorrágico: lesiones purpúricas, simétricas, en medallón, escarapela o iris, en menores de 2 años.

Púrpura anafilactoide de Schönlein-Henoch: lesiones no evanescentes, simétricas, limitadas o de predominio en miembros inferiores, con participación sistémica: dolor abdominal, afectación articular (60-80%) y renal (25-50%).

Angioedema: el angioedema debe diferenciarse de la *celulitis* y de la *erisipela*. Ambas son lesiones dolorosas a la presión, calientes y rojas.

Dermatitis aguda de contacto: en la dermatitis aguda de contacto se puede desarrollar un edema profundo y amplio como en el angioedema, pero la vesiculación y las pápulas de la epidermis suprayacente nos ayudan a su diferenciación.

- Peroni A, Colato CH, Schena D, Girolomoni G. Urticarial lesions: If not urticaria, what else? The differential diagnosis of urticaria. Part I. Cutaneous diseases. J Am Acad Dermatol. 2010; 62: 541-55.
- Sackesen C, Sekerel BE, Orhan F, Kocabas CN, Tuncer A, Adalioglu G. The etiology of different forms of urticaria in childhood. Pediatr Dermatol. 2004; 21: 102-8.
- Legrain V, Taïeb A, Sage T, Maleville J. Urticaria in Infants: A study of forty patients. Pediatr Dermatol. 1990; 7: 101-7.

URTICARIAS FÍSICAS

Se conocen como urticarias físicas las que son desencadenadas por diversos estímulos físicos. Por factores ambientales como cambios de temperatura (frío/calor) o estimulación directa de la piel mediante presión, frote/roce o luz (urticaria solar). Estas urticarias físicas, salvo la urticaria por frío adquirida, se diferencian de otros cuadros urticariales en que la histamina no parece ser el mediador químico del proceso. En el dermografismo y en la urticaria inducida por el calor y el ejercicio, la mediación tiene lugar a través de las fibras colinérgicas del sistema nervioso autónomo. La urticaria por el *calor* y el *ejercicio* (urticaria colinérgica) puede diferenciarse de los otros tipos de urticaria por el característico habón central diminuto rodeado de un amplio anillo eritematoso.

Dermografismo: la capacidad de poder escribir sobre la piel mediante un mínimo roce con un objeto de punta roma o con la uña del dedo se conoce como dermografismo o urticaria *facticia*. Puede tratarse de un hecho aislado o acompañar a otras urticarias crónicas o físicas (colinérgica, por frío). Tras el roce se produce una respuesta lineal, secundaria al reflejo de vasoconstricción, seguida de prurito, eritema y habón lineal. Fig. 13: líneas eritematosas en enrejado tras frotar la piel con un objeto de punta roma, en la espalda de un adolescente. La reacción alcanza su máxima expresión en unos 6-7 minutos y persiste durante 10-15 minutos.

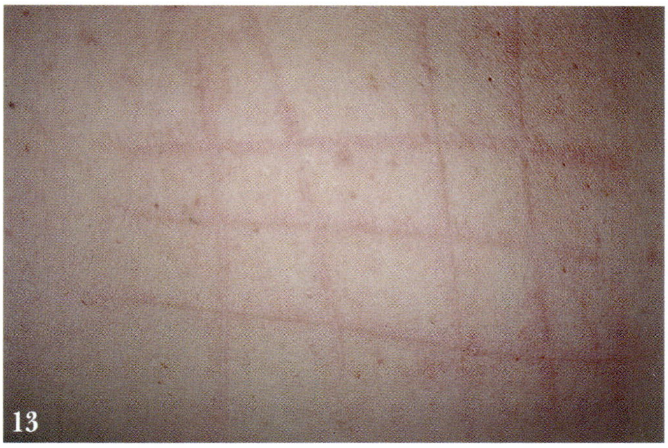

Urticaria por frío: es un trastorno caracterizado por urticaria local o generalizada, a veces con angioedema, que se manifiesta a los minutos u horas, tras exposición al agua o aire frío. Se distinguen dos formas. Una forma rara congénita o de tipo familiar de herencia autosómica dominante y una forma adquirida más frecuente en mujeres.

La forma adquirida con frecuencia se presenta de forma súbita, habitualmente en niños. Esta forma adquirida en algunos casos está asociada a la presencia de crioproteínas (crioaglutininas, crioglobulinas, criofibrinógeno, anticuerpos de Donath-Landsteiner). Se etiqueta como urticaria *a frigore* idiopática, en ausencia de estas proteínas plasmáticas circulantes; es la forma más frecuente de urticaria *a frigore*.

Cuadro clínico

La urticaria por frío se caracteriza por la aparición súbita de prurito, eritema, urticaria/angioedema localizados tras la exposición a un estímulo frío, lo más frecuente el baño. En los niños puede cursar con reacción sistémica (anafilaxia), con episodios de *distress* respiratorio y/o hipotensión hasta en un tercio de los casos. Fig. 14: habón eritematoso tras la aplicación de un cubito de hielo. Algunos cuadros asociados a crioglobulinas cursan con picor, eritema, fenómeno de Raynaud atípico, acrocianosis y ulceración.

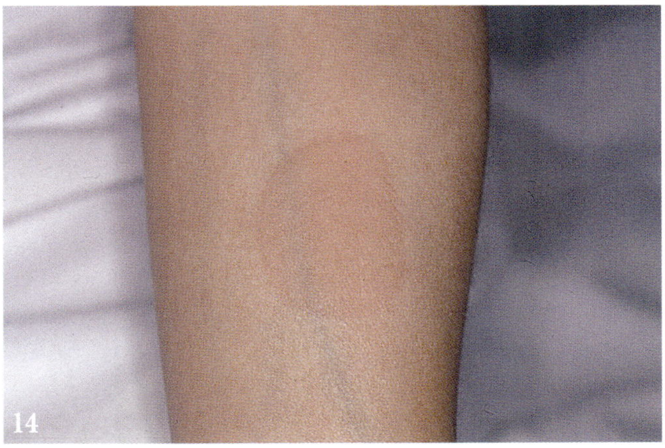

Diagnóstico

El diagnóstico requiere una historia cuidadosa y, en caso de duda, investigación de otros posibles agentes etiológicos. El diagnóstico se confirma mediante la aplicación de un cubito de hielo sobre la piel del paciente durante unos 4 minutos. La aparición de una reacción urticarial hacia los 10 minutos, tras la retirada del cubito de hielo, dejando recalentarse a la piel, confirma el diagnóstico.

Si el diagnóstico es dudoso, el paciente debe ser evaluado para descartar procesos sistémicos, en particular, lupus eritematoso y crioglobulinemia.

Diagnóstico diferencial

La urticaria por el *calor* y el *ejercicio* puede diferenciarse de los otros tipos de urticaria por el característico habón central diminuto rodeado de un amplio anillo eritematoso.

- Neittaanmäki H. Cold urticaria: clinical findings en 220 patients. J Am Acad Dermatol. 1985; 13: 634-44.
- Stone Kd. Advances in pediatric allergy. Curr Op Pediatr. 2004; 16: 571-8.
- Alangari AA, Twarog FJ, Shih MC, et al. Clinical features and anaphylaxis in children with cold urticaria. Pediatrics. 2004; 113: e313-e317.

URTICARIA PAPULAR. PRURIGO SIMPLE. ESTRÓFULO

Con estos términos se designa una reacción pruriginosa por hipersensibilidad retardada a la picadura de ciertos insectos y ectoparásitos. Los principales culpables son las pulgas, ácaros, mosquitos, chinches. Las pulgas de gato y perro son los agentes más frecuentes en nuestro medio. Es una enfermedad frecuente en los niños entre los 2-10 años, sobre todo durante los meses cálidos. La distribución de las lesiones puede ayudar a sugerir el agente causal. Si las lesiones asientan en partes descubiertas del cuerpo, pensar en insectos voladores, si son las partes cubiertas las afectadas es más probable la intervención de pulgas y/o ácaros.

Cuadro clínico

La lesión individual con frecuencia se inicia como un habón que luego es sustituido por una pápula. Estas pápulas son más persistentes que la típica urticaria, pueden durar semanas y meses. La lesión más característica es una pápula edematosa de color rojo-marrón, presentando algunas pápulas un punto central. La erupción se caracteriza por pequeñas pápulas eritematosas, edematosas, lenticulares, pruriginosas y si la hipersensibilidad es intensa pueden transformarse en vesículas. Figs. 15, 16: numerosas vesículas rodeadas de un halo eritematoso.

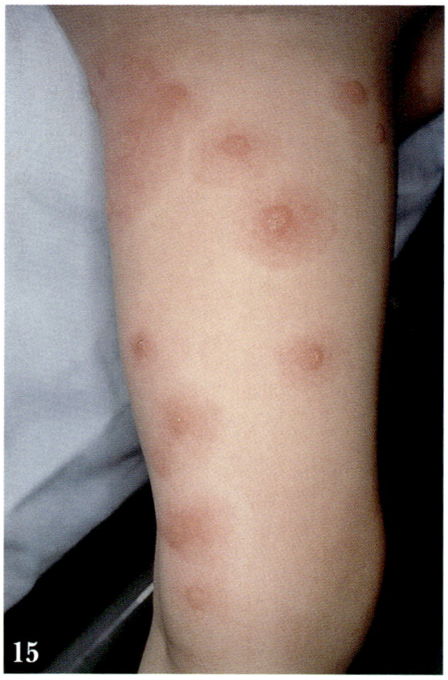
15

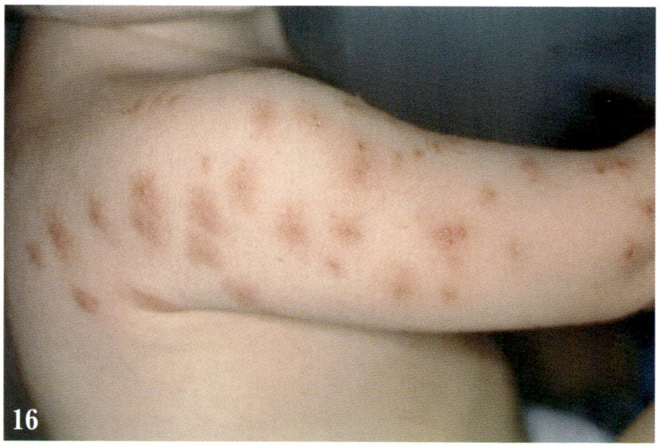
16

En algunos casos se forman ampollas tensas que pueden durar días, salvo que el rascado origine su ruptura (Figs. 17, 18). La erupción evoluciona por brotes, de forma que el paciente presenta lesiones en diferente estadio, habones, pápulas, vesículas y costras secundarias al rascado. Una picadura puede desencadenar a distancia una reacción tipo *ide* en forma de manchas eritematosas, pápulas o placa urticarial. Cada brote suele persistir entre 3-10 días, aunque el proceso puede durar unos meses y, característicamente, el niño afectado es el único enfermo de la familia. Las lesiones se muestran agrupadas y típicamente distribuidas por la superficie de extensión de brazos y piernas. En algún caso, las lesiones tienen una distribución llamativa que puede corresponder con la costura interna de la ropa del niño (Fig. 19), testigo del lugar donde se aloja y ruta utilizada por el agente causal. Este trastorno va acompañado de prurito, a menudo intenso, y con frecuencia, debido al rascado, se impetiginiza (Fig. 20). La erupción es autolimitada, cura sin lesiones residuales y el proceso desaparece con la edad, probablemente por desensiblización tras múltiples exposiciones al agente causal.

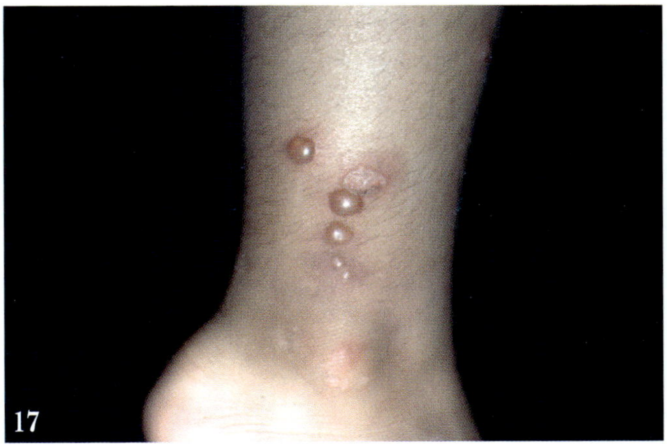
17

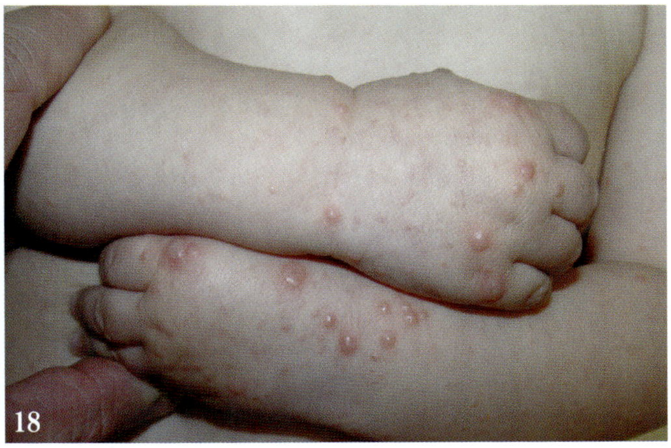
18

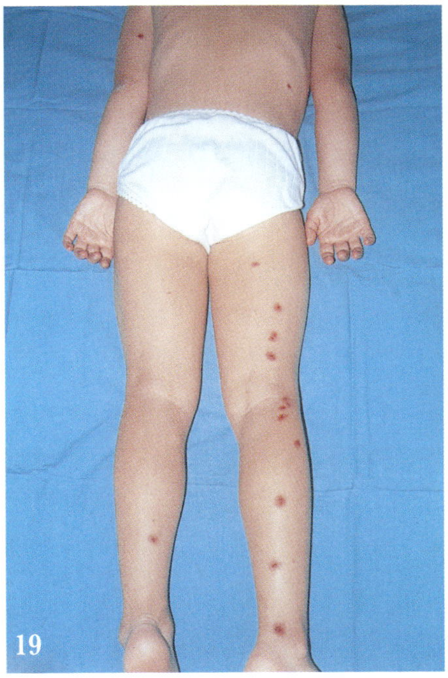
19

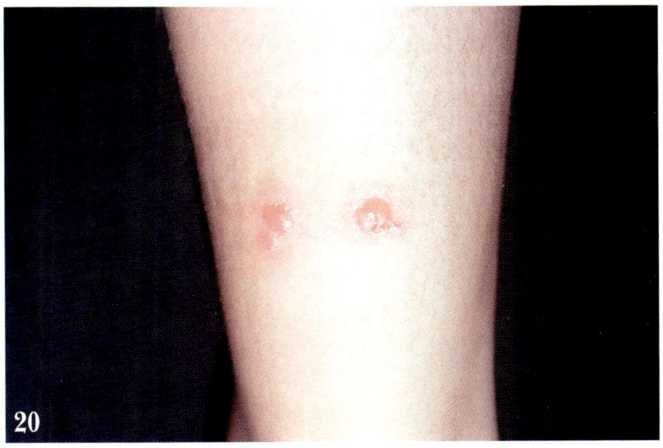
20

Diagnóstico

El diagnóstico es clínico, a menudo es un diagnóstico de exclusión debido a que la causa habitualmente no está presente. Datos clínicos que nos ayudan al diagnóstico son: distribución simétrica de las lesiones, lesiones agrupadas, edad de 2-10 años y único paciente en la familia. Las picaduras de pulga tienden a distribuirse de forma lineal o en agrupaciones irregulares. Examinar la mascota (perro, gato) en busca de parásitos. Puede ayudar a descubrir al culpable, el examen de los restos recogidos del lecho de la mascota.

Diagnóstico diferencial

Tener en consideración las siguientes entidades: *picadura de mosquito, sarna, impétigo* y *parapsoriasis aguda* o *pitiriasis liquenoide* en su inicio.

Sarna: prurito severo sobre todo nocturno, túneles de 5-10 mm de longitud, múltiples familiares afectos, confirmación diagnóstica mediante examen microscópico del raspado de los túneles en KOH.

Pitiriasis liquenoide: pápulas redondas de 2 mm-1 cm, marrón rojizo, algunos elementos evolucionan a vesiculación central, necrosis y formación de costra, asientan preferentemente en cara anterior del tronco y superficie de flexión de extremidades superiores. Evolución por brotes curando con cambios de pigmentación post-inflamatorios.

- Steen CJ, Carbonaro PA, Schwartz RA. Arthropods in dermatology. J Am Acad Dermatol. 2004; 50: 819-42.
- Howard R, Frieden IJ. Papular urticaria in children. Pediatr Dermatol. 1996; 13: 246-9.
- Hernandez RG, Cohen BA. Insect bite-induced hypersensitivity and the SCRATCH principles, a new approach to papular urticaria. Pediatrics. 2006; 118: e118-e196.

ERITEMA ANULAR CENTRÍFUGO

El eritema anular centrífugo (EAC) es un eritema reactivo caracterizado por lesiones eritematosas anulares o figuradas que se expanden lentamente. Su patogenia no está aclarada del todo; probablemente representa una reacción de hipersensibilidad a diferentes factores desencadenantes, como infecciones (*Candida albicans*, virus de Epstein-Barr, áscaris), ciertos alimentos y medicamentos. En el lactante puede estar asociado a trastorno vascular conectivo materno.

Cuadro clínico

La erupción se caracteriza por lesiones eritematosas anulares o figuradas, persistentes, ocasionalmente pruríticas, cada una con el centro aclarado y un borde delgado, fino, elevado que con lentitud, 2-3 mm/día, se expande centrífugamente. El borde palpable del anillo en expansión, raramente coronado por microvesículas, muestra un fino collarete escamoso sugiriendo el diagnóstico de tiña *corporis.*

Las lesiones se inician como pápulas urticariales transformándose en placas anulares, arqueadas, policíclicas. Estas placas anulares, arqueadas, emigran y aumentan de tamaño, pudiendo alcanzar hasta 10 cm de diámetro con aclaramiento de su parte central. Fig. 21: numerosas lesiones eritematosas anulares, policíclicas, con centro más claro y bordes finos elevados, que se expanden lentamente en tronco y extremidades superiores. Como resultado, la configuración puede ser irregular, oval, circinada, semianular, en diana o policíclica.

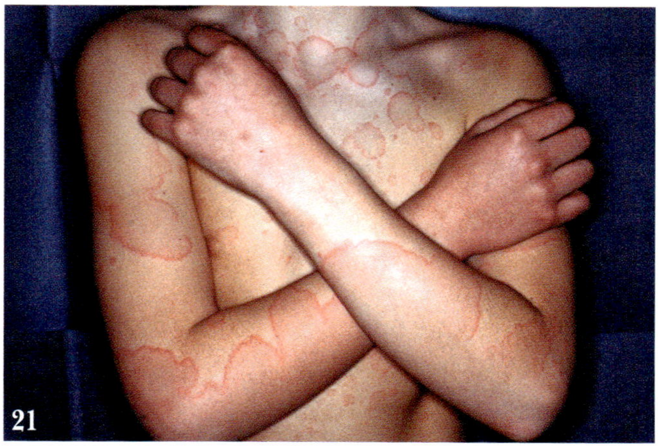
21

Fig. 22: numerosas lesiones de las mismas características, anulares, policíclicas, figuradas, localizadas en la espalda. Fig. 23: característica lesión eritematosa anular, con centro aclarado y borde firme, indurado. Las lesiones tienen predilección por las extremidades inferiores, pero pueden asentar en las extremidades superiores, en el tronco o en la cara, respetando palmas y plantas.

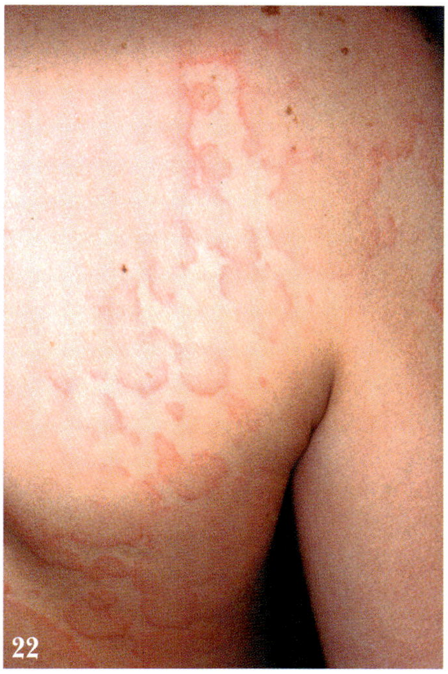

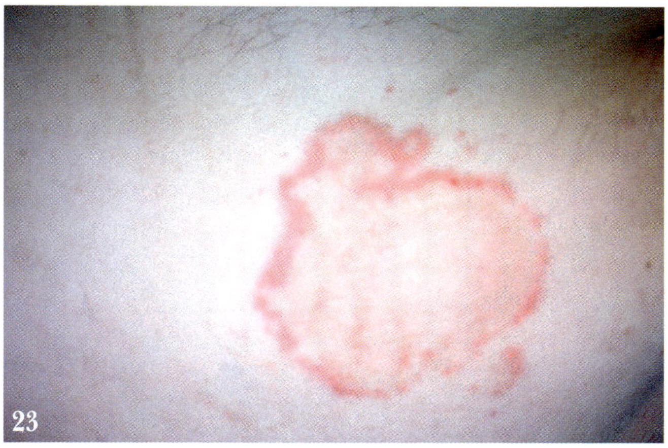

Existe cierta confusión en la literatura respecto a esta entidad. Se diferencian dos tipos de EAC, la *forma superficial* y la *profunda*. El EAC superficial clínicamente se manifiesta con formas anulares, persistentes, sin bordes indurados, con descamación en su borde interno y el paciente se queja de prurito. En la forma profunda, el borde es moderadamente elevado, indurado, firme, parecido a un cordón, sin descamación y sin o con muy leve prurito. Estas dos formas difieren también en su histopatología. En realidad puede tratarse de dos entidades clínicopatológicas diferentes, agrupadas bajo el término de EAC.

Las lesiones más antiguas pueden resolverse en varios días o algunas semanas, mientras aparecen nuevas lesiones. La duración de la enfermedad es variable desde semanas o meses, a padecer nuevas lesiones en sucesivos brotes durante varios años.

Diagnóstico diferencial

El diagnóstico diferencial de la forma superficial, incluye las infecciones por *dermatofitos* y la *pitiriasis rosada*. La forma profunda puede simular otros eritemas anulares: *eritema crónico, eritema marginatum, eritema multiforme* y *urticaria anular*. En el recién nacido hay que descartar el *lupus eritematoso* neonatal.

Infecciones por dermatofitos: los cambios epidérmicos son más pronunciados, con vesiculación o descamación o ambos en el borde de las lesiones. Examen microscópico del raspado de la piel y cultivo fúngico.

Lupus eritematoso neonatal: las lesiones cutáneas se desarrollan temprano en el período neonatal o a las pocas semanas de edad, a menudo tras exposición a la luz solar. Aunque pueden ser de configuración anular, rara vez lo son de forma exclusiva.

Eritema migratorio (enfermedad de Lyme): gran mancha eritematosa que se expande centrífugamente a lo largo de días o semanas a partir de un punto central (picadura) formando una lesión anular, grande, roja, caliente, semejante a una placa. El borde del anillo es ancho, de 1 cm o superior, firme, color azulado o rojizo, sin escamas. El dato más llamativo es su rápida expansión.

- Hebert AA, Esterly NB Annular erythema of infancy. J Am Acad Dermatol. 1986; 14: 339-43.
- Duarte AM. Annular Erythemas. En: Harper J, Oranje A, Prose, eds. Textbook of Pediatric Dermatology. Oxford: Blackwell Science; 2000. p. 610-5.
- Hurwitz S. Erythema annulare centrifugum. En: Clinical Pediatric Dermatology, 2nd edn. Philadelphia: WB Saunders; 1993. p. 522-3.
- Bressler SG, Jones RE Jr. Erythema annulare centrifugum. J Am Acad Dermatol. 1981; 4: 597-602.

ERITEMA NODOSO

Es una enfermedad autoinmune, autolimitada, precipitada por una variedad de agentes infecciosos y no infecciosos. Se trata de un cuadro de hipersensibilidad celular retardada en respuesta a una gran variedad de estímulos, donde los inmunocomplejos formados se depositan en y alrededor de las vénulas de la dermis profunda y en el lecho capilar del tejido adiposo; es el prototipo de *paniculitis septal*. Es la forma más frecuente de paniculitis aguda en el niño, pero menos frecuente que en el adulto. Es poco habitual antes de los 2 años, más frecuente en el niño mayor y en el adolescente, con un pico de incidencia entre los 20-30 años. Bajo el punto de vista etiológico es importante recalcar que hasta en un 50%, aproximadamente, de los casos pediátricos, no se consigue aclarar su causa. En nuestro medio, la causa más frecuente es la infección estreptocócica, seguida de la infección por *Yersinia*; la tuberculosis, ahora una rareza, fue una importante causa en el pasado, no obstante, debe ser siempre descartada.

Cuadro clínico

Precediendo al cuadro cutáneo el paciente presenta pródromos, hasta en un 70% de los casos, propios de una infección reciente, casi siempre respiratoria o digestiva y con frecuencia se recoge en la historia la toma, días antes, de medicación (antibióticos, antinflamatorios no esteroideos, antipiréticos). El proceso se caracteriza por la aparición brusca de un número variable de placas o nódulos eritematosos, subcutáneos, de 2-6 cm de diámetro, simétricos, calientes, dolorosos, de bordes mal definidos, localizados en la superficie de extensión de las extremidades, sobre todo en la superficie pretibial (Fig. 24). Estas lesiones típicas son de forma oval con el eje mayor paralelo al de la extremidad, moderadamente elevadas respecto a la superficie vecina, esta elevación se incrementa de forma gradual de los bordes hacia su centro.

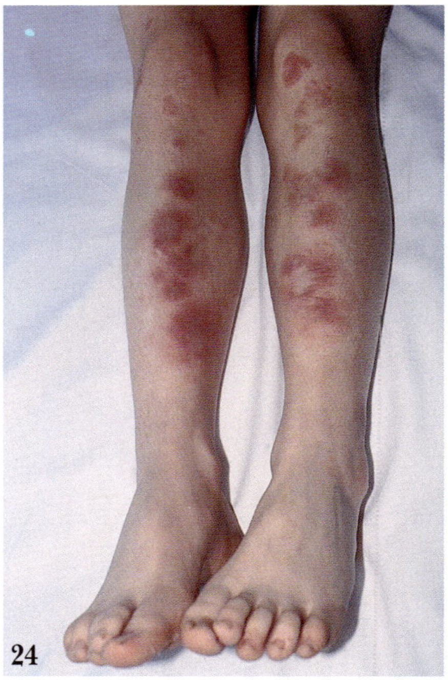

24

La piel que las recubre es roja, suave, brillante y durante su evolución no experimenta cambios epidérmicos, (no supura, ni se ulcera), salvo modificaciones de coloración a violeta o púrpura (Fig. 25), amarillo-marrón similares a las que presentan las lesiones por contusión, tan frecuentes en la edad infantil en la zona pretibial. Las lesiones pueden seguir brotando durante un período aproximado de 10 días y persisten entre 2-6 semanas. En el caso de la tuberculosis, el eritema nodoso se presenta con la primoinfección tuberculosa, siendo un importante marcador del inicio de la infección. Fig. 26: lesiones nodulares extensas, simétricas, de color rojo oscuro, en el área pretibial; en el antebrazo izquierdo se aprecia la positividad al Mantoux.

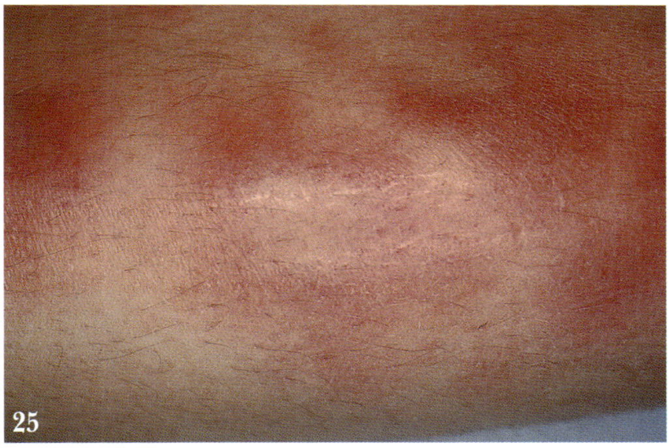

25

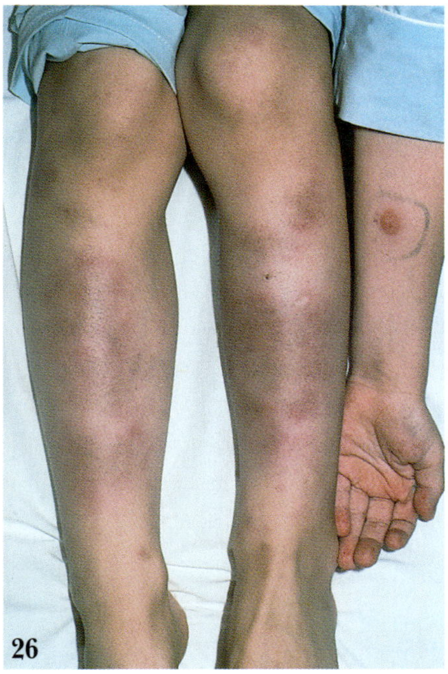

26

Diagnóstico

El diagnóstico es clínico, las lesiones son muy características y rara vez se confunde con otros procesos. Para diferenciarlo de otros cuadros de *paniculitis nodular*, raros en el niño, y de la *vasculitis nodular*, es necesaria la biopsia.

Diagnóstico diferencial

En el diagnóstico diferencial se debe considerar el *síndrome del niño maltratado* y en el menor de 5 años a *la púrpura de Schönlein-Henoch*.

Síndrome del niño maltratado: las contusiones pueden simular al eritema nodoso, teniendo en cuenta además que el trauma no va a ser referido. Aunque puede ocurrir a cualquier edad, en general afecta a menores de 3 años, familias desestructuradas, gran discrepancia entre los hallazgos clínicos y la historia que refieren los padres, con frecuencia historia previa de trauma o negligencia, fracturas óseas en distintos estadios de curación.

Púrpura de Schönlein-Henoch: aunque la topografía de las lesiones del eritema nodoso es similar, las lesiones de la púrpura de Schönlein-Henoch son solo moderadamente dolorosas, de bordes bien definidos y de diámetro inferior a 1 cm, la púrpura es palpable y se asocian signos extracutáneos característicos (dolor abdominal, afectación: articular, renal); todo ello facilita su diferenciación. Además, las lesiones del eritema nodoso localizadas en la cara anterior de las piernas son de mayor tamaño que las que asientan en las partes laterales.

- Kakourou T, Drossatou P, Psychou F, Aroni K, Nicolaidou P. Erythema nodosum in children: a prospective study. J Am Acad Dermatol. 2001; 44: 17-21.
- Labbe L, Perel Y, Maleville J, Taïeb A. Erythema nodosum in children: a study of 27 patients. Pediatr Dermatol. 1996; 13: 447-50.
- Torrelo A, Hernández A. Panniculitis in children. Dermatol Clin. 2008; 26: 491-500.

ERITEMA MULTIFORME

El eritema multiforme (EM) es una reacción de hipersensibilidad frente a estímulos antigénicos diversos: infecciosos, drogas o alimentos. Aunque su patogenia no está del todo aclarada, se trata de una respuesta del huésped, mediada por células, a un estímulo antigénico con daño en los queratinocitos. El espectro clínico de esta reacción de hipersensibilidad es muy amplio, abarca desde erupciones localizadas de la piel y/o mucosas, lo que se conoce como EM hasta procesos multisistémicos graves con formación de numerosas ampollas, erosión severa de membranas mucosas y necrosis epidérmica, cuadros conocidos como síndrome de Stevens-Johnson (SSJ) y necroepidermólisis tóxica (NET). La confusión en la literatura surgió cuando a cuadros de EM con afectación oral similar al del SSJ se les aplicó el término de EM forma mayor. Hasta un 50% de los pacientes con EM asociado a infección por herpes simple tienen ulceraciones orales, lo que se reconoce en la actualidad como una variante del EM. De acuerdo con una definición internacional de consenso para aclarar esta confusión, se separó al EM del SSJ basándose en que presentan diferentes factores precipitantes y un cuadro clínico que, aunque de similares erosiones mucosas, tiene patrón diferente de lesiones cutáneas. En consecuencia, se adjuntó el SSJ al espectro de la NET, considerando estos dos procesos como variantes de diferente gravedad de una misma entidad. En este consenso se establecieron las siguientes descripciones clínicas:

EM menor: típicas lesiones en diana, pápulas edematosas distribuidas en regiones acras.

EM ampolloso (antiguo EM mayor): típicas lesiones en diana, pápulas edematosas distribuidas en regiones acras con afectación de una o más membranas mucosas y desprendimiento epidérmico inferior al 10% de la superficie cutánea.

SSJ/NET: ampollas diseminadas preferentemente por tronco y cara junto con máculas eritematosas o pruriginosas y al menos erosiones en dos membranas mucosas. Se consideran variantes de un mismo proceso, clasificando como SSJ si el desprendimiento epidérmico es inferior al 10% de la superficie cutánea, como NET si es superior al 30% y como SSJ/NET si es entre el 10 y el 30%.

Como factores precipitantes del cuadro de hipersensibilidad, los agentes infecciosos más frecuentes son el herpes simple, el virus de Epstein-Barr y el *Mycoplasma pneumoniae.* De la legión de medicamentos incriminados, los principales son las penicilinas, sulfamidas, antiepilépticos y los antiinflamatorios no esteroideos. Probablemente juega un papel la predisposición genética del individuo en el desarrollo de este tipo de respuestas.

ERITEMA MULTIFORME/ERITEMA MULTIFORME AMPOLLOSO

Es un cuadro agudo, caracterizado por la aparición brusca de pápulas rojas, fijas, simétricas, alguna de las cuales evolucionará hasta transformarse en una lesión en diana. Es un proceso relativamente benigno, autolimitado, sin o con poca alteración del estado general. En la mayor parte de los casos el agente desencadenante es infeccioso y en un 50% aproximadamente no se consigue identificarlo. Esta forma de EM está relacionado principalmente con la infección por virus herpes simple; hasta en un 50% de los casos, se recoge en la historia que es precedido por un herpes labial; otros agentes infecciosos reconocidos son el *Mycoplasma pneumoniae* y el virus de Epstein-Barr. El 20% de todos los casos de EM se presenta en la edad infantil. Aunque el EM habitualmente es autolimitado, algunos de estos pacientes pueden presentar episodios frecuentes (6 por año), durante años (6-10 años), lo que se conoce como *EM recurrente*. La causa se ha ligado a numerosos factores, siendo el principal que el EM sea debido al virus herpes simple.

Cuadro clínico

En la mayor parte de los casos de EM sin participación mucosa, o no hay pródromos o son estos muy leves (malestar, fiebre, mialgias). El cuadro se caracteriza por la aparición brusca de lesiones cutáneas eritematosas, redondas u ovales, simétricas, fijas. Cada lesión permanece fija al menos 7 días y la mayor parte de las lesiones se presentan dentro de las primeras 24 horas, pero la erupción puede continuar con la aparición de nuevos brotes, durante un plazo máximo de 3-5 días, lo que contribuye al aspecto multiforme de la erupción. La lesión primaria del EM es una pápula roja redonda u oval, de color rojo apagado a oscuro o un habón abruptamente marginado, en cuyo centro se desarrolla una pápula o una vesícula, creando la multiformidad de la lesión. Fig. 27: máculo-pápulas rojas, simétricas, con mucosas respetadas. Figs. 28, 29: numerosas máculas eritematosas de color vivo en cuyo centro se aprecian pequeñas pápulas menos eritematosas o pálidas (muslos) o de color rojo más oscuro, vinoso que ya insinúan su conversión en lesiones en diana (nalgas), de distribución simétrica.

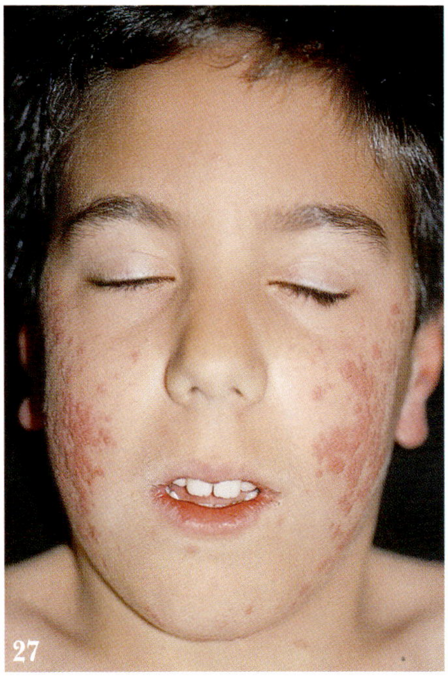
27

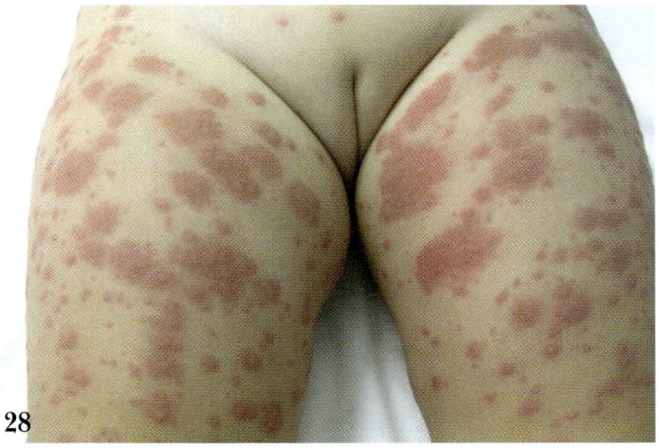
28

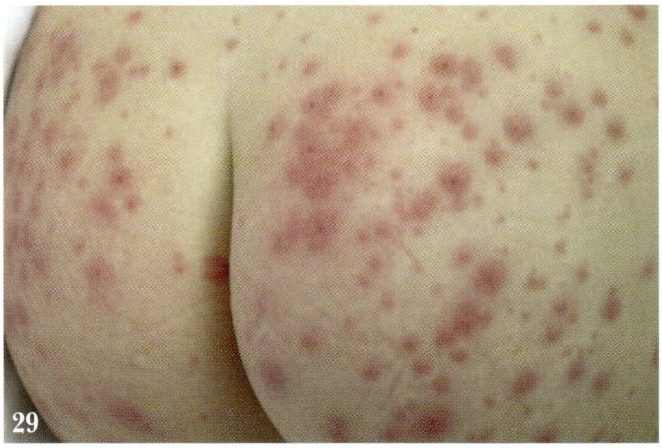
29

En algunas lesiones ese centro se aplana, se aclara, formándose a su alrededor anillos concéntricos con tonos variables de tono rojo, cianóticos o violáceos, dando lugar a la lesión característica del EM conocida como *lesión en iris o diana*. Figs. 30, 31: lesiones en iris, zonas redondas, pálidas, rodeadas de un anillo de pequeñas vesículas. Figs. 32-34: se aprecia todavía el herpes labial que precedió y desencadenó el cuadro de EM, con numerosas lesiones en diana en cara, mano y extremidades inferiores.

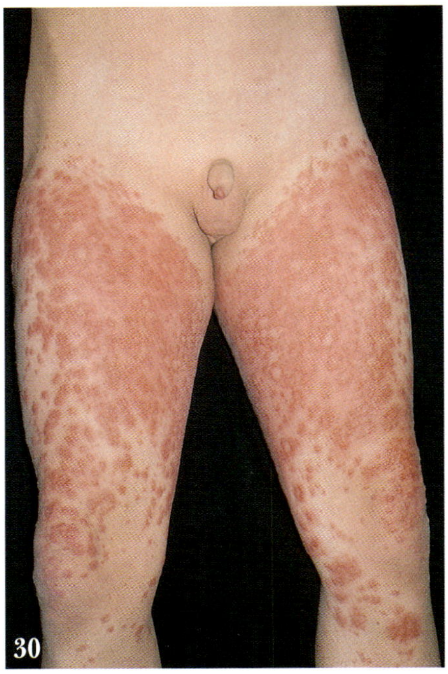
30

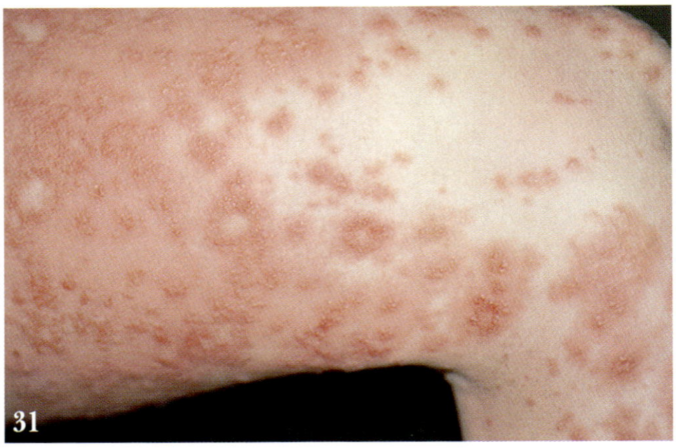
31

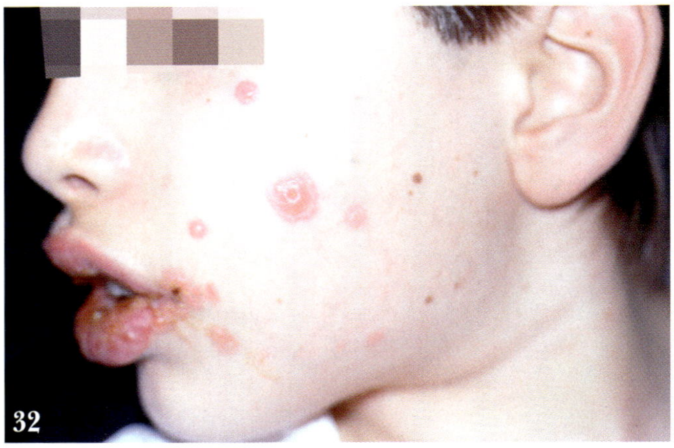
32

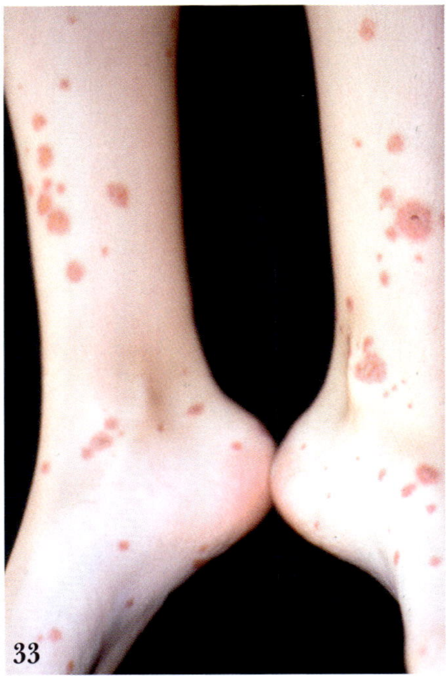
33

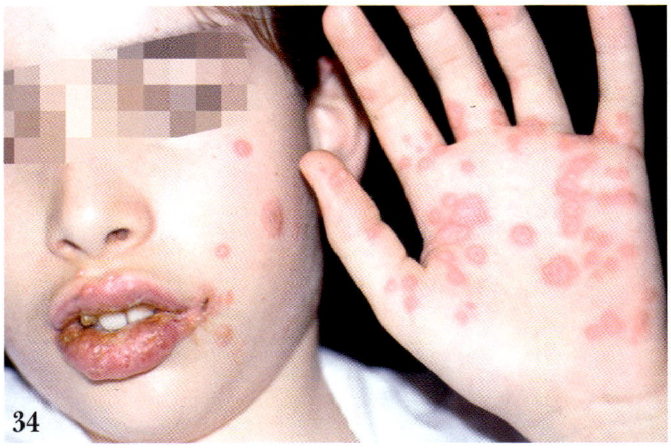
34

Fig. 35: lesión en diana, punto central ligeramente elevado rodeado por un anillo eritematoso. En el EM clásico, las lesiones cutáneas habitualmente tienen una distribución simétrica en el extremo distal de las extremidades, con predilección por la superficie extensora, y en muchos casos se afectan también palmas y plantas. Las lesiones finalmente pueden diseminarse en un sentido centrípeto, pero el tronco suele estar por lo común menos afectado que las extremidades. Algunas lesiones en diana pueden confluir como en la (Fig. 36), donde se observan varios puntos centrales con su halo correspondiente, el borde policíclico y los puntos de sutura de la biopsia practicada. Ocasionalmente, en el centro de la lesión se desarrolla una ampolla (Fig. 37), transformándose, posteriormente en costra (Fig. 38).

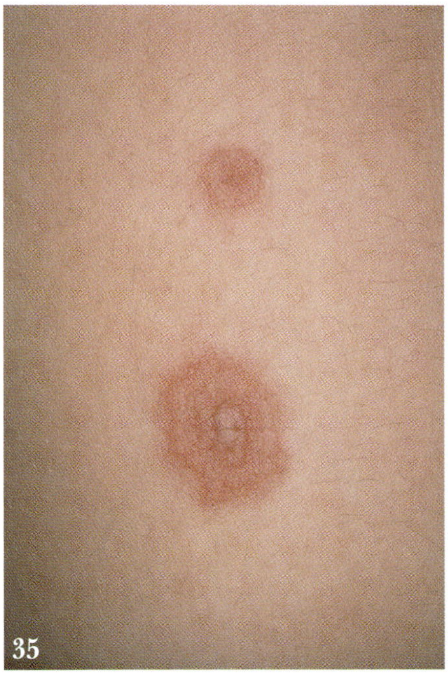

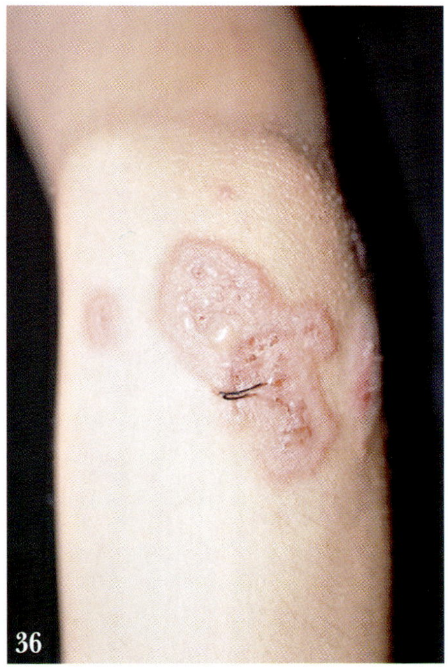

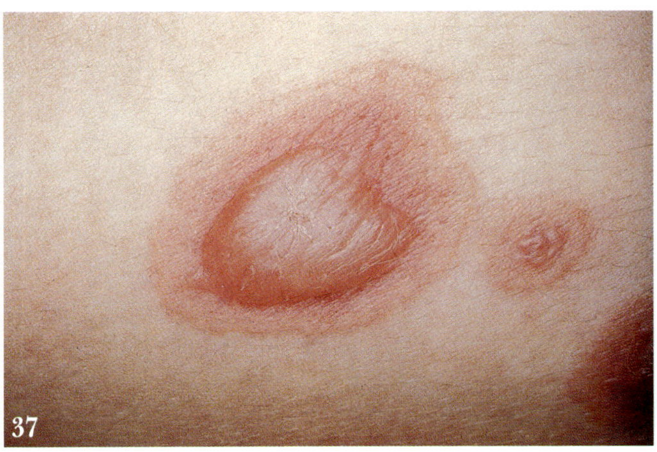

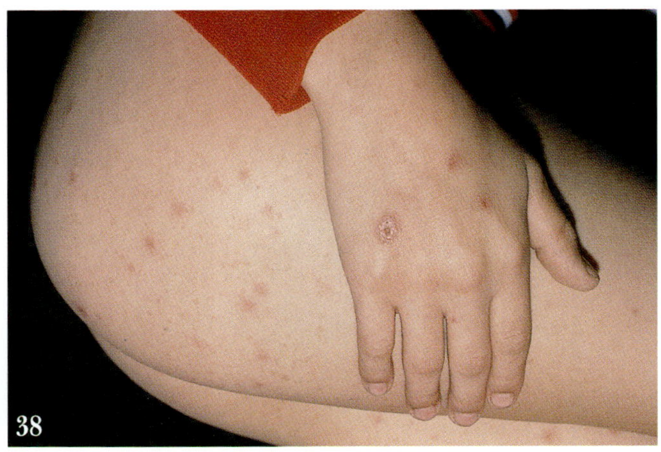

No es frecuente que todas las lesiones desarrollen una ampolla central (Figs. 39, 40). La erupción es simétrica, pruriginosa, puede afectar a cualquier parte del cuerpo con predilección por las palmas (Fig. 41) y plantas (Fig. 42); conforme progresan las lesiones se extiendenl a tronco, cara y cuello. En el EM puede presentarse el fenómeno isomórfico de Koebner (Fig. 43).

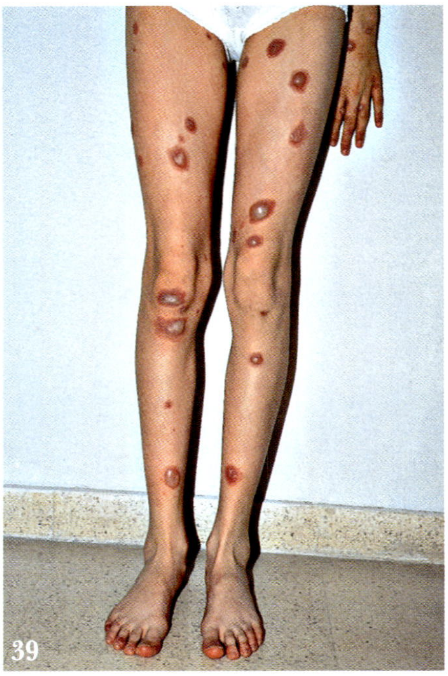
39

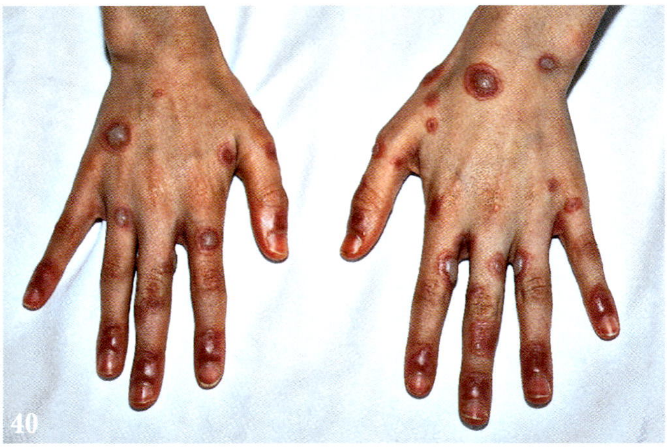
40

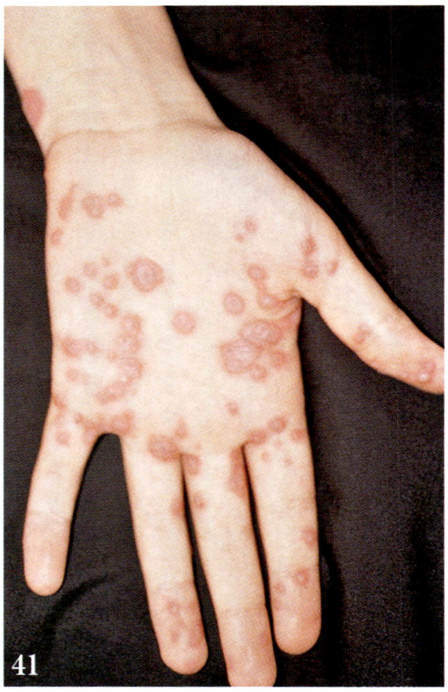
41

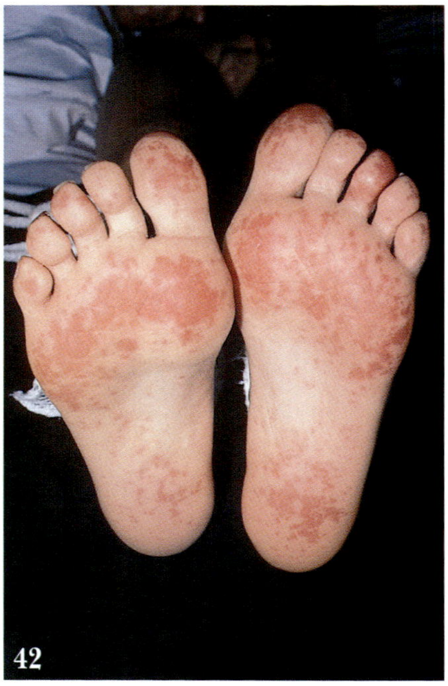
42

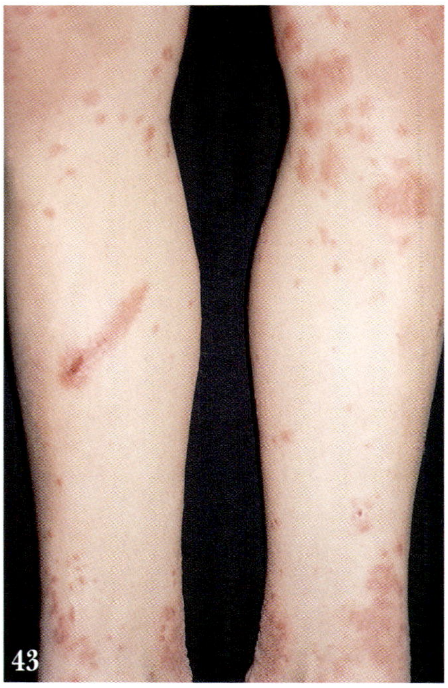
43

En los casos en que el EM se acompaña de afectación mucosa, lo que conocemos como *EM ampolloso*, es habitual que el cuadro vaya precedido de síntomas prodrómicos, sin que esté claro si estos síntomas forman parte del EM o se deben al proceso infeccioso que lo desencadena. En general, los síntomas prodrómicos se presentan una semana o antes del inicio del EM. La frecuencia de lesiones mucosas en el EM ha sido estimada en un 25-60%, la principal mucosa afectada es la mucosa oral, hasta un 70% de los casos, generalmente con erosiones escasas y discretas en contraste con las múltiples lesiones cutáneas. Las lesiones mucosas inicialmente se presentan como un eritema con algo de edema progresando a erosiones superficiales con formación de pseudo membranas. Además de la mucosa oral, pueden afectarse la mucosa ocular, genital, faringe y vía respiratoria alta.

Las lesiones en el EM típico aparecen en 3-5 días y se resuelven en 1-2 semanas, el período de resolución total desde el debut hasta su resolución es inferior a 4 semanas. En formas severas de EM con afectación mucosa (EM ampolloso) su resolución puede requerir hasta 6 semanas. Las lesiones cutáneas se resuelven sin secuelas aunque una hiperpigmentación postinflamatoria puede persistir durante meses.

Los pacientes con afectación de la mucosa ocular pueden presentar queratitis, cicatrices conjuntivales, uveítis, etc. Son raras las complicaciones severas como estenosis esofágica tras esofagitis o neumonía por erosiones de la vía aérea.

Diagnóstico

El diagnóstico del EM es clínico, basado en la historia y las características clínicas de la erupción (lesiones fijas, simétricas, en iris o diana con predilección por las áreas distales de las extremidades, palmas y plantas). No disponemos de pruebas de laboratorio que nos ayuden al diagnóstico. Los hallazgos histopatológicos, aunque no son siempre diagnósticos, nos pueden servir de ayuda para descartar otros procesos.

Diagnóstico diferencial

La entidad que con más frecuencia se confunde en la edad infantil es la *urticaria aguda,* otros imitadores son el *SSJ* y la *erupción fija medicamentosa*

Urticaria aguda: las lesiones, típicamente pruriginosas, son transitorias, no fijas, por lo general duran menos de 24 horas y de distribución asimétrica. En contraste, las lesiones del EM son simétricas y fijas, permaneciendo en el mismo lugar al menos 7 días. En la urticaria aguda, la epidermis de la zona central del anillo está respetada, es normal o eritematosa, mientras que en el EM, en esa zona central, la epidermis está dañada con formación de costras o ampollas.

SSJ: la enfermedad va acompañada de síntomas constitucionales y, aunque las erosiones mucosas son similares, es distinto el patrón de lesión cutánea respecto al EM. El SSJ se caracteriza por máculas eritematosas o purpúricas o lesiones en diana atípicas que, en contraste con las del EM, son maculares más que papulares. Estas lesiones tienen una evolución rápida con formación de ampollas a necrosis epidérmica severa. Las lesiones en el SSJ típico son más destacadas en el tronco y se diseminan distalmente mientras en el EM clásico son de predominio en las áreas acras. La causa más frecuente es un medicamento, siendo urgente su retirada

Erupción fija medicamentosa: placas oscuras con o sin necrosis central, menor número de lesiones clínicas, menor frecuencia de afectación mucosa, típicamente con historia de medicación previa.

- Assier H, Bastuji-Garin S, Revuz J, Roujeau JC. Erythema multiforme with mucous membrane involvement and Stevens-Johnson syndrome are clinically different disorders with distinct causes. Arch Dermatol. 1995; 131: 539-43.
- Edmond BJ, Huff JC, Weston WL. Erythema multiforme. Pediatr Clin N Am. 1983; 30: 631-40.

- Huff JC, Weston WL, Tonnesen MG. Erythema multiforme: a critical review of characteristics, diagnostic criteria, and causes. J Am Acad Dermatol. 1983; 8: 763-75.
- Sokumbi O, Wetter DA. Clinical features, diagnosis, and treatment of erythema multiforme: a review for the practicing dermatologist. Int. J Dermatol. 2012; 51: 889-902.
- Howland WW, Golitz LE, Weston WL, Huff C. Erythema multiforme: clinical, histopathologic, and immunologic study. J Am Acad Dermatol. 1984; 10: 438-46.

SÍNDROME DE STEVENS-JOHNSON

Los agentes precipitantes más frecuentes, tanto del SSJ como de la NET, son los medicamentos, especialmente las sulfamidas, antiinflamatorios no esteroideos y los antiepilépticos. El 75% de los casos de SSJ es debido a medicamentos. Dentro de los agentes infecciosos, el *Mycoplasma pneumoniae* es el mejor confirmado como causante del SSJ. La máxima incidencia de este proceso se da en la segunda década de la vida. Es un proceso raro, su incidencia ha sido estimada entre 0,4 y 1,2 por millón de habitantes por año.

Cuadro clínico

Tras un período prodrómico de 1-14 días de duración, con fiebre, cefalea, dolor de garganta, malestar general, mialgias y artralgias, se presenta de forma brusca la erupción. Las lesiones cutáneas iniciales son similares a las del EM, con algunas lesiones en iris o diana, pero progresan rápidamente, desde la formación de ampollas centrales a necrosis epidérmicas severas, con pérdida de extensas láminas de epidermis dejando al descubierto la piel denudada. Fig. 44: erosiones secundarias al desprendimiento epidérmico, costras hemorrágicas labiales. A los 8 días, reepitelización de la cara (Fig. 45).

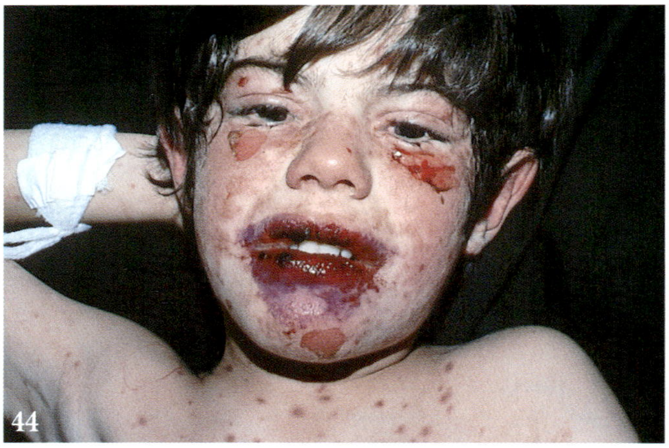
44

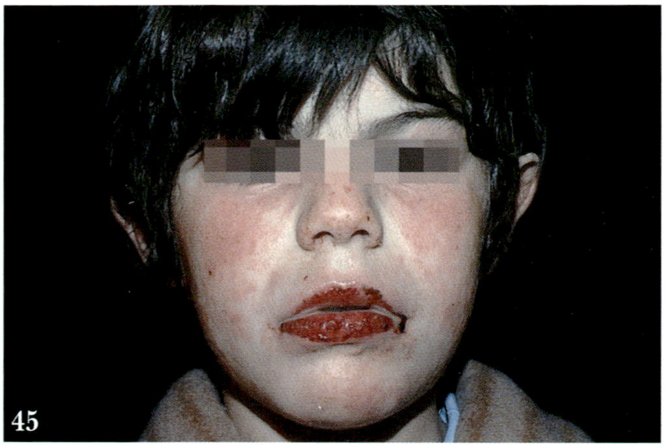
45

Estas lesiones cutáneas característicamente son más extensas que en el EM y van acompañadas por afectación de *al menos dos superficies mucosas* (cavidad oral, ocular, vías respiratorias altas, esófago, tracto gastrointestinal, mucosa anogenital). La afectación mucosa es severa y condiciona la gravedad del cuadro. La Fig. 46: muestra al mismo paciente con afectación de la mucosa uretral y lesiones en diana. A menudo, dentro de los signos iniciales se presenta una estomatitis severa con eritema de labios y mucosa oral, sensación de quemazón y edema seguido de formación de ampollas, ulceraciones y costras hemorrágicas. Las superficies mucosas de los labios, conjuntivas, genitales y recto, pueden presentar ampollas extensas, quedando tras su ruptura, la superficie cubierta de pseudomembranas blanco-grisáceas, características costras hemorrágicas o erosiones superficiales y ulceraciones. El dolor de las ulceraciones mucosas a menudo es severo, pero la sensibilidad cutánea es mínima o ausente, en contraste con el dolor cutáneo que padece el enfermo de NET. La afectación ocular puede ser grave, con conjuntivitis purulenta, fotofobia, formación de pseudomembranas adherentes en los párpados, ulceración corneal, queratitis y uveítis (Fig. 47). El paciente está febril, con aspecto de enfermo agudo severo, con frecuencia es incapaz de comer y beber, pudiendo estar deshidratado cuando es visto por primera vez. Las lesiones nuevas aparecen en brotes y la duración global del cuadro, hasta la completa curación, es de 4-6 semanas. Aunque la curación de las lesiones cutáneas es completa, sin cicatrices, las complicaciones del cuadro pueden ser graves. Las complicaciones oculares son las más frecuentes a largo plazo; también se han comunicado como secuelas: estenosis esofágica y bronquiolitis obliterante. La mortalidad es del 5-10%, debida a infecciones secundarias.

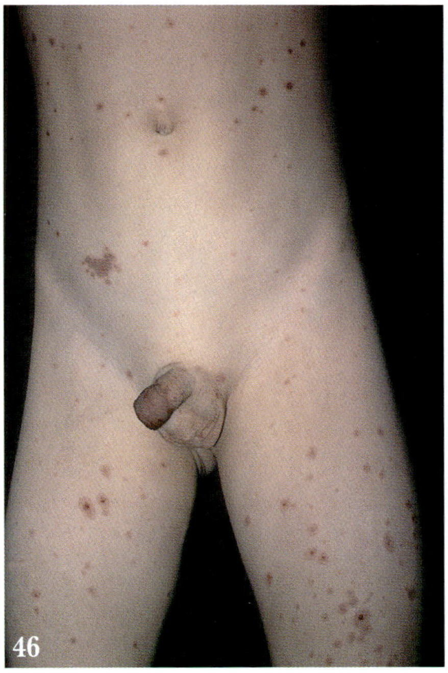

46

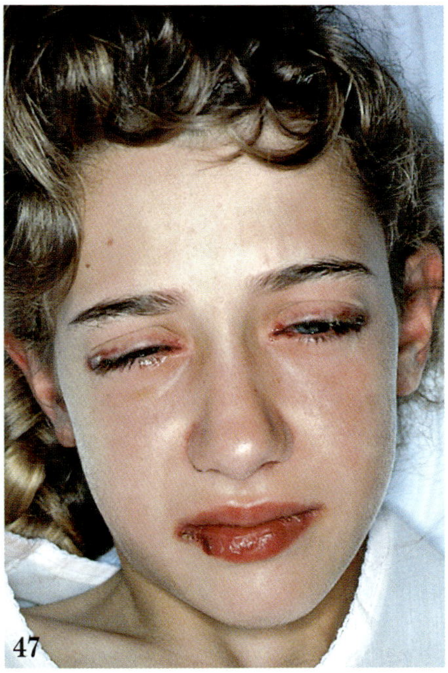

47

Diagnóstico

El diagnóstico es clínico: cuadro prodrómico característico, seguido del comienzo brusco de extensas necrosis mucocutáneas, con al menos dos mucosas afectadas. Hay cuadros clínicos que se solapan entre el SSJ y la NET. El SSJ puede confundirse con la *enfermedad de Kawasaki.*

Enfermedad de Kawasaki: los labios están rojos y secos, pero no tienen costras hemorrágicas ni denudación mucosa como en el SSJ. La conjuntiva bulbar está roja pero sin el exudado del SSJ. Las lesiones cutáneas son máculas rojas transitorias sin las lesiones ampollosas del SSJ.

- Bastuji-Garin S, Rzany B, Stern RS, Shear NH, Naldi L, Roujeau JC. Clinical classification of cases of toxic epidermal necrolysis, Stevens-Johnson syndrome, and erythema multiforme. Arch Dermatol. 1993; 129: 92-6.
- Lam NS, Yang YH, Wang LC, Lim YT, Chiang BL. Clinical characteristics of childhood erythema multiforme, Stevens-Johnson syndrome and toxic epidermal necrolysis in Taiwanese children. J Microbiol Immunol Infect. 2004; 37: 366-70.
- Leaute-Labreze C, Lamireau T, Chawki D, Meleville J, Taïeb A. Diagnosis, classification and management of erythema multiforme and Stevens-Johnson syndrome. Arch Dis Child. 2000; 83: 347-52.
- Auquier-Dunant A, Mockenhaupt M, Naldi L, Correia O, Scheöder W, Roujeau JC. Correlations between clinical patterns and causes of erythema multiforme majus, Stevens-Johnson syndrome, and toxic epidermal necrolysis: results of an international prospective study. Arch Dermatol. 2002; 138: 1019-24.

NECROEPIDERMÓLISIS TÓXICA. ENFERMEDAD DE LYELL

Es una enfermedad aguda muco-cutánea, ampollosa, exfoliativa, de riesgo vital, con áreas extensas de necrosis de la piel acompañada de un cuadro tóxico sistémico.

La NET se define por: 1) formación amplia de ampollas con eritema morbiliforme o confluente y aumento de la sensibilidad cutánea; 2) ausencia de lesiones en diana; 3) comienzo brusco y generalización del cuadro dentro de las 24-48 h; 4) hallazgos histológicos de completa necrosis de la epidermis con mínimo o ausente infiltrado dérmico.

Se considera a la NET como la variante extrema del proceso clínico de hipersensibilidad mediada por células desencadenado por drogas. El daño primario tiene lugar en la capa basal de la epidermis. El agente precipitante casi siempre es un medicamento (80-95%), aunque en algún caso puede ser debido al *Mycoplasma pneumoniae*, virus del dengue, citomegalovirus y medios de contraste. El NET es una enfermedad mediada por células T, actuando los linfocitos $CD8^+$ como el mayor mediador de la muerte de los queratinocitos. La activación de los $CD8^+$ por el fármaco es altamente específico de ciertos alotipos de HLA presentes en determinados individuos, por lo que están expuestos a un riesgo elevado de desarrollar NET. La reacción al medicamento siempre se desencadena dentro de las 8 primeras semanas, habitualmente la SSJ y el NET debutan entre los 7-21 días de la exposición al medicamento, es excepcional dentro de los primeros días de su administración. La readministración implica que el NET se desarrolle a las horas.

El "sello" de la NET es la amplitud de la muda de la epidermis debido a la apoptosis de los queratinocitos. El término de enfermedad de Lyell queda reservado para este cuadro y no debe aplicarse al síndrome de piel escaldada por estafilococo. La NET se presenta en el niño mayorcito, es inusual por debajo de los 6 años, es un proceso raro, con una incidencia estimada de 0,9-1,36/10^6 habitantes/año.

Cuadro clínico

Los síntomas prodrómicos incluyen fiebre (100%), conjuntivitis (32%), faringitis (25%) y prurito (28%) durante 2-3 días de duración, simulando un cuadro respiratorio de vías altas, antes de la aparición del atentado muco-cutáneo. Las mucosas (por orden de frecuencia: orofaríngea, ojos, genitales, ano) comúnmente se afectan de 1-3 días antes de la aparición de las lesiones cutáneas. El *rash* generalmente se inicia en la cara o parte superior del tronco y se caracteriza por manchas eritematosas, violáceas u oscuras mal definidas o un eritema difuso mal limitado. Conforme este eritema se va haciendo más universal, en la piel aparecen ampollas flácidas o zonas de despegamiento de la epidermis de la dermis, arrollándose o desprendiéndose la epidermis en grandes láminas, espontáneamente o a la mínima presión. Las lesiones generalmente progresan y se extienden en 3-4 días pero pueden hacerlo rápidamente en cuestión de horas o más lentamente en una semana. El NET se propaga simétricamente de la cara y tronco a las extremidades. El cuero cabelludo raramente está afectado. El *signo de Nikolsky* es positivo en las zonas con eritema; aunque no es específico, si nos ayuda al diagnóstico. Este signo puede ser puesto de manifiesto frotando la piel aparentemente sana, entre las lesiones. La piel se desprende con facilidad al manejar al paciente para su exploración y entre un 50-80% de la piel puede verse afectada, aunque casi siempre se aprecian zonas de piel sana. En el 97% de los casos se aprecian lesiones erosivas mucosas, con afectación oral (93%), ocular (78%) y genital (63%), la mucosa anal también puede estar afectada. Los labios están llenos de costras y la deglución es dolorosa. El cuadro cutáneo es similar al del SSJ, con una considerable superposición de los trastornos clínicos de ambos procesos, pero las lesiones individuales del NET evolucionan más rápidamente.

Aunque lo más llamativo del cuadro son las erosiones de las mucosas y de la piel, la NET puede comportase como una enfermedad multisistémica, con erosión de la mucosa gastrointestinal, especialmente del esófago, trastornos del sistema respiratorio con erosiones en tráquea o bronquios y descompensación respiratoria por posible aumento de la permeabilidad alveolo-capilar y puede presentar trastornos renales, como glomerulonefritis, debida a los cambios inmunológicos o necrosis tubular aguda consecuencia de los cambios hemodinámicos. El cuadro clínico puede seguir un curso sombríamente progresivo similar al de un gran quemado, con deshidratación severa, trastornos electrolíticos, problemas renales, *shock,* infección secundaria y sepsis que explica su elevada mortalidad (25%); variable según las series. Puede sufrir la pérdida de las uñas y del cabello. La morbilidad a largo plazo comprende: alteraciones de la pigmentación de la piel, secuelas oculares (cicatrices conjuntivales, pérdida de pestañas, opacidad corneal) y estenosis de superficies mucosas. El test SCORTEN (puntuación severidad del NET), aplicado dentro de las 24 h de su admisión, se ha revelado útil en los adultos para valorar la gravedad del enfermo; para su validación en los niños se necesitan más estudios.

Figs. 48-50: NET secundario a sulfamida retardada, niña de 10 años con extensa erupción de manchas eritematosas y ampollas confluentes e inicio de exfoliación de la piel con zona de erosión en rodilla izq. Presentamos la evolución del cuadro cutáneo de un niño de 4 años con enfermedad de Lyell desencadenado por un antiinflamatorio no esteroideo.

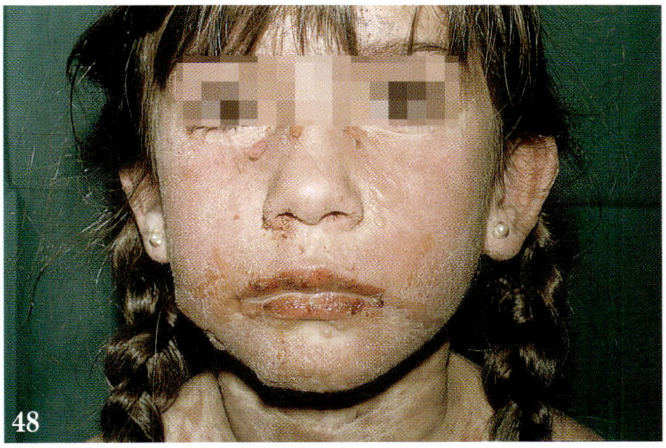

48

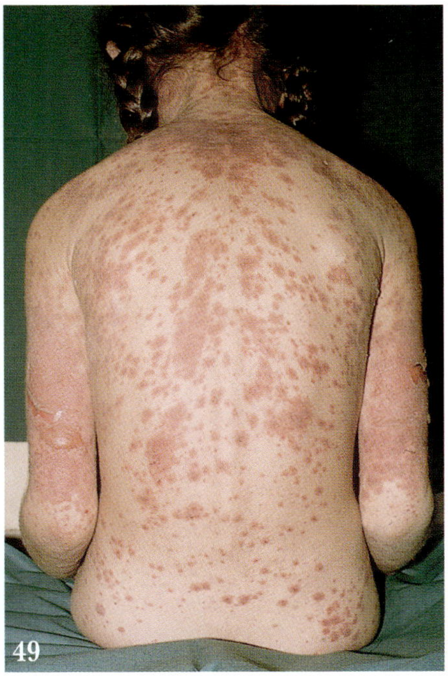

49

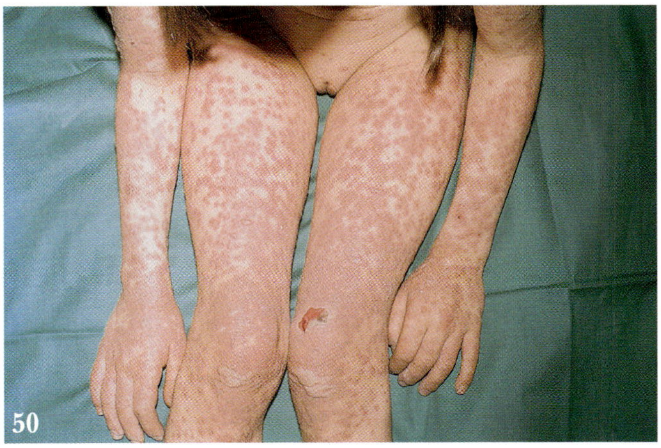

50

Figs. 51, 52: aspecto a su ingreso, manchas eritematosas mal definidas en ambas mejillas, mejor delimitadas en la palma, en ambos lugares se inicia la formación de ampollas. A los 2 días, Figs. 53, 54: formación de gran ampolla en la palma y plantas. A los 4 días, Figs. 55-58: lesiones erosivas en mejillas, las lesiones cutáneas tienen un tono más oscuro y violáceo, despegamiento de la epidermis en palma y planta.

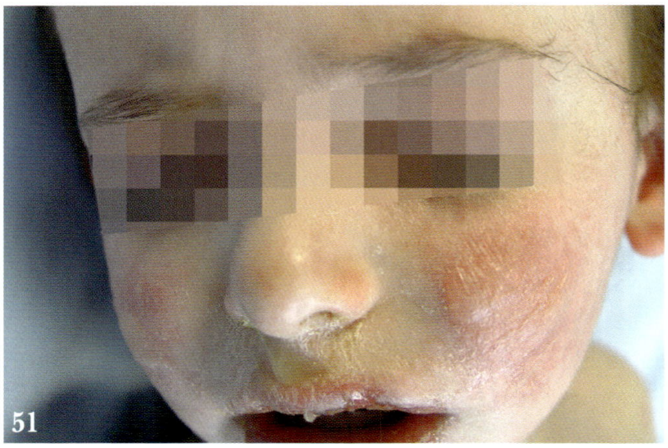

51

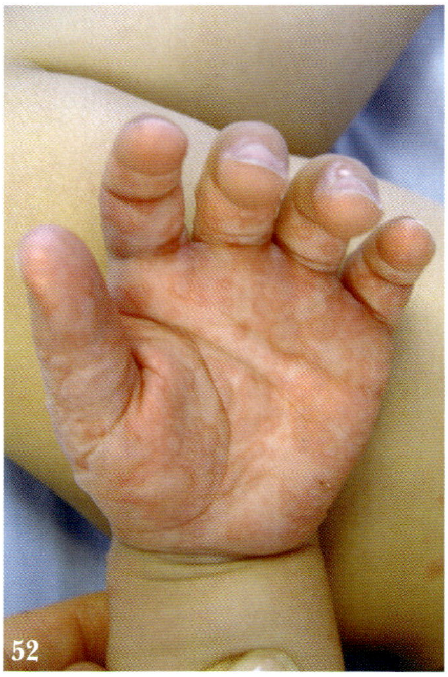

52

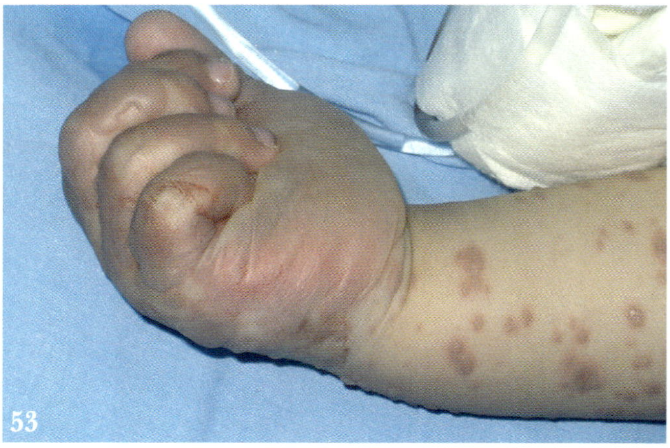

53

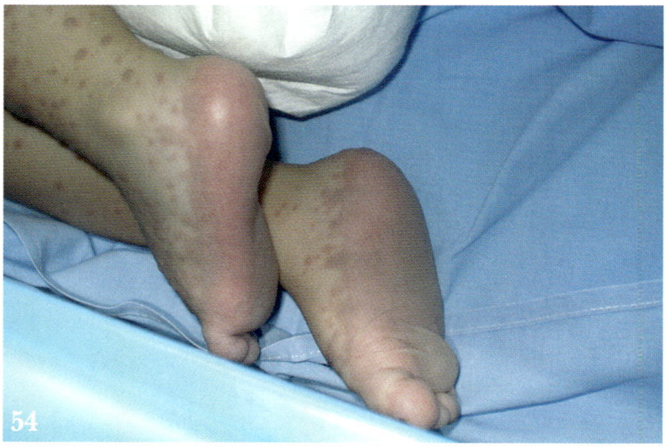

54

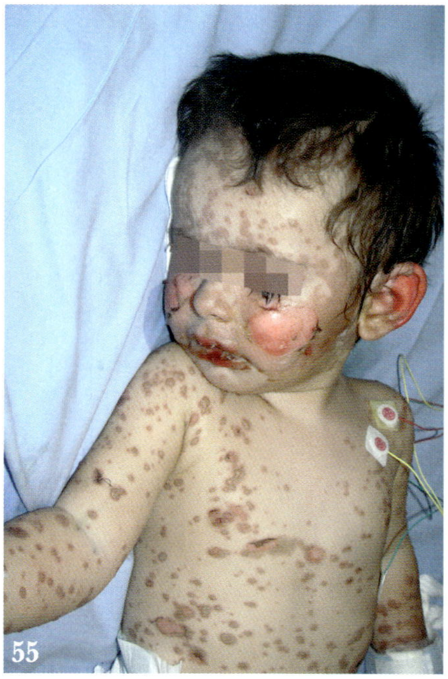

55

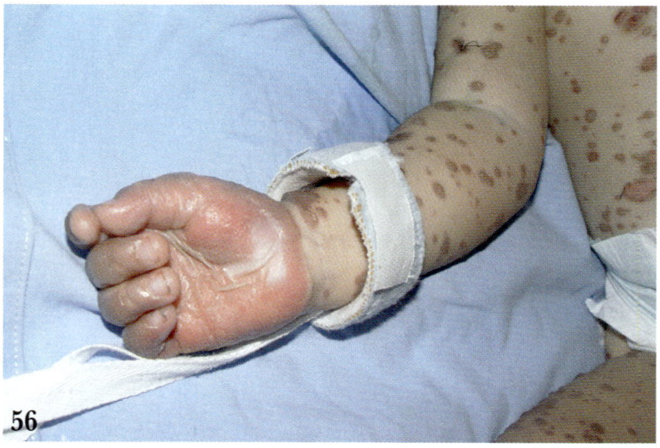

56

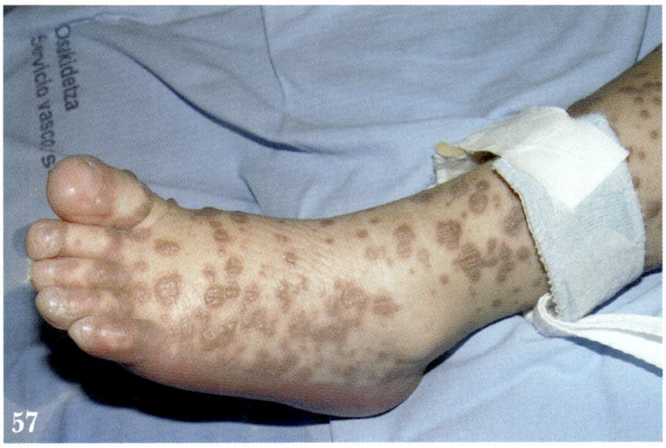

57

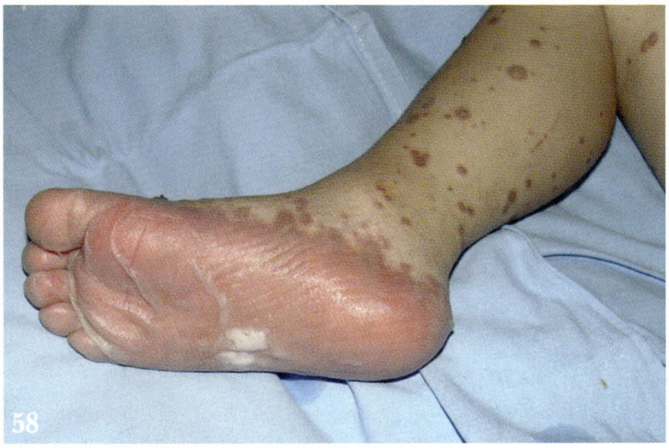
58

A los 8 días, Figs. 59-61: numerosas lesiones erosivas, húmedas en cara, nariz, pabellón auricular, brazo, palma, escroto y pene, debidas a la exfoliación epidérmica. La Fig. 62: muestra una de las posibles complicaciones del cuadro; úlcera corneal en el ojo izquierdo marcada con fluoresceína.

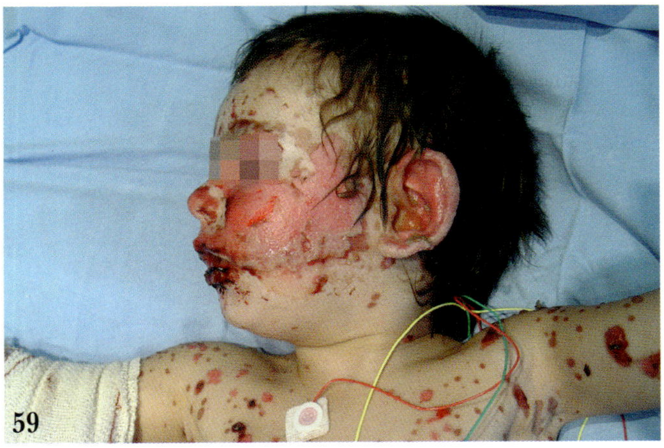
59

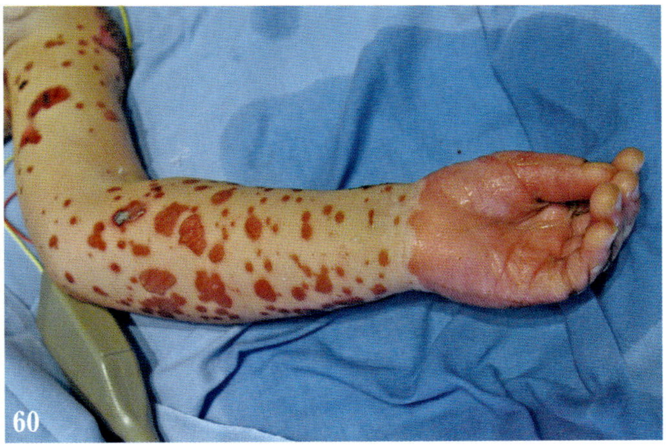
60

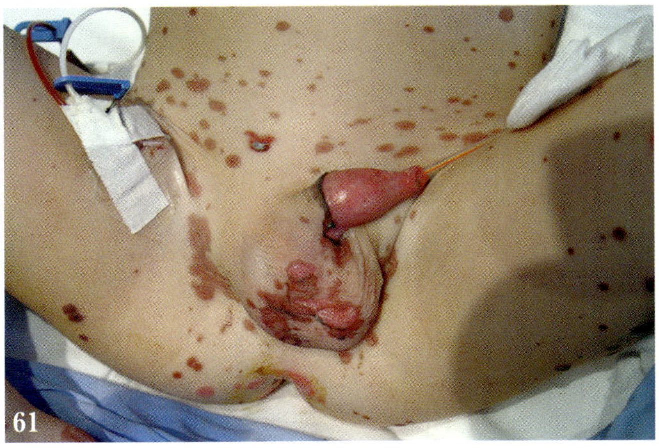
61

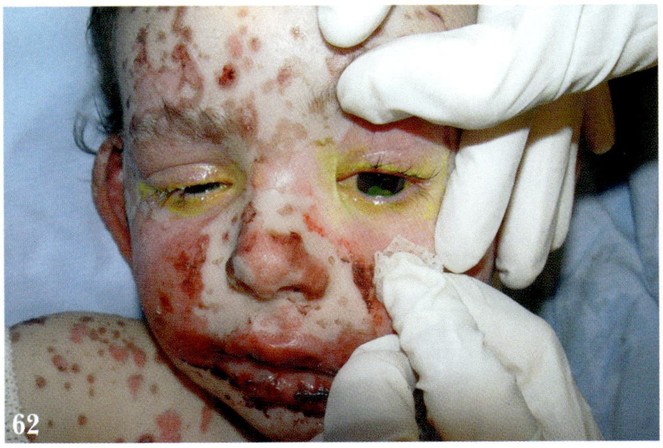
62

A los 3 meses, Figs. 63-65: reepitelización completa, quedando solo como secuela distrofia ungueal.

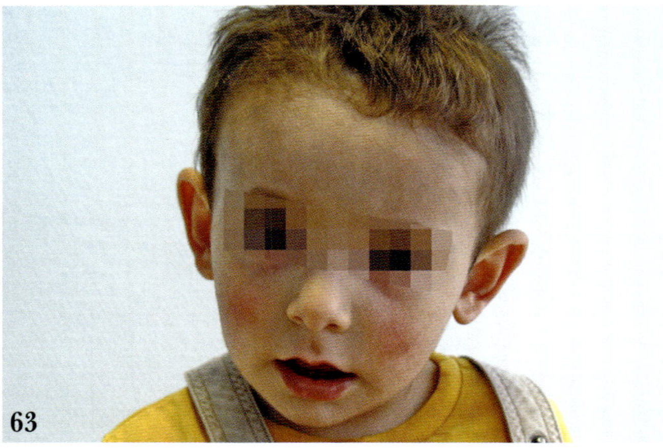

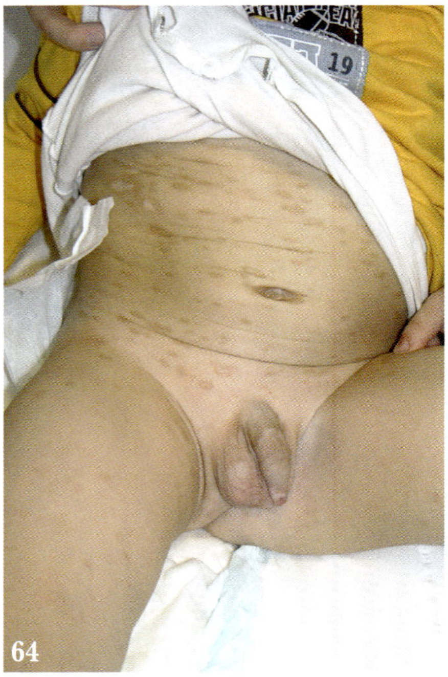

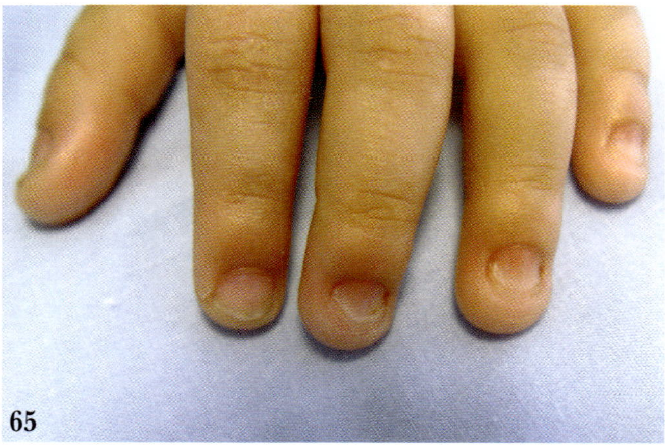

Diagnóstico

El diagnóstico se basa en su cuadro clínico, pero para su confirmación y exclusión de otros procesos se necesita estudio histopatológico de la biopsia cutánea. Aunque la historia y la presentación clínica habitualmente permiten hacer el diagnóstico de NET, hay que tener en cuenta otras entidades que pueden simularlo, sobre todo al inicio cuando el cuadro clínico no está del todo expresado. En el estadio temprano de la enfermedad, el NET clínicamente se puede parecer a reacciones más benignas a fármacos, como el *eritema multiforme ampolloso* y el *rash exantemático por drogas*. Entidades a tener en cuenta en el diagnóstico diferencial: *síndrome de piel escaldada por estafilococo, dermatosis lineal IgA inducida por drogas* y *enfermedad de injerto contra huésped*. Como disponemos de tratamiento específico y eficaz para alguna de estas entidades, es importante practicar una biopsia cutánea precoz para su diferenciación, confirmación diagnóstica y tratamiento precoz.

Diagnóstico diferencial

Eritema multiforme ampolloso: se caracteriza por las típicas lesiones en diana, con bordes bien definidos, habitualmente de distribución acral. Las ampollas y la exfoliación epidérmica son limitadas, de promedio aproximadamente el 1% de la superficie cutánea, pero siempre < 10%. EL SSJ y el NET afectan ≥ 2 superficies mucosas.

Reacción morbiliforme por drogas: es la forma más común (95%) de reacción de hipersensibilidad a medicamentos. No hay afectación de las mucosas, ni necrosis de los queratinocitos

Síndrome de piel escaldada por estafilococo: edad menor de 6 años, exfoliación dramática y rápida de la capa superficial epidérmica en contraste con la denudación completa epidérmica del NET, mucosas respetadas, aspecto típico de la cara y ausencia de lesiones en iris o diana son características de esta entidad. La edad superior a 6 años, la afectación de las mucosas y la gravedad de su afectación sistémica son argumentos sólidos a favor de la NET. En la biopsia cutánea, en la NET se aprecia una necrosis epidérmica en todo su espesor y formación de ampollas subepidérmicas; en el síndrome de piel escaldada por estafilococo la localización de las ampollas es intraepidérmica, en la capa granulosa sin necrosis ni inflamación.

Dermatosis IgA lineal ampollosa inducida por drogas: se produce una erupción ampollosa extensa que simula una SSJ/NET, de aparición súbita con lesiones tipo EM, placas urticariales pruríticas y ampollas tensas de configuración anular o herpetiforme en tronco y extremidades. Las lesiones mucosas son raras. Por inmunofluorescencia directa se detectará el depósito lineal de IgA en la membrana basal. La enfermedad se presenta habitualmente dentro de las 2 semanas de exposición a la vancomicina

Erupción por drogas con eosinofilia y síntomas sistémicos (DRESS síndrome): rash morbiliforme con edema facial e incluso ampollas tensas y erosiones labiales pero sin exfoliación epidérmica en láminas. Biopsia cutánea sin necrosis del espesor completo de la epidermis y abundante infiltrado inflamatorio.

Enfermedad de injerto contra huésped: en general se presenta a las 2 semanas del trasplante de las células madres hematopoyéticas, como una erupción morbiliforme simétrica de distribución acral y algunas veces como erupción liquenoide. La erupción puede ser ampollosa con afectación oral y/o genital. En la forma aguda, severa, puede llegar a dar necrosis del espesor completo de la epidermis, con histología idéntica al NET. Nos puede ayudar a su distinción del NET, la propagación centrípeta de la erupción, la intensidad del cuadro diarreico y la elevación de la bilirrubina.

- Becker DS. Toxic epidermal necrolysis. Lancet. 1998; 351: 1417-20.
- Pereira FA, Mudgil AV, Rosmarin DM. Toxic epidermal necrolysis. J Am Acad Dermatol. 2007; 56: 181-200.
- Koh MJ, Tay YK. An update on Stevens-Johnson syndrome and toxic epidermal necrolysis in children. Curr Op Pediatr. 2009; 21: 505-10.
- Schwartz RA, McDonough PH, Lee BW. Toxic epidermal necrolysis Part I. Introduction, history, classification, clinical features, systemic manifestations, etiology, and immunopathogenesis. J Am Acad Dermatol. 2013; 69: 173.e1-13.
- Schwartz RA, McDonough PH, Lee BW. Toxic epidermal necrolysis Part II. Prognosis, sequelae, diagnosis, differential diagnosis, prevention, and treatment. J Am Acad Dermatol. 2013; 69: 187.e1-16.

18 Vasculitis

PÚRPURA DE SCHÖNLEIN-HENOCH

Se la conoce, también, como púrpura anafilactoide. Es una enfermedad aguda, sistémica, bien definida, autolimitada, que en un 90% de los casos afecta a los niños entre los 3-10 años. Su incidencia se estima en 14-20/100.000 niños por año. El pico de máxima presentación de los casos pediátricos se da durante los meses de otoño e invierno. Es la vasculitis sistémica más frecuente de la infancia. Se trata de una vasculitis leucocitoclástica de vasos pequeños, mediada por IgA, secundaria a hipersensibilidad a diversos agentes etiológicos, entre los que destacan los agentes bacterianos o víricos. Se sospecha que un agente infeccioso sea el desencadenante, dada la frecuencia con que en la historia clínica se recoge el antecedente de proceso infeccioso de la vía respiratoria superior. La sintomatología clínica es consecuencia de la localización de los vasos afectados que, habitualmente, están situados en la piel, aparato digestivo y riñón. En las biopsias cutáneas se aprecia cómo la vasculitis asienta en los capilares dérmicos y vénulas postcapilares.

Cuadro clínico

En la historia se recoge, en el 90% de los casos, como pródromo, un cuadro respiratorio de vías altas, 1-3 semanas antes del debut de la enfermedad. Su cuadro clínico es característico: rash cutáneo purpúrico urticarial (100%), artritis o artralgias (70-80%), dolor abdominal (60-80%) y afectación renal (20-40%). Las lesiones cutáneas de la púrpura de Schölein-Henoch (PSH), son muy características, consisten en máculas, pápulas hemorrágicas y/o lesiones urticariales, pequeñas, de 2-10 mm de diámetro, de distribución simétrica, localizadas sobre todo en nalgas y superficie de extensión de las extremidades inferiores. Figs. 1, 2: características pápulas purpúricas, palpables, de distribución simétrica; en algunas de las lesiones en nalgas, se aprecia un punto central de tono más vivo rojo vinoso.

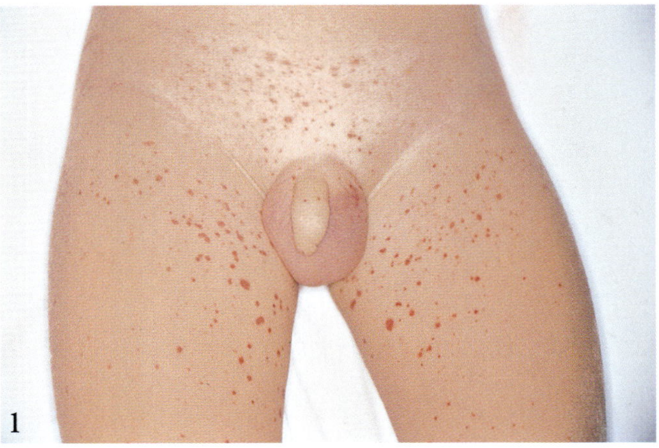

1

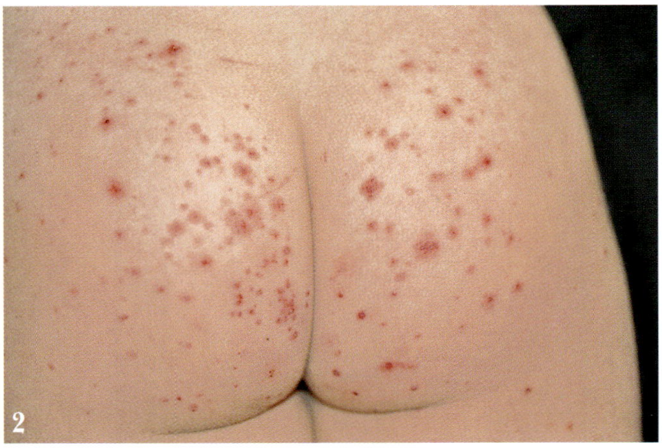

2

Fig. 3: pápulas y placas purpúricas palpables con mayor afectación hemorrágica cutánea en escroto. En la mayor parte de los pacientes, la erupción respeta el tronco, cara, palmas, plantas y las mucosas. No obstante, las lesiones pueden prácticamente extenderse por toda la superficie cutánea. Figs. 4-7: niño de 10 años con episodios recurrentes, frecuentes, a lo largo de 1 año, innumerables pápulas purpúricas prácticamente en toda la superficie cutánea, salvo la cara; toma de biopsia cutánea en pierna izquierda. Aunque se ha propuesto que el *rash* de la PSH, basándose en la localización preferente de las lesiones, es un fenómeno dependiente de la presión, llama la atención en este enfermo, como muestra la Fig. 6, la ausencia de lesiones, precisamente en la zona de presión del cinturón. Las lesiones son secundarias al edema y extravasación de los hematíes, hecho que explica que estemos ante una *púrpura palpable* (el "sello" de la vasculitis leucocitoclástica) característica de gran valor diagnóstico. En su inicio la erupción aparece en brotes y las lesiones individuales tienden a difuminarse en unos 3-10 días, mientras nuevos brotes de lesiones con intervalos de días a 3 meses pueden ir apareciendo, adquiriendo el cuadro un aspecto polimorfo.

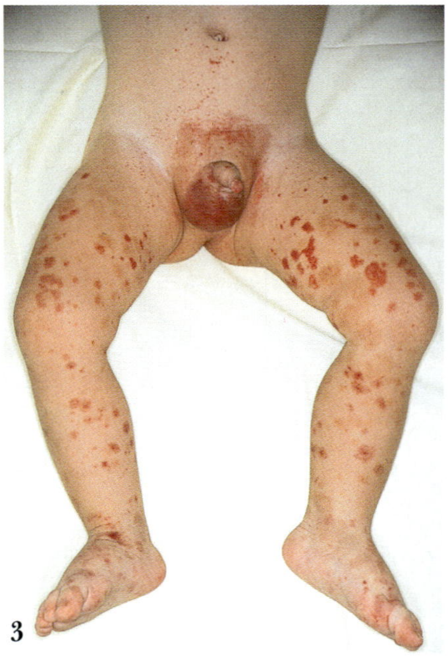

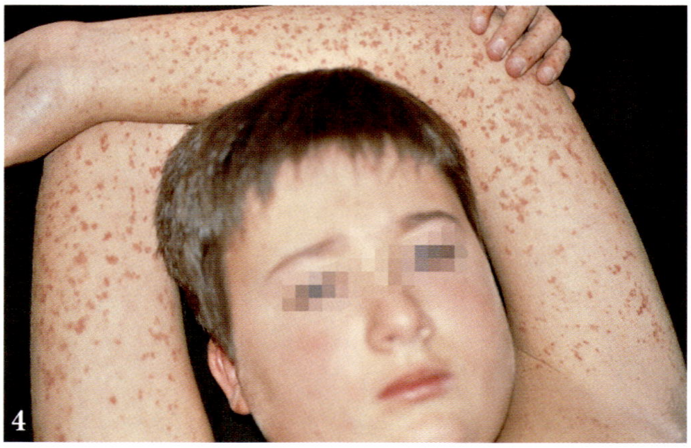

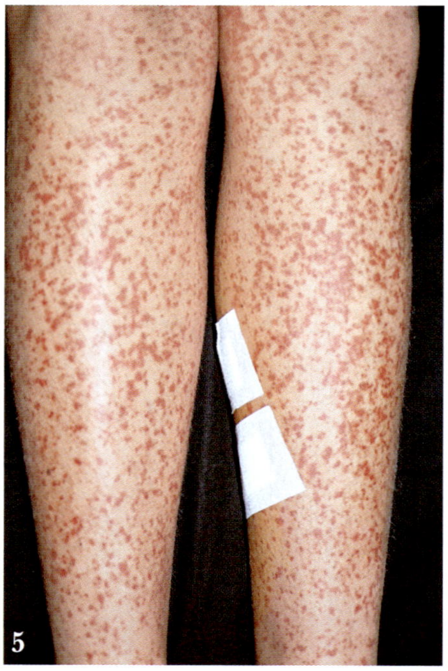

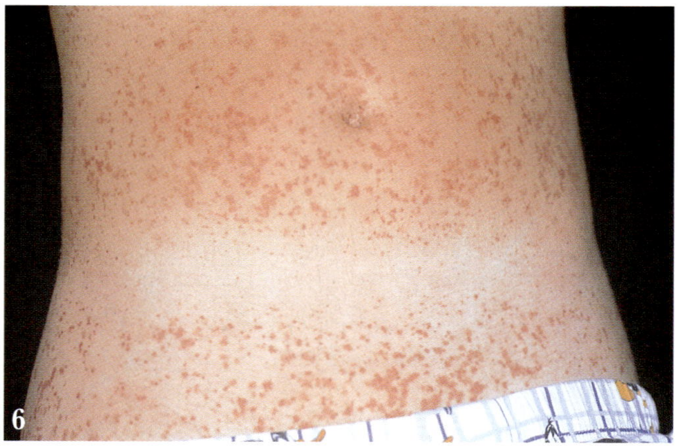

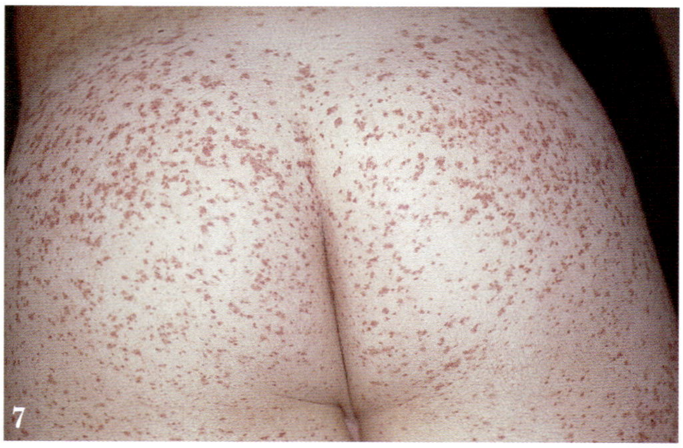

Es frecuente, sobre todo en el niño pequeño, la presencia de edema subcutáneo localizado en cuero cabelludo, cara, manos y pies, debido al aumento de permeabilidad vascular subyacente. Fig. 8: edema de cara en una niña con PSH.

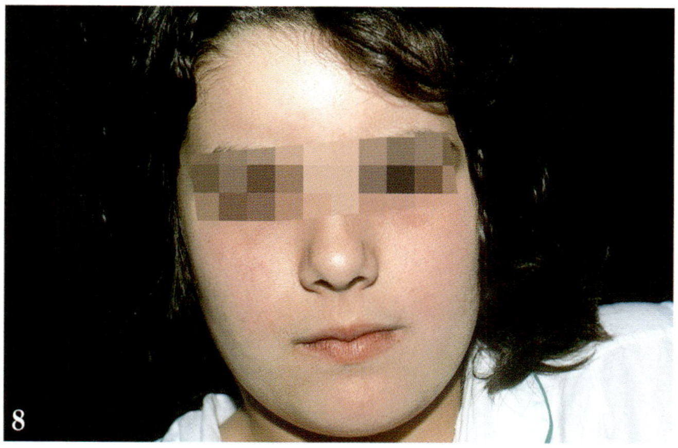

8

Manifestaciones articulares: artritis o artralgias, están presentes hasta en un 70-80% de los casos. En aproximadamente un 20-50% de los pacientes la artritis o el dolor abdominal preceden en 1-14 días el brote de púrpura. La artritis es oligoarticular, con predilección por las grandes articulaciones de las extremidades inferiores y es autolimitada; se resuelve en unas 2 semanas.

Manifestaciones gastrointestinales: dolor abdominal, vómitos, diarrea, melena y muy raramente invaginación. El dolor habitualmente se localiza en la región periumbilical o epigástrica y es referido como dolor sordo, fuerte.

Manifestaciones renales: aproximadamente el 20-40% de los pacientes pediátricos sufren afectación renal. Su debut tiene lugar a las semanas o meses del brote purpúreo, con un intervalo promedio, alrededor de 1 mes. Se manifiesta como hematuria, proteinuria, hipertensión, nefritis, síndrome nefrótico y fallo renal agudo o crónico. El 97% de las complicaciones que se presentan en los pacientes renales surgen dentro de los 3 meses del comienzo de la enfermedad. Aunque la mayor parte de los pacientes con afectación renal tienen un buen pronóstico, algunos (1-2%), con proteinuria significativa pueden progresar hasta el estadio final de la insuficiencia renal.

Manifestaciones neurológicas: debidas a la hipertensión o a vasculitis del SNC. Manifestaciones menos frecuentes son la orquitis y la torsión testicular.

Si un paciente presenta dolor agudo y edema escrotal en el curso de una PSH, aunque casi siempre es debido a la vasculitis y hemorragia de los vasos escrotales (Figs. 9, 10), el médico está obligado, siempre, a descartar la posibilidad de torsión testicular.

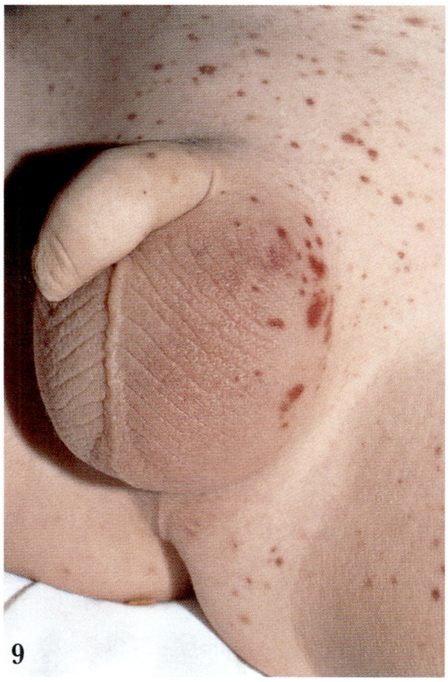

9

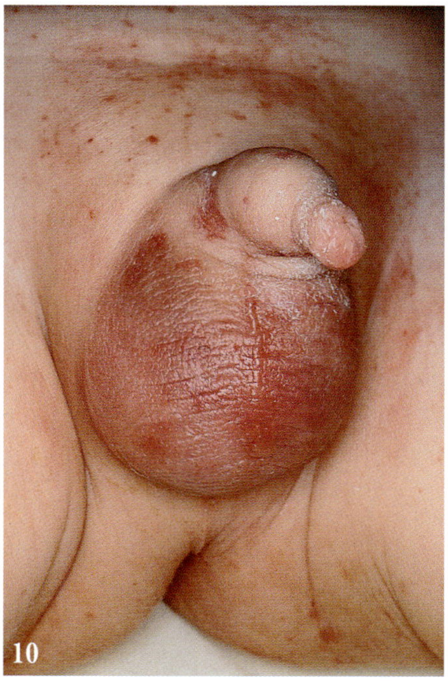

10

A pesar de toda la florida sintomatología descrita, hay que recalcar que la PSH generalmente es una entidad benigna y autolimitada.

En la Conferencia Consenso Ankara 2008, una vez validados los criterios propuestos en 2005 por el grupo de trabajo de la Sociedad Europea de Reumatología Pediátrica (PRES) para una nueva clasificación de las vasculitis pediátricas, apoyado por la Liga Europea contra el Reumatismo (EULAR), se fijaron los criterios diagnósticos para las vasculitis pediátricas. En la tabla I se recogen los exigidos para el diagnóstico de la PSH en edad infantil.

TABLA 1. Criterios diagnósticos para la PSH pediátrica. EULAR/PRINTO/PRES.

Criterio obligatorio: púrpura o petequias con predominio en miembros inferiores (sin trombopenia)

Criterios adicionales:

- Dolor abdominal
- Histopatología: depósito predominante de IgA (biopsia riñón o piel)
- Artritis o artralgias
- Afectación renal (hematuria o proteinuria)

Diagnóstico de PSH: criterio obligatorio y uno o más de los otros cuatro criterios adicionales.

Adaptado de Ozen S, et al. Ann Rheum Dis. 2010; 69: 798-806.
EULAR: European League Against Rheumatism. PRES: Paediatric Rheumatology European Society. PRINTO: Paediatric Rheumatology International Trials Organization.

El curso de la enfermedad varía entre los pacientes. Nuevas lesiones pueden brotar hasta las 8 semanas del inicio y de promedio la enfermedad dura entre 2 y 3 semanas. Habitualmente, el paciente sufre un único episodio, pero un tercio de los pacientes tienen al menos una recaída, que por lo común tiene lugar dentro de los 3 meses de la resolución inicial de los síntomas. La recurrencia, por lo general, se limita a la sintomatología cutánea y gastrointestinal.

Diagnóstico

El diagnóstico de la PSH es, ante todo, un diagnóstico clínico. Este diagnóstico clínico es sencillo y pocas veces presenta dificultades cuando todos los componentes del síndrome están presentes. Puede haber alguna dificultad para el diagnóstico precoz cuando la erupción cutánea se presenta más tardíamente (25% de los casos) que las otras manifestaciones. La aparición de brotes de la erupción típica de elementos purpúricos palpables, de tono similar, simétricos y más manifiestos en las áreas de declive del cuerpo, es característico de la PSH. Si, a pesar de todo, el diagnóstico permaneciera incierto, el examen con inmunofluorescencia directa de una biopsia cutánea pondrá de manifiesto los depósitos de inmunoglobulina A (IgA) y complemento, en los vasos sanguíneos cutáneos superficiales y clarificará la naturaleza de la erupción. En la actualidad disponemos de los criterios validados, para un diagnóstico preciso, recogidos en la Tabla I, para aquellos casos que nos presenten más dificultades. Los datos de laboratorio no nos sirven para confirmar nuestra sospecha clínica, pero sí para descartar otros posibles diagnósticos y/o detectar afectación sistémica.

Diagnóstico diferencial

El diagnóstico diferencial incluye a otras entidades que se caracterizan por erupciones cutáneas purpúricas. Lesiones petequiales y purpúricas pueden verse en la *púrpura trombocitopénica idiopática, meningococemia, sepsis, endocarditis bacteriana, fiebre exantemática mediterránea, leucemia* y *coagulopatía intravascular diseminada.*

Los cuadros de sepsis, endocarditis bacteriana, infecciones por *Rickettsias,* trastornos de la coagulación y trombocitopenia, todos ellos pueden asociarse con púrpura cutánea, sin embargo la distribución y morfología de la púrpura, junto con los test hematológicos, diferencian estos cuadros de la PSH. El "sello" de la vasculitis leucocitoclástica es la *púrpura palpable.* La púrpura palpable debe inmediatamente traer a la mente la noción de vasculitis o sepsis. Los cuadros de sepsis, al inicio de su presentación, pueden manifestarse también como púrpura palpable. Las vasculitis sépticas, habitualmente se acompañan de trombopenia e incremento de los tiempos de coagulación a diferencia de la PSH.

Edema agudo hemorrágico del lactante: es también una vasculitis leucocitoclástica que afecta a menores de 2 años. El edema facial puede ser el signo inicial. Las manifestaciones cutáneas se concentran en la cara y porción distal de las extremidades con relativo respeto del tronco. Más que de púrpura palpable, se trata de grandes placas purpúricas. Son muy raras la recurrencia y la afectación renal y gastrointestinal y es común el hallazgo de edema doloroso en manos y pies.

- Ozen S, Ruperto N, Dillon MJ, Bagga A, Barron K, Davin JC, et al. EULAR/PRES endorsed consensus criteria for the classification of childhood vasculatures. Ann Rheum Dis 2006; 65: 936–941.
- Salisbury FT. Henoch-Schönlein purpura in children. Report of 100 patients and review of the literature. Medicine (Baltimore) 1999; 78: 395 – 409.
- González LM, Janniger CK, Schwartz RA. Pediatric Henoch–Schönlein purpura. Int J Dermatol 2009; 48: 1157-1165.
- Sano H, Izumida M, Shimizu H, Hogaba Y. Risk factors of renal involvement and significant proteinuria in Henoch-Schönlein purpura. Eur J Pediatr 2002; 161: 196-201.
- Ozen S, Pistorio A, Iusan SM, Bakkaloglu A, Herlin T, Brik R et al. EULAR/PRINTO/PRES criteria for Henoch-Schönlein purpura, childhood polyarteritis nodosa, childhood Wegener granulomatosis and childhood Takayasu arteritis: Ankara 2008. Part II: final classification criteria. Ann Rheum Dis 2010; 69: 798–806.

EDEMA AGUDO HEMORRÁGICO DEL LACTANTE

Es una vasculitis leucocitoclástica cutánea aguda, caracterizada por fiebre, lesiones cutáneas purpúricas grandes y edema. Se presenta característicamente en menores de 2 años. Su causa es desconocida, aunque parece tratarse de una enfermedad mediada por inmunocomplejos y existir una relación temporal con infecciones respiratorias.Tiene un comienzo brusco y un curso evolutivo benigno con recuperación espontánea.

Este proceso es similar en muchos aspectos a la púrpura de Schönlein-Henoch, pero sin la presencia, o raramente constatada, de los síntomas sistémicos (dolor abdominal, hemorragia gastrointestinal, artritis y nefritis) propios de éste. No está bien establecido si se trata de dos entidades diferentes o son manifestaciones clínicas extremas de un mismo proceso.

Cuadro clínico

La erupción cutánea se inicia con la aparición súbita de pápulas y placas edematosas y purpúricas (Figs. 11-14) que van adquiriendo una morfología anular en medallón, escarapela o iris, de distribución simétrica, afectando a la cara, pabellones auriculares y extremidades, respetando el tronco y las mucosas. Podemos apreciar la evolución de las lesiones del paciente (Fig. 13, 14). A los 3 días (Fig. 15): numerosas placas hemorrágicas anulares en iris o diana de color rojo vivo.

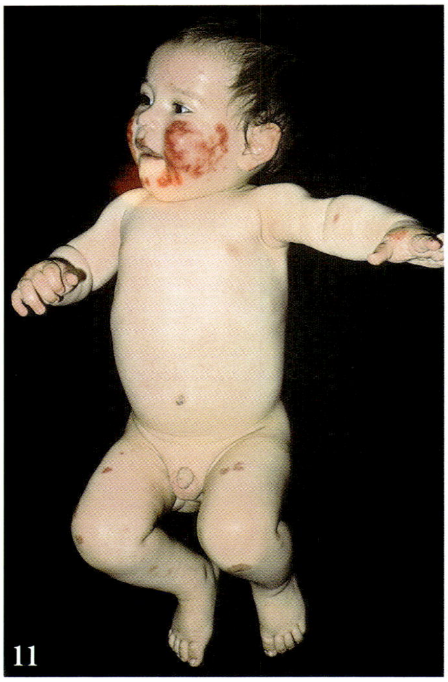

11

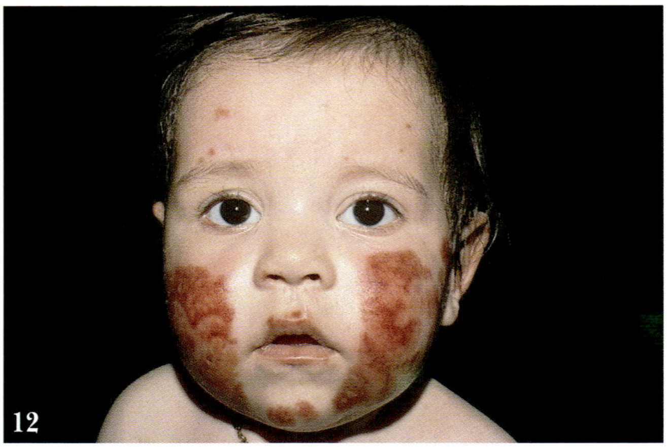

12

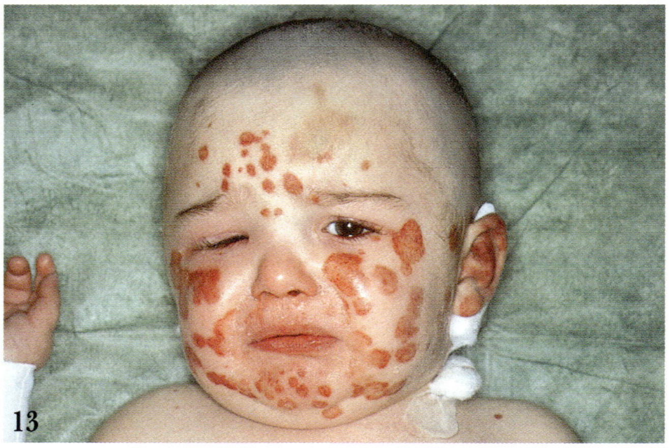

13

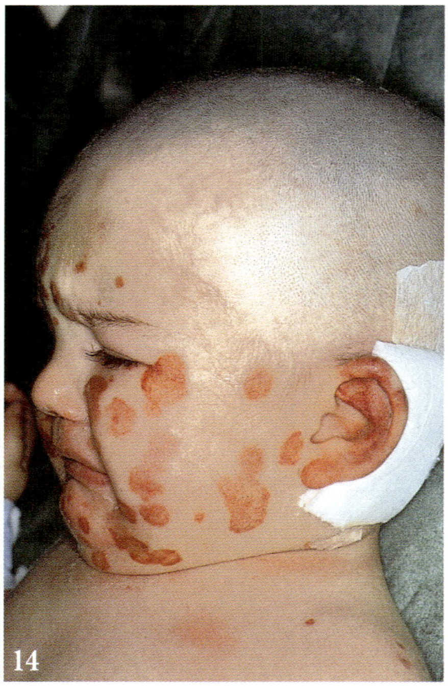

14

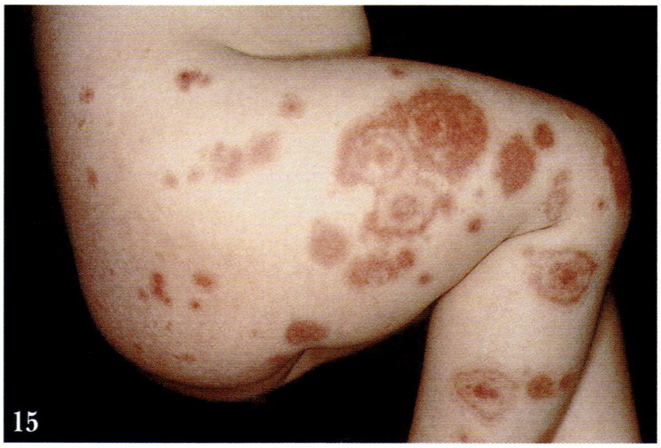

15

A los 6 días (Figs. 16-18): las lesiones son más grandes, 1-5 cm de diámetro, en forma de medallón o escarapela, más homogéneamente coloreadas pero de tono más apagado y sus bordes, aunque todavía marcados, se van difuminando. En algunas áreas edematosas la púrpura puede adquirir un aspecto equimótico. Fig. 19: grandes placas purpúricas, equimóticas, muy edematosas, con elementos de tono más oscuro en su interior, de distribución simétrica en los brazos de un lactante. El edema afecta fundamentalmente a la cara, cuero cabelludo, pabellón auricular y algunas veces al escroto. Las lesiones no son pruriginosas. Con frecuencia, la erupción viene precedida por un cuadro respiratorio de vías altas con fiebre moderada. El recuento de plaquetas es normal o elevado y el sedimento de orina es normal. La resolución del cuadro es espontánea y completa en un período de tiempo de 1-3 semanas.

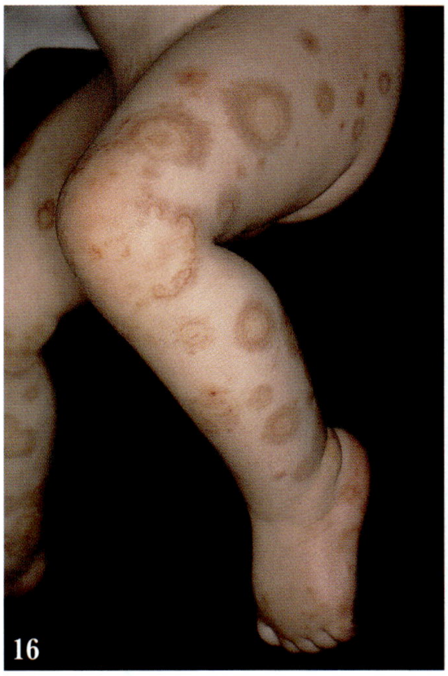

16

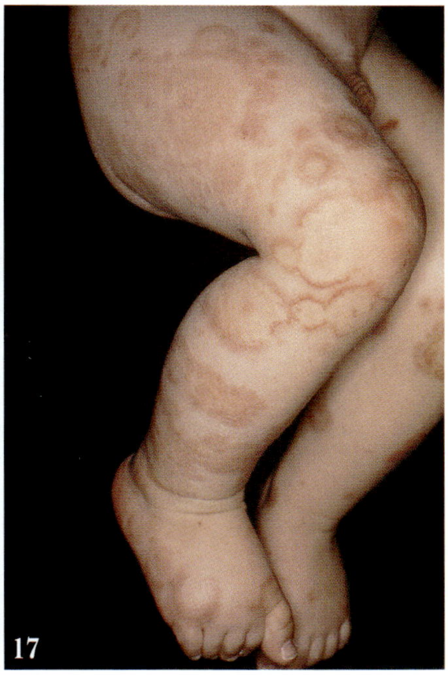

17

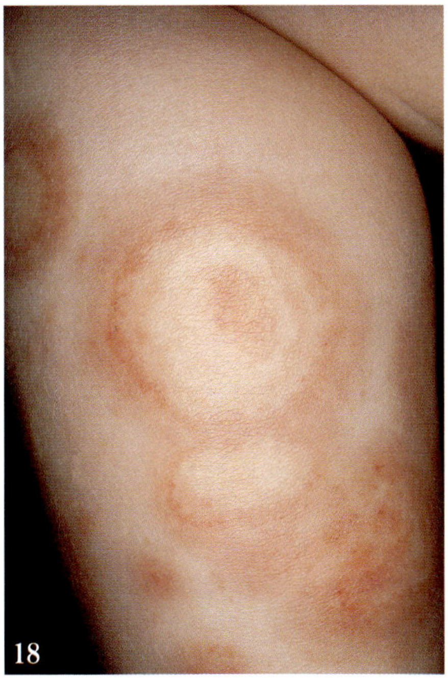

18

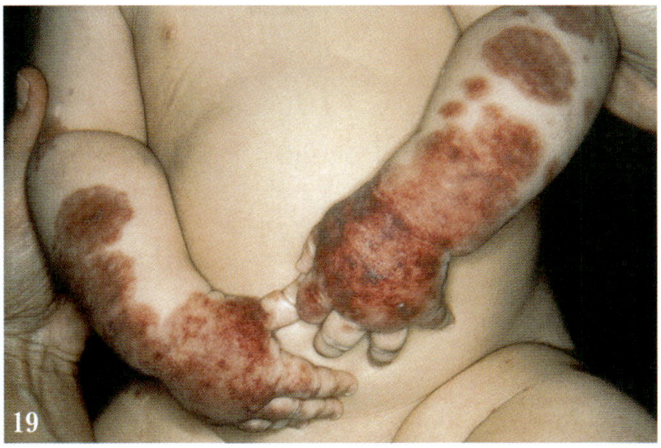

19

Diagnóstico

El diagnóstico es clínico, a menudo sencillo, dado el aspecto prácticamente típico del cuadro cutáneo. Niño menor de 2 años con sus grandes placas purpúricas anulares, en medallón o escarapela y placas edematosas induradas y con un contraste llamativo entre lo aparatoso del mismo y el buen estado general del paciente.

Diagnóstico diferencial

A pesar de la sencillez de su diagnóstico, *siempre* hay que descartar que se trate de una *meningococemia.*

Otros procesos purpúricos a tener en cuenta son, especialmente, los que cursan con lesiones anulares o en escarapela, como el *eritema multiforme* o la *urticaria* sobre todo del lactante, donde no es infrecuente curse con un patrón hemorrágico y en escarapela con edema significativo.

Eritema multiforme: presencia de lesión evocadora en iris o diana, las lesiones permanecen fijas al menos 7 días, afecta cualquier parte del cuerpo con predilección por las palmas y plantas y en algunos casos afecta a las mucosas, sobre todo a la oral.

Urticaria: las lesiones son pruriginosas, afectan a cualquier parte del cuerpo, asimétricas, duran unas horas, es excepcional que duren más de 24 h, varían rápidamente de un momento a otro, pueden desaparecer y aparecer en otro lugar.

Púrpura de Schönlein-Henoch: la edad y la ausencia de síntomas sistémicos orientan hacia el edema agudo hemorrágico del lactante.

- Legrain V, Lejean S, Taïeb A, Guillard JM, Battin J, Maleville J. Infantile acute hemorrhagic edema of the skin: study of ten cases. J Am Acad Dermatol 1991; 24: 17-22.
- Legrain V, Taïeb A, Sage T, Maleville J. Urticaria in Infants: A Study of Forty Patients. Pediatr Dermatol 1990: 7: 101-107.
- Fiore E, Rizzi M, Ragazzi M, Vanoni F, Bernasconi M, Bianchetti MG, et al. Acute hemorrhagic edema of young children (cockade purpura and edema): A case series and systematic review. J Am Acad Dermatol 2008; 59: 684-695.

ENFERMEDAD DE KAWASAKI

La enfermedad de Kawasaki (EK) es una vasculitis sistémica aguda, autolimitada de la infancia, caracterizada por fiebre, conjuntivitis bilateral no exudativa, *rash,* eritema de los labios y enantema de la mucosa oral, cambios en las extremidades y linfadenopatía cervical. Fue descrita por primera vez por T. Kawasaki en 1967. Es una vasculitis que afecta predominantemente a las arterias de tamaño medio con una llamativa predilección por las arterias coronarias. Los estudios electrocardiográficos han puesto de manifiesto que aproximadamente el 15-25% de los niños enfermos no tratados desarrollan secuelas cardiovasculares que van desde ectasias asintomáticas o formación de aneurismas de las arterias coronarias a grandes aneurismas con trombosis. En la actualidad es la primera causa de cardiopatía adquirida en los países desarrollados.

Es una enfermedad extendida por todo el mundo, con mayor incidencia en Asia. La EK afecta casi exclusivamente a los niños pequeños, el 50% de los pacientes son menores de 2 años, el 80% menores de 5 años y es excepcional por encima de los 8-12 años.

La causa de la enfermedad permanece desconocida. La mayor parte de los datos epidemiológicos (edad infantil de los pacientes, constatación de ondas epidémicas) y clínicos (combinación de fiebre, *rash,* enantema, inyección conjuntival y linfadenopatía cervical), indican que el agente causal, probablemente sea infeccioso, aunque todavía no ha podido ser identificado. En el mismo sentido abogan, lo infrecuente del proceso en menores de 3 meses por la aparente protección de los anticuerpos maternos y la práctica ausencia de la enfermedad en adultos, presumiblemente como resultado de exposiciones previas y adquisición de inmunidad. Sin embargo, en contra de la teoría infecciosa está el hecho de lo excepcional de la presentación de más casos al mismo tiempo dentro de la familia o en guarderías. Algunos de los síntomas de la EK como la fiebre, el *rash* difuso, sugieren que se trata de una enfermedad a superantígenos similar a las enfermedades mediadas por toxinas, como el síndrome tóxico por estafilococo. La genética juega un papel relevante en la patogenia de la EK, como lo evidencia el elevado riesgo de EK en los niños de origen asiático, independientemente de su lugar de residencia y en hermanos e hijos de individuos con historia de EK. Todo lo anteriormente señalado sugiere que la EK está producida por un patógeno o patógenos comunes, en niños genéticamente predispuestos y que la vasculitis está mediada inmunológicamente, aunque los agentes estén pendientes de ser confirmados o identificados. Los hallazgos necrópsicos en la EK son indistinguibles de los hallados en las autopsias de los pacientes con *poliarteritis nodosa infantil*.

Con tratamiento precoz el pronóstico es bueno. En EE.UU. la mortalidad en pacientes mayores de 1 año de edad probablemente es inferior al 1% y en menores de 1 año excede del 4%.

Cuadro clínico

Sin tratamiento, el curso clínico de la EK se desarrolla en tres fases.

Primera fase. El comienzo de la enfermedad es abrupto, sin pródromos, con *fiebre* característicamente elevada por encima de los 39°C, con varios picos diarios, sin respuesta a los antibióticos y antipiréticos. La fiebre sin tratamiento generalmente dura 1-2 semanas pero puede persistir 3-4 semanas. En los 2-5 primeros días los niños presentan *adenopatía cervical unilateral* no supurativa (Fig. 20) e *inyección conjuntival bilateral* (Figs. 21, 22). Se trata de una hiperemia vascular de la conjuntiva bulbar sin exudado, donde se aprecia la inyección de los vasos conjuntivales que desde los cantos se dirigen a la córnea, con aumento del grosor de los mismos.

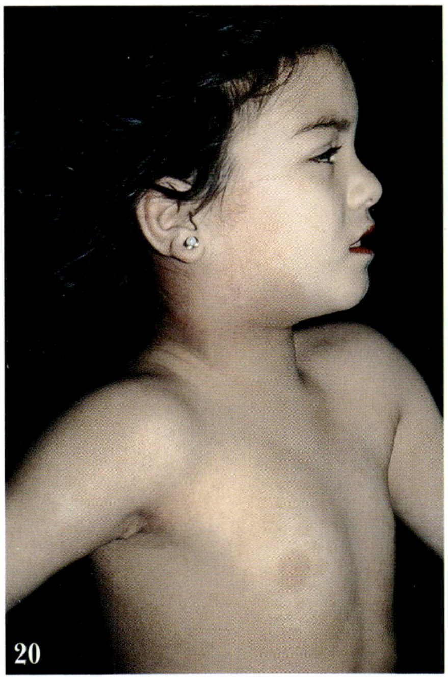

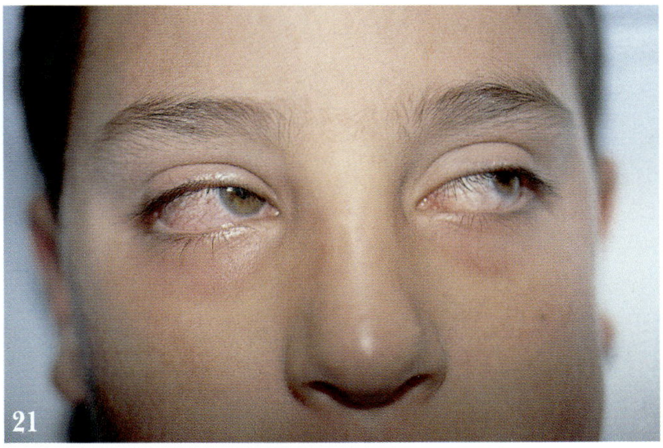

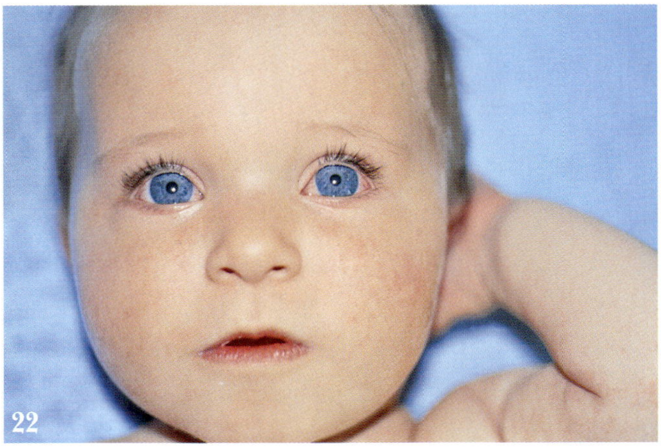

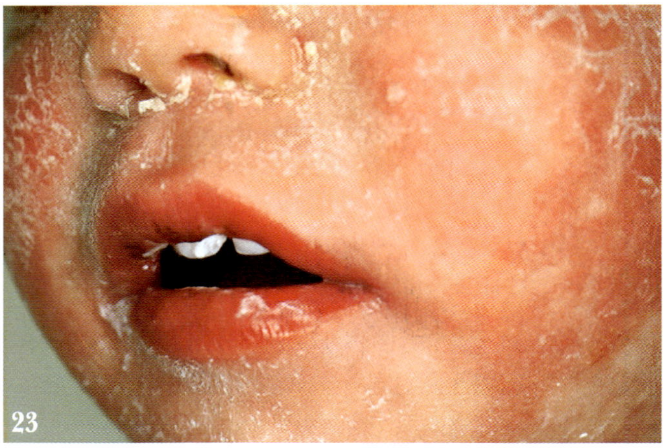
23

Segunda fase. Se inicia aproximadamente hacia el 4º día de enfermedad, persiste la fiebre, la inyección conjuntival bilateral es muy llamativa y aparece una *mucositis de labios y boca*, un *exantema polimorfo* y *edema de manos* y *pies*. Los labios adquieren un color rojo brillante llamativo (Fig. 23), más tarde se secan y se agrietan (Figs. 24, 25), pero sin formación de vesículas, úlceras o erosiones y en la boca se aprecia un enrojecimiento orofaríngeo. El exantema eritematoso es polimorfo. Su forma más común es un *rash* no específico difuso, consistente en máculas y pápulas eritematosas dispersas. Ocasionalmente se ven en la EK exantemas urticariales, *rash* escalatiniforme, eritrodermia o eritema multiforme. No se han descrito en la EK erupciones ampollosas o vesiculosas. La distribución del exantema es variable; el *rash* se acentúa en la región perineal donde puede iniciarse una descamación temprana. Fig. 26: eritrodermia generalizada con epidermis fisurada. Conforme progresa esta segunda fase, aparece un edema indurado, firme, de manos y pies, bien de color pálido (Figs. 27, 28) o eritematoso difuso (Fig. 29).

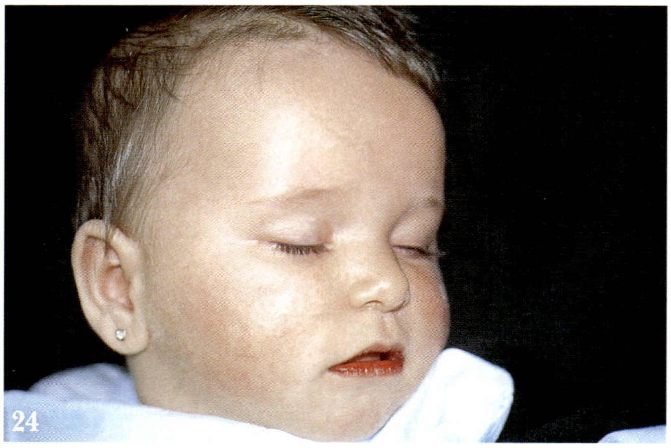
24

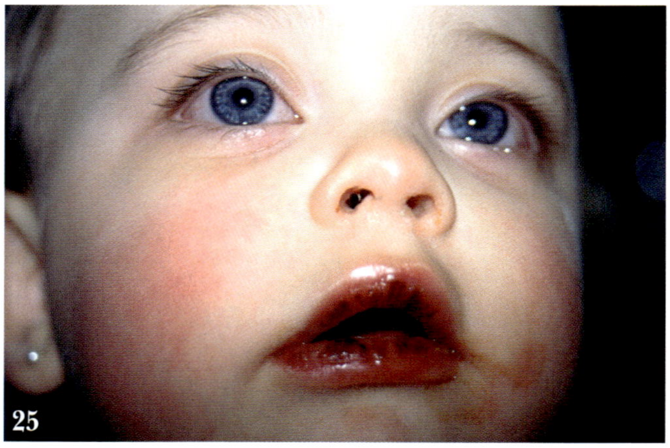
25

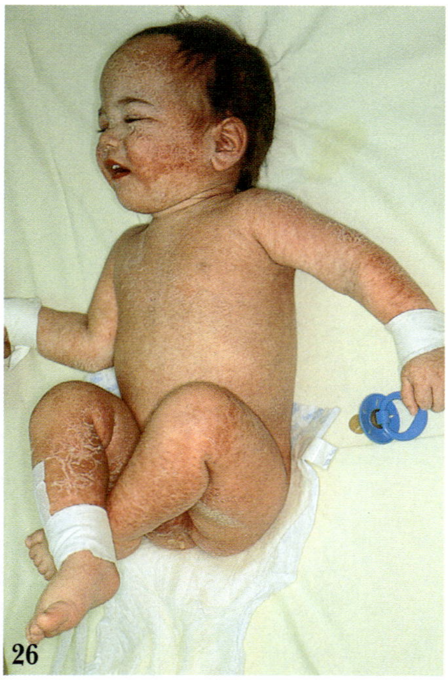
26

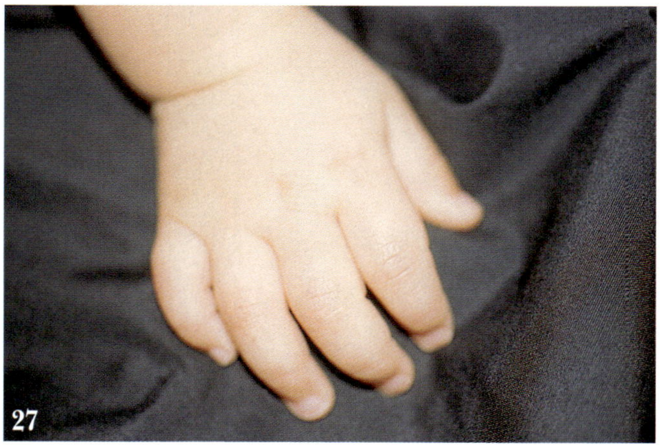
27

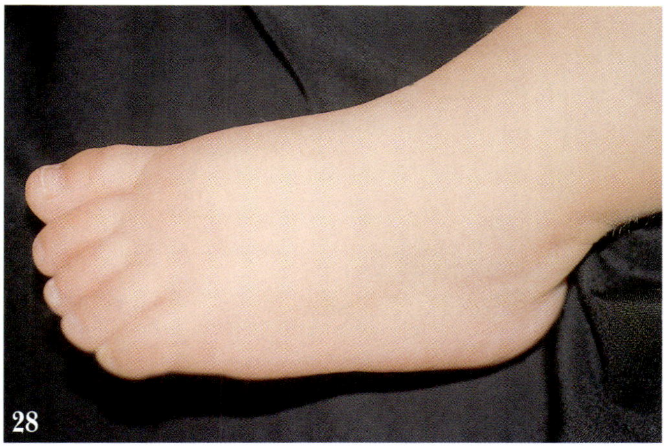

28

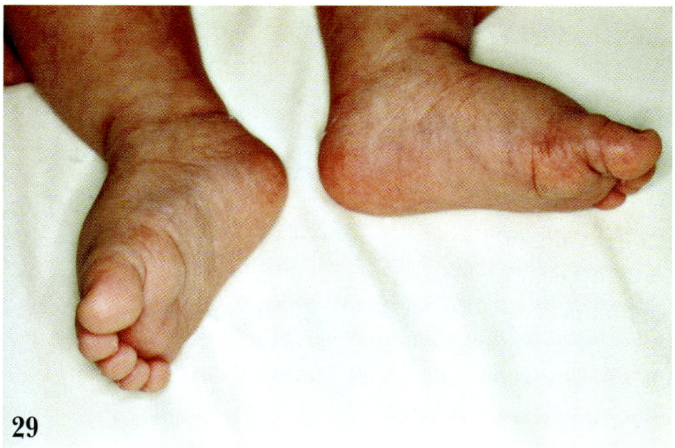

29

Tercera fase. Se inicia hacia los 12 días de evolución, esta fase está dominada por la *descamación* y la *trombocitosis*. La descamación es un hecho constante en la EK, se trata de una descamación en láminas, de característico inicio, habitualmente periungueal (Fig. 30), que afecta a las palmas de las manos (Fig. 31) y, en menor medida, a los pies (Fig. 32). El recuento de plaquetas es normal la primera semana y de la segunda a la tercera semana se eleva rápidamente, con recuento de plaquetas de 500.000-1.000.000/mm^3 o incluso superior. La trombocitosis alcanza su pico en la tercera semana y retorna gradualmente a la normalidad a las 4-8 semanas del inicio de la enfermedad.

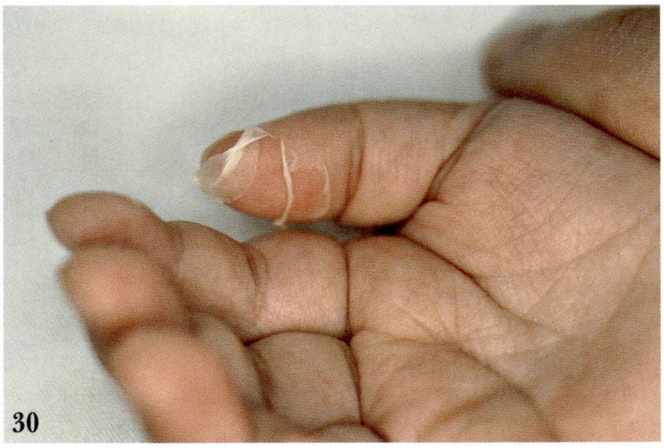

30

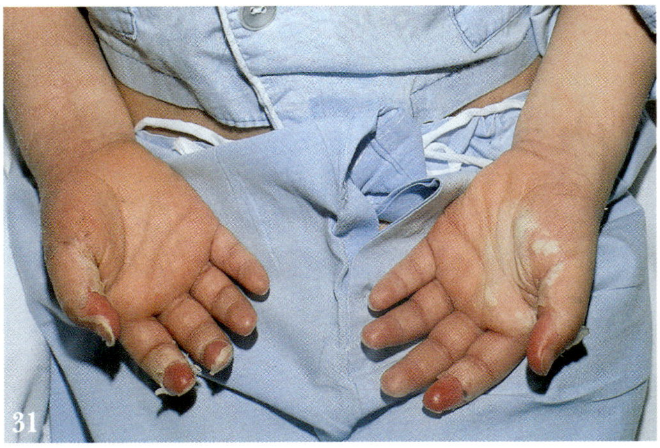

31

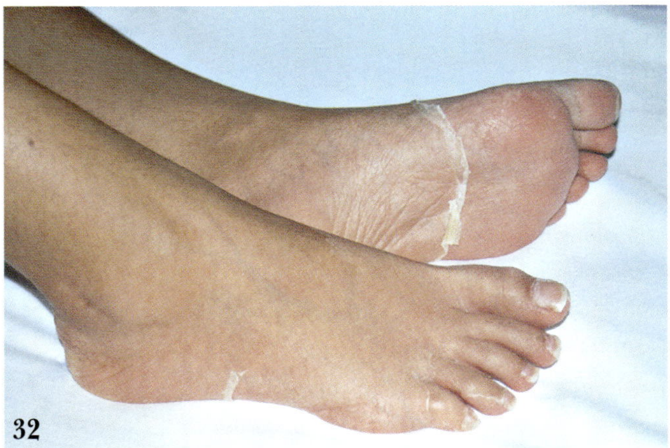

32

Veamos esta secuencia clínica en la evolución temporal de una niña de 3 años con EK. Figs. 33, 34: aspecto general a su ingreso; la niña está en la segunda fase de la enfermedad, adenopatía cervical, mucositis, exantema generalizado en cara, tórax y abdomen, inyección conjuntival (Figs. 35, 36), edema de manos (Fig. 37) y en el abdomen, aunque no es frecuente, en el interior de las manchas eritematosas del exantema se han desarrollado algunas lesiones en diana (Figs. 38, 39). A las dos semanas de su ingreso llamativa descamación periungueal (Figs. 40, 41).

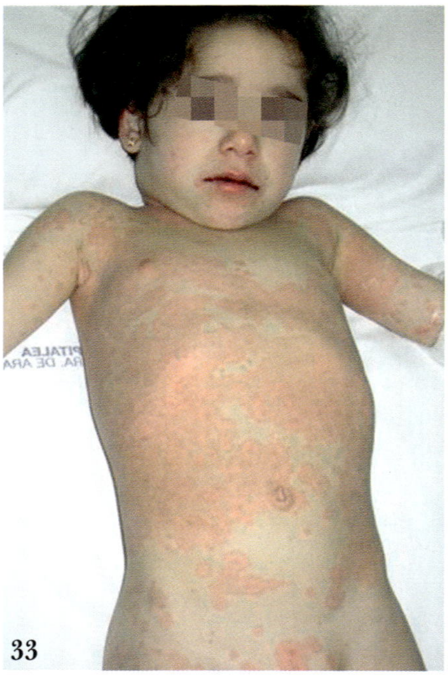

33

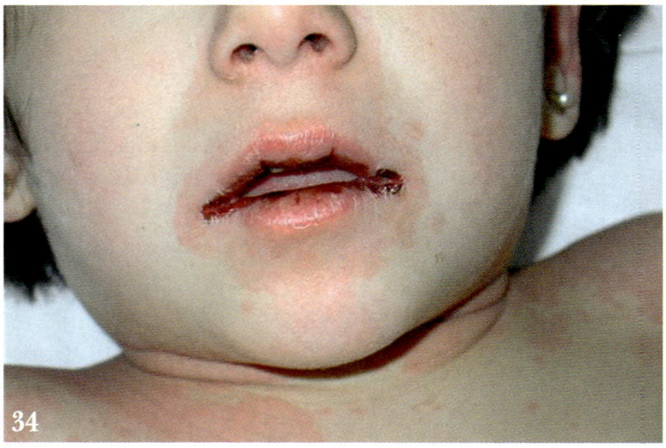

34

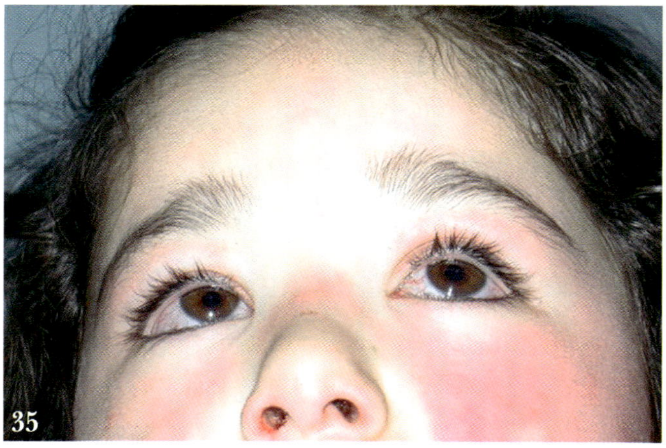

35

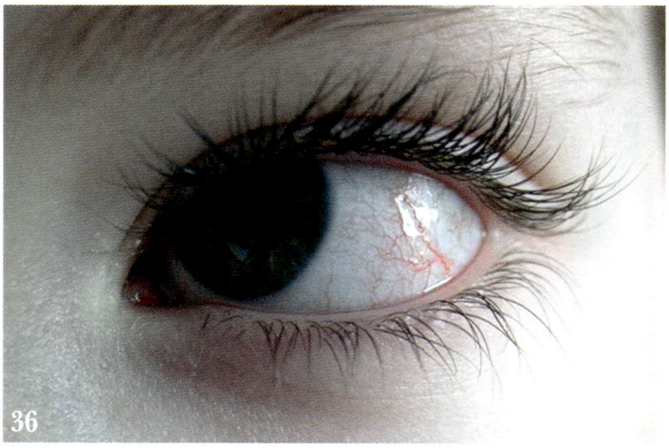

36

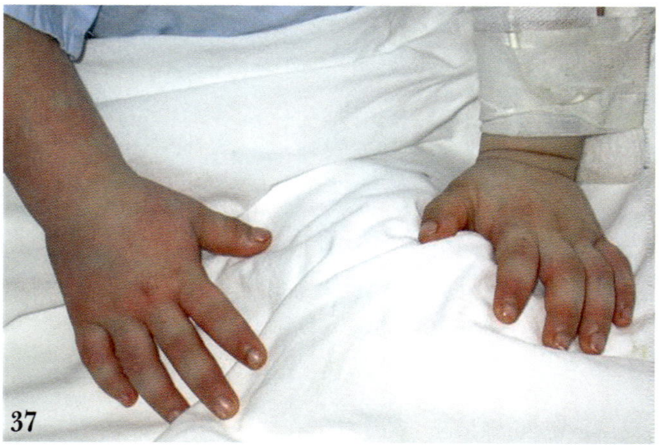

37

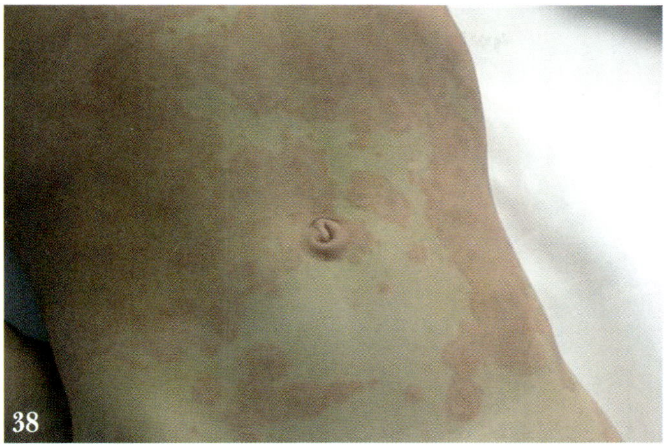
38

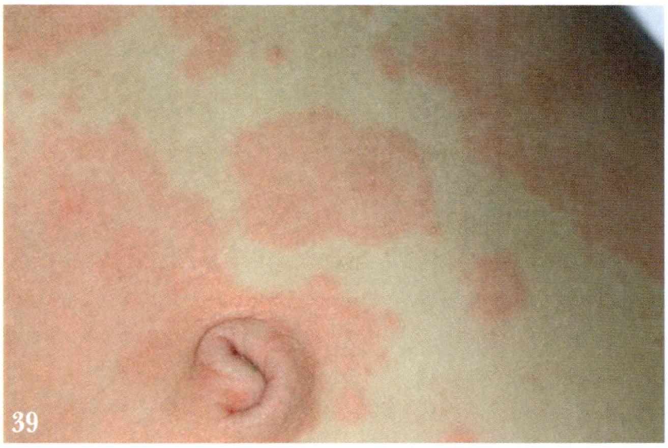
39

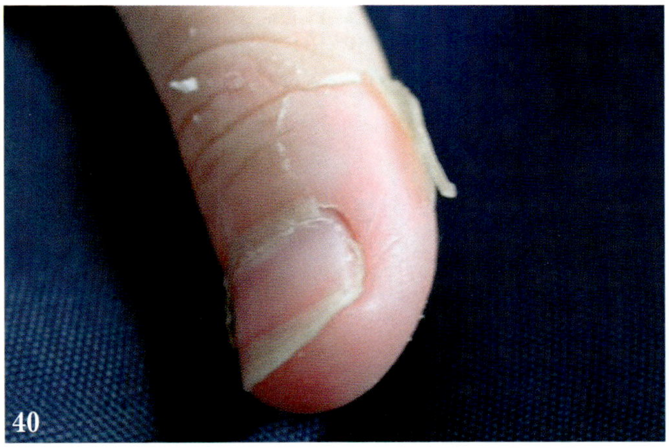
40

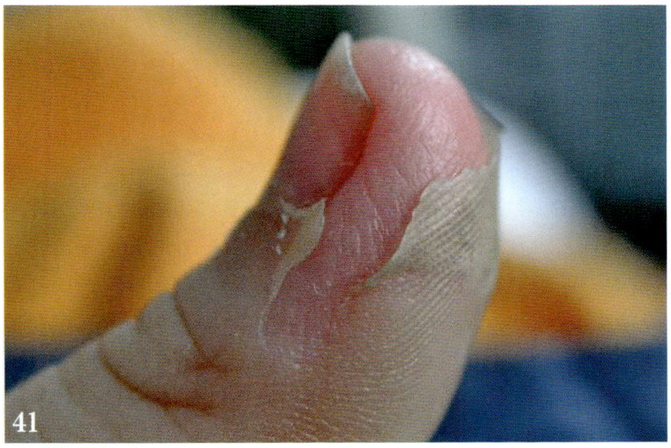
41

Manifestaciones clínicas asociadas

En los 10 días anteriores al diagnóstico de EK, es común la presencia de síntomas no específicos que acompañan a los etiquetados como criterios clínicos. Irritabilidad (50%), vómitos (44%), escasa ingesta (37%), tos (28%), diarrea (26%), rinorrea (19%), debilidad (19%), dolor abdominal (18%) y dolor articular (15%). Estas manifestaciones clínicas acompañantes confirman el compromiso multisistémico del proceso.

Cardiacas: las manifestaciones cardiovasculares merecen una especial atención ya que constituyen la manifestación más importante y grave de la EK, condicionando el pronóstico a corto y largo plazo. Puede producirse la muerte en la fase aguda o desarrollar como secuela una coronariopatía residual que va a condicionar la calidad de vida del paciente. Taquicardia con ritmo de galope (60%), derrame pericárdico (30%), insuficiencia tricuspídea (30%), insuficiencia mitral (25%) y signos de insuficiencia cardiaca congestiva (20%). Las anomalías de las arterias coronarias se observan por primera vez al final de la primera semana de la enfermedad o en la segunda. Estas anomalías consisten en dilatación progresiva de las arterias coronarias que alcanzan su máxima incidencia y gravedad alrededor de un mes después del comienzo del cuadro. En la actualidad, el riesgo de aneurismas coronarios ha descendido aproximadamente al 3%, con la administración de gammaglobulina en los primeros 10 días de enfermedad.

Neurológicas: todos los niños están notoriamente irritables y emocionalmente inestables. Alrededor del 25% de los casos presentan manifestaciones neurológicas de la más variada naturaleza: letargia, estado estuporoso, coma o un síndrome meníngeo tipo meningitis aséptica.

Uretritis: presente, aproximadamente en el 60% de los pacientes; se manifiesta por piuria estéril de origen uretral.

Hepáticas: hay compromiso hepático en el 40% de los pacientes.

Articulares: durante la primera semana, tumefacción aguda de articulaciones grandes y pequeñas según un patrón poliarticular.

Gastrointestinales: alrededor del 20% de los pacientes presenta en los primeros días de la enfermedad, dolor abdominal severo que puede sugerir abdomen agudo, a menudo asociado con diarrea moderada. Puede presentar niveles elevados de lipasa y amilasa que sugieren pancreatitis aguda.

Diagnóstico

No disponemos de ningún test específico ni hay ningún signo o síntoma "patognomónico" de la enfermedad. El diagnóstico de la EK es clínico, se basa en la presencia de una constelación de hallazgos clínicos según los criterios propuestos por el Comité Japonés de Investigación de la EK, recogidos en la tabla II.

TABLA II. Criterios diagnósticos de la enfermedad de Kawasaki.

Criterios	Características
1. Fiebre (100%)	Duración > 5 días
2. Inyección conjuntival (85%)	Bilateral, no supurativa
3. Adenopatía (70%)	Cervical, aguda no purulenta > 1,5 cm
4. Exantema (80%)	Polimorfo, no vesículo-costroso
5. Alteración labios-mucosa oral (90%)	Labios secos, enrojecidos, fisurados Eritema difuso orofaríngeo Lengua afambruesada
6. Alteración extremidades (70%)	Estadio inicial: eritema palmo-plantar Edema indurado de manos y pies Estadio convalecencia: descamación de los pulpejos de los dedos

Diagnóstico de la forma clásica de EK: se requiere la presencia de fiebre un mínimo de 5 días y al menos 4 de los otros 5 criterios principales.

Es fundamental el diagnóstico precoz de la enfermedad, un retraso en el mismo puede suponer la aparición de aneurismas coronarios u otras complicaciones cardiacas devastadoras. La terapia se debe iniciar dentro de los 10 días, idealmente de los 7 días del inicio de la fiebre. Los estudios ecocardiográficos son el método de elección para evaluar las arterias coronarias y deben realizarse de manera seriada desde el momento de la sospecha clínica.

Formas incompletas de EK

En la clínica nos podemos encontrar con pacientes que presentan algunos de los criterios diagnósticos, pero sin cumplir los requisitos exigidos para el mismo. A estos casos se aplica el término de *Kawasaki incompleto*, preferible al término de atípico. Estos casos incompletos habitualmente se presentan en lactantes jóvenes, que son infortunadamente los que tienen mayor probabilidad de desarrollar secuelas coronarias. Para facilitar el diagnóstico y la toma de la decisión terapéutica ante estas formas incompletas de EK, la Academia Americana de Pediatría y la Asociación Americana de Cardiología recomiendan el algoritmo siguiente.

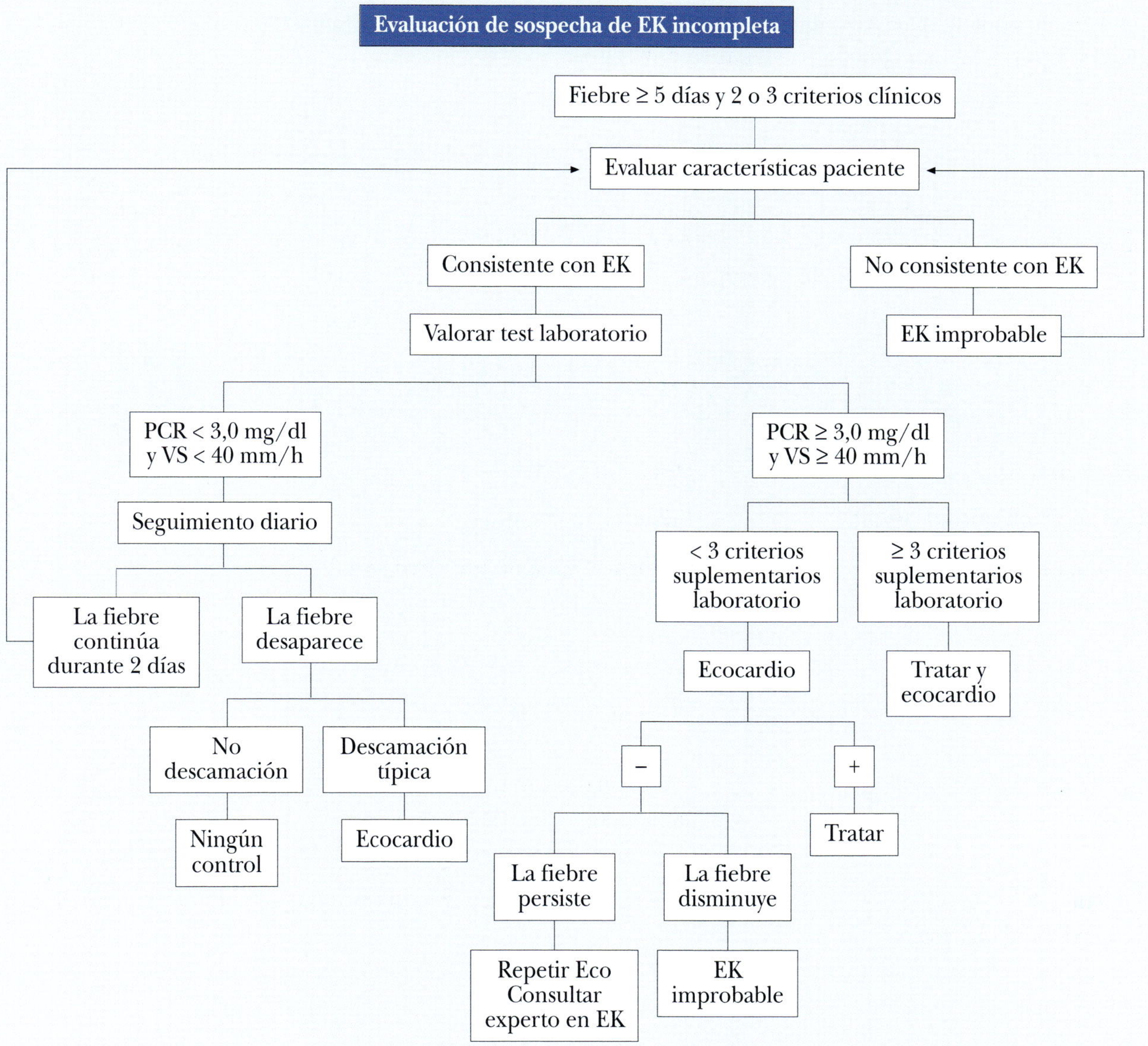

Newburger JW, et al. Circulation. 2004; 110: 2747-71.

Si el paciente presenta fiebre durante 5 días o más y 2 o 3 criterios clínicos y su aspecto clínico sugiere una EK, se le practicará una determinación de proteína C reactiva (PCR) y VS. Si la PCR es < 3 mg/dL y VS < de 40 mm/h, el niño debe ser monitorizado y actuar en consecuencia.

Si la PCR es ≥ 3 mg/dl y la VS ≥ 40 mm/h, se solicitan datos suplementarios de laboratorio (albúmina, alanina aminotransferasa (ALT), plaquetas y leucocitos (WBC) y análisis de orina). Se consideran valores anormales:

- Albúmina < 3 g
- Anemia para la edad
- ALT elevada
- Plaquetas superiores a 450.000 (tras 7 días de evolución)
- Leucocitos superiores a 12.000
- Presencia de piuria

Si tres o más criterios suplementarios de laboratorio son positivos, se diagnostica al paciente de EK; se le practica una ecocardiografía y se le trata.

Si son positivos menos de 3 criterios suplementarios de laboratorio, se le realizará una ecocardiografía. Si es positiva se le trata de EK. Si la ecocardiografía es negativa pero persiste la fiebre, se le repite la ecocardiografía. Si la ecocardiografía es negativa y desaparece la fiebre, la posibilidad de estar ante una EK es improbable.

Diagnóstico diferencial

La EK se debe considerar en el diagnóstico diferencial de todo niño con fiebre de varios días, *rash* y conjuntivitis bilateral sin exudado, sobre todo en los menores de 1 año de edad y en los adolescentes, grupos de edad en los que con frecuencia se yerra el diagnóstico.

Los procesos a diferenciar con la EK los podemos agrupar en enfermedades infecciosas (el más numeroso) víricas y bacterianas; síndromes mediados por toxinas, desencadenados por infecciones estafilocócicas o estreptocócicas y cuadros por hipersensibilidad a medicamentos. Sin embargo, ciertos hechos clínicos sugieren con fuerza la posibilidad de EK. La inyección de la conjuntiva bulbar sin exudado, los labios rojos e hinchados que con facilidad se fisuran y sangran. El edema tenso de manos y pies es un hecho distintivo y rara vez visto en otros procesos febriles infantiles. Por otro lado, vesículas, ampollas, petequias, púrpura, úlceras orales, no se ven en la EK.

Las enfermedades infecciosas dominan el cuadro de los procesos a diferenciar de la EK. Las enfermedades infecciosas víricas (*sarampión, adenovirus, enterovirus, mononucleosis infecciosa*) y bacterianas (*escarlatina*) pueden simular el cuadro de la EK.

Sarampión: en lugares sin cobertura vacunal o con antecedente de contacto con enfermo, sobre todo si el cuadro catarral (conjuntivitis, coriza, tos) es llamativo.

Enfermedad por adenovirus o enterovirus: los pacientes están menos enfermos comparados con los EK y el laboratorio (leucocitos, marcadores de inflamación) nos informa de menor evidencia inflamatoria.

Mononucleosis infecciosa: se asocia habitualmente con faringoamigdalitis pultácea y linfadenopatía difusa que no se ve en la EK.

Escarlatina: no inyección conjuntival, labios normales, petequias en el paladar, eritrodermia papular fina y mejoría clínica rápida a las 24 h de la terapia antibiótica.

Los síndromes mediados por toxinas, desencadenados por infecciones estafilocócicas o estreptocócicas, habitualmente se caracterizan por afectación de las vísceras, con disfunción significativa de la función hepática, hecho bastante inusual en la EK. La hipotensión es otro dato prominente de estos síndromes.

Síndrome del shock tóxico: más frecuente en adolescentes, hipotensión (signo *princeps*), trombopenia en contraposición de la trombocitosis de la EK, vaginitis.

En la EK no se aprecia formación de ampollas y necrosis cutáneas, ni formación de vesículas, úlceras o erosiones con denudación de las mucosas, ni ulceraciones orales, como se observa en los cuadros por hipersensibilidad a medicamentos, como en el síndrome de *Stevens-Johnson.*

Síndrome de Stevens-Johnson: lesiones en iris o diana, lesiones ampollosas cutáneas con Nikolsky positivo que no se aprecian en la EK. Labios con erosiones y ulceraciones, no edema de manos y pies, velocidad de sedimentación normal o mínimamente elevada.

El niño con *artritis juvenil idiopática de inicio sistémico* presenta un cuadro febril de inicio que recuerda al de la EK con *rash,* e incluso se han descrito casos con dilataciones coronarias en la ecografía, pero falta la adenopatía cervical unilateral no supurativa, la inyección conjuntival y la mucositis de labios y boca.

- Baker AL, Lu M, Minich LL, Atz AM, Klein GL, Korsin R, et al. Associated symptoms in the ten days before diagnosis of Kawasaki disease. J Pediatr. 2009; 154: 592-5.
- Heuclin T, Dubos F, Hue V, Godart F, Francart C, Vincent P, et al. Increased detection rate of Kawasaki disease using new diagnostic algorithm, including early use of echocardiography. J Pediatr. 2009; 155: 695-9.
- Newburger JW, Takahashi M, Gerber MA, Gewitz MH, Tani LY, Burns JC, et al. Diagnosis, treatment, and long-term management of Kawasaki disease: a statement for health professionals from the Committee on Rheumatic Fever, Endocarditis and Kawasaki Disease, Council on Cardiovascular Disease in the Young, American Heart Association. Circulation. 2004; 110: 2747-71.
- Newburger JW, Takahashi M, Gerber MA, Gewitz MH, Tani LY, Burns JC, et al. Diagnosis, treatment, and long-term management of Kawasaki disease. Pediatrics. 2004; 114: 1708-33.
- Bayers S, Shulman ST, MD, Paller AS. Kawasaki disease. Part I. Diagnosis, clinical features, and pathogenesis. J Am Acad Dermatol. 2013; 69: 501.e1-e11.
- Fimbres AM, Shulman ST. Kawasaki disease. Pediatr Rev. 2008; 29: 308-16.
- Son MBF, Newburger JW. Kawasaki disease. Pediatr Rev. 2013; 34: 151-61.

19 Enfermedades del colágeno vascular

ARTRITIS JUVENIL IDIOPÁTICA DE INICIO SISTÉMICO

La artritis juvenil idiopática (AJI) (anteriormente artritis reumatoidea juvenil) es una de las enfermedades reumáticas más frecuentes en los niños y una causa importante de incapacidad crónica. La AJI representa a un grupo heterogéneo de enfermedades, teniendo todas en común la artritis como manifestación clínica. La Liga Internacional de Asociaciones de Reumatología (ILAR) bajo el título de AJI engloba todos los subtipos de artritis crónica juvenil. La etiología y patogenia de la AJI no está completamente aclarada. La AJI es una enfermedad autoinmunitaria con alteraciones en la inmunidad humoral y mediada por células; los linfocitos T tienen un papel central liberando citocinas proinflamatorias. La forma sistémica supone < 10% de las AJI, tiene un pico de presentación entre los 2-4 años, sin predilección por el sexo.

Cuadro clínico

La AJI de inicio sistémico se manifiesta por artritis, afectación visceral, hepatoesplenomegalia, linfadenopatía y serositis. El hallazgo clave es la *fiebre en agujas*, diaria irregular, con uno o dos picos al día por encima de 39°C, con temperatura normal entre los picos febriles. Con frecuencia la fiebre precede a la artritis en semanas o meses. La fiebre se presenta sobre todo al atardecer y el episodio febril se acompaña, a menudo, de un exantema débil que tiene la característica de ser *evanescente*. La erupción coincide con la elevación febril y consiste en máculas o pápulas evanescentes, ligeramente elevadas, de 2-6 mm de diámetro de color rosa salmón, que muestran un margen levemente irregular o serpiginoso y se distribuyen sobre todo en tronco y región proximal de las extremidades. Figs. 1, 2: manchas dispersas de pequeño tamaño, de color tenue rosa salmón y márgenes irregulares en una niña con AJI de comienzo sistémico.

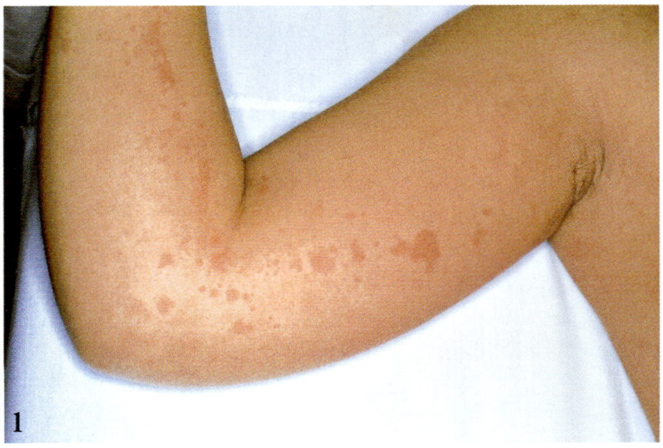

1

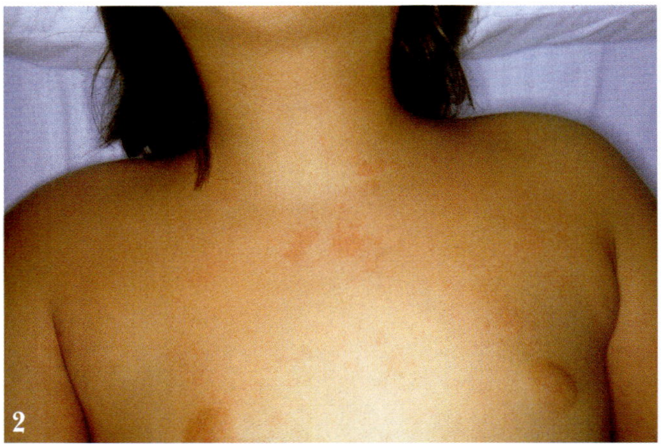

2

Las lesiones individuales, por fusión, pueden dar lugar a máculas de varios cm de diámetro (Fig. 3). Este clásico *rash* es migratorio, con lesiones que permanecen < 1 h y no es pruriginoso. Algunos niños inicialmente presentan solo síntomas sistémicos, pero para el diagnóstico definitivo se requiere la presencia de artritis. La artritis puede afectar a cualquier número de articulaciones, pero el curso es clásicamente poliarticular y puede ser muy destructivo. El cuadro de fiebre, *rash,* hepatoesplenomegalia y linfadenopatía está presente en > 70% de los niños afectos. Es importante señalar que los estudios serológicos son casi invariablemente negativos.

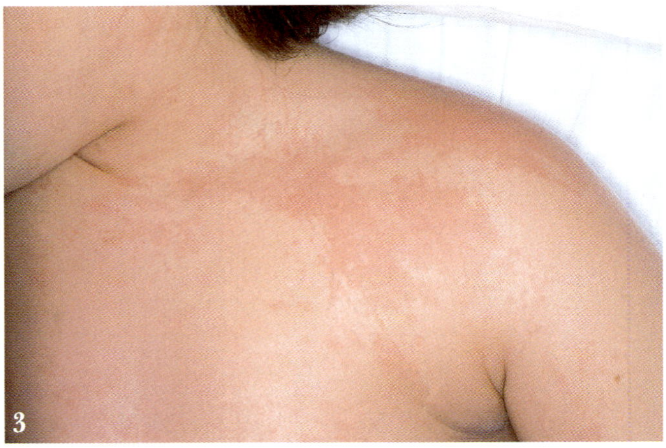

3

Diagnóstico

Su diagnóstico es clínico. No existe ningún dato "patognomónico" de esta enfermedad, pero la fiebre intermitente clásica, asociada con el exantema típico y la artritis, es muy sugestiva de una AJI de inicio sistémico. Su diagnóstico debe basarse en los criterios de clasificación de la ILAR (Liga Internacional Contra el Reumatismo) recogidos en la tabla I. Los datos de laboratorio pueden ser útiles para descartar otros procesos, pero ninguno es diagnóstico.

TABLA I. Diagnóstico de la artritis juvenil idiopática de inicio sistémico (ILAR).

Artritis en ≥ 1 articulaciones con o precedidas de fiebre* de al menos 2 semanas de duración, comprobada cotidianamente al menos 3 días y acompañada por ≥ 1 de los siguientes criterios:

1. Rash eritematoso evanescente (no fijo)
2. Linfadenomegalia generalizada
3. Hepatomegalia o esplenomegalia o ambos
4. Serositis

* Pico febril de 39°C una vez al día con retorno a 37°C entre los picos

Petty RE, et al. J Rheumatol. 2004; 31: 390-2.

Diagnóstico diferencial

Si el niño no presenta todavía artritis, el diagnóstico diferencial contemplará los *síndromes de fiebre episódica* y *fiebre de origen desconocido.* En algunos casos el cuadro en su inicio se compone solo de los síntomas sistémicos, pero para el diagnóstico definitivo se requiere la presencia de artritis.

- Cassidy JT, Levison JE, Bass JC, Baum J, Brewer EJ, Fink CW, et al. A study of classification criteria for a diagnosis of juvenile rheumatoid arthritis. Arthritis Rheum. 1986; 29: 174-81.
- Petty RE, Southwood TR, Manners P, Baum J, Glass DN, Goldenberg J, et al. International League of Associations for Rheumatology (ILAR) classification of juvenile idiopathic arthritis: second revision, Edmonton, 2001. J Rheumatol 2004; 31: 390-2.
- Wu EY, Van Mater HA, Rabinovich CE. Juvenile idiopathic arthritis. En: Kliegman RM, Stanton BMD, Geme JS, Schor N, Behrman RE, eds. Nelson Textbook of Pediatrics, 19th ed. Philadelphia, PA: Saunders; 2011. p. 829-39.

DERMATOMIOSITIS JUVENIL

La dermatomiositis juvenil (DMJ) es la miopatía inflamatoria pediátrica más frecuente. Consiste en una vasculopatía sistémica con síntomas cutáneos característicos y focos de miositis que provocan debilidad progresiva de la musculatura proximal. Si los cambios cutáneos están ausentes o son insignificantes se etiqueta el cuadro de *poliomiositis*. Es un proceso poco frecuente con una prevalencia de 3/1 millón de niños/año. El 15% de casos debuta en la niñez; la edad de inicio predilecta es entre los 5-10 años y es dos veces más frecuente en las niñas. La etiología, no aclarada del todo, es multifactorial, con una base de predisposición genética debida a ciertos antígenos de histocompatibilidad y factores ambientales desencadenantes desconocidos.

Cuadro clínico

El comienzo de la enfermedad es insidioso, con fatiga, febrícula, pérdida de peso e irritabilidad. Cuando son vistos por primera vez, la mayor parte de los pacientes ya presentan cambios cutáneos. Por lo general, aparece en primer lugar (50%), el exantema cutáneo, seguido de la debilidad de la musculatura proximal. Con frecuencia el niño padece de extrema sensibilidad a la radiación ultravioleta con eritema generalizado en las áreas expuestas a la luz solar. Al localizado sobre el pecho y cuello se conoce como el *signo del chal.* Este eritema se aprecia también con frecuencia sobre codos y rodillas. El *rash* cutáneo característico consiste en un exantema de color azul-violeta, localizado sobre la piel de los párpados que puede extenderse al puente nasal y áreas malares. Fig. 4: erupción cutánea característica, extendida por párpados, puente nasal y áreas malares, sin respetar pliegues nasolabiales en un niño con DMJ. El color de la erupción ha sido descrito como similar a la flor del heliotropo de ahí el nombre que recibe, *rash heliotropo.* Este exantema facial, aunque no es "patognomónico", es altamente sugerente de la enfermedad y puede ir acompañado de edema palpebral y facial. Es frecuente que el eritema facial de la DMJ cruce los pliegues nasolabiales en contraste con el típico *rash* malar del lupus eritematoso sistémico que respeta los citados pliegues. Un signo "patognomónico", de presentación tardía, son las *pápulas de Gottron,* apreciables aproximadamente en un 1/3 de los pacientes. Son pápulas de color violáceo, superficie plana, localizadas sobre la zona de extensión de las articulaciones metacarpianas e interfalángicas (Fig. 5) y ocasionalmente en rodillas, codos, dedos de los pies y maléolo del tobillo.

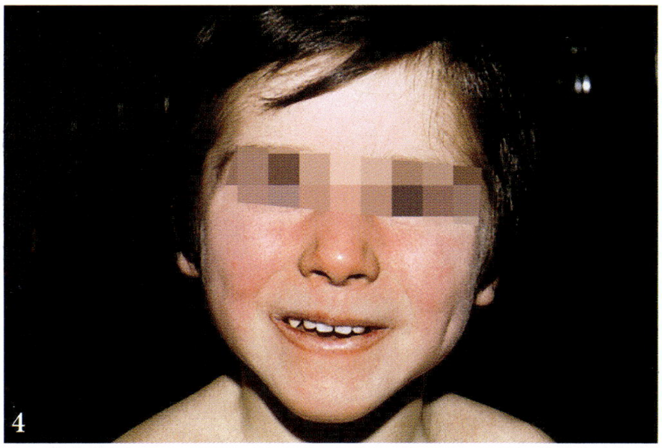

4

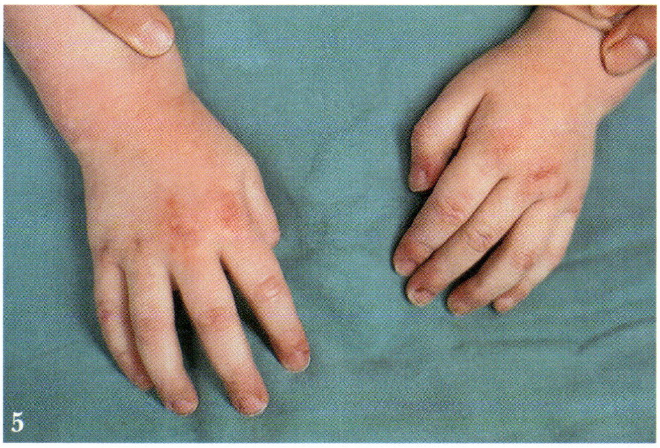

5

Tras la miositis pueden presentar, en el curso de la enfermedad, calcinosis hasta en un 30% de los casos, como muestran las Figs. 6 y 7, donde se aprecian los depósitos de calcio subcutáneos en manos y codos; imágenes obtenidas a los 3 años de la Fig. 5.

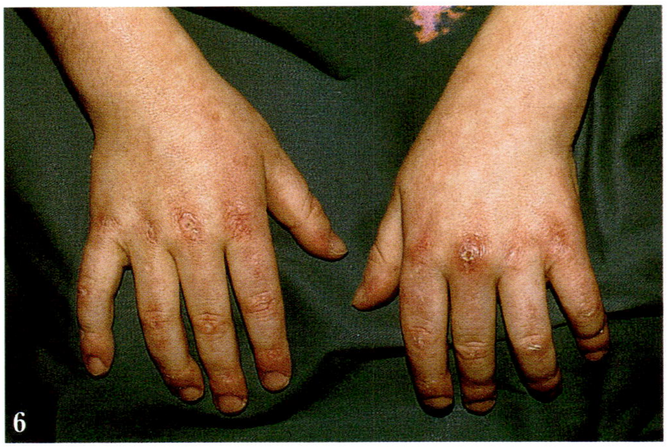
6

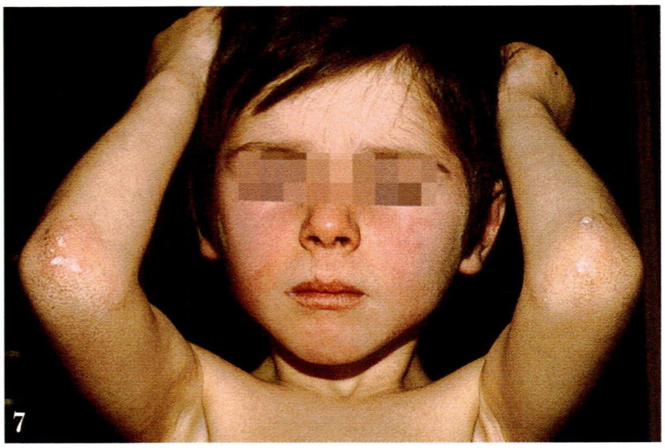
7

La debilidad en la DMJ es característicamente simétrica, afecta a la musculatura proximal, flexores del cuello, cintura escapular y flexores de la cadera; a la exploración el *signo de Gowers* es positivo. Aproximadamente la mitad de los pacientes manifiestan aumento de la sensibilidad muscular debido a la inflamación muscular.

La inflamación de los pequeños vasos a menudo es visible en el pliegue ungueal proximal y encías, apreciándose asas capilares individuales, engrosadas, tortuosas o ausentes. La capilaroscopia del pliegue ungueal es útil para diferenciar la DMJ de las distrofias musculares y otras miopatías, pero no siempre puede distinguirla de otras enfermedades del tejido conectivo.

La DMJ en la actualidad tiene un pronóstico mucho más favorable comparado con los datos de la literatura de 1960 y 1970, la mayor parte de los pacientes tienen buena calidad de vida, aunque algunos pocos presentan debilidad muscular severa y discapacidad física. Un curso crónico de la enfermedad es el predictor más ligado a peor pronóstico. La mortalidad es del 3,1%.

Diagnóstico

El diagnóstico de la dermatomiositis se basa en los criterios de clasificación de Bohan y Peter, recogidos en la tabla II. Los citados criterios son anteriores a la aparición de la RM y no han sido validados en niños. En la actualidad la RM es uno de los más importantes métodos diagnósticos a añadir a estos criterios. La RM es capaz de identificar los lugares donde la enfermedad se muestra activa, su empleo reduce el error en la toma de muestras y aumenta el rendimiento de la electromiografía y biopsia muscular.

Solo 2/3 de los niños enfermos tienen elevada la CPK en suero, por lo que se deben testar otras enzimas relacionadas con la inflamación muscular (aldolasa, transaminasas, LDH).

Para su diagnóstico se requiere, además de la presencia del exantema facial característico o de las pápulas de Gottron, dos de los cuatro criterios (Tabla II) para considerar el cuadro como dermatomiositis "probable" y tres criterios para considerar el proceso como dermatomiositis "confirmada". Con frecuencia el diagnóstico se retrasa dado el curso insidioso del debut de la enfermedad.

TABLA II. Criterios diagnósticos de la dermatomiositis.
1. Rash clásico: *rash* heliotropo de los párpados o pápulas de Gottron
2. Debilidad simétrica de los músculos proximales
3. Elevación de las concentraciones séricas de las enzimas musculares
4. Cambios electromiográficos de miopatía inflamatoria
5. Alteraciones características histopatológicas de la biopsia muscular
Bohan A, Peter JB. N Engl J Med. 1975; 292: 344-7.

Diagnóstico diferencial

El diagnóstico diferencial dependerá del síntoma dominante. Si es la debilidad sin *rash,* considerar otras causas de miopatía: *miositis virales, distrofias musculares, síndrome de Guillain-Barré, endocrinopatías* y *metabolopatías.* Si es el *rash*: el exantema facial característico, puede facilitar el diagnóstico precoz, pero debe diferenciarse de otras enfermedades del tejido conjuntivo (*lupus eritematoso sistémico, enfermedad mixta del tejido conectivo, esclerodermia*) mediante los anticuerpos específicos y los datos clínicos asociados a cada uno de los procesos.

Lupus eritematoso sistémico: las pápulas eritematosas que se ven en el dorso de la mano en el lupus eritematoso sistémico, en contraste con la dermatomiositis, característicamente respetan la piel que cubre las articulaciones metacarpofalángicas, lugar de preferencia de asiento de las pápulas de Gottron.

- Robinson AB, Reed AM. Juvenile dermatomyositis. En: Kliegman RM, Stanton BMD, Geme JS, Schor N, Behrman RE, eds. Nelson Textbook of Pediatrics, 19th ed. Philadelphia, PA: Saunders; 2011. p. 846-50.
- Callen JP, Wortmann RL. Dermatomyositis. Clin Dermatol. 2006; 24: 363-73.
- Bohan A, Peter JB. Polymyositis and dermatomyositis (first of two parts). N Engl J Med. 1975; 292: 344-7.
- Feldman BM, Rider LG, Reed AM, Pachman ML. Juvenile dermatomyositis and other idiopathic inflammatory myopathies of childhood. Lancet. 2008; 371: 2201-12.
- Ravelli A, Trail L, Ferrari C, Ruperto N, Pistorio A, Pilkington C, et al. Long-term outcome and prognostic factors of juvenile dermatomyositis: a multifunctional, multicenter study of 490 patients. Arthritis Care Res. 2010; 62: 63-72.

LUPUS ERITEMATOSO SISTÉMICO

El lupus eritematoso sistémico (LES) es una enfermedad autoinmune, crónica, caracterizada por la presencia de autoanticuerpos circulantes contra diversos órganos. Aunque prácticamente cualquier órgano puede verse dañado, los afectados con mayor frecuencia son las articulaciones, piel, riñón, células hematopoyéticas, vasos sanguíneos y SNC. De todos los pacientes con LES, el 15-20% debutan entre los 9-15 años, con edad media al diagnóstico de 13 años y predominio femenino en una relación aproximada de 5/1; es rara antes de los 5 años. Su prevalencia en niños y adolescentes se estima en 1-6/100.000. Su patogenia sigue siendo desconocida; diversos factores (genéticos, hormonales, ambientales) intervienen en el riesgo y severidad de la enfermedad. El "sello" del LES es la producción de anticuerpos contra antígenos propios especialmente contra los ácidos nucleicos.

Cuadro clínico

Teniendo en cuenta que cualquier sistema orgánico puede verse afectado, el potencial de manifestaciones clínicas del LES es proteico. En su debut, en los casos pediátricos, los síntomas más comunes son constitucionales: fatiga, fiebre y pérdida de peso. Los signos más frecuentes al diagnóstico: artritis (67%), *rash* malar (66%), nefritis/nefrosis

(55%) y afectación del SNC (27%). La enfermedad renal a menudo es asintomática. La manifestación hematológica más frecuente es la trombocitopenia. Alrededor del 80% de los pacientes presentan, en algún momento del proceso, manifestaciones cutáneas y hasta en el 25% de los casos, estas son la primera manifestación de la enfermedad. El signo cutáneo más frecuente, es el *exantema máculo papular en mariposa*, por su distribución sobre las mejillas y puente nasal, de aspecto variable entre un rubor eritematoso y una epidermis engrosada o placas descamativas. Fig. 8: placas eritematosas descamativas, de un tono rosado, distribuidas en alas de mariposa, respetando pliegues nasolabiales, en una paciente de 12 años. Este exantema característico se presenta en el 30-60% de los enfermos y aparece, con frecuencia, tras exposición a la luz solar. Solo la dermatomiositis presenta un exantema similar, pero en la dermatomiositis con frecuencia no están respetados los pliegues nasolabiales. Fig. 9: exantema máculo papuloso de color salmón, en mejillas y puente nasal, en una niña de 13 años afecta de LES. Pueden presentarse complicaciones neuropsiquiátricas difíciles de detectar sobre todo en adolescentes. Lesiones discoides se presentan en un 15-30% de los casos de LES y consisten en placas induradas, bien circunscritas, elevadas, de color rojo o púrpura, con escama adherente. Las lesiones discoides pueden ser asimétricas en la cara, cuero cabelludo, extremidades, dedos y espalda o abdomen. La alopecia cicatricial es otro importante marcador cutáneo. Otras lesiones cutáneas menos características consisten en *livedo reticularis*, fenómeno de Raynaud, placas urticariales, eritema y telangiectasias en palmas y dedos.

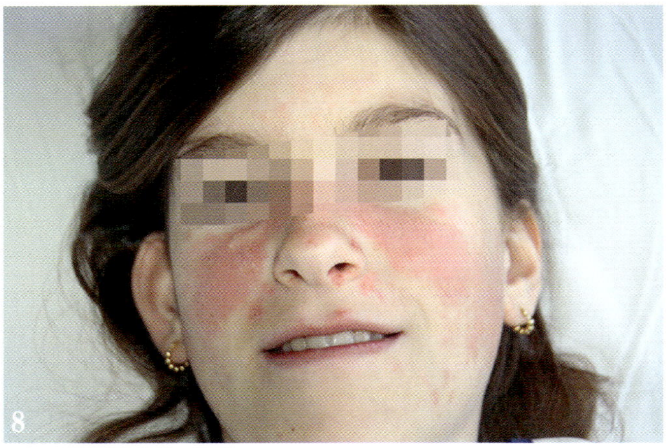
8

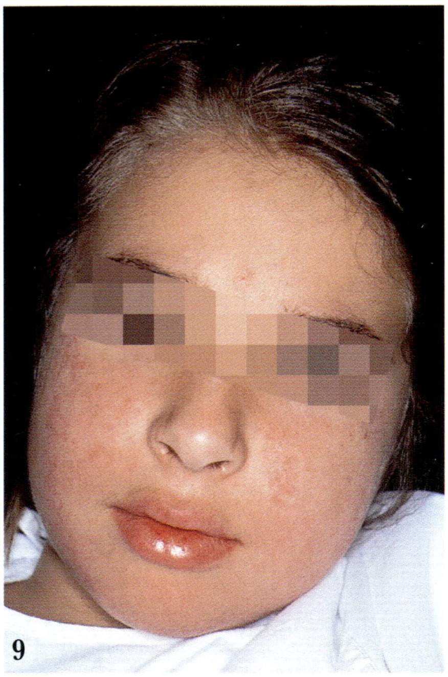
9

La enfermedad, a menudo cursa con fases de actividad y de quiescencia o puede seguir un curso más latente. Hay diferencias entre el LES de inicio en la niñez o en la etapa adulta. De promedio, en los niños es más elevada la incidencia de enfermedad renal, la enfermedad es más activa al inicio, en su seguimiento y origina daño más precozmente comparada con los casos de inicio en la etapa adulta.

Laboratorio: todos los pacientes pediátricos son ANA positivos (anticuerpos antinucleares) y el 84% anti-ADN positivos. Anticuerpos antifosfolípido, con aumento del riesgo de trombosis, pueden hallarse hasta en un 66% de niños y adolescentes con LES. La mayor parte de los pacientes tienen más de un autoanticuerpo específico

Diagnóstico

El diagnóstico es fundamentalmente clínico, basado en la correcta recogida de las manifestaciones clínicas y datos de laboratorio que revelan la presencia de enfermedad multisistémica, descartando otras posibles etiologías. La biopsia renal es muy útil para establecer el diagnóstico y estadio de la enfermedad. Para establecer el diagnóstico de LES, se exige la presencia de 4 o más (acumulativa o simultáneamente) de los 11 criterios (Tabla III) recomendados por el Colegio Americano de Reumatología y revisados en 1997.

TABLA III. Criterios diagnósticos del lupus eritematoso sistémico. Colegio Americano de Reumatología, 1997.
1. Erupción malar
2. Erupción discoide
3. Fotosensibilidad
4. Úlceras orales
5. Artritis
6. Serositis
7. Enfermedad renal
8. Trastornos neurológicos
9. Trastornos hematológicos
10. Trastornos inmunitarios
11. Anticuerpos antinucleares

Diagnóstico diferencial

El LES es una enfermedad multiorgánica con un potencial rico en manifestaciones clínicas por lo que debe ser considerado en el diagnóstico diferencial de muchos cuadros clínicos: *fiebre inexplicable, dolor articular, artritis, rash, anomalías hematológicas, cardiacas, neurológicas* y *nefritis*.

Lupus inducidos por drogas: ciertos medicamentos (minociclina, sulfonamidas, anticonvulsivantes, etc.) en individuos predispuestos pueden desencadenar un verdadero LES o inducir un cuadro reversible semejante al lupus, el lupus inducido por drogas (LID). La hepatitis es rara en el LES, pero más común en el LID. En el LID es menos probable la hipocomplementemia, los anticuerpos anti doble cadena ADN, la nefritis o enfermedad neurológica y regresan los síntomas, tras la retirada del fármaco con recuperación completa tras varios meses o años.

- Hochberg MC. Updating the American College of Rheumatology revised criteria for the classification of systemic lupus erythematosus. Arthritis Rheum. 1997; 40: 1725.
- Tan EM, Cohen AS, Fries JF, Masi AT, McShane DJ, Rothfield NF, et al. The 1982 revised criteria for the classification of systemic lupus erythematosus. Arthritis Rheum. 1982; 25: 1271-7.
- Brunner HI, Gladman DD, Ibañez D, Urowitz MD, Silverman ED. Difference in disease features between childhood-onset and adult-onset systemic lupus erythematosus. Arthritis Rheum. 2008; 58: 556-62.
- Hiraki LT, Benseler SM, Tyrrell PN, Hebert D, Harvey E, Silverman ED. Clinical and laboratory characteristics and long-term outcome of pediatric systemic lupus erythematosus: a longitudinal study. J Pediatr. 2008; 152: 550-6.
- Ardoin SP, Schanberg LE. Systemic lupus erythematosus. En: Kliegman RM, Stanton BMD, Geme JS, Schor N, Behrman RE, eds. Nelson Textbook of Pediatrics, 19th. Philadelphia, PA: Saunders; 2011. p. 841-5.

20 Enfermedades neurocutáneas

Los síndromes neurocutáneos son trastornos congénitos y constituyen un grupo heterogéneo de enfermedades caracterizadas por anomalías de la piel y sistema nervioso central. La mayor parte de estos procesos son familiares, atribuidos a un defecto de diferenciación del ectodermo primitivo. Incluimos en este grupo de síndromes neurocutáneos los siguientes procesos: neurofibromatosis, esclerosis tuberosa e *incontinentia pigmenti,* que los trataremos en este capítulo y el síndrome de Sturge-Weber (cap. 10), síndrome de *PHACE* (cap. 10), ataxia telangiectasia (cap. 10), síndrome del nevus epidérmico (cap. 9) e hipomelanosis de Ito (cap. 16).

NEUROFIBROMATOSIS TIPO 1

La neurofibromatosis tipo 1 (NF1) o enfermedad de Von Recklinghausen es el trastorno neuroectodérmico más frecuente, 1/3.000 nacimientos. Se transmite por herencia autosómica dominante con penetrancia del 100% para los 20 años de edad y expresividad variable, incluso dentro de los miembros de una familia con la misma mutación. Este punto es importante para el consejo genético, porque un individuo con un cuadro leve puede tener un hijo con un fenotipo más severo, y viceversa. Un 50% de los casos es probablemente debido a mutaciones nuevas. La enfermedad se produce por mutaciones en el gen NF1, localizado en el brazo largo del cromosoma 17 (17q 11.2) que codifica una proteína, la neurofibromina, inhibidor del oncogén *ras.* Se ha estimado en 1/10.000 los gametos que portan la mutación en NF1 causante de la enfermedad. La mayor parte de las mutaciones espontáneas en NF1 se producen en el cromosoma paterno. Es una enfermedad de gravedad variable, que empeora con la edad, en la que pueden estar afectados, virtualmente todos los órganos y sistemas. No disponemos de marcadores ni clínicos ni bioquímicos para predecir el futuro de la misma. Aproximadamente, las dos terceras partes de los enfermos de NF1 solo tienen manifestaciones cutáneas, en tanto que el tercio restante sufre numerosas complicaciones médicas. Los signos cutáneos (manchas de café con leche, pecas axilares), son las manifestaciones más tempranas de la enfermedad, permitiendo al médico su diagnóstico precoz y ofrecer, a tiempo, asesoramiento genético a los padres.

Cuadro clínico

Manifestaciones cutáneas

El examen cuidadoso de la piel es el método más rápido y accesible para establecer el diagnóstico. La severidad de la afectación cutánea no es indicativa de la extensión de la enfermedad en otros órganos.

Manchas café con leche: las manchas café con leche son el "marcador" de la NF1 y están presentes, casi en el 100% de los pacientes. Son manchas de pigmentación uniforme pardo clara (café con leche), sin motas, de forma y tamaño muy variables, desde 1,5 cm hasta 15-20 cm, redondas u ovales, de bordes lisos, surcadas por líneas cutáneas idénticas a las de la piel adyacente, localizadas en cualquier lugar del organismo, pero escasas en la cara (Figs. 1, 2). Aunque pueden estar presentes desde el nacimiento, se hacen aparentes durante los primeros meses de vida y su número y tamaño se siguen incrementando durante la primera década, especialmente durante los dos primeros años de vida. En el 82% de los casos son percibidos por sus padres para el primer año de vida. El significado de estas manchas varía según su número, tamaño y edad del paciente. En la población normal, el 25% de los niños en edad escolar presenta 1-2 manchas café con leche. Crowe comprobó que el 10% de los adultos normales tenía de 1-5 manchas café con leche, pero ninguno tenía 6 manchas que midieran más de 1 cm. Para el diagnóstico de NF1 se exigen 5 manchas café con leche mayores de 5 mm de diámetro en el prepúber y al menos 6 manchas café con leche mayores de 15 mm en el paciente postpuberal. El 97% de los pacientes menores de 6 años con diagnóstico confirmado de NF1 cumple este requisito. Las manchas de café con leche son con frecuencia el primer signo de la enfermedad y se presentan en el 99% de los enfermos de NF1 dentro del primer año de vida. El número de manchas por enfermo puede ser tan elevado como varias docenas, pero ni la cantidad, ni su tamaño tiene relación con la gravedad de la enfermedad. Las manchas café con leche no tienen tendencia a malignizarse.

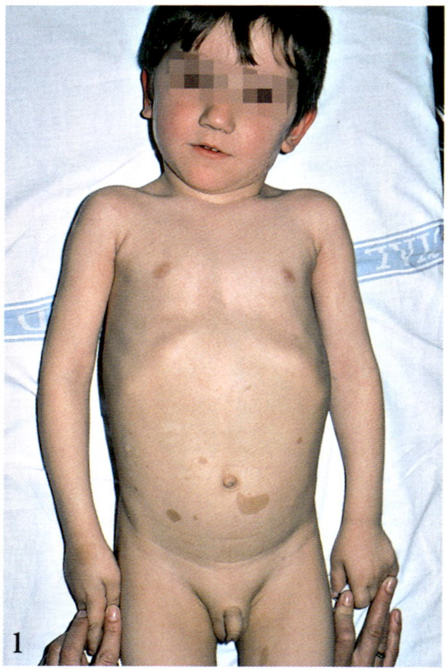

1

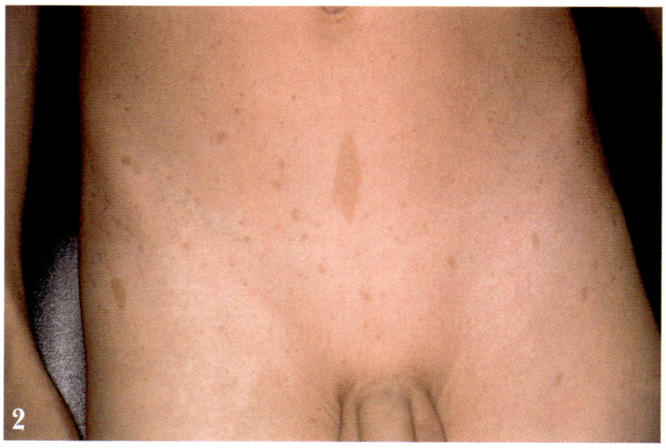

2

Pecas axilares (signo de Crowe): las *pecas axilares e inguinales* son de gran valor en el reconocimiento precoz de la enfermedad. Son casi "patognomónicas" de NF1 y están presentes en el 20-50% de los enfermos. Se detectan con mayor frecuencia entre los 3 y 5 años. Son manchas típicamente pequeñas, <3 mm de diámetro y de color café con leche. Fig. 3: pequeñas manchas café con leche en ingle derecha (signo de Crowe). Fig. 4: numerosas manchas café con leche pequeñas (alguna de tamaño mayor) en axila izquierda (signo de Crowe). La falta de exposición solar en estas áreas impide su confusión con las pecas verdaderas. Es excepcional su aparición antes de los 3 años, su frecuencia en el enfermo de NF1 menor de 5 años es del 14% y del 50% entre los 6-10 años.

Neurofibromas cutáneos: la NF1 se caracteriza también por la presencia de neurofibromas dérmicos o subcutáneos. Los neurofibromas son tumores benignos de las células de Schwann que surgen del tejido fibroso de la vaina de los nervios periféricos; pueden desarrollarse en cualquier lugar a lo largo del nervio. Los neurofibromas dérmicos se desarrollan en las terminaciones de los nervios cutáneos. La localización y número de los neurofibromas es impredecible, variando incluso entre pacientes de la misma familia. Los neurofibromas dérmicos o subcutáneos son inusuales antes de los 10 años, aparecen clásicamente en la pubertad o adolescencia por lo que generalmente no se encuentran en los niños enfermos; su número aumenta con la edad y en los adultos se hallan hasta en el 84% de los casos. Son lesiones circunscritas con una presentación clínica muy variable. Son tumores de consistencia blanda, tamaño variable entre unos mm y varios cm de diámetro que en su mayor parte se manifiestan como nódulos discretos de tono color carne, blandos al tacto, cuando son pequeños tienen un característico color violáceo y conforme crecen se hacen rosados, azulados o más pigmentados. Fig. 5: neurofibroma dérmico cupuliforme en un adulto joven. Fig. 6: innumerables neurofibromas dérmicos en la piel de un adulto. Los neurofibromas cutáneos pueden tener un asiento profundo, ser sésiles o en cúpula y conforme crecen hacerse globulosos, en pera o pedunculados. Al comprimir moderadamente el neurofibroma dérmico con el dedo, la lesión pequeña se invagina en el defecto dérmico subyacente, esta maniobra, "casi patognomónica", se conoce como *signo del ojal*. Los neurofibromas dérmicos raramente causan dolor o déficit neurológico y no se malignizan. Los neurofibromas subcutáneos se pueden apreciar a la palpación y manifestarse con aumento de sensibilidad u hormigueo a lo largo del nervio afectado.

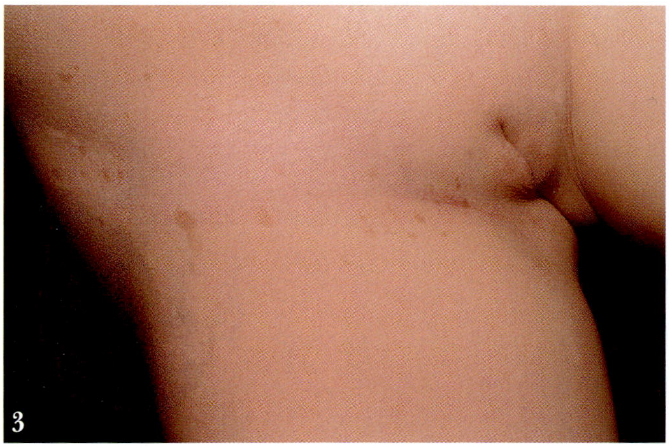
3

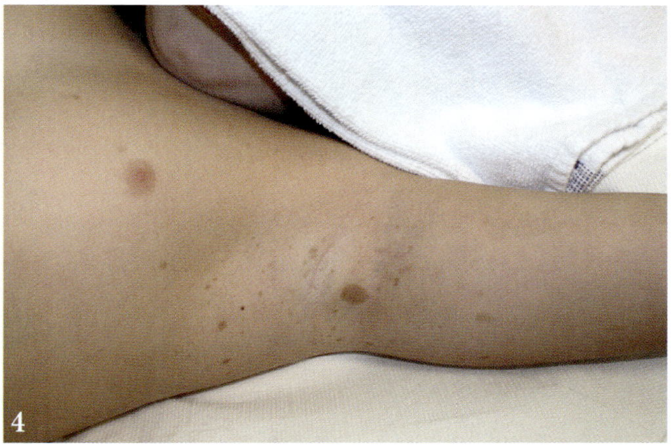
4

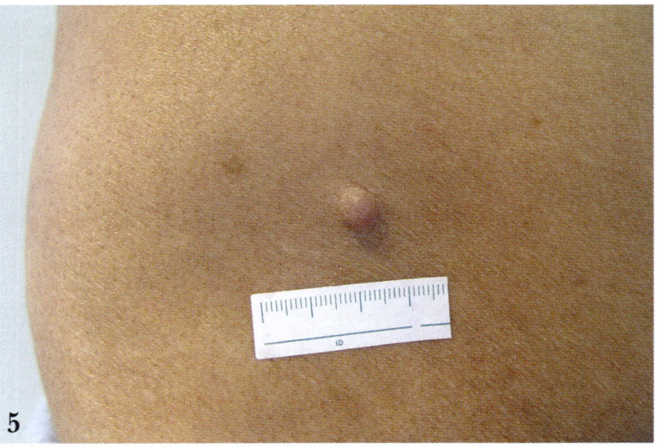
5

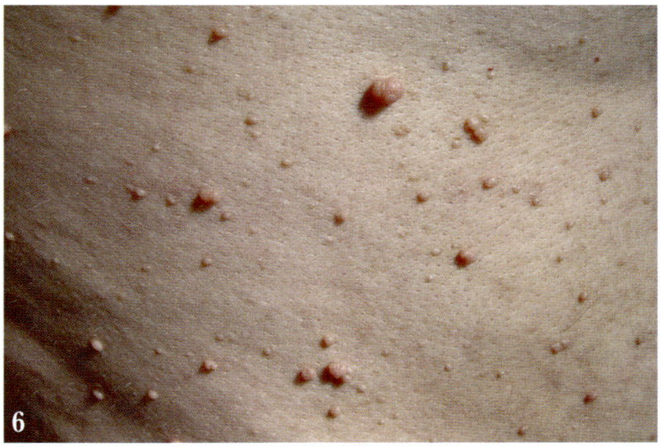
6

Los *neurofibromas plexiformes*, típicamente están presentes al nacimiento, pero pueden continuar apareciendo al final de la adolescencia e inicio de la etapa adulta. Se trata de un engrosamiento difuso de los troncos de los nervios con frecuencia localizados en la región orbitaria o temporal de la cara. En las formas superficiales, la piel que los recubre puede estar engrosada e hiperpigmentada o con hipertricosis, lo que puede llevar a confundirlo con un nevus melanocítico congénito. Estos tumores crecen a lo largo de la longitud del nervio y al tacto recuerdan a una "bolsa de gusanos". Los neurofibromas plexiformes pueden producir hipertrofia de una extremidad o deformidad del hueso correspondiente. El neurofibroma plexiforme es específico de la NF1. Las formas invasivas pueden sufrir malignización. Los neurofibromas espinales de una o múltiples raíces nerviosas pueden asociarse con déficits neurológicos sensoriales y motores.

Manifestaciones oftalmológicas

Los dos problemas más comunes de la NF1, en este campo, no son fácilmente aparentes para el clínico pero merecen su mención.

Nódulos de Lisch: son hamartomas melanocíticos del iris en forma de cúpula, asintomáticos, que no afectan a la visión. Característicamente se presentan en pacientes entre los 5 y 10 años de edad, identificables mediante exploración con lámpara de hendidura por un oftalmólogo experimentado. Los *nódulos de Lisch* son "patognomónicos" de NF1 y se deben diferenciar de los nevus del iris que se observa en la población general. Su frecuencia aproximada en los enfermos de NF1 es del 5% en los menores de 3 años, 55% para los 5-6 años y del 97-100% después de la pubertad.

Glioma óptico: es un astrocitoma pilocítico de bajo grado, es el tumor maligno intracraneal más común en los pacientes con NF1 y se localiza en general a lo largo del nervio óptico. Se presenta en el 15% aproximadamente de los pacientes con NF1 y habitualmente aparecen en la primera década de la vida. La mayor parte de estos tumores asociados a NF1 tienen un curso benigno y solo entre el 30-50% de los casos cursan con sintomatología visual. Los gliomas ópticos sintomáticos pueden cursar con proptosis ocular, disminución de la agudeza visual o pubertad precoz `por invasión del hipotálamo. En los menores de 6 años de edad, período de máximo riesgo de desarrollar un glioma óptico, es necesario un examen anual por el oftalmólogo, más adelante la rutina del examen oftalmológico puede ser menos frecuente.

Diagnóstico

El diagnóstico de la NF1 es clínico. Los 7 criterios cardinales diagnósticos para la NF1 del National Institutes of Health (NIH), establecidos en 1987, vienen recogidos en la tabla I. El paciente debe cumplir al menos dos de estos 7 criterios diagnósticos. El diagnóstico así fundamentado no es tan altamente específico y sensible en el niño como en el adulto, sobre todo si el niño es menor de 8 años. Un estudio retrospectivo sobre casi 1.900 casos, ha puesto de manifiesto que el 46% de los casos esporádicos no cumple este criterio diagnóstico al año de edad, sin embargo el 97% cumple esta exigencia diagnóstica a los 8 años y el 100% a los 20 años de edad.

TABLA I. Criterios diagnósticos de la neurofibromatosis tipo 1. *National Institutes of Health (NIH).*

1. Seis o más lesiones café con leche > 5 mm de diámetro antes de la pubertad o > 15 mm de diámetro en individuos postpuberales
2. Pecas en regiones axilares o inguinales
3. Glioma óptico
4. Dos o más neurofibromas de cualquier tipo o un neurofibroma plexiforme
5. Un pariente de primer grado con NF1
6. Dos o más nódulos de Lisch
7. Una lesión ósea característica, como displasia esfenoidal y adelgazamiento de la corteza en los huesos largos con o sin pseudoartrosis

En la actualidad disponemos de diagnóstico molecular, no indicado en la rutina clínica, pero que puede ser de utilidad en determinados casos: niño pequeño con múltiples manchas café con leche sin padres afectos, paciente con un único criterio y en el diagnóstico prenatal.

Diagnóstico diferencial

Síndrome similar a NF1: trastorno autosómico dominante descrito en 2007, consiste en múltiples manchas café con leche, pecas axilares y macrocefalia. La causa es una mutación del gen SPRED1 localizado en el cromosoma 15. Sospechar este síndrome en familias con individuos con múltiples manchas de café con leche, pero sin nódulos de Lisch, neurofibromas ni anomalías del gen NF1.

Manchas de café con leche familiar (sin otros signos de NF1) y la *neurofibromatosis espinal familiar:* neurofibromas a lo largo de la médula espinal y manchas de café con leche (sin neurofibromas dérmicos ni nódulos de Lisch), son dos entidades con clínica que se solapa con el fenotipo de NF1, pero están mal comprendidas a nivel molecular.

Síndrome de McCune-Albright (pubertad precoz, displasia fibrosa): las manchas café con leche son unilaterales, escasas, menos de 6 manchas y de bordes irregulares.

Síndrome de Watson: cuadro autosómico dominante, estenosis de la pulmonar, manchas de café con leche, e inteligencia baja; puede presentar ocasionalmente pecas axilares.

- Viskochil D. Genetics of neurofibromatosis 1 and the NF1 gene. J Child Neurol. 2002; 17: 562-70.
- Boyd KP, Korf BR, Theos A. Neurofibromatosis type 1. J Am Acad Dermatol. 2009; 61: 1-14.
- DeBella K, Szudek J, Friedman JM. Use of the national institutes of health criteria for diagnosis of neurofibromatosis 1 in children. Pediatrics. 2000; 105: 608-14.
- Williams VC, Lucas J, Babcock MA, Gutman DH, Korf B, María BL. Neurofibromatosis type 1 revisited. Pediatrics. 2009; 123: 124-33.

NEUROFIBROMATOSIS TIPO 1 MOSAICO (NF1 SEGMENTARIA)

Si la mutación del gen NF1 es postconcepcional dará lugar a una forma mosaico de neurofibromatosis tipo 1 (NF-1), inicialmente denominada NF1 segmentaria. Debido a los grados variables de mosaicismo, estos pacientes han sido clasificados en 3 categorías: generalizada benigna, localizada y mosaicismo gonadal puro. Los enfermos de NF1 mosaico tienen menor riesgo de desarrollar complicaciones médicas severas. La generalizada cursa clínicamente como la forma clásica no mosaico. La excepcional forma gonadal (mutación exclusiva del óvulo o espermatozoide) será barajada como posibilidad diagnóstica si dos o más hijos de padres no afectos desarrollan la enfermedad. No se conoce el riesgo de transmisión de NF1, de pacientes con neurofibromatosis segmentaria, aunque se conocen casos en que esta transmisión se ha producido. Presumiblemente el progenitor tiene afectado el tejido gonadal.

Cuadro clínico

En la forma segmentaria los pacientes presentan manifestaciones de NF1 restringidas a uno o varios segmentos corporales. Estas áreas afectadas son, generalmente, de distribución metamérica y unilateral, sin afectación sistémica ni casos familiares.

Figs. 7, 8: joven de 20 años con innumerables manchas café con leche en hemitórax derecho y axila.

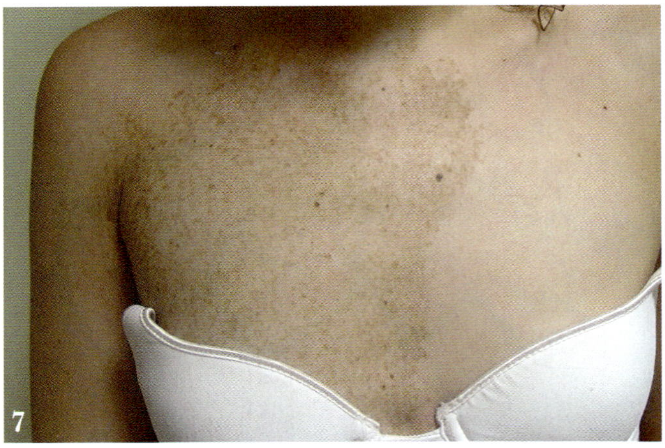

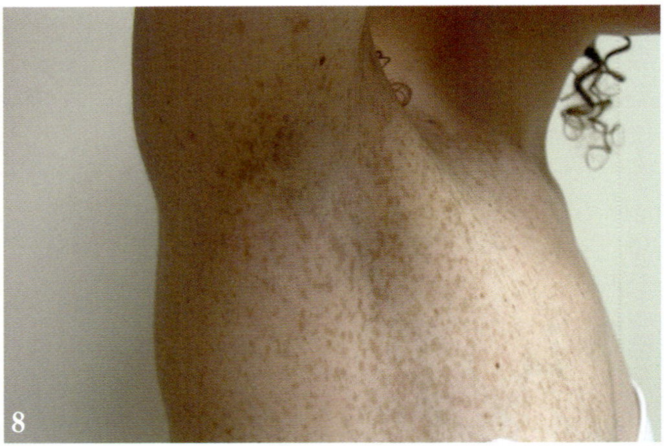

Diagnóstico

Se exige para su diagnóstico cumplir los siguientes requisitos: 1º presentar uno o más criterios diagnósticos de NF-1 limitados a un área del cuerpo; 2º las manifestaciones de NF-1 no deben cruzar la línea media; 3º tener al menos 6 años de edad.

Se ha fijado este límite de edad porque, para los 6 años, el 97% de los enfermos de NF-1 ya han desarrollado los signos que nos permiten etiquetarlos como tales, evitando su confusión con los enfermos de neurofibromatosis segmentaria.

- Boyd KP, Korf BR, Theos A. Neurofibromatosis type 1. J Am Acad Dermatol. 2009; 61: 1-14.
- Ruggieri M, Huson SM. The clinical and diagnostic implications of mosaicism in the neurofibromatoses. Neurology. 2001; 56: 1433-43.

ESCLEROSIS TUBEROSA

El complejo esclerosis tuberosa (CET) es un síndrome neurocutáneo, multisistémico, autosómico dominante, caracterizado por el desarrollo de múltiples hamartomas distribuidos por diferentes lugares del organismo, especialmente cerebro, piel, retina, corazón, riñón y pulmón. Su prevalencia es de 1/6.000 recién nacidos. Se han identificado dos genes supresores de tumores como responsables del CET: TSC 1 en el cromosoma 9 (9q34) y TSC2 en el cromosoma 16 (16p13); 2/3 de los casos son debidos a mutaciones esporádicas. El gen TSC1 codifica una proteína denominada *hamartina* y el gen TSC2 codifica la proteína *tuberina*, ambas forman un complejo funcional intracelular que explica que una mutación en el gen TSC1 o en el TSC2 origine una enfermedad similar. El amplio rango de órganos afectados por la enfermedad nos indica el importante papel que juegan los genes TSC1 y TSC2 en la regulación y proliferación celular. Su diagnóstico precoz es vital, en el doble sentido de poner en marcha los estudios de evaluación diagnóstica, para prevenir serias complicaciones y, por otro lado, poder dar a tiempo consejo genético a la familia.

Cuadro clínico

Clásicamente ha sido descrita con la tríada de *convulsiones, retraso mental* y *angiofibromas faciales*; sin embargo, esta tríada completa solo es evidente en el 29% de los casos y el 6% de los pacientes con CET no presenta ninguno de estos hallazgos. Las manifestaciones neurológicas más comunes consisten en epilepsia, deterioro cognitivo y trastorno del espectro del autismo. En la infancia se puede presentar con un cuadro de *espasmos infantiles* con patrón electroencefalográfico de *hipsarritmia*. Recuérdese que en el CET nos podemos encontrar con espasmos infantiles sin hipsarritmia e hipsarritmia sin espasmos infantiles. Las convulsiones pueden ser de difícil manejo. Es una enfermedad extremadamente heterogénea, con un amplísimo espectro clínico, incluso dentro de la misma familia, desde retraso mental severo con convulsiones incapacitantes a individuos de inteligencia normal sin convulsiones. Individuos con el mismo genotipo pueden presentar diferentes fenotipos clínicos, no hay una correlación estricta entre la mutación y su manifestación clínica. En general, las mutaciones en TSC2 dan lugar a cuadros más severos que las mutaciones en TSC1.

Manifestaciones dermatológicas

Un examen cuidadoso de la piel sigue siendo el método más rápido y accesible para establecer el diagnóstico. Sin embargo, el médico debe tener en cuenta que todos los signos diagnósticos son edad dependientes y que un diagnóstico temprano, basado exclusivamente en la clínica, no siempre es factible.

Manchas hipomelanóticas

Dos tipos de manchas hipomelanóticas se asocian al CET: las *manchas blancas* de tamaño medio-grande y las *manchas diminutas tipo confeti* (pecas blancas).

Las más características son las primeras. Estas manchas blancas son de extraordinario valor como "marcadores precoces" de la enfermedad, habitualmente son la manifestación visible más precoz del CET. Están presentes al nacimiento o se hacen evidentes en los primeros meses, de forma que para los dos años son apreciables en el 90% de los pacientes. Son de forma y tamaño sumamente variables, pero una vez aparecidas, crecen al compás del crecimiento del niño sin modificación de su forma. Aunque la configuración más clásica y conocida es la denominada en *hoja de fresno*, por su similar configuración con un extremo redondeado y el otro extremo puntiagudo, ésta solo se halla en el 18% de los enfermos. La mayor parte de estas manchas son poligonales de 0,5-2 cm y a menudo recuerdan a la huella del pulgar. Sus márgenes, habitualmente están bien marcados, su tamaño es variable entre unos mm y varios cm, su número varía de 2-3 a más de 40, su distribución por el cuerpo es asimétrica, con predilección por el tronco y extremidades inferiores y la cara raramente está afectada. El 50% de los pacientes tienen cinco o menos manchas. Fig. 9: mancha en hoja de fresno en un lactante de 3 meses. Fig. 10: tres manchas hipopigmentadas, dos de ellas en hoja de fresno.

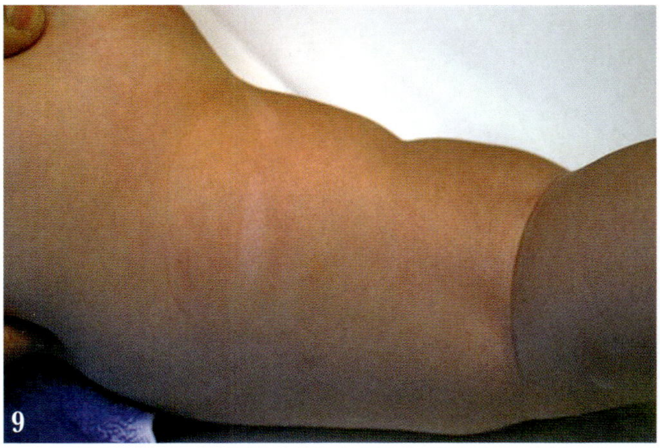
9

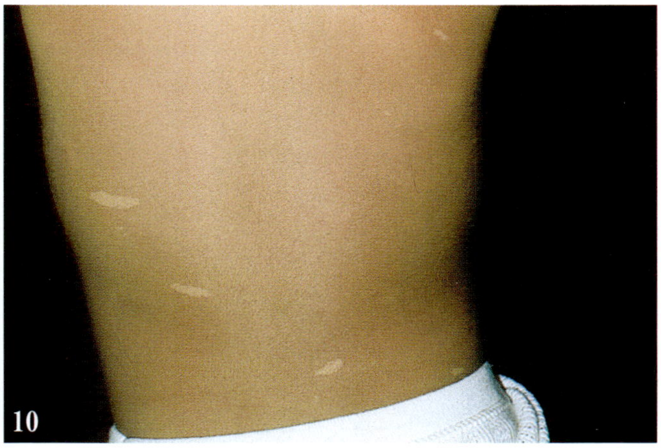
10

Fig. 11: gran mancha hipopigmentada de contornos poligonales en la rodilla de un paciente con CET. Si asienta en el cuero cabelludo dará lugar a un mechón blanco, como en el caso de la Fig. 12, en un lactante de 3 meses. La hipopigmentación de las manchas se debe al menor tamaño de los melanosomas de los melanocitos, lo que conduce a una melanización inferior a la normal. En niños de piel muy clara, la utilización de la lámpara de Wood puede hacer visibles manchas que no lo son con luz natural. Estas manchas hipomelanóticas pueden ser el único hallazgo en el lactante. Una mancha hipopigmentada se puede hallar aproximadamente en el 5% de la población general, dos manchas en el 1% y tres, en el 0,1%. En consecuencia, si un niño asintomático, sin historia familiar de CET, tiene menos de tres manchas blancas, no está indicada una exploración exhaustiva para descartarla. Aunque no son "patognomónicas", la presencia de tres o más manchas hipopigmentadas o de una en forma de hoja de fresno permite establecer un diagnóstico de presunción y practicar valoración adicional del paciente: fondo de ojo (hamartomas), RM (tuberosidades craneales), eco renal (angiomiolipomas) y examen cutáneo minucioso de los padres, por la existencia de individuos asintomáticos con manifestaciones cutáneas.

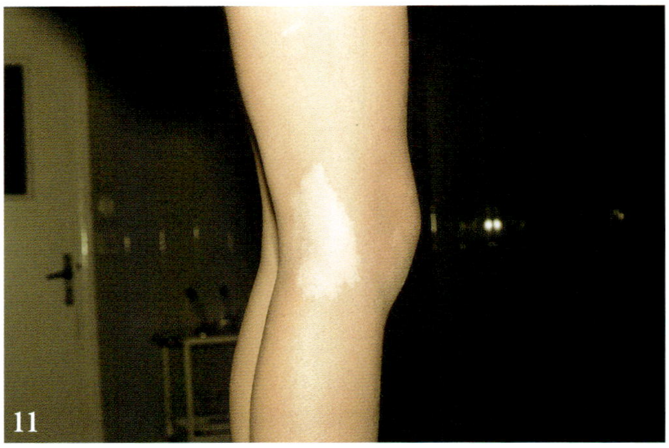
11

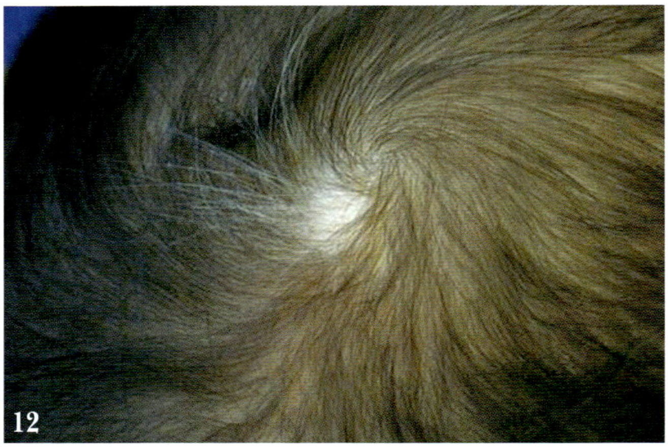
12

Manchas hipomelanóticas tipo confeti: las pecas blancas son manchas diminutas de 1-3 mm de diámetro, de distribución simétrica, típicamente localizadas en extremidades inferiores. Su frecuencia, según los escasos datos publicados, varía entre 2,8-28%. Son más frecuentes en la segunda década de la vida y en el adulto.

Angiofibromas faciales: mal denominados antiguamente como *adenomas sebáceos*, son hamartomas compuestos de tejido fibroso y vascular, están presentes en el 80-90% de los casos. Se trata de pápulas o nódulos en forma de cúpula, de superficie lisa, brillantes, de 1-4 mm de diámetro, de color rosa a rojo, simétricos, localizados en el área centrofacial, especialmente en los pliegues nasolabiales, mejillas y mentón, con un patrón de distribución en *alas de mariposa*. Llamativamente respetan la porción central del labio superior. Fig. 13: niña de 9 años y 3 meses con nódulos cupuliformes, de superficie lisa, color rosa, rojo vivo, simétricos, de localización centro facial (región malar, nariz, mentón; no respeta porción central labio superior.

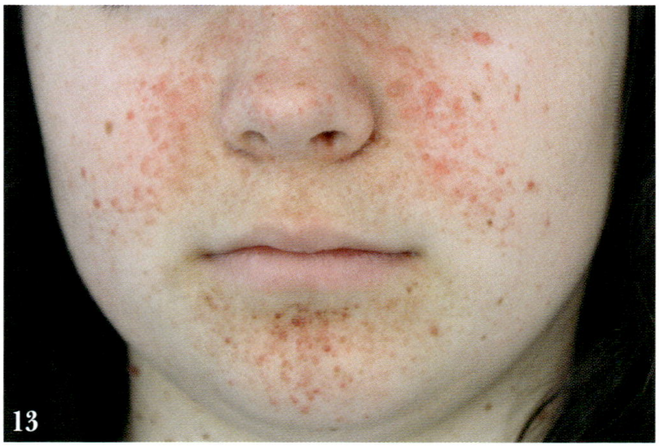
13

Fig. 14: varón de 15 años con nódulos de color marrón rojizo, simétricos, de distribución en alas de mariposa; respeta porción central labio superior. Son "patognomónicos", pero tienen menos valor para el diagnóstico precoz que las manchas blancas, debido a que se van haciendo presentes entre el 2º-5º año y, a menudo, no lo hacen hasta la pubertad.

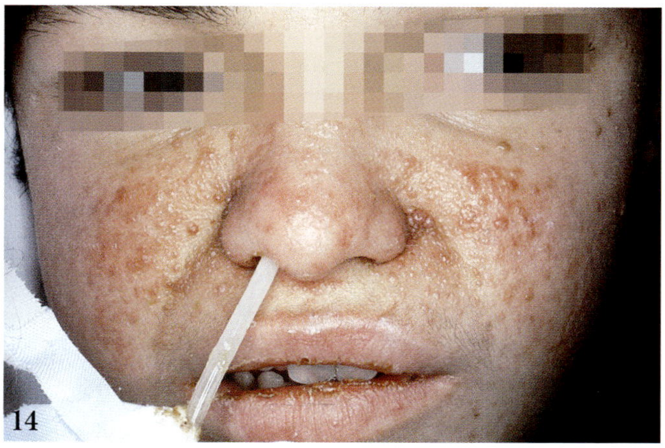

14

Manchas en papel de lija (placas de chagrin): estas características manchas o placas habitualmente se localizan en el dorso del organismo, especialmente en la región lumbosacra. Se presentan como placas, moderadamente elevadas, de superficie aplanada, textura rugosa, de coloración carne a amarillo naranja, de 2-10 cm de diámetro, con aspecto externo de piel de naranja. Fig. 15. Placa rugosa irregular, moderadamente elevada de color carne. Es un hamartoma de tejido conjuntivo compuesto de estructuras vasculares, tejido adiposo, colágeno, tejido elástico, músculo liso y apéndices cutáneos, sin aumento de la vascularidad. Están presentes en el 54% de los enfermos > 5 años, habitualmente se hacen evidentes para los 10 años.

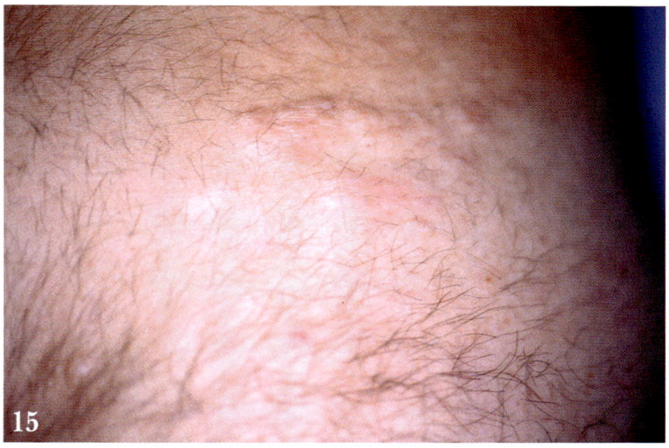

15

Placas fibrosas en la frente: son placas blandas, pastosas o duras, del color de la piel o amarillentas marrones, de forma y tamaño variables, pueden medir varios cm, habitualmente localizadas en la frente y cuero cabelludo. En algunos niños se desarrollan en el período neonatal, siendo las primeras lesiones cutáneas del CET. Las placas fibrosas y los angiofibromas faciales se consideran como entidad única a la hora de aplicar los criterios diagnósticos.

Fibromas periungueales: también se les conoce como *tumores de Koenen.* Son nódulos rojizos o del color de la piel, habitualmente emergiendo del lecho ungueal de los dedos de las manos y pies, más frecuentes en los dedos de los pies, alojados a lo largo del surco lateral de la uña o del pliegue ungueal. Fig. 16: nódulo rojizo emergiendo del lecho ungueal del 5º dedo del pie izquierdo de un paciente con CET. Se hacen evidentes, en general, hacia la pubertad o poco después, incrementándose su frecuencia con la edad. Se hallan con una frecuencia del 15% y nunca se han visto antes de los 2 años. Histológicamente son fibromas o angiofibromas.

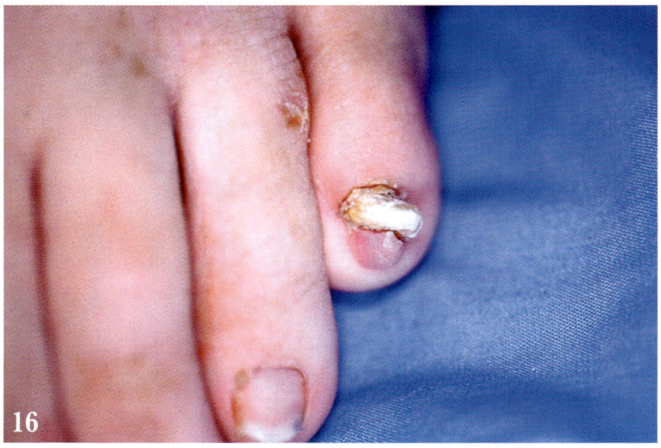

16

Manifestaciones orales

Hundimientos puntiformes del esmalte dental: hundimientos puntiformes en el esmalte, se pueden observar por inspección directa, en la superficie labial de los incisivos y caninos. Se aprecian en el 90% de los pacientes con CET y solo en el 9% de la población general. En el niño los hundimientos son menos aparentes en los dientes de leche.

Fibromas gingivales: se trata de pequeños nódulos fibrosos en la cavidad oral, más evidentes en las encías, especialmente en el segmento anterior del maxilar superior, pero también se encuentran en la mucosa oral y superficie dorsal de la lengua. Fig. 17: nódulos fibrosos en las encías.

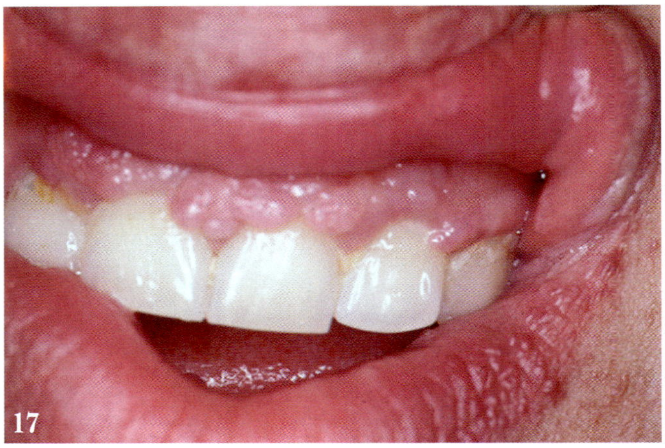

17

Manifestaciones neurológicas

Las *manifestaciones neurológicas* son el sello del CET. La epilepsia, retraso cognitivo y trastornos del comportamiento, como el autismo, parecen estar íntimamente relacionados con las tuberosidades corticales cerebrales presentes en más del 80% de los pacientes. Estos *nódulos tuberosos* corticales de proliferación glial han sido identificados en fetos de 20 semanas de gestación; persisten a lo largo de la vida, pero no se malignizan. Pueden calcificarse o sufrir degeneración quística. La RM craneal es el mejor método para la apreciación de estas lesiones. Los *nódulos subependimarios* son lesiones localizadas a lo largo de la pared de los ventrículos donde sufrirán calcificación y más tarde se proyectarán en la cavidad ventricular dando una imagen similar al "goteo de vela". En el 5-10% de los casos estas lesiones benignas se pueden transformar en astrocitomas de células gigantes subependimarios cuyo crecimiento puede bloquear la circulación del LCR.

La *epilepsia* es la manifestación clínica prevalente (70-80%) y virtualmente pueden cursar con todo tipo de convulsiones. Las convulsiones con frecuencia son rebeldes al tratamiento. Los *espasmos infantiles*, un síndrome epiléptico devastador, a menudo se asocia con retraso mental profundo y mal pronóstico neurológico, se presenta en el 20-30% de los lactantes con CET. Estudios clínicos sugieren que un elevado número de nódulos tuberosos (> 7) en pacientes con CET se asocia con el desarrollo de espasmos infantiles y epilepsia intratable.

Manifestaciones oftalmológicas

Los hallazgos oculares en el CET son de dos tipos: manchas hipopigmentadas en el iris equivalentes a las manchas hipomelanóticas de la piel y hamartomas retinianos (*facomas*) que aparecen en el 40-50% de los pacientes. Su incidencia se incrementa con la edad. En la mayor parte de los pacientes con CET permanecen clínicamente estables y asintomáticos.

Manifestaciones en otros órganos

Corazón: *rabdomiomas* cardiacos, intracavitarios o intramurales, detectables por ecocardiografía prenatal, están presentes en casi el 50-70% de los niños con CET, aunque solo una pequeña fracción origina problemas clínicos importantes. En contraste con otras lesiones del CET, en el 80% de los casos, estos rabdomiomas experimentan una rápida resolución espontánea sobre todo durante los tres primeros años de vida.

Riñón: *angiomiolipomas,* tumores benignos compuestos de vasos anómalos, células inmaduras de músculo liso y células grasas, están presentes en el 55-75% de estos enfermos. Son bilaterales, con múltiples tumores en cada riñón; detectables mediante ultrasonografía, tomografía computarizada o resonancia magnética. Cuando su diámetro es igual o superior a 3 cm de diámetro, pueden dar lugar a hemorragias con riesgo vital. Fig. 18: angiomiolipomas renales en un paciente con CET.

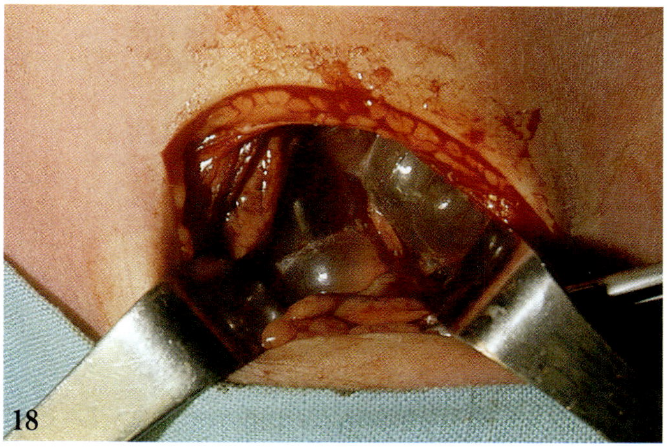

18

Pulmón: la *linfangioleiomiomatosis,* habitualmente es generalizada y progresiva, *se* observa casi exclusivamente solo en mujeres mayores de 20 años.

Diagnóstico

El diagnóstico del CET se basa habitualmente en los criterios trazados por la Conferencia Consenso del CET. Los criterios diagnósticos se han clasificado en dos categorías, mayor y menor, en función de su importancia diagnóstica y grado de especificidad. Estos criterios y exigencias para el diagnóstico del CET vienen recogidos en la Tabla II.

TABLA II. Criterios diagnósticos del complejo esclerosis tuberosa.

Criterios mayores	Criterios menores
– Angiofibroma o placa fibrosa en la frente	– Múltiples hundimientos puntiformes en el esmalte dental
– Fibroma ungueal o periungueal no traumático	– Pólipos hamartomatosos rectales
– Mancha hipomelanótica (3 o > 3)	– Quistes óseos
– Placa en papel de lija	– Líneas de migración radial de la sustancia blanca cerebral
– Múltiples hamartomas nodulares retinianos	– Fibromas gingivales
– Tuberosidades corticales	– Hamartomas no renales
– Nódulos subependimarios	– Manchas acrómicas en la retina
– Astrocitoma de células gigantes subependimarios	– Manchas acrómicas tipo confeti
– Rabdomioma cardiaco único o múltiple	– Múltiples quistes renales
– Angiomiolipoma renal	– Quistes óseos
– Linfangioleiomiomatosis pulmonar	
Diagnóstico	
– Esclerosis tuberosa definitiva: 2 criterios mayores o 1 criterio mayor más 2 criterios menores.	
– Esclerosis tuberosa probable: 1 criterio mayor más 1 criterio menor	
– Esclerosis tuberosa posible: 1 criterio mayor o 2 o más criterios menores	

A pesar del gran número de hallazgos clínicos, el diagnostico del CET puede ser un reto a edad temprana, particularmente en el menor de 2 años de edad, porque la mayor parte de estos criterios no son todavía aparentes en el lactante. Este hecho supone un desafío diagnóstico para los clínicos al cuidado de recién nacidos y lactantes. Los rabdomiomas cardiacos, las convulsiones y las lesiones cutáneas son las características más frecuentes en su presentación inicial, pero van a ser los estudios de neuroimagen los que nos van a permitir confirmar el diagnóstico en esta etapa de la vida. En algunos casos se puede realizar un diagnóstico prenatal basado en la RM y ecografía fetal que detectan las lesiones cardiacas y cerebrales. Para el diagnóstico de la CET se necesita tener un elevado índice de sospecha y el acceso a los estudios de neuroimagen. Se deben realizar búsquedas cuidadosas de las lesiones cutáneas típicas y de las lesiones retinianas ante todo niño con enfermedad convulsiva o trastorno del espectro del autismo. La RM craneal confirmará el diagnóstico en la mayoría de los casos.

Hoy en día disponemos de técnicas de diagnóstico molecular capaces de identificar la mutación causal, bien en TSC1 o TSC2, en el 85-90% de los casos de los pacientes con CET, es decir, que el 10-15% quedarán sin identificar.

El diagnóstico molecular es especialmente útil en determinadas situaciones. Para confirmar el diagnóstico clínico, especialmente en pacientes muy jóvenes. En familias con un caso esporádico para reafirmar a los padres que no son portadores; sin embargo teniendo en cuenta que se ha estimado en un 2% la posibilidad de que estos padres tengan mosaicismo gonadal, no se puede descartar que no puedan tener otro hijo afecto. Para el diagnóstico prenatal en familias con un hijo con mutación conocida.

Diagnóstico diferencial

Vitíligo: las manchas blancas del CET se diferencian fácilmente de las manchas de vitíligo. En el vitíligo las manchas son de color blanco marfil, de límites muy marcados y evidente contraste con la piel hiperpigmentada que las rodea, con frecuencia bilaterales y de distribución simétrica, cambian de forma y tamaño y ocasionalmente se repigmentan parcialmente.

Puede prestarse a confusión las manchas blancas del CET con las lesiones *hipopigmentadas post-inflamatorias, el nevus anémico y el nevus acrómico.*

Nevus anémico: anomalía del desarrollo caracterizada por una zona circunscrita, redonda u oval, de piel pálida o moteada. Al frotar desaparece el área pálida, en contraste con la zona adyacente sin cambios, y su borde puede ser obscurecido al presionar con un porta.

Nevus acrómico: lesión congénita, única, macular, en banda o lineal de hipopigmentación, habitualmente confinada a un lado del cuerpo y a menudo localizada en el tronco.

- Curatolo P, Bombardieri R, Jozwiak S. Tuberous sclerosis. Lancet. 2008; 372: 657-68.
- Crino PB, Nathanson KL, Henske EP. The tuberous sclerosis complex. N Engl J Med. 2006; 355: 1345-56.
- Datta AN, Hahn CD, Sahin M. Clinical presentation and diagnosis of tuberous sclerosis complex in infancy. J Child Neurol. 2008; 23: 268-73.
- Schwartz RA, Fernández G, Kotulska K, Jozwiak S. Tuberous sclerosis complex: Advances in diagnosis, genetics, and management. J Am Acad Dermatol. 2007; 57: 189-202.
- Osborne JP, Merrifield J, O'Callaghan FJK. Tuberous sclerosis –what's new? Arch Dis Child. 2008; 93: 728-31.
- Webb DW, Clarke A, Fryer A, Osborne JP. The cutaneous features of tuberous sclerosis: a population study. Br J Dermatol. 1996; 135: 1-5.

INCONTINENTIA PIGMENTI

La *incontinentia pigmenti* (IP) o *síndrome de Bloch-Sulzberger* es un raro síndrome neurocutáneo con manifestaciones cutáneas, neurológicas, oftalmológicas y dentarias. Se hereda de forma dominante ligada al cromosoma X, afecta casi exclusivamente a las mujeres (97%) y habitualmente es letal para los varones. Los fetos masculinos comúnmente mueren al final del primer trimestre. En la mayor parte de los pacientes (62%), la enfermedad se presenta esporádicamente y una historia familiar de IP se recoge en el 28%. Las madres afectadas pueden relatar una mayor frecuencia de abortos.

La IP se debe a la mutación del gen NEMO localizado en X_q28. Si la mutación anula la síntesis de la proteína da lugar a la IP en mujeres y muerte fetal en varones y si la anulación es parcial (mutación hipomórfica), da lugar en varones a la displasia ectodérmica hipohidrótica asociada a inmunodeficiencia severa. Las mujeres con IP son funcionalmente mosaicos de los genes ligados al cromosoma X, los cromosomas X normales son los activos en la piel sana y los cromosomas X mutados son activos en la piel afectada. Las manifestaciones cutáneas aparecen en una secuencia cronológica característica y las otras manifestaciones sistémicas (ojos, SNC, pelos, dientes, uñas) pueden no manifestarse hasta la infancia o inicio de la niñez. El 90% de los casos de IP son causados por la misma deleción genómica en NEMO. No obstante, a pesar de la mutación idéntica y de la prácticamente completa penetrancia, la expresividad fenotípica es variable. La severidad de la enfermedad se relaciona con la afectación ocular y neurológica.

Para explicar la supervivencia de varones con IP portadores de la mutación NEMO, se han propuesto tres mecanismos: cariotipo anormal (Klinefelter), mutación hipomórfica y mosaicismo. La explicación más plausible es que se trate de un mosaicismo somático, resultado de una mutación postzigótica, acaecida durante la fase de blastocito. Dependiendo del momento en que se produce la mutación, las manifestaciones de este mosaicismo somático pueden ser extensas o limitadas.

Cuadro clínico

Lesiones dermatológicas

Las lesiones cutáneas de la IP clásicamente se describen en 4 etapas sucesivas, pero no es obligatorio que se manifiesten todas y varias etapas pueden solaparse. Las 3 primeras etapas característicamente aparecen durante los 6 primeros meses de la vida y tienden a distribuirse en el torso y habitualmente en más de una extremidad.

1er estadio. *Vesicular:* esta primera etapa se caracteriza por la aparición de pápulas edematosas y vesículas o bullas inflamatorias, a menudo precedidas por manchas eritematosas, localizadas en cualquier lugar del cuerpo, pero respetando habitualmente la cara. Estas lesiones se desarrollan en las primeras semanas tras el nacimiento y a menudo en la primera semana de la vida. La distribución clásica es lineal a lo largo de las extremidades y en circunferencia rodeando el tronco. Figs. 19, 20: recién nacida de 7 días de vida con pápulas y vesículas asentadas sobre una base eritematosa, de distribución lineal en extremidades izquierdas.

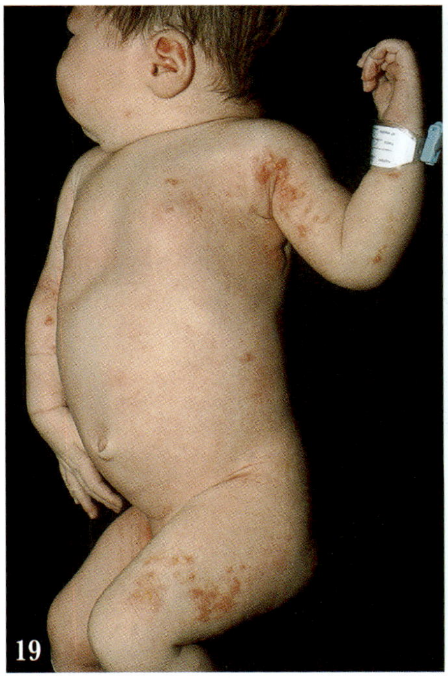
19

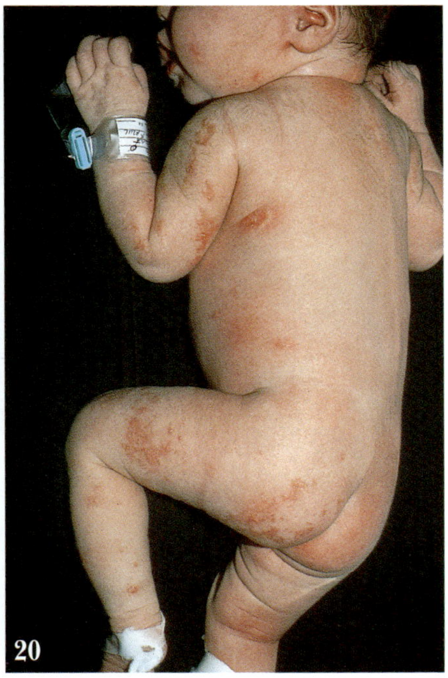
20

Fig. 21: visión más próxima de las lesiones del muslo izquierdo, donde se observan además, nódulos con superficie verrugosa. Cada brote de vesículas se resuelve en semanas y pueden ser reemplazadas por nuevos brotes en el mismo o diferente lugar. En general, las vesículas se aclaran para los 6 meses. En sangre es frecuente el hallazgo de una eosinofilia de hasta el 65%.

2º estadio. *Verrugoso:* cuando se resuelven las vesículas, las lesiones se vuelven secas e hiperqueratósicas, formado placas verrugosas lineales, irregulares, que se resuelven espontáneamente. Aparecen en el 1º-2º mes de vida e involucionan en unos 6 meses aunque en algún caso pueden persistir hasta los 3 años. Predominan en las zonas distales de las extremidades y no afectan ni a la cara ni al tronco. Figs. 22, 23: a los 21 días de vida las lesiones se han transformado en secas e hiperqueratósicas.

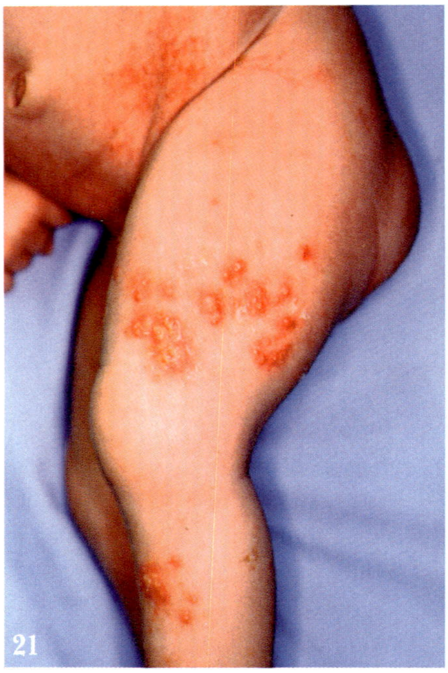
21

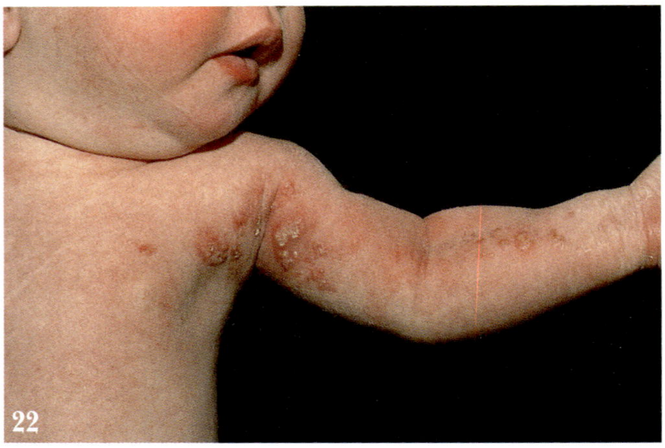
22

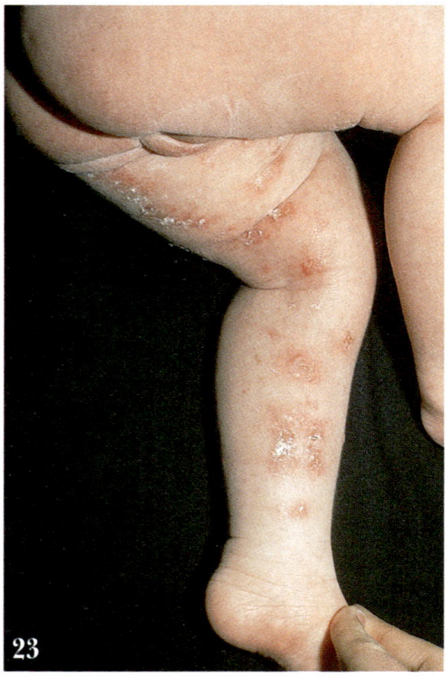
23

3er estadio. *Pigmentario:* tras un período de varios meses, aunque puede ser menor y superponerse con las fases anteriores, se da paso al estadio pigmentario en el que aparecen las *lesiones pigmentadas* que dan nombre a la enfermedad. La pigmentación, presente prácticamente en el 100% de los enfermos, es el auténtico marcador, es el "sello" de la enfermedad. Esta fase se caracteriza por lesiones en líneas o bandas de manchas de color azulado-gris pizarra, como figuras chinescas, distribuidas en formaciones arremolinadas o en espiral, siguiendo las líneas de Blaschko, localizadas en extremidades y tronco. Los lugares de afectación no son obligatoriamente las zonas donde asentaron las lesiones vesiculosas y verrugosas. La axila y la ingle están invariablemente afectadas. La presencia y extensión de esta pigmentación es muy variable, desde pequeñas líneas en la región inguinal a extensas lesiones, especialmente alrededor del tronco. Las lesiones pigmentadas, una vez presentes, se mantienen durante la infancia hasta que empiezan a difuminarse al inicio de la pubertad y desaparecen, la mayor parte, para los 16 años. Fig. 24: aspecto a los 3 meses de vida, pápulas y algunas vesículas en flanco, distribuidas en circunferencia, con lesiones en hipocondrio, menos aparentes, pigmentadas, distribuidas en espiral. En las Figs. 25, 26: lesiones pigmentadas residuales, de tono marrón, más manifiestas en cara interna muslo derecho, en una paciente de 7 años.

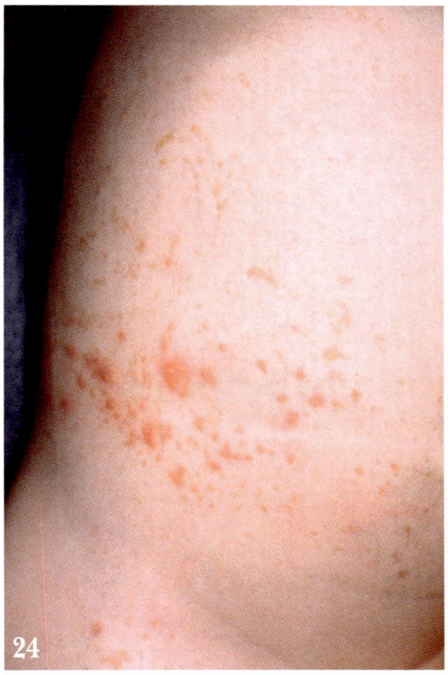

24

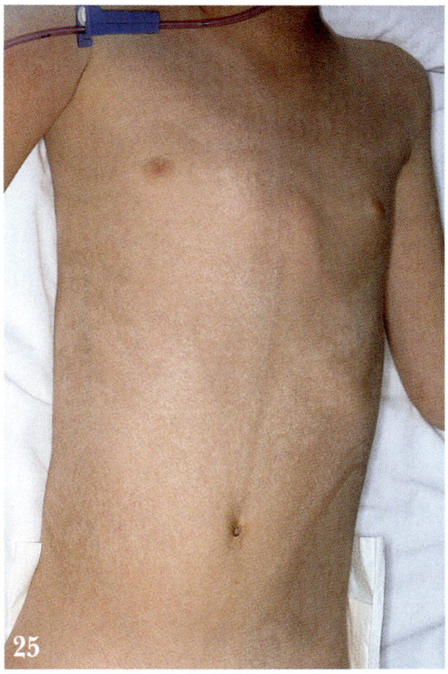

25

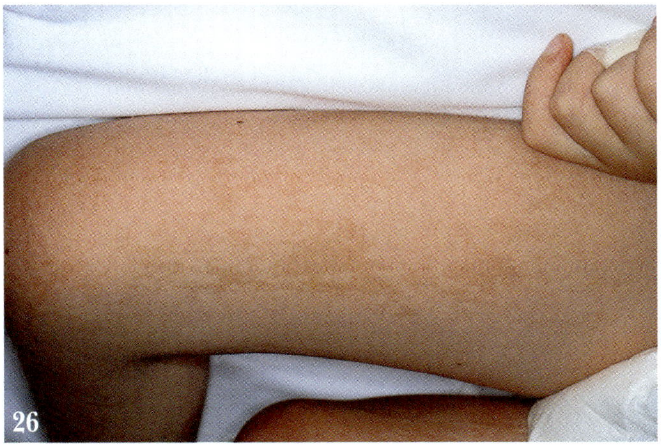

26

4º estadio. *Atrófico/hipopigmentado:* las lesiones lineales o en banda, hipopigmentadas, son la manifestación más tardía de la IP, se ve exclusivamente en las mujeres adultas enfermas, aunque pueden presentarse antes de resolverse la 3ª fase. Estas lesiones se localizan con predilección en la parte flexora de las extremidades inferiores y en hombros y brazos; con menor frecuencia se observan en el tronco.

Evolución clínica de una recién nacida con *incontinentia pigmenti*. Figs. 27-29: niña de 14 días de vida con pápulas secas hiperqueratósicas sobre una base eritematosa de distribución lineal en las 4 extremidades, con lesiones similares menos numerosas en tórax, respetando la cara. Figs. 30-32: a los 35 días de vida, desaparición de la base eritematosa, las lesiones se han vuelto más secas e hiperqueratósicas, nódulos con superficie verrugosa y práctica desaparición de las lesiones del tórax. Figs. 33-36: a los 3,5 meses solo restan lesiones queratósicas, verrugosas en pantorrilla, mano y pie derechos.

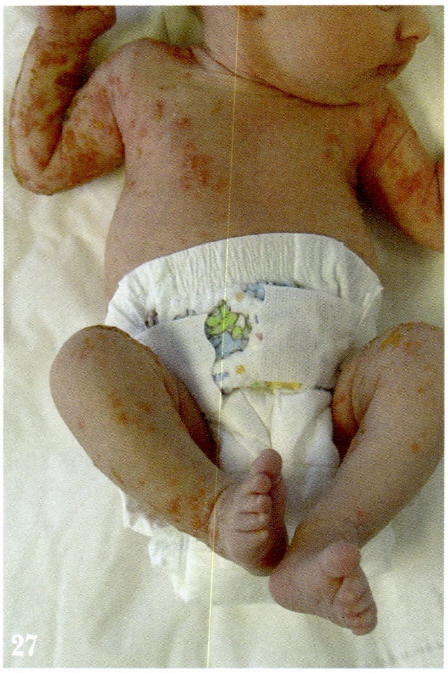
27

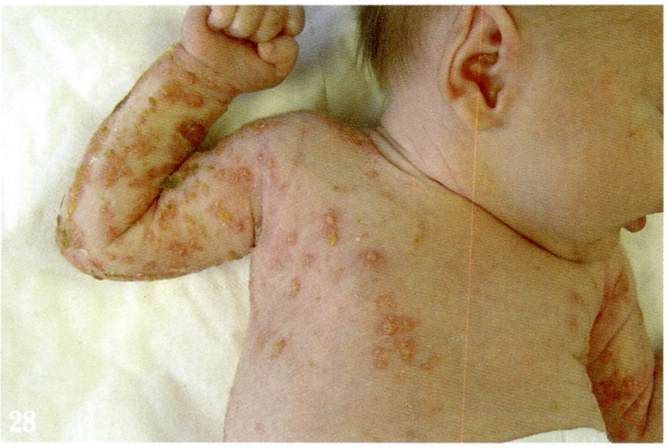
28

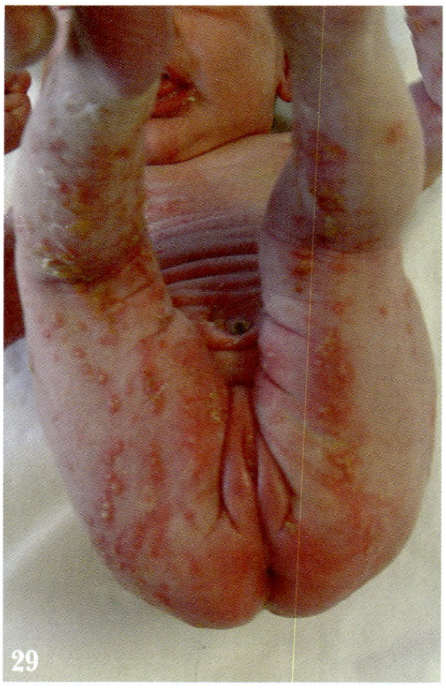
29

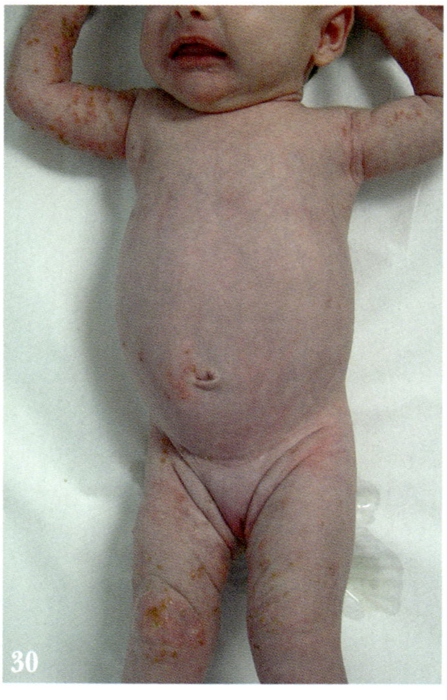
30

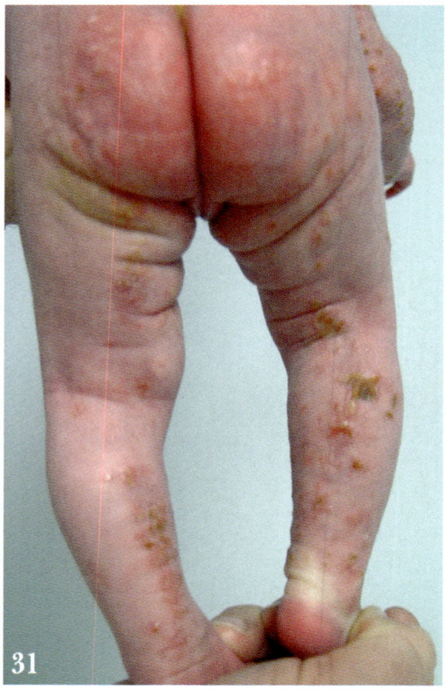
31

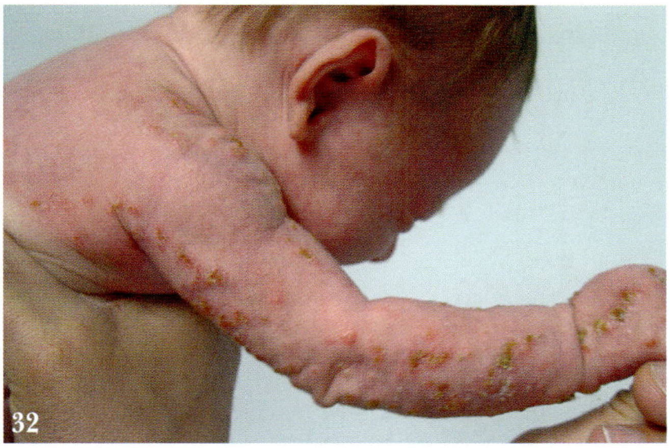
32

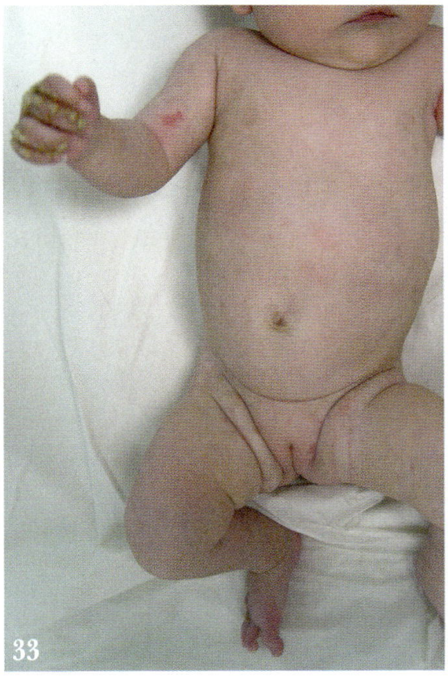
33

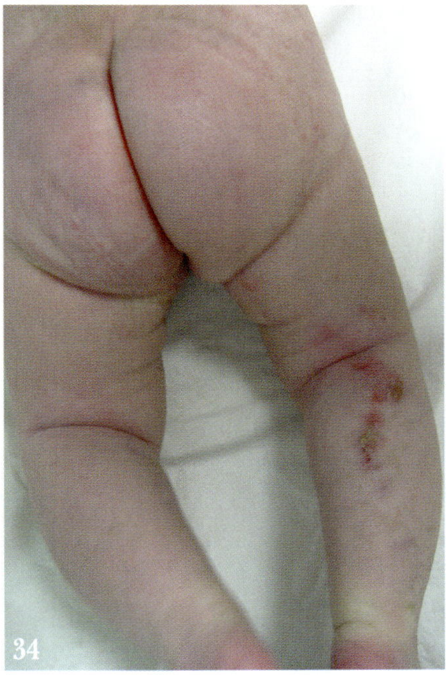
34

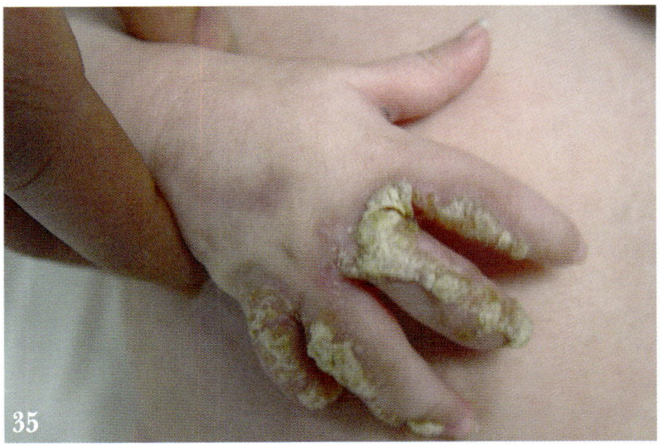
35

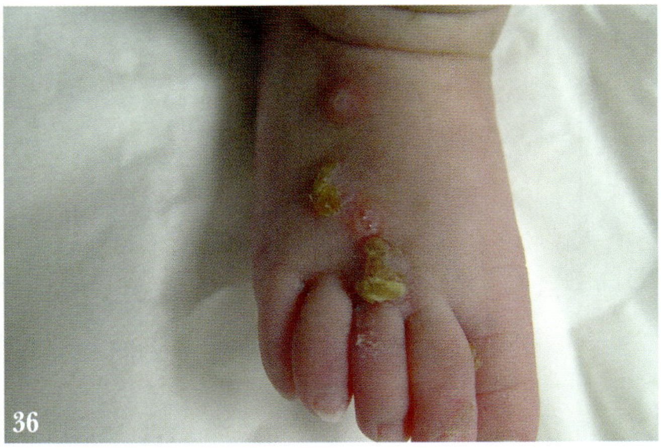
36

Manifestaciones sistémicas

SNC: manifestaciones clínicas neurológicas se presentan en el 32% de los casos. La manifestación más frecuente son los episodios convulsivos que ocurren con frecuencia dentro de las primeras semanas de la vida, en algunos casos en el primer día. Las convulsiones pueden presentarse incluso antes de las lesiones cutáneas. Complicaciones neurológicas secundarias a episodios de isquemia por vaso-oclusión microvascular, con anomalías del neurodesarrollo (retraso mental, ataxia, parálisis espástica, microcefalia, etc.).

Manifestaciones oftalmológicas (20%): entre las manifestaciones oftalmológicas diferenciamos las retinianas (8%) (desprendimiento de la retina, pérdida de visión) de las no retinianas (estrabismo, catarata, pigmentación de la conjuntiva). El desprendimiento de la retina, es consecuencia de la neovascularización tras episodios de isquemia retiniana producidos por vasos retinianos anómalos periféricos.

Anomalías del pelo: alopecia cicatricial en el 28-38% de los casos. Pelo ralo en la infancia.

Anomalías de las uñas: distrofia ungueal en un 10% de los casos; uñas estriadas y gruesas, hiperqueratosis, onicolisis.

Anomalías dentarias: en el 80% de los pacientes, tanto en los dientes de leche como en los permanentes (retraso en la erupción dentaria, anodoncia parcial, dientes cónicos).

Diagnóstico

El diagnóstico inicial se basa en criterios clínicos. La combinación de vesículas y lesiones nodulares o verrugosas, con patrón lineal en una recién nacida es patognomónica de este trastorno.

La mayor parte de los casos pueden ser diagnosticados basándonos exclusivamente en criterios clínicos; pocas exploraciones paraclínicas son necesarias. La eosinofilia en el período neonatal se considera un criterio mayor, luego decrece lentamente hasta valores normales. En los casos dudosos, los hallazgos histológicos nos serán de gran ayuda y la detección de la mutación por biología molecular confirmará el diagnóstico.

Se aconseja la práctica de estudios de neuroimagen si se detectan anomalías en la exploración neurológica y/o retinopatía vascular.

Se han propuesto una serie de criterios clínicos, mayores y menores, recogidos en la Tabla III, para mejorar la precisión del diagnóstico clínico de la IP. Para su aplicación, diferenciamos los casos a valorar en función de si el paciente en estudio tiene (historia familiar positiva) o no tiene (historia familiar negativa) un pariente femenino en primer grado con IP.

Diagnóstico diferencial

En el período neonatal diferenciarlo de la infección por virus *herpes simple*. En la fase vesicular de la IP, del *impétigo ampolloso* y *mastocitosis*. Cualquier proceso que se manifieste siguiendo las líneas de Blaschko puede ser confundido con la IP, por eso es necesario utilizar estrictos criterios diagnósticos.

Infección neonatal por herpes simple: durante el período neonatal, la presencia de convulsiones en el 13% de los casos, sumada a la presencia de vesículas, puede conducir al diagnóstico erróneo de infección por herpes simple.

Impétigo ampolloso/Mastocitosis: en la fase vesicular de la IP, las lesiones pueden ser confundidas con impétigo ampolloso o mastocitosis pero su configuración lineal se da solo en la IP.

TABLA III. Criterios diagnósticos de *incontinentia pigmenti*.

Historia familiar negativa de IP	
Criterios mayores	**Criterios menores**
– Rash vesicular neonatal típico con eosinofilia – Hiperpigmentación típica, principalmente en el tronco, siguiendo las líneas de Blaschko, atenuándose en la adolescencia – Lesiones lineales, atróficas, sin vello	– Anomalías dentarias – Alopecia – Pelo lanudo – Anomalía de las uñas
Diagnóstico firme con la presencia de al menos 1 criterio mayor. La presencia de criterios menores apoya el diagnóstico de IP porque, dada su elevada frecuencia, una ausencia completa de ellos introduciría cierto grado de incertidumbre.	
Historia familiar positiva de IP	

Diagnóstico probable, si en una niña (con un pariente femenino en primer grado enfermo) está presente cualquiera de los siguientes hechos solo o en combinación:
– Historia sugestiva o evidencia de *rash* típico
– Manifestaciones cutáneas de IP
– Hiperpigmentación
  - Cicatrices
  - Lesiones lineales sin vello
  - Alopecia en vértex
– Anomalías de la dentición
– Pelo lanudo
– Enfermedad retiniana
– Múltiples abortos de fetos masculinos	

Landy SJ, Donnai D. J Med Genet .1993; 30: 53-9.

Condrodistrofia punctata. Enfermedad de Conradi-Hünermann: enfermedad hereditaria dominante ligada a X, alteraciones cutáneas ictiosiformes, presentes al nacimiento siguiendo las líneas de Blaschko. La diferenciación es sencilla, se trata de una displasia esquelética con múltiples calcificaciones puntiformes a nivel de grandes articulaciones y cataratas congénitas.

- Hadj-Rabia S, Froidevaux D, Bodak N, Hamel-Teillac D, Shami A, Touil Y, et al. Clinical study of 40 cases of incontinentia pigmenti. Arch Dermatol. 2003; 139: 1163-70.
- Happel R. A fresh look of incontinentia pigmenti. Arch Dermatol. 2003; 139: 1206-8.
- Landy SJ, Donnai D. Incontinentia pigmenti (Bloch-Sulzberger syndrome). J Med Genet. 1993; 30: 53-9.
- Fusco F, Fimiani G, Tadini G, D´Urso M, Ursini MV. Clinical diagnosis of incontinentia pigmenti in a cohort of male patients. J Am Acad Dermatol. 2007; 56: 264-7.
- Pacheco TR, Levy M, Collyer JC, Pizzi de Parra N, Parra CA, Garay M, et al. Incontinentia pigmenti in male patients. J Am Acad Dermatol. 2006; 55: 251-5.

21 Enfermedades del sistema reticuloendotelial

HISTIOCITOSIS

Con el término histiocitosis agrupamos diversos trastornos proliferativos caracterizados por la infiltración y acumulación en diversos tejidos, de histiocitos y otras células que intervienen en la respuesta inmune. El término genérico "histiocito" engloba varios tipos celulares: monocitos/macrófagos, células dendríticas dérmicas/intersticiales y células de Langerhans. Todas ellas se creen provienen de una célula (CD-34+) progenitora común de la médula ósea. La célula de Langerhans es una célula dendrítica, originaria de la médula ósea, es la célula primaria presentadora de antígeno de la piel.

La histiocitosis se clasificó en un principio en: histiocitosis a células de Langerhans (Clase I), varias formas de histiocitosis no células de Langerhans, incluido el xantogranuloma juvenil (Clase II) e histiocitosis malignas (Clase III). Tras el advenimiento de técnicas inmunohistoquimicas de tinción y estudios ultraestructurales, la Sociedad de Histiocitosis, recientemente, ha propuesto su reclasificación en 3 grupos según el tipo celular predominante en el infiltrado.

1) Desórdenes derivados de células dendríticas
2) Desórdenes derivados de macrófagos.
3) Enfermedades histiocíticas malignas.

TABLA I. Clasificación de las histiocitosis según tipo celular predominante en el infiltrado.

Histiocitosis derivadas de células dendríticas
Células de Langherhans – Localizada: Enfermedad de Hashimoto-Pritzker – Generalizada: Letterer-Siwe Hand-Schüller-Christian Granuloma eosinófilo
No células de Langerhans – Xantogranuloma juvenil (entre otros)
Histiocitosis derivadas de macrófagos
Linfohistiocitosis hemofagocítica familiar
Linfohistiocitosis hemofagocítica secundaria
Histiocitosis derivadas de monocito/macrófago
Leucemia aguda monocítica
Histiocitosis maligna

En el niño se reconocen 3 clases de histiocitosis.

Histiocitosis de clase I (antigua histiocitosis X): es la histiocitosis de células de Langerhans (HCL). La HCL se caracteriza por la proliferación clonal de células de Langerhans activadas. En el niño < 2 años de edad, la forma de presentación más común es la afectación cutánea; exclusiva o asociada con diseminación en otros órganos.

La HCL puede ser localizada, benigna, como la *histiocitosis congénita autoinvolutiva* (*enfermedad de Hashimoto-Pritzker*) con afectación exclusiva de la piel o la HCL puede ser generalizada con diseminación y afectación de diversos órganos.

La forma generalizada incluye 3 entidades clínicas.

- *Enfermedad de Letterer-Siwe*: forma aguda diseminada con lesiones viscerales en pulmón, nódulos linfáticos, hígado, bazo, médula ósea y piel.
- *Enfermedad de Hand-Schüller-Christian*: forma crónica diseminada, con su clásica aunque rara tríada (lesiones óseas craneales, exoftalmos y diabetes insípida) y aproximadamente en la tercera parte de los pacientes lesiones cutáneas (pápulo-nodulares, granulomatosas o tipo dermatitis seborroide).
- *Granuloma eosinófilo*: localizado en hueso.

La característica principal de la HCL en todas sus formas, es la presencia de proliferación clonal con los hallazgos característicos al microscopio electrónico, de la célula de Langerhans, el *gránulo de Birbeck*. Es un gránulo bilaminar con forma de raqueta de tenis, su presencia en el citoplasma de las células afectadas en la HCL, es diagnóstica de la enfermedad. Prestaremos atención solo a las formas en que la piel está afectada.

Histiocitosis de clase II: son procesos proliferativos no malignos caracterizados por la acumulación de macrófagos reactivos con eritrofagocitosis. Las dos principales enfermedades son la *linfohistiocitosis hemofagocítica familiar* (antigua linfohistiocitosis eritrofágica familiar) y el *síndrome hemofagocítico* asociado a infección. Ambas enfermedades se caracterizan por lesiones diseminadas que afectan a numerosos órganos.

Histiocitosis de clase III: son procesos malignos de la línea celular monocito-macrófago como la *leucemia aguda monocítica* y la *histiocitosis maligna.*

- Satter EK, High WA. Langerhans cell histiocytosis: A review of the current recommendations of the Histiocyte Society. Pediatr Dermatol. 2008; 25: 291-6.
- Zachary C, MacDonald D. Hand-Schuller-Christian disease with secondary cutaneous involvement. Clin Exp Dermatol. 1983; 8: 177-83.

HISTIOCITOSIS DERIVADAS DE CÉLULAS DENDRÍTICAS

Histiocitosis congénita autoinvolutiva (enfermedad de Hashimoto-Pritzker)

La histiocitosis congénita autoinvolutiva (HCA) es una variante benigna de la HCL descrita en 1973. Es una entidad rara, caracterizada por lesiones presentes al nacimiento o durante el período neonatal, limitadas exclusivamente a la piel, con resolución completa, espontánea y sin secuelas. El desarrollo de nuevas lesiones después de los 2 meses de vida, no es propio de la HCA y requiere una investigación a fondo para descartar se trate de una forma más agresiva de HCL

Cuadro clínico

Las lesiones cutáneas más habituales consisten en pápulas eritematosas-purpúricas, costrosas o escamosas o nódulos de coloración rojiza, violácea o parda, de consistencia firme y asintomáticos. Con menos frecuencia se describen vesículas de 2-4 mm de diámetro que se erosionan y se cubren de costras recordando el aspecto de la varicela o del herpes. Las lesiones de algunos recién nacidos pueden presentar un aspecto que simula al conocido como "niño en pastel de moras o arándanos". Las lesiones pueden localizarse en cualquier lugar de la piel incluidas palmas y plantas, aunque su localización más frecuente es en la cabeza y extremidades superiores. En algún caso puede presentar lesiones en la mucosa oral. Las lesiones presentan un gran polimorfismo y su distribución es característicamente asimétrica. En general, las lesiones no superan la docena y en el 25% de los casos la lesión es solitaria. Las lesiones nodulares presentan una evolución característica, en pocas semanas se necrosan en el centro adoptando un aspecto crateriforme con costra central. Fig. 1: lesión pápulo-nodular, presente al nacimiento, de 1 cm de diámetro, bien definida y superficie regular de color rojizo-pardo, en un recién nacido con enfermedad de Hashimoto-Pritzker. La manipulación física de las lesiones, durante la exploración, puede desencadenar la aparición de manifestaciones de urticaria (pseudo signo de Darier), debido al incremento del número de células plasmáticas en la piel afectada, junto a las células de Langerhans. Se debe prestar atención especial al el examen de estos niños, para descartar afectación extracutánea. Los pacientes no presentan síntomas sistémicos o son moderados y las lesiones cutáneas involucionan espontáneamente en un plazo de 1-4 meses, dejando ocasionalmente, como lesión residual, manchas hipo o hiperpigmentadas o ligera atrofia. Fig. 2: recién nacido de 17 días de vida; nódulo rojo, techo plano con lesión crateriforme central, lesión presente desde el nacimiento; histiocitosis congénita autoinvolutiva. Fig. 3: mismo paciente a la edad de 2 años y 7 meses; atrofia cutánea residual.

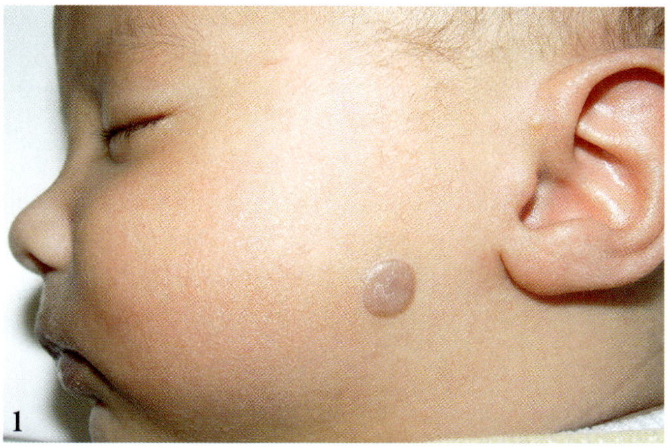

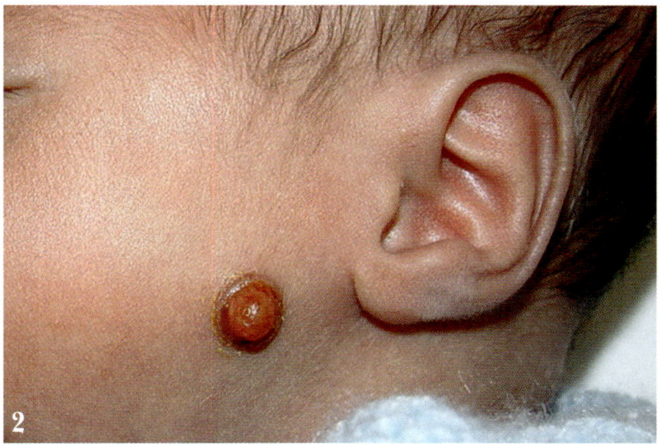

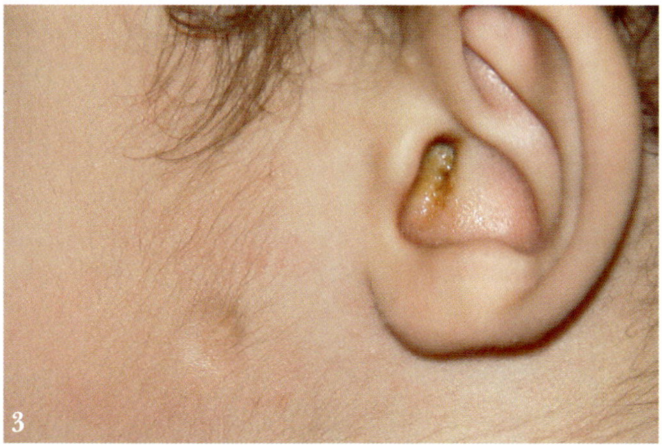

Posteriormente se han documentado casos que al inicio cumplen los criterios clínicos de HCA y que más tarde han progresado a formas de HCL más agresivas. No disponemos de criterios absolutos para distinguir la evolución de la enfermedad, aunque algunos datos parecen orientar hacia la forma autoinvolutiva, como: lesión solitaria, presente al nacimiento, necrosis y afectación de las extremidades. Siendo el riesgo de afectación sistémica impredecible, se aconseja hacer una evaluación multiorgánica exhaustiva, ser cauteloso al valorar el pronóstico y realizar un seguimiento del paciente, a largo plazo, por posible recaída o progresión de la enfermedad.

Diagnóstico

La HCA es un diagnóstico de exclusión. La sospecha clínica debe ser confirmada mediante biopsia cutánea. Los hechos característicos de la HCA son: las lesiones cutáneas son congénitas, el niño por otro lado está sano o con moderados síntomas sistémicos, la histopatología demuestra infiltrado de células de Langerhans y las lesiones cutáneas involucionan espontáneamente.

Diagnóstico diferencial

Cualquier evaluación de un recién nacido con vesículas y pústulas exige una exploración física completa con inspección minuciosa de la piel, recogida de la historia obstétrica al detalle y si las lesiones están presentes al nacimiento, examen minucioso de la placenta. La evaluación por el laboratorio dependerá de los hallazgos específicos en la historia y exploración. El aspecto del paciente induce a pensar, con frecuencia, en una infección congénita. El diagnóstico diferencial es amplio, incluye otros cuadros de erupción vesículo-pustulosa congénita: *varicela, herpes simple, melanosis pustulosa neonatal, candidiasis congénita y Listeria monocytogenes perinatal.* La tinción al Gram, preparación KOH, PCR en contenido de la vesícula y los cultivos a bacterias, virus y hongos nos ayudan a diferenciar a la HCA de estos procesos neonatales, pero para la confirmación diagnóstica es necesaria la biopsia cutánea. Otros procesos que puede ser necesario diferenciarlos son: *eritropoyesis dérmica, hemangiomatosis neonatal diseminada* y *leucemia congénita.* Si se presenta al nacimiento como un único nódulo cutáneo, la diferenciación clínica supone un reto diagnóstico, incluye algunos trastornos poco comunes o raros y se necesitará estudio anatomopatológico. En el recién nacido los nódulos solitarios más frecuentes son los *quistes dermoides* y los *pilomatricomas.* Menos frecuentes: *mastocitoma solitario, xantogranuloma juvenil* y *nevus de Spitz.* Las proliferaciones fibrosas (*hamartoma fibroso de la infancia, fibromatosis digital infantil, miofibromatosis infantil* y *fibrosarcoma congénito*) son relativamente raros.

- Longaker MA, Frieden IJ, LeBoit PE, Sherertz EF. Congenital "self-healing" Langerhans cell histiocytosis: the need for longterm follow-up. J Am Acad Dermatol. 1994; 31: 910-6.
- Larralde M, Rositto A, Giardelli M, Gatti CF, Santos A. Congenital self-healing histiocytosis (Hashimoto-Pritzker). Int J Dermatol. 1999; 38: 693-6.
- Bernstein EF, Resnik KS, Loose JH, Halcin C, Kauh YC. Solitary congenital self-healing reticulohistiocytosis. Br J Dermatol. 1993; 129: 449-54.
- Battistella M, Fraitag S, Teillac DA, Browse N, Prost Y, Bodemer C. Neonatal and early infantile cutaneous Langerhans cell histiocytosis. Arch Dermatol. 2010; 146: 149-56.
- Kapur P, Erickson C, Rakheja D, Carder KR, Hoang MP. Congenital self-healing reticulohistiocytosis (Hashimoto-Pritzker disease): Ten-year experience at Dallas Children's Medical Center. J Am Acad Dermatol. 2007; 56: 290-4.
- Frieden I. Blisters and papules in the newborn. Curr Prob Pediatr. 1989; 19: 555-14.

Enfermedad de Letterer-Siwe

La enfermedad de Letterer-Siwe (ELS) es una HCL (clase I). La célula de Langerhans (CL) es una célula dendrítica, originaria de la médula ósea, es la célula primordial presentadora de antígeno en la piel. Vista al microscopio electrónico contiene unas organelas únicas conocidas como gránulos de Birbeck. Los recientes informes que demuestran la clonalidad de las CL patológicas inclinan a pensar que se trata de un proceso neoplásico.

La ELS es la forma de diseminación aguda de la HCL, con la expresividad clínica más devastadora (lesiones viscerales en pulmón, nódulos linfáticos, hígado, bazo, médula ósea y piel).

Cuadro clínico

La ELS habitualmente debuta antes de los 2 años y la tercera parte de los casos lo hace dentro de los 6 primeros meses de vida. El reconocimiento de su cuadro cutáneo es de gran interés para el clínico, al ser con frecuencia el primer signo que nos puede poner en la pista diagnóstica de la enfermedad. Las lesiones cutáneas se presentan en el 80% de los enfermos de ELS, formando parte del cuadro inicial del proceso, su presentación clínica es muy variable y representan el primer signo reconocible de la enfermedad. Las lesiones cutáneas típicas son pápulas pequeñas de 2-5 mm de diámetro, moderadamente prominentes, de color rosado amarillo, con predilección a localizarse en cuero cabelludo, tronco y áreas seborreicas. Figs. 4-6: lactante con innumerables pequeñas pápulas de color rojo que cubren espalda, nalgas y cuero cabelludo. Las pápulas desarrollan escamas. Fig. 7: a los días las pápulas han tornado a color rojizo marrón, con formación de escamas/costras en su superficie.

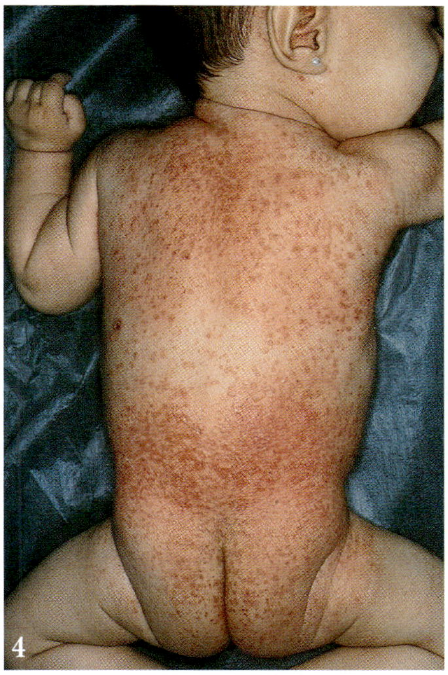
4

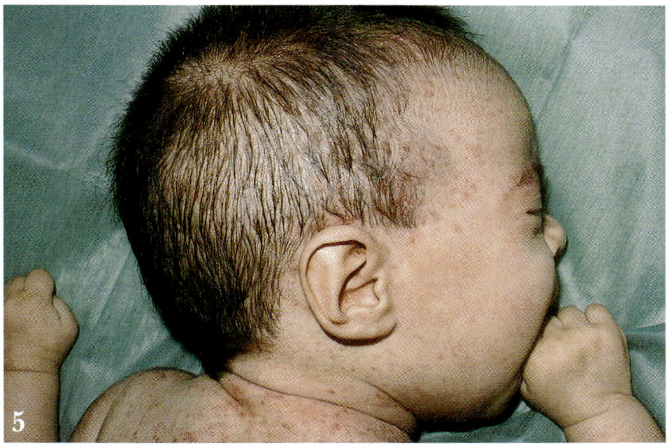
5

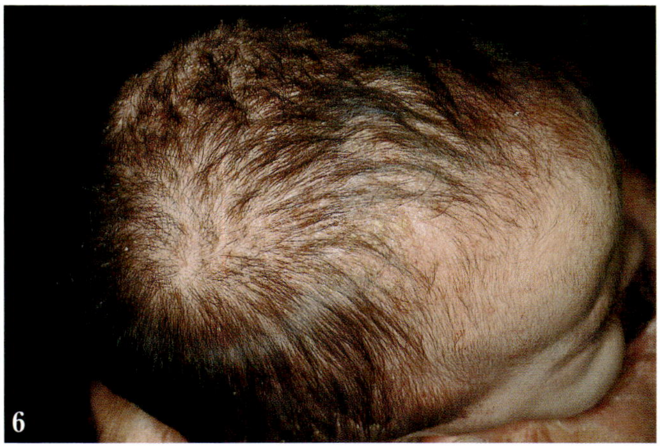
6

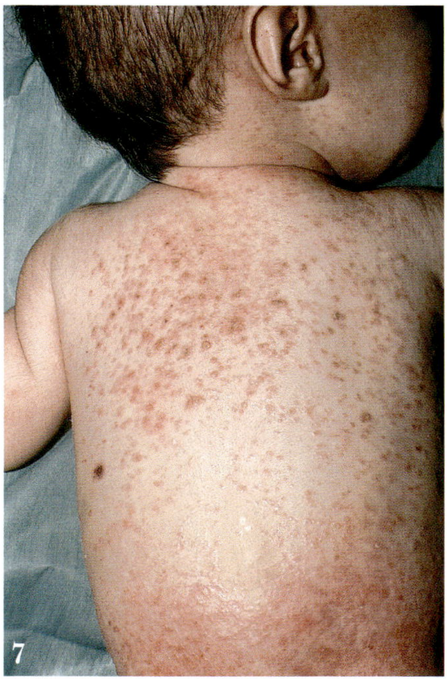
7

Estas pápulas y a menudo se vuelven costrosas, pustulosas y purpúricas. Figs. 8-10: numerosas lesiones costrosas, pustulosas con componente purpúrico en palmas y plantas, destacando la afectación de los espacios interdigitales. En el cuero cabelludo, las lesiones tienen tendencia a confluir adquiriendo un aspecto que se asemeja a la dermatitis seborroide, pero la remoción de la escama o costra da lugar a una lesión hemorrágica, dato útil para su diferenciación. Figs. 11, 12: cuero cabelludo recubierto por una capa grasosa, amarillenta, que recuerda a la dermatitis seborroide; en la Fig. 12 se observa, también, la secreción de su otitis media crónica, tan frecuente en este proceso, debida a la lesión ósea mastoidea e infección secundaria. Similar aspecto seborreico pueden presentar las lesiones en la región retroauricular, inguinal o axilar.

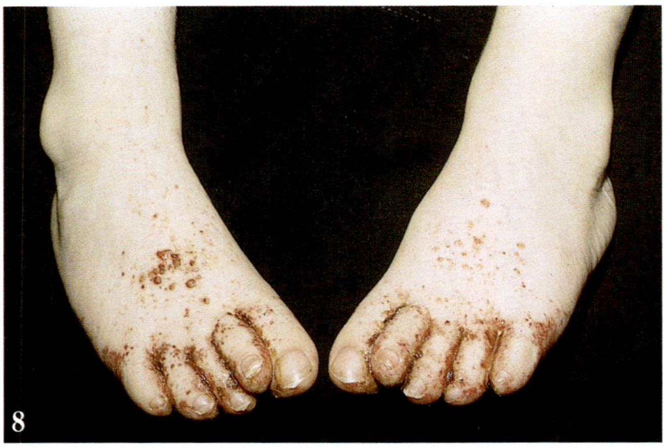
8

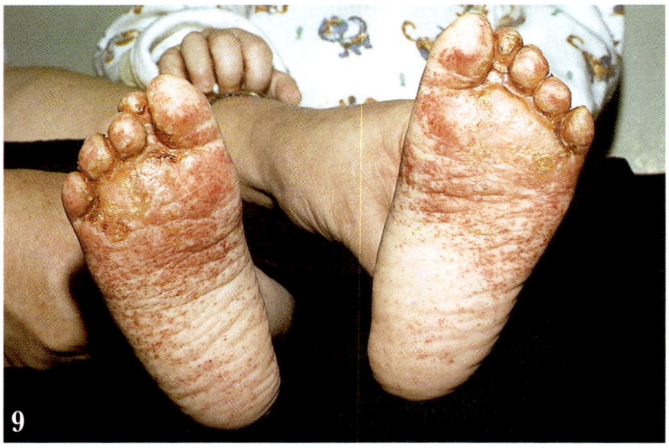
9

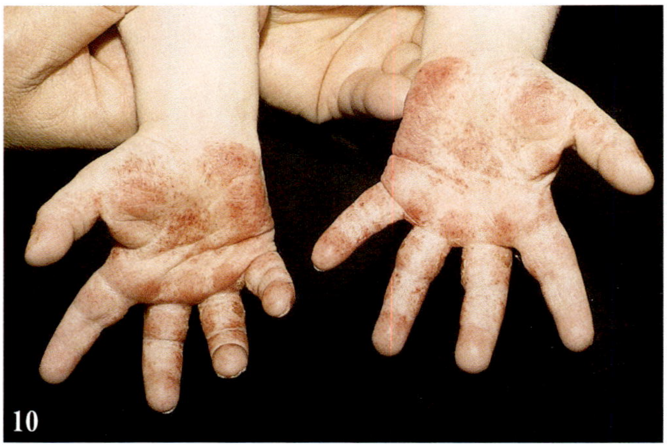
10

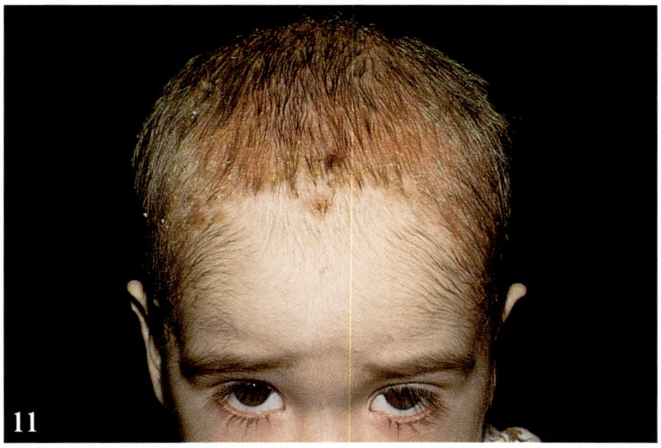
11

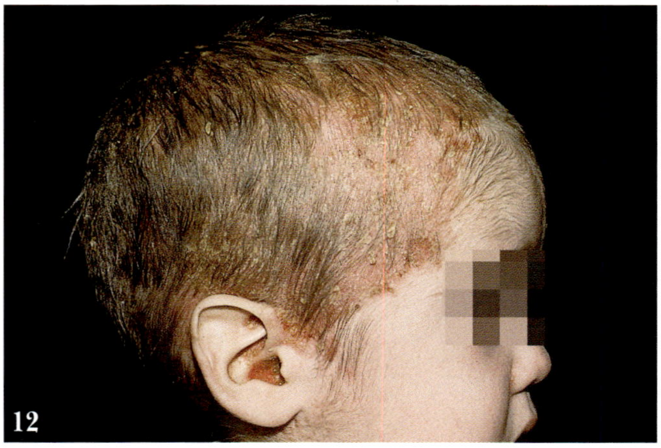
12

Otras manifestaciones cutáneas consisten en erupciones de pápulas y vesículas en las áreas intertriginosas, que por coalescencia pueden formar ulceraciones superficiales y fisuras en la región inguinal (Figs. 13, 14), axilar, retroauricular, perianal, vulvar; son lesiones por lo común húmedas y pruriginosas, sumamente molestas y con frecuencia presentan infección bacteriana sobreañadida. Es frecuente la presencia de una dermatitis del área del pañal, severa, recalcitrante con pápulas costrosas, erosiones y petequias. La erupción cutánea aparece en brotes sucesivos, de forma que el lactante puede en su inicio parecer "sano", hasta la aparición de los signos sistémicos (fiebre, anemia, linfadenopatía, lesiones osteolíticas hepatoesplenomegalia) con grave afectación del estado general. Fig. 15: llama la atención el contraste entre los miembros adelgazados y el vientre prominente debido a su hepatoesplenomegalia. Las ulceraciones bucales y gingivales, otitis crónica media y ulceraciones postauriculares, inguinales o perineales son importantes datos que apoyan el diagnóstico.

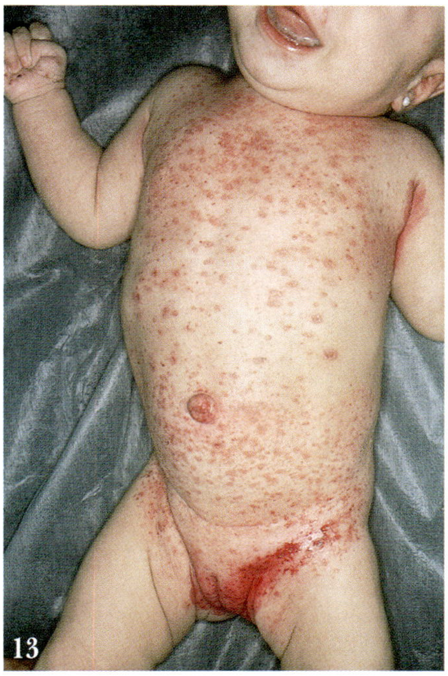

13

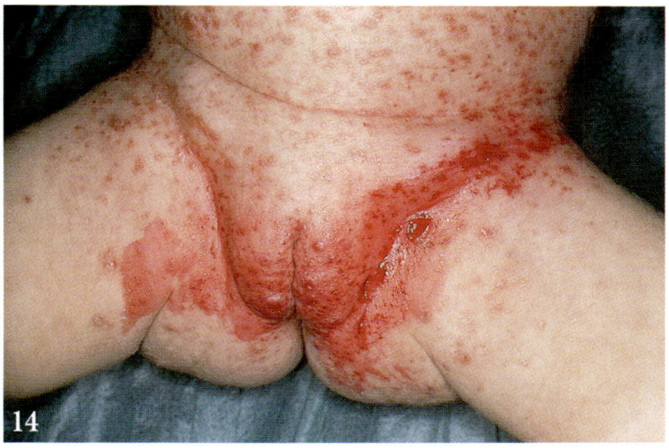

14

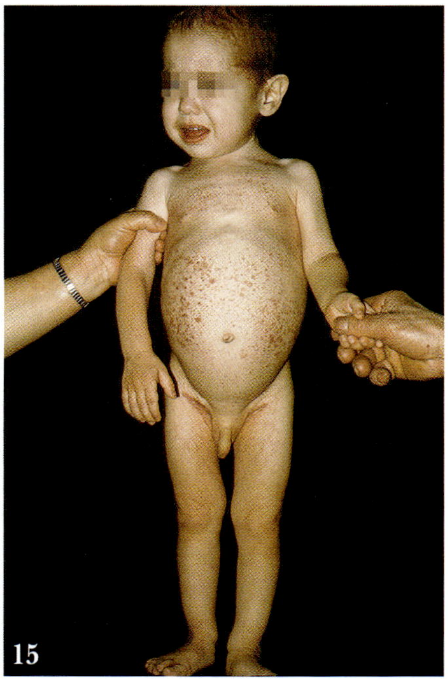

15

En algún caso de ELS, las lesiones de manos y pies como las que presenta el paciente de las Figs. 16, 17, a pesar de su componente purpúrico, valoradas aisladamente, pueden sugerir al clínico no avezado, equivocadamente, que está ante un cuadro de sarna.

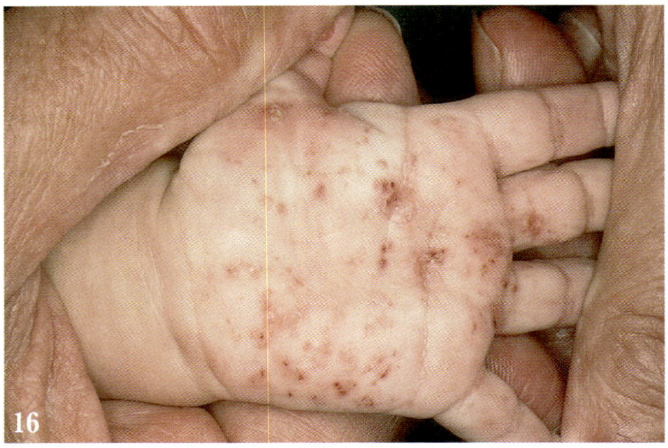
16

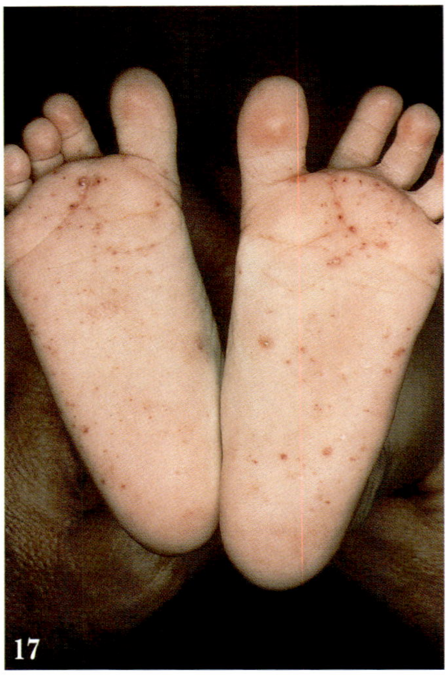
17

Diagnóstico

El carácter y distribución de las lesiones cutáneas, la edad y los signos sistémicos (hepatoesplenomegalia, linfadenopatía, anemia, grave afectación del estado general) sugiere la enfermedad, pero ésta debe ser confirmada por biopsia cutánea.

Diagnóstico diferencial

Las lesiones cutáneas de la ELS, en su inicio, pueden ser mal diagnosticadas de *dermatitis seborroide* y al ser pruriginosas etiquetarse de *dermatitis atópica.*

Dermatitis seborroide: jamás presentan elementos purpúricos, al levantar la costra no sangran y responde rápidamente al tratamiento.

Dermatitis atópica: generalmente es más pruriginosa, las lesiones son más superficiales, menos infiltradas y excepcionalmente purpúricas con respuesta espectacular a la aplicación tópica de corticoides.

- Gianotti F, Caputo R. Histiocytic syndromes: a review. J Am Acad Dermatol. 1985; 13: 383-404.
- Esterly N, Maurer H, Gonzalez-Crussi F. Histiocytosis X: a seven-year experience at a children's hospital. J Am Acad Dermatol. 1985; 13: 481-96.
- Egeler RM, D'Angio GJ. Langerhans cell histiocytosis. J Pediatr. 1995; 127: 1-11.
- Ladisch S. Histiocytosis syndromes of childhood. En: Kliegman RM, Stanton BMD, Geme JS, Schor N, Behrman RE, eds. Nelson Textbook of Pediatrics, 19 th ed. Philadelphia, PA: Saunders; 2011. p. 1773-7.
- Munn S, Chu AC. Langerhans cell histiocytosis of the skin. Hematol/Oncol Clin N Am. 1998; 12: 269-86.

Xantogranuloma juvenil

El xantogranuloma juvenil (XGJ) es un término que ha sustituido al antiguo de nevoxantoendotelioma. El XGJ es una histiocitosis derivada de célula dendrítica no célula de Langerhans (Clase I); es la forma más común de histiocitosis de células no Langerhans. Es un proceso relativamente común, aunque su exacta incidencia es difícil de determinar, con predominio masculino en la infancia, estimado en 1,5/1 y de etiopatogenia desconocida; se cree que se trata de una respuesta reactiva granulomatosa de los histiocitos a un estímulo desconocido. Es una enfermedad benigna, autolimitada, propia de lactantes y niños, ocasionalmente adultos, caracterizada por la presencia de uno o varios y, en algunos casos, numerosos nódulos, rojizo-amarillentos localizados en la piel y en ocasiones en otros órganos. El XGJ ha sido asociado con otras enfermedades: urticaria pigmentosa, enfermedad de Niemann-Pick, diabetes mellitus, leucemia mieloide crónica y neurofibromatosis tipo 1 (NF1). La NF1 es la enfermedad con la que se ha encontrado asociación estadística más significativa. El XGJ no se asocia a anomalías metabólicas, hiperlipidemia o diabetes insípida.

Cuadro clínico

Se distinguen dos formas clínicas: *XGJ cutáneo* (afectación exclusiva de la piel) y *XGJ sistémico* (una o múltiples lesiones extracutáneas con o sin lesiones cutáneas asociadas).

XGJ cutáneo: representa más del 90% de los casos de XGJ. Las lesiones están presentes al nacimiento (5-7%), en el primer año (40-70%), y nuevas lesiones pueden aparecer durante 1-2 años. Suele presentarse como una pápula o nódulo firme, único o múltiple, bien delimitado, asintomático (en ocasiones, por su localización o tamaño, puede dar algún síntoma). Su color oscila de rosado, en los estadios tempranos, a amarillo amarronado; más tardíamente puede presentar telangiectasias en su superficie. La ulceración y hemorragia es poco frecuente, aunque puede ocurrir ocasionalmente. La afectación de la mucosa oral es excepcional.

Según el tamaño, algunos autores distinguen la forma *micronodular*, lesión < 10 mm de la *macronodular*, lesión > 10 mm. La micronodular es la más frecuente, generalmente múltiple, cursa clínicamente como pápulas, que pueden ser numerosas, firmes, aplanadas o cupuliformes de 2-5 mm de diámetro, de coloración rojo-marrón al inicio y luego amarillenta. Figs. 18-20: pápulas de 2-5 mm de diámetro, firmes, aplanadas (cara, cuello) cupuliformes (cuero cabelludo) de tono rojizo-amarillento.

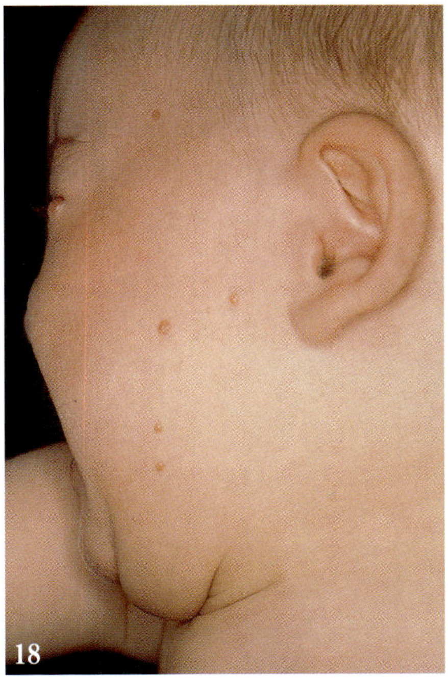

18

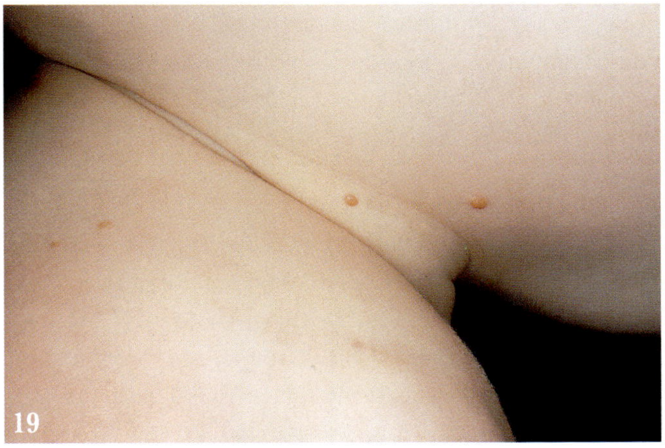

19

La macronodular se manifiesta como un nódulo solitario o en escaso número, redondo u oval, de consistencia firme, en forma de cúpula, de 1-2 cm de diámetro y color amarillento. Fig. 21: 2 nódulos redondos, > 10 mm, cupuliformes de tonalidad rojizo-carne; cicatriz residual por extirpación de lesión similar que confirmó el diagnóstico de XGJ. Fig. 22: lactante de 4 meses, nódulo redondo, > 10 mm, amarillento; la pequeña lesión de su superficie, es debida a biopsia practicada a los 3 meses para confirmación diagnóstica.

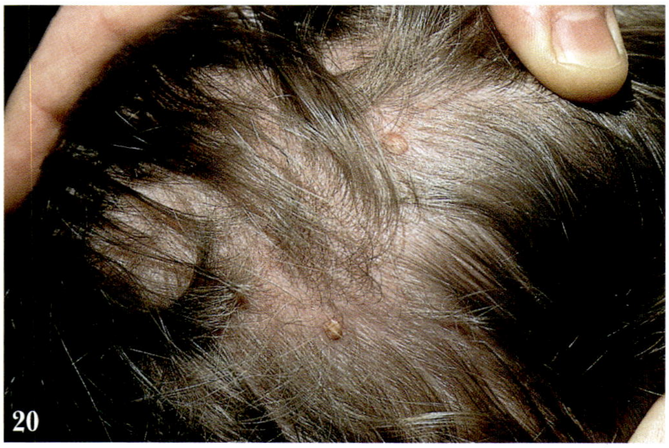
20

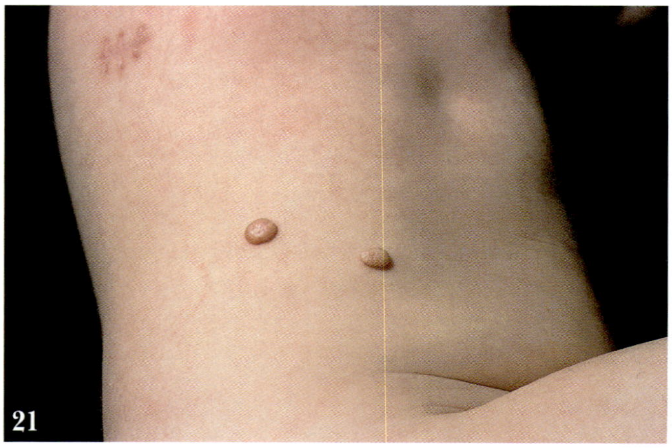
21

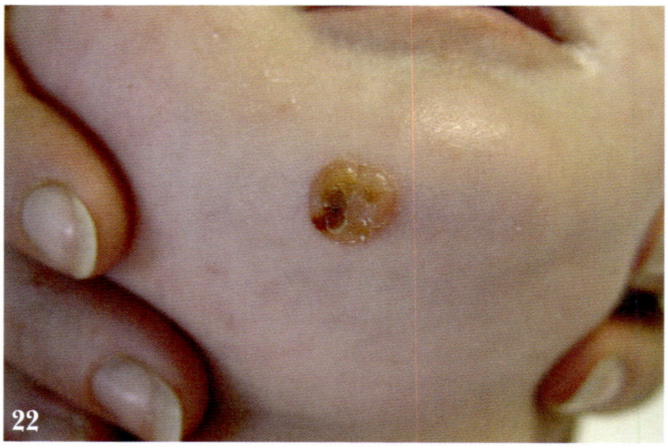
22

La mayor parte de los pacientes (70%) presentan una lesión solitaria, localizada con predilección en el tronco, cuello y cabeza, pero puede asentar en cualquier lugar de la superficie cutánea. Los menores de 6 meses tienen tendencia a presentar lesiones múltiples. El curso de las lesiones cutáneas es benigno, involucionan espontáneamente sin necesidad de tratamiento con estabilidad o regresión gradual de las lesiones, según los datos de la literatura, en un período aproximado de 3 años. La resolución suele ser completa, aunque en algún caso puede dejar un área residual de hiperpigmentación. En el 20% de los niños con XGJ se observan manchas café con leche.

XGJ sistémico: la frecuencia de afectación sistémica en el XGJ se ha estimado en el 5-10%. El ojo es el lugar extracutáneo más frecuentemente afectado, la incidencia del compromiso ocular descrita en la literatura oscila entre el 0,3-10% de los casos, esto contrasta con el hecho de que, al menos, el 41% de los pacientes con afectación ocular presentan lesiones cutáneas que son siempre múltiples. Hasta en un 45% de los pacientes con lesiones coexistentes, cutáneas y del ojo, las lesiones cutáneas son posteriores a las oculares, aunque pueden aparecer antes o simultáneamente. La edad es un importante factor de riesgo de afectación ocular, casi todos los pacientes (92%) con XGJ intraocular son menores de 2 años y la mayoría acuden en primer lugar al oftalmólogo por cambios agudos oculares; los casos de alteración ocular que surgen en pacientes con XGJ cutáneo son raros. Aunque no se ha demostrado que el *screening* oftalmológico mejore el diagnóstico precoz, parece razonable que el niño menor de 2 años, asintomático, con lesiones múltiples cutáneas de XGJ sea sometido a una valoración oftalmológica.

Excluidos los pacientes con compromiso ocular, aproximadamente la mitad de pacientes con XGJ sistémico, no tienen lesiones cutáneas acompañantes, sin embargo, hecho importante, si cursa con lesiones cutáneas asociadas, éstas son características y habitualmente preceden al desarrollo de complicaciones en otros órganos. El 75% de las formas sistémicas (excluidas las oculares), se limita a uno o dos localizaciones extracutáneas. Si la localización es única (44%), habitualmente asienta en el tejido subcutáneo o músculo, aunque puede hacerlo en lugares inusuales (pene, orofaringe, epiplón). El XGJ puede localizarse en el tejido blando profundo en un 5% de los casos, manifestándose, clínicamente como una masa no dolorosa, blanda, bien delimitada, sin fijación a la piel y en la mayor parte de los casos sin cambios cutáneos. La lesión suele ser asintomática, salvo que el espacio ocupado por el tumor origine trastorno funcional. La localización más frecuente, tras el tejido subcutáneo, es: SNC, hígado, bazo, pulmón. La escisión completa, cuando es posible, resuelve el problema definitivamente.

Aunque el XGJ cutáneo se contempla como una enfermedad de curso benigno y autorresolutivo, la forma sistémica puede plantear serios problemas e incluso muerte. Estos pacientes deben ser examinados cuidadosamente, pero insistiendo en que la sola presencia de lesiones cutáneas no justifica la práctica de exploraciones específicas para detectar compromiso interno, a menos que exista sospecha clínica.

Diagnóstico

Para el clínico familiarizado con el XGJ, el característico aspecto de la lesión pápulo-nodular puede ser suficiente para el diagnóstico. A la menor duda, el diagnóstico debe ser confirmado mediante biopsia de la lesión. El diagnóstico diferencial incluye los procesos que pueden cursar con nódulos de aspecto anaranjado-amarillento-marrón, para cuya diferenciación necesitaremos siempre de la biopsia. El XGJ visceral puede simular cualquier tipo de masa benigna o maligna. El XGJ localizado en tejidos profundos puede ser confundido con un tumor maligno (rabdosarcoma, fibrosarcoma).

Diagnóstico diferencial

En el diagnóstico diferencial hay que tener en cuenta, entre otros, los siguientes procesos: *urticaria pigmentosa, mastocitoma solitario, molusco contagioso, dermatofibroma, xantoma tuberoso, histiocitosis congénita autoinvolutiva (enfermedad de Hashimoto-Pritzker), histiocitosis cefálica benigna* y *nevus de Spitz*

Urticaria pigmentosa: ausencia de coloración amarillenta, con signo de Darier positivo.

Mastocitoma solitario: la lesión se vuelve urticarial al frotamiento (signo de Darier positivo).

Molusco contagioso: sus lesiones, si les falta la umbilicación pueden simular un XGJ, pero nunca presentan coloración amarillenta.

Dermatofibroma: propio de la edad adulta, ocasionalmente en niños, no tiene la coloración amarillenta del XGJ, hallazgos histológicos propios del proceso.

Xantomas tuberosos: alteración del perfil lipídico.

Histiocitosis congénita autoinvolutiva (enfermedad de Hashimoto-Pritzker): las lesiones a menudo se ulceran y regresan en meses (no en años como el XGJ). Diagnóstico por biopsia.

Histiocitosis cefálica benigna: las lesiones cutáneas pueden ser similares a las formas micronodulares del XGJ en aspecto, tamaño y distribución (cabeza, cuello). Las lesiones de la histiocitosis cefálica benigna, son más planas (recuerdan a las verrugas planas) y en niños muy jóvenes, sin afectación de las mucosas. Diagnóstico por biopsia.

Nevus de Spitz: puede ser clínicamente idéntico a los estadios iniciales del XGJ. Confirmación por biopsia.

- Freyer DR, Kennedy R, Bostrom BC, Kohut G, Dehner L. Juvenile xanthogranuloma forms of systemic disease and their clinical implication. J Pediatr. 1996; 129: 227-37.
- Hernandez-Martin A, Baselga E, Drolet BA, Esterly NB. Juvenile xanthogranuloma. J Am Acad Dermatol. 1997; 36: 355-67.
- Chang MW, Frieden IJ, Good W. The risk intraocular juvenile xanthogranuloma: survey of current practices and assessment of risk. J Am Acad Dermatol. 1996; 34: 445-9.
- Janssen D, Harms D. Juvenile xanthogranuloma in childhood and adolescence. A clinicopathologic study of 129 patients from the Kiel Pediatric Tumor Registry. Am J Surg Pathol. 2005; 29: 21-8.

HISTIOCITOSIS DERIVADAS DE MONOCITO/MACRÓFAGO

Histiocitosis maligna

La histiocitosis maligna (HM) es una rara histiocitosis de riesgo vital clasificada en el grupo de las histiocitosis de clase III. Se caracteriza por una amplia proliferación neoplásica de histiocitos que afectan a hígado, bazo, ganglios linfáticos y médula ósea. La enfermedad puede aparecer a cualquier edad, aunque es menos frecuente en la edad pediátrica.

Cuadro clínico

El cuadro clínico es proteico, se caracteriza por fiebre acompañada por un rápido cuadro consuntivo, devastador, con anorexia, astenia y pérdida de peso. La fiebre es tan constante que su ausencia pone en duda el diagnóstico. Adenopatías sensibles, periféricas (cervicales, axilares e inguinales), linfadenopatías mediastínicas. Las lesiones cutáneas y subcutáneas son características por su frecuencia y presentación. La lesión cutánea puede ser única o múltiple, no hay patrón único, pueden ser papulares, nodulares o placas y pueden presentarse en cualquier lugar aunque con moderada predilección por las extremidades, especialmente porción inferior de las piernas. La lesión más típica es una placa extensa, inflamatoria, indurada, que puede experimentar necrosis y ulceración, del color de la piel o violácea, con infiltración de la dermis y/o tejidos subcutáneos y no se disocia fácilmente de la musculatura subyacente. Más de la mitad de los pacientes se quejan de dolor abdominal difuso probablemente por afectación de los ganglios profundos. Alteraciones hematológicas (anemia, leucocitosis, en el niño más frecuente que leucopenia, trombocitopenia). Hepatoesplenomegalia. En raras ocasiones, lesiones líticas óseas y neumonitis intersticial completan el cuadro. Fig. 23: numerosos nódulos subcutáneos en cuero cabelludo.

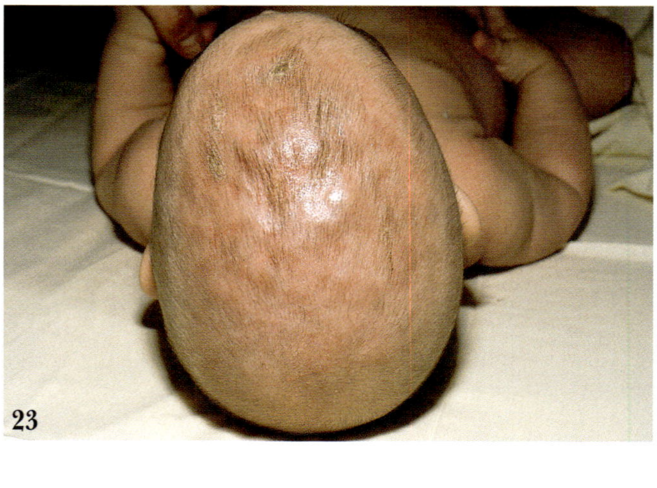

23

Fig. 24: placas infiltrativas subcutáneas en el hueco poplíteo, que evolucionan a la ulceración. Fig. 25: gran tumoración infiltrativa con componente necrótico.

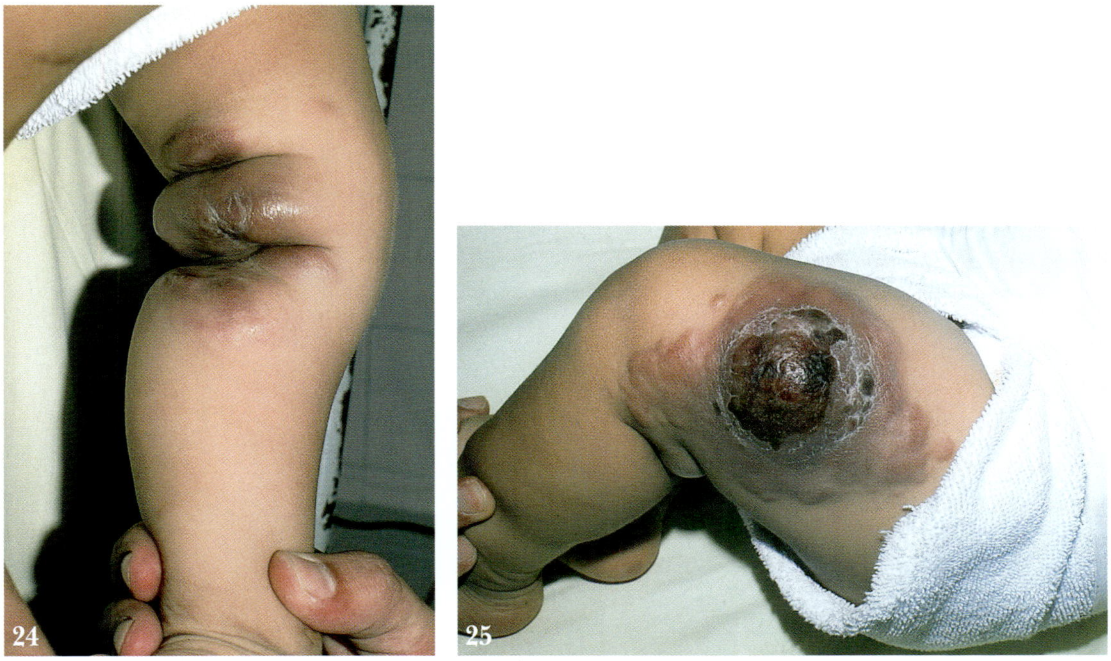

Diagnóstico

La fiebre, la rapidez del cuadro consuntivo, las linfadenopatías superficiales y profundas dolorosas, las adenopatías mediastínicas, las lesiones infiltrativas subcutáneas y los nódulos cutáneos obviamente nos llevarán a pensar en un proceso maligno. El diagnóstico depende del estudio anatomopatológico de las adenopatías y lesiones cutáneas.

Diagnóstico diferencial

La severidad de los síntomas generales con linfadenopatía generalizada nos permitirá descartar la *mononucleosis infecciosa* u otro tipo de *linfadenitis viral*.

Enfermedad de Letterer-Siwe: solo en niños menores de 3 años y la linfadenopatía diseminada nos debe hacer cuestionar seriamente este diagnóstico.

- Newman B, Hu W, Nigro K, Gilliam AC. Aggressive histiocytic disorders that can involve the skin. J Am Acad Dermatol. 2007; 56: 302-16.
- Zucker JM, Caillaux JM, Vanel D, et al. Malignant histiocytosis in childhood: clínical study and therapeutic results in 22 cases. Cancer. 1980; 45: 2821-9.
- Marshall M, Farmer E, Trump D. Cutaneous involvement in malignant histiocytosis. Case report and review of the literature. Arch Dermatol. 1981; 117: 278-81.

22 Enfermedades del pelo y uñas

ALOPECIA *AREATA*

La alopecia *areata* (AA) es una forma de alopecia no cicatricial, caracterizada por la aparición súbita, de placas redondas u ovaladas de caída del pelo, localizadas en cuero cabelludo o en otras zonas. Es relativamente frecuente, con una prevalencia aproximada del 0,1% y el riesgo a lo largo de la vida del 2%. La mayor parte de los pacientes son jóvenes, aunque el trastorno es infrecuente por debajo de los 3 años. La máxima prevalencia se da entre la 2ª y 4ª década de la vida.

En conjunto afecta por igual ambos sexos. Los casos pediátricos suponen el 20% de las AA y hasta en un 60% de los casos presentarán su primera mancha alopécica antes de los 20 años de edad. La primera manifestación generalmente tiene lugar durante la infancia, habitualmente después de los 5 años de edad.

Los factores genéticos juegan un importante papel en la génesis de la AA, con una elevada frecuencia, del 10-20%, de historia familiar positiva. Aunque la etiología es desconocida, la hipótesis más aceptada es que se trata de una enfermedad autoinmune, mediada por células T, en individuos con predisposición genética. Recientemente, se han identificado al menos 8 regiones del genoma con evidente asociación con la AA. En los niños, hay una aparente variación estacional con actividad cíclica de la población capilar. Es común que se produzca una repoblación capilar en primavera y una marcada caída del cabello en otoño e invierno.

Cuadro clínico

La lesión típica de la AA es la aparición de una zona sin pelo, claramente delimitada, irregular o discoide (redonda u oval), brillante y lisa, localizada casi siempre en cuero cabelludo, que aparece bruscamente en el plazo de unos días. La piel en la zona de alopecia es normal, sin signos inflamatorios ni descamación, en algún caso se puede apreciar un ligero enrojecimiento o tono amarillento. Fig. 1: lactante de 3 meses de edad con dos placas redondas de alopecia circunscrita con piel normal. Cuando la pérdida de pelo se hace más extensa, estas placas de AA se extienden periféricamente y a veces confluyen dando lugar a patrones desfigurantes. En el borde del área de alopecia, es frecuente y característico el hallazgo de unos pelos distróficos, conocidos como pelos en *signo de exclamación*, que son "patognomónicos", aunque no siempre están presentes. Son pelos cortos, de unos mm de longitud y más anchos en su extremo distal, que se

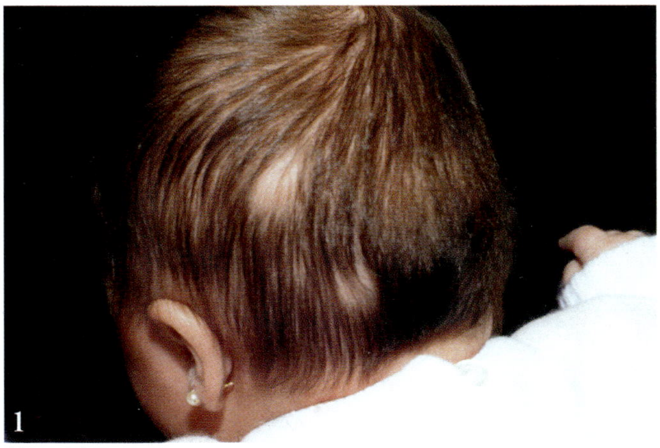

1

extraen con facilidad. Si la extracción de pelos del borde de una placa de AA, mediante suave tracción, es positiva, indica que el proceso está activo. Los pelos en signo de exclamación representan el cada vez más débil intento del folículo de formar el tallo del pelo, bajo el ataque de los linfocitos.

En función de la extensión de la pérdida de pelo la AA se clasifica en, AA *localizada* (pérdida < 50% del cabello), AA *extensa* (pérdida > 50% del cabello), AA *total*, pérdida del 100% del cabello y AA *universal* pérdida del 100% del cabello y zonas pilosas del cuerpo.

La segunda forma de presentación clínica más frecuente en el niño pequeño es la *AA difusa,* caracterizada por pérdida difusa de pelo > 20% del total del pelo del cuero cabelludo, sin parches alopécicos, irregularmente configurada y con retención de largos pelos difusamente distribuidos en las zonas de alopecia.

Una forma clínica de AA, denominada *ofiasis*, puede presentarse ocasionalmente, con una frecuencia menor del 5% en los niños y generalmente se asocia con mal pronóstico. Se inicia la pérdida de pelo en la porción posterior del occipital y se extiende anterior y bilateralmente, en banda con una anchura de 2,5-5 cm rodeando el cuero cabelludo, extendiéndose por encima del pabellón auricular. Figs. 2, 3: pérdida de cabello en banda a todo lo largo del área temporal partiendo de la nuca, *ofiasis*. La alopecia total de todo el cuero cabelludo puede presentarse en un 5% de los pacientes con AA. Fig. 4: pérdida total del cabello del cuero cabelludo y cejas.

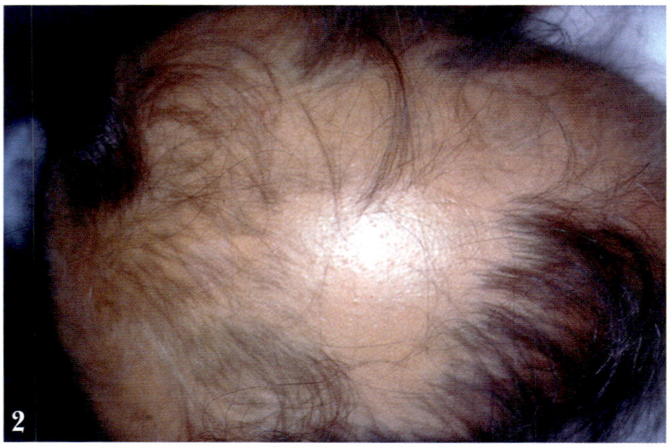

2

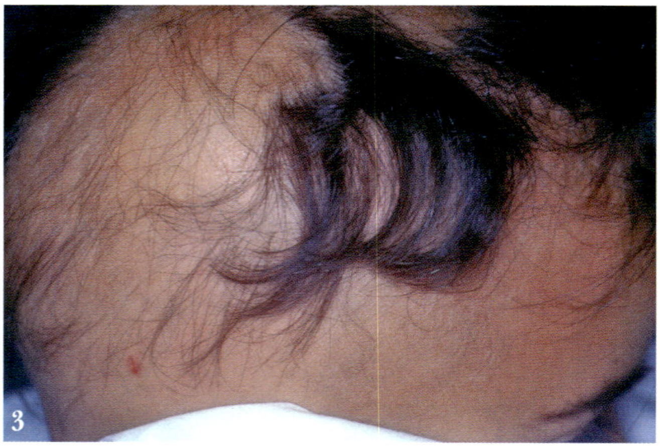

3

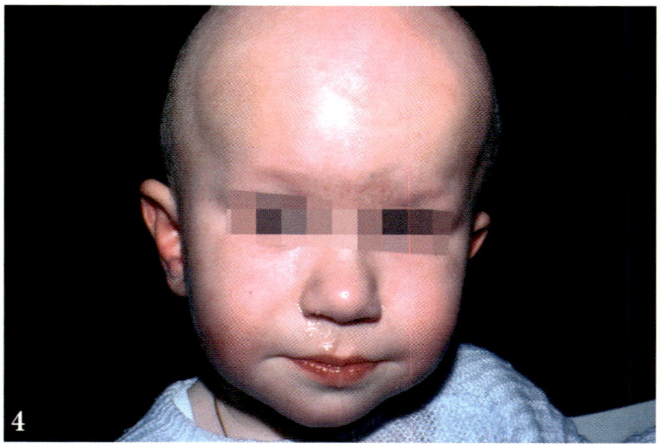

4

El 80% de los pacientes pediátricos con AA presentan una única placa alopécica, que en el 70-95% de los casos está localizada en el cuero cabelludo.

Defectos en las uñas: hundimientos puntiformes, estrías longitudinales, se ven en el 10-20% de los casos y generalmente hay un paralelismo entre la extensión de la enfermedad y la posibilidad y severidad de atentado ungueal. La anomalía más característica de las uñas es una placa ungueal con estrías y hundimientos puntiformes (piqueteado), dispuesto en líneas horizontales y/o verticales, conocida como uña *scotch a cuadros*. Fig. 5: hundimientos puntiformes en la superficie de la placa ungueal. Los hundimientos puntiformes son más menudos y menos profundos de los que se aprecian en pacientes con psoriasis. Ocasionalmente los cambios ungueales pueden preceder a la AA en meses o años.

Es bien conocida la asociación de AA con diversas enfermedades endocrinas, sobre todo con la tiroiditis de Hashimoto.

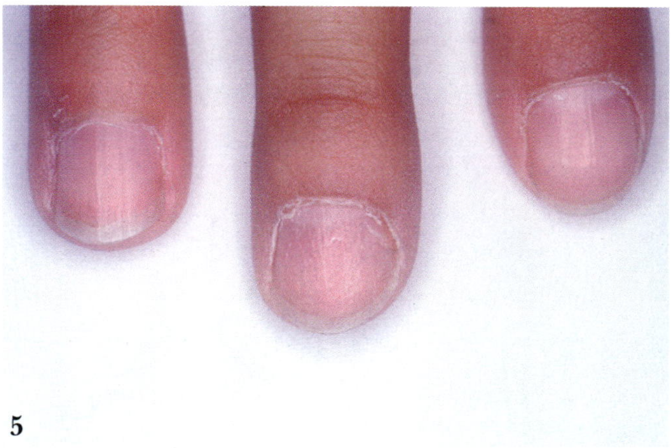

5

La evolución natural de la AA es impredecible. La mayoría de los niños afectos de AA en placas (tipo discoide) no progresan a pérdidas capilares más serias. Entre el 1-7% pueden progresar a un alopecia total o universal, según datos de la literatura. El pronóstico del niño con AA localizada con pérdida de cabello < al 25% del mismo es excelente, en la mayoría de los casos con regeneración capilar espontánea dentro de un plazo de 6-12 meses. Fig. 6: placa alopécica en un niño de 3 años con inicio espontáneo de recuperación capilar. Fig. 7: tres meses después, buena recuperación capilar. En general cuanto más joven es el niño, peor es el pronóstico. Estudios recientes señalan algunos factores que ensombrecen el pronóstico de la AA. Los factores más importantes de mal pronóstico son: la extensión de la pérdida capilar en su presentación o un patrón de pérdida tipo *ofiasis*. Otros factores que lastran el pronóstico son: debut en la infancia, atopia, asociación con otros procesos autoinmunes y afectación ungueal.

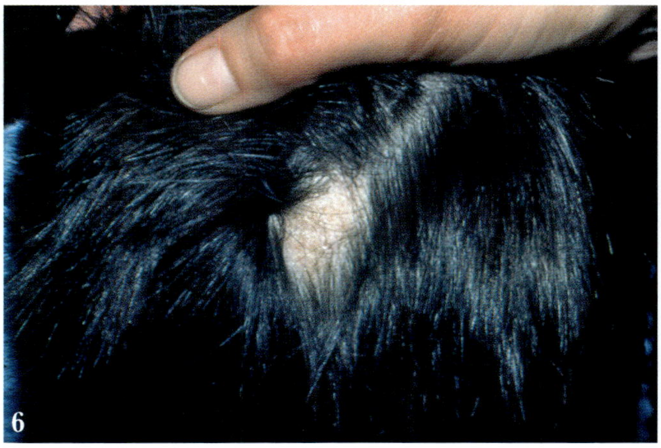

6

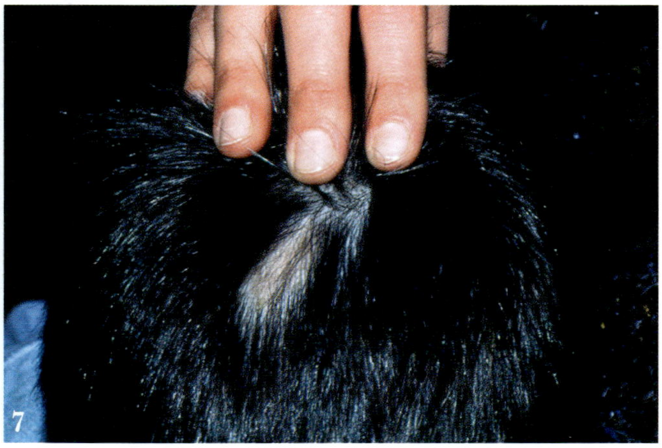

7

Figs. 8-10: paciente de 14 años, AA difusa con gran pérdida del volumen capilar, piqueteado ungueal de los 10 dedos de las manos y antecedente de madre con alopecia universal. Fig. 11: tratada con corticoides, alopecia universal 5 meses más tarde.

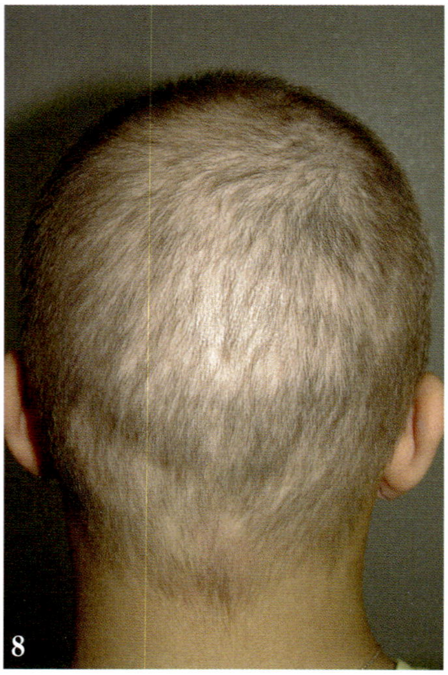

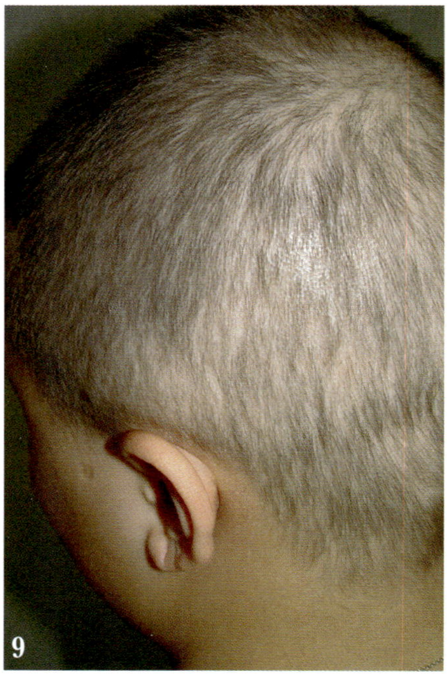

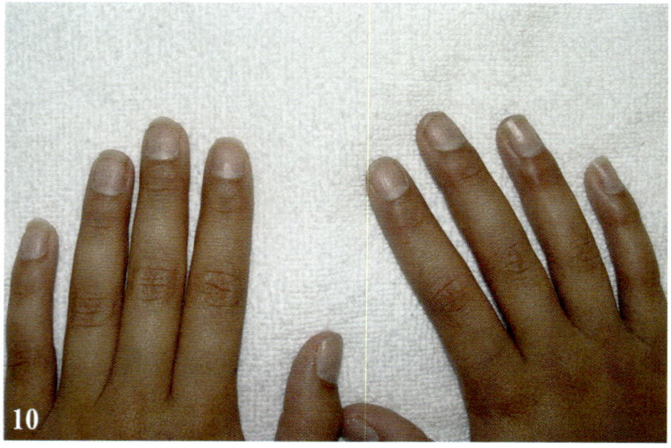

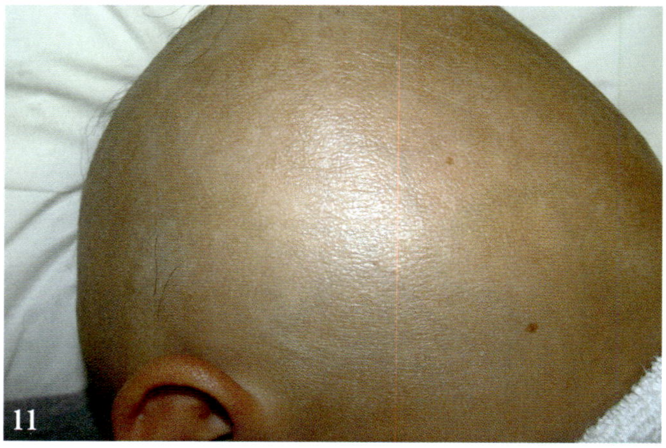

Diagnóstico

El diagnóstico es clínico y suele ser sencillo, basado en una historia clínica cuidadosa y en el examen físico de las lesiones. La repentina aparición de zonas de alopecia en el cuero cabelludo, de forma redonda u oval o de patrón reticular, bien circunscritas, el aspecto de los pelos extraídos de su borde y la ausencia de cambios epidérmicos (sin descamación e inflamación) lo distingue de otros tipos de alopecia. La presencia de placas circunscritas sin pelo o grandes áreas alopécicas con los *ostium* foliculares conservados es típico de la AA. No son necesarios estudios de laboratorio, salvo que haya indicios de enfermedad tiroidea asociada.

Diagnóstico diferencial

En los niños, las dos entidades más importantes a descartar son la *tricotilomanía* y la *tiña capitis* no inflamatoria.

Tricotilomanía: las zonas de pérdida de pelo tienen forma irregular con cabellos rotos de tamaño diferente, petequias perifoliculares y excoriaciones del cuero cabelludo. Todo ello condiciona la textura áspera que presentan estas lesiones en contraste con la superficie lisa de la AA.

Tiña capitis no inflamatoria: un examen atento revelará la existencia de pelos rotos a nivel del orificio folicular. El cuero cabelludo presenta signos de inflamación y descamación y la presencia de una adenopatía cervical u occipital. Si persiste la duda, examen microscópico del pelo con KOH y cultivo de dermatofitos.

- Alkhalifah A, Alsantali A, Wang E, McElwee KJ, Shapiro J. Alopecia areata update. Part I. Clinical picture, histopathology, and pathogenesis. J Am Acad Dermatol. 2010; 62: 177-88.
- Finner AM. Alopecia areata: clinical presentation, diagnosis, and unusual cases. Dermatol Ther. 2011; 24: 348-54.
- Tosti A, Bellavista S, Iorizzo M. Alopecia areata: a long term follow-up study of 191 patients. J Am Acad Dermatol. 2006; 55: 438-41.
- Bruce H. Thiers. Alopecia areata. Symposium. Pediatr Dermatol. 1987; 4: 136-58.
- Goh C, Finkel M, Christos PJ, Sinha AA. Profile of 513 patients with alopecia areata: associations of disease subtypes with atopy, autoimmune disease and positive family history. J Eur Acad Dermatol Venereol. 2006; 20: 1055-60.
- Lio PA. What´s missing from this picture? An approach to alopecia in children. Arch Dis Child Ed. 2007; 92: 193-8.
- Nield LS, Keri JE, Kamat D. Alopecia in the general pediatric clinic: who to treat, who to refer. Clin Pediatr. 2006; 45: 605-12.

MONILETHRIX

El moniletrix (M) (*monile*: collar, *thrix*: pelo) es una rara genodermatosis del pelo, originada por la mutación de los genes (hHb1, hHb 3, hHb 6) de las queratinas del pelo y de la desmogleína 4. Se transmite en la mayoría de los casos de forma autosómica dominante, con elevada penetrancia y expresividad variable. Se distingue por una alteración estructural del tallo piloso, constituida por constricciones periódicas y fragilidad del pelo. Se manifiesta comúnmente en la infancia con mejoría en la adolescencia.

Cuadro clínico

El pelo tiene un aspecto *arrosariado*, al microscopio se aprecian con regular periodicidad, cada 0,7-1 mm, unos engrosamientos (nodos), elípticos del diámetro de un pelo normal con médula y entre los nodos, el tallo del pelo es más estrecho y sin médula, siendo en este punto donde habitualmente se rompe el pelo. El pelo parece seco, deslustrado, frágil, quebradizo y se fractura espontáneamente o ante traumatismos mínimos. Puede afectarse el pelo del cuero cabelludo, cejas, pestañas, vello corporal y púbico. El pelo habitualmente es normal al nacimiento, pero en las primeras semanas o meses de vida es reemplazado por pelos anómalos. Los cabellos rara vez crecen más allá de 1-2 cm de longitud, debido a las roturas. Con frecuencia se acompaña de queratosis folicular en la nuca y, en ocasiones, en todo el cuero cabelludo. El cuadro clínico es característico, con pelos cortos, deslustrados, quebradizos, que emergen de tapones foliculares córneos.

Figs. 12-14: hermanos de 8 y 6 años con alopecia, cabellos cortos y quebradizos; los tapones foliculares son más manifiestos y numerosos en el más joven. En ocasiones, el M se acompaña de coiloniquia en manos y pies.

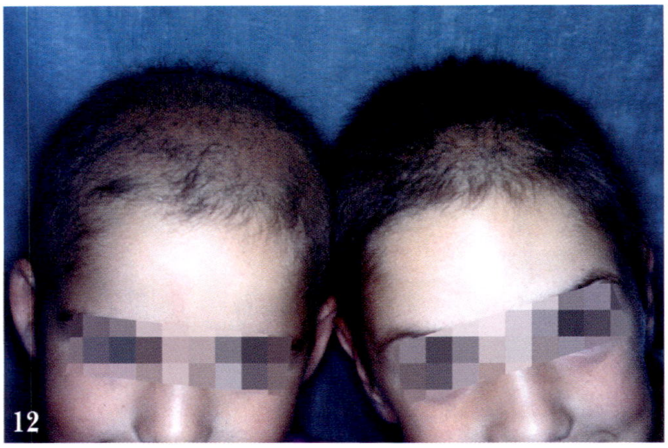

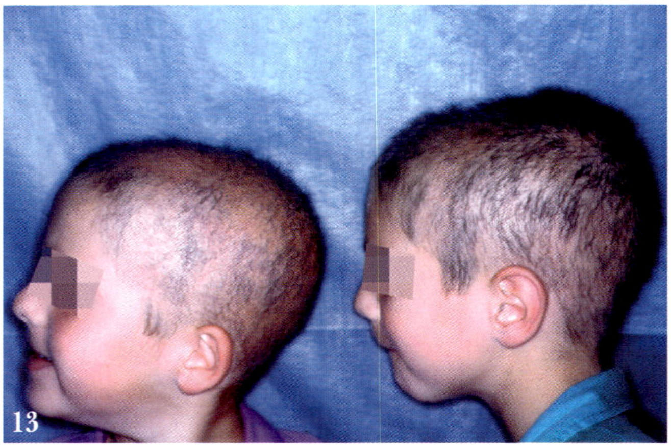

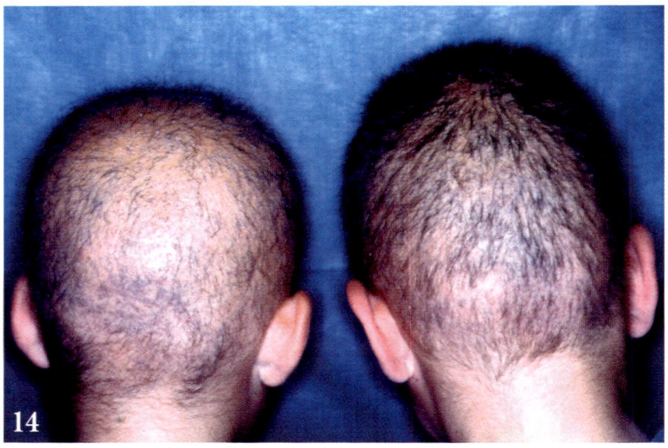

La evolución y el pronóstico de los pacientes son impredecibles. Normalmente las manifestaciones comienzan a hacerse evidentes en etapas tempranas de la vida (antes del año de edad) y los síntomas regresan, espontáneamente, durante la pubertad pero no desaparecen del todo.

Diagnóstico

El diagnóstico es clínico y se confirma mediante examen del pelo al microscopio. El dermatoscopio puede ser útil como método rápido de diagnóstico del monilethrix. Debe diferenciarse del pseudomonilethrix y otros cuadros de anomalías del tallo del pelo (*tricorrexis invaginata, pili torti, tricotiodistrofia*); el examen del pelo al microscopio y los hallazgos clínicos que van asociados a estos trastornos permiten su diferenciación.

Pseudomonilethrix: es de inicio más tardío, después de los 8 años, no se acompaña de hiperqueratosis folicular y el tallo del pelo tiene un aspecto mellado y a veces torsionado en su eje longitudinal, con zonas irregulares engrosadas y aplanadas.

- Liu CI, Hsu CH. Rapid diagnosis of monilethrix using dermoscopy. Br J Dermatol. 2008; 159: 741-3.
- Leitner C, Cheung S, De Becker D. Pitfalls and pearls in the diagnosis of Monilethrix. Pediatr Dermatol. 2013; 30: 633-5.
- Cheng AS, Bayliss SJ. The genetics of hair shaft disorders. J Am Acad Dermatol. 2008; 59: 1-22.
- Despontin K, Krafchik B. What syndrome is this? Monilethrix syndrome. Pediatr Dermatol. 1993; 10: 192-4.

TRICOTILOMANÍA

La tricotilomanía (TT), del griego *trichos* (cabello) y *mania* (impulso), es un trastorno del comportamiento que se manifiesta por el hábito, consciente o inconsciente, de tirar de su propio pelo de forma recurrente e irresistible. Aunque la parte más afectada es la cabeza, puede abarcar cualquier zona pilosa de la persona. No está aclarado si la TT constituye un síndrome propio, una forma del trastorno obsesivo-compulsivo o un síntoma que se observa en un amplio espectro de psicopatologías.

Se diferencian 3 grupos de TT caracterizados por su edad de comienzo: niño preescolar, preadolescente a adulto joven y adulto.

Grupo preescolar: el hábito de "tirarse del pelo" en realidad se presenta como un *continium,* desde formas frecuentes y benignas sin *distress* emocional, a formas más severas con gran sufrimiento personal. El hábito común de tirarse del pelo, de los niños de 1-5 años se tiende a considerar aparte de la TT, probablemente se trata de un proceso diferente de la TT del adolescente o adulto joven. En el preescolar este hábito se considera como un trastorno del comportamiento análogo a "comerse las uñas", síntoma de una no adecuada relación madre-hijo. Los niños tienden a tirarse del pelo cuando están solos, especialmente al ir a la siesta o a dormir. Pista de que el niño es el responsable, puede ser el hallazgo de pelos alrededor de la cama o en la almohada a la mañana siguiente.

A tenor de la literatura, la tricotilomanía del preescolar tiende a ser benigna, autolimitada y de curso clínico episódico con períodos de remisión completa. En contraste con la TT, esta costumbre es reconocida por el niño y sus padres y no va asociada a situaciones de stress o trastorno obsesivo-compulsivo y habitualmente es autolimitado.

No disponemos de estudios prospectivos a largo plazo de niños con TT. Se ha publicado resolución espontánea o con mínima intervención en niños, si el hábito de tirarse de los pelos viene manifestándose desde hace menos de 6 meses, siendo el curso más crónico y resistente al tratamiento si su duración supera los 6 meses.

Grupo preadolescente a adulto joven: la edad más común de inicio de la TT se da en este grupo, edad promedio de debut entre 9 y 13 años, con predominio femenino de un 70-93%. En conjunto estos pacientes tienen un curso más crónico y con más recaídas. La edad de inicio y la salud mental de cada paciente son de suma importancia en la elección de las distintas opciones de tratamiento y consulta, con el psicólogo o psiquiatra.

Cuadro clínico

La tracción, el arrancamiento o retorcimiento del pelo da lugar a áreas circunscritas de pérdida de pelo, nunca completamente calvas, de bordes irregulares, con pelos rotos a diferente nivel con el extremo final romo a consecuencia de la rotura. Fig. 15: niña de 11 años con área de pérdida de pelo de bordes irregulares, pelos rotos a diferente nivel y pequeña excoriación central. Con frecuencia se acompaña de excoriaciones y petequias perifoliculares. Habitualmente solo suele estar afectada un área del cuero cabelludo, con frecuencia el lado opuesto al brazo dominante. Es poco frecuente que se arranque los pelos de las cejas o las pestañas. Las personas generalmente sienten tensión antes de tirarse del pelo, con sensación de alivio al arrancarlo.

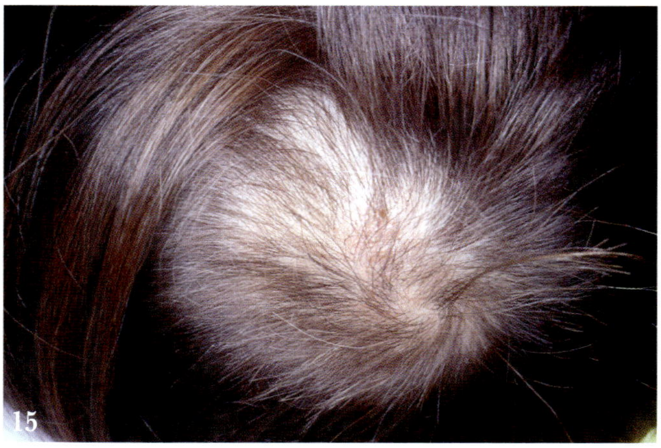

15

Fig. 16: adolescente de 15 años, con arrancamiento de pelo en porción media de ambas cejas.

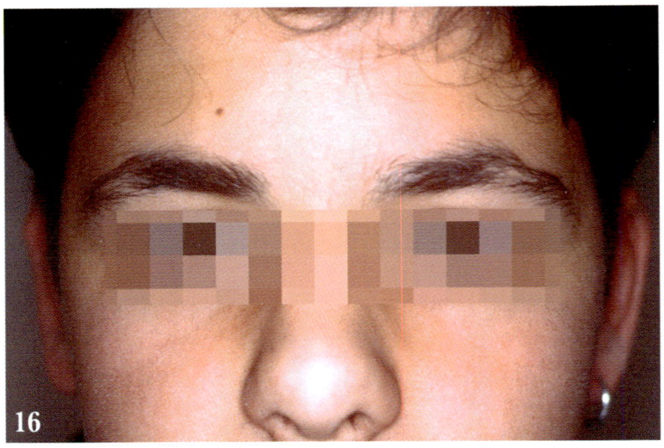

Los criterios diagnósticos de la TT aplicados a niños y adultos están establecidos y publicados en la 4ª edición de *Diagnostic and Statistical Manual of Mental Disorders* (DSM-IV) (Tabla I). Sin embargo muchos pacientes, sobre todo niños, no cumplen tales criterios.

TABLA I. Criterios para el diagnóstico de tricotilomanía (DSM-IV).

A. Arrancamiento del propio pelo de forma recurrente, que da lugar a una pérdida perceptible de pelo.

B. Sensación de tensión creciente inmediatamente antes del arrancamiento de pelo o cuando se intenta resistir la práctica de ese comportamiento.

C. Bienestar, gratificación o liberación cuando se produce el arrancamiento del pelo.

D. La alteración no se explica mejor por la presencia de otro trastorno mental y no se debe a una enfermedad médica (p. ej. enfermedad dermatológica).

E. La alteración causa malestar clínicamente significativo o deterioro social, laboral o de otras áreas importantes de la actividad del individuo.

Manual diagnóstico y estadístico de los trastornos mentales, 4ª ed. 1995.

Diagnóstico

El diagnóstico es clínico, basado en una historia clínica minuciosa, examen físico de las zonas alopécicas y, si es necesario, adecuada valoración psicológica o psiquiátrica, según los casos. Las zonas alopécicas son irregulares, no completamente calvas sino con algunos pelos rotos, firmes a la tracción, de diferente longitud y superficie con excoriaciones o petequias. Ante la posibilidad de complicaciones médicas y psiquiátricas es importante que el diagnóstico sea exacto y precoz.

Diagnóstico diferencial

En el diagnóstico diferencial tener en cuenta la *alopecia areata, tiña capitis* y *lúes secundaria.*

Alopecia areata: zonas de alopecia bien delimitadas, redondas u ovales, completa o casi completamente calvas, con pelos en signo de exclamación en sus bordes y la superficie es lisa, suave, sin signos inflamatorios ni descamación.

Tiña capitis: zonas alopécicas con pelos rotos a la salida de los folículos y descamación difusa. No obstante, su diferenciación puede requerir el examen con lámpara de Wood, examen microscópico de los pelos con KOH o cultivo de dermatofitos. En caso de duda diagnóstica, es necesario recurrir a la biopsia de la zona afecta.

Lúes secundaria: ante un adolescente que presente "alopecia apolillada" combinada con lesiones escamosas tipo pitiriasis rosada en tronco, palmas y/o plantas, se debe descartar lúes secundaria mediante los correspondientes análisis serológicos.

- Tay YK, Levy ML, Metry DW. Trichotillomania in childhood: case series and review. Pediatrics. 2004; 113: e494-8.
- Messinger ML. Trichotillomania. Pediatr in Rev. 1999; 20: 249-50.
- Hautmann G, Hercogova J, Lotti T. Trichotillomania. J A Acad Dermatol. 2002; 46: 807-21.
- Sah DE, Koo J, Price VH. Trichotillomania. Dermatol Ther. 2008; 21: 13-21.

ENFERMEDAD DE MENKES

La enfermedad de Menkes (EM), es un proceso neurodegenerativo progresivo, de herencia recesiva ligada al sexo; todos los pacientes son varones, debido a un trastorno del metabolismo del cobre. La causa son mutaciones en el gen ATP7A (Xq 13.3) que codifica una proteína transportadora del cobre. La captación de cobre por el intestino delgado está incrementada pero falla su transporte al plasma; los pacientes presentan bajos niveles séricos de cobre y ceruloplasmina. Los hechos clínicos y patológicos reflejan la actividad disminuida de las enzimas que requieren el cobre como cofactor.

Cuadro clínico

Con frecuencia estos niños son de nacimiento prematuro, aunque de peso adecuado a su edad de gestación. En el período neonatal su desarrollo habitualmente es normal, aunque puede presentar algunos problemas como ictericia transitoria, inestabilidad térmica o dificultades en la alimentación. Su desarrollo es normal durante las 6-8 primeras semanas de vida, posteriormente se retrasa conforme avanza la enfermedad. Los síntomas, comúnmente son neurológicos, siendo las convulsiones (especialmente, mioclónicas), las más frecuentes. Pueden desarrollar hematomas subdurales espontáneos y a menudo presentan hipotermia durante el curso de la enfermedad. Conforme progresa el daño neurológico, desarrolla un cuadro de hipertonía muscular con disminución de sus movimientos espontáneos y retraso mental grave. Las infecciones respiratorias son frecuentes y muchas veces son la causa de su muerte, que en la mayor parte de los casos tiene lugar para los 5 años.

Los niños con EM tienen una *facies* típica y similar. Cara rechoncha con mejillas prominentes y cejas horizontales y enmarañadas, con su cabello peculiar. Labio superior con exageración de su normal curvatura descrito como "labio superior en arco de Cupido".

Manifestaciones cutáneas. El pelo al nacimiento puede parecer normal, pero en los primeros meses de vida, es reemplazado por pelo poco pigmentado, quebradizo con anomalías estructurales que explican su fragilidad (*pili torti* en casi todos los casos, tricorrexis nodosa). El cabello del paciente es escaso, corto, frágil, quebradizo, hipopigmentado, con falta de brillo, ensortijado e incluso ausente. Fig. 17: lactante de 2 ½ meses con la cara típica de la EM: cara rechoncha, cejas horizontales, mejillas prominentes, labio superior en arco de Cupido.

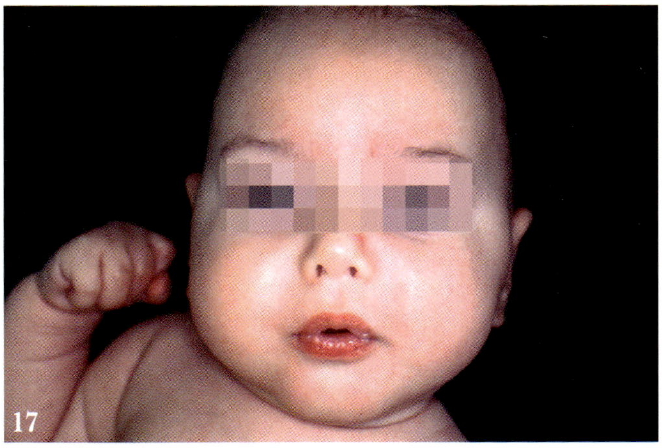
17

Figs. 18, 19: cabello escaso, hipopigmentado y ensortijado. El término de enfermedad del "cabello acerado" o del "cabello ensortijado" con el que también se le designa, tiene la ventaja adicional de llamar la atención del médico sobre este hallazgo clínico, útil para su diagnóstico precoz.

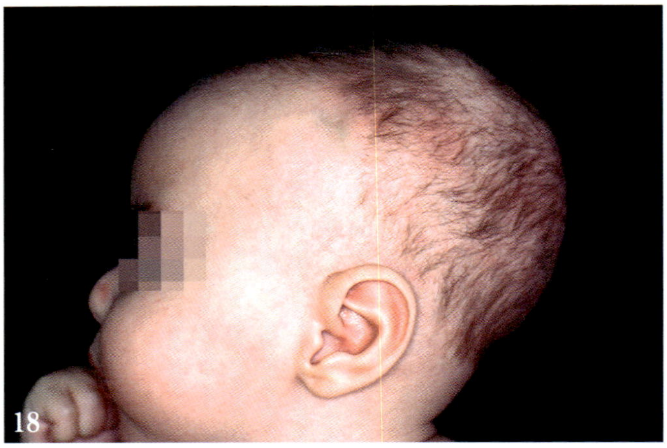
18

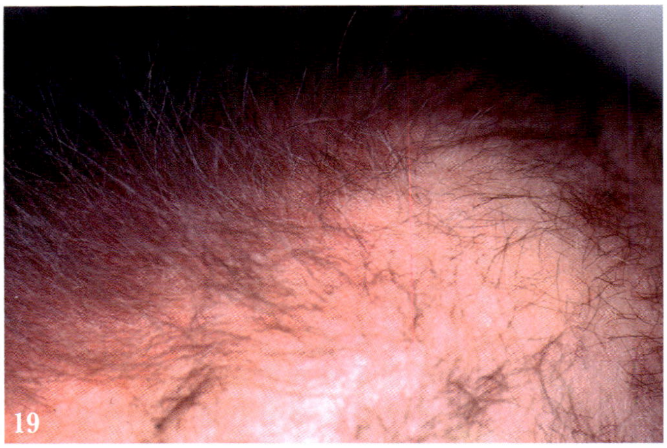
19

Es común la hipopigmentación del cabello y de la piel. La hipopigmentación cutánea puede ser generalizada o localizada en los pliegues cutáneos. Estos enfermos tienden a tener una piel con una laxitud pastosa, más pronunciada en la región posterior del cuello, pliegues de la pierna y cejas.

Manifestaciones no cutáneas. Incluyen proceso neurodegenerativo progresivo, malformaciones congénitas, anomalías esqueléticas y vasos sanguíneos tortuosos. El proceso neurodegenerativo se inicia hacia los 2 meses como resultado de la gliosis y desmielinización del cerebro y cerebelo. Se manifiesta con un cuadro de convulsiones, regresión del desarrollo, hipotermia, hematomas subdurales espontáneos, hipertonía muscular y dificultades de alimentación. Los trastornos del tejido conectivo se evidencian por las anomalías esqueléticas (ensanchamiento metafisario del fémur y costillas, espolones en fémur y tibia, huesos wormianos en el cráneo), alteraciones articulares y tortuosidad de los vasos sanguíneos.

Diagnóstico

La sospecha diagnóstica se basa en los hechos clínicos precitados, complementada con el examen al microscopio de las anomalías del pelo, que con los valores bajos del cobre y la ceruloplasmina confirmará el diagnóstico. Desgraciadamente los valores de cobre y ceruloplasmina no son fiables en el período neonatal, donde los valores son bajos y se solapan los valores de los sanos con los de los enfermos de Menkes.

En la actualidad se ha demostrado que en niños $\leq$ 1 mes de edad (etapa presintomática), los niveles plasmáticos de dopamina y ácido dihidrofenilacético de los niños enfermos (todavía no diagnosticados) son más elevados comparados con los sanos, por el contrario los valores de la norepinefrina y dihidrofenilglicólico son más bajos en los enfermos. La relación dopamina/norepinefrina y dihidrofenilacético/dihidrofenilglicólico permite la diferenciación clara entre sanos y enfermos de la enfermedad de Menkes en el período neonatal, lo que permite el tratamiento antes de la aparición de los síntomas.

Diagnóstico diferencial

Similares anomalías en el tallo del pelo pueden apreciarse en la *aciduria argininosuccínica, síndrome de Björnstad* y en la *tricotiodistrofia*, pero los niveles bajos en sangre del cobre y la ceruloplasmina, combinados con las anomalías óseas (ensanchamiento metafisario del fémur y costillas, espolones en fémur y tibia, huesos wormianos en el cráneo) y los hechos clínicos expuestos, solo se dan en la enfermedad de Menkes.

- Peterson J, Drolet B, Esterly N. What syndrome is this? Menkes' kinky-hair syndrome. Pediatr Dermatol. 1998; 15: 137-9.
- Hart DB. Menkes' syndrome: an updated review. J Am Acad Dermatol. 1983; 9: 145-52.
- Kaler SG, Holmes CS, Goldstein DS, Tang J, Godwin SC, Donsante A, et al. Neonatal diagnosis and treatment of Menkes diseases. N Engl J Med. 2008; 358: 605-14.

PAQUIONIQUIA CONGÉNITA

La paquioniqia congénita (PC) es una rara genodermatosis, de herencia autosómica dominante, debida a mutaciones en uno de los 4 genes de la queratina: KRT6A,KRT6B, KRT16 o KRT17. Los diversos hallazgos clínicos afectan a diferentes estructuras ectodérmicas como las uñas, piel, dientes y mucosa oral. Históricamente, basándose en los hallazgos clínicos de enfermos de PC (no todos confirmados por estudio genético), la PC se ha subdividido en dos variantes fenotípicas mayores, PC-1 (*síndrome de Jadassohn-Lewandowski*) y PC-2 (*síndrome de Jackson-Lawler*). Esta clasificación se designó para mejorar la habilidad de predecir su pronóstico en pacientes diagnosticados clínicamente.

Muy recientemente se han comunicado los hallazgos clínicos de 254 pacientes de PC (todos con confirmación genética) y realizado un estudio de la relación genotipo-fenotipo proponiendo la substitución de la clásica clasificación de PC1, PC2, por la anotación de su defecto genético específico de la queratina. En este nuevo esquema clasificatorio, un diagnóstico de PC-6a, PC-6b, PC-16 y PC-17 se correspondería con mutación en KRT6A, KRT6B, KRT16 y KRT17, respectivamente. La mayor parte de estos enfermos, clasificados en los subgrupos precitados, presentaran una constelación mixta de los hallazgos históricamente comunicados como PC1 y PC2. Esta clasificación basada en el subtipo de mutación de la queratina, permitirá al clínico una mejor precisión pronóstica de los pacientes con PC.

Cuadro clínico

Más del 90% de pacientes, independientemente de su subtipo de mutación génica, presentan la tríada clínica: *engrosamiento de las uñas de los pies, queratodermia plantar y dolor plantar.* Aunque el inicio de los síntomas clínicos varía considerablemente de unos enfermos a otros, para los 10 años la citada tríada diagnóstica está presente en el 97% de los enfermos.

Engrosamiento de las uñas de los pies: es el hallazgo clínico más frecuente (98%). El principal signo clínico de la PC es la *onicodistrofia* de todos los dedos de manos y pies, que se produce desde el nacimiento o en los primeros meses de la vida. La marca característica de la enfermedad es la *hiperqueratosis del lecho ungueal*, más pronunciada distalmente, que conduce a la elevación y aumento de la curvatura transversal de la lámina ungueal. Las uñas son gruesas, tubulares y se proyectan hacia arriba formando un techo cónico sobre una masa subungueal de restos queratósicos, descrito por algunos autores como *uñas en tenaza.*

Queratodermia plantar: puede manifestarse de forma variable como, formación de callos, ampollas, fisuras, engrosamiento de la pìel y llagas. La mayor parte presentan más de una de estas manifestaciones siendo las callosidades la más frecuente. El desarrollo de la queratodermia plantar se retrasa hasta la edad de la deambulación y la aparición de vesículas o ampollas, a menudo, precede a la hiperqueratosis. Los pacientes pueden presentar vesículas o ampollas sobre las callosidades de talones, plantas y zonas laterales de los pies que aparecen en los niños con más frecuencia durante el verano probablemente relacionada con la hiperhidrosis agravada por el calor.

Dolor plantar: el 89% de los pacientes se quejan de dolor plantar, habitualmente se inicia a partir de la deambulación y su frecuencia se incrementa con la edad, prácticamente está siempre presente para los 10 años. El dolor plantar es lo que más grava la calidad de vida de estos pacientes; limita su movilidad e interacción social y dificulta su vida laboral.

Otras manifestaciones clínicas compartidas: engrosamiento de las uñas de las manos, hiperqueratosis folicular, leucoqueratosis oral, queratodermia plantar, quistes pilosebáceos, hiperhidrosis, quistes, voz ronca (leucoplasia laríngea) y dientes al nacimiento. Todas estas manifestaciones clínicas se manifiestan con unas prevalencias muy variables dependiendo del subtipo de mutación génica del paciente. El engrosamiento de las uñas de la mano varía en frecuencia desde el 100% en la mutación KRT6A al 45% en la mutación KRT6B. Elevada probabilidad (97%) de leucoqueratosis oral en individuos con mutación en KRT6A. En la mutación KRT17, quistes pilosebáceos en un 88%. La presencia de dientes al nacimiento no se presenta en los enfermos con mutaciones de los genes KRT16 y KRT6B, en contraste con el 3% de frecuencia en la mutación del gen KRT6A y su fuerte correlación, con una frecuencia de hasta un 84%, en los portadores de la mutación del gen KRT17. La correlación fenotipo-genotipo en niños con PC valida la nueva clasificación basada en el gen afectado. Figs. 20, 21: niña de 1 año, nació con dos incisivos centrales inferiores, hiperqueratosis subungueal y elevación distal con aumento de la curvatura de la lámina ungueal (uñas en tenaza); la alteración ungueal se manifestó en los primeros meses. Fig. 22: a los 5 años, se aprecia pérdida precoz de los incisivos neonatales y agravación de la hiperqueratosis ungueal con distrofia total de las uñas de los dedos gordos (Fig. 23) e hiperqueratosis desarrollada en la zona de fricción del dedo gordo (Fig. 24).

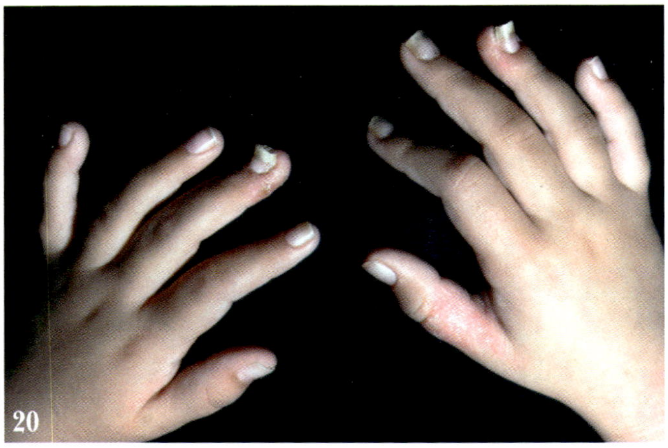

20

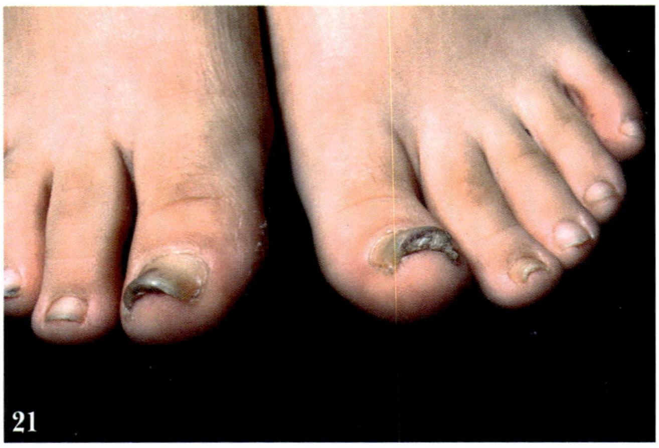

21

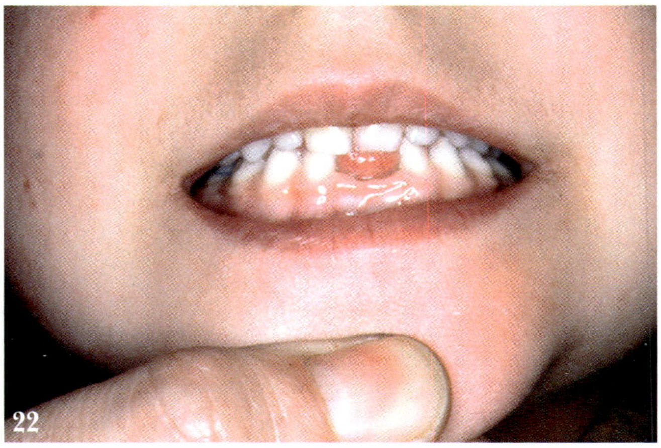

22

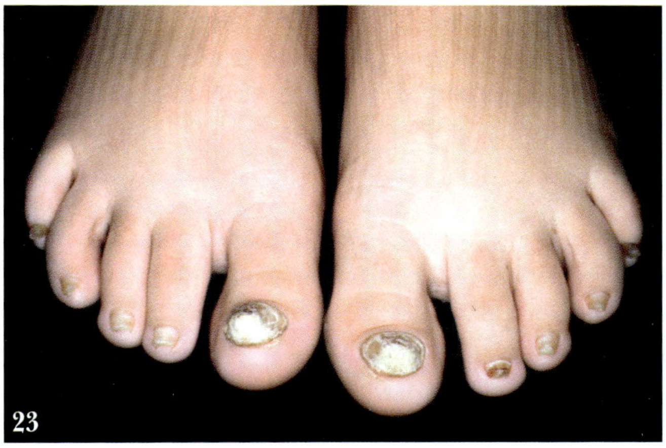

23

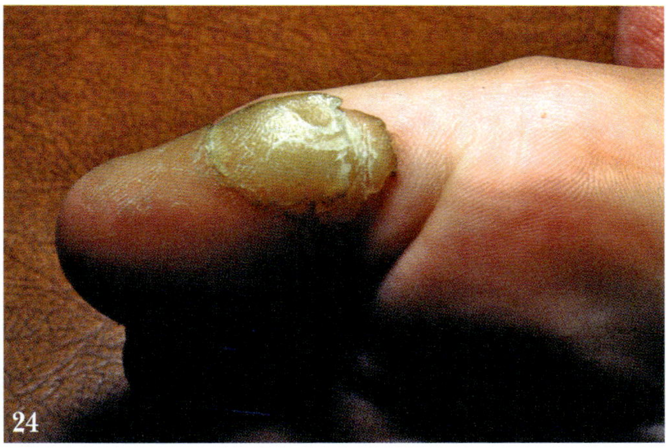

24

Diagnóstico

Se recomienda estudio genético a todo niño mayor de 3 años que presente la tríada clínica de distrofia de las uñas de los pies, queratodermia plantar y dolor plantar dada la elevada probabilidad (94%) de ser portador de una mutación de PC. Para el clínico, el hallazgo de la tríada en los mayores de 3 años es un medio mucho más sensible para el diagnóstico clínico de PC que la presencia de distrofia en las 20 uñas.

Diagnóstico diferencial

La PC puede distinguirse de otras queratodermias plantares por los cambios característicos de las uñas.

- Karen JK, Schaffer JV. Pachyonychia congenita associated with median rhomboid glossitis. Dermatol Online J. 2007; 13(1): 21.
- Eliason MJ, Leachman SA, Feng BJ, Schwartz ME, Hanse CD. A review of the clinical phenotype of 254 patients with genetically confirmed pachyonychia congenita. J Am Acad Dermatol. 2012; 67: 680-6.
- Spaunhurst KM, A.M. Hogendorf AM, Smith FJD, Lingala B, Schwartz ME, Cywinska-Bernas A, et al. Pachyonychia congenita patients with mutations in KRT6A have more extensive disease compared with patients who have mutations in KRT16. Br J Dermatol. 2012; 166: 875-8.
- Shah S, Boen M, Kenner-Bell B, Schwartz M, Radernaker A, Paller AS. Pachyonychia congenita in pediatric patients, natural history, features, and impact. JAMA Dermatol. 2014; 150: 146-53.

DISTROFIA DE LAS 20 UÑAS

La traquioniquia (T) se caracteriza por la excesiva formación de estrías y surcos longitudinales, hundimientos puntiformes con pérdida de brillo de la lámina de la uña, dando a las mismas un aspecto rugoso, áspero, deslustrado como "papel de lija" con tendencia a la rotura y fragmentación (onicorexis) y márgenes libres de la uña, hendidos, escindidos. Cuando todas las uñas están afectadas, se ha llamado al proceso *distrofia de las 20 uñas.*

Hay cierta confusión en la literatura médica, algunos autores utilizan indistintamente el término de distrofia de las 20 uñas (D20U) o el de T, otros consideran a la T más como un signo clínico que un diagnóstico. El término D20U se aplica, más frecuentemente en la infancia, a diversas enfermedades que cursan con T en múltiples uñas, hasta 20. Puede afectar a todas las uñas o no, pero siempre comprometiendo con las mismas características clínicas, a un número considerable de ellas. A menudo el inicio de la T es insidioso, con desarrollo habitual del proceso simultáneamente en las uñas afectas. El pico de edad de comienzo se sitúa entre los 3-12 años. Distinguimos dos formas: idiopática (cursa como entidad exclusiva) y secundaria (asociada a otras enfermedades inflamatorias de la uña).

Forma idiopática: su frecuencia es desconocida, pero se presenta casi exclusivamente en niños sin que los pacientes presenten otras enfermedades cutáneas, ni sistémicas, ni otros defectos ectodérmicos. Las lesiones que presentan las uñas son bastante características y se reconocen por la presencia de un aumento de las estrías longitudinales, depresiones puntiformes superficiales, pérdida del brillo, superficie rugosa, áspera y cambio de color a grisáceo-blanquecino confiriendo a la uña un aspecto de papel de lija. La distrofia de las uñas es llamativa, inusualmente algunas uñas pueden estar respetadas. El trastorno es benigno, asintomático y clásicamente de condición bilateral y simétrica. Es un proceso autolimitado y la mayor parte de estos niños mostrarán una gradual resolución.

Hay autores que distinguen dos variedades de la forma idiopática: opaca y brillante. Traquioniquia opaca: las uñas muestran excesivas estriaciones longitudinales, con pérdida del brillo. La superficie de la lámina es rugosa, quebradiza, friable y está cubierta de pequeñas escamas de queratina; uña en papel de lija. Fig. 25: niña de 14 años, manos con uñas frágiles, sin brillo, rotura distal y aspecto de papel de lija; distrofia de todas las uñas de los pies con hiperqueratosis subungueal por probable infección fúngica añadida. Figs. 26, 27: niña de 7 años con aumento de la estriación longitudinal, depresiones puntiformes, adelgazamiento y color blanquecino de las uñas de manos y pies, sin proceso acompañante.

Traquioniquia brillante: la rugosidad de la uña es menos severa, presentando la lámina de la uña, numerosos hundimientos superficiales puntiformes.

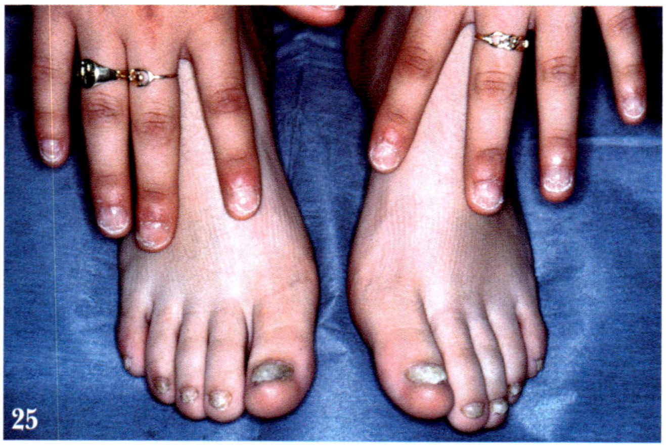

25

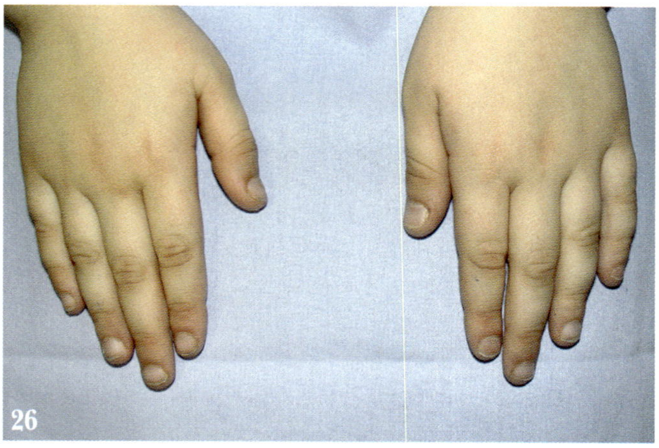

26

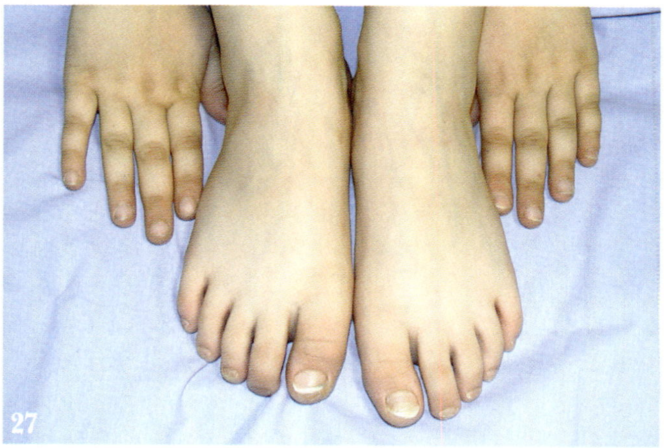

27

Forma secundaria: las alteraciones descritas de las uñas pueden ser secundarias a diferentes procesos inflamatorios cutáneos (alopecia *areata,* psoriasis, liquen plano, vitíligo, déficit de IgA, eczema atópico) que afecten al normal proceso de queratinización de la matriz ungueal y cursar asociado con ellos. La alopecia *areata* es la causa más frecuente de T secundaria, hasta el 12% de los niños afectos de alopecia *areata* pueden padecer este trastorno, el cual puede preceder o seguir, con diferencia incluso de años, al inicio de la pérdida de pelo. Se ha sugerido que la T puede ser el heraldo de la alopecia *areata.* El liquen plano de las uñas (cap. 5) clínicamente en el niño puede manifestarse de 3 formas: como el liquen plano de las uñas del adulto (50%), D20U (20%) y atrofia idiopática de las uñas (30%).

Diagnóstico

El diagnóstico se basa en la historia y hallazgos clínicos al examen físico, pero para su confirmación diagnóstica y descartar se trate de T secundaria (por ej., por liquen plano); se necesita estudio histopatológico de la matriz ungueal que, dadas las dificultades (necesita anestesia general), se practica en contadas ocasiones.

Diagnóstico diferencial

Onicomicosis: la onicomicosis es poco frecuente en los niños y las infecciones fúngicas no afectan a todas las uñas simultáneamente. El examen con hidróxido de potasio (KOH) y el cultivo fúngico nos ayudan a su diferenciación.

Liquen plano: en el niño, en algún caso, puede cursar únicamente con alteraciones ungueales que son indistinguibles de la (D20U), hasta que no debuten las manifestaciones mucocutáneas propias del liquen plano o se practique biopsia ungueal.

- Seghal VN. Twenty nail dystrophy trachyonychia; an overview. J Dermatology. 2007; 34: 361-6.
- Tosti A, Bardazzi F, Piraccini BM, Fanti PA. Idiopathic trachyonychia (twenty–nail dystrophy): a pathological study of 23 patients. Brit J Dermatol. 1994; 131: 886-72.
- Berker D. Childhood nail diseases. Dermatol Clin. 2006; 24: 355-63.

PARONIQUIA

La paroniquia es una reacción inflamatoria que afecta a los pliegues del tejido que rodea las uñas de manos y pies. Se clasifica esta inflamación en aguda y crónica.

La paroniquia aguda es una infección común y dolorosa de los bordes laterales de la uña del pliegue ungueal. Habitualmente es debido a un traumatismo menor que interrumpe la barrera física entre el lecho ungueal y la uña, permitiendo la entrada de organismos infecciosos. El agente causal principal es el *Staphylococcus aureus.* En ocasiones pueden estar implicados gérmenes gram negativos, como *Pseudomonas* y *Proteus.* En pacientes con exposición a la flora oral, otras bacterias anaerobias gran negativas pueden estar incriminadas. Si el agente causal es el herpes simple, se aprecia, sobre una base eritematosa, vesículas agrupadas.

Cuadro clínico

El paciente con paroniquia aguda a menudo presenta una historia de pequeño traumatismo o manipulación ungueal. El proceso se caracteriza por la rápida aparición de eritema, edema, calor, aumento de la sensibilidad o dolor e hinchazón de los pliegues laterales y proximal de la uña, habitualmente a los 2-5 días tras el trauma. Típicamente solo es una la uña afectada. El paciente inicialmente puede presentar solo una infección superficial y acumulación de material purulento bajo el pliegue ungueal, como se comprueba por el drenaje de pus al comprimir el pliegue de la uña. La infección no tratada puede evolucionar hacia un absceso subungueal con dolor e inflamación de la matriz de la uña. Fig. 28: enrojecimiento, hinchazón y colección purulenta en el pliegue ungueal lateral izquierdo.

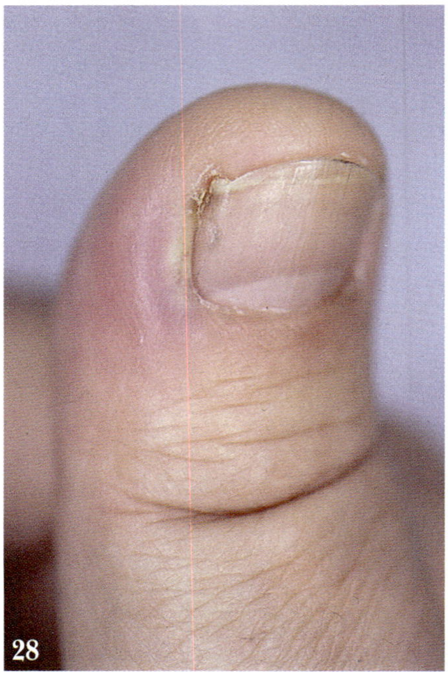
28

Paroniquia crónica: en el niño, el hábito de chuparse el dedo crea un ambiente favorable para el desarrollo de bacterias y hongos, debido al exceso de humedad, a la irritación por la saliva y al aflojamiento de la normalmente firme aposición del pliegue ungueal próximo a la placa ungueal. El pliegue ungueal próximo se retrae, está rojo, indurado, elevado, con el margen cuticular desaparecido. Con frecuencia, la inflamación del pliegue ungueal proximal es seguida por la separación del pliegue ungueal del lecho ungueal subyacente, pudiéndose formar una colección purulenta bajo el pliegue ungueal proximal. El material extraño incrustado en la dermis del pliegue ungueal se convierte en un foco de infección de *Candida* y flora bacteriana mixta. El patógeno habitual es la *Candida albicans*, aunque el estafilococo, otras especies de *Candida, Proteus* y el enterococo pueden colonizarlo secundariamente. Una coloración verdosa puede ser el resultado de colonización secundaria por *P. aeruginosa*. La mayor parte de los casos se inician y perpetúan por el hábito de chuparse los dedos y no se consigue erradicarlo mientras persista el hábito. Inflamación periungueal puede apreciarse también en niños con psoriasis.

Diagnóstico

El diagnóstico de la paroniquia aguda se basa en la historia de trauma menor y hallazgos del examen físico de los pliegues ungueales. El test de presión digital es útil en los estadios precoces de la infección cuando hay dudas de la presencia o extensión del absceso. El paciente opone su dedo pulgar con la extremidad distal del dedo afectado ejerciendo una ligera presión, lo cual origina un "blanqueamiento" de la piel superpuesta y clarifica la demarcación del absceso.

Diagnóstico diferencial

Panadizo herpético: se presenta como una única o varias ampollas agrupadas sobre una base muy eritematosa de localización próxima a la uña.

- Pappert AS, Sher RK, Cohen H. Nail disorders in children. Pediatr Clin N Am. 1991; 38: 921-40.
- Rogopoulos D, Larios G, Gregoriou S, Alevizos A. Acute and chronic paronychia. Am Fam Physician. 2008; 77: 339-46.

23 Miscelánea

LEUCEMIA CUTIS

Las leucemias son los tumores malignos más frecuentes de la infancia, representan el 41% de todas las neoplasias malignas en menores de 15 años. Los infiltrados leucémicos de la piel se conocen con diferentes nombres: leucemia cutis, sarcoma granulocítico y cloroma. Mielosarcoma es el término moderno para cualquier infiltrado extramedular de mieloblastos. En consecuencia, la leucemia cutis es una forma de mielosarcoma debido a la infiltración de la epidermis, dermis o tejido celular subcutáneo por leucocitos neoplásicos o sus precursores. La *leucemia linfoblástica aguda (LLA)*, que es la forma más frecuente de leucemia en los niños, presenta solo aproximadamente en el 1-3% de los casos lesiones cutáneas primarias, con predilección por localizarse en la cabeza. Se aprecian como nódulos o pápulas o manchas de color marrón rojizo o púrpura y pueden constituir manifestaciones precoces de los diversos subtipos de LLA. Los lactantes presentan con mucha mayor frecuencia que los niños mayores este tipo de nódulos (*leucemia cutis*). Figs. 1, 2: lactante de 7 meses que consultó por la aparición brusca de numerosos nódulos en cuero cabelludo y espalda, días antes de ser diagnosticado de LLA. Lesiones cutáneas no específicas, las denominadas *leucémides*, pueden presentarse como resultado, presumiblemente, de reacciones tóxicas o inmunológicas a los antígenos del proceso subyacente. Estas leucémides pueden tener una expresión clínica muy variada: pápulas tipo prurigo, erupción máculo-papular, lesiones vesículo-bullosas y urticaria generalizada.

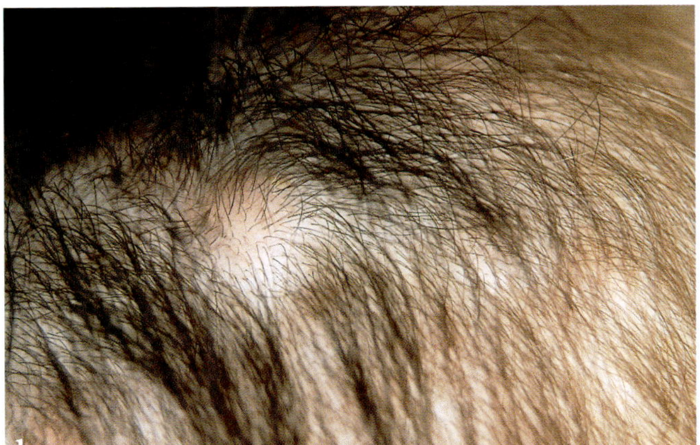

1

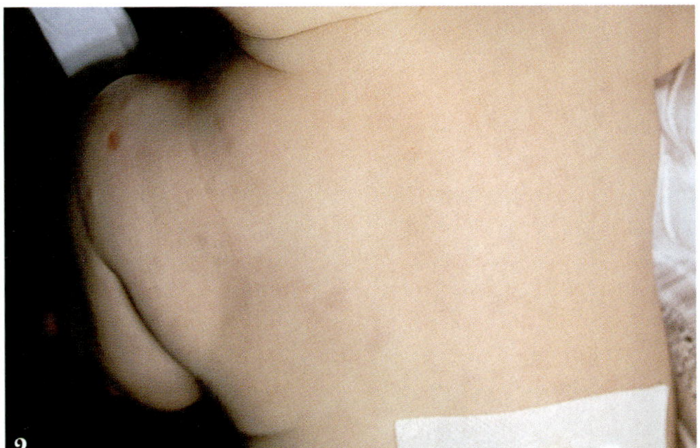

2

Figs. 3, 4: aspecto al 4º día del brote, de una erupción generalizada de pápulas diminutas en un paciente diagnosticado, días más tarde, de LLA.

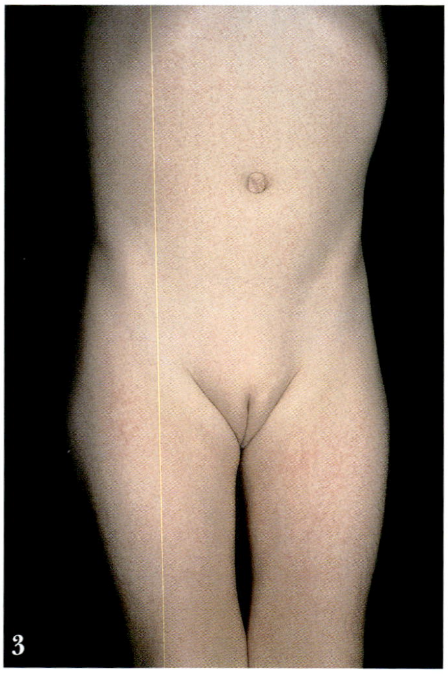
3

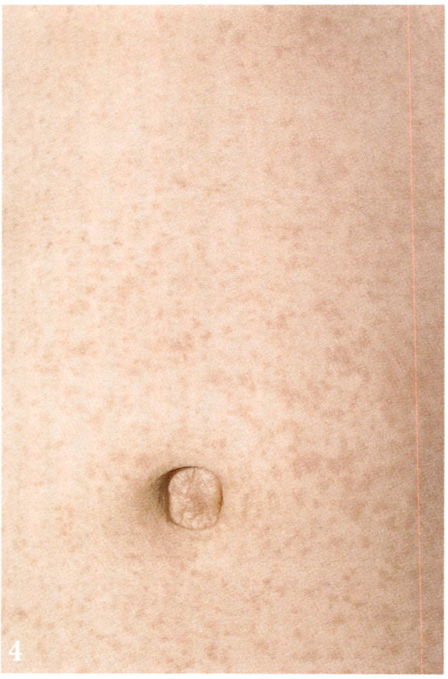
4

Los infiltrados leucémicos cutáneos son más frecuentes en las *leucemias mieloides* (3-30% dependiendo del subtipo). En las leucemias mieloides agudas (LMA) hasta un 5% de los pacientes cursan con mieloblastomas, también denominados *sarcomas granulocíticos* o *cloromas*. Clínicamente se manifiestan como masas nodulares, firmes de rápido crecimiento. Pueden ser solitarios o múltiples y diseminados. Son tumores sólidos bien delimitados de blastos y células mielocíticas inmaduras que se localizan, típicamente, en los huesos y partes blandas de la cabeza y cuello, sobre todo en las órbitas. El tamaño de las masas varía de 1-3 cm de diámetro y su color verdoso se debe a la enzima peroxidasa. Figs. 5, 6: varón de 7 años con tumoración periorbitaria izquierda de coloración marrón verdosa. Es la única lesión cutánea "patognomónica" de leucemia y puede aparecer junto con el debut de la LMA o precederla en uno o más años.

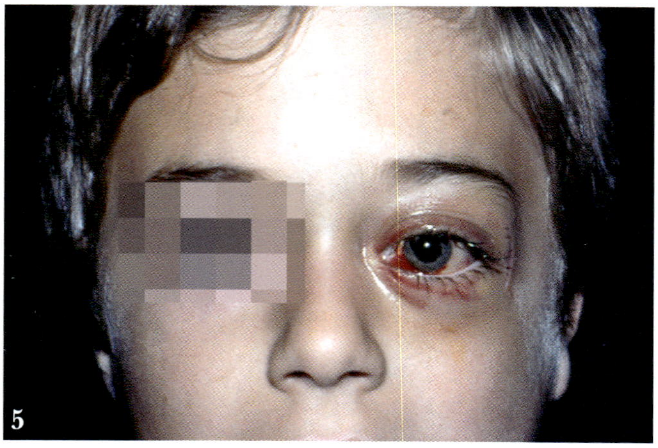
5

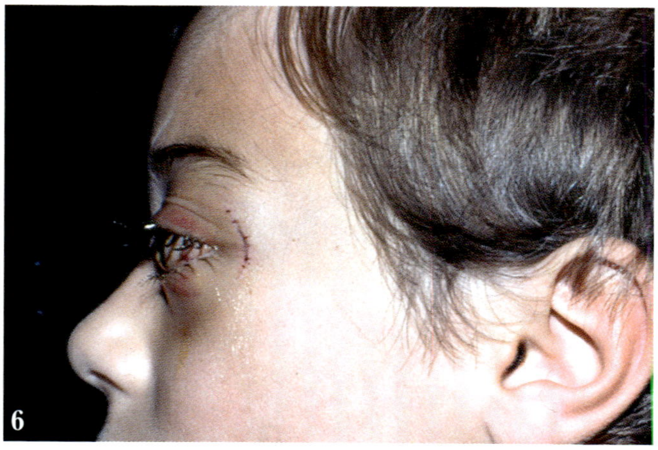
6

Figs. 7, 8: tumoraciones periorbitarias por infiltración del periostio en un caso de LMA. Cuando la leucemia cutis precede al desarrollo de la leucemia sistémica, este fenómeno se conoce como *leucemia aleucémica cutis.*

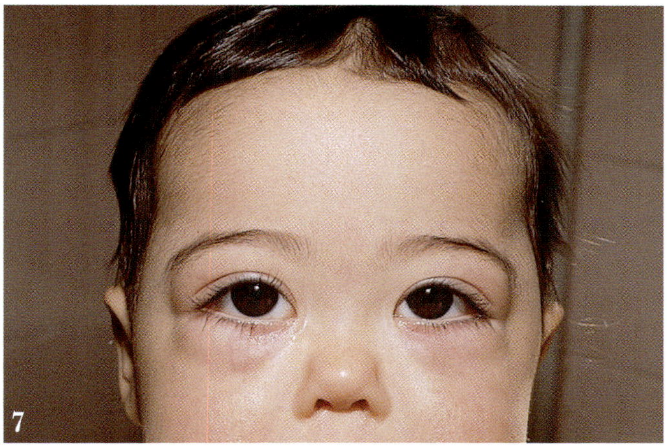

7

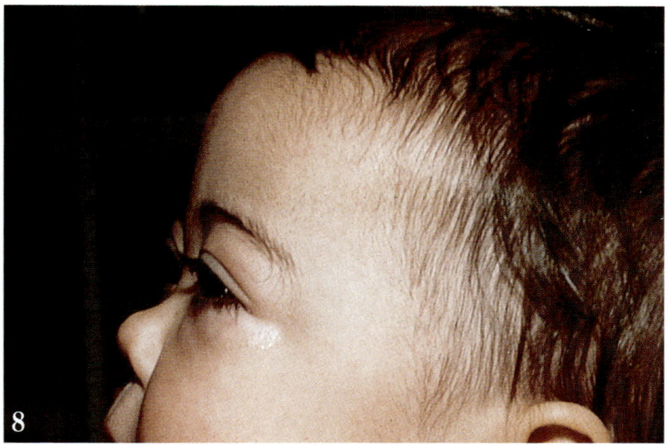

8

- Ratnam KV, Khor CJL, Su WPD. Leukemia cutis. Dermatol Clin. 1994; 12: 419-31.
- Sisack MJ, Dunsmore K, Sidhi-Malik N. Granulocytic sarcoma in the absence of myeloid leukemia. J Am Acad Dermatol. 1997; 37: 308-11.
- Millot F, Robert A, Bertrand Y, Mechinaud F, Laureys G, Ferster A, et al. Cutaneous involvement in children with acute lymphoblastic leukemia o lymphoblastic lymphoma. Pediatrics. 1997; 100: 60-4.

DERMATITIS ARTEFACTUAL, AUTOINDUCIDA O PATOMIMIA

Bajo este concepto se agrupan todas las lesiones cutáneas provocadas o perpetuadas de forma consciente o inconsciente, por el propio paciente o por otra persona con la finalidad de satisfacer una necesidad psicológica. Estos trastornos pueden asociarse con una variedad de problemas psicopatológicos (trastorno de la personalidad, del control de los impulsos, obsesivo-compulsivo, ansiedad, etc.), y ser necesario la colaboración del psicólogo o psiquiatra para su manejo. Es rara su presentación infantil, con claro predominio de mujeres. La dermatitis artefactual (DA) que se presenta en niños y adolescentes es una llamada de ayuda.

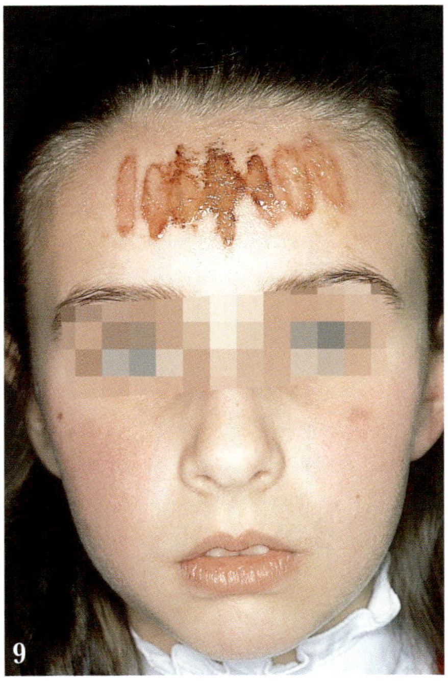

9

En la historia clínica, se recoge con frecuencia la incapacidad o falta de interés, por parte del enfermo, para describir las primeras etapas evolutivas de la lesión, contestando con evasivas o comentando que aparecen completamente formadas. Este tipo de historia suena a "historia hueca". Las lesiones se provocan con medios mecánicos (uñas, objetos puntiagudos, alfileres) o con la aplicación de substancias químicas, cáusticas o irritantes, sin más límites que la imaginación del enfermo. Muchos pacientes tienen un aspecto inocente tipo Mona Lisa (Fig. 9), con una actitud de calma y complacencia, lo que se conoce como la "bella indiferencia". Aunque el aspecto de las lesiones es muy variable en función del método empleado para inducirlas, en general presentan una serie de características comunes en la mayoría de los casos.

Cuadro clínico

Es muy variable el patrón de presentación de la DA. Las lesiones pueden consistir en excoriaciones, abrasiones, púrpura, ampollas, úlceras, eritema, nódulos. Las excoriaciones, a veces lo suficientemente profundas para causar ulceración, son, probablemente, la forma más frecuente de DA. Las lesiones tienen una apariencia singular, peculiar que no recuerdan a ningún proceso dermatológico conocido. Su forma es geométrica o lineal con bordes bien definidos, claramente delimitados de la piel normal y en ocasiones reproducen el objeto causal. Fig. 10: numerosas excoriaciones algunas de forma geométrica, ángulos agudos y formas extrañas, de variado tamaño, en diferentes estadios evolutivos, algunos con signos de infección secundaria y con piel sana intercalada entre las lesiones. Las lesiones pueden ser de tipo púrpura, empleando gran número de medios para inducir cambios purpúricos en la piel, mediante "chupetones", tintes, golpeando la piel con objetos. O pueden inducirse una dermatitis de contacto mediante la aplicación en la piel de substancias irritantes. Las lesiones se localizan en zonas accesibles a la manipulación, preferentemente en zonas visibles y asentar unilateralmente en función de su brazo dominante. Estas lesiones suelen aparecer de forma repentina, ya completamente formadas y en similar estado de desarrollo cuando el paciente se encuentra solo. La rápida curación de la lesión, que según el enfermo es muy resistente a toda forma de terapia anteriormente utilizada, a veces, con la simple aplicación de un vendaje oclusivo y estricta vigilancia del paciente, confirma el carácter de autolesión de la misma. La tricotilomanía (cap. 22) es, quizás, la forma más frecuente de enfermedad facticia en los niños. Figs. 11, 12: siete lesiones erosivas, exudativas, impetiginizadas, cubiertas de costra, tamaño 2 x 0,6 cm, muy similares entre sí, de bordes angulosos bien delimitados, con intervalo de piel normal entre algunas de ellas y localización exclusiva en la frente. Cada lesión nueva aparecía bruscamente, tras breve estancia en el cuarto de baño. Fig. 13: a los días tras terapia tópica exclusiva y control estricto de su comportamiento.

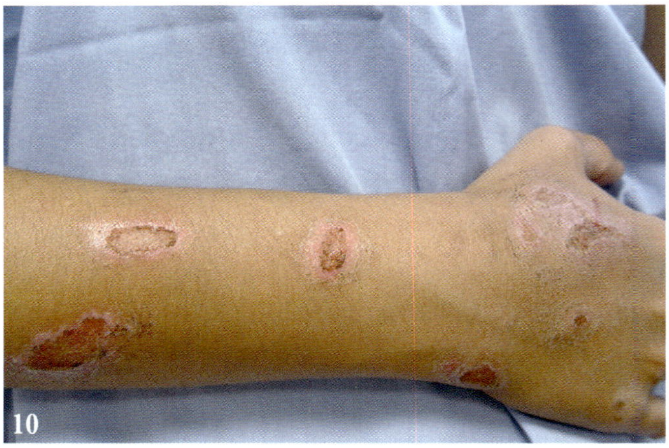
10

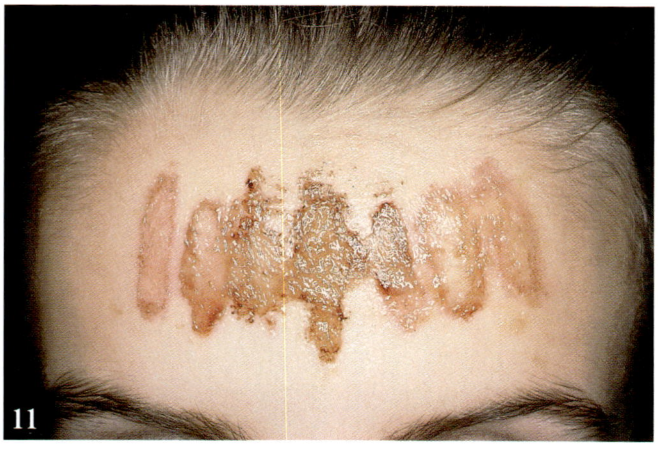
11

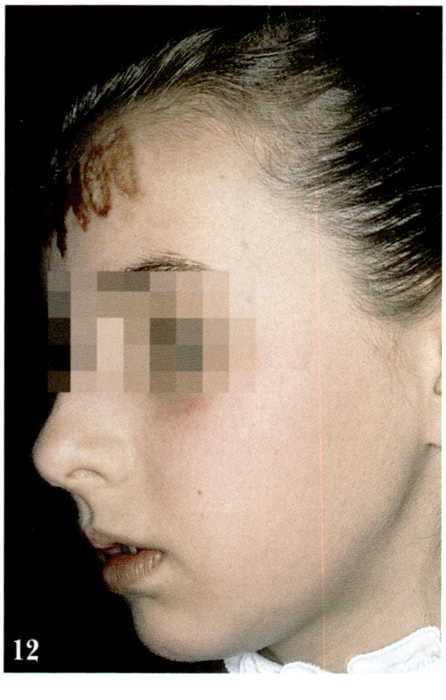
12

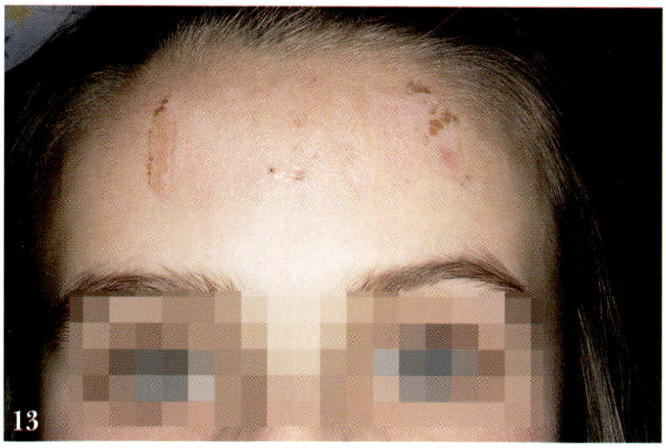

Diagnóstico

El diagnóstico de la DA es un diagnóstico de exclusión. El diagnóstico diferencial puede ser muy amplio y depende de la naturaleza de la lesión infligida. Las pistas que nos conducirán al diagnóstico las extraemos de la morfología de las lesiones y de la historia del paciente.

El perfil de los pacientes se divide en dos grupos: los que tienen móviles verosímiles fáciles de reconocer y los que se benefician de la atención que motiva su dermatitis, especialmente importante en los niños.

Historia: la mayoría de pacientes con dermatitis verdadera describen minuciosamente cómo sus lesiones empiezan y progresan; para el paciente con DA las lesiones surgen completamente formadas (historia hueca). El paciente parece indiferente, despreocupado y a menudo niega dolor o malestar.

Lesiones: la forma, localización, distribución y aspecto debe despertar nuestra sospecha. Si la lesión está causada por la exposición de la piel a líquido cáustico, puede haber una "línea de gotas" causando una dermatitis lineal. La dermatitis causada por excoriaciones es de forma lineal y claramente diferenciada de la piel normal. Las ulceraciones autoinducidas tienen típicamente bordes afilados y angulados en contraste con los bordes suaves y redondeados por enfermedad.

Como las lesiones son autoinducidas, las lesiones aparecen completamente formadas, sin lesiones precursoras, no evolucionan como lo hacen la mayoría de las dermatitis; en la DA las lesiones que se presentan son únicamente las del estadio final.

La relación médico-enfermo está alterada, lo que complica más el diagnóstico; el paciente no colabora, se comporta como enemigo, no como aliado. Para el paciente y la familia la enfermedad es real, no van a admitir que les digamos que las lesiones son autoinducidas.

Dado, que las implicaciones de equivocarse son grandes, el médico debe descartar que las lesiones sean debidas a maltrato infantil. El diagnóstico de la DA puede ser un trabajo de detective y requiere tener constantemente bajo observación al enfermo. Cubrir adecuadamente la parte de piel afectada; la no aparición de nuevas lesiones y la rápida resolución de las lesiones antiguas, que han estado presentes durante meses, indica enfermedad artefactual.

- Spraker MK. Cutaneous artifactual disease: an appeal for help. Pediatr Clin N Am. 1983; 30: 659-68.
- Koblenzer CS. Dermatitis artefacta. Clinical features and approaches to treatment. Am J Clin Dermatol. 200; 1: 47-55.
- Shaha KN, Fried RG. Factitial dermatoses in children. Curr Op Pediatr. 2006; 18: 403-9.
- Saez-de-Ocariz M, Orozco-Covarrubias L, Mora-Magana I, Duran-McKinster C, Tamayo-Sanchez L, Gutierrez-Castrillon P, et al. Dermatitis artefacta in pediatric patients: experience at the National Institute of Pediatrics. Pediatr Dermatol. 2004; 21: 205-11.

MASTOCITOSIS

Se utiliza el término de mastocitosis para describir un grupo de trastornos clínicos caracterizados por el acúmulo de mastocitos en la piel y, en algunas ocasiones, generalmente en adultos, en otros órganos del cuerpo. La mastocitosis es una enfermedad clonal debida a mutaciones del KIT. Aproximadamente en el 65% de los casos la enfermedad se presenta en la etapa infantil y en el 55% de los niños las manifestaciones de la enfermedad tienen lugar para los 2 años. Existen bastantes diferencias entre la mastocitosis del niño y del adulto. En los niños el inicio es temprano, habitualmente dentro del primer año de vida; tendencia a la resolución espontánea, a menudo antes de la pubertad; rara asociación con problemas hematológicos; y rara infiltración de otros órganos aparte de la piel. En los niños este proceso se manifiesta generalmente bajo tres formas clínicas: *urticaria pigmentosa, mastocitoma* y más raramente como *mastocitosis cutánea difusa*. La *telangiectasia macularis eruptive persitans* es una variante de urticaria pigmentosa que casi nunca se observa en el niño, es propia del adulto.

Urticaria pigmentosa

La urticaria pigmentosa (UP) es la manifestación clínica más frecuente (70-80%) de las mastocitosis infantiles, aunque hay series en que comparte la frecuencia con el mastocitoma. La mayor parte de los casos se presenta en los primeros meses de vida.

Cuadro clínico

La erupción cutánea consiste en máculas, pápulas o nódulos múltiples, moderadamente elevados, hiperpigmentados, al inicio de color rojizo, luego marrón rojizo, eventualmente marrón amarillento, localizadas en cualquier lugar del organismo pero con predilección por el tronco y de distribución simétrica. El número de lesiones puede oscilar entre decenas a centenares y su tamaño variar entre pocos mm y varios cm de diámetro. Figs. 14-16: lactante de 3 meses en el debut de su urticaria pigmentosa, presenta innumerables pápulas y nódulos de tonalidad rojiza, diseminados por cara, tronco y extremidades, de distribución simétrica. Pueden estar afectadas las membranas mucosas, pero habitualmente las palmas y plantas están respetadas. Es de gran valor para pensar en mastocitosis, la presencia del fenómeno conocido como *signo de Darier*. Tras la fricción de la lesión, se genera el desarrollo de un habón urticarial, con edema, habitualmente confinado al borde de la lesión. Brotes de rubor, sofocación, además de por frotamiento, pueden ser desencadenados por baño en agua caliente o fría y por ejercicio.

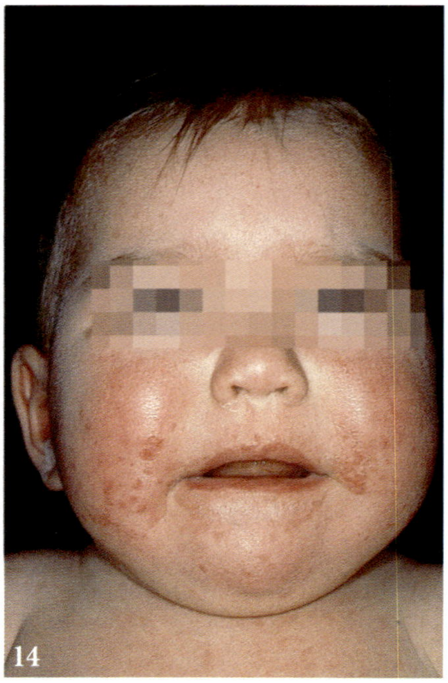
14

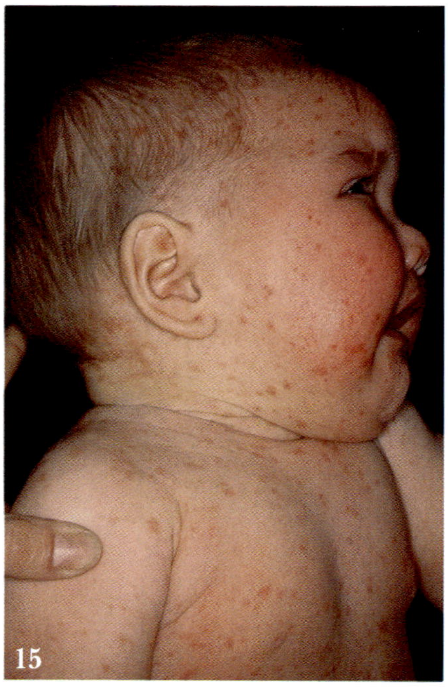
15

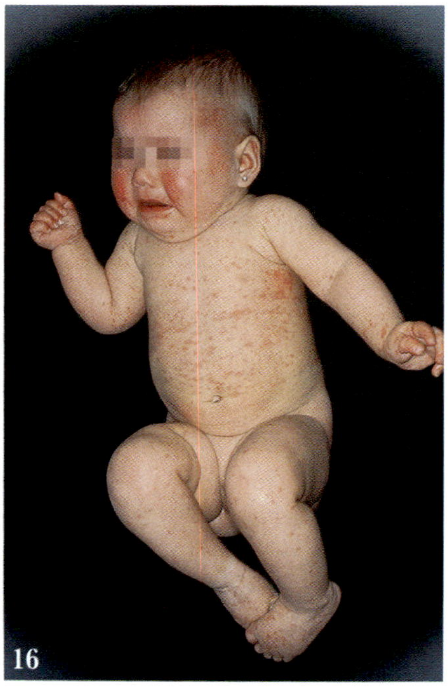
16

En la Fig. 17 se aprecia la aparición de una reacción eritematosa por la simple manipulación exploratoria del enfermo (Darier positivo). En estadios tardíos las lesiones se extienden por las extremidades y cuello, con escasa frecuencia afectan cuero cabelludo, cara, palmas y plantas (Figs. 18, 19). Las lesiones individuales son redondas u ovales, de 1 mm a varios cm de diámetro, no adquieren la tonalidad marrón hasta 6 meses de su inicio y, con el tiempo, las lesiones antiguas pueden adquirir un color marrón chocolate. Evolución del aspecto clínico de una paciente (Figs. 20, 21): niña de 23 meses de edad con incontables pápulas de mm diseminadas por todo el organismo, de tono rojizo marrón, con mayor afectación y nódulos en la cara.

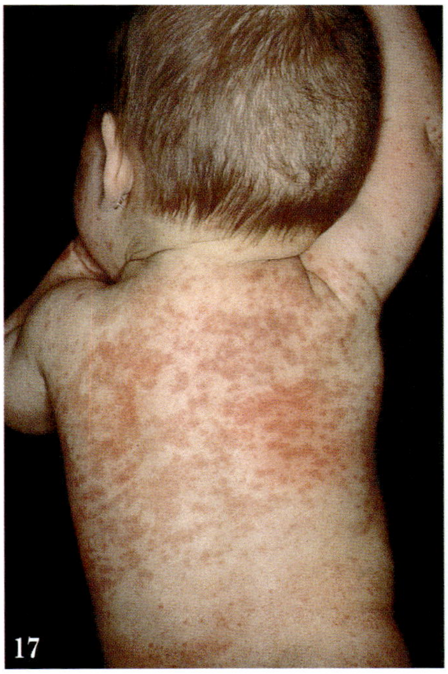
17

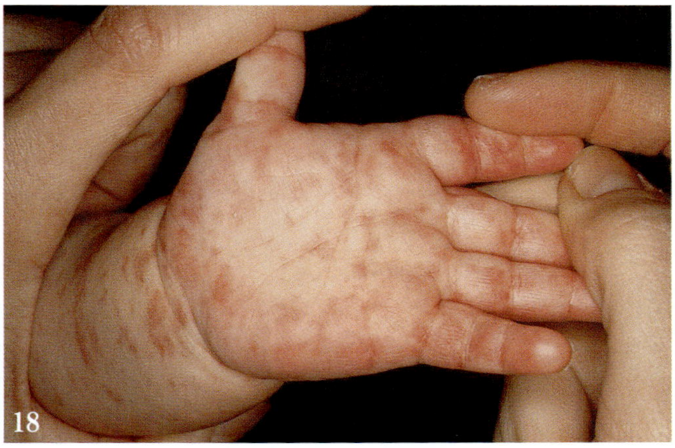
18

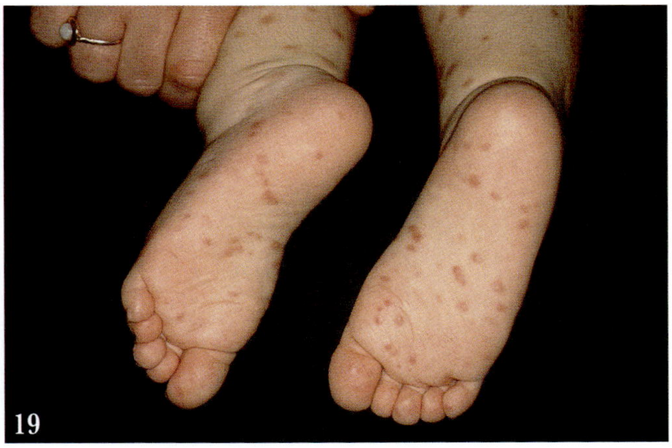
19

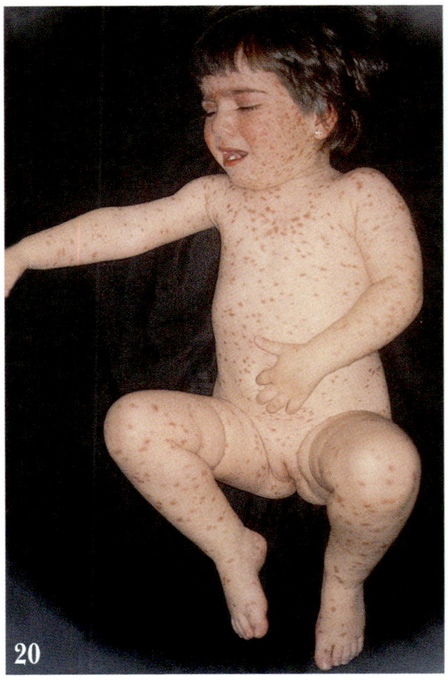
20

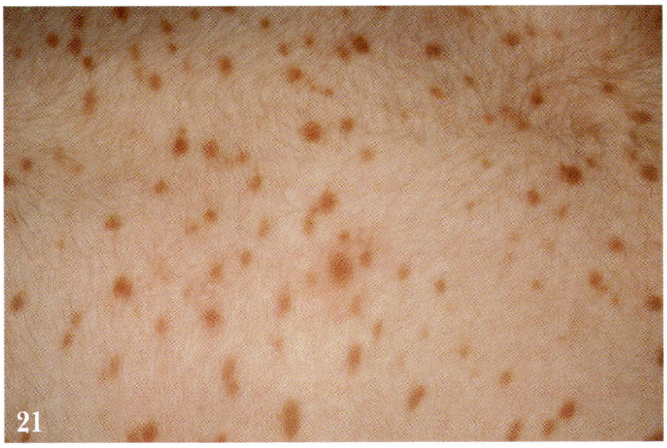
21

Figs. 22, 23: 4 años de edad, en la cara las lesiones por coalescencia han formado placas de distribución simétrica y tono eritematoso. Fig. 24: 4 años de edad, oscurecimiento de la tonalidad de las lesiones, que en el tronco han adquirido un color marrón chocolate.

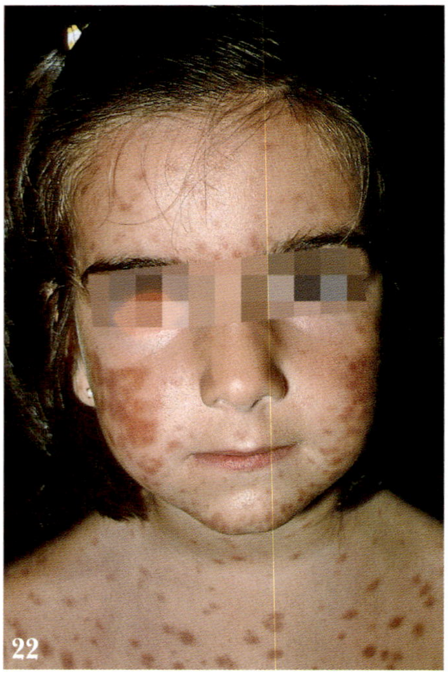

22

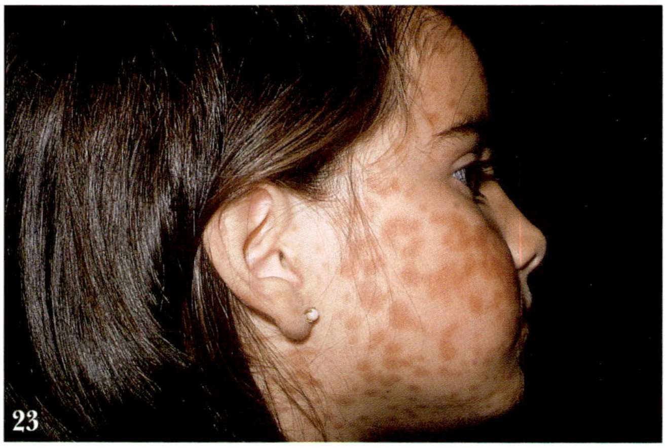

23

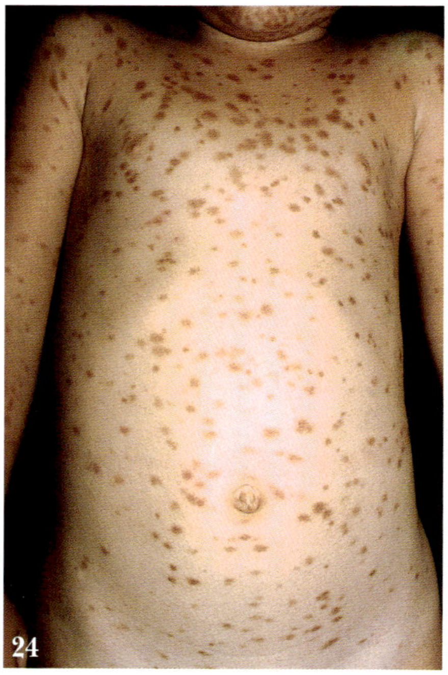

24

El síntoma asociado más frecuente es el *prurito*, variable en su intensidad y cronicidad. Otros síntomas asociados, debidos a la liberación de mediadores, son: episodios súbitos de rubor o sofocación, dolor cólico abdominal y cefalea.

Si las lesiones de la UP devienen en vesículas o ampollas (raras más allá de los 2 años), este tipo de presentación se denomina *mastocitosis ampollosa;* cuadro que debe ser diferenciado de otras enfermedades ampollosas de la infancia. Las ampollas pueden ser dolorosas y sufrir infección secundaria, pero generalmente curan sin secuelas.

Mastocitoma solitario

El término mastocitoma solitario designa el cuadro clínico del paciente con mastocitosis, que presenta un único nódulo cutáneo o en escaso número. Esta forma de presentación supone del 10-15% de todos los cuadros de mastocitosis y es la forma que goza de mejor pronóstico.

Cuadro clínico

La lesión debuta, prácticamente siempre, antes de los 2 años, habitualmente dentro de los 3 primeros meses. En su inicio puede manifestarse como un habón evanescente y recurrente. Con el tiempo aparece en la misma localización un nódulo o placa, moderadamente elevado, redondo u oval de 1-5 cm de diámetro, de color carne o marrón ligero, de consistencia elástica y superficie lisa o similar a la piel de naranja. Fig. 25: nódulo cutáneo de forma oval, 1,5 cm de diámetro, color carne, rodeado de un halo eritematoso periférico, en un lactante. Fig. 26: nódulo cutáneo, color carne y superficie tipo piel de naranja. Aunque se puede localizar en cualquier lugar del cuerpo, tiene predilección por los brazos, tronco y cuello. Para su diagnóstico es de gran valor el desencadenamiento del *signo de Darier*. En la historia del paciente, se puede recoger la formación intermitente de ampollas en la zona afectada, tendencia que tiende a desaparecer en 1-3 años o la aparición súbita de episodios de sofocación o rubor. Fig. 27: lactante de 7 meses de edad, nódulo 1 x 1 cm, localizado en rodilla izquierda, tras fricción, aparición de una ampolla en su centro (signo de Darier); en la imagen se aprecia exfoliación epidérmica tras la rotura de la ampolla. Es raro que un niño con un mastocitoma solitario desarrolle más lesiones cutáneas pasados dos meses desde la aparición de la lesión inicial.

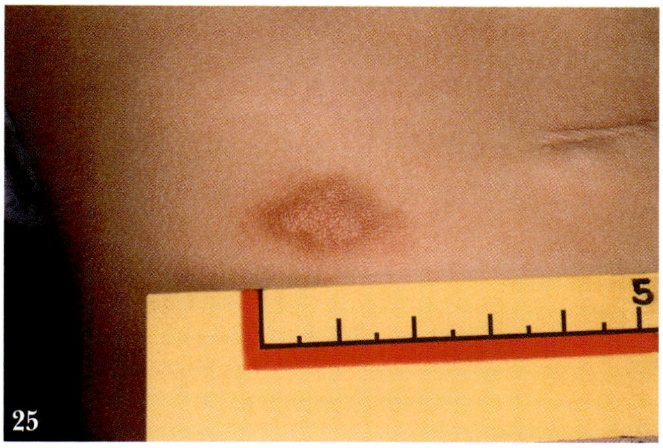

25

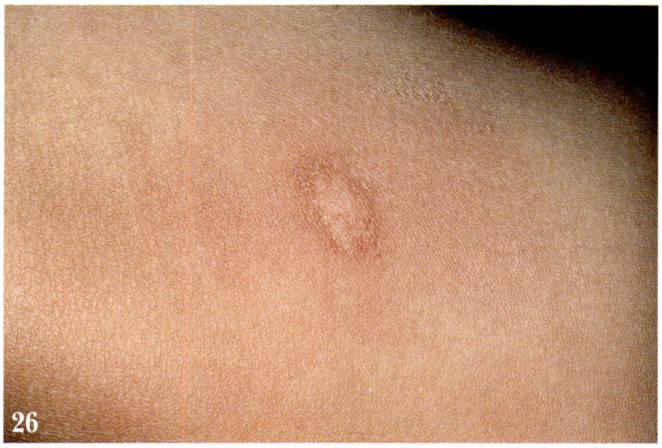
26

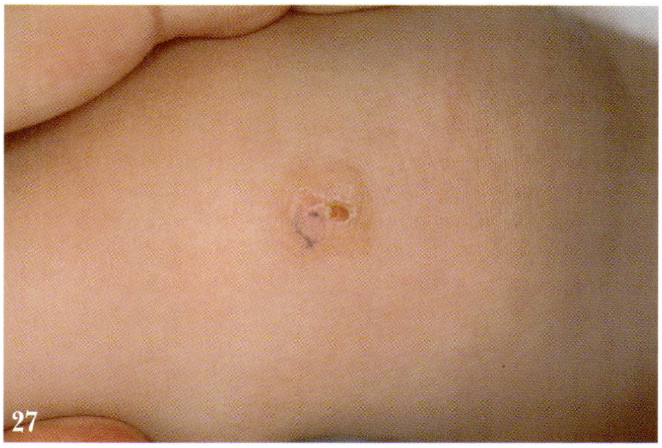
27

Una historia típica de mastocitoma es la siguiente. Varón de 3 meses de edad, que acude a urgencias por súbito rubor facial (*flush*). Desde el nacimiento 3 placas de color marrón, en cuero cabelludo (Fig. 28), muslo (Fig. 29) y en brazo izquierdo placa marrón de 2 x 1 cm; en pierna lesión incipiente similar. Tras frotamiento de la lesión del brazo, aparición de vesículas en su superficie (Darier positivo), como se aprecia en la Fig. 30.

Aunque el curso del mastocitoma, generalmente es benigno, las lesiones involucionan a lo largo de varios años.

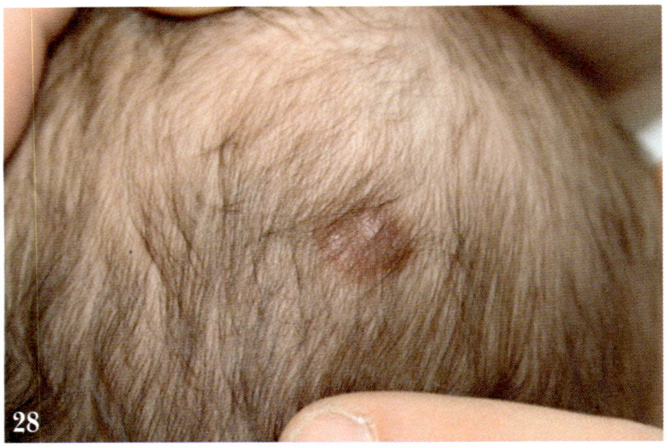
28

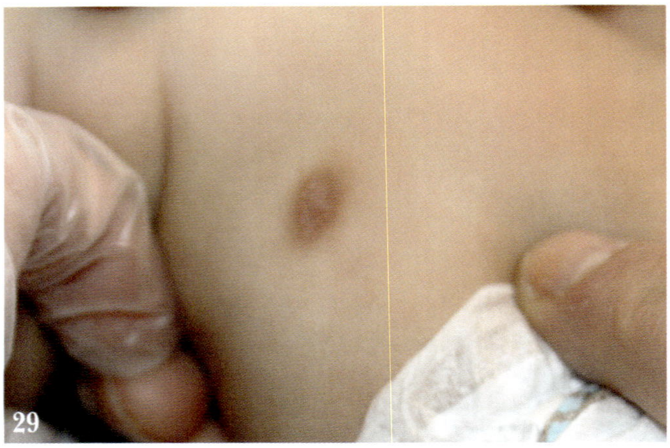
29

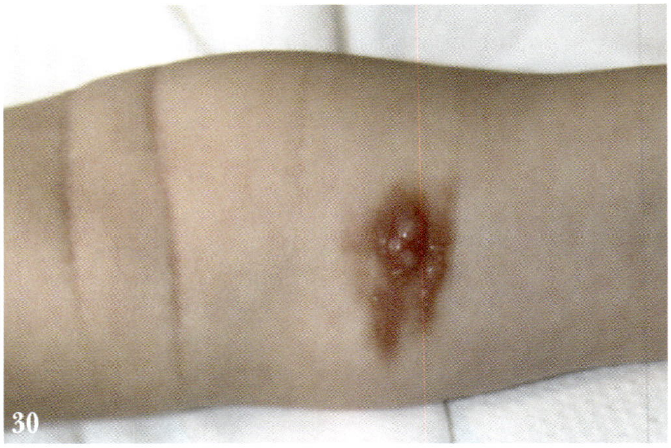
30

Mastocitosis cutánea difusa

La mastocitosis cutánea difusa (MCD) se ve casi exclusivamente en el lactante, aunque puede persistir hasta la vida adulta. En esta forma clínica, es diferente el patrón de infiltración de las células plasmáticas alrededor de los vasos, apéndices cutáneos y a través de la dermis

Cuadro clínico

La piel puede estar engrosada y con aspecto de *piel de naranja* y una coloración marrón-rojiza. Lesiones características de urticaria pigmentosa pueden estar también presentes. Es habitual la constatación de *dermografismo* con formación de ampollas hemorrágicas. Los pacientes con MCD sufren un mayor riesgo de crisis de sofocación, hipotensión, *shock* y muerte. Otros síntomas comunes son diarrea y otras manifestaciones gastrointestinales.

Manifestaciones no cutáneas de la mastocitosis

Los pacientes con mastocitosis pueden tener otras manifestaciones asociadas en función de la concentración de células plasmáticas en otros órganos. Por lo tanto, la mastocitosis puede afectar al tracto gastrointestinal, cardiovascular, médula ósea, hepático y tejido linfoide. En estos casos se considera que el paciente padece una *mastocitosis sistémica*. En los niños no se realizan (ni se aconsejan), estudios rutinarios de la médula ósea para demostrar su afectación.

Diagnóstico

El diagnóstico de las mastocitosis cutáneas de presentación típica es sencillo, basándose en la historia clínica, aspecto de las lesiones cutáneas visibles y en la positividad del signo de Darier. La confirmación diagnóstica mediante biopsia cutánea.

Disponemos, también, de métodos indirectos como la comprobación de niveles incrementados de triptasa plasmática y urinarios de N-metilhistamina. La triptasa plasmática es el mejor marcador de la carga de los mastocitos en el niño; los niveles basales se correlacionan bien con la extensión de la piel afecta y la severidad clínica del cuadro a su presentación. Análisis de mutaciones c-kit en el espécimen de piel de la biopsia, por PCR, puede distinguir entre pacientes con probable enfermedad crónica (c-kit mutación positiva), de las probables formas transitorias.

En pacientes pediátricos, en general no están indicados amplios estudios de laboratorio, radiográficos o procedimientos diagnósticos invasivos. El procedimiento para testar el signo de Darier debe ser realizado correctamente. Frotar la lesión con un objeto romo, durante aproximadamente 10 segundos y observar la respuesta durante 5 minutos.

Diagnóstico diferencial

El mastocitoma se debe diferenciar del *xantogranuloma juvenil*. Si el diagnóstico clínico, basado en la historia y exploración, es dudoso, se recurrirá a la biopsia.

La mastocitosis ampollosa es necesario diferenciarla de otros cuadros ampollosos de la infancia.

- Carter MC, Metcalfe DD. Paediatric mastocytosis. Arch Dis Child. 2002; 86: 315-9.
- Torrelo A, Alvarez-Twose I, Escribano L. Chilhood mastocitosis. Curr Opin Pediatr. 2012, 24: 480-6.
- Hannaford R, Rogers M. Presentation of cutaneous mastocytosis in 173 children. Australas J Dermatol. 2001; 42: 15-21.
- Heide R, Bhupendra T, Oranje AP. Mastocitosis in chilhood. Pediatr Dermatol. 2002; 19: 375-82.
- Hartman K, Henz BM. Mastocytosis: recent advances in defining the disease. Br J Dermatol. 2001; 144: 682-95.
- Metcalfe DD. Mast cells and mastocytosis. Blood. 2008; 112: 946-56.

ACANTOSIS *NIGRICANS*

La acantosis *nigricans* (AN) es una dermatosis caracterizada por placas hiperpigmentadas, engrosadas, aterciopeladas, simétricas, característicamente de las superficies intertriginosas y cuello. Está presente en el 7,1% de los escolares y su máxima frecuencia se da a los 12 años. Este trastorno probablemente representa una reacción de la piel a diferentes estímulos. La acantosis *nigricans* es un buen signo clínico de resistencia a la insulina y se ha demostrado que existe correlación entre la severidad de la lesión de la piel y las concentraciones de insulina en plasma. Se ha propuesto, como mecanismo patogénico, la estimulación por la insulina, de los receptores de los factores de crecimiento similares a la insulina, estimulando de este modo el crecimiento epidérmico.

Cuadro clínico

Clínicamente, el cuello es el área más afectada en los niños; el 99% de los niños con AN tienen afectado el cuello frente al 73% de la axila. La piel adquiere un color marrón, marrón oscuro, con aspecto de suciedad, no siendo rara la queja de los padres sobre la imposibilidad de su limpieza. Aunque puede localizarse en cualquier lugar del cuerpo, característicamente asienta en la nuca, cuello, axila e ingle. El primer cambio cutáneo es la hiperpigmentación, seguido de la intensificación de las líneas cutáneas y diversos grados de engrosamiento de la epidermis, sin induración. Figs. 31-34: varón de 11 años diagnosticado de resistencia a la insulina, intensificación de las líneas y pliegues cutáneos en axila, ingles y especialmente en el cuello con hiperpigmentación de tono marrón sucio y engrosamiento de la epidermis.

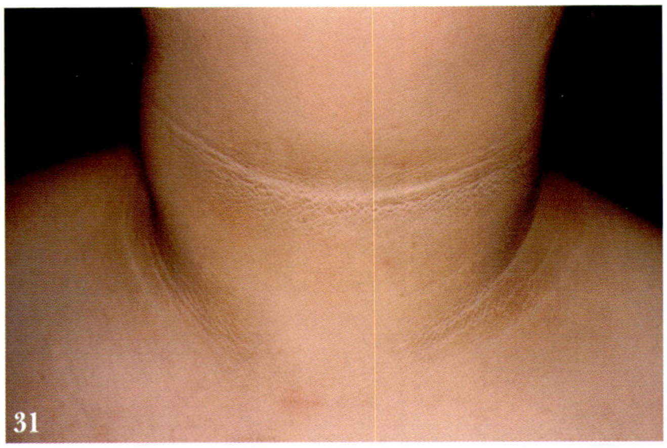
31

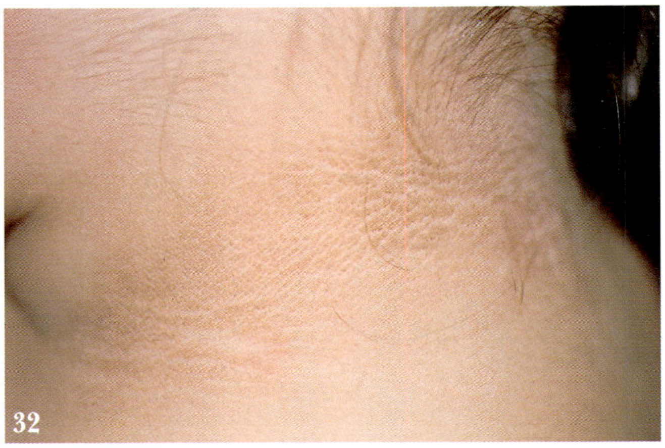
32

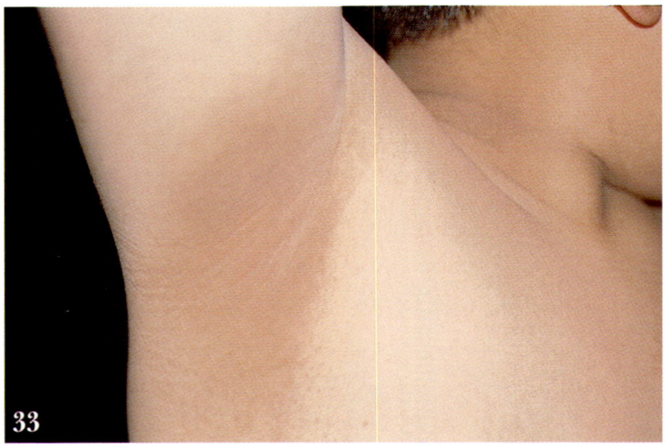
33

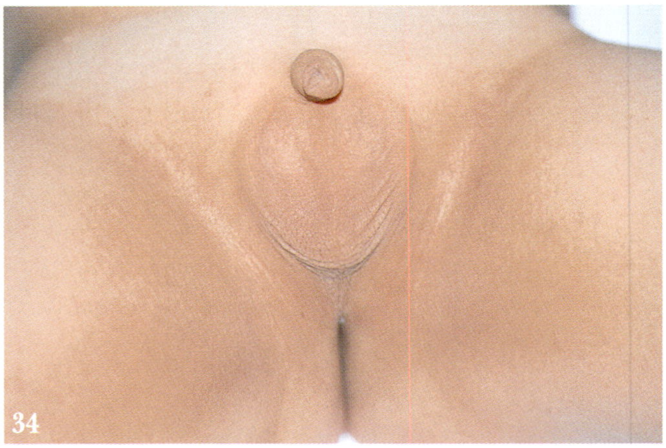
34

La denominada *pseudoacantosis nigricans* o *acantosis nigricans benigna* puede representar solo un trastorno asociado a la obesidad y regresar con la pérdida de peso. Figs. 35, 36: niña de 12 años, obesa, engrosamiento de la epidermis hiperpigmentación marrón oscura, aumento marcado de las líneas y pliegues cutáneos en cara lateral y posterior del cuello. En el niño, la acantosis *nigricans* no suele ir asociada, como puede ocurrir en los adultos, a procesos malignos.

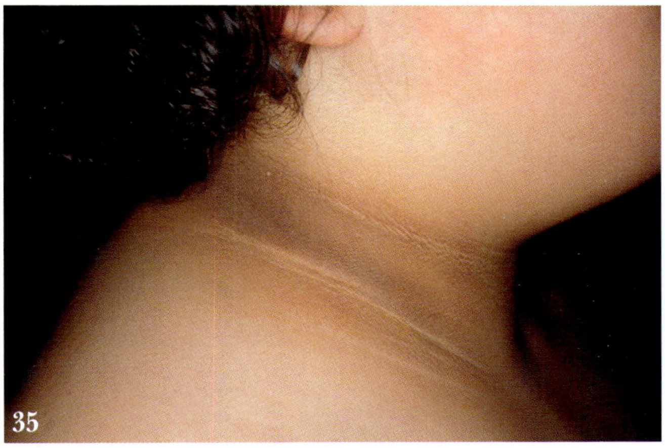
35

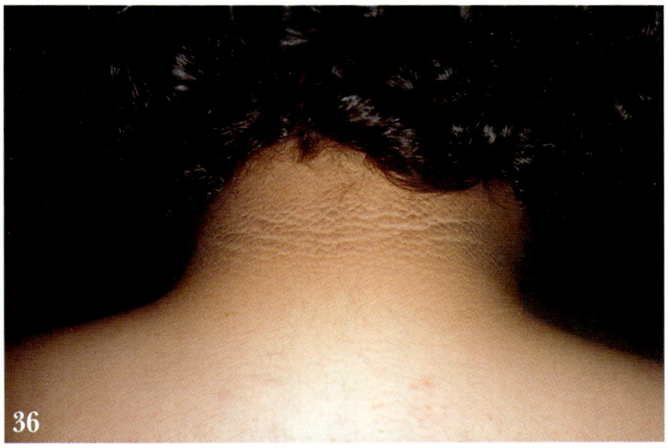
36

- Schwartz RA. Acanthosis nigricans. J Am Acad Dermatol. 1994; 31: 1-19.
- Higgins SP, Freemark M, Prose N. Acantosis nigricans. A practical approach to evaluation and management. Dermatol Online J. 2008; 14(9): 2.

NEUROBLASTOMA

El neuroblastoma (N) es un tumor maligno embrionario del sistema nervioso simpático periférico; es el tumor maligno más frecuente en el primer mes de vida; también es el más variable en su presentación clínica y respuesta a la terapia. Supone el 30-50% de todos los tumores del período neonatal y aproximadamente el 45% se originan en la médula suprarrenal.

Lesiones cutáneas, descritas como "en pastel de arándanos", se aprecian en el 2,6% de todos los pacientes y en el 32% de los recién nacidos con N, que en algún caso puede ser el signo clínico inicial de la enfermedad. La presencia de lesiones cutáneas en el período neonatal es un signo de pronóstico favorable. Los niños menores de 1 año pueden debutar en un estadio especial (IV-S) caracterizado por la presencia de tumor primario sin afectación ósea, afectación hepática masiva y nódulos tumorales subcutáneos. Son nódulos duros, no dolorosos, de coloración azulada o gris azulada. Fig. 37: lactante con tumoración subcutánea dura a la altura del mango del esternón. Estos nódulos tienen una particularidad, al ser frotados, al cabo de unos minutos, tienden a blanquearse y a desarrollar un halo de eritema alrededor del mismo, debido a la liberación de catecolaminas por la fricción. Otras características de este tumor son la *heterocromía del iris* y el denominado en clínica pediátrica como *hematoma en anteojos,* debido a que las metástasis subcutáneas periorbitarias producen proptosis y equimosis.

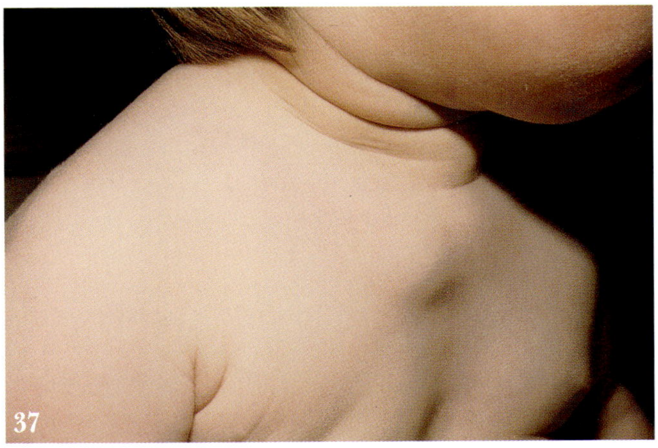
37

Figs. 38, 39: lactante con proptosis y masas subcutáneas periorbitarias; metástasis de neuroblastoma.

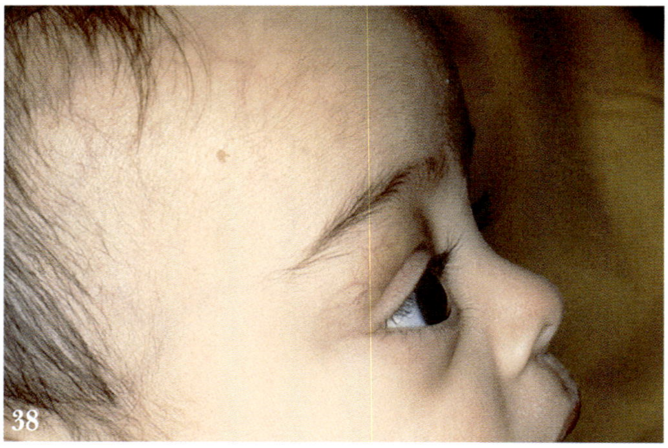
38

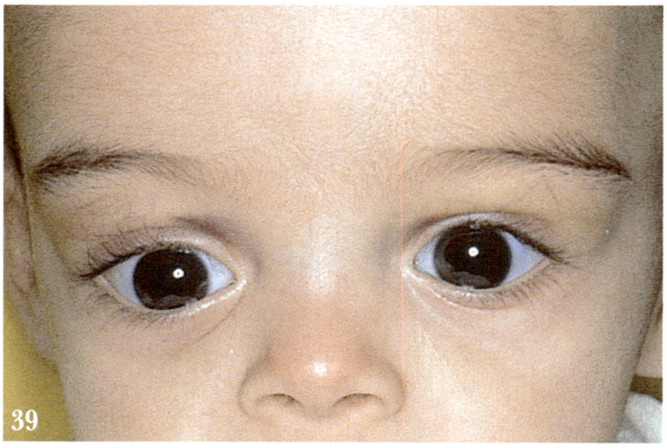
39

Diagnóstico

El diagnóstico se basa en el examen histológico de las lesiones cutáneas y el incremento de las catecolaminas urinarias. La localización y extensión de la lesión primaria se establece mediante TAC o RM.

Diagnóstico diferencial

Las lesiones del neuroblastoma deben ser diferenciadas clínica e histológicamente de la *leucemia* y *linfoma*. Las lesiones cutáneas del neuroblastoma pueden simular las lesiones en "pastel de arándanos" de la *rubéola congénita* o de la infección por *citomegalovirus*.

- Lucky AW, McGuire J, Komp DM. Infantile neuroblastoma presenting with cutaneous blanching nodules. J Am Acad Dermatol. 1982; 6: 389-91.
- Lukens JN. Neuroblastoma in the neonate. Semin Perinatol. 1999; 23: 263-73.

SÍNDROME DE ALAGILLE (DISPLASIA ARTERIOHEPÁTICA)

El síndrome de Alagille (SA) es un proceso hereditario autosómico dominante, con una expresividad altamente variable, debido a mutaciones en el gen Jagged 1. En alrededor del 60% de los casos la mutación es nueva. En esta enfermedad está afectado el hígado, corazón, columna vertebral, cara, riñones y corazón y vasos sanguíneos.

Cuadro clínico

El hecho más característico es la *escasez de conductos biliares intrahepáticos* con colestasis y prurito. El SA comprende, expresados en grado variable, *rasgos faciales peculiares* (cara "triangular" con ojos hundidos, frente llamativa, nariz de punta bulbosa o en silla de montar y mentón puntiagudo), anomalías oculares, cardiovasculares (habitualmente estenosis de la pulmonar o aneurismas), de los arcos vertebrales (a Rx "en alas de mariposa") y renales. Cursa con hipercolesterolemia y con frecuencia presentan formación de *xantomas cutáneos* e intenso *prurito*.

Los rasgos faciales característicos del SA son el hecho clínico de más elevada penetrancia, de tal forma que lo presentan casi universalmente todas las personas con mutación en JAG 1, aunque no presenten prácticamente el resto de los signos que conforman el cuadro clínico de la enfermedad. Los estudios genéticos de los familiares del enfermo han puesto de manifiesto la extrema variabilidad del cuadro clínico de los afectos de mutación en JAG 1. Fig. 40: xantomas de distribución simétrica en un paciente de síndrome de Alagille.

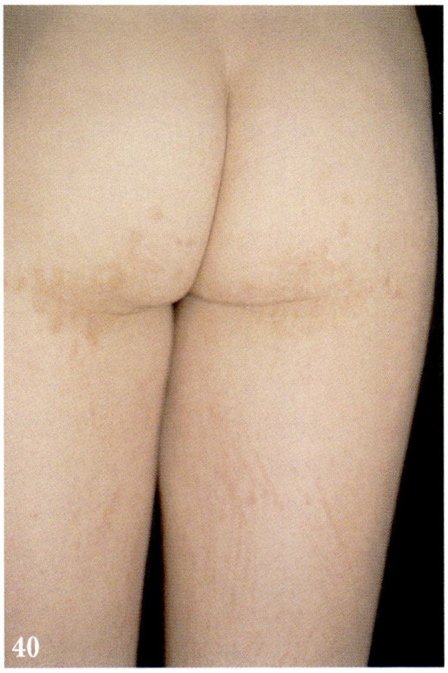
40

Diagnóstico

Examen físico, pruebas de función hepática, ecografía y biopsia con aguja, del hígado. Radiografía columna vertebral. Ecocardiografía cardiaca. Confirmación con el estudio genético. Dada la enorme variabilidad de la clínica, será necesario someter a estudio genético a los componentes de la familia del enfermo, para identificar a los afectos de mutación en JAG 1, aun con pobre o nula clínica.

- Oda T, Elkahloun AG, Pike BL, Okajima K, Krantz ID, Genin A, et al. Mutations in the human Jagged1 gene are responsible for Alagille syndrome. Nat Genet. 1997; 16: 235-42.
- Kamath BM, Bason L, Piccoli DA, Krantz ID, Spinner NB. Consequences of Jagged1 mutations. J Med Genet. 2003; 40: 891-5.

SABAÑÓN. ERITEMA PERNIO

El sabañón es una forma poco frecuente de lesión por respuesta exagerada al frio, en individuos predispuestos constitucionalmente a ello. Puede aparecer a cualquier edad, pero afecta especialmente a los niños y mujeres jóvenes. Probablemente los trastornos dermatólogicos sean secundarios a la insuficiencia vascular periférica por exposición al frío (sin congelación). Se ha comunicado la presencia de crioproteinemia, dentro de las 3 semanas del inicio del cuadro, hecho que puede ayudar a develar la presencia de posibles factores precipitantes, como una infección viral.

Cuadro clínico

Los casos moderados se manifiestan al inicio por una palidez y, posteriormente, por la aparición de máculas eritematosas bien definidas, más tarde infiltradas y de color variable entre un rosa oscuro y un tono violáceo. La mayor parte de los casos se caracterizan por máculas edematosas, eritematosas o cianóticas que aparecen tras 12-24 horas de exposición al frío. Inicialmente los pacientes pueden no sentir molestias. Con el tiempo, las áreas se hacen edematosas, rojo azuladas y, eventualmente, el enfermo se queja de entumecimiento, hormigueo, prurito intenso y sensación de quemazón o dolor. Fig. 41: mancha edematosa eritematosa-violácea en punta de nariz de una adolescente.

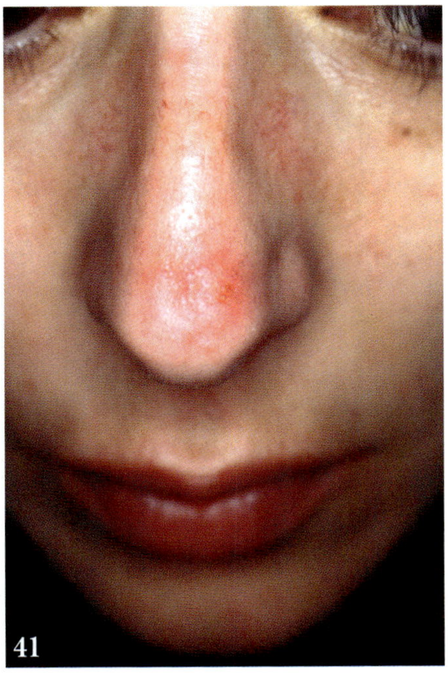
41

El eritema pernio crónico aparece cuando una persona susceptible se expone repetidamente al frío. Ocasionalmente, pueden aparecer ampollas y ulceración y si la afección es de larga duración, las lesiones pueden curar dejando como secuela, áreas de pigmentación residual. Las lesiones individuales tienden a aparecer con una distribución simétrica, en el dorso de las falanges de los dedos de manos y pies, talones, nariz y pabellón auricular. El curso es habitualmente autolimitado y dura 2-3 semanas.

Se han descrito, en la infancia, casos con hallazgos radiológicos compatibles con el síndrome de microgeodas en las falanges.

Diagnóstico

El diagnóstico habitualmente es clínico, sin embargo si es necesario se practicará una biopsia de piel. Es importante también, descartar procesos asociados.

Diagnóstico diferencial

Lupus eritematoso: los sabañones asociados a *lupus eritematoso,* probablemente sea el más importante proceso a descartar en el diagnóstico diferencial, debido a que las lesiones cutáneas pueden ser muy similares.

- Weston WL, Morelli JG. Childhood pernio and cryproteins. Pediatr Dermatol. 2000; 17: 97-9.
- Prindaville B, Antaya RJ. Chilblains and microgeodic disease diagnosed concurrently in a child's toe. Pediatr Dermatol. 2013; 30: 269-70.
- Fina LL, Everson P. Case 4: Petechial lesions on toes of an 11-year-old girl. Pediatr Rev. 2013; 34: 415-6.

ESTRÍAS CUTÁNEAS DE DISTENSIÓN

Estría es una lesión cutánea atrófica, lineal, bien definida, secundaria a alteraciones del tejido conjuntivo. Las estrías cutáneas de distensión son bandas delgadas, deprimidas de la piel, inicialmente rosadas, eritematosas o ajamonadas, que más tarde se hacen blancas, opalescentes, lisas y atróficas. Se aprecian con mayor frecuencia en las áreas sometidas a distensión, como la región lumbar (Fig. 42), nalgas (Fig.43), muslos (Fig. 44), mamas, abdomen y hombros. Pueden desarrollarse fisiológicamente hasta en el 35% de las niñas y el 15% de los varones comprendidos entre las edades de 9 a 16 años. Las causas más frecuentes son el crecimiento y aumento rápido de peso en la pubertad y adolescencia; estrías marcadas se presentan en la enfermedad de Cushing y por la administración prolongada de glucocorticoides. Las estrías de la adolescencia tienden a hacerse menos llamativas con el paso del tiempo. Aunque la precisa etiología no está claramente comprendida, su formación parece estar relacionada con la ruptura del tejido conjuntivo, destrucción del colágeno y la elastina, inducida por la distensión con formación de una cicatriz dérmica; los glucocorticoides suprimen la actividad fibroblástica y la síntesis de nuevas fibras de colágeno entre las fibras de colágeno rotas.

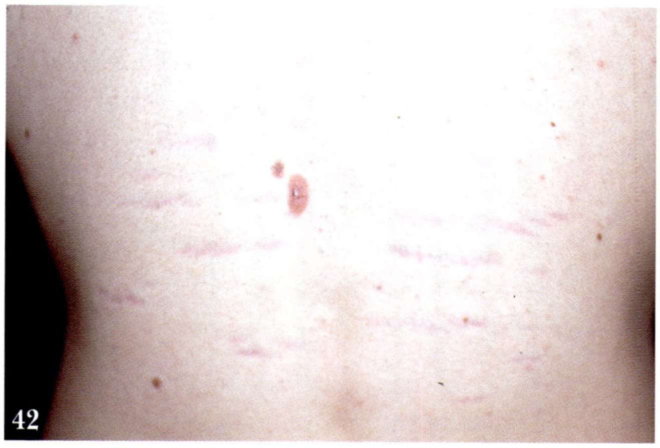
42

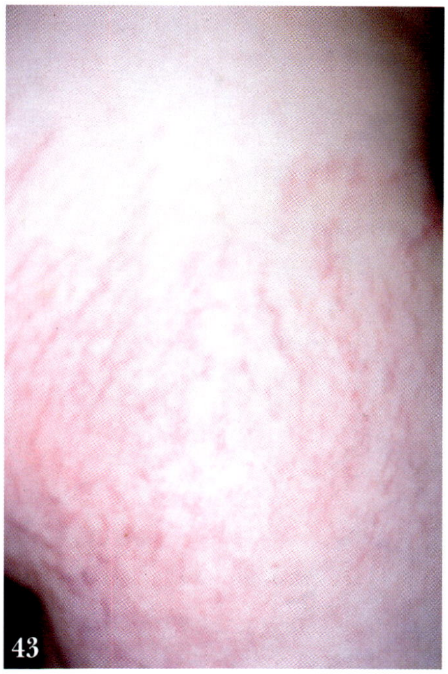

43

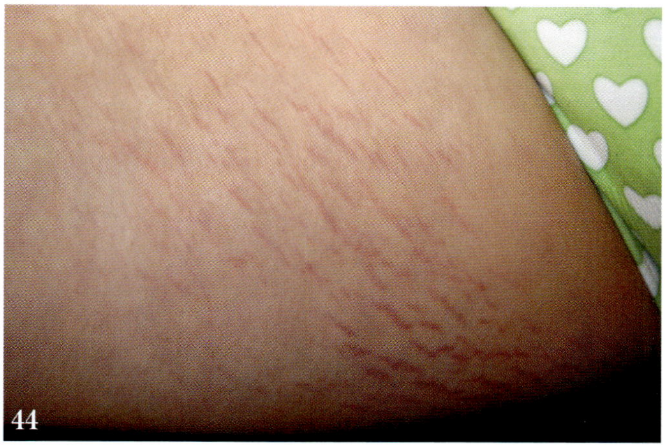

44

– Schuster S. The cause of striae distensae. Acta Derm Venereol. 1979; 59: 161-9.

HAMARTOMA CONGÉNITO DEL MÚSCULO LISO

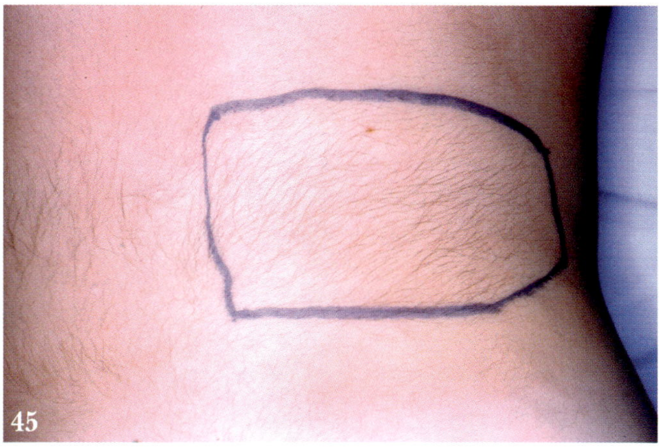

45

Es una anomalía benigna cutánea del desarrollo, caracterizada por un exceso de los músculos erectores del pelo dentro de la dermis reticular. Puede verse asociado o no a un nevus de Becker. Habitualmente, es evidente desde el nacimiento aunque puede pasar desapercibido hasta la infancia o etapa adulta. El típico hamartoma congénito del músculo liso, se presenta como una placa ligeramente pigmentada, cubierta de hipertricosis, localizada en el tronco con predilección por el área lumbosacra. Fig. 45: placa (señalizada) con ligero aumento de pigmentación e hipertricosis moderada en área lumbar. La lesión puede ser muy sutil al examen, nos ayuda a su detección la ligera hipertricosis que lo cubre, la cual se aprecia mejor mediante iluminación lateral. El pelo que lo cubre es del tipo del vello. La lesión puede ser única o múltiple. El frotamiento de la placa puede producir una elevación transitoria o un movimiento de ondulación de la lesión debido a la contractura de los haces musculares (signo de pseudo Darier), que puede inducir a hacer un erróneo diagnóstico clínico de mastocitoma. El cambio que experimenta la superficie de la lesión recuerda a la "carne de gallina". No se encuentran hallazgos sistémicos en las lesiones localizadas.

Diagnóstico

Si su aspecto clínico no es el clásico, el diagnóstico se realiza mediante biopsia de la piel.

Diagnóstico diferencial

En el diagnóstico diferencial se incluye al *nevus piloso, nevus de Becker, nevus del tejido conjuntivo, leiomioma* y *mastocitoma solitario.*

Nevus piloso: la lesión es solitaria, no indurada, sin alteraciones de la textura, ni de la pigmentación de la piel, el pelo es de tipo terminal y el signo de pseudo Darier es negativo.

Nevus de Becker: el hamartoma del músculo liso es congénito, apreciable al nacimiento y no presenta cambios prominentes en su epidermis.

Nevus del tejido conjuntivo, leiomioma, mastocitoma solitario: pueden ser diferenciados mediante biopsia cutánea.

- Gagne EL, Su WPD. Congenital smooth muscle hamartoma of the skin. Pediatr Dermatol. 1993; 10: 142-5.
- Zvulunov A, Rotem A, Merlob P, Metzker A. Congenital smooth muscle hamartoma. Am J Dis Child. 1990; 144: 782-4.

GRANULOMA ANULAR

El granuloma anular (GA) es una dermatosis inflamatoria, de etiología desconocida, relativamente común y autoinvolutiva, caracterizada clínicamente por pápulas o nódulos agrupados en anillo. Puede presentarse a cualquier edad, aunque es más frecuente en el niño y adulto joven; en el 40% de los casos aparece antes de los 15 años. Se reconocen 4 variantes clínicas: localizado, generalizado, subcutáneo y perforante.

GA localizado: es la variedad más frecuente (75-80%), con máxima incidencia en niños y adultos jóvenes. Su erupción clásica es característica. En su inicio, consta de pápulas firmes, lisas, de color rojo pálido o del color de la piel o de un tono oscuro violáceo, que lentamente experimentan extensión periférica formando una placa anular, con aclaración central sin atrofia ni descamación, de bordes elevados formado por pápulas o nódulos continuos. La placa puede ser oval o irregular y su tamaño varía de 1-5 cm de diámetro. El estiramiento de la piel ensalza el relieve del borde de la placa de pápulas o nódulos. Estas lesiones predominan en las áreas acras, dorso de las manos y dedos de manos y pies. Fig. 46: dos placas anulares, idénticas, de varios cm, localizadas en tobillo y empeine del pie, izquierdos (localización típica); porción central color de la piel, sin alteraciones, rodeada por un borde ligeramente elevado formado por múltiples pápulas eritematosas. Fig. 47: al año de evolución, solo resta parte del borde de la lesión del empeine; en el pie derecho se observa lesión anular de 2 cm, con borde elevado formado por pápulas eritematosas (fuera de la óptica de la primera toma). Fig. 48: placa anular con moderado aclaramiento central y bordes elevados constituidos por pápulas lisas, firmes, de color rojo.

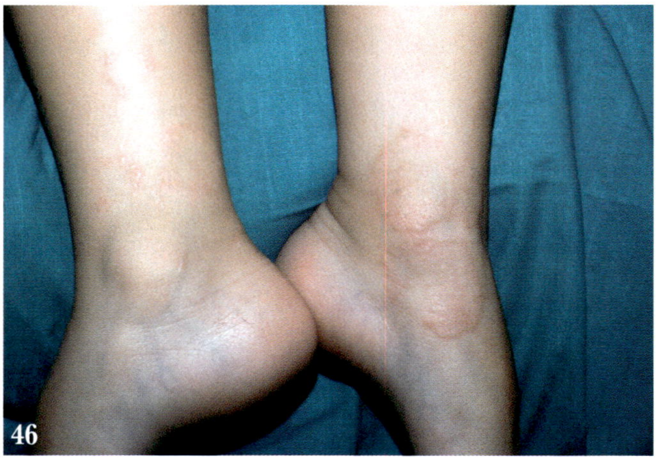

46

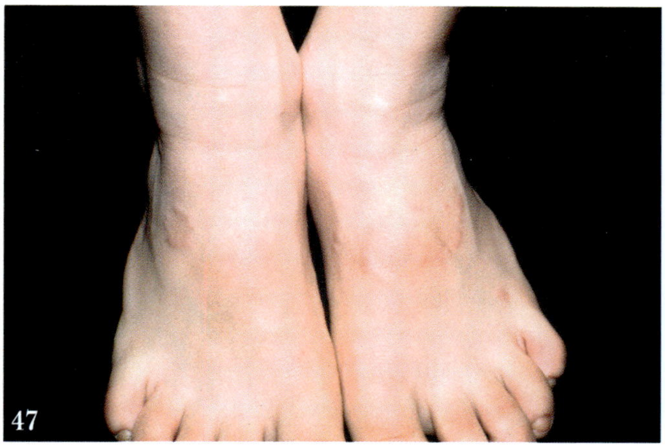
47

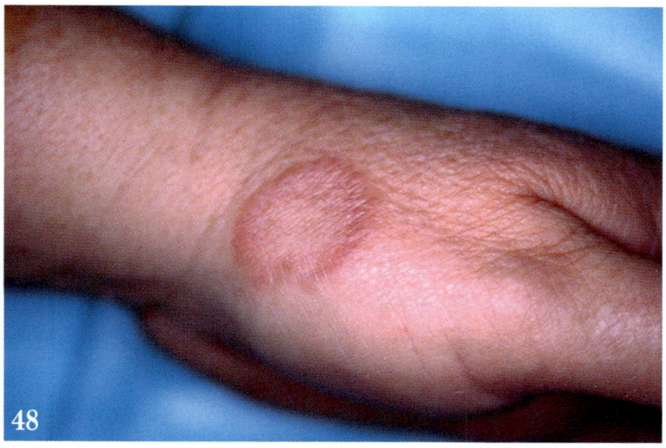
48

GA generalizado: cuando el paciente presenta más de 10 lesiones, es la única forma de GA que es más frecuente en los adultos.

GA subcutáneo: es la variante menos frecuente (3-5%) y casi exclusiva de la infancia. Clínicamente se caracteriza por nódulos subcutáneos no inflamatorios, de 1-5 cm de diámetro, de consistencia dura, del color de la piel o ligeramente rosados. Se localizan en piernas, antebrazos, dorso de manos y pies y en cuero cabelludo. La localización en cuero cabelludo es excepcional en las otras variantes clínicas de GA. La GA subcutánea es la que plantea más problemas de diagnóstico diferencial.

GA perforante: trastorno asintomático que se presenta como pápulas agrupadas algunas de las cuales muestran una escama o costra central umbilicada, como resultado de la eliminación transepidérmica del colágeno alterado.

Por lo general, las lesiones son asintomáticas, en algún caso pueden ser dolorosas, autoinvolutivas y pueden tardar en desaparecer entre unos meses y varios años, sin secuelas. El 50-70% de las lesiones desaparecen dentro de los 2 años. No hay diferencias en el comportamiento pronóstico entre las diferentas variantes clínicas, aunque la forma generalizada suele ser más crónica y tarda más en involucionar. Un 40% de los casos pueden recidivar, pero las lesiones recurrentes por lo general involucionan antes que las originales.

Diagnóstico

El diagnóstico a menudo es clínico sin recurrir a la biopsia, pero en situaciones de confusión clínica puede ser de utilidad sobre todo en la variante subcutánea de granuloma anular. Las pruebas de laboratorio no nos son de utilidad para el diagnóstico.

Diagnóstico diferencial

El granuloma anular puede ser confundido con otras afecciones comunes anulares de la piel como: *tiña corporis, pitiriasis rosada, eczema numular, psoriasis* o *eritema migrans de la enfermedad de Lyme.* El hecho clave para distinguir el granuloma anular de estas afecciones es la falta en el granuloma anular, de cualquier cambio en la superficie de la piel, específicamente descamación o asociación con vesículas o pústulas; la superficie de la piel es suave, lisa en el granuloma anular. Ocasionalmente, otras lesiones anulares (*liquen plano, sarcoidosis, sífilis*) pueden confundirse con el granuloma anular y ser necesaria la biopsia para confirmar el diagnóstico.

- Peggy RC. Diagnosis and management of granuloma annulare. Am Fam Physician. 2006; 74: 1729-34.
- Grog KL, Nascimiento AG. Subcutaneous granuloma annulare in childhood. Clinicopathologic features in 34 cases. Pediatrics. 2001; 107: e42-e45.
- Smith MD, Downie JB, DiCostanzo D. Granuloma annulare. Int J Dermatol. 1997; 36: 326-33.

MORFEA

La morfea, también denominada *esclerodermia localizada,* es una enfermedad de etiología desconocida que se manifiesta por atrofia localizada, endurecimiento (esclerosis) y despigmentación de la piel. Su frecuencia estimada es de 0,4-1/100.000 individuos. Afecta casi con igual frecuencia a niños y adultos con predominio femenino en una relación 2-3/1. La edad promedio de inicio de la enfermedad es de 5 años. El proceso se caracteriza por placas escleróticas, no sensibles, circunscritas con un centro de tono marfil rodeado de un halo violáceo. La sobreproducción de colágeno, principalmente tipo I y III, por los fibroblastos en los tejidos enfermos es común a todas las formas de morfea, pero la patogenia de la enfermedad permanece desconocida, es probable que se inicie por injuria vascular que culmina en incremento de la producción de colágeno con disminución de su destrucción.

Cuadro clínico

El comienzo de la morfea es insidioso, comienza como placas color carne, eritematosas o violáceas que evolucionan a lesiones firmes, cerúleas, marfil a blanco amarillento, brillantes con o sin una zona inflamatoria lila o violácea alrededor. En orden decreciente las zonas afectadas son: tórax, tronco, cuello, extremidades y cara. La progresión de la enfermedad varía y depende del tipo clínico, rápida en la variante lineal de las extremidades y más gradual en la tipo en placas.

Basándose en criterios clínicos, la morfea puede clasificarse en varios subtipos. La morfea tipo placa (incluye guttata, ampollosa y queloidal); morfea generalizada; morfea profunda; morfea lineal (incluye morfea en *coup de sabre* y atrofia progresiva hemifacial); morfea panesclerótica incapacitante y formas mixtas. La morfea también se ha observado como parte de un síndrome más amplio en asociación con otras enfermedades del tejido conectivo.

En la edad pediátrica la frecuencia de los subtipos en orden decreciente es: lineal (41,8%-51,4%), en placas (27,9%-37%), mixta o combinada (23%); generalizada 9%, profunda 4% y los subtipos panesclerótico, queloidal, ampollosa y en gotas < 1%.

El curso de la morfea habitualmente es de 3-5 años, pero muchos pacientes presentan períodos de quiescencia, seguidos de reactivación de la inflamación, induración y/o pérdida de tejido que caracteriza la enfermedad. Muchos pacientes sobre todo los subtipos no en placa, presentan eosinofilia, anticuerpos antinucleares (ANA) y factor reumatoideo. Estas anomalías de laboratorio no tienen correlación con el curso o pronóstico de la enfermedad.

Morfea lineal: es la variante clínica más frecuente en el niño, afectando un miembro, las piernas más que los brazos. Es más frecuente en niñas en la etapa escolar temprana. Habitualmente es única y unilateral, aunque ocasionalmente puede ser bilateral. Normalmente queda confinada a la extremidad, pero a veces puede afectar al tronco y raramente medio cuerpo. Se manifiesta clínicamente como una banda indurada, esclerótica, unilateral con patrón lineal similar a las líneas de Blaschko con hiperpigmentación, hipopigmentación y atrofia de la piel que puede afectar al tejido celular subcutáneo subyacente, músculo, fascia e incluso al hueso. Fig. 49: niña de 6 ½ años de edad, banda lineal en antebrazo y brazo con discoloración e induración blanquecina; la cicatriz del antebrazo es secuela de la biopsia practicada. Fig. 50: la induración se hace más evidente al pellizcar. Cuando asienta sobre una articulación, puede afectar a la movilidad articular y alterar el desarrollo de la extremidad. El adelgazamiento y acortamiento del hueso conduce a la disminución de la longitud del miembro.

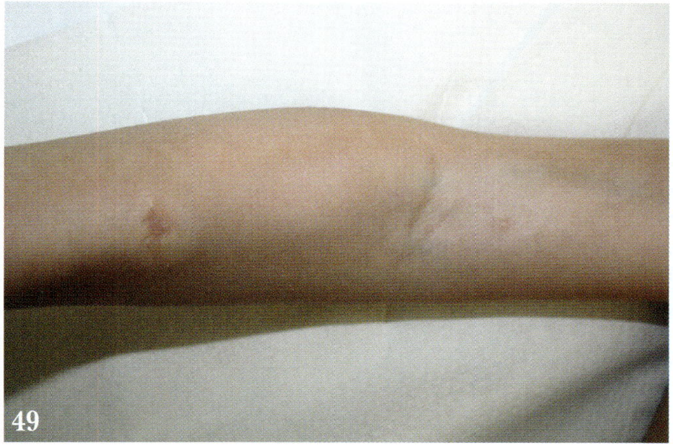
49

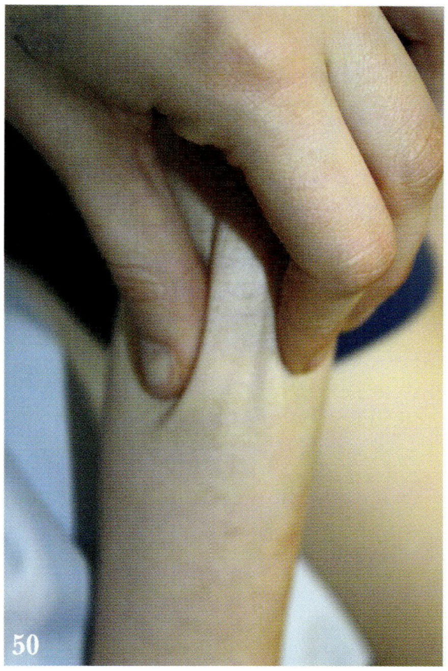
50

Morfea en placas: se caracteriza por la aparición de una o más placas de coloración eritematosa-violácea, edematosas y asintomáticas que, en su evolución, tras un intervalo de semanas o meses pierde su color principalmente en la parte central de las lesiones, transformándose en áreas cerosas, escleróticas de tono marfil con un borde lila o violáceo. La localización predominante es en el tronco. Las lesiones varían de 1 cm a más de 20 cm de diámetro y la fusión de muchas lesiones tipo placa puede dar lugar a una forma más generalizada de morfea. La fase postinflamatoria deja una piel hiperpigmentada o hipopigmentada. Fig. 51: sobre una mancha hipopigmentada, placa en hipocondrio derecho de coloración marrón violácea con una zona más pálida en su interior; en el costado se aprecia el borde de otra placa marrón violácea.

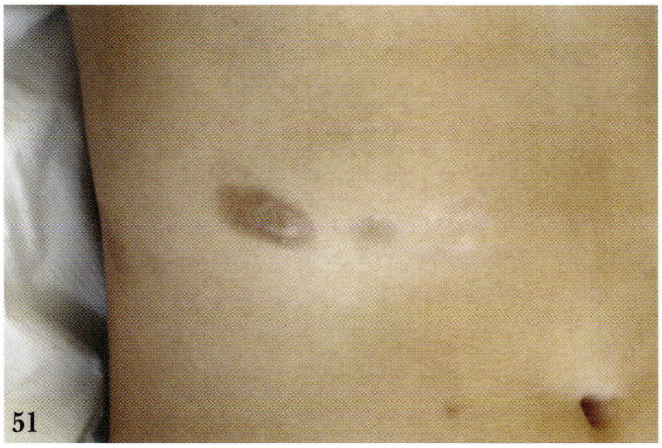
51

Morfea en "coup de sabre": es una forma que aparece específicamente en la cara y cuero cabelludo frontoparietal. Tras una corta fase de eritema y edema indurado, se desarrolla una lesión atrófica o esclerótica con un surco o depresión a menudo asociado a una zona de alopecia que se asemeja a la herida por un golpe de sable. Esta variedad probablemente representa una forma más superficial de la progresiva hemiatrofia facial (síndrome de Parry-Romberg), una entidad de atrofia lentamente progresiva del tejido blando de la mitad de la cara, sin esclerosis dérmica asociada.

Manifestaciones no cutáneas asociadas en la morfea: hasta en un 38,9% de los pacientes con morfea, en conjunto, presentan una o más manifestaciones extracutáneas. Con menos frecuencia en la morfea tipo en placa (4%) y máxima, en la forma generalizada (76,8%). Los síntomas más frecuentes son, por orden decreciente: artralgias, cefaleas/migraña, disnea, calambres musculares, convulsiones, reflujo gastro-esofágico, disfagia, etc.

Diagnóstico

El diagnóstico de morfea habitualmente se basa en la historia y en sus manifestaciones clínicas, normalmente hay una clara evidencia de inflamación, discoloración y/o induración. La biopsia cutánea nos ayudará, en caso de duda diagnóstica, pero habitualmente no es necesaria sobre todo en los casos pediátricos. No obstante, el tiempo promedio entre su aparición y el diagnóstico es de 1,2 años.

Diagnóstico diferencial

La morfea en placas en su estadio inicial debe diferenciarse del *eritema anular, eritema migrans* y de la *esclerodermia*. La hemiatrofia de la cara, debido a la variante *en coup de sabre*, es difícil diferenciar de la hemiatrofia sin lesiones de esclerosis cutánea (*enfermedad de Parry-Romberg*). La morfea *en coup de sabre* y el *síndrome de Parry-Romberg* coexisten con frecuencia y es probable que ambas sean variantes de morfea. La variante lineal debe diferenciarse de la *fascitis eosinofílica.*

Esclerodermia: la morfea se diferencia de la esclerodermia por la ausencia de esclerodactilia, fenómeno de Raynaud, cambios en los capilares del lecho ungueal (los signos más precoces de esclerodermia) y falta de afectación visceral.

Fascitis eosinofílica (síndrome de Schulman): la variante lineal de las extremidades debe diferenciarse de esta entidad. Es un proceso muy raro pero que en pacientes pediátricos tiene tendencia a evolucionar a fibrosis cutánea tipo esclerodermia.

- Browning JC. Pediatric morphea. Dermatol Clin. 2013; 31: 229-37.
- Leitenberger JJ, Cayce RL, Haley RW, Adams-Huet B, Bergstresser PR, Jacobe HT. Distinct autoimmune syndromes in morphea: a review of 245 adult and pediatric cases. Arch Dermatol. 2009; 145: 545-50.
- Fett N, Werth VP. Update on morphea: part I. Epidemiology, clinical presentation, and pathogenesis. J Am Acad Dermatol. 2011; 64: 217-28.
- Christen-Zaech S, Hakim MD, Afsar FS, Paller AS. Pediatric morphea (localized scleroderma): review of 136 patients. J Am Acad Dermatol. 2008; 59: 385-96.
- Tollefson MM, Witman PM. En coup de sabre morphea and Parry-Romberg syndrome: a retrospective review of 54 patients. J Am Acad Dermatol. 2007; 56: 257-63.
- Faurrington ML, Has JE, Nazar-Stewart V, Mellis ED. Eosinophilic fascitis in children frequenly progresses to scleroderma-like cutaneous fibrosis. J Rheumatol. 1993; 20: 128-32.

ÚLCERA GENITAL AGUDA NO RELACIONADA CON ACTIVIDAD SEXUAL

La úlcera genital aguda no relacionada con la actividad sexual (UGANS) es el término utilizado para describir la aparición repentina de úlceras genitales, autolimitadas, principalmente en chicas puberales o adolescentes jóvenes, sin actividad sexual, asociadas con síntomas sistémicos evocadores de infección. Se ha aconsejado abandonar el término de úlcera de Lipschütz para describir este proceso. Su patogenia no está bien aclarada. El agente infeccioso más frecuentemente asociado con el primer brote de UGANS es el virus de Epstein-Barr. Una úlcera genital, raramente se presenta en adolescentes sin actividad sexual y su aparición causa un considerable *distress* emocional y físico al paciente y a sus padres, iniciándose con premura una evaluación para descartar abuso sexual o enfermedad de transmisión sexual (ETS).

Cuadro clínico

La mayoría de las pacientes (70%) presentan un cuadro infeccioso prodrómico, sistémico con sintomatología tipo gripal, 3-4 días antes de la aparición de las úlceras genitales. Las úlceras genitales son de aparición repentina, asientan en la cara interna de los labios menores, son muy dolorosas y las pacientes se quejan de disuria importante. Las úlceras aparecen bien delimitadas, más o menos profundas sobre una base limpia o fibrinosa pudiendo presentar zonas de necrosis en algunos casos. Fig. 52: adolescente con úlcera aislada en labio menor de fondo fibrinoso, aparecida al 4º día de un proceso febril con quebranto general. Fig. 53: control a los 18 días, evolución favorable, úlcera de menor tamaño con fondo limpio. Puede tratarse de una úlcera aislada o varias, si son bilaterales (hasta el 70%) presentan un patrón de distribución en espejo o en beso (hasta el 90%). En 2/3 de los casos el episodio es único y prácticamente la mitad de las pacientes tienen historia de úlceras orales aunque no temporalmente relacionadas con la UGANS. Es un proceso autolimitado, las lesiones se resuelven al cabo de varias semanas independientemente del tratamiento empleado. El virus de Epstein-Barr es el agente infeccioso causal citado con más frecuencia en la literatura, sin embargo más del 70% de los casos han sido etiquetados de idiopáticos.

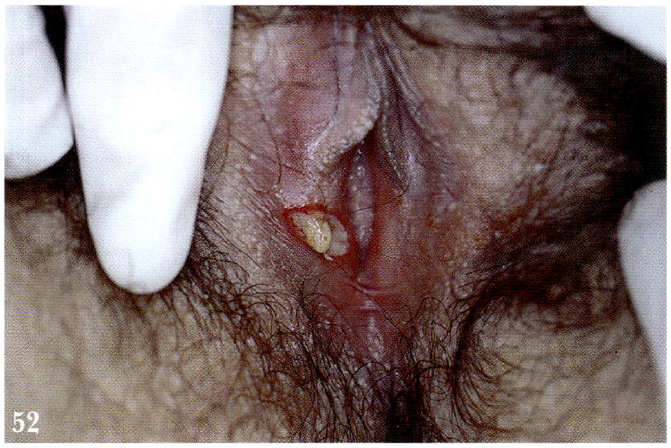

52

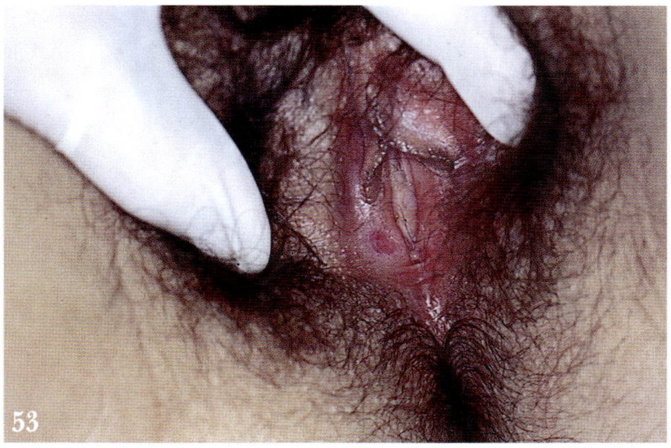

53

Para mejor definir esta entidad, Farhi y cols. han propuesto criterios mayores y menores.

Criterios mayores: 1) primer brote de úlcera genital aguda; 2) menor de 20 años; 3) ausencias de relaciones sexuales los 3 últimos meses; 4) no inmunodeficiencia y 5) curso agudo de la úlcera genital (comienzo súbito y curación, sin cicatriz, dentro de las 6 semanas).

Criterios menores: la lesión genital puede presentarse en dos posibles patrones: 1) una o varias úlceras dolorosas, bien delimitadas, profundas con centro necrótico o fibrinoso o 2) si es bilateral, distribución en espejo o en beso

Para definir el proceso, se exigen los 5 criterios mayores y uno de los dos menores.

Criterios de exclusión: 1) antecedentes de aftosis genital o enfermedad de transmisión sexual (ETS); 2) evidencia clínica o microbiológica de herpes genital o de ETS; y 3) inmunodeficiencia.

Diagnóstico

El diagnóstico es clínico, basado en los hallazgos clínicos y en la exclusión de otras causas de ulceración genital, con la ayuda del laboratorio. Se pensará en este proceso cuando las ulceraciones son etiquetadas de aftas en una adolescente, por lo demás sana, sin historia sexual y precedida de fiebre u otros síntomas agudos de enfermedad sistémica. La biopsia solo tiene justificación en caso de fuerte sospecha alternativa al diagnóstico.

Diagnóstico diferencial

A continuación se propone un algoritmo de evaluación de UGANS en chicas puberales o adolescentes jóvenes, sin actividad sexual, tomado de Rossman y cols.

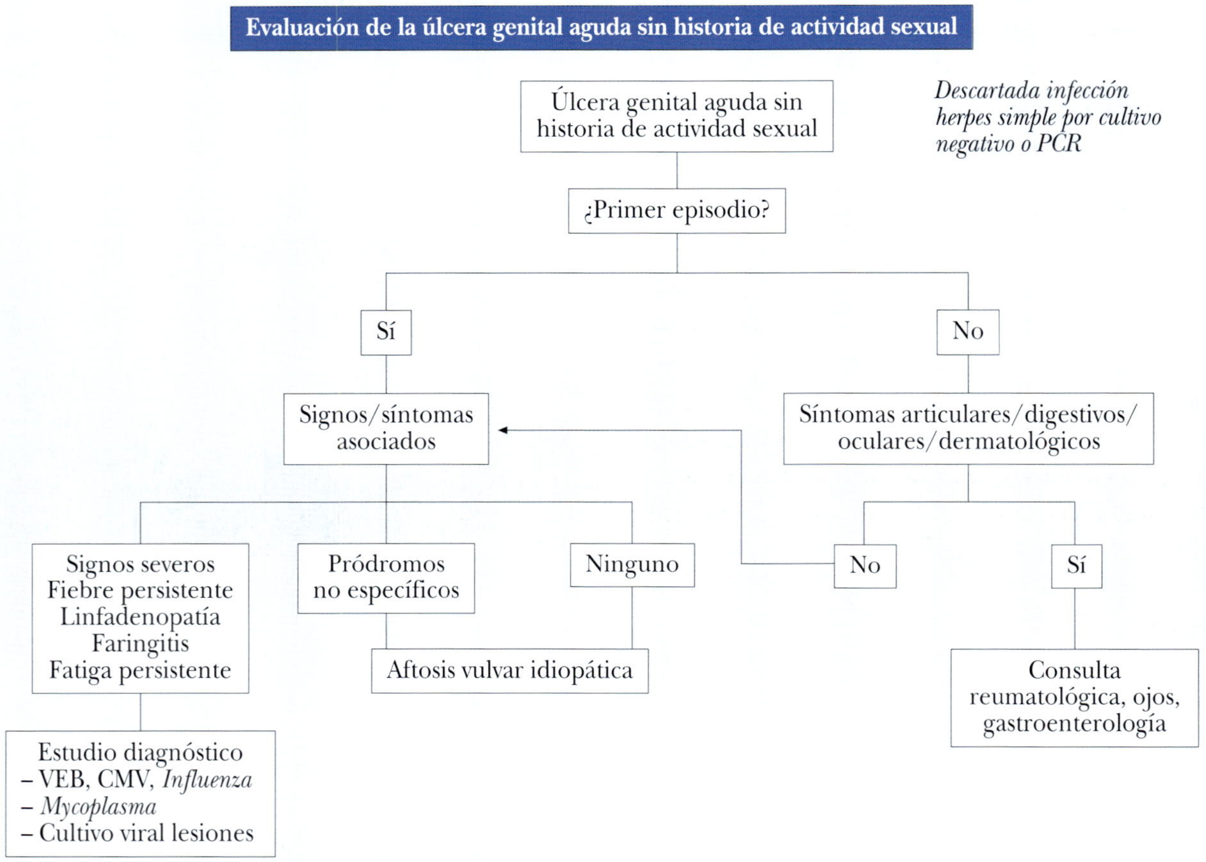

Modificado de Rosman IS, et al. Pediatr Dermatol. 2012; 29: 147-53.

- Farhi D, Wendling J, Molinari E, Raynal J, Carceleine G, Morand P, et al. Non sexually related acute genital ulcers in 13 pubertal girls. Arch Dermatol. 2009; 145: 38-45.
- Rosman IS, Berk DR, Bayliss SJ, White AJ, Merritt DF. Acute genital ulcers in nonsexually active young girls: case series, review of the literature, and evaluation and management recommendations. Pediatr Dermatol. 2012; 29: 147-53.
- Lehman JS, Bruce AJ, Wetter DA, Ferguson SB, Rogers RS. Reactive nonsexually related acute genital ulcers: review of cases evaluated at Mayo Clinic. J Am Acad Dermatol. 2010; 63: 44-51.
- Cebesoy FB, Balat O, Inaloz S. Premenarchal vulvar ulceration: is chronic irritation a causative factor? Ped Dermatol. 2009; 26: 514-8.

LENGUA GEOGRÁFICA (GLOSITIS MIGRATORIA BENIGNA)

La lengua geográfica es un término descriptivo que se aplica cuando la lengua presenta un aspecto de mapa, ocasionado por parches irregulares denudados en su superficie. Es un proceso benigno que afecta al 1-2% de la población. Su etiología no está aclarada. A menudo la historia familiar es positiva, hay autores que la relacionan con la atopia y otros en cambio la asocian con la psoriasis. Los niños menores de 4 años son afectados con mayor frecuencia.

Cuadro clínico

Clínicamente se caracteriza por la presencia de una o varias placas rojas o eritematosas, lisas, irregulares, bien delimitadas, debidas a la atrofia transitoria de las papilas filiformes y del epitelio superficial. Estas lesiones tienen un borde moderadamente elevado, compuesto por papilas filiformes que han aumentado en espesor, de tono blanco amarillento, grisáceo con un perfil arciforme, circinado o serpiginoso, imagen que en conjunto recuerda a un mapa. Estas lesiones están clásicamente distribuidas por la superficie dorsal y lateral de la lengua, pero pueden extenderse hasta la ventral. Fig. 54: superficie dorsal de la lengua con varias placas eritematosas, bien delimitadas con borde elevado, irregular, blanquecino. El aspecto es variable, las lesiones pueden cambiar de un día para otro, son migratorias, su evolución es cíclica con períodos de exacerbación y remisión. Habitualmente, es asintomática aunque algunos niños se quejan de dolor al tacto. Es poco frecuente, pero esta alteración mucosa puede localizarse en otras áreas de la mucosa oral (labial, yugal, gingival).

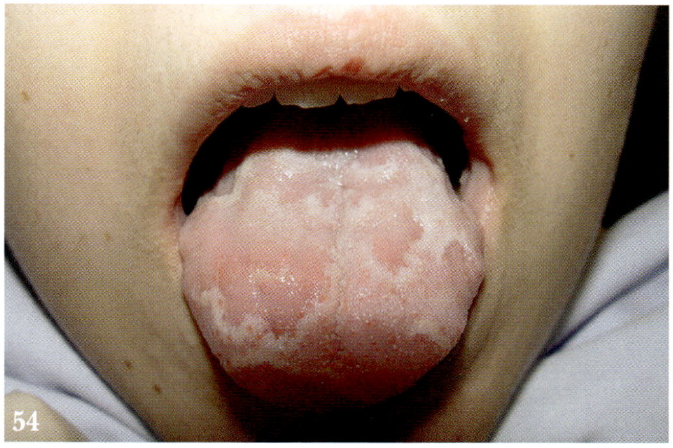

Diagnóstico

El diagnóstico es clínico, es sencillo y se basa en su aspecto y su carácter migratorio que es exclusivo de la lengua geográfica.

Diagnóstico diferencial

Las *úlceras aftosas y víricas* no migran de un día para otro y, una vez establecidas, perduran al menos de 3 a 5 días.

Lengua seca: por lo general tiene fisuras y no son migratorias.

– Marks R, Simons MJ. Geographic tongue: a manifestation of atopy. Br J Dermatol. 1979; 101: 159-62.

24 Índice alfabético